# MÉMOIRES

DE

# L'ACADÉMIE ROYALE

## DE CHIRURGIE

PRÉCÉDÉS

D'UNE ANALYSE PAR M. LE PROFESSEUR MARJOLIN

ET

SUIVIS DE TROIS MÉMOIRES INÉDITS

TOME PREMIER

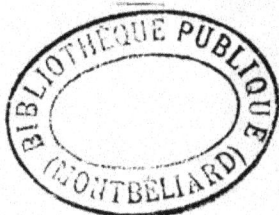

PARIS

ADOLPHE DELAHAYS. LIBRAIRE

4-6, RUE VOLTAIRE, 4-6

1855

Ceci, dit Blanche d'un air sérieux, ne se pa...
c'est chez les Esquimaux.

Les Es...? dit Élise.

Les Esquimaux, reprend Blanche avec imp...
...nnais pas ça, toi! Les Esquimaux, ma ...
d'un peuple à peu près sauvage de l'Amé...
...nale, et habitent un pays voisin du cerc...
...ns-là vivent du produit de leur pêche, et ils ...
...s. Il n'y a qu'un siècle qu'ils croient à Die...
...Oh! c'est sans doute quelques bons missi...
...lés là? dit Élise.

...Oui, ma bonne; maman m'a dit que c'étai...
...s, qui y sont allés prêcher l'Évangile en 1...
...Dieu les bénisse! dit la bonne femme; mais l...
...s'il vous plaît, mademoiselle?

...a voici, ma bonne, reprend la petite:
...ns les pays voisins du cercle polaire, chez l...
...les chiens servent au labourage, et, lorsque...
...sont finis, on les attelle comme bêtes de som...
...uimaux, la nourriture, rare pour les homm...
...avantage pour les animaux. Eh bien, ces p...
...ndent leur maigre ration chaque jour avec ...
...atience, et acceptent, à la fin d'une journée ...
...signation ce qu'on leur donne, sans a...
...s sont sensibles aux mauvais traiteme...
...ce pays, rustres et sauvages, ne savent ...
...fouet à la main; souvent les chiens se ...
...nent avec leurs maîtres des combats sanglar...

# MÉMOIRES

## DE

# L'ACADÉMIE ROYALE

## DE CHIRURGIE

I

PARIS. — IMP. SIMON RAÇON ET COMP., RUE D'ERFURTH. 1

# MÉMOIRES

DE

# L'ACADÉMIE ROYALE

## DE CHIRURGIE

PRÉCÉDÉS

D'UNE ANALYSE PAR M. LE PROFESSEUR MARJOLIN

ET

SUIVIS DE TROIS MÉMOIRES INÉDITS

**TOME PREMIER**

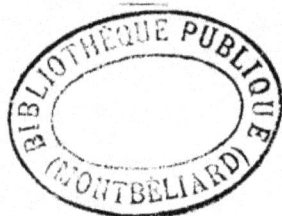

PARIS
ADOLPHE DELAHAYS, LIBRAIRE
4-6, RUE VOLTAIRE, 4-6

1855

Parmi les sociétés savantes qui, vers la fin du dernier siècle, ont si puissamment concouru au progrès des sciences médicales, l'Académie royale de chirurgie mérite sans contredit d'être citée en première ligne. Presque tous ses travaux sont autant de découvertes ou de perfectionnements. Aussi les Mémoires de cette compagnie célèbre sont-ils cités sans cesse et forment-ils une collection véritablement classique, qui doit se trouver dans la bibliothèque de tout médecin jaloux de posséder les chefs-d'œuvre de son art.

Nous avons donc cru faire une chose utile et agréable à nos lecteurs en faisant entrer ces Mémoires dans la septième division de l'ENCYCLO-PÉDIE, celle qui est consacrée à la *collection des ouvrages classiques*.

Mais nous avons eu soin d'y faire deux additions qui en relèveront b eaucoup le prix :

Nous avons fait précéder les Mémoires de l'Académie royale de chirurgie d'une analyse raisonnée de ces Mémoires, dont il suffit de citer l'auteur, M. le professeur Marjolin, pour attester le mérite. Cette analyse, rédigée depuis plusieurs années, et dont le célèbre praticien que nous venons de nommer nous a permis de faire usage, aura deux grands avantages : le premier consistera à présenter un extrait fidèle et suffisamment détaillé de ces Mémoires, pour tenir lieu de leur lecture aux personnes qui n'auraient pas le temps nécessaire pour les lire en entier; le second, qui n'est pas moins important, consistera dans les remarques propres à M. Marjolin, et qui ont pour objet de faire connaître les progrès qu'a faits la science depuis que l'Académie de chirurgie a cessé d'exister. Ces remarques sont toutes marquées au coin de l'observateur judicieux et du bon praticien, qualités que tout le monde reconnaît à M. Marjolin. Il est bon toutefois de prévenir que, ces notes n'étant pas très-récentes, il est quelques modifications à des procédés opératoires, ou même quelques opérations nouvelles, qui n'ont pu y trouver place.

Un second avantage que cette nouvelle édition des Mémoires de l'Académie de chirurgie possédera seule, c'est de renfermer deux Mémoires importants inédits jusqu'ici, et qui devaient faire partie du 6e volume in-4° que cette célèbre société était sur le point de publier lorsque la révolution française vint la dissoudre, comme tant d'autres établissements scientifiques et littéraires. Ces deux Mémoires ont pour auteurs deux chirurgiens qui ont laissé l'un et l'autre un nom illustre, Lassus et Percy. Nous les placerons à la suite des autres Mémoires.

# MÉMOIRES
# DE L'ACADÉMIE ROYALE
## DE CHIRURGIE.

—

## ANALYSE DE CES MÉMOIRES,

### PAR M. MARJOLIN,

Professeur à la Faculté de médecine de Paris (1).

———

### INTRODUCTION.

L'observation et la méthode expérimentale, secondées l'une et l'autre dans les cas les plus obscurs par l'analogie, sont les seules voies qui puissent conduire la médecine et la chirurgie au degré de perfection dont elles sont susceptibles. L'observation, lorsqu'elle est seule, peut quelquefois induire en erreur, et sa marche d'ailleurs est extrêmement lente. Les expériences sans l'observation fourniraient encore plus fréquemment des résultats infidèles et dangereux dans la pratique. Elles ont donc besoin de se prêter un secours mutuel; la première, en suivant pas à pas la nature dans sa marche et en notant avec exactitude les phénomènes variés des maladies; les secondes, en remontant aux causes et en démontrant les rapports qui existent entre elles et les effets.—S'il reste moins de points obscurs en chirurgie qu'en médecine, c'est que les maladies chirurgicales frappent plus généralement et plus facilement nos sens, qu'il est souvent possible de les produire à volonté sur les animaux, que l'on peut sur eux varier les circonstances des expériences; et enfin, c'est que les sciences physiques, et surtout la mécanique, peuvent souvent expliquer la production de ces maladies et faire connaître les moyens de les prévenir ou d'y remédier, tandis que les explications que la médecine a essayé d'emprunter de ces sciences, ne sont, pour la plupart, que des hypothèses plus ou moins ingénieuses, mais qui ne peuvent satisfaire un esprit exact.

La chirurgie est parvenue au point de n'avoir presque plus rien à acquérir; elle est maintenant riche d'une multitude de faits, consignés ou dans des traités particuliers, ou dans les mémoires de diverses sociétés savantes. Ceux de l'académie royale de chirurgie pourraient seuls, en quelque sorte, fournir un corps complet de doctrine; c'est même sous ce point de vue que nous nous proposons de présenter l'extrait de ce recueil d'observations et de préceptes, le plus précieux que possède la science. En rapprochant les faits isolés et les mémoires écrits

———

(1) Cette analyse embrasse également quelques-uns des meilleurs mémoires qui ont concouru pour les prix de l'Académie royale de chirurgie.

sur des affections semblables ou analogues, sans nous astreindre à suivre l'ordre dans lequel ils ont été publiés, nous aurons le double avantage d'éviter de nombreuses répétitions, et de rendre les inductions pratiques plus faciles à saisir. — Il est quelques-uns de ces mémoires, surtout parmi ceux qui ont été faits sur des questions proposées pour les prix que distribuait l'Académie, qui contiennent beaucoup plus de raisonnements que de faits; les extraits que nous en donnerons seront peu étendus.

Depuis que l'Académie de chirurgie a cessé d'exister, de nouveaux procédés opératoires ont été imaginés, des procédés anciens ont été modifiés ; leur exécution a été rendue plus facile ou plus sûre ; des notions plus exactes ont été acquises sur la nature et les moyens curatifs de quelques maladies : nous ferons connaître ces progrès qu'a faits la science, dans des remarques particulières, à mesure que la matière l'exigera.

La marche qui paraît la plus naturelle à suivre en présentant l'analyse des *mémoires* de cette célèbre compagnie, est de commencer par ceux qui traitent des affections de la tête, et de passer ensuite successivement à ceux qui ont pour objet les maladies du cou, de la poitrine, de l'abdomen, des membres, et celles qui peuvent survenir dans les différentes régions du corps. Les dissertations sur des points généraux de théorie ou de pratique viendront en dernier lieu ; cette place leur est naturellement assignée, puisqu'elles ne renferment ou ne doivent renfermer que des conséquences déduites d'un grand nombre de cas particuliers. — En donnant à cette analyse toute l'étendue que son importance exige, nous tâcherons en même temps d'y mettre une concision qui prévienne l'ennui en retranchant toute inutilité. Nous n'ignorons pas combien un pareil travail est difficile, mais nous nous flattons qu'on nous saura quelque gré de l'avoir entrepris, et l'espoir de le voir accueilli avec indulgence par nos lecteurs, soutiendra notre zèle et encouragera nos efforts.

———

Précis d'observations *sur les exfoliations des os du crâne*, par *M.* Quesnay.

Les exfoliations retardent quelquefois beaucoup la guérison des plaies de tête,

et assez souvent la chirurgie doit venir au secours de la nature, soit pour prévenir, soit pour hâter ces exfoliations, soit enfin pour enlever les portions d'os exfoliées. — Dans la vue de prévenir l'exfoliation, Bellocq a conseillé, lorsque les plaies sont encore récentes, de faire avec le trépan perforatif des trous qui pénètrent jusqu'au diploé de l'os dénudé. Les bourgeons charnus qui en naissent assez promptement, doivent, suivant cet auteur, se réunir entre eux à la surface de l'os et y devenir adhérents. La pratique ne confirme pas toujours cette théorie. Tursan pratiqua cette opération, et vit les bourgeons charnus qui s'étaient formés dans les trous, soulever les lames extérieures de l'os, au lieu d'y adhérer. Botentuit eut également recours à ce procédé opératoire, et fit habituellement panser la plaie avec le baume de Fioraventi et l'eau vulnéraire. Au bout d'un mois, l'os commença à devenir terne ; six semaines après, il ne paraissait point encore de bourgeons charnus dans les trous qu'on avait pratiqués ; mais la lame extérieure de l'os entièrement nécrosée, était vacillante et retenue par les chairs voisines. Elle fut dégagée ; au-dessous d'elle se trouvèrent des bourgeons vermeils. La guérison ne se fit attendre que huit jours (1). — Dans un cas analogue, Fabrice de Hilden se contenta de réappliquer sur l'os les parties molles qui en avaient été détachées, et couvrit avec de la charpie sèche seulement la portion

———

(1) On convient généralement aujourd'hui que la réunion immédiate d'une plaie doit être faite, si l'on n'a d'autre indication à remplir que de prévenir l'exfoliation d'un os dénudé. — Si l'exfoliation ne peut être prévenue, il faut panser la plaie avec les topiques émollients. Monro est le premier qui les ait conseillés dans ce cas, et les expériences de M. Ténon ont prouvé qu'ils sont les plus propres à accélérer le développement des bourgeons charnus. — La plupart des praticiens modernes pensent que l'opération proposée par Bellocq ne convient dans aucun cas, et même qu'elle peut retarder la guérison ; car si les bourgeons charnus nés de la substance diploïque ne contractent point d'adhérence avec la surface de l'os, et cependant se réunissent entre eux, il en résultera l'enclavement de la lame nécrosée, et cet accident sera d'autant plus à craindre que cette lame aura plus d'épaisseur.

du crâne sur laquelle il ne put ramener les chairs. Les pansements suivants furent faits avec la même simplicité et beaucoup de promptitude. En très-peu de temps, des bourgeons charnus s'élevèrent de la surface dénudée, et le blessé guérit rapidement sans qu'il se fût fait d'exfoliation. La conduite de Fabrice de Hilden doit servir d'exemple, et Quesnay pense avec raison que Botentuit eût agi plus méthodiquement, en n'employant point de topiques irritants. — Quelques praticiens recommandent de ruginer les os dénudés pour hâter leur exfoliation. On pourrait tout au plus suivre ce précepte, lorsque l'on a la certitude que les lames extérieures sont nécrosées, et qu'elles le sont dans une assez grande étendue. On a proposé, dans le même cas, d'appliquer plusieurs couronnes de trépan qui anticipent les unes sur les autres, et qui pénètrent plus ou moins profondément, suivant l'épaisseur de la portion d'os privée de vie. — Quelquefois cette partie, devenue corps étranger, reste enclavée dans l'os sain. Dans un cas de cette espèce, J. L. Petit employa le ciseau et le maillet de plomb pour faire sauter la nécrose. Cette opération était évidemment nécessaire, et elle fut suivie de tout le succès qu'on pouvait en espérer. Lorsqu'on se détermine à pratiquer une des opérations précitées, il ne faut pas attendre que la portion d'os nécrosée soit vacillante; car alors on meurtrirait les bourgeons charnus développés au-dessous d'elle. — Dans des plaies avec perte de substance, on a vu quelquefois la guérison s'opérer sans qu'il se fût fait d'exfoliation, quoique les os dénudés fussent restés long-temps exposés au contact des pièces d'appareil et de la matière de la suppuration. La pratique de M. Delapeyronie en fournit deux exemples. Ruisch et Rouhault ont même vu l'os devenu entièrement noir sembler se revivifier, et reprendre de la circonférence au centre une couleur blanche, à mesure que les chairs voisines s'avançaient sur la surface dénudée, et y devenaient adhérentes. Dans ces différents cas, la guérison complète s'est fait long-temps attendre.

Enfin des os attaqués de carie peuvent, sans s'être exfoliés, se couvrir de bourgeons charnus de bonne nature. Fabrice de Hilden traita une petite fille d'un ulcère avec carie, venu à la suite d'une petite vérole. Cet ulcère se consolida parfaitement sans qu'on s'aperçût d'aucune exfoliation. Dans des circonstances analogues, on est quelquefois obligé de recourir à des topiques dessicatifs très-actifs, et quand ils sont insuffisants, il faut ou enlever la portion d'os affectée avec le ciseau ou le trépan, ou bien la détruire avec le cautère actuel.

———

PRÉCIS DE DIVERSES OBSERVATIONS *sur le trépan dans des cas douteux; où l'on recherche les raisons qui peuvent, en pareil cas, déterminer à recourir au trépan, ou à éviter cette opération, par M.* QUESNAY.

L'auteur établit d'abord en principe que, de tous les signes qui peuvent déterminer à trépaner, il n'en est pas de plus décisifs que les fractures et les enfoncements du crâne, et que ces fractures peuvent quelquefois par elles-mêmes exiger cette opération, lorsque des fragments compriment le cerveau. Cependant il ajoute que l'on a vu des personnes chez lesquelles le crâne avait été fracturé, guérir sans être trépanées, et il en rapporte des exemples. — Une jeune fille reçut un coup violent sur la tête. Ce coup fut suivi d'assoupissement, d'envies de vomir, de délire. Le pariétal droit était enfoncé. La mère de la jeune fille s'opposa à ce qu'on pratiquât le trépan. Les accidents durèrent trois mois, se dissipèrent peu à peu, et l'os se releva insensiblement. — La guérison, dit M. Quesnay, eût été probablement plus prompte, si l'opération eût été faite. — Un enfant de dix ans tomba de treize à quatorze pieds de haut sur la tête; les téguments furent violemment contus; deux grosses bosses se formèrent sur les pariétaux; leur ouverture laissa voir ces deux os dénudés, et le gauche en même temps fracturé avec enfoncement. Il y avait aussi écartement à la suture coronale. Le trépan, d'abord jugé nécessaire, fut différé. Ce délai le rendit inutile; le sang épanché sur la dure-mère s'écoula par l'écartement des os; le pariétal fracturé s'exfolia en partie au bout de cinquante jours, se releva peu à peu, et le malade guérit. — Un homme de quatre-vingts ans fut frappé à la tête par une porte. Le pariétal fut dénudé, et on chercha à en procurer l'exfoliation. M. Delapeyronie, consulté le trente-cinquième jour, dilata un sinus qui s'était formé, et découvrit une félure au crâne. Le blessé n'éprouvait point d'accidents ; on ne jugea pas le trépan nécessaire. Au bout de trois mois, une pièce d'os irrégulière, de toute l'épaisseur du crâne, se détacha et emporta la fracture. Il n'y avait pas d'épanchement sur la dure-mère. Quesnay croit que cette exfoliation fut un moyen que la nature employa pour suppléer au trépan, auquel, dit-il, on n'aurait pas manqué d'avoir recours, si dès le principe de la maladie, la fracture eût été reconnue. — Suivant lui, l'opinion d'un grand nombre de chirurgiens très-distingués, qui ont pensé qu'on pouvait guérir beaucoup de fractures du crâne sans le trépan, n'est fondée sur aucune raison solide ; les fractures et les enfoncements indiquent plus positivement l'opération que les accidents primitifs ; et il est souvent dangereux d'attendre, pour trépaner, le développement des accidents consécutifs, dépendants de l'inflammation du cerveau ou de ses membranes (1).

Néanmoins, si dans une fracture il se trouve entre les pièces d'os un écartement suffisant pour donner issue au sang épanché, on peut ne pas trépaner, et imiter la conduite de M. Gallait, qui ne fit qu'ouvrir deux tumeurs correspondantes à l'extrémité la plus déclive de deux fractures aux pariétaux, mais qui ne communiquaient point entre elles ; ces incisions ayant suffi pour donner issue au sang épanché. — Dans un cas analogue, la persévérance des accidents indiquerait encore l'opération, la dure-mère n'étant pas assez à découvert, pour qu'on pût s'assurer s'il ne se serait pas formé d'épanchement au-dessous d'elle. — Un charpentier tomba d'un second étage ; il ne perdit pas connaissance, mais il vomit aussitôt, et saigna par le nez et les oreilles. Le lendemain , M. Boudou fit une incision cruciale sur le pariétal droit ; les téguments en cet endroit avaient été fortement contus, et on sentait profondément des inégalités produites par deux fractures obliques. Il s'écoula beaucoup de sang par l'une d'elles. Le blessé avait été saigné quatre fois la veille, et il le

fut encore ce jour et le suivant, parce que le vomissement continuait ; il fut ensuite sans accident pendant trois jours. Le septième après la chute, la fièvre s'alluma, et le malade vomit des matières bilieuses ; on en revint aux saignées, qui procurèrent quelque soulagement. Depuis le onzième jour, les symptômes s'aggravèrent ; il survint des douleurs vives à la tête, des frissons irréguliers, un assoupissement profond. On soupçonna alors un épanchement sous la dure-mère ; deux couronnes de trépan furent appliquées, et cette membrane fut incisée. Il s'écoula environ une cuillerée de sang extravasé au-dessous d'elle. Quatre saignées furent faites au bras, et une au pied. Le blessé resta inquiet, se plaignit d'une douleur vive à l'hypocondre droit ; la fièvre devint plus vive, fut suivie de frissons irréguliers et d'un assoupissement léthargique que termina la mort, dix-sept jours après la chute. À l'ouverture du corps, on trouva le péricrâne enflammé aux environs de la plaie, la dure-mère épaissie vis-à-vis les couronnes de trépan, et fongueuse le long du trajet des fractures ; la pie-mère légèrement enflammée, le cerveau sain, et un abcès dans le grand lobe du foie.

L'écartement des sutures peut quelquefois n'être pas suffisant pour donner issue au sang épanché, parce que la dure-mère reste adhérente à l'un des os. Si les accidents continuent, malgré l'écoulement de ce liquide, il faut trépaner l'os auquel la membrane reste adhérente, ou pratiquer l'opération sur les deux côtés de la suture, lorsqu'on ne peut découvrir auquel des deux la dure-mère reste attachée. M. Mouton fut appelé pour voir un homme blessé à la tête onze jours auparavant. Il le trouva sans connaissance, et découvrit une petite élévation sur toute l'étendue de la suture sagittale. Il en fit l'ouverture ; les pariétaux s'étaient écartés. Une assez grande quantité de sang épanché sur la dure-mère s'écoula par l'incision. Le lendemain il survint de la fièvre et du délire. Le trépan fut appliqué sur les deux côtés de la suture, et il se trouva beaucoup de sang sous le pariétal droit ; celui qui s'était épanché sous le gauche était probablement sorti par l'incision. Les accidents cessèrent presqu'aussitôt après l'opération.

II. Les cas où il existe des fractures ou des enfoncements sensibles au crâne, ne sont pas les plus embarrassants. Il est bien plus difficile de diriger le traitement des coups portés sur la tête, lorsqu'il n'existe aucune lésion apparente aux os ou même aux parties molles, et qu'il survient des accidents graves.—L'état du péricrâne, la nature et le poids du corps vulnérant, la force avec laquelle il a frappé, l'écoulement du sang par le nez et par les oreilles, ne donnent aucune indication positive pour ou contre le trépan. L'auteur prouve ces diverses assertions par l'histoire de plusieurs blessés. La plus remarquable de ces observations est celle communiquée à l'académie par M. Malaval.—Un laquais fut renversé sans connaissance par une pierre d'environ vingt livres, qui lui tomba d'un deuxième étage perpendiculairement sur la tête, et fit une violente contusion. Les téguments furent incisés; le péricrâne se trouva décollé et le crâne sans fracture; la pierre s'était brisée en le frappant. Cet homme reprit bientôt connaissance, fut saigné six fois en deux jours, et guérit sans accidents, tandis qu'une femme mourut des suites d'un coup de poing reçu onze jours auparavant. A l'ouverture de son corps, Garengeot trouva du sang infiltré dans le muscle temporal, et une assez grande quantité de ce liquide épanché sur la dure-mère. — La commotion et la compression du cerveau produisent les mêmes symptômes. Petit est le premier qui ait énoncé, d'une manière claire et précise (quelques praticiens, avant lui, paraissent l'avoir soupçonné), que la perte de connaissance, l'assoupissement, etc., ne sont qu'un effet de la commotion, quand ils arrivent à l'instant même du coup, et n'indiquent pas le trépan: mais que si les accidents surviennent plus tard, ils annoncent un épanchement auquel on ne peut remédier que par cette opération. Ce n'est donc que par l'époque à laquelle se développent les symptômes, ou par leur augmentation graduelle, si les deux causes se réunissent pour produire le même effet, que l'on peut distinguer ces deux cas. Quelques observations peuvent le démontrer.

Un homme fit une chute très-violente sur la tête, et perdit à l'instant connaissance; l'œil droit sortit en partie de l'orbite; une clavicule fut fracturée; les téguments correspondants au pariétal droit furent fortement contus. Quinze saignées furent faites en deux jours; la connaissance revint le neuvième, et la guérison fut complète au bout de trente. — Un jeune homme de vingt-cinq ans tomba sur la tête, de la hauteur de huit à dix pieds; il se fit une petite plaie au front, perdit à l'instant connaissance, et tomba dans l'assoupissement avec privation de l'usage de presque tous ses sens. La plaie fut dilatée; l'os n'était point fracturé. On combattit les symptômes par les saignées, les lavements purgatifs, et l'émétique à dose assez forte. Le huitième jour, le blessé ouvrait les yeux, et répondait lorsqu'on lui parlait fort haut. Le soir de ce même jour, les accidents reprirent leur intensité, et le trépan eût été pratiqué, si l'on n'eût craint l'influence pernicieuse de l'air de l'Hôtel-Dieu sur le cerveau et ses membranes. On en revint aux évacuants et aux saignées, et le blessé guérit, peut-être par l'absorption du sang épanché.

Un enfant de quatre ans et demi fut renversé par un manteau de cheminée qui lui tomba sur la tête et lui fit une forte contusion sur le pariétal droit. Il perdit aussitôt connaissance; la respiration et la circulation se suspendirent presqu'entièrement. Une saignée fut faite. La connaissance revint au bout de deux heures; il survint ensuite quelques vomissements. Les téguments incisés, on trouva le péricrâne adhérent, et on remit au lendemain à s'assurer de l'état de l'os (1). Dans l'intervalle, le blessé fut pris de fièvre, de mouvements convulsifs à la mâchoire, et le quatrième jour il tomba dans une affection comateuse que n'avaient pu prévenir deux nouvelles saignées. On se décida alors au trépan. L'ouverture du crâne donna issue à une petite quantité de sang coagulé et de couleur fort brune; les jours suivants, il en sortit encore de semblable; les accidents ne tardèrent pas à se dissiper. —Un jeune homme reçut un coup de bâton sur un des pariétaux qui fut légèrement dénudé. A l'instant même il survint des accidents qui engagèrent M. Maréchal à proposer le trépan; mais dans une consultation assemblée, on ne le jugea pas indiqué. La connaissance revint au blessé. Le seizième jour il eut de la fièvre, des frissons; la plaie se dessécha. On convint alors de la nécessité de l'opération. Il

(1) On ne pratique plus d'incisions aux téguments qu'à l'instant même où l'on veut trépaner, ou bien lorsqu'il faut évacuer du sang épanché sur ou sous le péricrâne, ou enfin débrider cette membrane pour faire cesser des accidents inflammatoires violents.

s'écoula une grande quantité de pus, et le malade fut sauvé. — Le succès fut aussi complet sur un autre individu dont parle Amatus, et auquel on appliqua le trépan du côté opposé à la blessure, parce que le malade y ressentait une vive douleur, et que l'opération, faite sur le lieu où le coup avait été porté, n'avait pas fait cesser les accidents.

La longueur du temps écoulé entre l'époque de la blessure et celle où les accidents surviennent, n'est pas, suivant Quesnay, une contre-indication du trépan, puisque l'on a vu ce moyen réussir au bout de deux, de trois, et même de six mois. Il avoue cependant que le succès est alors plus douteux, parce que les symptômes fâcheux, tels que la fièvre, le délire, une douleur aiguë et profonde, etc., qui surviennent long-temps après un coup reçu sur la tête, peuvent dépendre de l'inflammation ou de la suppuration du cerveau, contre lesquelles le trépan est presque toujours inutile (1).

III. Il arrive quelquefois qu'à la suite des coups à la tête, il reste, à l'endroit où la blessure existait, une douleur fixe qui résiste à l'action de tous les topiques. Dans ces cas, les praticiens ont eu recours aux saignées réitérées, à l'artériotomie, à l'incision des téguments; ils ont cherché à accélérer l'exfoliation des os contus en les ruginant; on a même appliqué le trépan. L'emploi de ces différents moyens a donné des résultats variables, suivant la nature de la cause qui entretenait la maladie. — Une demoiselle de dix à douze ans éprouvait, depuis plusieurs années, une douleur fixe et peu étendue, correspondant à une partie du pariétal sur laquelle était tombée une tringle de fer. Les sangsues et les remèdes généraux n'avaient pu calmer cette douleur. M. Maréchal fit appliquer le trépan. La sciure de l'os parut aussi sèche que celle d'un crâne qui aurait été enterré plusieurs années. L'opération fit cesser la douleur pour toujours. — M. Morel, de Besançon, obtint un résultat aussi heureux dans un cas analogue. M. Vacher, témoin de cette dernière cure, tenta le même moyen. La malade mourut au bout de huit jours, et à l'ouverture de son corps, on trouva trois petits fungus naissants de la substance corticale du cerveau, adhérents à la dure-mère, et le crâne très-aminci vis-à-vis ces fungus. Les ventricules supérieurs étaient pleins d'eau; le troisième était rempli d'un sang noir et épais; les plexus choroïdes contenaient une vingtaine de petits corps glandiformes; enfin on découvrit un ulcère profond de trois lignes à la surface du cervelet. — Une fille de quatorze ans se trouva guérie d'une douleur fixe, qui lui était restée derrière la tête, à la suite d'une chute, par l'exfoliation spontanée de la portion d'os contuse. M. Gervais ne fit que mettre à découvert cette portion; il fut déterminé à inciser les téguments dans l'endroit douloureux, parce qu'en les pressant on faisait tomber la malade en syncope. — Scultet, consulté pour un enfant attaqué de convulsions et d'une douleur circonscrite depuis une contusion faite à la tête quatre mois auparavant, découvrit l'os affecté. Il le trouva noir et âpre; il le rugina, et bientôt après il fut couvert de bourgeons charnus, et le malade cessa de souffrir.

Quesnay termine cet article en concluant que l'on ne doit jamais recourir au trépan pour faire cesser une douleur opiniâtre survenue après un coup porté sur la tête, que lorsqu'on peut présumer que l'os est altéré dans presque toute son épaisseur, ou lorsque quelques accidents indiquent que la cause du mal est sous le crâne (1). Une religieuse de Mantes avait éprouvé une douleur violente au sommet de la tête, une fièvre aiguë et d'autres

---

(1) On ne doit non plus attendre aucun succès de cette opération lorsque l'inflammation s'est développée à la surface interne de la dure-mère, ou dans le feuillet de l'arachnoïde appliqué sur la pie-mère. Il ne se forme pas alors de collection purulente, mais seulement une exsudation épaisse qui adhère le plus souvent aux méninges. L'incertitude où l'on est toujours avant d'avoir ouvert le crâne, relativement au siége de l'inflammation, est une des raisons principales qui avaient engagé Desault à ne plus recourir au trépan, lorsque les accidents paraissaient dépendre d'une affection inflammatoire. Petit et Pott y ont eu cependant plusieurs fois recours, et ont sauvé des blessés chez lesquels le pus s'était formé sur la dure-mère.

---

(1) Cette cause pouvant souvent être une altération profonde ou étendue du cerveau ou des méninges, comme l'ont prouvé les ouvertures d'un grand nombre de cadavres, on ne peut porter qu'un pronostic fort douteux sur les suites de l'opération.

accidents fâcheux, survenus, à la vérité, sans cause externe, mais qu'un coup violent sur cette partie pourrait produire consécutivement ; l'état de cette malade paraissait désespéré. On la trépana, et l'opération la sauva en donnant issue à un abcès considérable qui s'était formé sous le crâne.

PRÉCIS D'OBSERVATIONS, *où l'on expose les différents cas dans lesquels il est nécessaire de multiplier l'opération du trépan, et où l'on montre, par des exemples remarquables, que le crâne peut être ouvert avec succès, dans une grande étendue, lorsque les cas l'exigent ; par M.* QUESNAY.

Le trépan peut se trouver indiqué à la suite des fractures qui ont lieu sur le trajet des sutures. La dure-mère, dans le plus grand nombre des cas, y reste adhérente, et l'observation a démontré le peu de fondement de l'assertion de quelques auteurs, qui ont prétendu qu'elle s'en détachait constamment. On doit donc craindre de blesser cette membrane en trépanant sur la suture ; et en pratiquant l'opération sur un seul de ses côtés, on court risque de ne donner issue qu'à une partie de l'épanchement ; il faut donc, dit l'auteur, appliquer une couronne de chaque côté, et même en appliquer davantage, si le cas l'exige (1). — Un canonnier, âgé de cinquante-cinq ans, eut le crâne fracturé avec embarrure vers la partie moyenne et postérieure de la suture sagittale. Cette fracture, produite par un coup d'arme à feu, s'étendait jusqu'à l'occipital. Les accidents étaient graves et pressants ; mais l'hémorrhagie occasionnée par l'incision cruciale des téguments, fit remettre le trépan au lendemain. Trois couronnes furent appliquées, deux d'un côté de la suture sagittale, et une de l'autre ; plusieurs pièces d'os furent enlevées, et la brèche

_____

(1) Comme il est impossible de juger *à priori* si la dure-mère est restée adhérente, et s'il existe un épanchement de chaque côté d'une suture, il est prudent de ne trépaner d'abord que d'un seul côté, et vers la partie la plus déclive de la fracture. Si les accidents produits par la compression persévèrent, on doit se décider alors à suivre le précepte de Quesnay.

qui en résulta, dispensa de faire une quatrième ouverture au crâne. Ce blessé fut guéri en quatre mois. — Des circonstances particulières, telles que certains enfoncements du crâne, l'introduction d'une esquille d'os dans un sinus de la dure-mère, peuvent cependant forcer un praticien de trépaner sur les sutures, malgré le précepte qui le défend. Garengeot appliqua une couronne sur le trajet du sinus longitudinal et six autres aux environs, pour relever une pièce d'os qui comprimait ce sinus. Scultet, après en avoir mis un aussi grand nombre sur le sommet de la tête, scia les entre-deux des trous faits par le trépan, et enleva ainsi toute la portion d'os enfoncée. Les malades guérirent ainsi que plusieurs autres, traités suivant la même méthode. — Lorsqu'un épanchement de sang coagulé occupe sur la dure-mère une étendue fort considérable, on ne doit point hésiter, si les accidents sont pressants, à faire autant d'ouvertures qu'il est nécessaire pour lui donner issue. M. Maréchal appliqua trois couronnes et enleva les portions du crâne interposées entre elles, pour un épanchement de cette nature. Dans une autre circonstance, il les multiplia bien davantage. La malade était une jeune fille qui, dans une chute, s'était fracturé le pariétal et le temporal jusqu'à l'apophyse pierreuse. La fracture fut mise à découvert, et deux couronnes de trépan furent appliquées le lendemain. Les accidents ne furent point diminués ; le jour suivant on fit de nouveaux trépans avec aussi peu de succès ; enfin on en porta le nombre jusqu'à douze ; et de tous ces trépans on ne fit qu'une seule ouverture, dont la partie inférieure était très-voisine de l'oreille. Le sang fut évacué, deux petites portions du rocher s'exfolièrent, et la malade guérit.

Lorsque des accidents inquiétants ne sont pas le résultat de la stagnation d'une grande quantité de sang coagulé sur la dure-mère, on peut attendre, après avoir fait un trépan, que ce liquide éprouvant un commencement d'altération putride, s'écoule spontanément ; mais il serait dangereux, s'il ne se détachait point, de le laisser se putréfier entièrement. Magatus a vu des symptômes très-graves survenir au bout de cinq jours chez un blessé pour lequel il avait suivi la conduite dont nous parlons, et il les fit cesser en trépanant à côté du lieu où il l'avait déjà fait. — Les grandes ouvertures que l'on est obligé de pratiquer au crâne, doivent causer peu d'inquiétude, puisque l'on a vu guérir facilement un blessé, à qui douze couronnes de trépan, réunies par la section de leurs intervalles, avaient été pratiquées. Des pertes de substance bien plus considérables encore, ont été observées sur le crâne et n'ont causé aucun accident. M. Sarrau vit tout un pariétal se détacher à la suite d'une forte contusion, et lorsqu'il tomba, la dure-mère était déjà couverte de bourgeons charnus. Saviard rapporte un fait plus étonnant : la partie supérieure du frontal, les deux pariétaux et une partie de l'occipital se séparèrent en même temps. Le malade étant guéri, se servait du fond d'une courge pour remplacer les os tombés. — Dans quelques cas, il n'est pas nécessaire d'ouvrir le crâne sur tout le trajet des épanchements, et il suffit de faire une seconde ouverture vis-à-vis le lieu où les matières s'accumulent. Si ces matières sortent difficilement, on peut essayer de favoriser leur issue en introduisant, entre la dure-mère et le crâne, une petite canule de plomb a platie, comme le conseille Paré, ou bien une gouttière du même métal employée par Chauvine, d'après le conseil de Petit, pour un malade trépané d'abord sur l'occipital et le pariétal, et auquel il fallut appliquer un nouveau trépan en forme de contre-ouverture, pour évacuer du pus accumulé sous le milieu du pariétal. — Ces contre-ouvertures ont été rarement pratiquées, quoiqu'elles soient assez souvent indiquées ; on pourrait quelquefois y suppléer par le moyen des injections. Paré les a employées avec succès pour entraîner des matières épaisses épanchées sous la fosse temporale, dans laquelle on ne trépanait pas à l'époque où il vivait. M. de la Peyronie en a obtenu le même avantage pour faire sortir du pus amassé sous le milieu du frontal ; la fracture de cet os en occupait la partie latérale.

Dans les caries du crâne, il faut souvent appliquer plusieurs couronnes de trépan, et emporter de grandes portions des parois de cette cavité. Daviel, après avoir inutilement essayé plusieurs moyens pour en guérir une qui occupait le sommet de la tête dans une étendue égale à celle de la paume de la main, ne put obtenir la cure de cette maladie, qu'en emportant toute la carie par huit trépans. Il est des cas où l'on ne peut complètement la détruire, qu'en associant à cet instrument la gouge et le ciseau. L'observation suivante en est une preuve ; elle prouve

en même temps l'efficacité des secours de la chirurgie dans des circonstances que l'on pourrait regarder comme désespérées.—Un étranger avait en vain consulté les meilleurs praticiens de sa nation pour une carie qui avait envahi la partie du coronal qui correspond au front, celle qui contribue à former les orbites, l'os *planum* de l'ethmoïde, et une portion du temporal. Arrivé à Montpellier, ce malade consulta M. de la Peyronie, qui se décida à enlever tous les os cariés, avec l'attention cependant de ménager une bande de peau sur le milieu du front, pour ne pas séparer entièrement celle du crâne de celle du milieu de la face. La première table du coronal formait une voûte unie, percée de plusieurs trous à travers lesquels on touchait des pièces d'os de la seconde table ; quelques-unes étaient saillantes et en parties détachées. La première table enlevée, ces pièces d'os parurent à découvert ; elles étaient volumineuses et d'une dureté à l'épreuve des instruments d'acier de la meilleure trempe ; leurs aspérités comprimaient et piquaient la dure-mère. Le trépan, les élévatoires, les tenailles, les scies, les limes, les villebrequins, les maillets de plomb, les gouges, les ciseaux de presque toutes les espèces, furent employés pour les enlever. Le frontal fut presqu'entièrement emporté, à l'exception de quelques élévations moins endommagées, et conservées pour soutenir les cicatrices ; et diminuer la difformité qui ne pouvait manquer d'être considérable. Il fallut aussi extraire quelques portions osseuses de la racine du nez, et on détruisit le reste de la carie par l'usage des cathérétiques, et même du cautère actuel. L'exfoliation ne commença qu'au bout de deux mois ; les chairs récemment développées fournissant un pus de mauvaise nature, M. de la Peyronie les fit laver avec de l'eau de Balaruc et des liqueurs vulnéraires. Le malade, pansé trois à quatre fois par jour, fut bientôt après envoyé à Balaruc prendre les douches, et au bout de vingt jours, cette plaie énorme était presque fermée. Ces douches pourraient être remplacées par des lotions faites avec la lessive de cendres ordinaires. Bénévénius parle d'un malade qui finit par succomber à une carie semblable, qui lui détruisit le front sans presque endommager la peau ; probablement ce malade eût été sauvé, s'il se fût trouvé un chirurgien assez instruit pour mieux juger du caractère et des suites de cette maladie, et assez exercé pour en entreprendre la cure par des moyens convenables.

Comment se referment les ouvertures faites accidentellement ou artificiellement au crâne? L'observation a résolu cette question : dans le plus grand nombre des cas, des bourgeons charnus s'élèvent des bords de l'ouverture osseuse ; s'unissent à des bourgeons semblables développés sur la surface de la dure-mère, et se pénètrent de substance osseuse. Quelquefois le centre de cette espèce d'obturateur ne s'ossifie pas complètement. Dans quelques cas, on a vu la dure-mère seule concourir à boucher l'ouverture faite au crâne, et après la mort, on a pu facilement s'en convaincre, en détachant l'une de l'autre en deux parties. Enfin, on a également observé des individus chez lesquels le crâne ne s'est point refermé d'une manière solide, et sur qui on pouvait sentir les mouvements du cerveau à travers la cicatrice. Il est alors nécessaire, et, en général, il est toujours prudent de faire porter, sur la portion du crâne qui a été ouverte, une plaque de métal, ou mieux encore de cuir bouilli, pour protéger la masse cérébrale contre l'action des corps extérieurs.

———

MÉMOIRE *sur les plaies du sinus longitudinal de la dure-mère, et examen de la doctrine des auteurs anciens et modernes, sur l'application du trépan à l'endroit des sutures* ; par M. LASSUS.

Les praticiens les plus distingués, Boirel, Bonhius, Fabrice d'Aquapendente, Platner, Heister, Chéselden, et plusieurs autres, ont pensé que les plaies du sinus longitudinal supérieur doivent donner lieu à des hémorrhagies mortelles. L'autorité de ces illustres chirurgiens était étayée de l'opinion de Vésale, de Vieussens, d'Hygmore, de Diémerbroeck, anatomistes célèbres, qui ont cru que les sinus recevaient du sang artériel ; après eux Lamure même a été jusqu'à prétendre que cet ordre de vaisseaux jouissait d'un mouvement propre. Il est bien démontré maintenant que c'est du sang veineux qui y coule ; et les expériences de Haller sur des chiens et des chevreaux ont également prouvé que le grand sinus de la faux est sans pulsation, et que,

dans le cas de lésion, il répand mollement son sang comme une veine. L'auteur de ce mémoire ayant répété ces expériences, en a obtenu les mêmes résultats, et chaque jour l'observation les confirme. On ne connaît aucun exemple d'hémorrhagie des sinus de la dure-mère que l'on n'ait pu facilement arrêter; et toutes les fois qu'ils ont été ouverts, on s'est aisément rendu maître du sang. — Un garçon de treize ans fut frappé sur le milieu de la suture sagittale par un morceau de fer pointu, et un morceau de chaque pariétal fut enfoncé dans le sinus. Le blessé tomba sans connaissance, et après l'avoir reprise au bout de quelques minutes, il n'éprouva aucun accident pendant six jours. Ce temps s'étant écoulé, il fut pris d'accès épileptiques fréquents, de vomissements, et de paralysie du côté gauche, avec une altération dans l'œil droit, qui lui faisait voir tous les objets doubles. Ces accidents durèrent un mois. Warner, célèbre chirurgien de Londres, fut alors chargé du traitement du blessé, et se décida à le trépaner. Le crâne étant découvert, le sang jaillit du trou fait dans l'os par un jet continu. On rompit ce trou et la suture sagittale sous la couronne du trépan. La pièce d'os étant enlevée, on aperçut une plaie faite dans le sinus par les esquilles ; elle fut agrandie avec une lancette pour les emporter avec moins de violence. Leur extraction augmenta d'abord l'hémorrhagie, mais elle fut arrêtée par la seule application de charpie sèche. Six jours après l'opération, tous les accidents s'étaient dissipés, et le blessé continua dès-lors à se mieux porter.

On trouve dans les observations de Pott, sur les plaies de tête, un fait semblable ; mais ce chirurgien ne se décida à trépaner sur la suture sagittale, qu'après avoir inutilement essayé de relever les fragments qui avaient déchiré le sinus, au moyen d'élévatoires introduits sous le crâne par deux ouvertures faites avec le trépan, sur les côtés de la suture.—Pott, convaincu par l'observation que les lésions de ce sinus ne sont pas dangereuses, essaya depuis de l'ouvrir dans une plaie avec fracas au sommet de la tête, quoiqu'il fût resté intact, pour faire cesser des accidents qui avaient résisté aux moyens ordinaires. Il n'obtint aucun succès de cette tentative, mais il ne survint point d'hémorrhagie. — De ces différentes observations et d'une autre analogue, communiquée à l'académie par M. Gaignières, chirurgien de Laon, on peut conclure que les plaies du sinus longitudinal de la dure-mère ne sont pas dangereuses ; mais peut-on également tirer la conséquence qu'il n'existe aucun danger à trépaner sur les sutures ? Garengeot, après avoir soutenu long-temps que le trépan appliqué sur le trajet pourrait avoir des suites graves, changea ensuite d'opinion, fondé sur ce qu'il n'était arrivé aucun accident à un enfant qu'il avait trépané sur les sutures longitudinale et coronale. Bérenger de Carpi, qui a aussi appliqué le trépan sur leur trajet, ne conseille pas de le faire dans tous les cas, mais seulement lorsque la blessure attaque les sutures mêmes, et qu'il est nécessaire de faire l'extraction des dentelures dont elles sont composées. Juncker donne le même précepte. Fabrice de Hilden, Werdemberg, César Magatus, et surtout Thomas Fienus, ont regardé l'application du trépan sur les sutures comme très-dangereuse, et comme pouvant donner lieu aux accidents les plus graves, et particulièrement à l'inflammation des membranes du cerveau. On peut citer en faveur de leur opinion une observation de Louis, qui a vu un jeune homme de dix-sept ans, auquel on trépana le péricrâne sur les sutures sagittale et coronale dans l'étendue de deux pouces, être pris de fièvre avec délire quelques heures après l'opération, et succomber au bout de trois ou quatre jours. A l'ouverture de son corps, on trouva les os ecchymosés, le cerveau et ses membranes enflammés, particulièrement sous la portion du crâne qui avait été ruginée. —La doctrine de ces grands hommes est devenue celle de l'académie, et elle se trouve consignée dans les mémoires de son illustre secrétaire, sur le trépan dans les cas douteux, et sur la multiplicité des trépans.

---

**MÉMOIRE** *sur les tumeurs fongueuses de la dure-mère* ; PAR M. LOUIS.

La plupart des observateurs ont eu des notions inexactes sur les tumeurs fongueuses de la dure-mère ; souvent ils ont confondu cette affection avec d'autres maladies, quoique les symptômes soient faciles à saisir et presque toujours invariables ; et les erreurs dans le diagnostic ont eu quelquefois des suites funestes pour les malades. Le but du mémoire de Louis est de fixer avec précision, dans une série assez nombreuse d'observations, les caractères de ces tumeurs fongueuses, et de faire connaître les moyens curatifs que l'on peut plus utilement leur opposer. — Un homme de trente-cinq ans, d'une bonne constitution, tomba assez rudement sur les fesses en descendant les marches d'un des trottoirs du Pont-Neuf. A l'instant de la chute, cet homme éprouva une légère commotion du cerveau, une sorte d'étonnement qui persévéra pendant quatre mois, et se dissipa ensuite insensiblement. — Après un calme de quatre autres mois, le barbier de cet homme sentit, en lui rasant la tête vers son sommet, une sorte de crépitation, semblable au froissement d'un parchemin sec. Il n'y avait ni dépression ni bosse. Le lendemain il parut une tumeur peu élevée, de l'étendue d'une pièce de vingt-quatre sous, et avec un mouvement pulsatif. Cette tumeur indolente fit des progrès assez rapides en peu de jours. Un chirurgien jugea que c'était un anévrisme, et conseilla l'usage d'un bandage compressif que le malade ne put supporter. La tumeur comprimée rentrait, mais il en résultait des étourdissements effrayants. Une consultation fut assemblée. Un consultant persista dans l'idée que c'était un anévrisme ; quelques-uns pensèrent que c'était une hernie du cerveau ; les autres, en plus grand nombre, suspendirent leur jugement.

Le malade n'avait jamais eu d'affections vénériennes ; mais, dans sa jeunesse, il avait été atteint de scorbut. Les antiscorbutiques furent, pour cette raison, administrés ; la tumeur sembla s'accroître avec plus de rapidité. Elle acquit bientôt le volume d'un œuf de dinde, et devint douloureuse. En la comprimant, la douleur cessait ; mais la perte de connaissance était en même temps le résultat immédiat de cette compression. Les forces du malade diminuèrent insensiblement ; parvenu au plus grand degré d'épuisement, il succomba, environ trente mois après la chute qu'il avait faite. — Louis fit l'ouverture du cadavre. La tumeur appartenait à la surface convexe de la dure-mère ; elle n'adhérait point au crâne et faisait plus de saillie à l'extérieur qu'à l'intérieur. La partie protubérante sous le crâne, était logée dans une dépression qu'elle s'était formée sur la portion correspondante du cerveau. La face interne de la dure-mère, à l'endroit de la tumeur, paraissait épaissie, et les vaisseaux plus développés y semblaient avoir une disposition variqueuse. A la face externe du pariétal, autour de la perforation, se trouvaient des végétations osseuses. La face interne de cet os était usée inégalement dans une étendue égale à la base de la circonférence du fongus, et ce dernier, sans rénitence ni fluctuation en aucun point, était revêtu d'une membrane. Le sang qui sortit en incisant cette tumeur, était noirâtre et contenu dans des veines variqueuses. — Cette description ne laisse aucun doute sur la nature de la maladie. — Il est étonnant qu'on l'ait prise pour un anévrisme. La perforation du crâne avait été reconnue par tous les chirurgiens qui avaient examiné la tumeur, et la dure-mère n'a pas d'artère assez considérable pour donner lieu à un anévrisme aussi volumineux. D'ailleurs, un anévrisme présente un mode de pulsation bien différent du mouvement de soulèvement de ces tumeurs fongueuses de la dure-mère, lequel est produit par les battements des artères qui sont à la base du cerveau. Ambroise Paré avait commis une méprise semblable. L'aveu qu'il en fait, rend moins excusables de nouvelles fautes de diagnostic dans les mêmes circonstances. Ce célèbre praticien avait recommandé de ne point toucher à la tumeur, crainte d'une hémorrhagie funeste; on ne suivit point ce conseil, et l'incision que l'on en fit donna issue, non point à du sang, mais à une matière que les chirurgiens qui firent l'ouverture du cadavre (Paré n'y assista pas), prirent pour la propre substance du cerveau.

*Le traité des maladies des os*, par J.-L. Petit, renferme plusieurs observations de tumeurs analogues également prises pour des anévrismes. Petit réfute leur opinion. — Les causes des fongus de la dure-mère sont assez souvent difficiles à reconnaître. — Dans quelques circonstances, ces tumeurs paraissent survenir à la suite du déchirement ou de l'engorgement des vaisseaux de la dure-mère, produits soit par des percussions plus ou moins fortes sur la tête, soit par des commotions occasionnées par des chutes sur d'autres parties du corps. — Dans l'observation que nous avons rapportée au commencement de cet extrait, on voit que la tumeur fongueuse s'était développée à la suite d'une chute sur les fesses. M. Robin, de Rheims, a aussi communiqué à l'académie l'histoire d'une maladie semblable survenue à la suite de contusions sur le pariétal droit. La malade tomba

dans une cave, et perdit connaissance pendant une heure. Pendant vingt-neuf ans, elle fut sujette à de grands maux de tête. Au bout de ce temps, elle reçut un nouveau coup à l'endroit où elle avait été autrefois frappée, et une année après il y parut une tumeur du volume d'un petit œuf de poule, et dont l'apparition fut accompagnée de vomissements, de hoquets, de concentration du pouls, de refroidissement des extrémités. Ces accidents graves se calmèrent tout-à-coup, lorsque la malade se fut couchée du côté opposé à la tumeur. On lui fit ensuite porter un bonnet piqué, garni d'une plaque d'étain dans l'endroit correspondant à la perte de substance des os. Malgré cette précaution, les accidents reparurent de temps en temps, et neuf ans après la formation de la tumeur, cette femme succomba. — L'examen de la tête, fait cinq jours après, montra le pariétal droit largement perforé, le contour de la perforation très-irrégulier, et la table interne de l'os évasée dans une étendue plus considérable que la table externe. — Les fongus de la dure-mère peuvent aussi venir de cause interne; quelques observations semblent le prouver. — Un soldat mourut à Strasbourg dans un état léthargique qui dura cinq jours, à la suite d'une incision cruciale faite pour découvrir une tumeur dont la nature n'était pas bien connue, mais que l'événement prouva être un fongus de la dure-mère. L'un des fémurs de cet homme était carnifié dans toute sa partie supérieure. — MM. Ledran et Malaval, nommés commissaires par l'académie, pour examiner l'observation de cette maladie communiquée par M. Rey, pensèrent que l'affection de la dure-mère et celle du fémur pouvaient bien avoir été produites par le vice vénérien. — Legrand, de Bruxelles, a communiqué à l'académie l'histoire d'un malade mort à la suite de l'application d'un caustique sur un fongus de la dure-mère, développé après l'apparition de chancres vénériens combattus par un traitement trop léger. — Heister fut consulté par un soldat prussien, qui mourut également des suites de la même opération qu'il lui pratiqua pour une maladie semblable. Ce soldat avait eu plusieurs maladies vénériennes. — Le traitement des fongus de la dure-mère ne peut être que palliatif dans le plus grand nombre des cas. Cette maladie est le plus souvent au-dessus des ressources de l'art. — Les observations nombreuses consignées dans le mémoire de Louis démontrent l'inutilité des topiques fondants; elles prouvent également que l'on expose les malades à un danger excessif, pour ne pas dire à une mort certaine, en employant les caustiques ou la ligature. De simples incisions faites à ces tumeurs fongueuses, ont eu le plus souvent les suites les plus funestes. Tantôt les malades ont été pris de fièvre, de délire; tantôt ils ont succombé sans avoir éprouvé auparavant d'accidents graves; et enfin on a vu survenir des hémorrhagies que l'on n'a pu arrêter.—Des bandages compressifs, considérés comme simple moyen palliatif, peuvent être employés avantageusement, lorsque les malades peuvent en supporter l'usage. En refoulant la tumeur, ils empêchent les aspérités osseuses de s'enfoncer dans sa substance; mais souvent la compression exercée en même temps sur le cerveau, occasionne un état léthargique, et quelquefois des convulsions plus fatigantes pour les malades, que les douleurs qu'ils éprouvent habituellement. — Il n'est pas toujours possible d'entreprendre la cure radicale de ces fongus; ils sont nécessairement incurables lorsqu'ils sont nombreux ou très-étendus, ou bien lorsqu'ils sont situés vers la base du crâne. — Lorsqu'on se décide à les attaquer, il faut nécessairement mettre leur base à découvert, en emportant avec le trépan, la gouge, le couteau lenticulaire, les portions osseuses et déjà altérées à leur surface interne qui les environnent. Cette opération préliminaire est peu dangereuse par elle-même, comme le prouvent les observations nombreuses rapportées dans le mémoire sur la multiplicité des trépans, et dont nous avons donné précédemment l'extrait. La maladie principale mise à découvert, on peut alors se décider, suivant l'étendue, la dureté, la sensibilité, la circonscription de la tumeur, à l'emporter avec le bistouri, ou bien à tenter d'arrêter ses progrès en la couvrant avec des poudres aromatiques, ou bien avec de très-légers cathérétiques. Ces divers moyens ont quelquefois réussi (1).

---

(1) Le peu de précision avec laquelle on a décrit les caractères des diverses espèces de tumeurs qui peuvent s'élever de la surface externe de la dure-mère, l'obscurité de plusieurs observations rapportées par divers auteurs, et dans lesquelles le siège de la maladie est si vaguement déterminé que l'on ne sait si

REMARQUES SUR LES PLAIES DU CERVEAU, *où l'on prouve, par beaucoup d'observations, que le cerveau est susceptible de plusieurs opérations qui peuvent dans beaucoup de cas sauver la vie aux malades, et où on examine quels sont les remèdes qui conviennent le mieux pour la cure des plaies de ce viscère*; PAR M. QUESNAY.

Des observations authentiques et extrêmement nombreuses démontrent la possibilité de la guérison des plaies les plus graves du cerveau. On trouve dans André de la Croix, et dans le traité de Bernard Suévus, *de inspectione vulnerum, lethalium et sanabilium*, plusieurs exemples de curations de ces plaies, pris chez les anciens. Quesnay ne fait qu'indiquer ces auteurs, et c'est particulièrement par des faits communiqués à l'académie de chirurgie elle-même, qu'il prouve la vérité de son assertion. — Un petit garçon de huit ans eut le pariétal cassé par un cheval. Le cerveau était tellement maltraité sous cette fracture, qu'à chaque mouvement exécuté par le chirurgien pour ajuster les fragments, il sortait des morceaux de substance corticale; il en sortit même plus gros qu'un œuf de poule pendant ce premier pansement. Le grand fracas des os dispensa du trépan, et cet enfant guérit sans lésion de ses facultés intellectuelles.—La chirurgie ne fit presque rien pour la guérison de ce blessé; mais ses secours deviennent souvent plus nécessaires. — Un jeune homme robuste, âgé de dix-sept ans, fut blessé par une balle qui lui perça la lèvre supérieure; passa de là dans la narine droite, et vint

---

les fongus se sont développés dans les membranes du cerveau, dans le cerveau lui-même, ou à la surface interne du crâne, rendent encore très-difficile à fixer le traitement convenable dans les différents cas de fongosité des méninges. Une autre raison qui doit dans ces circonstances rendre les praticiens extrêmement circonspects sur l'emploi des moyens curatifs vraiment actifs, c'est l'ignorance où l'on est presque toujours, avant d'avoir ouvert la dure-mère, de l'état dans lequel se trouvent les parties qu'elle recouvre, et qui peuvent elles-mêmes participer à la maladie dans une étendue et à une profondeur plus ou moins considérables.

percer la voûte de l'orbite pour entrer dans le crâne, d'où elle sortit par la partie supérieure du coronal, près de la suture sagittale, en fracturant cet os jusques au pariétal et faisant une large plaie aux téguments avec perte de substance. Le gonflement bientôt survenu, rendit la tête monstrueuse. On fit une incision à la plaie de l'orbite; il en sortit, à la levée du premier appareil, une portion du cerveau, de la grosseur d'un petit œuf de poule. Une seconde incision, pratiquée à la paupière supérieure, donna issue à une seconde portion de substance cérébrale beaucoup moins volumineuse que la première, et à une esquille osseuse. Six jours après, il sortit encore quelques petits morceaux du cerveau. La suppuration de ce viscère commença à s'établir le quatrième jour; le sixième elle était établie dans toute la plaie et très-abondante. Vers le onzième jour, le malade éprouva plusieurs faiblesses; le treizième, la suppuration du cerveau ne coulait plus facilement au-dehors, et le blessé fut pris d'assoupissement et d'abattement général. M. Bagieu, chirurgien du blessé, chercha la cause de ces accidents, et vit que les matières purulentes étaient retenues par des esquilles d'os et des lambeaux des téguments et de la dure-mère; ces parties ayant été enlevées, le pus s'écoula librement et les accidents se calmèrent. Ce malade guérit sans difficulté, quoiqu'on ait été obligé d'attaquer ensuite à plusieurs reprises un fongus développé dans la plaie de la paupière supérieure et entretenu par des esquilles non encore exfoliées. On trouve dans Valériola l'histoire d'un soldat qui guérit, sans grands accidents, d'une plaie du cerveau faite par une balle qui lui avait traversé la tête d'une tempe à l'autre. Cet homme resta aveugle et un peu sourd.

Les plaies du cerveau compliquées de corps étrangers perdus dans ce viscère, peuvent aussi guérir. M. Maréchal en a communiqué un exemple à l'académie. Un brigadier des armées du roi reçut un coup de mousquet au-dessus du sourcil; la balle se perdit dans le cerveau. Ce militaire fut en campagne l'année suivante, et mourut, dit-on, d'un coup de soleil; la balle qu'il avait reçue fut trouvée enfoncée de deux travers de doigt dans la substance du cerveau, où elle était restée sans y causer aucun désordre. M. de la Martinière a présenté à l'académie un grenadier guéri d'une blessure semblable et qui n'éprouvait aucun accident. —

Preussius, Fabrice de Hilden, Vastingius, Zacutus, Jean Dominique Sala, ont vu des balles, des portions de stilet, de couteau, d'épée, séjourner dans le cerveau; et les Blessés vivre pendant des temps plus ou moins longs, sans être incommodés par la présence de ces corps étrangers.—La Bibliothèque chirurgicale de Manget, les Transactions philosophiques contiennent des observations analogues, mais plus modernes. — MM. Manne et Fanton ont vu des esquilles d'os séjourner pendant plus d'un mois dans le cerveau, sans qu'aucun accident en fût la suite. — Il résulte de tous ces faits et de diverses expériences sur le cerveau, que les différentes parties de ce viscère ou du cervelet ont pu être blessées, altérées par la suppuration, sans causer la mort. Willis, d'après quelques expériences, a regardé les plaies du cervelet comme plus dangereuses que celles du cerveau, et Goélik a prouvé que les plaies de la partie supérieure de la moelle de l'épine sont très-promptement suivies de la mort. — La conséquence qui se déduit le plus naturellement des observations rapportées dans la première partie de ce mémoire de Quesnay, c'est que l'on doit dans tous les cas traiter avec tous les soins possibles les plaies de la substance du cerveau; puisqu'on est fondé à conserver quelque espoir d'en obtenir la guérison. Mais ces observations ne doivent cependant point inspirer aux chirurgiens l'espérance de réussir dans le plus grand nombre des cas. M. Maréchal, dont la pratique était très-étendue, n'a traité avec succès aucune plaie considérable du cerveau avec perte de substance. Wepfer se croyait fondé, d'après sa propre expérience, à assurer que personne ne peut échapper d'un coup d'arme à feu, lorsqu'il pénètre profondément dans la substance de cet organe.

Quelques circonstances peuvent d'ailleurs augmenter le danger qui accompagne ces différentes lésions. L'air vicié des hôpitaux, surtout à Paris; les passions violentes, le défaut de régime, l'usage prématuré des plaisirs de l'amour, ont souvent causé la perte des blessés; et un assez grand nombre succombent à des maladies qui viennent compliquer leur blessure. — Quesnay tire une seconde conséquence des observations heureuses qu'il cite; c'est qu'on peut tenter sur le cerveau même, particulièrement dans les cas désespérés, des opérations que le danger du malade permet, qu'il sollicite même comme l'unique secours à employer. Ainsi, d'après Quesnay, on peut ouvrir des abcès dans le cerveau ; rechercher, quand les accidents le demandent, des corps étrangers retenus dans ce viscère ; en retrancher des portions gangrénées, et emporter les fongus ou les tumeurs carcinomateuses dont il peut devenir le siége. — Cette théorie est appuyée sur diverses observations communiquées à l'académie. — M. de la Peyronie trépana un enfant qui s'était fracturé le crâne, et donna issue à un épanchement formé sur la dure-mère. Les accidents, d'abord dissipés, reparurent le vingt-huitième jour. M. de la Peyronie incisa la dure-mère, soupçonnant, sans qu'il existât de signes qui l'en assurassent, qu'il trouverait un abcès sous cette membrane. Il n'y en existait point. Le malade était dans un danger extrême ; M. de la Peyronie se décida à inciser le cerveau ; on s'y opposa. L'enfant périt dans les convulsions. — A l'ouverture de son cadavre, on trouva, vis-à-vis l'ouverture du trépan, un abcès qui n'était qu'à trois ou quatre lignes de profondeur dans la substance du cerveau.

M. Bellair a communiqué une observation analogue. Les accidents qui précédèrent la formation de l'abcès ne survinrent que quarante-quatre jours après la blessure. — Lorsque la dure-mère a été incisée par le chirurgien ou qu'elle a été primitivement déchirée, le cerveau dans lequel s'est formé un abcès, se divise quelquefois spontanément et le pus s'écoule. Plusieurs malades ont ainsi échappé aux accidents graves que la présence du pus occasionnait. J.-L. Petit a communiqué à l'académie une observation de cette nature, et on en trouve d'analogues dans plusieurs auteurs. — Mais il peut arriver que les abcès se forment à la suite d'un coup dans une partie du cerveau éloignée de la fracture. Ce cas a toujours été mortel. Quesnay pense qu'il faut dans cette circonstance chercher à donner issue au pus, et inciser les méninges et le cerveau lui-même, après avoir appliqué le trépan sur le lieu où l'on peut soupçonner l'abcès, ce qu'indiquerait une douleur fixe accompagnée de fièvre, de frissons irréguliers, avec paralysie complète ou incomplète du côté du corps opposé au siége de la douleur (1). — Les fongus,

les tumeurs carcinomateuses du cerveau sont toujours funestes aux malades, et ne les conduisent au tombeau qu'après leur avoir fait éprouver les douleurs les plus vives et les plus opiniâtres. S'il était possible de constater leur existence avant la mort, il serait raisonnable, suivant l'auteur, de tenter leur extirpation, au lieu d'abandonner les malades à une mort certaine. Il conseille la même ressource contre les gangrènes du cerveau ; mais malheureusement elles ne sont ordinairement reconnues qu'à l'ouverture des cadavres. Quesnay va plus loin : il propose d'ouvrir le crâne pour mettre à découvert ces maladies, lorsque les accidents qui ont précédé, et une douleur fixe et extrêmement aiguë, peuvent faire soupçonner leur existence (1). — Quesnay termine ce mémoire en indiquant quelques expériences de M. de la Peyronie, sur le choix des remèdes les plus convenables dans la cure des plaies du cerveau. Il résulte de ces expériences faites sur des blessés et sur des portions de cerveau prises sur des cadavres, que l'esprit de vin favorise la disposition du cerveau à se tuméfier ; que le vin a les mêmes inconvénients, mais à un moindre degré ; et que les baumes, ainsi que les huiles volatiles, paraissent produire un effet contraire. M. de la Peyronie a employé avec succès en injection, dans l'intérieur du cerveau, le miel rosat délayé dans une décoction de plantes céphaliques. Ces injections doivent être faites avec beaucoup de précautions ; on les rend plus actives en y ajoutant quelques gouttes d'huile volatile lorsque l'on craint la gangrène.

---

conseil de M. Quesnay. Avant de se décider à l'opération, il faudrait avoir des signes certains qu'il existe un abcès ; et en supposant, ce qui n'est guère possible, qu'on a la certitude de son existence, il resterait à déterminer son siége, nouvelle difficulté insurmontable.

(1) Ces opérations n'ont jamais été pratiquées ; plusieurs raisons doivent empêcher d'y avoir recours : 1° l'incertitude de l'existence de la maladie ; 2° l'ignorance où l'on se trouve en même temps, avant d'avoir ouvert le crâne et entamé le cerveau, de l'étendue en largeur du carcinome ou de la gangrène, et de la profondeur à laquelle pénètrent ces affections ; 3° la crainte d'une hémorrhagie violente ou de la lésion d'une partie du cerveau promptement mortelle.

---

(1) Tous les praticiens modernes les plus éclairés pensent que rien ne serait aussi peu méthodique que de suivre ce

MÉMOIRE *sur l'encéphalocèle ou hernie du cerveau* ; PAR M. FERRAND.

On voit quelquefois sur la tête des enfants nouveau-nés, des tumeurs plus ou moins volumineuses, et dont il est toujours important, et quelquefois assez difficile, d'assigner le véritable caractère. — Parmi ces tumeurs, celles qu'on observe le plus fréquemment, ne communiquent point avec l'intérieur du crâne. Elles sont formées par du sang quelquefois infiltré dans toute leur étendue, et d'autres fois infiltré à leur circonférence, et épanché en un seul foyer à leur centre. Chez les enfants nouveau-nés, ces tumeurs sont presque toujours situées sur la partie la plus saillante des pariétaux, assez loin des fontanelles, et s'observent ordinairement à la suite d'accouchements difficiles. Chez les adultes, elles peuvent se rencontrer sur toutes les parties du crâne, à la suite de contusions. J.-L. Petit en a le premier bien indiqué les caractères. Avant ce célèbre chirurgien, ces tumeurs avaient été souvent prises pour des enfoncements au crâne. — Les tumeurs des enfants nouveau-nés, qui communiquent avec l'intérieur du crâne, sont assez rares. Des causes différentes peuvent les produire, et le plus souvent elles sont la suite d'une collection aqueuse, formée primitivement dans les membranes du cerveau ou dans les cavités profondes de ce viscère. Le cerveau lui-même peut, suivant l'auteur de ce mémoire, former hernie. Les anciens ne paraissent pas avoir observé cette maladie, et dans les auteurs modernes, on n'en trouve pas d'observation bien caractérisée. Ledran a pris pour une hernie du cerveau, et a décrit sous ce nom une de ces tumeurs sanguines qui surviennent à la suite de contusion aux téguments du crâne. L'enfant dont parle ce chirurgien, présenta en naissant, sur le pariétal droit, une tumeur qui en occupait toute l'étendue ; elle était molle, élevée d'un pouce ; on y sentait de la fluctuation, mais point de battements. Ledran crut reconnaître à la circonférence un cercle osseux, ce qui l'engagea à penser que l'ossification avait manqué en cet endroit, et que le cerveau s'était échappé par cette ouverture hors de la cavité du crâne. Des compresses épaisses imbibées d'eau-de-vie, soutenues seulement par un bonnet, furent appliquées pendant un mois sur la tumeur, et au bout de ce temps elle disparut. Il est probable que dans cette cir-

constance, Ledran a pris pour le contour de l'ouverture qu'il croyait exister au crâne, un bourrelet dur formé par du sang infiltré ; si une tumeur d'une aussi grande étendue eût communiqué avec le crâne, l'ouverture de cette enveloppe osseuse n'eût certainement point été fermée dans un espace de temps aussi court.

M. Salle-Neuve, fils, a communiqué à l'académie l'observation d'une tumeur, qui, suivant Ferrand, n'a pu être qu'une hernie du cerveau ; un enfant naissant portait sur une des fontanelles latérales postérieures, une tumeur du volume d'un petit œuf de poule ; cette tumeur était molle, égale, disparaissait par la compression ; la circonférence de l'ouverture de la fontanelle se distinguait facilement, et on sentait avec la même facilité les mouvements du cerveau. Quelques chirurgiens proposèrent d'ouvrir cette tumeur ; M. Salleneuve père s'y opposa, et fit coudre au bonnet de l'enfant une plaque de plomb avec laquelle on pouvait comprimer plus ou moins fort, suivant qu'on serrait plus ou moins le bonnet. La tumeur a disparu peu à peu ; la fontanelle s'est fermée, et l'enfant a guéri (1). — Les adultes, dont le crâne a éprouvé une perte de substance, sont comme les enfants, chez lesquels l'ossification n'est point achevée, exposés aux hernies du cerveau. Paré a conseillé, pour prévenir cet accident, ou pour y remédier, l'usage habituel d'une calotte de carton ; et Maréchal a employé avec succès, pour remplir la même indication, un bandage avec un petit écusson qui appuyait sur la cicatrice.

MÉMOIRE *sur les contre-coups dans les lésions de la tête* ; par M. GRIMA.

L'académie de chirurgie avait proposé en 1760, pour le prix qu'elle distribuait chaque année, d'établir la théorie des

(1) Cette observation ne prouve pas incontestablement que l'enfant qui en est le sujet ait été affecté d'une hernie de cerveau essentielle. Il est possible que ce viscère ait d'abord été le siège d'une collection aqueuse, et qu'il ne soit sorti en partie hors du crâne qu'à la suite de la distension d'une de ces cavités par une quantité plus ou moins considérable de sérosité qui a pu ensuite être reprise par les absorbants.

contre-coups dans les lésions de la tête, et les conséquences pratiques qu'on peut en tirer. Peu satisfaite des mémoires qui lui avaient été adressés, elle proposa la même question en 1765. M. Grima obtint le prix. — L'auteur, dans sa dissertation, examine d'abord ce qu'on doit entendre par contre-coup ; il expose ensuite le mécanisme suivant lequel les diverses espèces de contre-coups peuvent avoir lieu ; et dans une troisième section, il essaie de faire connaître leurs causes, leurs différences, leurs signes diagnostics et prognostics. Il termine son mémoire par l'exposé des conséquences pratiques qui peuvent se déduire de la théorie établie dans les paragraphes précédents sur les contre-coups en général.

§ Ier.—Hippocrate a connu une espèce de contre-coup; c'est la fracture du crâne au côté opposé à celui qui a été frappé, et il l'a nommée *xymphone*. Paul d'Egine a désigné la même lésion sous le nom d'*apéchema*, expression plus convenable, et rendue très-exactement en latin par les mots *resonantia*, *resonitum*, employés par André de la Croix et Galmanus. — On doit regarder comme des espèces différentes de contre-coups, 1° la fracture de l'os au-dessus, au-dessous, ou à côté de l'endroit où il a été frappé ; 2° celle de la table interne, la table externe conservant sa continuité ; 3° quand un os du crâne frappé résiste, et qu'un ou plusieurs des os voisins sont fracturés ; 4° lorsque la fracture se trouve à un os diamétralement opposé à celui qui a reçu le coup ; 5° lorsque l'os frappé se brise, et qu'il y a en même temps une autre fracture à la partie opposée ; 6° l'écartement des sutures, lorsqu'il survient dans un endroit qui n'a point été frappé ; 7° enfin on doit regarder comme des lésions produites par le même mécanisme la commotion, la lacération de quelques portions du cerveau, ou la rupture de quelques-uns de ses vaisseaux sanguins, souvent observées dans les cas où le crâne n'avait point été fracturé, et loin de l'endroit où les parties extérieures avaient été intéressées. — La possibilité des contre-coups a été admise par le plus grand nombre des praticiens, soit anciens, soit modernes. Galien a pensé que les sutures devaient empêcher la violence d'un coup de se transmettre d'un os à un autre ; l'observation prouve cependant que les effets des contre-coups ne sont pas rares chez des individus qui n'ont point encore atteint l'âge où les sutures sont pres-

que effacées par les progrès de l'ossification ; et lorsque chez les vieillards le crâne ne semble plus former qu'une pièce, il n'existe plus alors de raison pour que les contre-coups ne puissent avoir lieu. —Quelques praticiens, voulant concilier les sentiments contradictoires de Galien, de ses sectateurs et des autres praticiens, n'ont point nié la possibilité des contre-coups, mais ils ont avancé qu'ils étaient l'effet d'une double percussion. Cette opinion est erronée; car là où existe un contre-coup, les parties molles extérieures ne présentent ordinairement aucune trace de lésion.

§ II.—L'auteur de ce mémoire rejette toute explication fondée sur le calcul pour rendre raison du mécanisme des contre-coups, et il ne prétend fonder sa théorie que sur des observations faites soit sur des corps inertes, soit sur des corps organisés. — Que l'on frappe, dit-il, une pierre volumineuse, souvent on la voit se rompre à la partie opposée du coup ; ce phénomène tient, ou bien à ce que les parties intégrantes de cette pierre ne présentent pas partout la même solidité, ou bien à ce qu'elles ne sont pas dans toute la masse de ce corps unies entre elles avec la même force. Si le coup porte avec violence sur un endroit qui oppose une résistance supérieure à la force de percussion, la pierre restera intacte dans cette portion, mais toutes ses parties intégrantes seront ébranlées, et celles dont la force d'union sera plus faible que la secousse reçue, se sépareront, comme si un coup de pareille intensité les avait frappées immédiatement. — Les os qui composent le crâne n'ayant point partout la même épaisseur, la résistance qu'ils sont susceptibles d'opposer doit varier singulièrement dans les divers points de la voûte qu'ils forment. Il n'est donc point étonnant que le crâne, frappé dans un endroit, résiste, tandis que les parties voisines ou opposées, bien plus faibles, éprouvent une fracture.—L'auteur avance ensuite quelques propositions dans lesquelles il essaie d'établir d'une manière plus précise le mécanisme de chaque espèce de contre-coup, en ayant principalement égard à la ligne de direction suivant laquelle le crâne peut être frappé. La théorie de M. Grima devient alors embarrassée, incomplète ; il serait trop long de réfuter successivement celles de ses propositions qui paraissent fautives sous quelques rapports ; le lecteur pourra facilement les juger. Nous ferons seulement observer ici que l'auteur ne paraît estimer la résistance des os que par leur épaisseur; qu'il ne tient compte ni de leur connexité plus ou moins grande, ni du mode suivant lequel ils se soutiennent mutuellement par leurs différentes articulations, ni de la décomposition d'une partie du mouvement à travers les sutures, ni enfin de la largeur plus ou moins grande des surfaces frappées. Toutes ces considérations cependant sont importantes dans l'étude du mécanisme des contre-coups.

1re Proposition.—*Première espèce de contre-coup.* — « Si un coup frappe per-
» pendiculairement la partie supérieure
» de l'os frontal ou de l'occipital, il est
» sûr que la violence du coup se portera
» en ligne perpendiculaire vers le milieu
» ou la partie inférieure de l'os frappé,
» laquelle a moins de résistance que la
» partie haute; de là il suit que si le coup
» perpendiculaire a peu de force, l'ébran-
» lement qu'il excite dans les parties os-
» seuses ne passera pas le milieu de l'os;
» mais si le coup est plus violent, l'é-
» branlement se propagera jusqu'à l'autre
» extrémité de l'os; elle se fendra ou se
» brisera, parce qu'elle ne peut résister
» à l'effort qu'elle aura reçu. »

2e Proposition.—*Deuxième espèce de contre-coup.* — « Quand un os du crâne
» sera frappé horizontalement, la violence
» du coup suivra essentiellement cette di-
» rection; les parties environnantes, qui
» servent de soutien à l'os, seront peu
» ébranlées: tout l'effort de la percussion
» sera pour ainsi dire réuni à l'endroit
» frappé; de là il suit que si le coup reçu
» n'a pas tout-à-fait le degré de force qui
» serait capable de rompre les deux tables
» de l'os, il peut en avoir assez pour que
» la lame interne, plus mince que l'ex-
» terne, se fende ou se fracture en
» éclats, sans que celle-ci perde sa con-
» tinuité. »

3e Proposition. — *Troisième espèce de contre-coup.* — « Quand un coup a
» porté horizontalement sur un os du
» crâne, et que la partie frappée offre
» plus de résistance que l'os voisin qui
» partage l'impression du coup, la partie
» faible de l'os voisin se fendra, et la frac-
» ture pourra se continuer ultérieure-
» ment à un autre os contigu, s'il ne ré-
» siste pas plus que l'os qui avoisine celui
» qui a été frappé. »

4e Proposition. — *Quatrième espèce de contre-coup.* — « Il est démontré que
» dans les percussions du crâne ce n'est

» pas précisément à la partie diamétrale-
» ment opposée que doit se faire le reten-
» tissement, comme dans le cercle des
» géomètres; mais on en verra les effets
» dans l'endroit où il y aura moins de ré-
» sistance; ainsi le contre-coup n'aura
» lieu à la partie diamétralement oppo-
» sée que lorsque cette partie sera plus
» faible que les autres qui auront résisté
» à la violence du coup. »

5e Proposition. — *Cinquième espèce de contre-coup.* — « Le contre-coup où
» il y a fracture à l'endroit frappé et à un
» endroit qui ne l'a point été, a lieu si
» le coup est porté horizontalement et
» avec force sur une partie du crâne où
» il n'y a pas une résistance suffisante;
» ainsi cet endroit frappé se fracturera
» par la force de la percussion immé-
» diate. Cela n'empêche pas que la vio-
» lence ne suive toujours la direction et
» ne se porte jusqu'à la partie opposée;
» et si cette partie est plus faible, il arri-
» vera nécessairement une seconde frac-
» ture par contre-coup. »

6e Proposition. — *Sixième espèce de contre-coup.* — Le mécanisme de cette espèce, qui consiste dans l'écartement d'une suture loin de l'endroit frappé, est expliqué assez naturellement, comme celui de la troisième espèce, par une moindre résistance dans le lieu où l'écartement s'opère que dans celui où la percussion a lieu.

7e Proposition. — *Septième espèce de contre-coup.* — Quelle que soit la direction du coup qui frappe le crâne, s'il résiste à la force de la percussion, le choc se communiquera en partie au viscère qu'il renferme. La commotion qui en est l'effet sera d'autant plus grave que le choc aura été plus violent et que le crâne aura plus résisté; aussi les grandes fractures ne sont pas les plus dangereuses, parce que la plus grande partie de l'effort du corps vulnérant se perd dans les os brisés.

A l'ouverture du crâne des individus morts à la suite de commotion du cerveau produite par contre-coup, on a vu que les altérations du tissu de ce viscère, ainsi que les épanchements, se trouvaient tantôt à la partie diamétralement opposée au coup, et tantôt dans d'autres endroits, différence qui tient probablement et à la direction du choc, et au mode de résistance du crâne.—Les effets des contre-coups sur les parties molles renfermées dans le crâne varient beaucoup. Tantôt la commotion n'est que

2.

légère et ses suites momentanées ; d'autres fois il y a contusion assez forte de la pulpe cérébrale et rupture de quelques vaisseaux ; les accidents sont alors très-graves et souvent mortels , enfin le contre-coup peut être assez violent pour qu'il y ait rupture de quelque artère volumineuse , ou affaissement de la substance du cerveau promptement suivi de mort , comme Littre en rapporte un exemple.

§ III. — Tous les corps durs, capables de fendre, écraser ou briser les parois du crâne, peuvent produire des contre-coups; mais pour bien estimer leur action dans chaque cas, il serait utile de connaître le degré de la force avec laquelle ils agissent, et la direction suivant laquelle ils frappent. — Les différences des fractures par contre-coup sont, sous la plupart des rapports, les mêmes que celles des fractures ordinaires. — Leurs signes sont aussi, en général, la perte de la connaissance, l'assoupissement, la paralysie d'un côté du corps, les nausées , les vomissements, la sortie du sang par les yeux, les oreilles , etc. — Leurs accidents immédiatement primitifs dépendent d'une commotion ; ceux qui surviennent consécutivement annoncent un épanchement qui s'est fait graduellement, ou bien l'engorgement, l'inflammation, ou la suppuration du cerveau, effets assez fréquents des fractures. Lorsque le crâne est brisé par contre-coup, il n'existe pas primitivement de tuméfaction des parties molles vers la fracture ; le chirurgien, prévenu par les accidents de la probabilité de l'existence de cette dernière, doit explorer attentivement tout le pourtour de la tête, afin de découvrir, si cela est possible, l'endroit où les os sont altérés, à travers les téguments sains et entiers. Il doit surtout porter ses recherches sur le côté du crâne opposé à celui du corps qui se trouve paralysé ; si le cuir chevelu n'y est point tuméfié, il le fera couvrir, après avoir fait raser la tête, d'un cataplasme qui favorise le développement de l'engorgement, et ensuite il incisera dans le lieu où il en sera survenu. On trouve dans le *Sépulcretum* de Bonnet une observation qui prouve l'utilité de ces applications extérieures.

§ IV. — Si les effets des contre-coups se bornaient toujours à la solution de continuité des os du crâne, ou à l'écartement des sutures ; ils ne seraient , lorsqu'ils n'ont pas lieu à la base du crâne, guère plus dangereux que de simples fractures.

Mais il est presque impossible que ce contre-coups ne soient pas accompagnés d'une commotion plus ou moins forte , surtout si les os se trouvent fracturés dans le lieu diamétralement opposé à celui qui a été frappé. Parmi les différentes espèces de contre-coups, celle où la table interne de l'os est fracturée paraît exiger les secours les plus prompts , et c'est aussi dans ce cas que l'on peut espérer que le trépan sera plus souvent utile. Paré , Paw , Bérenger de Carpi l'ont appliqué ou vu appliquer avec succès dans cette occasion. Quesnay , dans son Mémoire sur le trépan dans les cas douteux, dont nous avons donné l'extrait dans un des cahiers précédents, rapporte aussi plusieurs observations puisées dans Bartholin , Valériola , Amatus , qui prouvent que dans les autres espèces de contre-coups, ce moyen peut quelquefois sauver la vie aux blessés. — Les accidents produits par les contre-coups n'indiquent pas cependant toujours le trépan; et lors même que cette opération est indiquée, on ne peut pas toujours y avoir recours, soit à cause de l'incertitude où l'on reste du lieu précis où se trouve l'épanchement , soit à cause de la situation de la fracture. Dans ces cas, les saignées répétées , la diète sévère , les évacuants , l'usage d'une infusion vulnéraire légère, sont les moyens que M. Grima conseille avec tous les auteurs. Il pense d'ailleurs que la saignée du pied ne doit point être entièrement rejetée. Cette saignée, dit-il, n'est suivie d'engorgement au foie que lorsqu'on la pratique quand la face est fortement tendue, enflammée, que le cou est gonflé , que la région des jugulaires est palpitante , et que le malade , sans connaissance, tient des propos sans liaison et sans suite.

----

MÉMOIRES *sur les contre-coups dans les lésions de la tête ; par* MM. SAUCEROTTE, SABOURAUT *et* CHOPART.

Ces mémoires furent présentés en 1768 à l'académie de chirurgie, qui avait proposé, pour la troisième fois, d'établir la théorie des lésions de la tête par contre-coup, et les conséquences pratiques qu'on peut en tirer. Les deux premiers mémoires furent couronnés, celui de M. Chopart obtint l'accessit.—M. Saucerotte définit avec exactitude le contre-coup « une » lésion produite par un coup dans un » autre endroit que celui qui a reçu la » percussion. » Il admet de plus que M. Grima, la rupture ou la contusion des fibres du diploé, sans fracture extérieure intérieure, comme une espèce de ce genre de lésion. Cet accident a lieu lorsque le choc, assez violent, n'a cependant point assez de force pour briser l'une des deux tables de l'os.—Il ne s'occupe des fractures prolongées d'un os à un autre qui en est voisin, que pour combattre le sentiment de ceux qui pensent que les sutures empêchent les fractures de se communiquer d'un os à un autre. On en a effectivement observé chez des adultes, et plus souvent encore chez les vieillards dont les os du crâne ne forment quelquefois plus qu'une seule pièce. — L'auteur fait remarquer qu'il est de la dernière importance d'être instruit qu'un seul choc peut donner lieu à plus d'un contre-coup, soit des parties dures qui composent le crâne, soit des parties molles renfermées dans sa cavité; qu'il y ait fracture des deux tables du casque osseux à l'endroit frappé, ou qu'il n'y en ait pas. — Les différences des contre-coups établies, M. Saucerotte essaie de démontrer physiquement le mécanisme suivant lequel ils s'opèrent.

Les parties de la tête où peuvent arriver les contre-coups curables par le trépan peuvent être considérées comme un assemblage de lignes plus ou moins courbes, plus ou moins solides, plus ou moins élastiques ; et il est à remarquer que les régions latérales inférieures et postérieures inférieures du crâne sont les plus minces et celles dont la texture est la plus sèche ; elles sont, d'ailleurs, les plus exposées à devenir le siége des fractures par contre-coup, parce qu'elles sont la base des endroits de la tête les plus sujets à être frappés.—Ces lignes plus ou moins courbes, dont l'assemblage forme le crâne, peuvent, à l'occasion d'un corps dur, se rompre de deux manières différentes, soit en devenant plus courbes qu'elles ne sont, soit en se courbant en sens contraire. — Que la tête heurte contre un corps dur, ou qu'un corps dur la frappe, le crâne décrira des courbes ellipsoïdes alternatives d'un côté à l'autre, de sorte que l'endroit frappé commencera par s'enfoncer ainsi que celui qui lui est opposé, tandis que d'autres se courberont dans une direction centri-

fuge, et ensuite ces derniers se rapprocheront du centre pendant que les premiers s'en éloigneront, ce qui durera jusqu'à ce que le mouvement soit détruit. Or ces mouvements ellipsoïdes, au lieu de se passer dans la totalité du crâne, peuvent n'avoir lieu, suivant la direction et la violence du choc, que dans un seul os ou dans quelques os voisins.—La communication du choc ne peut, suivant M. Saucerotte, s'opérer indépendamment de ces mouvements, et ils lui semblent nécessaires pour qu'il puisse survenir une fracture par contre-coup. Il pense également que la substance pulpeuse du cerveau, molle, peu élastique et légèrement compressible, doit être regardée comme un des éléments du mécanisme des contre-coups. « Lorsqu'un corps » orbe frappe le crâne, il imprime, dit-» il, une impulsion plus ou moins forte » à une colonne de cette substance, dont » la base doit au moins égaler la surface » frappée. Dans l'instant même de la per-» cussion, cette colonne, affaissée sur » elle autant que le permet son peu de » compressibilité, va heurter avec plus » ou moins de vitesse, soit perpendicu-» lairement, soit obliquement, la por-» tion du crâne qui lui est opposé ; elle » accélère ainsi la rapidité du mouvement » ellipsoïde de cette partie, et doit con-» tribuer d'autant plus efficacement à » produire une fracture que son action » est moins oblique. » — Dans ce mouvement de la masse cérébrale, elle peut elle-même être lésée ; et ordinairement c'est au-dessous de l'endroit de la tête percuté, ou au-dessous de celui auquel le choc tend à se transmettre, que l'on observe les altérations des parties intérieures. — M. Saucerotte essaie ensuite d'appliquer sa théorie aux contre-coups des diverses parties du crâne. Elle est évidemment insuffisante pour rendre raison de ceux qui arrivent aux portions pierreuses du temporal et au corps du sphénoïde. Ces fractures ne paraissent pas être produites par l'effet des mouvements ellipsoïdes du crâne. — Il est également impossible de regarder, avec l'auteur, la pulpe cérébrale comme un des agents puissants des contre-coups. Cette opinion repose sur une erreur de physique ; la pulpe cérébrale, composée de liquides et de solides très-déliés, ne peut être considérée que comme un corps mou dont les éléments ne jouissent plus en particulier de leurs propriétés spéciales. En supposant d'ailleurs qu'une colonn des liquides qui circulent dans le cerveau pût agir indépendamment du reste de la masse organique de ce viscère, on pourrait toujours objecter à l'auteur que l'affaissement des vaisseaux qui soutiennent cette colonne de liquides étant nécessaire pour qu'elle pût agir comme il le prétend, une mort prompte serait, dans le plus grand nombre des cas, le résultat d'une compression aussi rapide et aussi considérable.

M. Sabouraut fait aussi reposer la théorie qu'il propose pour expliquer les contre-coups, sur la supposition des mouvements oscillatoires alternatifs du crâne; il reconnaît cependant lui-même qu'il faudrait, pour que ces mouvements fussent réguliers et uniformes, que la distribution au crâne du mouvement qui lui est communiqué par l'action du coup fût aussi régulier et uniforme, et une pareille distribution supposerait une résistance égale partout où le mouvement se propage; ce qui est contraire à l'état des choses. — L'union des os du fœtus par des membranes molles plus ou moins étendues, l'existence des sutures pendant la plus grande partie de la vie, s'opposent à ces mouvements oscillatoires de la totalité du crâne, et jusqu'à un certain point aux contre-coups, comme l'auteur a bien soin de le faire remarquer. — Il applique ensuite sa doctrine des contre-coups à la disposition particulière des parties du crâne, et là il se livre à des détails dans lesquels nous ne pouvons le suivre. Nous noterons seulement quelques-uns d'entre eux.—« La contre-fracture doit, dit M. Sabouraut, arriver » plus aisément de la partie antérieure du » crâne à la postérieure, que de celle-ci » à l'antérieure; car les voûtes offrent » d'autant plus de résistance aux efforts » qui tendent à les enfoncer, qu'elles ont » plus de convexité; et nous avons fait » remarquer que la convexité de l'extré- » mité antérieure est plus grande que » celle de l'extrémité postérieure. » Il nous semble, au contraire, que la convexité de l'extrémité occipitale de la tête est en général plus grande que celle de l'extrémité frontale; mais la première peut en effet être plus souvent le siége des contre-coups, parce que l'extrémité opposée est plus souvent frappée, et qu'elle n'est pas défendue par une grande masse de muscles, comme la région occipitale dans sa partie inférieure, qui est aussi la moins convexe. D'ailleurs, comme l'observe bien M. Sabouraut,

l'extrémité postérieure est encore plus sujette aux contre-coups qui arrivent au voisinage de la percussion, à cause des grandes inégalités d'épaisseur des différents points de l'occipital. — Chez les sujets dans lesquels les deux portions interne et externe des os pariétaux forment entre elles un angle peu obtus, les coups portés sur leur bord sagittal rompront plutôt ces os à l'endroit de la réunion des parties horizontales et verticales, que partout ailleurs. Dans les cas, au contraire, où la courbure du pariétal est plus uniforme, l'effort est transmis en plus grande proportion sur sa partie verticale, et par elle sur le bord écailleux de l'os temporal, dont la fracture aura souvent lieu, tant à cause de son peu d'épaisseur que de la manière dont il est articulé. S'il résiste beaucoup cependant, le bord correspondant du pariétal pourra être fracturé. —Quoique la table interne du crâne soit plus mince et plus cassante que l'externe, il n'est guère possible qu'elle se fracture seule ailleurs qu'à l'endroit du coup, à celui qui lui est diamétralement opposé, ou, à la rigueur, aux extrémités du diamètre qui coupe à angle droit celui dans la direction duquel la percussion est faite. Nous ne répéterons pas ici en détail l'explication de cette assertion, que donne M. Sabouraut; elle est fondée sur l'ordre des vibrations du crâne considéré comme un sphéroïde élastique. Nous n'insisterons pas non plus sur le vice de ce mode d'explication, d'autant mieux que M. Sabouraut en reconnaît lui-même l'insuffisance. « Il est » rare, dit-il, de pouvoir distinguer quels » rapports existent entre la masse, le vo- » lume, la direction, la force de l'agent de » la percussion, et la résistance respective » de la partie frappée et des parties voi- » sines, en sorte qu'on puisse déterminer » à priori s'il y a un contre-coup, et » quel en est le lieu. On n'en doit pas » moins cependant peser toutes ces cir- » constances dans l'examen de chaque cas » particulier. » — Quant aux lésions des parties contenues dans le crâne, suites de la percussion de celui-ci, M. Sabouraut distingue deux manières d'agir dans la cause qui les produit : ou bien elles dépendent des oscillations du crâne percuté, ou elles sont produites par les rapports nouveaux qui s'établissent ou tendent à s'établir entre le crâne et le cerveau dans les mouvements rapides de la totalité du premier. — Les lésions de l'encéphale elles-mêmes sont de deux sortes : ou bien elles consistent dans une altération organique observable du cerveau, de ses membranes et des vaisseaux qui s'y distribuent, ou bien elles produisent des effets sensibles sans qu'il y ait aucune désorganisation apparente. On nomme en général ces derniers *commotion* ; M. Sabourant voudrait qu'on employât ce nom comme générique pour désigner tous les effets de la secousse imprimée au cerveau.

M. Chopart distingue les contre-coups suivant qu'ils ont lieu exclusivement dans les os, dans les parties molles, ou bien dans les unes ou les autres à la fois. Il distingue essentiellement dans les contre-coups des os les mêmes espèces que MM. Grima et Saucerotte ; seulement il ne parle point de l'écartement des sutures, non plus que des lésions du diploé seul. M. Chopart réunit les contre-coups qui ont lieu dans les parties molles sous le nom commun de *commotion*. Il y rapporte 1° la rupture d'un ou de plusieurs vaisseaux des membranes ou du cerveau, d'où résultera un épanchement ; 2° une inflammation dans les membranes ou le cerveau, dont la terminaison par suppuration formera des abcès ; 3° un affaissement total de la substance de ce viscère qui dérange l'ordre de l'organisation de ses parties, et qui est suivie d'une mort subite. Il ne fait nulle mention de ce que le plus grand nombre des auteurs nomme proprement *commotion*. — M. Chopart fait observer quelques-unes des conditions nécessaires pour que le contre-coup ait lieu. Il ne fait mention, parmi celles qui sont relatives à la cause, que d'une certaine masse dans le corps vulnérant, et du défaut d'aspérité de sa surface. Il fait remarquer aussi que la cause peut agir sur une autre partie du corps que la tête, et déterminer une lésion de celle-ci. Quant au mécanisme même du contre-coup, cet auteur revient encore aux vibrations successives et en sens contraire du crâne, considéré comme un sphéroïde élastique, par une application très-inexacte d'un principe incontestable. — C'est au principe de la décomposition des forces, et à son application exacte au crâne examiné dans tous les détails de sa structure, qu'il faut avoir recours pour se rendre compte des contre-coups. Nous allons transcrire ici un passage de l'Anatomie descriptive de Bichat, qui présente un modèle de cette étude.—« Supposons, » dit-il, une force appliquée sur le sommet de la tête : elle se divise et se propage sur tous les points, sur les côtés, » en avant et en arrière. La portion qui » agit latéralement tend à écarter en dehors les pariétaux ; mais la suture longitudinale qui unit ces os au sphénoïde » et au temporal, est telle, que les deux » derniers forment de chaque côté une » espèce d'arc-boutant qui résiste à cet » écartement, lequel ne peut avoir lieu » sans qu'ils éprouvent eux-mêmes un » mouvement de bascule qui tend à rapprocher les rochers, et à affermir par » conséquent leur articulation avec l'occipital et le sphénoïde ; en sorte que » tout l'effort latéral vient se concentrer » sur la ligne médiane de la base du » crâne. C'est aussi le point où aboutit » la portion postérieure du mouvement, » qui suit la direction de l'occipital, et » qui se concentre sur l'apophyse basilaire et sur le corps du sphénoïde. » Quant à la portion antérieure, c'est le » frontal qui la transmet à la face, au » moyen des articulations de cet os avec » ceux qui la composent ; l'autre partie, par l'intermède de la région orbitaire, vient se perdre sur le sphénoïde. » — Telle est la distribution de la partie de l'effort qui suit la direction de la tangente, à chaque point de la surface du crâne ; ajoutez-y l'évaluation de l'effort exercé perpendiculairement à chacun de ces points ; et comparez ensuite l'effort que supporte chaque point à la résistance qu'il oppose, en raison de l'épaisseur de l'endroit correspondant du crâne, du rayon de courbure qui lui appartient, etc. ; et vous pourrez déterminer quels points résisteront efficacement, et quels autres céderont. — Tels sont, en effet, les principes du calcul des contre-coups ; mais on ne saurait, à cause du grand nombre des éléments de ce calcul, de la variabilité de plusieurs, et de l'impossibilité de les apprécier d'avance, on ne saurait, dis-je, les appliquer avec rigueur aux cas particuliers. — Quelque théorie qu'on adopte, on arrive à ce résultat, qu'on ne peut reconnaître *à priori* l'existence d'une contre-fracture. M. Chopart le pense également. C'est cependant le diagnostic de ces affections qui est l'objet principal du chirurgien, dans l'étude de cette maladie. Voyons sur quoi les auteurs des mémoires que nous analysons l'ont établi.

*Diagnostic.* — Les accidents graves qui naissent des percussions qu'a reçues le crâne ne sont jamais un effet immédiat de la solution, mais la suite de la commotion ou de la compression du cerveau. Les symptômes de ces deux affections sont essentiellement les mêmes, mais ceux de la première sont toujours primitifs, et ceux de la seconde ne surviennent que plus ou moins long-temps après la blessure, et ils peuvent, réunis à d'autres signes diagnostics, éclairer beaucoup sur le siége des contre-coups. — La force du coup, la nature du corps qui a frappé, la situation où se trouvait le blessé à l'instant où il a été atteint, la direction suivant laquelle il l'a été, sont autant de circonstances que le chirurgien ne doit point négliger dans ce diagnostic obscur. — M. Saucerotte insiste surtout sur les notions que l'on peut tirer de la direction de l'agent vulnérant, direction que l'on peut connaître, soit par le rapport des assistants, soit par l'inspection de la plaie. On doit aussi craindre un contre-coup double et symétrique sur l'angle inférieur et antérieur des pariétaux, lorsque le crâne a été frappé perpendiculairement à sa partie antérieure. Ce contre-coup double pourra occuper les environs de la suture écailleuse, ou les régions inférieures de l'occipital, lorsque la percussion a eu lieu plus en arrière. — Ces contre-coups symétriques doivent être très-rares; car il est extrêmement difficile que la percussion se transmette avec une force égale aux deux côtés du crâne. — Il arrive bien plus souvent que le coup ait été porté à droite ou à gauche, dans une direction moyenne entre la perpendiculaire et la transversale, relativement à la base du crâne; et c'est, suivant M. Saucerotte, son plus ou moins d'obliquité respectivement à ces deux lignes, qui peut faire juger du lieu qu'occupe la fracture. Au reste, M. Saucerotte convient lui-même que ce signe rationnel isolé n'aurait que peu de valeur. Il faut donc qu'il soit uni à des signes locaux, pour que le chirurgien puisse se déterminer à mettre le crâne à découvert. — Le son obscur rendu par le crâne, l'état de chacune des lèvres de la plaie, la douleur, l'empâtement des téguments développé naturellement ou facilité par l'application de cataplasmes aromatiques, la sortie du sang par une oreille, les ecchymoses considérables des paupières, etc., peuvent faire soupçonner un contre-coup au crâne; et dans quelques circonstances on peut être assez heureux pour le reconnaître par le tact, quoiqu'il soit extrêmement rare qu'il y ait crépitation dans le cas de simple contre-fissure. —

Ces signes ne peuvent qu'indiquer le siége des lésions des parties contenantes, et il est encore plus important de déterminer avec précision le lieu qu'occupent celles qui intéressent le cerveau lui-même. — La perte de connaissance, la somnolence, la rougeur de la face, l'état du pouls, l'assoupissement léthargique, font bien connaître que le cerveau n'est plus dans son état naturel, mais ne donnent aucune notion sur le siége de son altération. — La paralysie qui survient à une partie quelconque du corps est, sous ce rapport, un signe bien plus précieux. Toujours la lésion du cerveau se rencontre du côté opposé; s'il y a en même temps paralysie d'un côté et convulsion de l'autre, le cerveau est blessé ou comprimé du côté du membre où l'on observe les mouvements convulsifs; et enfin il paraît que, dans les cas où il n'y a que convulsion, l'altération du cerveau se trouve, comme dans le cas de paralysie, dans son hémisphère éloigné.

MM. Saucerotte, Sabourault et Chopart citent à l'appui de ces assertions un grand nombre d'observations, d'expériences et de recherches faites par les auteurs les plus dignes de foi, parmi lesquels on peut citer Morgagni, Valsalva, Fabricius de Hilden, Petit le médecin, Winslow, etc. — M. Saucerotte a fait lui-même un grand nombre d'expériences sur des chiens, et les résultats en ont toujours été ceux que nous venons d'énumérer plus haut. Il en est quelques-unes qui lui ont offert des phénomènes particuliers, pour l'explication desquels il admet que les nerfs paraissent se croiser dans le cerveau, non-seulement de droite à gauche, mais encore de la partie postérieure de ce viscère à l'antérieure; ainsi la compression ou l'incision de la partie postérieure et droite du cerveau a produit ordinairement la perte de la vue du côté gauche, les blessures du corps calleux ont été suivies de la perte du sentiment, et celles de la partie moyenne du cervelet d'une augmentation de la sensibilité de la peau. Lapeyronie et Petit de Namur ont observé chez des hommes qui avaient reçu des blessures analogues une agitation continuelle des bras et des jambes. Tantôt il y avait délire, et tantôt le jugement était sain (1). — On peut con-

---

(1) Un malade qui se trouvait l'année dernière dans une des salles de l'Hôtel-Dieu, éprouvait une sensation très-vive

clure des expériences et des observations rapportées par MM. Saucerotte, Sabouraut et Chopart, que lorsqu'il existe des signes qui annoncent la compression du cerveau, c'est sur le côté du crâne opposé à celui des membres paralysés qu'il faut appliquer le trépan. Quelques cas particuliers peuvent embarrasser singulièrement les praticiens : ce sont ceux où il y a deux lésions du cerveau; lorsqu'il y a, par exemple, un épanchement au-dessous de l'endroit où le crâne a été frappé ou dans un lieu plus ou moins éloigné, et qu'il existe en même temps paralysie du côté de la blessure qui a été suivie de contre-coup. Des observations recueillies par Morgagni et par M. Chopart prouvent que dans ces circonstances la paralysie a toujours eu son origine dans la lésion la plus grave du cerveau. Elle se rencontre alors du côté opposé à celui du corps où la paralysie a lieu. Ces observations ne font donc que confirmer l'idée de l'entrecroisement des nerfs dans le cerveau, et ne peuvent infirmer la règle générale établie précédemment. — L'exposé du traitement des fractures par contre-coup termine les mémoires que nous venons d'analyser. Nous ne pourrions, en suivant les auteurs dans les détails où ils entrent sur cet objet, que répéter la plupart des choses qui ont été dites dans les extraits des mémoires de Quesnay sur le trépan dans les cas douteux, sur la multiplicité des trépans; et de M. Grima, sur les contre-coups.

_____

Mémoire *sur la proposition suivante : Exposer les effets des contre-coups dans les différentes parties du corps autres que la tête, et les moyens d'y remédier; par M.* Bazille (1).

L'exposé des effets des contre-coups dans les plaies de la tête, qui a fait le sujet de nos deux extraits précédents, nous conduit naturellement à donner l'a-

nalyse du mémoire de M. Bazille sur les effets du même mode de lésion dans les autres parties du corps. — Peu d'auteurs ont traité de ces derniers contre-coups d'une manière spéciale. La connaissance de leur mécanisme, moins généralement importante pour le diagnostic que lorsqu'ils arrivent au crâne, peut cependant, dans un grand nombre de cas, éclairer le pronostic, et diriger les praticiens dans le traitement des affections qu'ils produisent. — L'auteur divise son mémoire en deux parties. Dans la première, il traite des contre-coups qui peuvent arriver aux membres et aux os du tronc; dans la seconde, il s'occupe de leurs effets sur les viscères abdominaux et thoraciques.

1re *partie.* — Les membres inférieurs sont beaucoup plus exposés aux contre-coups, par l'usage auxquels ils sont destinés, que les supérieurs. Les pieds reçoivent, à chaque instant de la progression, des chocs qui se transmettent ordinairement, sans effets sensibles, le long des membres inférieurs et du tronc. Ces chocs deviennent plus violents dans les sauts et dans les chutes sur les pieds. Ils peuvent alors produire, dans le trajet des parties auxquelles ils sont communiqués, des désordres plus ou moins graves, suivant la hauteur de la chute, et suivant l'état où se trouvent les parties à l'instant où le mouvement leur est transmis. — Ces accidents seraient encore bien plus fréquents si les nombreuses articulations des os du tarse, le glissement qu'ils peuvent exécuter les uns sur les autres, la voûte qu'ils forment, la largeur des surfaces articulaires des jointures du pied avec la jambe et de la jambe avec la cuisse, l'épaisseur des ligaments semi-lunaires de cette dernière articulation, n'absorbaient une grande partie du mouvement avant qu'il soit parvenu jusqu'à la partie supérieure du fémur. Cet os présente lui-même les conditions les plus avantageuses pour diminuer les effets des chocs violents imprimés à sa partie inférieure; on les trouve dans la courbure de son corps, dans la direction oblique de son cou et de sa tête, dans l'épaisseur de ses cartilages articulaires. Si le mouvement est imprimé avec une force à peu près égale aux deux os de la cuisse, une partie seulement passe à travers les cavités cotyloïdes, les deux os des hanches sont pressés en avant l'un contre l'autre et en arrière contre le sacrum, les cartilages des

_____

de froid toutes les fois qu'on lui touchait la peau. Il éprouvait de vives douleurs de tête. A l'ouverture de son cadavre, nous vîmes qu'une partie du cervelet était tombée en suppuration.

(1) Ce mémoire, publié sous le nom de M. Bazille, est de M. David, praticien célèbre, et chirurgien de l'Hôtel-Dieu de Rouen.

symphyses sont comprimés, le choc est amorti, et la colonne épinière peut ne recevoir qu'un ébranlement modéré qui finit par se perdre successivement dans ses larges et nombreuses articulations avant de parvenir jusqu'au crâne. — Ce ne sont pas là cependant les seules dispositions qui peuvent, dans le corps de l'homme, concourir à prévenir les effets funestes des chutes sur les pieds. Les muscles, dans un grand nombre de cas, les préviennent d'une manière très-active, soit par leurs contractions rapides et fortes, soit par le relâchement lent et successif de leurs fibres. — Si le mouvement se transmettait presque en ligne droite des parties inférieures aux supérieures, et réciproquement, à travers les articulations étendues, le cerveau serait ébranlé dans la plupart des chutes ou des sauts sur les pieds ; mais presque toujours, lorsqu'on tombe d'un lieu élevé, la jambe se fléchit sur la cuisse, la cuisse sur le bassin, la partie moyenne de la colonne vertébrale se courbe en avant, le mouvement est décomposé en grande partie dans toutes ces articulations fléchies, et le contre-coup n'arrive point. Mais il est toujours nécessaire, pour qu'une chute rapide n'ait pas lieu, que les muscles extenseurs de la jambe, de la cuisse, du bassin, de la colonne vertébrale et de la tête se relâchent par degrés pour ne céder que peu à peu à l'impulsion plus ou moins violente qui détermine leur alongement et la flexion des articulations ; ou bien il faut qu'ils se contractent rapidement et avec force pour les ramener vers l'extension, s'ils ont été surpris dans un état de relâchement (1).

ART. 1er. — EFFETS DES CONTRE-COUPS SUR LES DIFFÉRENTES PARTIES DES MEMBRES INFÉRIEURS, ET CURATION QUI LEUR CONVIENT.

Nous avons fait connaître précédemment les dispositions avantageuses propres à prévenir les contre-coups dans l'articulation de la jambe avec le tarse ; ils

y sont aussi très-rares, à moins qu'on ne veuille regarder comme telles les entorses ; mais ce sont tout au plus des effets des contre-coups pris dans le sens le plus étendu, c'est-à-dire considérés comme « un choc qui, de la partie immédiate- » ment frappée, est transmis plus ou » moins loin, et produit dans son trajet » des désordres plus ou moins manifes- » tes, pendant que le lieu qui a reçu le » choc primitif reste souvent dans son » état d'intégrité. » — Dans une acception plus restreinte, le contre-coup « est » un choc qui, de la partie immédiate- » ment frappée, est transmis à d'autres » parties, et y produit les mêmes désor- » dres qu'aurait produits le corps cho- » quant si ces parties avaient été soumi- » ses à son action immédiate, abstraction » faite du déchet du mouvement par com- » munication. » — C'est en adoptant cette dernière définition que l'auteur avance que les contre-coups sont rares dans l'articulation de la jambe avec le pied. Ajoutons qu'ils doivent presque toujours être compliqués de la distension plus ou moins forte des ligaments ; car il est extrêmement difficile, dans les sauts ou dans les chutes d'un lieu élevé qui sont suivis d'accidents, que le pied porte assez d'aplomb pour qu'il n'y ait que contusion des surfaces articulaires. — L'observation suivante offre cependant l'exemple d'un cas où cette contusion paraît avoir été la lésion primitive principale. — Un jeune homme ayant sauté d'environ huit pieds de haut, appuya beaucoup plus sur le pied gauche que sur le pied droit. La douleur, modérée dans l'instant de la chute, fut suivie d'un engourdissement avec un peu de difficulté dans le mouvement. Ces accidents furent négligés ; la douleur, la difficulté de marcher augmentèrent par la suite, et le pied, environ deux mois après la chute, était fortement gonflé autour de l'articulation. Pendant les quatre mois suivants, on employa le traitement le plus méthodique : les accidents augmentèrent ; il se forma plusieurs dépôts communiquant avec l'intérieur de l'articulation ; la fièvre survint,

---

(1) Si l'action des muscles peut coopérer à prévenir les suites funestes des chutes, elle peut également, dans quelques circonstances, faciliter les contre-coups : ainsi, par exemple, lorsque nous sautons quelques escaliers brusquement et sans être prévenus, tous les muscles des membres se contractent avec rapidité

et sans le concours de la volonté. Les surfaces articulaires sont toutes pressées l'une contre l'autre dans un état d'extension, et les os du membre inférieur ne forment plus qu'un seul levier qui transmet le choc sans décomposition jusqu'à la hanche.

et l'amputation de la jambe devint nécessaire. A l'examen de l'articulation, on
vit l'astragale et les facettes articulaires
des os de la jambe attaquées de carie. —
Quelques saignées, l'usage des topiques
spiritueux, et surtout le repos, sont indiqués immédiatement après ces contusions articulaires pour prévenir les accidents consécutifs, et les cataplasmes
émollients doivent être substitués aux résolutifs si la douleur devient vive. Ces
moyens conviennent également dans les
entorses. Si après leur emploi méthodique il reste de la raideur et de l'engorgement autour de l'articulation, on peut
employer avec succès les liniments gras
et mucilagineux aiguisés avec un peu
d'eau-de-vie, les frictions avec la moelle
des animaux, les bains de tripes, les im-
mersions dans du sang chaud, les douches d'eau chaude aiguisée avec le sel
commun ou le sel ammoniac, les douches
d'eaux minérales. L'auteur a plusieurs
fois prescrit avec succès, dans le cas de
relâchement des ligaments et de douleur
habituelle dans le voisinage des articulations, l'application d'un sachet de plâtre
réduit en poudre, auquel on ajoute une
quatrième partie tant de sel marin que de
sel ammoniac, ayant soin de faire chauffer le tout avant l'application, et de la
répéter souvent. — Le contre-coup dans
l'articulation du pied avec la jambe peut
donner lieu à une fracture du péroné,
dont l'extrémité inférieure, frappée un
peu de côté dans une chute oblique sur
les pieds, résiste pendant que sa partie
grêle cède et se casse, sans cependant
qu'il arrive luxation du pied. Cette fracture peut être difficile à reconnaître. M.
Bazille en rapporte un exemple. La maladie, négligée pendant quelques jours,
s'aggrava; il se forma des dépôts autour
de l'articulation; on reconnut à leur ouverture que la malléole externe était séparée; les accidents se succédèrent avec
rapidité, et malgré la bonne constitution
du sujet, l'amputation de la jambe devint
nécessaire pour lui sauver la vie. — La
fracture complète de la jambe est assez
souvent produite par les contre-coups.—
«Un homme chargé d'un fagot fit, sur un
terrain en pente, un pas un peu brusque,
ou pour mieux dire un petit saut, dans
lequel le poids du corps porta presque en
entier sur l'extrémité inférieure droite.
L'articulation du pied ne souffrit point;
mais le tibia, courbé déjà naturellement
en avant, se rompit au-dessous de sa partie moyenne, et le fragment supérieur

ayant percé les téguments, s'enfonça dans
la terre. » — La fracture fut réduite, les
téguments débridés, et le malade saigné.
On appliqua le bandage à dix-huit chefs,
et jusqu'au onzième jour il ne survint aucun accident. « Mais ce jour-là le blessé
» fut absorbé et commença à ressentir
» quelques frissons; le douzième, il eut
» quelques mouvements convulsifs à la
» mâchoire inférieure, la fièvre survint,
» il y eut altération, les accidents aug-
» mentèrent, et il mourut le quatorzième
» jour de sa chute. » — C'était la troisième mort que l'auteur observait à la
même époque et à la suite des mêmes accidents, après des fractures compliquées
de la jambe. L'examen des parties blessées, fait sur le cadavre, fit voir que la
moelle renfermée dans le tibia était un
peu en fonte vers les extrémités fractu-
rées, et répandait une odeur infecte.
Cette altération fit présumer à l'auteur
« qu'une portion des miasmes putrides
» produits par la dissolution de la moelle
» ayant été résorbée, avait occasionné
» une vraie maladie nerveuse. » Pour
prévenir cette résorption, il jugea convenable, dans une autre fracture compliquée de la jambe qu'il eut à traiter, de
ne point affronter exactement les deux
pièces du tibia; mais il les plaça de manière qu'à la faveur de leur situation et
d'une pièce détachée de cet os qu'il enleva, il pût faire des injections dans le
canal médullaire. Cette méthode lui réussit: le blessé guérit, et en fut quitte pour
une légère difformité. — M. Bazille ne
cite que cette observation à l'appui de
cette méthode curative à laquelle il eut
recours, et il ne dit point quelle liqueur
il employa pour faire ses injections. Leur
emploi paraît devoir exiger beaucoup de
prudence, soit dans le choix des liquides
que l'on veut injecter, soit dans la manière même de les injecter; car on peut
craindre que l'irritation ou l'altération
du tissu médullaire soit suivie de la
nécrose de l'os. Il semble qu'au lieu de
pousser des injections dans le cylindre
médullaire, il serait plus rationnel de se
borner à empêcher le croupissement du
pus par des pansements fréquents, par la
situation des parties blessées, si cela était
possible, et à entraîner le pus croupissant
par des lotions simples plus ou moins
souvent répétées. — Le tissu réticulaire
qui traverse le cylindre du tibia ne peut-
il point être déchiré à la suite d'un coup
violent sur cet os, et un désordre de
cette nature entraînant celui de la moelle,

ne peut-il pas donner lieu à un dépôt dans le canal médullaire, et à tous les accidents qui peuvent en être la suite? Le fait suivant semble confirmer cette conjecture. — Un garçon de vingt-cinq ans ayant reçu un choc violent sur la face interne du tibia gauche, n'en éprouva qu'une contusion qui céda en peu de temps à des topiques spiritueux. Il resta cependant une douleur obtuse qui paraissait venir de l'intérieur de l'os. Au bout de quatre à cinq mois, cette douleur devint plus vive, l'os se gonfla, le périoste et les téguments s'enflammèrent, et bientôt il se forma une fistule qui pénétrait dans le cylindre de l'os. Le trépan fut appliqué, et on retira de la cavité médullaire une portion d'os nécrosée, isolée, et longue de dix-huit lignes. — Les contre-coups sont rares, à la suite de chutes sur les pieds, dans l'articulation de la jambe avec la cuisse, parce que dans ces chutes il n'arrive presque jamais que les surfaces articulaires du fémur et du tibia appuient perpendiculairement l'une sur l'autre; et dans les cas même où cette condition existerait, les effets du choc se transmettraient probablement jusqu'à l'articulation de la cuisse avec la hanche. Cependant les contre-coups dans le genou sont fréquents; mais ils sont produits par des chutes sur cette partie, ou par des chocs sur la rotule. — Un jeune homme de treize à quatorze ans reçut un coup de sabot sur le genou, la jambe étant à demi fléchie. La contusion de la peau fut très-légère; le blessé éprouva cependant aussitôt une douleur vive et profonde. Cette douleur, qui s'était modérée, se fit sentir avec plus de violence au bout d'un mois. Il était survenu du gonflement; on sentit de la fluctuation; l'ouverture de la tumeur donna issue à une grande quantité de pus très-fluide. On reconnut, après avoir débridé, que ce pus s'échappait de l'articulation par un sinus très-étroit. Le malade mourut au bout de quelque temps des accidents qui survinrent, ses parents n'ayant pas voulu qu'on lui amputât la cuisse. « L'articulation ouverte offrit une » carie très-avancée des cartilages articulaires du fémur, avec destruction » presque complète des ligaments croisés. » La face interne de la rotule n'était encore attaquée que d'une carie superficielle, et sa face externe, sur laquelle » avait porté le coup, n'avait éprouvé » aucune altération. » — Dans quelques cas, les chutes sur les genoux, au lieu

de produire une contusion des surfaces articulaires, sont suivies de fracture du fémur. — Une fille de cinquante ans tomba sur le genou droit; la rotule ne fut point fracturée; mais des recherches attentives firent reconnaître « une frac- » ture bien marquée à la partie inférieure » du fémur, ou plutôt un décollement » de ses condyles. » — M. Bazille fait observer que cette chute n'avait probablement occasionné une fracture si près de l'articulation, que parce que la personne ayant une ancienne luxation incomplète de la jambe, il y avait là une difformité qui rendit le choc oblique. — Les fractures du corps du fémur sont le plus souvent l'effet d'un contre-coup, et celles de son col ne sont jamais l'effet d'une percussion immédiate. — Les fractures du col arrivent, soit dans une chute sur le grand trochanter, soit dans une chute sur les pieds ou sur les genoux. Dans le premier cas, la tête de l'os appuie contre la cavité cotyloïde, le grand trochanter est poussé en bas et en dedans, et le col se fracture en tendant à se redresser. Dans les chutes sur les pieds ou sur les genoux, surtout lorsque le poids du corps porte sur un seul côté, l'extrémité inférieure du fémur est fixée pendant que sa tête est fortement pressée par les parties supérieures en mouvement; le col tend alors à se courber davantage, et se casse par un mécanisme opposé. — Si le poids du corps se répartit également sur les deux fémurs, il est rare qu'il arrive une fracture; on n'a guère observé dans ce cas que des contusions plus ou moins graves de l'articulation de la hanche. Ces contusions sont également à craindre lorsque la quantité du mouvement ou sa direction, quelque violent qu'il soit, sont telles qu'une fracture ne puisse en être l'effet. — Ces contusions sont extrêmement graves; la douleur, le gonflement, l'inflammation des parties contenues dans l'articulation, la difficulté des mouvements en sont les accidents primitifs. Ils sont plus ou moins aigus chez les différents sujets; quelquefois ils sont à peine sensibles, on y fait peu d'attention; mais ils augmentent peu à peu, et la maladie finit par devenir extrêmement fâcheuse. La marche plus ou moins rapide des accidents tient-elle en partie à la nature des parties contuses? M. Bazille présume que la maladie doit être plus aiguë lorsque la contusion a affecté principalement le ligament inter-articulaire, et qu'elle doit être plus lente dans ses progrès lorsque les paquets graisseux, qu'on a regardés long-temps comme des glandes synoviales, en ont été le siége. Il ne présente d'ailleurs aucun fait à l'appui de cette conjecture, Il pense également, lorsque ce sont les cartilages articulaires qui sont contus, que les accidents ne doivent se succéder qu'avec beaucoup de lenteur, et il étaie cette opinion de plusieurs observations. Il suffira d'en faire connaître une : — Une fille d'environ vingt-huit ans, chargée d'un panier de bouteilles, ayant sauté quelques escaliers en descendant dans une cave, éprouva dans l'intérieur de l'articulation de la cuisse gauche un choc vif, qui ne fut cependant suivi que d'une douleur supportable. Cette fille souffrant peu, continua son service de domestique pendant plus de quinze jours sans se plaindre. La douleur et la difficulté du mouvement devinrent alors assez considérables. Au bout de trois mois, la malade ne pouvait plus se soutenir debout. Quelque temps après, il survint à la partie postérieure et externe de la cuisse une tumeur avec fluctuation. L'ouverture que l'on y pratiqua donna issue à du pus qui n'avait aucune mauvaise odeur ; il entraîna avec lui de petites particules osseuses, et une matière oléagineuse surnageait. On jugea convenable de pratiquer plusieurs incisions, de passer des sétons, de faire des injections détersives pour faciliter l'issue de la suppuration. Il sortit plusieurs fois des esquilles osseuses qui venaient ou de la tête du fémur ou de la cavité cotyloïde ; la fièvre lente, le marasme survinrent, et la malade succomba environ six mois après le développement des premiers accidents. — A l'examen de l'articulation malade, on vit « le ligament » capsulaire détruit presque en totalité, » le ligament rond entièrement consumé, » la tête du fémur cariée dans toute sa » surface et même très-profondément à » son centre, la cavité articulaire atta- » quée aussi de carie dans toute son éten- » due, et enfin son rebord cartilagineux » tout-à-fait détruit. » — La marche des accidents est encore quelquefois plus lente, et les malades ne périssent qu'au bout de quatre à cinq ans. — Des saignées plus ou moins répétées, un repos absolu dans le lit, et un régime sévère, sont les seuls moyens qui peuvent prévenir le développement des accidents dont nous venons de parler. Si on n'y a pas eu recours à temps, et qu'il se forme des tumeurs aux environs de l'articulation, il

ne faut y pratiquer que de très-petites ouvertures, car le contact de l'air hâte la dépravation du pus ; on doit en même temps prescrire le repos le plus parfait, et donner autant que possible au membre malade et au tronc une direction droite. La guérison ne peut dans ces cas être obtenue qu'à la suite d'une ankylose parfaite.

ART. II. — EFFETS DES CONTRE-COUPS SUR LES DIFFÉRENTES PIÈCES QUI FORMENT LE TRONC.

*Traitement qui leur convient.* — Les os de la hanche, le sacrum et les dernières vertèbres, éprouvent assez fréquemment des contre-coups, lorsque dans une chute d'un lieu élevé sur les pieds, les membres inférieurs ont résisté. On peut présumer que la fracture de l'os des îles sur la tête du fémur est impossible, mais nous venons de voir que les contusions de la cavité cotyloïde ne sont point rares. — La symphyse sacro-iliaque, quoique affermie par de nombreux ligaments, peut aussi dans ces chutes devenir le siége des contre-coups, et il est assez facile de se rendre compte de leur mécanisme. Si les membres inférieurs n'éprouvent ni flexion, ni fracture, toute la vitesse des parties supérieures, multipliée par leur masse, imprime un choc plus ou moins violent à la partie supérieure de l'os sacrum, pendant que les os innominés restent immobiles. Dans ce cas, le sacrum tend à s'enfoncer comme un coin entre les deux os qui pressent eux-mêmes sur lui de bas en haut et de dehors en dedans ; le sacrum tend en même temps à faire en devant une bascule à laquelle s'opposent tous les ligaments qui environnent la symphyse, mais plus énergiquement encore les ligaments sacro-sciatiques qui agissent sur un levier bien plus long que celui de la puissance. — Malgré ces dispositions avantageuses, le choc peut être assez violent pour produire, sinon une disjonction des os, au moins une divulsion des ligaments, une contusion des ligaments et des os mêmes. Ces désordres peuvent arriver bien plus facilement, lorsque l'effort se passe sur une seule articulation du sacrum, dans la circonstance extrêmement désavantageuse où cet os n'est ni pressé collatéralement, ni soutenu par le côté opposé. — Les suites de ces contre-coups sont tout aussi fâcheuses, que celles des contusions violentes de l'articulation de la cuisse. Si on ne se hâte de prévenir par les moyens indiqués précédemment le développement des accidents primitifs, les surfaces articulaires se carient, les parties voisines s'enflamment, s'appurent; le pus ne tarde pas à devenir fétide; la fièvre, le marasme surviennent; et les blessés succombent au bout d'un temps plus ou moins long. L'auteur rapporte plusieurs observations de contre-coups de cette nature, et de leurs suites funestes. L'une de ces observations présente une circonstance importante à noter; c'est la prédisposition que donne à ces déchirements de la symphyse sacro-iliaque le relâchement des ligaments qui l'environnent, relâchement que l'on observe quelquefois chez les femmes à la suite de l'accouchement. Une secousse peu violente suffit alors pour donner lieu à un contre-coup. — Lorsque les membres inférieurs et la symphyse sacro-iliaque résistent à un choc violent, il peut se transmettre aux dernières vertèbres lombaires. La carie de ces os, la paralysie des extrémités inférieures, des dépôts sous le psoas, ou bien des collections purulentes qui viennent se former au-dessous de l'arcade crurale, succèdent plus ou moins rapidement aux accidents primitifs négligés, et le sort des malades est tout aussi funeste que dans les cas précédents. — Un faux pas, une chute sur les pieds peuvent être cause d'un dépôt dans l'épaisseur des muscles psoas. Cet accident grave ne peut être considéré que comme un effet indirect d'un contre-coup; lorsqu'il arrive, c'est à la suite d'une contraction violente de ces muscles pour ramener en avant la ligne de gravité des parties supérieures. Dans cette contraction brusque, quelques-unes de leurs fibres peuvent se rompre; l'inflammation survient, il se forme dans le corps du muscle des abcès plus ou moins considérables; quelquefois les vertèbres se carient secondairement; et dans la plupart des cas les malades périssent. Leur mort est toujours très-prompte si on pratique de larges incisions aux dépôts qui se manifestent à l'extérieur; et, malgré ce qu'en a dit Mauquest de la Motte, l'auteur n'en a jamais vu aucun dont on eût pu raisonnablement tenter l'ouverture en plongeant un bistouri dans l'abdomen. — Dans tous les contre-coups du bassin et des vertèbres lombaires, il faut seconder l'action des moyens généraux indiqués pour prévenir les accidents primitifs, par des applications résolutives soutenues d'un bandage serré autour des hanches et des lombes, afin d'empêcher les mouvements les plus légers. Il faut également forcer les malades à garder le lit jusqu'à ce qu'ils n'éprouvent plus la moindre douleur. — Des chutes faites dans l'enfance, peuvent produire dans les vertèbres dorsales des contre-coups suivis de la déformation de cette partie de la colonne épinière, surtout si les enfants ont une disposition au rachitis. — Les vertèbres cervicales ne paraissent pas susceptibles d'éprouver des contre-coups. Il n'en est pas de même des côtes; les fractures de ces os, avec saillie des fragments en dehors, sont assez fréquentes. Dans ce cas, l'os appuyé par une de ses extrémités et frappé sur l'autre, tend à se courber davantage et se brise vers la partie moyenne. — Le sternum, par sa situation et par sa forme, ne semble guère exposé aux contre-coups. La fracture de cet os peut néanmoins, suivant M. Bazille, être produite par cette cause, et il rapporte pour exemple l'observation suivante:—Un maçon, âgé de vingt-huit ans, se fractura dans une chute la cuisse gauche, les apophyses épineuses de la dernière vertèbre dorsale et de la première lombaire; et il éprouva en même temps une troisième fracture à l'union de la première pièce du sternum avec la seconde. On l'eût probablement méconnue, si le chirurgien n'eût été déterminé à examiner avec soin cet os, à cause de l'impossibilité où était le malade de rappeler sa tête en avant. Le blessé après être tombé, s'était trouvé à la renverse, la jambe gauche sous les fesses; la partie antérieure de la poitrine ne présentait ni ecchymose, ni excoriation. Le mécanisme de la fracture du sternum eût été difficile à concevoir, si un ouvrier, présent à l'accident, n'eût mis sur la voie, en apprenant que le blessé avait rencontré, à plus d'un tiers de la chute, une pièce saillante d'un échafaudage, et que le milieu du dos avait porté sur cette pièce. Dès lors on put penser que la fracture des apophyses épineuses et celle du sternum avaient été produites dans ce premier choc, l'une par une percussion immédiate, l'autre par la contraction violente des muscles qui s'attachent au sternum, entrés brusquement en action pour borner l'extension forcée de l'épine. — Les indications curatives de cette double maladie furent remplies par des procédés aussi simples qu'ingénieux. On fit faire un creux au lit, dans l'endroit où répondait la fracture des vertèbres; on plaça des alaises sous les fesses, et des oreillers sous les épaules. La colonne vertébrale et la tête étant ainsi portées en devant, les apophyses épineuses légèrement déplacées reprirent leur situation, et il fut facile de mettre en contact les fragments écartés du sternum. Le malade guérit dans le terme ordinaire de la consolidation des fractures.

### ART. III. — EFFETS DES CONTRE-COUPS SUR LES EXTRÉMITÉS SUPÉRIEURES.

Les membres supérieurs sont bien moins exposés aux contre-coups, par leurs usages et à cause de la grande mobilité de leurs articulations, que les membres inférieurs. Ils en éprouvent néanmoins quelquefois, et il est facile d'assigner les cas où ils peuvent arriver, ainsi que leur mécanisme. Qu'un homme fasse une chute d'un lieu élevé, la ligne de gravité des parties supérieures inclinée en avant, comme cela s'observe fréquemment, ou bien qu'en marchant il perde son aplomb, et tombe; si c'est en devant, il y projette les mains et les genoux; si c'est en arrière, il y porte autant qu'il le peut les coudes et les épaules; si c'est de côté, il présente le coude, et évite ainsi machinalement les lésions du crâne et du cerveau. Le choc vient se perdre alors dans toute l'étendue des membres supérieurs, et s'il est assez violent, il produit des désordres plus ou moins graves, soit dans la continuité des os qui se fracturent, soit dans leurs articulations dont les surfaces articulaires sont contuses ou les ligaments distendus et dilacérés (1). Ces désordres doivent arriver d'autant plus facilement, que les membres supérieurs sont dans un état plus parfait d'extension; que le sol, sur lequel la main ou le coude appuient, est plus résistant; que la transmission du poids des parties supérieures du corps sur

l'humérus, se fait moins obliquement; et enfin que le poids de ces mêmes parties se trouve multiplié par une plus grande vitesse dans la chute. — Les maladies graves que l'on a observées à la suite de ces contre-coups, sont des contusions suivies de carie dans les articulations du poignet, du coude, de l'humérus avec l'omoplate; des fractures du radius, des deux os de l'avant-bras, de l'humérus dans sa partie moyenne et près de son extrémité supérieure : l'auteur rapporte aussi une observation de fracture de l'apophyse acromion produit epar la même cause. Enfin la plupart des fractures de la clavicule sont aussi le résultat d'un contre-coup, soit après une chute sur le coude, soit après un choc-violent communiqué au moignon de l'épaule d'une manière quelconque.

## SECONDE PARTIE.

### DES EFFETS DES CONTRE-COUPS SUR LES VISCÈRES RENFERMÉS DANS LES CAPACITÉS DU CORPS HUMAIN AUTRES QUE LE CRANE.

### ART. Ier. — DES EFFETS DES CONTRE-COUPS SUR LES VISCÈRES DE L'ABDOMEN.

Ces effets seront d'autant plus graves, que les os du bassin auront reçu un choc plus considérable, et mieux conservé leur intégrité. Les contre-coups ont en général des effets plus sensibles sur les viscères abdominaux que sur ceux du thorax, à cause du plus grand nombre d'articulations qui se trouvent entre les membres inférieurs et cette cage osseuse, et aussi en raison de la moindre solidité de l'assemblage des os qui la constituent. — Les effets des contre-coups sur les viscères abdominaux sont cependant peu marqués, en général, lorsque ces viscères sont dans leur état habituel; mais il est quelques dispositions qui en rendent les suites plus fâcheuses. La moindre secousse transmise de bas en haut jusqu'au bassin, peut déterminer l'avortement par le décollement du placenta qui tend à se porter en bas. La présence des eaux, comme le fait observer M. Bazille, réduit à bien peu de chose le poids du placenta, que le fond de la matrice tend d'ailleurs à suivre; mais on sait aussi que le décollement du placenta, commencé dans un point, s'étend bientôt à la faveur du sang qui s'épanche. — Des chutes sur les pieds,

---

(1) Les contre-coups dans les membres supérieurs peuvent encore arriver lorsqu'on frappe avec violence un corps qui résiste avec force. Le mouvement est alors repercuté avec d'autant plus d'énergie, que le corps frappé a moins cédé; dans cette circonstance, l'articulation du poignet est la plus exposée à être contuse.

les genoux, etc. , peuvent produire une hernie, ou l'accroître par un mécanisme analogue(1) Les mêmes accidents, chez un homme qui aurait un engorgement du testicule non soutenu par un suspensoir, occasionnent un tiraillement du cordon, des douleurs qui s'étendent au testicule, et même la dégénération cancéreuse de cet organe. La même chose a été observée pour l'utérus et les ovaires. — Il n'est cependant pas toujours nécessaire que les effets des contre-coups se portent sur des viscères malades pour donner lieu à des désordres ; M. Bazille le reconnaît ; mais les cas qu'il rapporte pour le prouver paraissent mal choisis (2), et peu concluants. — « J'ai vu, dit-il, un » homme, jouissant d'une très-bonne » santé, uriner le sang presque pur plu- » sieurs jours de suite, et cela pour être » tombé à califourchon, d'environ deux » pieds de haut, sur une barre de fer; il » a été sujet, depuis cet instant, à des co- » liques néphrétiques, et à une fréquence » d'urine avec sortie habituelle de petits » graviers. Le malade dit qu'il ressent » depuis sa chute une douleur sourde à la » région lombaire. » — Le cas suivant est donné comme un effet frappant de petits contre-coups souvent répétés. « Un mar- » chand, peu habitué à aller à cheval, » ayant fait douze lieues au trot, sur un » mauvais cheval, est excédé de fatigues : » vomissements, épigastralgie qui per- » sistent plusieurs jours; un peu de fièvre. » La douleur devient moins constante, » les vomissements n'ont lieu que par in- » tervalles. ( *Emétique, vin d'absinthe.* ) » Vomissements de tous les aliments so- » lides, et ensuite des liquides eux- » mêmes. Mort deux ans après le voyage » dont nous avons parlé. On trouve le » foie dur, le pancréas et le duodénum » squirrheux ; celui-ci était rétréci. » — Il est possible que tout le monde ne reconnaisse pas ici des effets de contre-coups ; mais les commotions de la moelle épinière, sans fractures ni déplacements des vertèbres, doivent sans doute y être rapportées. Aussi l'auteur en parle-

t-il ici.—M. Bazille donne, comme base d'un traitement général et commun à tous les effets des contre-coups sur les viscères abdominaux et sur le prolongement spinal, les saignées, le repos et la diète.

ART. II. — DES EFFETS DES CONTRE-COUPS SUR LES VISCÈRES CONTENUS DANS LA POITRINE.

Ils peuvent être la suite de chutes faites sur les membres inférieurs et transmises jusqu'à la poitrine, ou de coups portés sur les parois de celle-ci. — Les poumons sont plus susceptibles d'être affectés par contre-coup, lorsqu'ils sont déjà malades. J'ai vu, dit M. Bazille, les seules secousses du cheval hâter la fin de ceux qui avaient les poumons fort tuberculeux. La fréquence des hémoptysies par des causes analogues montre, dit-il, la même chose. Mais ces hémoptysies ont lieu aussi à la suite de chutes chez des personnes qui ont le poumon sain ; et les accidents donnent quelquefois lieu alors à un tiraillement douloureux entre les deux épaules, à l'endroit où le poumon est plus particulièrement attaché à la colonne vertébrale. M. Bazille n'hésite pas à attribuer cela à la divulsion des pièces du poumon, qui est, selon lui, un viscère *assez massif.* « J'ai eu, dit-il, » des exemples de personnes qui, étant » tombées sur les talons d'environ deux » ou trois pieds de haut seulement, ont » eu des syncopes portées au dernier de- » gré. Cet accident ne pourrait-il pas être » regardé comme une secousse vive que » le cœur aurait éprouvée au moment du » choc? Je suis cependant bien plus » porté à croire que ces syncopes, parmi » lesquelles j'en ai vu une reparaître pen- » dant plus de trois semaines, à chaque » fois qu'on donnait une situation verti- » cale au front, sont le produit d'une » commotion du cerveau. »

---

*Mémoire dans lequel on propose un nouveau procédé pour traiter le renversement des paupières, par M. Bordenave, et précis historique de la doctrine des auteurs, sur l'opération qu'ils ont proposée pour remédier à cette maladie.*

Le renversement de la paupière supérieure a été nommé λαγόφθαλμος ou œil

---

(1) N'y a-t-il là que contre-coup? N'est-ce pas, en grande partie, la contraction des muscles abdominaux, nécessaire pour maintenir l'équilibre du tronc, qui détermine la hernie ?

(2) M. Bazille ne parle point des déchirures qui ont été quelquefois observées au foie après des chutes.

de lièvre par Celse, Fabrice d'Aquapendente, Baré, Platner, Juncker; parce que dans cette maladie l'œil reste découvert pendant le sommeil; ces mêmes auteurs ont nommé εκτροπιον ou éraillement le renversement en dehors de la paupière inférieure, et εντροπιον le renversement en dehors de l'une et de l'autre paupière. Heister établit une distinction entre le renversement en dehors de la paupière supérieure et la *lagophthalmie*. Dans cette dernière affection, il n'y a, suivant cet auteur, que défaut d'étendue dans la paupière sans inversion de son bord libre, tandis que, dans l'éraillement, il y a en même temps rétraction et inversion. L'œil de lièvre est le plus souvent un vice de conformation ; l'éraillement, dans le plus grand nombre des cas, dépend d'une lésion accidentelle. Cette distinction paraît d'autant mieux fondée, que le même traitement n'est point applicable à ces deux espèces de maladies. — Les causes les plus ordinaires de l'éraillement des paupières, sont l'engorgement aigu ou chronique de la conjonctive qui les revêt, ou bien la présence de cicatrices sur la peau qui concourt à les former ou qui couvre la partie supérieure de la joue; ces cicatrices peuvent résulter de plaies simples, d'ulcères ou de brûlures. La grandeur de l'éraillement est toujours en raison de la perte de substance. — Lorsque le renversement de la paupière dépend de la tuméfaction de la conjonctive, il faut, si cette tuméfaction est produite par une inflammation aiguë et récente, recourir à un traitement anti-phlogistique général et local. Cette méthode curative serait infructueuse, lorsque le boursouflement de cette membrane est accompagné d'une inflammation peu intense, ancienne, et entretenue par un vice intérieur qu'on doit d'abord s'attacher à combattre.

Tous les auteurs se sont accordés sur les bases du traitement local convenable dans cette circonstance. Ils conviennent qu'il faut extirper une portion de la conjonctive boursouflée, ou bien la réprimer par l'application de topiques cathérétiques, ou bien la dégorger en y pratiquant de petites mouchetures. — Les chirurgiens modernes emploient d'abord les fumigations et les lotions aromatiques et résolutives; si elles sont insuffisantes, ils appliquent sur la surface interne de la paupière une pommade conseillée par Tronchin et faite avec une once de cérat

ou d'onguent rosat, auquel on incorpore depuis quinze jusqu'à trente grains de précipité rouge (oxide rouge de mercure). Quelques-uns, d'après Saint-Yves et Heister, touchent la partie tuméfiée avec la pierre infernale, de manière à produire une légère escarrhe, et lavent la conjonctive immédiatement après l'avoir cautérisée. Cette cautérisation a besoin d'être répétée plusieurs fois, et peut être suivie d'ophthalmie aiguë. Ce procédé est, pour ces deux raisons, rarement employé pour les maladies dont nous parlons; mais il serait difficile de le suppléer autrement que par le cautère actuel, dans le cas d'ulcérations profondes, isolées et opiniâtres de quelques points du bord libre des paupières avec chute des cils; on est également forcé d'y avoir recours, lorsque quelques cils se dirigent vers le globe de l'œil; ils repoussent dans la même direction lorsqu'on les a arrachés, si on ne cautérise leur bulbe.

Les scarifications pratiquées à la conjonctive, dans la vue de procurer son dégorgement, ne remplissent pas toujours le but qu'on se propose, parce que la maladie de cette membrane est le plus souvent entretenue par de petites ulcérations occasionées par un vice dartreux ou scrofuleux. Ces ulcères cèdent quelquefois à l'usage d'une pommade ou d'un collyre cathérétiques. On ne fait plus ces mouchetures, comme Hippocrate, avec des feuilles de chardon, ni comme Woolhouse, avec un pinceau de barbes de seigle, ni avec la pierre ponce, les feuilles de figuier, ou l'instrument à trois pointes proposé par Paul d'Egine; on se sert d'une lancette ordinaire. — Lorsque ces divers moyens ne peuvent procurer la guérison de la maladie, il reste pour dernière ressource l'extirpation d'une portion de la conjonctive. Paul d'Egine prescrit de traverser la partie excroissante avec une aiguille armée d'un fil, de laisser l'aiguille en place, et de faire avec l'extrémité de ce fil une anse, au moyen de laquelle on soulève la tête et la pointe de cet instrument, pour favoriser la dissection de la membrane excédente. Il est encore plus simple de saisir cette partie avec une pince plate, et de l'exciser d'un seul ou de deux coups au plus, avec des ciseaux courbes sur le plat.

L'éraillement produit par la cicatrice d'une plaie ou d'un ulcère, avec perte de substance à la peau des paupières, a paru susceptible de guérison par l'emploi de différents moyens. — Le renversement est-il léger? Fabrice d'Aquapendente et, d'après lui, Heister, conseillent d'essayer de ramollir la cicatrice par des fumigations et des lotions émollientes, de rapprocher les paupières l'une de l'autre, et de ramener la peau de la joue et du sourcil vers les paupières, par des emplâtres agglutinatifs convenablement disposés. Ce procédé est très-doux; mais l'expérience n'a pas confirmé son efficacité. — Il faut recourir à une opération sanglante. Celse veut que, dans l'éraillement de la paupière supérieure, on pratique à cette paupière, et jusqu'à son cartilage exclusivement, une incision en forme d'un croissant, dont les extrémités soient tournées en bas. Si la difformité est à la paupière inférieure, il recommande de faire une incision de même figure, et dont les extrémités soient également dirigées vers les mâchoires. Platner donne les mêmes préceptes que Celse. Guillemeau, Juncker, Heister, Dionis, conseillent de donner à cette dernière incision une direction opposée, de manière que la convexité soit tournée vers la partie inférieure de la base de l'orbite. — Les Grecs et les Arabes n'ont pas adopté la direction demi-circulaire pour cette incision. Paul d'Egine dit simplement qu'il faut diviser la cicatrice, et écarter les lèvres de la plaie avec de la charpie. Albucasis donne le même précepte, et il recommande de faire suivre à l'incision le trajet de la bride. — Dionis, jugeant une seule incision insuffisante pour redresser la paupière lorsque l'éraillement est très-considérable, conseille d'en faire deux, éloignées l'une de l'autre de l'épaisseur d'un écu, et Juncker pense même qu'on peut en faire trois, assez éloignées pour qu'on puisse placer un gros fil entre elles. — Pour empêcher les bords de ces incisions de se réunir, les auteurs ont conseillé d'interposer entre eux des bourdonnets de charpie, de la charpie râpée, une lame de plomb mince, etc. Roland de Parme, auteur du treizième siècle, a même imaginé, pour remplir ce but, une suture divisive; la plaie, remplie par un bourdonnet de charpie, devait, suivant lui, être couverte avec une plaque de plomb, garnie de quatre fils qui servaient à la coudre aux bords de la division pour les tenir écartés. Cette plaque ne devait être enlevée que le neuvième ou le onzième jour.

Les opérations dont nous venons de parler ont probablement été rarement pratiquées. On n'en trouve aucun exemple dans les auteurs qui les ont recommandées. Maître-Jean et Saint-Yves ont pensé avec raison qu'elles ne pouvaient être suivies de succès; et Lafaye s'est rangé de leur avis, persuadé, comme eux, que les cicatrices, loin d'augmenter l'étendue de la peau, ne font que la rétrécir, et qu'il ne se fait pas de véritable régénération des chairs. Ces praticiens ont regardé comme incurable l'éraillement dont nous parlons.—Marc-Aurèle Séverin, saisissant mieux les indications que présente cette maladie qu'on ne l'avait fait jusqu'à lui, ne se proposa point dans son traitement d'allonger la peau de la paupière; il chercha seulement à diminuer la difformité en enlevant la conjontive saillante et plus étendue que les téguments. Il pratiqua avec succès cette opération sur un capucin, qui avait été attaqué d'un charbon à la paupière inférieure, et chez lequel, après la guérison de l'ulcère, le globe de l'œil était resté en partie découvert. — Ce procédé opératoire, publié par son auteur dans sa *Médecine efficace* et certainement très-méthodique, ne fut cependant pas suivi, et ne fit point abandonner l'opération inutile et même nuisible de Celse. Bordenave partage avec Louis l'honneur de l'avoir rétabli dans la pratique; il pourrait même, comme le prouvent les observations suivantes, en être regardé comme le second inventeur.

Un jeune homme, âgé de vingt-un ans, portait un éraillement de la paupière inférieure droite, causé par une cicatrice qui était la suite d'une brûlure au visage arrivée pendant son enfance. La conjonctive, protubérante au-dehors, présentait une rougeur très-désagréable, l'œil ne pouvant être entièrement couvert. Bordenave pratiqua l'opération conseillée par Celse. Quelques jours après, la suppuration s'établissant, la paupière pouvait recouvrir toute la partie inférieure de l'œil; mais lorsque la cicatrice fut formée, la difformité était tout aussi considérable qu'avant l'opération. Bordenave, croyant n'avoir pas pris toutes les précautions recommandées, opéra une seconde fois de la même manière et avec aussi peu de succès. Voyant alors qu'il ne pouvait allonger la paupière, il crut devoir s'attacher à corriger la difformité, et ce fut alors, dit-il, qu'il conçut le projet d'enlever dans toute sa longueur à peu près une portion de la membrane qui faisait saillie entre la paupière et le globe de l'œil. Cette opération fut faite avec un bistouri étroit, fixé sur son manche ; elle fut très-utile. Peu de temps après, la membrane faisant encore un peu de saillie, une seconde section eut tout le succès désiré. A mesure que la cicatrice se faisait, la paupière se redressait ; elle s'appliquait plus immédiatement sur l'œil, et la difformité est devenue à peine sensible. — Malgré le peu de succès que Bordenave avait obtenu en incisant la paupière en dehors, il voulut encore employer le même procédé sur une demoiselle de dix-neuf ans qui avait eu le côté gauche du visage brûlé ; l'évènement fut le même que dans le cas précédent. L'excision de la conjonctive, pratiquée ensuite à cette jeune fille, ainsi qu'à un troisième malade, fut suivie de tout le succès qu'on pouvait en attendre ; les paupières éraillées se redressèrent, mais en restant un peu moins larges, parce que leur raccourcissement extérieur était demeuré le même. L'excision d'une portion des téguments d'une paupière ne peut devenir utile que dans le cas de renversement en dedans de toute l'étendue ou d'une assez grande partie de l'un des bords ciliaires. — Bordenave convient que « l'opération qu'il propose ne peut être vraiment utile qu'autant que la paupière n'est pas trop raccourcie par la perte de substance, et qu'elle peut encore avoir assez d'étendue pour devenir à peu près contiguë à l'œil. » — Il peut se rencontrer des cas où l'éraillement de la paupière dépende de quelque autre cause en même temps que de la perte de substance des téguments. On est alors forcé de modifier le procédé opératoire que nous venons d'exposer ; l'observation suivante le démontre.

OBSERVATION *sur un œil éraillé, par* M. Ledran.

Un jeune homme ; à la suite d'une opération mal faite de la fistule lacrymale, conserva une grande difformité de l'œil. Les paupières, au lieu de se trouver réunies vers le grand angle de l'orbite, comme elles devaient l'être naturellement, restèrent écartées de six à sept lignes l'une de l'autre ; l'inférieure se renversa en se rapprochant beaucoup du nez, et les larmes coulaient sur la joue. — Six ans après, il se forma dans l'épaisseur de cette paupière, et au-dessous de la conjonctive, une tumeur dure, qui,

en quatre années, devint grosse comme une olive ; elle s'étendait de la partie moyenne de la paupière jusque vers la caroncule lacrymale, avec laquelle elle paraissait confondue. A mesure que cette tumeur augmenta de volume, le renversement de la paupière devint plus considérable. — Ledran extirpa d'abord cette tumeur en la saisissant avec une érigne, et en disséquant, avec une lancette fixée dans sa chasse, les adhérences qu'elle avait contractées, en dehors avec la paupière, en dedans avec la conjonctive. La plaie fut guérie au bout de onze jours, pendant lesquels on se contenta de bassiner l'œil, dans les premiers temps, avec une décoction émolliente, et ensuite avec une liqueur légèrement astringente. Cette extirpation diminua beaucoup le renversement de la paupière ; elle ne resta renversée que du côté du grand angle, depuis l'ancienne cicatrice résultant de l'opération de la fistule, jusqu'à quatre ou cinq lignes en deçà du point lacrymal ; il restait encore un peu de chair fongueuse sur la caroncule. Au bout de deux mois, Ledran, jugeant assez affermie la cicatrice de l'incision qu'il avait faite, et voulant détruire ce qui restait de difformité, réséqua le bord libre des paupières, depuis les points lacrymaux jusque sur le côté du nez, et enleva ensuite toute la surface de l'espace qui était entre les deux incisions. Cette plaie fut réunie par deux points de suture, au-dessus et au-dessous desquels on plaça, pour soutenir la peau, deux petits rouleaux de linge garnis d'emplâtre qui les fixait aux téguments ; ces rouleaux furent maintenus à leur place avec d'autres emplâtres agglutinatifs. — On recommanda au malade de se coucher sur le côté opéré, pour que les larmes ne mouillassent pas la plaie. Malgré cette précaution, la plaie ne se réunit point immédiatement ; les bords en suppurèrent ; il fallut renouveler plusieurs fois les emplâtres, et ce ne fut qu'au bout de trois semaines que la cicatrice fut faite. Il ne restait alors aucune difformité ; l'auteur ne dit pas quel fut l'effet de l'opération relativement à l'épiphora.

MÉMOIRE *sur plusieurs maladies du globe de l'œil, où l'on examine particulièrement les cas qui exigent l'extirpation de cet organe, et la méthode d'y procéder, par* M. LOUIS.

L'extirpation de l'œil est une des opérations de chirurgie les plus graves ; mais elle est en même temps le seul moyen qui, dans quelques circonstances, puisse sauver la vie des malades. Il y aurait donc de graves inconvénients à la pratiquer lorsqu'elle n'est pas absolument nécessaire ; il y en aurait encore davantage à ne point y recourir, lorsqu'elle est manifestement indiquée. — L'exophthalmie traumatique ou chute de l'œil, occasionée par une contusion violente, peut rendre nécessaire cette extirpation ; mais seulement dans le cas où l'œil pendrait sur la joue et où ses muscles et ses nerfs principaux seraient déchirés. Si ce déchirement n'a point lieu, il convient de soutenir l'organe déplacé en exerçant sur lui une douce compression, et en tâchant en même temps de prévenir le développement des accidents inflammatoires. A mesure que l'ecchymose profonde se résout, l'œil reprend sa situation naturelle. Spigelius, Lamzwerde, Covillard, en rapportent des observations. Peut-être ces auteurs, et particulièrement Covillard, ont-ils exagéré le degré des déplacements de l'œil ; dont ils parlent, et auxquels on a remédié de la manière la plus heureuse par le traitement que nous venons d'indiquer ; mais il n'en est pas moins vrai que le globe oculaire peut faire à l'extérieur une saillie effrayante, sans que pour cela il y ait un grand délabrement des parties qui l'environnent, parce que cet organe déborde beaucoup naturellement la partie externe de l'orbite, et que le nerf optique est assez flexueux. — L'œil peut être chassé de l'orbite par l'engorgement squirreux du tissu graisseux, sur lequel repose sa partie postérieure, et par celui du tissu cellulaire de la fosse zygomatique ; il peut l'être également par des fongosités de la dure-mère, par des sarcomes du sinus maxillaire, par des exostoses, des parois orbitaires, etc.—L'exophthalmie, dans ces différents cas, ne doit être considérée que comme un accident de la maladie primitive, contre laquelle on doit d'abord diriger les moyens curatifs. L'extirpation de l'œil ne paraîtrait indiquée que dans la circonstance où on aurait la certitude que son déplacement dépendrait uniquement de l'engorgement irrésoluble du tissu cellulaire du fond de l'orbite, et M. Louis ne donne aucun signe certain qui puisse faire distinguer cette affection d'une fongosité de la dure-mère et de l'état squirreux du tissu cellulaire du sommet de la fosse zygomatique ; mala-

dies qui sont l'une et l'autre, à raison de leur siége, au-dessus de toutes les ressources de l'art.

On a été quelquefois assez heureux pour emporter ou consumer des exostoses des parois orbitaires, et pour remédier ainsi à des exophthalmies. Les causes de ces exostoses, leur nature et leur forme différentes, ne permettent de donner aucun précepte général relativement à leur traitement. — Suivant quelques chirurgiens, l'hydrophthalmie est un des cas qui peuvent nécessiter l'extirpation de l'œil ; mais des opérations moins dangereuses suffisent ordinairement dans cette maladie. Elle résulte, comme on le sait, de l'augmentation de la quantité de l'humeur aqueuse, ou bien de celle de l'humeur vitrée. Quelquefois aussi ces deux humeurs contribuent en même temps à former cette espèce d'hydropisie. Lorsque l'humeur aqueuse conserve sa limpidité, qu'elle est seulement trop abondante, et que le corps vitré est resté sain, ce qu'on reconnaît à la grande saillie de la cornée transparente et à la profondeur de l'iris, il faut, lorsqu'on a employé sans succès les exutoires, les évacuants et les sudorifiques, se contenter de recourir au procédé opératoire conseillé par Nuck, et qui consiste à faire une ponction à la partie inférieure de la cornée transparente. Si la nécessité l'exige, on réitère ces ponctions, et, après les avoir faites, on exerce sur l'œil une douce compression au moyen d'une plaque de plomb. Pendant ce temps, on continue à insister sur l'usage des médicaments intérieurs. — Lorsque l'hydrophthalmie est invétérée, lorsqu'elle est accompagnée de douleurs violentes, que toutes les humeurs de l'œil sont altérées dans leur quantité, une ponction à la cornée serait insuffisante. Il faut alors, comme l'ont recommandé Bidloo, Saint-Yves, Heister, fendre l'œil, pour le vider complètement et le réduire à un simple noyau membraneux. — Heister et Saint-Yves veulent que l'on pratique au moins une large incision transversale, ou même une incision cruciale, dont il faut, suivant eux, retrancher les lambeaux, si l'on croit les membranes trop étendues pour empêcher l'œil vidé de se réduire à un petit globe. Bidloo croyait qu'il était suffisant d'inciser en travers la cornée, et M. Louis, adoptant son opinion, regarde comme dangereuse une incision plus étendue ; il se fonde sur les deux observations suivantes :

Une jeune fille, ayant eu la petite vérole dans sa plus tendre enfance, avait conservé des taches sur la cornée transparente. Depuis l'âge de six à dix ans, elle fit quelques chutes sur le front; et à cette dernière époque on aperçut que l'œil gauche grossissait peu à peu. Il se dilata successivement au point d'acquérir le volume d'un œuf de poule; les paupières ne pouvaient plus alors le couvrir. Arrivée à l'âge de dix-sept ans, cette jeune personne avait éprouvé, depuis plusieurs années, des douleurs violentes dans la tête et dans le fond de l'orbite. Plusieurs fois on lui avait conseillé de faire extirper l'œil. M. Louis, appelé pour lui donner des soins, ne jugea pas que cette opération fût nécessaire; il crut qu'il pourrait faire cesser les accidents en fendant l'œil de l'angle d'un orbite à l'autre. L'incision faite, l'œil s'affaissa sur-le-champ, et les paupières le recouvrirent; la malade fut saignée deux fois, et chaque fois on lui prescrivit un julep narcotique. Malgré ces secours, les douleurs et l'insomnie continuèrent comme auparavant; la fièvre survint, l'œil se remplit, et le neuvième jour les paupières ne pouvaient plus le couvrir. On fut alors obligé de passer une spatule mince entre les lèvres de la plaie rapprochées, et de vider complètement l'œil en le comprimant légèrement.—La malade, ajoute M. Louis, avait eu des vomissements sympathiques dans les premiers jours, comme cela arrive quelquefois à la suite de l'opération de la cataracte par abaissement, et les accidents qu'elle éprouva lui inspirèrent, dit-il, de la défiance sur l'avantage d'une incision aussi étendue que celle qu'il avait pratiquée. Cette jeune fille fut guérie au bout de six semaines. — Une autre fille avait éprouvé dès sa jeunesse des douleurs de tête et des ophthalmies violentes à l'une desquelles avait succédé la proéminence d'un œil avec perte de la vue. Cette personne, devenue pubère, continuait à souffrir beaucoup de cet organe, et ses menstrues étaient très-irrégulières. M. Louis lui avait conseillé plusieurs fois inutilement de se faire vider l'œil. A l'âge de trente-quatre ans, cette malade se donna un coup violent en tombant sur l'angle d'une chaise. On la saigna très-promptement, ce qui n'empêcha pas que, deux heures après l'accident, l'œil ne s'ouvrit à la partie externe de la sclérotique; il en sortit du sang fluide et coagulé mêlé avec les humeurs. Cette fille

fut guérie en quinze jours. Après la guérison, l'œil formait un petit bouton globuleux, mobile par l'action des muscles. Sa surface antérieure présentait une protubérance solide et plissée, formée par la cornée transparente.

Les plus habiles chirurgiens de nos jours ne déduisent pas de ces deux observations les mêmes conséquences que M. Louis. Ils conviennent avec lui qu'il faut que la cornée transparente soit incisée, pour qu'elle ne forme point par la suite une saillie irrégulière; mais ils prescrivent en même temps d'inciser largement, et de former à la partie antérieure de l'œil un lambeau demi-circulaire qui doit être réséqué à la base, pour que les liquides contenus dans l'œil et la suppuration puissent s'écouler facilement pendant toute la cure. Si la jeune fille qui fait le sujet de la première observation de M. Louis a éprouvé des accidents après avoir été opérée, c'est plutôt parce que l'œil n'a pu se vider librement que parce que l'incision avait été trop grande; et la guérison n'a été probablement si facile chez la seconde qu'à cause du déchirement de la plupart des cellules de la membrane hyaloïde, arrivé dans l'instant de la chute. L'humeur vitrée a donc pu s'écouler rapidement aussitôt après l'ouverture de la sclérotique, dont les bords irréguliers ne pouvaient d'ailleurs se rapprocher comme l'auraient fait ceux d'une simple incision (1). — Les inflammations violentes de tout le globe de l'œil, accompagnées d'une grande tension de toutes ses membranes et de douleurs excessives peuvent causer la mort des malades. Dans une circonstance aussi fâcheuse, lorsqu'on a employé inutilement tous les moyens anti-phlogistiques, il ne reste d'autre ressource que l'opération dont nous venons de parler. Bidloo la recommande dans ce cas, et l'expérience a prouvé l'inutilité de ce précepte. Deux demoiselles, sœurs, eurent en même temps la petite vérole à l'âge de vingt à vingt-quatre ans; la matière varioleuse avait porté sur les yeux;

---

(1) La première de ces deux personnes a éprouvé, depuis la guérison de l'œil opéré, des douleurs de tête aussi vives que par le passé, mais beaucoup moins fréquentes; tandis que la seconde a eu des douleurs de tête aussi fréquentes, sans être de beaucoup près aussi vives. (*Note de M. Louis.*)

ces organes étaient encore gravement affectés, lorsque les pustules étaient desséchées sur tout le corps. « Leur tuméfaction causait de la fièvre, de violentes douleurs, accompagnées de chaleur et de pulsation. » M. Louis proposa d'ouvrir les yeux; son avis fut rejeté par la plupart des consultants qu'on avait assemblés. Une de ces demoiselles mourut très-promptement; l'autre ne dut son salut qu'à une ouverture spontanée par laquelle le pus contenu dans l'œil s'évacua. Ses yeux conservèrent leur volume naturel et la forme globuleuse; mais elle est restée aveugle, après avoir couru le plus grand risque de perdre la vie.

Bidloo a vu mourir un malade qui ne voulut pas qu'on lui pratiquât cette opération dans une circonstance assez analogue; et, à l'observation qu'il en rapporte, il ajoute l'histoire d'un enfant de dix ans, à qui l'œil était devenu excessivement gros à la suite de plusieurs fluxions. On avait en vain employé les remèdes les mieux indiqués; enfin, l'application d'un cataplasme maturatif attira une tuméfaction prodigieuse de l'œil avec suppuration. Le malade souffrait les douleurs les plus aiguës; on n'obtint le calme qu'en faisant une incision au bord inférieur de la cornée transparente. — On a aussi proposé l'extirpation de l'œil pour de simples excroissances fongueuses nées sur sa surface. On peut cependant presque toujours débarrasser les malades de ces fongosités, en les emportant par le bistouri ou au moyen de la ligature, suivant que leur partie adhérente est large ou étroite. Après avoir pratiqué l'une ou l'autre de ces opérations, il faut quelquefois consumer la base de la tumeur par le secours du caustique; le plus convenable dans cette circonstance paraît être le beurre d'antimoine pur ou affaibli avec la teinture de safran ou d'opium. — M. Louis, fondé sur une observation communiquée à l'académie des sciences, année 1705, par Duverney le jeune, recommande l'emploi des exutoires, des purgatifs et des diaphorétiques, lorsque les fongosités repullulent plusieurs fois après avoir été extirpées. — Les caustiques ne doivent être employés dans le traitement des tumeurs fongueuses des yeux, que pour détruire, comme nous venons de le dire plus haut, les racines que le bistouri ou la ligature ne peut atteindre. Il est toujours dangereux d'attaquer par ce moyen des fongosités volumineuses, sur-

tout lorsqu'elles font éprouver de la douleur aux malades, et qu'elles sont disposées à dégénérer en cancer. — M. Louis blâme avec raison un chirurgien qui, au rapport de Manget, après avoir incisé transversalement un œil sur lequel s'était élevée une tumeur de la grosseur d'une châtaigne, dure, livide, accompagnée de vaisseaux variqueux, se décida, quelques jours après avoir fait cette opération, à remplir la cavité de l'œil qui participait à la maladie, avec du précipité blanc. Cette jeune fille guérit, mais elle faillit succomber à la violence des accidents qu'elle éprouva.

Maître-Jean attaqua aussi et parvint à guérir, par l'application du sublimé corrosif mêlé à quatre parties de pain, une excroissance volumineuse, mais dont la racine, très-étroite, traversait la cornée ulcérée et tenait à l'uvée. Il eut été beaucoup plus simple, comme le fait remarquer l'auteur de ce Mémoire, d'extirper d'abord cette tumeur ou d'en faire la ligature, et de n'appliquer le caustique que sur la portion adhérente qu'on n'aurait pu lier ou couper. — Les fongosités de l'œil étant enlevées, il est utile, pour prévenir leur retour, de panser la plaie avec des topiques dessicatifs, et d'exercer sur elle une légère compression. — Les tumeurs cancéreuses qui occupent tout le globe, ou une grande partie de l'œil, indiquent l'extirpation de cet organe. Leur diagnostic est en général facile; nous allons exposer leurs signes tirés d'un grand nombre d'observations rapportées par l'auteur de ce Mémoire. La surface de ces tumeurs est inégale, bosselée, de couleur plombée, brune ou noirâtre; leur tissu est dur; souvent elles sont environnées de veines variqueuses remplies d'un sang noir. Au bout d'un temps plus ou moins long elles s'ulcèrent; il en découle une sanie fétide, âcre, enflammant par son contact les parties voisines; les vaisseaux qui se répandent dans la masse cancéreuse laissent souvent écouler une assez grande quantité de sang; ces hémorrhagies contribuent beaucoup à affaiblir les malades tourmentés d'ailleurs par des douleurs vives et lancinantes qui ne se bornent pas ordinairement à l'étendue de la tumeur, mais se propagent à tout le côté correspondant, ou même à toute la tête. — Ces tumeurs font des progrès plus ou moins rapides; elles acquièrent quelquefois un volume tel, qu'après avoir débordé et même envahi, chez quelques sujets, les paupières, elles couvrent une grande partie de la face. Si on abandonne cette maladie à elle-même, toutes les parties voisines de l'œil affecté deviennent également cancéreuses, et les malades ne tardent pas à succomber.

Ces cancers succèdent tantôt à des ophthalmies rebelles, tantôt à des contusions violentes, plus souvent encore à des staphylomes de la cornée, ou à des fongus irrités imprudemment par l'application de caustiques. Quelquefois ils sont occasionés et entretenus par un vice intérieur, tel que le vénérien et le scrofuleux. — Les anciens paraissaient avoir regardé cette affection comme étant au-dessus de toutes les ressources de l'art. Bartisch, chirurgien allemand, proposa et décrivit le premier, dans un ouvrage imprimé en 1583, l'opération de l'extirpation de l'œil. Il proposa pour la pratiquer une espèce de cuiller tranchante à son bec. Cet instrument est trop large pour être porté jusque dans le fond de l'orbite ; en l'employant on est exposé à laisser une partie du mal, ou à briser les parois de cette cavité. — Treize ans après, Fabrice de Hilden imagina un autre instrument beaucoup plus avantageux et dont quelques praticiens se servent encore de nos jours, soit pour l'opération dont nous parlons, soit pour emporter les sarcômes du sinus maxillaire ; c'est un bistouri mousse, courbe sur le plat, et monté d'une manière fixe sur son manche.— Heister conseille pour l'extirpation de l'œil le bistouri droit ordinaire. Desault, comme on l'a vu précédemment (1), n'employait pas d'autre instrument. Hoin, de Dijon, s'en était également servi avec facilité. Dans le dix-septième siècle, Jean Welcus, savant médecin, et anatomiste d'une réputation distinguée, conseilla l'arrachement avec des tenailles d'un œil jugé cancéreux. « Le malade se porta bien pendant les trois premiers jours ; le quatrième, il mourut subitement après une petite convulsion. » — Lavauguyon est le premier chirurgien français qui ait parlé de l'extirpation de l'œil, et il donne le conseil de le disséquer avec une lancette jusqu'au fond de l'orbite. Ce procédé opé-

ratoire ne peut être qu'extrêmement long et assez difficile. — Louis a pensé que cette extirpation pouvait être comme une opération réglée ; voici le procédé qu'il a suivi et qu'il propose.

Le chirurgien doit d'abord, avec un bistouri ordinaire, inciser les attachés du globe de l'œil avec les paupières. Dans la première incision on doit comprendre l'extrémité du muscle oblique inférieur : « Supérieurement, il faut diriger la pointe de l'instrument pour couper le muscle releveur de la paupière supérieure, en même temps que la membrane qui double cette paupière, et en faisant un peu glisser le bistouri de haut en bas ; du côté de l'angle interne, on coupera le tendon du grand oblique ; dès-lors l'œil ne tient plus à la circonférence de l'orbite ; il ne s'agit plus que de couper dans le fond de cette cavité le nerf optique et les muscles qui l'environnent. » Cela se fait aisément d'un coup de ciseaux dont les lames doivent être courbes sur le plat. On introduit ces ciseaux le long de l'œil, du côté où il est le plus facile de les faire pénétrer. « Les muscles et le nerf optique étant coupés, les ciseaux refermés servent comme d'une curette pour soulever l'œil en dehors, suivant le projet qu'avait Bartisch avec sa cuiller tranchante. » L'œil étant alors saisi avec la main gauche, on achève de couper le tissu cellulaire auquel il est encore adhérent.

Pour pratiquer cette opération avec facilité, l'œil doit être embrassé dans une espèce de bourse, si cela est possible, et comme l'a pratiqué Fabrice de Hilden, ou bien enfilé avec un cordon de soie ou de fil ciré.—Lorsque les paupières sont aussi cancéreuses, il faut les emporter avec la tumeur, comme l'a pratiqué M. Guérin de Lyon, et ensuite Desault. — Lorsqu'on a pu enlever toutes les parties carcinomateuses, parce qu'elles ont contracté des adhérences avec les os, M. Guérin recommande de consumer ce qui reste avec la poudre de sabine. — M. Louis conseille de n'emporter la glande lacrymale que dans le cas où elle est engorgée, et préfère l'application du fer rouge à la poudre de sabine pour détruire les végétations fongueuses, quand elles se forment avec rapidité après l'extirpation. — Le procédé que nous venons d'exposer est un peu moins simple que celui d'Heister, adopté depuis par Desault ; mais on peut l'exécuter avec autant de promptitude, et en

---

(1) *Biblioth. méd.*, t. VII, page 222, *OEuvres chirurgicales* de Desault, 9e extrait. Nous renvoyons le lecteur à cet extrait ; il pourra ainsi comparer la méthode de Desault et celle de Louis, et apprécier leurs avantages respectifs.

même temps avec plus de sûreté pour les malades, parce qu'on a toujours la certitude de comprendre d'un coup le nerf optique entre les branches des ciseaux, et qu'on ne risque point de porter trop profondément la pointe de cet instrument.—L'extirpation de l'œil ne sauve pas la vie à tous les malades : quelques-uns succombent aux accidents inflammatoires qui suivent l'opération ; un plus grand nombre périssent, parce qu'on ne peut enlever complétement toutes les parties cancéreuses, qni s'étendent quelquefois jusque dans la fosse zygomatique, ou dans le crâne. — Les pansements doivent être simples ; l'usage des topiques relâchants et des digestifs favorise le développement des fongosités. — M. Louis termine son mémoire par des observations assez intéressantes. L'une extraite des transactions philosophiques, année 1744, a pour sujet la dissection très-délicate de deux tumeurs qui occupaient la paupière inférieure, et tout le côté interne de l'orbite. Elles avaient chassé l'œil en dehors. Cet organe était adhérent à la tumeur contenue dans la fosse orbitaire; les adhérences furent détruites préalablement et avec la plus grande adresse. Après l'opération, l'œil restant immobile et conservant la position vicieuse que la tumeur lui avait fait prendre, il fallut employer un bandage à vis pour le reporter peu à peu dans sa place. On parvint à y réussir, et le malade a conservé la vue de ce côté.

La seconde observation est tirée de la pratique de M. Ledran. Ce praticien célèbre guérit une demoiselle de dix-huit ans d'une excroissance fongueuse qui sortait du petit angle de l'œil, en la cautérisant plusieurs fois avec le fer rouge, la section de cette excroissance et l'application de la pierre infernale ayant été employées plusieurs fois inutilement. Il est à noter que cette jeune personne étant mal réglée, M. Ledran ne s'occupa de l'excroissance fongueuse qu'après être parvenu à établir d'une manière régulière le flux menstruel. Pour assurer la guérison de la maladie, on jugea également nécessaire de faire prendre à cette jeune personne, tous les matins, pendant six mois, un bol purgatif et tonique, composé avec l'*aquila alba*, le diagrede et l'éthiops minéral.

MÉMOIRE *sur l'opération de la cataracte par l'extraction du crystallin, par* MM. Daviel *et* Lafaye.

Avant Daviel, l'extraction du crystallin par une plaie faite à la cornée n'avait été tentée que pour extraire le corps poussé accidentellement dans la chambre antérieure de l'œil. Merk l'avait cependant conseillée comme un procédé avantageux pour guérir la cataracte. Petit pratiqua cette opération en 1708. Daviel, environ quarante ans après, y eut également recours pour tirer de l'œil des portions de crystallin devenues opaques, et qu'il avait cherché inutilement à déprimer dans le corps vitré. Depuis ce temps, il n'opéra plus guère la cataracte que par extraction, et il obtint de nombreux succès. — Le procédé qu'il imagina consistait à inciser la partie inférieure de la cornée transparente avec une large aiguille en forme de lancette, supportée sur une tige de fer flexible qui permettait de la courber autant que l'exigeait la saillie plus. ou moins grande de l'œil. Cette aiguille était introduite par lui de bas en haut, au-devant de l'iris, jusqu'à ce que sa pointe fût parvenue vis-à-vis le bord supérieur de la pupille. — Avec une seconde aiguille montée de la même manière, mais plus longue, plus étroite, mousse à son extrémité et tranchante sur les côtés, il agrandissait cette première ouverture, à laquelle il donnait encore une plus grande étendue, s'il était nécessaire, en coupant à droite et à gauche la cornée avec deux paires de ciseaux convexes sur l'une de leurs faces, et courbes à contre-sens sur leurs bords. La cornée étant incisée, Daviel relevait le lambeau demi-circulaire avec une spatule, et ouvrait la capsule crystalline au moyen d'une aiguille étroite; cette dernière aiguille lui était également utile pour couper cette capsule circulairement, dans les cas où elle était épaisse et ridée; cette membrane étant coupée, il l'enlevait avec de petites pinces. — Après avoir incisé l'enveloppe du crystallin, Daviel introduisait sa petite spatule entre ce corps et l'iris pour détacher entièrement la cataracte, puis il laissait retomber le lambeau de la cornée, et pressait doucement le globe de l'œil, afin de forcer le crystallin à s'échapper. — Dans le cas de cataracte molle et glaireuse, il se servait d'une petite curette pour enlever les flocons qui obscurcissaient la pupille. Ce même instrument était aussi employé par lui pour repousser l'iris engagé entre les lames de la cornée et pour rendre à la pupille sa forme, lorsque le passage du crystallin la lui avait fait perdre. — Le procédé de Daviel, nécessitant quelquefois l'emploi successif d'un grand nombre d'instruments, et au moins celui de quatre dans les cas les plus simples, est nécessairement d'une exécution très-difficile. A peine l'eut-il publié, que plusieurs praticiens distingués s'occupèrent de le simplifier.

Garengeot se servit avec succès, sur un soldat, d'une lancette ordinaire pour ouvrir la cornée, et de ciseaux à découper pour agrandir cette première incision ; avec une curette il dégagea la partie supérieure du crystallin. Lafaye en France, et Sharp en Angleterre, imaginèrent bientôt après des procédés plus réguliers. — Les instruments de Lafaye sont une espèce de bistouri fixé sur son manche ; la lame en est mince, un peu courbe sur le plat, longue d'environ vingt lignes et ayant deux lignes seulement dans sa plus grande largeur. Cet instrument n'est tranchant que d'un seul côté, excepté vers la pointe, où le dos l'est aussi, mais seulement dans l'étendue de deux lignes. Le manche de ce bistouri est taillé à pans, pour être tenu avec plus de fermeté ; sa longueur est de trois pouces neuf lignes. Un second instrument employé par Lafaye est nommé par lui kystitome. Il ne diffère du pharyngotome que parce qu'il est beaucoup plus petit. La gaîne qui renferme sa lame n'a qu'une ligne de diamètre. — Le malade étant assis au jour, sur une chaise à dossier peu élevé, la tête appuyée sur la poitrine d'un aide qui la soutenait et élevait en même temps la paupière supérieure, Lafaye s'asseyait lui-même sur les cuisses de la personne qu'il devait opérer, en les passant entre ses jambes. Abaissant la paupière inférieure avec l'indicateur de la main gauche, s'il opérait sur l'œil gauche, et appliquant dans le grand angle le bout du doigt du milieu pour assujettir un peu l'œil, il prenait ensuite son bistouri de la main droite, le tenait à peu près comme une plume à écrire, et tournait en avant sa face concave. Il en portait la pointe sur la cornée du côté du petit angle, à la distance d'une demi-ligne de la sclérotique, et vis-à-vis la pupille ; après avoir traversé la chambre antérieure de dehors en dedans, il perçait la cornée une seconde fois du côté opposé, à une égale distance de la

sclérotique, inclinant un peu en devant le tranchant du bistouri pour l'éloigner de l'iris, et le faisant glisser doucement en long. — L'incision en forme de croissant étant faite à la cornée, Lafaye, en pressant doucement le globe de l'œil, faisait sortir le crystallin de son chaton. Si ce corps était retenu par sa membrane, il y faisait une petite incision avec le kystitome, dont la gaîne était engagée sous le segment de la cornée. — Si on opère sur l'œil droit, le bistouri doit être tenu de la main gauche ; le même instrument ne peut d'ailleurs servir pour les deux yeux, à cause de la courbure qu'il présente sur le plat.

---

PRÉCIS D'OBSERVATIONS *sur les maladies du sinus maxillaire*, par M. BORDENAVE.

Dans ce premier mémoire, l'auteur ne traite que des collections purulentes et de la carie du sinus. Il expose successivement les différentes méthodes curatives proposées pour guérir ces maladies dans leur état de simplicité, et leurs avantages respectifs ; ensuite il rapporte quelques observations, dont les unes démontrent que, dans quelques circonstances, le traitement interne doit être nécessairement associé aux procédés chirurgicaux, et dont les autres prouvent que quelquefois les praticiens doivent modifier les opérations applicables aux cas ordinaires. — Les maladies des sinus maxillaires ne paraissent pas avoir été connues des anciens. Tantôt elles sont primitives, et tantôt elles sont occasionnées par la carie des dents voisines. La partie la plus déclive de ces cavités correspond aux racines des dents molaires qui, chez quelques sujets, pénètrent jusque dans les sinus ; et il peut arriver que l'écoulement du mucus du côté d'une alvéole ouverte ou rompue après l'extraction d'une dent, donne lieu à une fistule. On a quelquefois regardé cet écoulement comme purulent, quoiqu'il fût simplement muqueux, et tourmente inutilement les personnes chez lesquelles il existait, par différents remèdes. Platner en rapporte un exemple. Higmor dans un cas semblable ne s'en laissa point imposer, et conseilla à une dame qui avait éprouvé cet accident, de supporter patiemment son incommodité. — Il est important de ne point confondre la rétention du mucus dans le sinus maxillaire, occasionée par l'occlusion de son ouverture, avec les collections purulentes, produites par l'inflammation. A la vérité, la rétention du mucus est rarement simple; en stagnant il se déprave, et détermine bientôt la suppuration de la membrane pituitaire. La maladie doit être alors considérée comme une collection purulente. L'inflammation de la membrane des sinus maxillaires, primitive ou symptomatique, se reconnaît toujours facilement, lorsqu'elle est compliquée de différentes altérations aux parties extérieures. Le diagnostic devient plus difficile, quand ces parties ont conservé leur intégrité.

« Cette maladie peut s'annoncer quel-
» quefois par les signes généraux de l'in-
» flammation, tels qu'une douleur plus
» ou moins considérable, avec chaleur,
» qui se fait sentir particulièrement à
» l'un des côtés de la mâchoire supé-
» rieure, et qui s'étend jusqu'au-des-
» sous de l'œil; un sentiment de pulsa-
» tion dans l'intérieur du sinus, et l'aug-
» mentation de ces accidents avec la fiè-
» vre. — Ces signes sont équivoques;
» cependant la connaissance que l'on en
» aurait, pourrait devenir utile et fixer
» notre jugement, si les accidents, vifs
» d'abord, laissent après avoir diminué,
» des douleurs sourdes et permanentes
» dans le sinus; si les douleurs s'éten-
» dent particulièrement de la fosse maxil-
» illaire jusqu'à l'œil; ou si le pus coule
» des narines, la tête étant située du cô-
» té opposé à la maladie; si l'on mouche
» du pus; si l'os maxillaire devient élevé;
» s'il y a quelque lésion extérieure sur
» cette partie. »

Un chirurgien attentif ne confondra point ces signes avec ceux qui appartiendraient à l'inflammation des parties molles qui revêtent les sinus. — Les suppurations des sinus maxillaires, abandonnées à elles-mêmes, sont le plus souvent suivies d'écoulement purulent par les alvéoles voisines, ou de carie avec fistule aux joues ou à la voûte palatine. Jean-Henry Meibomius et son fils paraissent être les premiers, qui pour guérir les abcès du sinus maxillaire, ont proposé de tirer une ou plusieurs dents, afin que la matière puisse avoir un écoulement facile. Ce moyen simple a pu procurer quelques guérisons, mais il ne peut suffire dans tous les cas. — Cowper et Drake proposent d'arracher la première dent molaire; mais ils recommandent en outre de perforer l'alvéole jusque dans le sinus

avec un poinçon; ce qui est d'autant plus facile, que l'os est ordinairement altéré. Cette perforation peut, ajoute Bordenave, devenir inutile, lorsque l'os est détruit. Par l'ouverture pratiquée au sinus, on pousse des injections détersives, qui favorisent l'écoulement du pus et le dégorgement de la membrane. — Quelle dent faut-il tirer de préférence, lorsqu'on veut ouvrir le sinus par les alvéoles? Quand une des dents molaires correspondantes à l'autre d'Hygmor est cariée, c'est elle qu'il faut extraire; ou lorsqu'elles paraissent toutes saines, celle qui, percutée légèrement, est douloureuse. Si aucune de ces dents n'est affectée, Cowper et Bertuc conseillent l'extraction de la première molaire. Cette dent, voisine du sinus, n'y correspond pas ordinairement; on peut en dire autant de la canine, qui n'avoisine cette cavité que lorsque sa racine est déviée.

Suivant Bordenave, la troisième molaire doit être arrachée de préférence, dans le cas d'élection. Elle répond plus directement à la partie la plus déclive du sinus, et l'alvéole a toujours peu d'épaisseur. — Il y a un cas assez rare, dans lequel l'extraction de cette dent pourrait être insuffisante, c'est celui où une languette osseuse partagerait, ainsi que l'a observé Palfin, le bas du sinus en deux cavités. — Si plusieurs des molaires sont attaquées par la carie, il faut les extraire toutes; sans cette précaution, la maladie pourrait ne pas guérir. — Lorsqu'on a ouvert le sinus par une alvéole, il est bien important de maintenir l'ouverture suffisamment dilatée, pour que le pus continue à s'écouler librement. On a proposé, pour remplir cette indication, d'introduire par l'alvéole des tentes de charpie, de l'éponge préparée, etc., etc. Ces moyens ont le grand inconvénient de ne laisser le sinus se vider que dans l'instant où on renouvelle l'appareil, et retardent ainsi ou empêchent la guérison. Bordenave les a suppléés avec avantage par une canule d'argent, maintenue à demeure, et que le malade peut boucher seulement pendant le repas (1) — Lors-

_____

(1) L'emploi de cette canule devient entièrement inutile quand on pratique l'opération suivant la méthode de Desault, c'est-à-dire en ouvrant très-largement le sinus, et en enlevant, si cela est nécessaire, les portions de gencives

que les abcès du sinus maxillaire sont compliqués de fistule à la joue, la contre-ouverture pratiquée à cette cavité par une alvéole suffit, comme dans les cas simples, pour guérir cette maladie. —Lamorier, chirurgien célèbre de Montpellier, a indiqué un procédé opératoire différent de celui dont nous venons de parler. Il établit pour l'ouverture du sinus un lieu d'élection et un lieu de nécessité. Ce dernier est indiqué par la carie d'une dent, une fistule à l'os maxillaire, etc. Il détermine le lieu d'élection au-dessous de l'éminence malaire, et au-dessus de la racine de la troisième molaire. Le procédé opératoire est fort simple; le malade doit être assis dans un fauteuil, la tête élevée et fixée par un aide. On fait rapprocher les mâchoires, afin de relâcher les lèvres, dont on relève en arrière la commissure avec un crochet mousse. Il faut encore relever et assujétir la lèvre supérieure avec les doigts, et inciser en travers et au-dessous de l'apophyse malaire, avec un bistouri droit; l'os découvert, on porte au milieu de l'incision un perforatif monté sur un petit villebrequin, et on ouvre le sinus plus ou moins largement, suivant l'exigence des cas.

Lamorier employa cette méthode avec succès sur une demoiselle âgée de soixante-cinq ans, chez laquelle il se manifesta d'abord une fluxion au-dessus des molaires supérieures, qui d'ailleurs paraissaient saines. Cette fluxion fut suivie d'un ulcère fistuleux, duquel sortait presque continuellement une sanie très-fétide. On se décida alors à extraire d'abord la dent canine, et ensuite la première molaire, à cause de l'abondance de la suppuration qui s'écoulait par l'alvéole de la première dent arrachée. La racine de la molaire parut un peu altérée. La malade continuant de cracher beaucoup de pus sanieux, on se disposait à lui arracher la seconde molaire, lorsqu'elle se décida à appeler M. Lamorier qui pratiqua l'opération que nous venons de décrire. Peu de jours après, l'écoulement sanieux cessa. Une décoction d'orge miellée, mêlée d'eau de Balaruc, fut employée en injection; et il est à remarquer que le liquide poussé par le nez ne re-

vint jamais par les fosses nasales. Une autre circonstance intéressante à noter, c'est qu'après l'arrachement qui lui fut fait de deux dents, la malade parlait comme ceux qui ont le palais percé : les aliments d'ailleurs pénétraient avec facilité dans le sinus maxillaire. Pour remédier à ce double inconvénient, on introduisait le matin un petit morceau d'éponge dans l'ouverture alvéolaire du sinus, et on le retirait après souper, au moyen d'un fil très-fin qui y était fixé. Cet obturateur, qui rendait à la malade sa voix naturelle, fut supprimé au bout de quelque temps, dans la crainte qu'il n'empêchât le sinus de se fermer, et on se contenta de le nettoyer en y poussant une injection, chaque fois que cette demoiselle avait mangé. —Il est toujours resté à cette malade, malgré le rapprochement des parois des alvéoles, un écoulement muqueux peu abondant et sans odeur; cet état, comparé à celui qui avait précédé, peut être considéré comme une véritable guérison. —Bordenave fait observer avec raison, que si, après avoir arraché la dent canine et la première molaire, on eût fait des injections dans le sinus, il eût été peut-être inutile de pratiquer une seconde opération. — On ne connaît encore aucun exemple d'ozène dans le sinus maxillaire, survenu chez des personnes dont les alvéoles auraient été oblitérées à la suite de l'extraction des dents faites long-temps auparavant. Ce cas, s'il se présentait, serait un de ceux où la méthode de Lamorier serait indiqué. Elle paraît en général plus avantageuse que la perforation d'une alvéole, toutes les fois qu'il est nécessaire d'ouvrir très-largement le sinus pour mettre à découvert une tumeur, un très-large ozène; mais on en n'est pas moins obligé, quand on y a recours, d'extraire les dents malades. L'ouverture du sinus, après l'extraction d'une dent cariée, a l'avantage d'être facile à pratiquer, et peut toujours suffire dans les suppurations simples.

Jouvelain, dentiste, présenta à l'académie de chirurgie, en 1765, un mémoire sur les maladies du sinus maxillaire, dans lequel il proposait de traiter les ozènes de ce sinus, en l'injectant par son ouverture naturelle. L'académie ayant nommé des commissaires pour examiner cette opération, ils établirent dans leurs rapports: 1° que ces injections sont possibles; 2° qu'elles sont très-difficiles; 3° qu'il arrive enfin assez souvent qu'on ne les

---

voisines de la perforation, et engorgées. Voyez tome VIII de la *Bibliothèque médicale*, page 331.

(*Note du rédacteur de cet article.*)

fait pénétrer dans le sinus, qu'en s'ouvrant une fausse route. — Ces considérations seules pourraient faire rejeter le procédé opératoire, qui d'ailleurs serait insuffisant toutes les fois qu'il y a carie des dents, ou des parois du sinus. Les observations à l'appui de cette méthode ne sont pas concluantes; sur cinq cas rapportés, il y en a deux dans lesquels on peut douter que l'injection eût été portée par l'ouverture naturelle; deux autres ne peuvent guère être considérés que comme des catarrhes chroniques de la membrane des fosses nasales; et le cinquième, comme la réunion de divers accidents produits par la carie de plusieurs dents, mais sans altération de l'intérieur du sinus. — Lorsque le vice vénérien, le vice scorbutique, ou quelques autres auxquels la médecine peut opposer des moyens efficaces, occasionnent les suppurations ou les caries des sinus maxillaires, il faut avoir recours aux remèdes regardés comme spécifiques, pour assurer le succès des procédés opératoires; quelquefois même ces derniers deviennent inutiles. L'auteur a vu à Bicêtre un homme dont presque tous les os de la face étaient gonflés et attaqués de carie, à la suite d'infection vénérienne. Après l'administration méthodique des frictions mercurielles, il se forma sur la face différents points de suppurations, par lesquels sortirent les os de la pommette, et les portions supérieures des os maxillaires. Dans ce cas, le sinus avait été ouvert, dans sa partie supérieure et externe; il y avait par conséquent suppuration dans sa cavité. Mais le vice étant détruit, les parties se rétablirent, sans qu'on eût besoin de faire un traitement local. —Un homme ayant été attaqué d'ozène à l'os maxillaire, à la suite d'un coup reçu sur la joue, consulta Bordenave. Le malade pris de fièvre, sentit ensuite dans la bouche un écoulement séreux, âcre, qui fut continuel pendant quelque temps; ensuite survint au palais une tumeur assez considérable de laquelle coulait une très-grande quantité de pus fétide; la bouche exhalait une très-mauvaise odeur; plusieurs racines de dents cariées et une dent saine tombèrent; on fit l'extraction d'une dent gâtée, et on reconnut une carie à l'os maxillaire. Les gencives étaient noires, tuméfiées; la membrane palatine détachée en partie; le teint du malade était pâle et plombé, les forces très-affaiblies; et ce malheureux éprouvait, surtout le soir, une ardeur intérieure. Bordenave

dirigé par les symptômes locaux et généraux, mit à découvert la portion d'os affectée, et prescrivit les anti-scorbutiques. Bientôt après, le pus devint meilleur, et au bout de six semaines de pansements, on obtint l'exfoliation complète de presque tout le bord alvéolaire de l'os maxillaire. Peu à peu le sinus s'est dégorgé, quelques portions de ses parois se sont exfoliées, la membrane palatine s'est réunie, et la maladie a été guérie au bout de sept mois.

L'auteur rapporte deux autres observations analogues, communiquées par MM. Planque et Veyret.

Des complications locales peuvent, avons-nous dit précédemment, obliger les praticiens de modifier plus ou moins les opérations indiquées plus haut. — Un laboureur des environs de Paris éprouvait depuis plusieurs années des douleurs continuelles, occasionées par la carie des dents canines et premières molaires, d'un côté de la mâchoire supérieure; il survint ensuite du même côté, au palais, une tumeur oblongue assez grosse. Elle présentait de la fluctuation, et lorsqu'on la pressait, le malade éprouvait une douleur qui se communiquait vers l'os de la pommette et dans les narines. On inféra de ces circonstances, qu'il existait un foyer purulent dans le sinus maxillaire, avec carie au palais, et que la guérison ne pouvait être obtenue qu'en fendant la tumeur dans toute sa longueur.

L'opération donna issue à une assez grande quantité de pus visqueux et très-fétide, et à une hémorrhagie qu'on arrêta par la compression. Le doigt introduit dans le sinus, fit reconnaître la destruction de l'os. Les injections firent changer en peu de temps la nature de l'écoulement purulent. Au bout de trente jours, la guérison était complète; la cicatrice formait sur le palais une dépression sensible. — « Une dame ayant » perdu l'œil gauche par un anthrax, » et les parties molles qui remplissent l'orbite étant détruites, on reconnut une carie à son bord inférieur. La » joue devint élevée, l'os maxillaire se » gonfla. M. Bertrandi trouva, au bord » orbitaire de l'os maxillaire, une fistule » par laquelle il pouvait introduire une » sonde sur l'apophyse palatine du même » os. La malade souffrait beaucoup; » elle avait pour lors un œdème phleg- » moneux qui reparaissait pour la troi- » sième fois, et disparaissait par un

» abondant écoulement de sanie sortant » du trou fistuleux. Bertrandi proposa » l'extraction d'une dent molaire pour » donner issue continuelle aux matières, » et la malade ne voulut pas y consen- » tir. Il fut rappelé quelque temps après, » mais l'extraction de la dent était deve- » nue difficile ; toute la joue était très- » tuméfiée et douloureuse ; et il y avait » une telle tension à l'articulation de la » mâchoire, que la malade pouvait à » peine ouvrir assez la bouche pour » permettre l'entrée du doigt. M. Ber- » trandi se détermina, *par cette cir-* » *constance*, à introduire par le trou fis- » tuleux un perforatif long et étroit, » avec lequel il perça de haut en bas la sur- face palatine de l'os maxillaire qu'il avait en même temps la précaution de soutenir avec deux doigts de la main gauche. Ce procédé opératoire, le seul applicable dans ce cas, fait un très-grand honneur au chirurgien qui l'a imaginé, mais qui d'ailleurs ne le propose pas comme une méthode à suivre, lorsqu'on peut facilement attaquer le sinus de bas en haut. —Lorsque, par les progrès de la maladie, les parois du sinus se sont gonflées et ramollies, il devient néces- saire d'emporter, avec un bistouri à lame épaisse ou avec des ciseaux, les portions d'os affectées. Un grand nombre de faits prouvent l'avantage de cette mé- thode.

Dans l'extrait précédent, j'ai suivi M. Bordenave dans l'exposition des métho- des curatives proposées par différents auteurs pour la curation des collections purulentes dans les sinus maxillaires, considérées : 1º dans leur état de simpli- cité ; 2º dans leur état de complication avec l'affection de quelques dents, avec la carie d'une portion des parois des si- nus, avec le gonflement et le ramollisse- ment de ces mêmes parois, ou bien enfin avec quelque vice intérieur. Il me reste maintenant à faire connaître quelques observations qui démontrent que, lorsque la carie existe en plusieurs points séparés, on peut utilement, dans quelques cir- constances, passer un séton à travers les ouvertures fistuleuses. — Un jeune homme, âgé d'environ vingt ans, portait depuis trois mois, à la partie moyenne et supérieure de la joue droite, un petit ulcère qui n'avait pu se cicatriser, et qui était la suite d'un abcès occasioné par une douleur de dents. La joue était un peu tuméfiée, mais sans douleur ni in- flammation ; vers le petit angle de l'œil,

il existait une petite tumeur avec fluctua- tion ; la dent canine était cariée. On la fit arracher, et la maladie resta dans le même état. M. Foubert se décida alors à inciser transversalement la tumeur, et il découvrit trois pièces d'os de la figure d'une lentille, mais plus larges et irré- gulières. Un stylet porté dans la plaie pénétra dans le sinus, et sortit par l'al- véole de la dent arrachée. Les matières s'écoulèrent alors librement par cette ou- verture déclive. On passa un séton à travers les ouvertures fistuleuses, et dès que l'exfoliation de la carie fut opérée, on y substitua une canule de plomb en- gagée seulement dans l'alvéole, parce qu'en conservant le séton, le pus ne s'écoulait librement que pendant le pan- sement. La guérison fut complète au bout de trois mois. — Peut-être que, dans ce cas, une contre-ouverture assez large, pratiquée par l'alvéole, aurait pu suffire pour guérir ce malade. Au reste, on ne peut disconvenir que l'usage du séton n'ait favorisé l'exfoliation des pièces d'os cariées et éloignées de l'ouverture inférieure ; c'était aussi là le but princi- pal que se proposait Foubert en l'em- ployant.

Une religieuse était sujette à des dou- leurs vives à la mâchoire supérieure du côté droit. La joue et toutes les dents étaient fort saines. Les douleurs augmen- tèrent, sans pouvoir être modérées par les saignées ; et bientôt après, elles furent accompagnées de fièvre, de mouvements convulsifs, de délire. Au bout d'un mois, les accidents diminuèrent, sans cesser entièrement. Ce ne fut qu'au bout de trois autres mois, qu'on put reconnaître la na- ture de cette maladie. En portant un doigt dans la bouche, et en pressant lé- gèrement la voûte palatine, on occasio- nait de la douleur. Il y survint de l'in- flammation, puis une petite tumeur, dont l'ouverture donna issue à une grande quantité de matière fétide. Peu de jours après, l'incision se cicatrisa, et l'on crut mal à propos la guérison complète. Le sinus se remplit successivement plusieurs fois ; la cicatrice de la première incision s'ouvrait, et la malade était momentané- ment soulagée. Après plusieurs récidives, la cicatrice étant devenue plus ferme, et l'os maxillaire étant altéré, il survint une petite tumeur à la partie supérieure de cet os, au-dessous du grand angle de l'œil. On se disposait à l'ouvrir, mais la malade, en la comprimant, fit céder la cicatrice de la voûte palatine ; il sortit beaucoup de pus, et la tumeur de la joue disparut entièrement. Elle reparut souvent dans le cours de huit années; mais la malade se contentait de recourir au moyen qui lui avait réussi. Au bout de ce temps, elle vint chercher à Paris des secours plus efficaces que ceux qu'elle avait reçus jusqu'alors. M. Coussel introduisit un stylet par la fistule inférieure de la bouche, qui était très-voisine du bord alvéolaire ; il le porta jusqu'à la partie supérieure de l'os qu'il trouva cariée ; il souleva ainsi les téguments : à la place du stylet, il conduisit la canule d'un trois-quart, et poussant ensuite celui-ci dans sa canule, il perça les téguments de dedans en dehors. L'ouverture fut agrandie avec le bistouri, la carie mise à découvert, et un séton passé. Dans cette opération, l'ouverture inférieure fut agrandie, et laissa sortir quelques esquilles. Des injections, faites dans les pansements suivants, entraînèrent beaucoup de matière purulente et fétide ; plusieurs pièces d'os, ébranlées par de légères secousses imprimées par la mèche, sortirent à différentes reprises. On entretint la plaie supérieure dilatée, soit avec l'éponge préparée, soit en détruisant les chairs fongueuses avec la pierre infernale. Le séton ne fut supprimé qu'au bout de six semaines. Depuis quinze jours, tout écoulement purulent avait cessé ; les ouvertures se sont fermées très-solidement, et il n'est resté de difformité qu'un petit enfoncement

M. Bourdet dit avoir employé plusieurs fois avec avantage le cautère actuel pour déterger le sinus maxillaire. Ce moyen, effrayant pour les malades, a le grand inconvénient de ne pouvoir être porté sur tous les points de la surface engorgée, et son application peut être suivie d'accidents graves. Des moyens plus doux et plus sûrs peuvent être employés pour les maladies dont nous venons de parler ; mais son emploi peut être d'une grande utilité dans le traitement de quelques fongus et de quelques sarcômes des mêmes sinus. — A la suite du Mémoire de M. Bordenave, se trouvent quelques remarques de Louis sur les caries des os maxillaires, ainsi que sur les dépôts dans leurs sinus ; quelques-unes sont d'un assez grand intérêt. — Il faut se garder de prendre un léger suintement par l'alvéole pour une suppuration dans le sinus, et ne pas faire sans raison des opérations douloureuses qui pourraient exiger une suite de pansements fatigants et inu-

tiles. La carie de l'os ne demande que des soins très-simples, quand la cause qui l'a produite ne subsiste plus. — Une dame d'un bon tempérament portait, depuis six mois, une exostose en suppuration à la base de la mâchoire inférieure ; il existait sous le menton un ulcère fistuleux opiniâtre. Les téguments avaient été entamés avec la pierre à cautère ; des portions d'os s'étaient exfoliées ; les chairs étaient devenues vermeilles, et cependant on n'avait pu les faire cicatriser. Il était question de savoir si l'on ouvrirait de nouveau les téguments dans une plus grande étendue, pour appliquer le cautère actuel sur l'os. Louis, appelé en consultation, examina les dents ; la seconde et la troisième molaire étaient cariées ; leur extraction fut faite, et suffit pour procurer la résolution du gonflement de l'os et la guérison de l'ulcère qui y correspondait. — Ce gonflement pourrait dépendre aussi du vice des vaisseaux dentaires, quoique les dents fussent sans carie. M. Bunon donna des soins au maréchal de Saxe, attaqué « d'une fluxion presque conti- » nuelle et très-douloureuse, accompa- » gnée d'une tumeur produite par la se- » conde grosse molaire inférieure du côté » gauche. L'adhérence de la gencive et » les parois extérieures de l'alvéole étaient » détruites ; de façon qu'on pouvait in- » troduire dans le vide une sonde mousse, » et la promener dans toute l'étendue de » l'alvéole de ce côté jusqu'au fond. Il » était impossible de réparer cette alté- » ration. » La dent fut extraite, ses racines étaient environnées, à leur extrémité, d'une chair fongueuse très-rouge, circonstance qui avait été prévue et annoncée d'avance par le dentiste. M. le maréchal fut guéri.

Lorsqu'on a extrait une ou plusieurs dents pour ouvrir le sinus maxillaire, il reste quelquefois une ouverture très-incommode, que l'on peut remplir avec un obturateur de cire, à laquelle on ajoute ordinairement de la poudre de corail pour lui donner plus de solidité. Scultet, dans un cas de cette nature, porta un fer rouge dans l'alvéole, et en cautérisa assez fortement la circonférence : après l'exfoliation, l'ulcère se consolida exactement.

Dans le premier mémoire dont nous venons de donner l'extrait, M. Bordenave s'est proposé d'établir le traitement qui convient dans les différents cas de suppuration et de carie du sinus maxillaire ; et il paraît avoir prouvé, d'une manière incontestable que l'on ne doit point adopter une méthode curative exclusivement à toute autre, et que le procédé opératoire doit varier suivant les effets produits par la maladie. — Dans ce second mémoire, l'auteur traite 1º des polypes fongueux et des sarcômes des sinus maxillaires ; 2º des exostoses de ces mêmes sinus ; 3º de leurs fractures, et des corps étrangers qui peuvent pénétrer ou se développer dans leur cavité.

§ Iᵉʳ. Il est impossible de prévenir le développement des polypes ou des sarcômes des sinus maxillaires. Ces maladies peuvent dépendre d'un vice général, ou seulement d'un vice local qu'on ne peut d'abord reconnaître ; et elles ne peuvent elles-mêmes être reconnues, que lorsqu'elles ont déjà fait des progrès considérables. — Les polypes sont ordinairement indolents dans leur origine ; leur développement cause toujours de l'altération dans la forme extérieure du sinus, et cette altération est un des phénomènes qui font soupçonner leur présence. On doit examiner aussi avec soin s'il ne paraît pas des chairs fongueuses par les ouvertures des alvéoles, ou quelque tumeur de même nature vers le grand angle de l'œil. Chez quelques sujets, il sort fréquemment du sang par la narine du côté malade ; quelquefois le polype ou le sarcôme, ayant sa racine dans le sinus, se développe presqu'entièrement dans les fosses nasales, et alors on peut assez facilement être trompé sur le siége réel de la maladie. — La maladie reconnue, on doit ouvrir extérieurement le sinus, ou profiter de l'ouverture accidentelle qui peut exister du côté des alvéoles, afin de pouvoir agir librement sur la tumeur. Suivant le caractère qu'elle présente, on peut se décider à en faire l'extraction, à la faire suppurer, ou à l'attaquer avec le cautère actuel. — Un homme, âgé de soixante-quinze ans, portait une tumeur charnue occupant un espace formé par la carie de la deuxième et de la troisième dent molaire du côté gauche ; cette tumeur occasionait une douleur sourde. Elle fut excisée, et son pédicule touché avec un cautère actuel. Trois mois après, la tumeur était revenue, et présentait un volume double ; les dents cariées étaient ébranlées, les autres dents douloureuses ; une matière de mauvaise odeur sortait par le nez et par la bouche, et provoquait la toux et l'éternument. Les dents cariées furent extraites, et la tumeur arrachée avec des pinces ; quelques portions de l'os maxillaire cariées furent détachées. Il

survint une légère hémorrhagie, que l'on arrêta en introduisant dans le sinus un bourdonnet de coton imbibé d'eau de Rabel. Au bout de trois jours, la suppuration était louable ; et au bout d'un mois, le sinus se referma, et les gencives reprirent leur solidité. Probablement le succès eût été aussi complet lors de la première opération, si on eût attaqué et détruit la tumeur jusqu'à sa base. — Les deux observations suivantes du Mémoire de Bordenave auraient été plus convenablement rapportées dans le précédent extrait, puisque la maladie primitive a été, dans l'une et dans l'autre, l'engorgement de la membrane et la carie des parois du sinus maxillaire ; et que les fongosités survenues au bout d'un temps plus ou moins long, n'ont été qu'un effet de ces deux affections.

Une demoiselle de dix ans eut un dépôt à la joue gauche, à la suite de la petite vérole. On donna issue au pus par une incision ; au bout de quelques jours, on vit s'élever de la surface de l'ulcère une fongosité sur laquelle on appliqua différents consomptifs. Une dent molaire cariée fut extraite. L'ulcère ne se cicatrisa qu'au bout d'un an. — Un mois après la formation de la cicatrice, l'excroissance reparut. La maladie étant d'abord survenue à la suite de la petite vérole, fut regardée comme incurable. — Pendant six années, la malade ne reçut aucun secours. Au bout de ce temps, le fongus, apparent à l'extérieur, était du volume d'une grosse noix ; dans son milieu, il existait une ouverture fistuleuse qui donnait issue à une sanie de très-mauvaise odeur. Cette sanie coulait plus abondamment, lorsque la malade mangeait ou parlait. L'ouverture fistuleuse fut agrandie avec l'éponge préparée ; on reconnut avec un stylet qu'il y avait carie à l'os, avec perforation du sinus maxillaire, et que l'alvéole dont on avait extrait une dent, sept ans auparavant, communiquait également avec le sinus. M. Caumont injecta d'abord, par la fistule de la joue, une petite quantité de baume de Fioraventi ; et quelques jours après, voulant se servir de cathérétiques, il tamponna avec soin la fistule alvéolaire, injecta de l'eau mercurielle étendue dans beaucoup d'eau, et toucha la fongosité avec de l'eau mercurielle pure. Les fongosités furent consumées, les os cariés s'exfolièrent, et la cicatrice ne tarda pas à se faire (1).

_____

(1) Le traitement aurait peut-être été

Une demoiselle, âgée d'environ vingt-trois ans, souffrait depuis deux ans des douleurs de tête et de dents; l'une et l'autre mâchoire, mais principalement la supérieure, étaient douloureuses. Il survint au palais une tumeur de la grosseur d'une fève de marais; en la comprimant elle disparaissait, et cette compression occasionait une douleur aiguë au-dessous de l'orbite du côté droit. La malade n'ayant pas voulu qu'on fit l'ouverture de cette tumeur, elle s'ouvrit spontanément; il en sortit une assez grande quantité de pus très-fétide. Les douleurs persistèrent. Un stylet introduit dans l'ouverture fistuleuse, fit reconnaître une carie que l'on jugea peu étendue. MM. Morand et Dupont appliquèrent le cautère actuel pour corriger le vice local, et conseillèrent les anti-scorbutiques et quelques minoratifs. — Ces remèdes furent employés pendant trois mois, et pendant ce temps, on appliqua huit fois le cautère actuel. Après ce temps, on aperçut à la racine des dents incisives de la mâchoire supérieure, deux tubercules charnus qui paraissaient être la suite d'une carie. On appliqua le cautère actuel; les alvéoles se détruisirent aisément, et les dents furent tirées. On fit également l'extraction de la seconde molaire et de la dent canine droites cariées; et alors il y avait communication entre les deux ouvertures. Vers le cinquième mois, une dent molaire du même côté tomba d'elle-même; et jusqu'au huitième, on appliqua encore sept fois le cautère actuel. — Le sinus maxillaire rendait toujours une sanie de mauvaise odeur. On essaya des injections détersives; mais on fut obligé d'y renoncer, parce qu'elles provoquaient des douleurs vives et des éternuments incommodes. — Vers le neuvième mois, la malade fut attaquée d'une fluxion considérable. On prescrivit un régime austère, et six purgations avec les pilules de Belloste. Les accidents se calmèrent. — Deux fois par jour on portait sur l'ouverture du sinus un bourdonnet lié et trempé dans la teinture de myrrhe; et pour faciliter l'issue de la sanie, on faisait faire une forte

expiration. Ce mouvement fit sortir du sinus cinq petits vers blanchâtres, longs de deux ou trois lignes, dont deux étaient vivants. Une autre expiration en fit encore sortir trois. Cinq vers sortirent au pansement suivant; et le lendemain il en parut encore une vingtaine. On en revint alors aux injections faites avec une liqueur appropriée à l'indication fournie par la présence des vers.

Pendant le pansement suivant, la malade, expirant avec force, sentit quelque chose d'extraordinaire dans sa bouche. M. Dupont saisit et tira avec des pinces un fongus puant et de la grosseur d'une petite noix; il ne contenait qu'un seul ver. La fétidité de la suppuration diminua. Au bout de quelques jours, il sortit encore un fongus de la grosseur d'un pois. La suppuration cessa presque tout-à-coup. — Vers le dixième mois, il restait une trace de la grandeur d'un pouce; au bout d'un an, ce trou était diminué de moitié, et au bout de dix-huit mois, il se trouva entièrement cicatrisé. — M. Bordenave attribue la longueur de la maladie à la succession des divers accidents qui l'ont compliquée. Ne les aurait-on point prévenus en ouvrant largement le sinus aussitôt après l'apparition de la tumeur au palais? — Les applications réitérées du cautère actuel à la surface des os, ne paraissent avoir été faites que dans l'intention de déterminer l'exfoliation des parties cariées; et ce n'était là qu'une indication secondaire de la maladie, puisqu'on laissait persister la cause de la carie. — Une petite fille de cinq ans, à la suite d'un coup violent sur la face, entre les os du nez et la pommette, éprouva des accidents inflammatoires assez vifs. Au bout de deux mois, il parut sur l'endroit frappé une petite tumeur, avec carie à la partie correspondante de l'os maxillaire, et issue du pus dans la bouche vers les dents canines. Les douleurs étaient aiguës. La maladie s'accrut successivement pendant une année. La suppuration était très-fétide; l'os maxillaire, gonflé, formait dans l'intérieur de la bouche une tumeur qui débordait la lèvre supérieure; les os du nez, déjetés, gênaient les mouvements de l'œil; et le pus, très-abondant, sortait par la bouche, par la narine, et par les points lacrymaux. — La malade avait en même temps un cours de ventre séreux; son corps était couvert de taches scorbutiques. M. Chastanet, examinant la bouche, trouva l'os maxillaire et l'os palatin vacillants, et aperçut un fongus

---

plus rationel, si, au lieu de brûler le fongus, on l'eût incisé et cautérisé à sa base, et si on eût en même temps agrandi l'ouverture inférieure du sinus, pour faciliter l'issue des mucosités et l'usage d'injections simplement détersives.

*(Note du rédacteur de cet extrait.)*

dans la narine gauche. Il prescrivit les anti-scorbutiques, et les gargarismes et fomentations avec des liqueurs détersives. Les os vaccillants se détachèrent, et le fongus fut emporté avec une portion de l'os maxillaire. L'intérieur du sinus fut pansé avec un mélange de gomme laque, d'eau vulnéraire, de miel rosat et d'eau d'orge. On continua le gargarisme dans lequel entrait l'esprit de tanaisie et le baume du Pérou. Au bout d'un mois, la malade fut guérie ; elle prononçait facilement ; le sinus s'était refermé, et les os du nez avaient repris leur place.

L'observation suivante, rapportée par Alochutus, médecin de Breslau, démontre l'efficacité du cautère actuel dans quelques cas extrêmement graves. — Une femme d'environ trente ans, s'étant fait arracher une dent du côté gauche de la mâchoire supérieure, il survint une petite tumeur dans l'alvéole. En deux ans, cette tumeur acquit le volume des deux poings : elle occupait presque toute la cavité de la bouche, et soulevait la joue à un point tel, que l'on en craignait la rupture. La mâchoire inférieure était abaissée ; les lèvres ne pouvaient se rapprocher. En quelques semaines, cette maladie s'aggrava tellement que la malade se trouva menacée de mourir, ou de suffocation, ou de faim et de soif. — Il était urgent de la secourir ; la masse de la tumeur était très-dure, et comprenait dans son centre toutes les dents supérieures. — Pour opérer avec facilité, il fallut d'abord fendre les commissures des lèvres. On attaqua ensuite la tumeur avec un bistouri courbe ; sa dureté était celle d'un cartilage. On parvint cependant à emporter une portion de l'os maxillaire avec trois ou quatre dents ; cette extirpation ne s'étendait qu'à la moitié extérieure de la tumeur. On ne put emporter que par partie, et à diverses reprises, la portion qui occupait la voûte palatine. On appliqua, à plusieurs reprises, le cautère actuel, soit sur les vaisseaux qui donnaient du sang, soit sur les chairs fongueuses. — Peu après les premières opérations, la maladie prit un aspect assez favorable ; il se forma encore quelques excroissances dans le lieu qu'avait occupé le premier fongus. On reconnut quelques portions d'os cariées ; leur extraction fut suivie d'une prompte guérison. — Il est bien important d'attaquer ces maladies de bonne heure, et en même temps d'employer des moyens qui agissent avec une grande énergie. Ces fongus, irrités ou abandonnés à eux-mêmes, dégénèrent assez souvent en cancers incurables qui envahissent tout le visage et font périr les malades. L'auteur en rapporte plusieurs observations importantes, que j'analyserai dans le cahier prochain.

Quoique la chirurgie puisse, dans quelques cas, offrir des secours efficaces à des malades chez lesquels des fongus du sinus maxillaire ont déjà fait de très-grands progrès, on n'en est pas moins fondé à émettre cette proposition générale, que ces tumeurs, devenues anciennes et très-volumineuses, sont extrêmement difficiles à guérir, et que souvent même elles ne sont plus susceptibles de guérison. — Un prince d'une assez bonne constitution, et chez lequel on ne pouvait soupçonner ni vice scorbutique, ni vice vénérien, avait toujours eu les dents assez mauvaises. Il perdit successivement du côté gauche la plupart des dents de la mâchoire supérieure. On ne fit aucune attention à la qualité des chairs qui succédaient à l'arrachement ou à la chute de ces dents. Plusieurs années après, ce malade devint sujet à saigner du nez, mais du côté affecté seulement. Il survint aussi du gonflement à la joue et des douleurs dans la bouche. — Le mal ayant alors été examiné avec attention, on trouva, à la place des dents perdues, une tumeur ulcérée, assez vermeille, saignant aisément, se terminant en devant à la dent canine, en arrière à l'extrémité de l'os du palais, s'étendant en dedans vers la voûte palatine, et en dehors adhérant à la joue. — La disposition de cette tumeur, le gonflement de la joue, les autres symptômes antécédents, et l'introduction d'une sonde poussée de la bouche dans le sinus maxillaire, prouvèrent évidemment que la maladie avait essentiellement son siége dans cette dernière cavité. Boerhaave conseilla de tâcher de ramollir cette tumeur et de la faire suppurer par des topiques émollients ; mais il n'était déjà plus temps d'y provoquer une bonne suppuration. Ce fongus devint douloureux, dégénéra en cancer, et fit des progrès sur la face qui furent suivis de la mort. MM. Maréchal et de La Peyronie avaient proposé l'extirpation de la tumeur, mais le malade n'avait pu se décider à subir l'opération qu'ils conseillaient. Ces tumeurs fongueuses, lorsqu'elles ne sont qu'en partie extirpées ou détruites par les caustiques, reparaissent bientôt et presque toujours avec un caractère plus fâcheux.

Une demoiselle de trente-neuf ans, portait, depuis environ quatre mois, une tumeur du volume d'une noisette, à l'angle interne de l'œil gauche, précisément sur l'os unguis. Cette tumeur, vacillante et dure, était indolente. Quelque temps après, on aperçut un polype de consistance mollasse dans la narine du même côté, on en fit l'extirpation, et on emporta ensuite la tumeur extérieure : cette femme jouit pendant quatre mois d'une assez bonne santé. Au bout de ce temps, une tumeur, plus volumineuse des trois quarts, revint et fut également extirpée. Au bout d'un mois, la malade parut guérie : à cette époque, on reconnut dans la narine un nouveau polype plus mou que le premier; on le détruisit avec les consomptifs. Peu de temps après, il en reparut un troisième, et une troisième tumeur à l'angle de l'œil. Les progrès en furent rapides et accompagnés de douleurs de tête très-vives; les glandes de la bouche se tuméfièrent; le sinus maxillaire, qu'on n'avait pas soupçonné malade, se remplit si exactement, que des portions palatines des os maxillaires se séparèrent; un gonflement considérable survint à toute la membrane interne de la bouche; les gencives devinrent dures et racornies, et la malade mourut environ trois ans après l'apparition des premières tumeurs. — A l'ouverture du cadavre, on trouva une tumeur squirreuse qui remplissait le sinus maxillaire, et se dirigeait en partie sous l'arcade zygomatique, et en partie vers l'angle de l'œil où elle offrait un volume beaucoup plus considérable. On ne trouva pas de polype dans la narine. Les os maxillaires, écartés de deux lignes, n'étaient point cariés; il n'existait aucun ulcère dans les parties molles. — Les symptômes qui ont accompagné cette affection, n'ont point été rapportés à leur origine, à leur véritable cause. La tumeur située près de l'œil, et le polype des narines ayant paru sans être accompagnés de déformation de l'os maxillaire, ont été regardés comme des maladies locales et indépendantes l'une de l'autre; et peut-être eût-on sauvé cette femme, si on avait eu d'abord des idées exactes sur leur nature et sur leur siége.

Le désordre occasioné par ces fongus dans les parties environnantes, est quelquefois bien plus grand. M. Bordenave examina la tête d'un soldat invalide, dont la mort avait été occasionée par une de ces tumeurs qui avait fait des progrès très-rapides. Sa substance solide se dur-cissait encore plus par l'action du feu. « Cette tumeur, extérieurement plus » grosse qu'un œuf, était continue par » l'orbite avec une protubérance sembla- » ble, située dans le sinus maxillaire, qui » s'étendait dans la cavité droite en se » portant jusqu'au palais et jusqu'à la » partie presqu'antérieure de la fosse pa- » latine; extérieurement, elle s'étendait » de l'arcade zygomatique, qui était un » peu déjetée en dehors, le long de la » mâchoire inférieure, tant intérieure- » ment qu'extérieurement. » Les glandes salivaires n'étaient que déprimées sans être altérées; l'os unguis de la partie latérale droite de l'ethmoïde, le cornet inférieur du nez, l'os du palais, étaient entièrement ramollis; l'os maxillaire était aussi presqu'entièrement détruit par ce ramollissement, excepté près de ses bords orbitaire et alvéolaire. Ce dernier soutenait encore quatre dents; aucune portion d'os n'était cariée. — Parmi les observations de Ledran, on en lit une de M. Léaulté, qui prouve que la maladie dont nous parlons peut s'étendre en même temps à presque tous les sinus. — Un homme âgé de soixante-douze ans, portait, dans le sinus maxillaire, une tumeur sarcomateuse, que l'on attaqua successivement avec les caustiques et avec l'instrument tranchant. Malgré les très-grandes incisions que l'on pratiqua, on ne put comporter tout le sarcôme. Ce qui était resté repullula avec rapidité et donna lieu à une suppuration fétide; il survint des hémorrhagies fréquentes. On tenta de nouveau d'extirper la tumeur qui était revenue; cette opération fut sans succès, et le malade ne tarda pas à succomber. — Les os maxillaires, ceux de la pommette et même ceux de la base du crâne, étaient presque détruits et sans consistance. Tous les sinus étaient remplis d'excroissances fongueuses, et on sentait seulement quelques fragments d'os vermoulus, mêlés avec les parties molles.

§ II. — Les exostoses des os maxillaires supérieurs ne sont pas aussi faciles à reconnaître que celles des autres os. Le gonflement des parties osseuses de la joue ne suffit pas pour les caractériser, il faut en même temps que ce gonflement ne soit point accompagné des signes qui annoncent la présence du pus, de polypes ou de sarcômes dans le sinus maxillaire. — Les exostoses récentes et occasionées par un vice intérieur connu et susceptible de guérison, cèdent assez souvent à l'usage des remèdes internes et des topiques indiqués par la cause de la maladie. — Ces exostoses des os maxillaires sont quelquefois compliquées de maladie de la membrane des sinus, et les opérations nécessaires pour détruire la tumeur osseuse, peuvent, dans quelques cas, remplir toutes les indications curatives. — Une femme portait sous la pommette droite une tumeur qui la défigurait beaucoup. Cette tumeur était inégale ; les os ne cédaient point au toucher. La malade, assez bien constituée, n'était pas réglée et était affectée d'un vice scorbutique ; ce qui fit présumer à M. Runge qu'il y avait exostose et épanchement de pus dans le sinus. Les téguments furent incisés sur la tumeur ; un trépan perforatif pénétra avec facilité dans l'os devenu spongieux et épais de plus de cinq lignes. Il s'écoula du sinus une grande quantité de fluide ; le gonflement de l'os n'ayant point diminué dans les jours suivants, on se décida à emporter avec le trépan le plus de l'exostose qu'il serait possible. On ne put la détruire entièrement ; mais la maladie cessa de faire des progrès, le sinus se rétrécit, et probablement cette grande maladie se sera réduite à une simple fistule, et l'ouverture naturelle du sinus est restée oblitérée. — Dans ce cas d'exostose suppurée, le cautère actuel peut être d'un grand secours pour disposer l'os à une exfoliation salutaire. — David a communiqué à l'Académie l'observation d'une complication d'exostose à l'os maxillaire avec un engorgement fongueux de la membrane du sinus. La maladie était encore beaucoup plus grave que la précédente.

Un homme de trente-trois ans, portait, depuis long-temps, dans la région du sinus maxillaire, une tumeur considérable qui déprimait la portion palatine des os maxillaire et palatin du même côté, et gênait aussi le mouvement de la langue. Le plancher de l'orbite, la région maxillaire antérieure étaient soulevés ; la tumeur s'étendait en arrière jusque dans l'arrière-bouche. — David mit à découvert le côté antérieur de l'exostose ; il serra de bas en haut toute la partie saillante, qui donna une portion de sphère de près de trois pouces de diamètre. Cette pièce enlevée, il trouva que la tumeur était formée par une substance blanche, assez dure quoique spongieuse, et ressemblant assez bien à l'agaric un peu mou. Cette tumeur occupait le sinus maxillaire, dont la forme était singulièrement altérée, et en quelques endroits elle

adhérait aux os. En la détachant, il brisa, malgré toutes les précautions qu'il prit, le plancher de l'orbite ; en bas, il fut obligé d'emporter une portion de la lame palatine de l'os maxillaire. — Le feu fut appliqué plusieurs fois sur les parties qui avaient échappé au bistouri, aux crochets, aux rugines. Après l'opération, il resta un vide de quatre pouces et demi de devant en arrière, et de plus de trois pouces de haut en bas et de gauche à droite. — David a observé que la dépression des parties, combinée avec une espèce de régénération, a contribué à effacer le vide. Le soixantième jour de l'opération, il n'y avait plus qu'antérieurement une cavité assez petite. — A la suite du mémoire de M. Bordenave, on lit une observation de M. Garengeot, qui démontre, aussi bien que la précédente, l'utilité du cautère actuel et ses avantages sur les caustiques, dans le traitement des maladies du sinus maxillaire. — Une jeune dame faisait de fréquents voyages à cheval, même pendant l'hiver. Elle ne fit d'abord aucune attention à une fraîcheur glaciale qu'elle sentit au côté gauche du visage, vers la fin de la première année de ses courses. Cette fraîcheur augmenta, la joue se gonfla insensiblement, les dents molaires supérieures du même côté devinrent douloureuses, branlantes, et il en tomba deux la seconde année. L'hiver suivant, la malade continua ses excursions ; la joue devint très-volumineuse ; il survint des douleurs lancinantes, l'haleine devint fétide ; il tomba encore une molaire.

Garengeot vit alors cette dame. Sa bouche ne paraissait que du côté droit, le côté gauche du nez était très-élevé, la joue gauche très-grosse, et la lèvre supérieure du même côté fort épaisse. Un champignon bleuâtre, sortant des alvéoles, d'où les dents étaient tombées, le bordait. La voûte palatine, au lieu d'être cintrée, formait aussi à gauche une bosse saillante. — Le toucher fit reconnaître que la partie inférieure et antérieure de l'os maxillaire gauche était ramollie, que la cavité de son sinus était remplie de chairs fongueuses, que l'os du nez du même côté commençait à s'amollir et à augmenter d'épaisseur. — Garengeot conseilla d'emporter avec l'instrument tranchant les chairs fongueuses, et d'appliquer le cautère actuel sur le fond de la plaie. La malade se refusa à l'emploi du dernier moyen, et on opéra de la manière suivante : — La lèvre ayant été élevée, on coupa avec le bistouri le champignon bleuâtre ; le muscle buccinateur fut incisé en travers, et on en emporta une partie aussi bien que des chairs qui rendaient la joue si grosse. L'hémorrhagie ne permit pas cette fois qu'on fit autre chose. — Les chairs repullulant toujours, on réitéra ces opérations sept à huit fois pendant six semaines, et toujours il y eut une effusion abondante de sang. Quelques aspérités osseuses ayant été reconnues dans le sinus maxillaire, furent détruites avec l'élévatoire et des pincettes. Pendant ce traitement, Garengeot employa, sans succès, différents corrosifs ; au bout de deux mois, il y avait un ulcère inégal et d'une puanteur horrible. — La malade se décida alors à supporter l'application du cautère actuel. On appliqua d'abord deux fers rouges ; leur application fut répétée deux fois le jour, pendant huit jours : le succès suivit rapidement l'emploi de ce moyen ; les chairs reprirent de la solidité ; la voûte du palais se redressa aux deux tiers ; la joue gauche devint égale à la droite, et la mauvaise odeur de la bouche se dissipa peu à peu. Au bout de ce temps, on ne cautérisa plus, pendant trois semaines, qu'une fois par jour ; la malade se gargarisait avec une décoction de plantes vulnéraires et le miel rosat. La guérison fut achevée au bout de quatre mois.

Le périoste est susceptible de se tuméfier ; cet engorgement, moins dur que celui des os, peut être pris, faute d'attention, pour une exostose. Quelques-unes de ces tumeurs du périoste, examinées après la mort, ont paru quelquefois formées par une substance sarcomateuse, et plus souvent par une matière semblable à du lard durci. Quand elles présentent cet état, la substance de l'os est ordinairement ramollie, et la maladie doit être considérée comme un ostéo-sarcome.

§ III. — Les fractures du sinus maxillaire doivent en général être traitées comme les plaies compliquées. Ces fractures peuvent être suivies de fistules, si un corps étranger a pénétré dans le sinus. — Un homme reçut à la joue un coup de feu ; un clou, dont l'arme était chargée, pénétra par sa tête dans la cavité du sinus. Foubert incisa la joue jusqu'à la fosse maxillaire, dégagea le corps étranger dont la pointe était saillante au-dehors, et en fit l'extraction. Une fistule, entretenue par sa présence, ne tarda pas à se fermer ; il y eut quelques petites exfoliations. — Un officier fut blessé à la joue par un éclat de grenade ; le chirurgien qui appliqua le premier appareil et fit le pansement suivant, ne fit que peu de recherches pour s'assurer s'il n'y avait pas de corps étrangers dans le sinus fracturé. La plaie paraissait tendre à sa guérison ; mais il restait un trou du diamètre de deux lignes, duquel sortait habituellement une humeur muqueuse. M. Allouel, chirurgien-major des hôpitaux de Gand, aggrandit l'ouverture fistuleuse, découvrit l'os maxillaire enfoncé, à l'endroit du sinus, et une des extrémités de l'éclat qui en remplissait presqu'entièrement la cavité. Le corps étranger fut tiré avec quelques esquilles ; la plaie suppura, ses bords se rapprochèrent beaucoup en 15 jours. Il ne restait plus qu'une petite ouverture, on la cautérisa légèrement avec un stylet rougi au feu ; mais le mucus continuant à y passer, elle resta fistuleuse. Les bords de cette plaie furent scarifiées ; un bandage compressif fut appliqué, et on fit coucher le malade sur le côté opposé à la plaie. On ne leva l'appareil qu'au bout de cinq jours ; ces précautions procurèrent en peu de temps la cicatrisation de la plaie. — Une dent canine fut enfoncée par un charlatan dans le sinus maxillaire droit ; elle y produisit de vives douleurs. Il se forma sur la joue, vers le nez, une petite tumeur ; bientôt après, deux fistules s'ouvrirent sur la joue et trois dans la bouche : elles donnaient issue à un pus fétide. Petit incisa la tumeur, découvrit la dent, la tira avec des pincettes. Le malade guérit en peu de temps.

---

MÉMOIRE *sur quelques exostoses de la mâchoire inférieure* ; PAR M. BORDENAVE.

Les exostoses de la mâchoire inférieure sont ordinairement solides dans toute leur épaisseur et d'une assez grande densité. Il peut cependant arriver qu'il se forme en même temps, dans l'intérieur de l'os, une sorte de cavité contre-nature, remplie par une matière pultacée ou liquide, plus ou moins dense ; mais ces cas sont extrêmement rares. — Les exostoses de la mâchoire sont rarement produites par des causes externes ; les vices vénérien et scrofuleux les occasionnent bien plus souvent. Quelquefois le scorbut y donne lieu ; mais plus ordinairement la carie est le résultat de son action sur les os. Petit dans une seule année et dans le même hôpital, où il y avait toujours quatre à cinq cents scorbutiques, a vu plus de cent caries, et seulement trois exostoses. Ces dernières avaient toutes leur siége à la mâchoire inférieure, dans la partie où sont logées les grosses dents molaires. Cet os, en cet endroit, était d'un tiers plus gros que dans l'état naturel; les fluxions fréquentes, les excroissances sarcomateuses qui se forment sur les gencives, à la racine des dents cariées, peuvent être suivies d'exostoses simples ou compliquées de carie. — Les exostoses creuses, que les auteurs ont aussi désignées sous le nom de *spina ventosa*, peuvent être guéries plus facilement que toutes autres, à la mâchoire inférieure, par des procédés chirurgicaux. — Un jeune homme de dix-neuf ans, portait, à l'os maxillaire, depuis plusieurs années, une exostose qui faisait des progrès assez manifestes. Elle avait été douloureuse; des battements s'étaient fait sentir dans son intérieur; son volume gênait les mouvements des muscles. Les fondants, les sudorifiques, divers topiques avaient été employés inutilement. — Au mois de février 1759, la tumeur avait le volume d'un gros œuf alongé et aplati; elle s'étendait à peu près depuis l'angle de la mâchoire, jusqu'à sa symphyse; elle s'avançait particulièrement du côté extérieur et sous le menton; elle s'étendait aussi dans l'intérieur de la bouche, du côté de la joue; les gencives, les dents paraissaient saines, ces dernières s'étaient inclinées vers la langue, à la suite de la déformation de la mâchoire. Les amygdales étaient dures; elles avaient été ulcérées quelques années auparavant. Le malade avait une sœur scrofuleuse, et ressentait des douleurs dans tous les membres. Sa conduite régulière ne pouvait laisser aucun soupçon de vice vénérien. On se détermina cependant, dans une consultation, à lui faire passer les grands remèdes.

Au mois de février, Bordenave fit extraire la deuxième dent molaire; la racine de cette dent commençait à s'altérer; l'alvéole communiquait par une ouverture étroite avec l'intérieur de l'exostose. Il sortit, par cette cavité, de la sanie très-fétide. Le lendemain, la troisième molaire fut enlevée; elle était saine aussi bien que l'alvéole, dont on perfora le fond avec un poinçon, pour établir une seconde ouverture. Des injections détersives, poussées dans l'exostose, en sor-

taient avec une couleur jaune, et entraînaient avec elles une matière grumeleuse, semblable à de la moëlle durcie. Au bout de quinze jours, plusieurs portions des alvéoles s'étant exfoliées, on put apercevoir plus distinctement l'intérieur de la tumeur; la matière qui s'en écoulait avait perdu de sa fétidité et de sa consistance. Ses parois étaient intérieurement garnies d'une substance à peu près charnue, vermeille, cependant un peu élevée; quelques points de carie existaient sur ses bords. Ces changements heureux engagèrent Bordenave à allonger l'ouverture du côté de la bouche, afin de faciliter l'affaissement des portions d'os écartées: la première molaire fut extraite, et son alvéole perforée. En dix jours, elle s'exfolia complètement; ce qui procura, selon la longueur de l'exostose, une ouverture d'un pouce et demi de long sur trois ou quatre lignes de large, par laquelle on introduisait facilement six bourdonnets assez gros.

Le malade, après l'usage des frictions mercurielles, prit des tisanes sudorifiques. Au mois de juillet, on se contenta d'injecter dans la tumeur de l'eau simple, et de la remplir avec des bourdonnets secs, saupoudrés de colophane; sans cette précaution, les aliments s'y amassaient, et il se faisait, dans sa cavité, un résonnement qui changeait le son de la voix. Au bout d'un an, le malade était guéri: la tumeur s'était un peu affaissée extérieurement; l'ouverture de l'exostose, du côté de la bouche, était moins grande; les bourgeons charnus qui s'étaient formés dans son intérieur, s'étaient cicatrisés et unis aux gencives. Deux ans après la fin de ce traitement, la tumeur était presque dissipée, et sa cavité considérablement diminuée. — Les procédés opératoires peuvent être plus simples dans quelques circonstances, où l'on peut pénétrer plus facilement dans la tumeur. — Un jeune homme portait au côté droit de la mâchoire inférieure, au niveau des dernières dents molaires, une tumeur qui, dans l'espace d'un an, avait acquis le volume d'un œuf de pigeon, et qui proéminait plus en dehors qu'en dedans. Les dents avaient été douloureuses; une douleur sourde et continue s'était fait sentir dans la tumeur: la première molaire seule était altérée; mais elle ne correspondait point à l'exostose, et on n'en fit point l'extraction. — M. Runge se contenta d'enfoncer dans la tumeur, entre la joue et la gencive, un bistouri fixé sur son manche. Le même instrument servit à augmenter, quelques jours après, cette première ouverture, qui donna issue à une matière muqueuse, et par laquelle on fit des injections détersives. La cavité de l'os était tapissée par une substance membraneuse. On continua, pendant six mois, l'usage des injections aromatiques, aiguisées avec quelques gouttes d'esprit de vitriol ; la plaie était remplie d'une tente faite de racine d'acorus. Au bout de ce temps, il ne restait aucune difformité. — La guérison eût été probablement plus prompte, si on eût ouvert plus largement l'exostose, dans laquelle la suppuration croupissait dans l'intervalle des pansements. — L'extraction des dents est indiquée, quand l'exostose est accompagnée de la carie des dents, que l'on peut soupçonner quelque tumeur sarcomateuse à leur racine, ou que les gencives sont fongueuses. — Les exostoses solides et pleines de la mâchoire inférieure doivent être abandonnées à elles-mêmes, quand on est parvenu à détruire, par un traitement interne, le vice qui les a occasionées. On ne pourrait emporter complètement les tumeurs, qu'avec beaucoup de peine et sans produire une grande difformité. — Quelquefois les exostoses molles de l'os maxillaire inférieur, sont compliquées ou entretenues par le vice cancéreux ; les parties molles, voisines de la tumeur, s'ulcèrent ou s'engorgent alors dans une grande étendue. Ce cas est au-dessus des ressources de l'art.

M. Morelot a communiqué à l'Académie une observation sur une tumeur développée dans l'os maxillaire, et qui en a imposé pour une exostose. — Un charpentier, âgé de vingt ans, éprouva des maux de dents à la mâchoire inférieure du côté droit. Il y survint une tumeur indolente, qui s'accrut successivement pendant quatorze ans. Elle devint alors douloureuse : on sentait de la fluctuation du côté de la bouche ; en dehors, elle était dure et rouge. Une incision, pratiquée en dedans, donna issue à beaucoup de pus de mauvaise nature. Quelques jours après, M. Morelot pratiqua plusieurs incisions en dehors : la fluctuation y était aussi devenue manifeste. Il sentit un corps solide dans l'épaisseur de l'os ; et il le prit pour une exostose. Le malade étant mort quelque temps après, on trouva la plus grande partie de la branche et du corps de la mâchoire, du côté droit, ramollie dans quelques endroits,

détruite dans d'autres. La substance ramollie de l'os formait une cavité assez ample pour contenir un œuf de poule. Cette cavité était remplie par le corps que l'on avait pris pour une exostose ; les téguments enlevés, il se détacha comme de lui-même : il n'avait avec les parties voisines que de très-faibles adhérences. Sa surface était inégale, friable, de couleurs brune, grisâtre, blanchâtre dans divers points. Scié en travers, il parut plus blanc et plus solide vers son centre, et formé de couches irrégulières. — Ce corps, traité par l'acide nitrique, donna une grande portion d'une terre blanchâtre ; et pour résidu, une substance semblable au parenchyme des os. — Peut-être aurait-on sauvé le malade, si on avait pu soupçonner la nature de cette affection, et inciser largement de bonne heure, pour extraire cette singulière tumeur.

*Sur la nécrose de l'os maxillaire [inférieur.* — Les nécroses de la mâchoire inférieure sont souvent produites par le vice vénérien ; on en a vu envahir une grande portion de cet os, et guérir sans laisser beaucoup de difformité et de gêne. — Une femme, après avoir été traitée sans méthode par plusieurs charlatans, pour une maladie vénérienne, entra à Bicêtre. On ignorait qu'elle eût déjà fait usage des préparations mercurielles, et on lui administra une friction avec trois gros d'onguent napolitain. Il survint le lendemain un engorgement considérable des amygdales et des glandes salivaires, et le visage s'enfla monstrueusement. On calma ces accidents par l'usage des laxatifs en lavements ( la déglutition étant devenue impossible ), et par quatre saignées de pied. Une salivation très-abondante s'établit et dura long-temps ; les gencives de la mâchoire inférieure devinrent fongueuses, l'os se découvrit. M. Leguernery s'aperçut, au bout de quelque temps, qu'il était vacillant sous une dent qui n'était point elle-même ébranlée : ayant saisi cette dent avec un davier, et exécutant de légers mouvements, il enleva avec elle « toute la por » tion de la mâchoire inférieure au-des » sus de son angle droit, et depuis sa » division en apophyses coronoïde et » condyloïde, jusqu'entre la première et » la seconde des dents molaires antérieu- » res du côté gauche, en une seule pièce. » Il ne restait, du côté droit, que le con- » dyle dans la cavité articulaire de l'os » temporal. » — Cette extraction produisit un vide très-considérable. On fit des injections vulnéraires pour empêcher la stagnation du pus et de la salive , et on rapprocha les gencives avec de petites compresses, soutenues en dehors par la joue, en dedans par la langue. Un bandage en fronde servit extérieurement de point d'appui à la mâchoire. Pendant quelque temps, on ne permit que l'usage du bouillon pris avec un biberon ; la guérison fut complète au bout de deux mois : les mouvements de la bouche et de la langue s'exerçaient avec la même facilité qu'avant la maladie ; le bord libre des gencives était devenu tranchant. Il est à remarquer qu'on n'administra à Bicêtre que la friction qui avait occasioné les accidents graves rapportés plus haut.

Il est assez probable que le périoste de la mâchoire de cette malade s'est ossifié, et que cette ossification accidentelle a remplacé le séquestre dont l'extraction avait été faite. On trouve dans plusieurs auteurs , et notamment dans le *thésaur. anatom.* de Ruisch, dans les essais d'Édimbourg, dans Scultet, et dans plusieurs mémoires envoyés à l'Académie par MM. d'Angerville, David, Chopart, des observations de nécrose proportionnellement aussi étendues, et survenues au fémur, au tibia, à la clavicule, au cubitus , etc. Quelques-unes ont occasioné la mort des malades, quelques autres ont été guéries par des opérations chirurgicales pratiquées sur le nouvel os, pour ouvrir une issue aux portions nécrosées. — Des abcès profonds et situés sur le trajet de la mâchoire inférieure, des contusions violentes , quelquefois le vice scorbutique, ont produit assez souvent la nécrose d'une grande partie de cet os. La guérison, dans la plupart des cas rapportés par les auteurs, a toujours été assez prompte et la mastication peu gênée par la suite. Dans deux observations recueillies par Raygerus, médecin hongrois, et par M. Disdier, on lit que l'os nécrosé n'a point été remplacé par une nouvelle substance osseuse. Le rapprochement et le recollement des parties molles a cependant suffi pour que la mâchoire exécutât assez facilement la mastication, L'une des malades qui font le sujet de ces observations, était âgée de quatre-vingts ans, et l'autre de soixante-dix ; l'ossification du périoste a probablement été empêchée chez elles par leur extrême vieillesse.

## OBSERVATIONS SUR LES FISTULES DU CANAL SALIVAIRE DE STÉNON.

I. *Sur une plaie compliquée à la joue, où le canal salivaire fut déchiré ;* par M. Duphénix. — Un piqueur fut enlevé de dessus son cheval par un cerf qu'on poursuivait, et jeté à une distance de près de six pas, où il resta sans connaissance. Les andouillers de cet animal lui avaient fait deux plaies, l'une au bras gauche et la seconde au visage. Celle-ci commençait précisément sur l'angle de la mâchoire inférieure, pénétrait le corps du muscle masséter, et se continuait sous l'os de la pommette qui était fracturé dans sa portion orbitaire , et séparé du frontal de près de trois lignes. — Le gonflement et l'ecchymose étaient considérables. Les pièces d'os furent rapprochées autant qu'il fut possible ; et, pour les contenir, M. Duphénix plaça dans le fond de la plaie, sous l'os malaire , des lambeaux de linge fin, soutenus par un bandage convenable.—L'assoupissement et la perte de connaissance persistaient ; le malade fut saigné huit fois, soit au bras, soit au pied. A la huitième saignée, la connaissance revint un peu, les urines commencèrent à couler, et le ventre s'ouvrit. — Du trente-neuvième au quarante-unième jour , il sortit plusieurs esquilles osseuses. Quelques jours après, la plaie avait peu d'étendue ; mais, quand le blessé commença à mouvoir la mâchoire (jusque là on ne l'avait tenu que à l'eau de poulet et à la tisane de chiendent qu'il prenait avec un biberon), il sortit par la petite ouverture qui restait, une grande quantité de salive. — Le canal de Sténon avait été ouvert vers la partie postérieure du masséter, et il ne paraissait pas rationnel de pratiquer en ce lieu une communication avec la bouche ; 1° parce que la cicatrice qui s'y était formée, était large et enfoncée ; 2° parce qu'il aurait fallu percer ce qui restait antérieurement du masséter ; 3° enfin , parce que l'apophyse coronoïde de la mâchoire, en s'abaissant, passait beaucoup plus loin que l'endroit où il aurait fallu établir la communication. — Ces raisons engagèrent M. Duphénix à tenter la compression. Dès qu'elle fut exercée, le blessé put prendre les aliments et même les mâcher un peu, sans qu'il coulât de salive par la fistule. — La glande se gonfla beaucoup, et dès le lendemain devint douloureuse. L'auteur assure avoir alors observé que lorsque le malade mâ-

chait, « il se faisait au travers de la peau
» qui couvre la parotide, une transuda-
» tion d'une liqueur claire et transpa-
» rente, qui formoit un nombre infini
» de petites gouttelettes » lesquelles, en
se réunissant, faisaient une ou plusieurs
trainées de liqueur qui coulait le long
du cou, et qu'on recevait avec du linge.
— On cessa la compression : la douleur
et le gonflement de la glande disparurent. — Le malade conserva sa fistule
dans ce même état, pendant environ
seize mois ; et à chaque repas, il perdait
une très-grande quantité de salive. —
M. Duphénix se décida alors, malgré les
obstacles indiqués précédemment, à lui
ouvrir une communication dans la bouche. — La cicatrice dans laquelle la fistule se trouvait comprise, longue de
vingt-six lignes, et large de quatorze
dans son milieu, fût emportée, en grande
partie, avec le bistouri, dirigé de manière à faire une plaie large à l'extérieur
et étroite dans son fond, correspondant
à un peu plus de la moitié de l'épaisseur
du muscle masséter. L'opérateur portant
son doigt indicateur gauche dans la bouche, enfonça jusque dans cette cavité,
vis-à-vis le canal de la parotide, un bistouri droit et étroit, qu'il introduisit
par la plaie et qu'il dirigea de haut en
bas et d'arrière en avant. L'ayant ensuite retiré, il substitua à sa place un
stylet garni de deux cordonnets attachés
à une canule de plomb, de la grosseur
d'un tuyau de plume à écrire, de la longueur de seize lignes, taillée en biseau à
l'une de ses extrémités, et percée, à l'autre bout, de deux trous pour y passer les
cordonnets. — Le stylet, retiré par la
bouche, entraîna après lui la canule ;
elle fut située de manière que la partie
la plus éminente de son extrémité, taillée en biseau, correspondait dans le fond
de la plaie, au-dessous et vis-à-vis l'extrémité du canal. — Les bords de la plaie
furent réunis sur la canule, au moyen de
la suture entortillée. Un bandage propre
à empêcher tous les mouvements de la
mâchoire, fut appliqué ; on fit coucher
le malade sur le côté opposé à la fistule ;
on le saigna trois fois dans le même jour,
et on prescrivit une diète sévère. Dès le
lendemain, il coulait dans la bouche un
peu de salive mêlée de sang ; le quatrième jour, il en coulait davantage, et elle
était mêlée de pus. On leva le premier
appareil ; la plaie parut bien réunie ; le
septième jour, on retira les aiguilles, et
le seizième, la canule. — Depuis ce temps,

le canal artificiel, s'est conservé, et la
fistule ne s'est pas rouverte. — L'opération ayant occasionné une assez grande
perte de substance à la peau de la joue,
il en est résulté une rétraction de la commissure correspondante des lèvres. Cette
difformité a disparu presque complètement par l'usage des eaux de Bourbon.

II. *Sur un moyen de guérir la fistule
du canal salivaire* ; par M. Morand. —
M. Morand père obtint la guérison d'une
fistule salivaire, en pratiquant, à la peau
seulement, une petite incision perpendiculaire à la joue, et en réunissant cette
plaie au moyen d'une suture entortillée
sur une seule aiguille. Cet instrument
fut retiré au bout de quelques jours, et
l'écoulement de la salive avait déjà beaucoup diminué ; il devint successivement
moins abondant, et la fistule finit par se
fermer, mais au bout d'un temps assez
long. — Petit voulait qu'on perçât la
joue dans toute son épaisseur, de manière que l'incision interne fût beaucoup
plus grande que l'externe ; il recomman-
dait en même temps de mastiquer en
quelque sorte cette dernière, et de placer chaque jour un morceau d'éponge
fine dans celle du côté de la bouche, pour
l'entretenir dilatée. — Morand, fils, consulté par un peintre qui, depuis un an,
portait à la joue gauche, à la suite de
l'ouverture d'un abcès, une fistule qui
laissait écouler une grande quantité de
salive, imagina un autre procédé. S'é-
tant d'abord assuré, au moyen d'une petite sonde, de l'état sain du canal salivaire, depuis la fistule jusqu'à son orifice
dans la bouche, il plaça sur l'ouverture
fistuleuse un petit trochisque escaroti-
que, pour détruire la callosité de la peau.
La suppuration établie, il introduisit, de
dehors en dedans, dans le canal salivaire,
une sonde à séton, très-déliée et garnie
de trois brins de fil déroulés pour faire
mèche. Les deux bouts du séton furent
noués sur la joue, et la plaie fut couverte avec une emplâtre. Dès le second
jour, une partie de la salive coula par la
bouche. Lorsque, dit M. Morand, « je
» crus le trajet assez arrondi et assez di-
» laté, je laissai, du matin au soir seule-
» ment, le séton pris dans le canal, de
» manière que le bout, fort court dans la
» plaie, servit, comme dans l'expérience
» des filtrations, à s'imbiber de la salive
» qui venait de la parotide ; le soir, je
» l'ôtai tout-à-fait, et le lendemain matin
» le malade se réveilla guéri. Cette cure
» fut parfaite en huit à neuf jours, et

» s'est toujours soutenue depuis quinze
» ans. »

III. *Sur l'écoulement de la salive
par la fistule des glandes parotides, et
par celle de leur conduit excréteur*;
par M. LOUIS. — Les fistules salivaires
à la joue peuvent être le résultat de la
lésion de la parotide elle-même et de
ses petits conduits excréteurs, ou
bien elles peuvent être occasionées par
une plaie du canal excréteur principal.
Il est bien important de distinguer ces
deux cas dans la pratique. — Les fistules
de la première espèce sont assez ordinairement situées près de l'oreille, et presque toujours elles sont très-étroites. Elles
ne donnent jamais lieu à un écoulement
de salive aussi abondant que les fistules
du canal de Sténon; et on les a vu guérir par la simple compression, par l'emploi de cérats dessicatifs, de légers cathérétiques; quelquefois il a été nécessaire
de les toucher avec le cautère actuel. —
Les fistules entretenues par l'ouverture
du canal de Sténon, sont bien plus difficiles à guérir. M. Louis prétend même
que l'application des caustiques est plus
propre à augmenter la largeur de la fistule, qu'à la faire cicatriser. — Deroy
imagina le premier d'enfoncer par l'ulcère fistuleux jusque dans la bouche un
cautère actuel, destiné à opérer une perte
de substance plus ou moins considérable.
Ce procédé lui réussit sur une fistule qui
rendait beaucoup de salive, et qui était
située au milieu d'une ligne tirée de la
commissure des lèvres à la racine de l'o-
reille. — Monro pratiqua également avec
succès, dans un cas analogue, une opération différente. Ayant porté deux doigts
d'une main dans la bouche pour tendre
la joue, il poussa en dedans et en avant
jusques dans la bouche, une grosse haleine de cordonnier introduite par la fistule. Cette ouverture faite, il y engagea
un cordon en soie, et l'y laissa trois semaines, temps au bout duquel le trajet
parcouru par le cordon était devenu calleux. L'ulcère extérieur guérit ensuite
en peu de temps. — La perforation de la
joue pour ouvrir une route artificielle à
la salive, n'est pas une opération dont
le succès soit certain. Lors même que la
fistule a son siège sur le muscle buccinateur, et qu'elle correspond au muscle
masséter, cette perforation peut être non-
seulement inutile, mais encore dangereuse. — Dans les cas même les plus
avantageux pour employer cette méthode, « l'orifice supérieur de l'ouverture

» artificielle que l'on pratique, se trouve
» plus éloignée de la source de la salive
» que la fistule que l'on se propose de
» guérir…. Il paraît que l'humeur doit
» avoir plus de facilité à sortir par le
» trou fistuleux extérieur, qu'à parcou-
» rir le nouveau trajet qu'on lui a prépa-
» ré pour tomber dans la bouche. » Pour
prévenir cet inconvénient, on pourrait
perforer la joue d'avant en arrière, et
exercer ensuite une légère compression
sur l'orifice fistuleux, pour forcer la salive à rétrograder vers l'ouverture artificielle. — M. Maison-Neuve est parvenu à guérir une fistule du canal de Sténon, en exerçant, pendant vingt jours,
une compression exacte sur la portion
de ce conduit située entre la fistule et la
glande. Pendant ces vingt jours, le malade ne prit que du bouillon avec un biberon. La parotide se gonfla beaucoup;
il survint une inflammation œdémateuse
qui occupait toute la face, et s'étendait
le long du cou jusqu'à la poitrine. — Les
inconvéniens des divers procédés proposés pour guérir les fistules du canal de
Sténon, en ouvrant à la salive une route
artificielle, engagèrent M. Louis à rechercher une méthode propre à rétablir
le cours naturel de cette humeur. Il imagina, comme l'avait fait M. Morand, de
passer un séton dans le canal parotidien.
Ces deux praticiens partagent l'honneur
de l'invention de ce procédé, puisque
M. Morand ne communiqua à l'académie
son observation antérieure à celles de
M. Louis, qu'après avoir entendu le mémoire de ce dernier. — M. Louis, en
s'occupant de cette méthode, a fait sur la
disposition du canal de Sténon, et sur la
manière de le sonder, quelques remarques importantes. — Ce conduit fait un
coude très-prononcé en traversant le
buccinateur, et il redevient oblique dans
l'épaisseur de la membrane interne de
la bouche. Pour le sonder facilement,
il faut donc faire disparaître cette courbure brusque; on y parvient en soulevant la joue, sur les côtés du stylet, avec
deux doigts introduits dans la bouche.
— Ce canal est très-lâche, et le séton,
pour cette raison, le traverse quelquefois
difficilement. On évite cette difficulté
en tirant d'une main le séton, tandis
qu'avec l'autre on tend la joue, de la commissure des lèvres vers l'oreille.

IV. *Sur les tumeurs salivaires des
glandes maxillaires et sublinguales,
et sur les fistules que cause leur ouverture.* — Les glandes maxillaires et sub-

linguales peuvent devenir le siége d'abcès, et à leur ouverture, il reste quelquefois une fistule salivaire. Muys en rapporte un exemple; la maladie avait son siége dans la glande maxillaire; la fistule ne put être guérie. — Une personne portait une grenouillette du volume d'une noix, et en même temps une autre tumeur du volume d'un petit œuf sous l'angle de la mâchoire. Cette dernière tumeur paraissait bien isolée de la grenouillette. On avait proposé de l'ouvrir; cet avis ne fut pas suivi, et on la vit disparaître lorsqu'on eut ouvert la tumeur située sous la langue. Si on en eût fait l'ouverture, il en serait résulté une fistule salivaire, peut-être très-difficile à guérir. — La grenouillette est, comme on en convient généralement aujourd'hui, une tumeur salivaire formée par l'accumulation de la salive dans le conduit excréteur de la glande sousmaxillaire, en partie ou complètement oblitéré, plus ou moins près de son insertion dans la bouche. — Fabrice d'Aquapendente, Paré, Dionis, Heister, etc., n'ont eu que des idées inexactes sur cette espèce de tumeur, qu'ils ont pensé tenir de la nature des loupes. — Dans cette affection, il n'y a pas production de kiste, mais dilatation d'un canal préexistant à la tumeur. La salive retenue est d'abord limpide; elle s'épaissit ensuite, se trouble, et quelquefois même elle devient plâtreuse. — Heister regrette que la situation de la tumeur ne permette pas d'en tenter l'extirpation. — Paré a conseillé un moyen plus méthodique, c'est l'application du cautère actuel. Quelques auteurs ont recommandé d'inciser la tumeur dans toute son étendue. Ce procédé est moins sûr que celui de l'excision d'une partie du canal dilaté. La ranule ne peut guérir, qu'autant qu'il reste une ouverture fistuleuse qui laisse un écoulement libre à la salive. En établissant cette fistule, soit par le cautère, soit par l'excision, il faut la placer le plus en avant possible : sans cette précaution, les malades restent sujets à une évacuation involontaire de salive, lorsqu'ils ouvrent la bouche.

----

## Nouvelles observations sur les fistules salivaires; par M. Louis.

M. Louis, dans son premier mémoire, s'était proposé de démontrer à l'académie que les fistules de la glande parotide étaient seules susceptibles de guérir par l'application des caustiques, et que ce moyen devait être au moins inutile dans le traitement des fistules du canal de Sténon. — Eclairé par de nouvelles observations, il revient ici sur les conséquences qu'il avait déduites de celles qu'il avait faites lui-même antérieurement, ou qui avaient été recueillies par plusieurs auteurs modernes, et il établit la possibilité de guérir toutes les fistules salivaires par ce procédé. — Plusieurs faits appuient sa nouvelle doctrine. — Un enfant de trois ans reçut à la joue un coup de corne de bœuf. Le canal de Sténon fut ouvert et il resta une fistule. A l'âge de huit ans, on fit à la joue de ce malade une incision transversale pénétrant dans la bouche et assez grande pour y passer le doigt indicateur; on emporta quelques callosités, et on réunit ensuite la partie extérieure de la plaie. Pendant treize jours, la salive coula dans la bouche. On retira alors les aiguilles. Du quinzième au seizième jour, il survint un gonflement subit, sans fièvre et sans inflammation, vers l'angle de la mâchoire. On y sentait le lendemain de la fluctuation. L'ouverture en ayant été faite, il en sortit de la salive, et on reconnut que l'incision qu'on avait pratiquée s'était cicatrisée du côté de la bouche. Le dix-huitième jour, la cicatrice s'ouvrit sur la joue, et peu de temps après, l'ouverture faite à la tumeur se cicatrisa. On se détermina, peu de temps après, à passer un séton à travers la joue. La mèche engagée dans un trajet trop étroit, occasiona un abcès, et on fut forcé de la supprimer. — On en revint au premier procédé mis en usage, et ce fut sans succès. Le jeune homme vint à paris à l'âge de vingt-deux ans. Sa joue était marquée de plusieurs cicatrices; l'ouverture fistuleuse était très-étroite. MM. Morand et Louis se déterminèrent à agrandir un peu l'ouverture fistuleuse, et appliquèrent un petit trochisque de caustique. Le lendemain, M. Louis essaya de sonder le conduit, et ne put réussir à faire pénétrer sa sonde jusque dans la bouche. — Il cautérisa de nouveau l'orifice fistuleux, et se servit de la pierre infernale. Une mouche de taffetas gommé appliquée sur l'escarre y resta adhérente; la salive continua les jours suivants de couler dans la bouche. — Au bout de quelques jours, la mouche de taffetas étant tombée, on fit appliquer sur la joue, plusieurs fois par jour, des compresses trempées dans une dissolution de pierre médicamenteuse de Crollius. — Le cinquième jour, l'escarre ne tenait plus que par un très-petit pédicule; le sixième, elle se détacha; la cicatrice était parfaite. On continua encore quelque temps l'usage des lotions dessicatives, et le malade commença à prendre des aliments solides. Cette guérison s'est soutenue. — Pour employer ce procédé avec succès, il faut se servir d'un caustique desséchant, n'en point appliquer une quantité assez grande pour occasioner une escarre trop large, avoir soin de la priver souvent de l'humidité qui peut la pénétrer, et en même temps défendre la mastication, jusqu'à ce que la cicatrice soit parfaite. — Ferrand a obtenu de l'usage du caustique le même succès que Louis. — M. Maréchal de Mety, dans le cas d'une fistule du canal de Sténon qui s'ouvrait en même temps sur la joue et dans la bouche, a obtenu la guérison en scarifiant l'ouverture extérieure et la réunissant ensuite, après avoir eu la précaution de dilater l'orifice interne pendant quelques jours. — M. Louis termine son mémoire par l'observation d'une cure de fistule occasionée par la lésion de la parotide, laquelle cure fut obtenue par l'usage continué pendant quelque temps d'un bandage compressif mécanique.

----

OBSERVATIONS *sur les becs de lièvre venus de naissance, où l'on expose les moyens de corriger cette espèce de difformité*; par M. DE LA FAYE.

Les observations recueillies par M. De la Faye, ont presque toutes pour sujet des becs de lièvre compliqués, et guéris d'une manière plus ou moins exacte, par l'emploi de la suture entortillée, pratiquée à la suite de la résection des bords de la fente de la lèvre. — Je ne vais analyser que celles de ces observations qui présentent quelque chose de plus remarquable, soit sous le rapport de la difformité de la maladie, soit sous le rapport des procédés opératoires et de leurs résultats. — On présenta à M. De la Faye un enfant de quatre ans, chez lequel « la lèvre supérieure, toute la » voûte du palais, et la luette même » étaient partagées en deux; chacun des » rebords de la lèvre paraissait former

» vers la partie inférieure un mamelon » qui se gonflait lorsque cet enfant riait… » Le rebord des lèvres entourait ces ma- » melons, et allait se terminer à chaque » aile du nez;… un petit filet attachait » intérieurement chaque partie de la » lèvre à la gencive, près du rebord de » la division des os maxillaires; les deux » parties de la lèvre laissaient entre elles » un intervalle de douze lignes, quand » l'enfant était tranquille, et de seize, » quand il riait ou quand il pleurait. » — Au milieu de cet espace, on voyait une portion isolée et branlante de l'os maxillaire, formant une saillie d'environ cinq lignes, et soutenant les deux dents incisives. « Un petit morceau de chair, » de figure ronde, attaché vers l'extré- » mité du nez, et qui paraissait être une » partie de ce qui manquait à la lèvre, » pendait devant cette éminence. » — La saillie formée par la portion moyenne des os maxillaires, était séparée antérieurement du reste de ces os par deux fentes obliques dirigées en arrière et en dedans, qui, en se réunissant, ne formaient plus qu'une seule ouverture longitudinale, à travers laquelle on distinguait l'intérieur des fosses nasales, et qui se prolongeait jusqu'à la luette. — L'enfant n'avait été élevé qu'avec beaucoup de peine, et ne rendait point de sons articulés. — Un grand nombre d'auteurs ont décrit cette espèce de bec de lièvre. Van Horne et Franco prescrivent de couper l'éminence osseuse avec des tenailles incisives, et de corriger le reste de la difformité comme dans les becs de lièvre ordinaires, ce qui, suivant l'opinion de Van Horne, est réellement difficile dans le cas dont il s'agit. — M. De la Faye se proposa de suivre cette méthode; il commença par préparer l'enfant par des remèdes généraux. Cette précaution, souvent utile, n'est jamais blâmable. — L'opération fut pratiquée de la manière suivante :

Le chirurgien sépara avec un bistouri le bouton de chair d'avec l'éminence osseuse, coupa celle-ci avec des ciseaux à branches longues et à lames faites comme celles des cizoires, réséqua les deux bords du bouton de chair pour lui donner une forme angulaire et aiguë à sa partie inférieure, et enfin divisa les deux brides qui attachaient les parties de la lèvre à la gencive et qui auraient empêché de les réunir. — Les artères labiales donnèrent beaucoup de sang. M. De la Faye n'en conçut aucune inquiétude, convaincu par sa propre expérience que l'hémorrhagie, dans les plaies des lèvres, cesse dès que la réunion est opérée. Elle le fut au moyen de la suture entortillée. Une *première* aiguille fut engagée *près du nez*. Une *seconde* fut passée près du *bord inférieur* de la lèvre et très-profondément, ainsi que la précédente, pour favoriser l'union des parties intérieures. Deux rubans, faits de brins de fil ciré, furent entortillés, l'un autour de l'aiguille supérieure, l'autre autour de l'aiguille inférieure. Le chirurgien se réservait ainsi la faculté de pouvoir supprimer à volonté une partie de sa suture, sans détruire le reste. — Le bouton de chair n'ayant pu être traversé par l'aiguille supérieure, fut engagé et maintenu sous le ruban correspondant. — Il était nécessaire de s'opposer à ce que les lèvres rapprochées obéissent à leur tendance à se rétracter. Pour remplir cette indication, l'opérateur fit croiser sous le nez deux bandelettes couvertes d'emplâtre agglutinatif, et en fixa les extrémités sur les joues; il appliqua sur ces dernières deux compresses épaisses, soutenues par une petite bande dont les chefs, ramenés de chaque côté de la nuque sous le nez, furent de nouveau portés en arrière et arrêtés au bonnet du malade, qui devint ainsi le point d'appui d'une fronde placée sous le menton, de manière à permettre à la mâchoire un abaissement suffisant pour l'introduction de la tisane et du bouillon. — Les épingles d'Allemagne qui traversaient les lèvres, étant assez longues pour que leurs extrémités reposassent de chaque côté sur les os maxillaires, malgré la résection d'une partie de ces os, on jugea inutile d'engager au-dessus d'elles la plaque de plomb conseillée par quelques auteurs dans le cas où les dents manquent, et dont l'usage doit être de soutenir les parties réunies. — Le malade eut un peu de fièvre le lendemain de l'opération; on remarqua que « ses pleurs et ses cris » n'occasionaient de mouvements considé-» rables que dans le gosier, parce que » le bandage tenait tout en situation. » — L'appareil fut levé le second jour; le bouton de chair s'était échappé de dessous le ruban de fil et fut replacé. Un second appareil, semblable au premier, fut appliqué et levé le septième jour. L'aiguille inférieure étant vacillante, fut retirée; le neuvième jour, on retira la supérieure. La lèvre était réunie; la plaie que l'on avait faite en cou-

pant l'éminence osseuse, était guérie; on appliqua cependant encore le bandage pour assurer la réunion des diverses parties. — Voici quels sont les avantages que cet enfant a retirés de l'opération : les ailes du nez étaient beaucoup moins évasées; on ne voyait plus au-dessous du nez qu'une continuité de lèvre traversée au milieu par une cicatrice; la lèvre supérieure, malgré la brèche des os maxillaires, se trouvait au niveau de l'inférieure; mais il restait encore à la lèvre une petite échancrure arrondie qui n'aurait point existé, si on eût emporté une plus grande quantité des mamelons qui formaient les parties latérales du bec de lièvre. Quatre ans après l'opération, la voûte du palais était presque fermée; l'enfant prononçait distinctement, mais encore un peu du nez.

Un jeune homme de quinze ans portait un bec de lièvre double très-difforme; les os maxillaires ne faisaient cependant pas de saillie, mais le nez était fort large. Un bouton de chair qui y était attaché vers le bout, et qui paraissait être une portion de la lèvre, recouvrait incomplètement les deux dents incisives moyennes; toute la voûte du palais était partagée. Juncker, dans son *Conspect. Chirurgic.*, a dit que ces becs de lièvre doubles ne se guérissent presque jamais. Malgré cette assertion, M. De la Faye pratiqua l'opération comme dans le cas précédent, à cette différence près qu'il ne fut pas obligé d'emporter une portion de l'os maxillaire. Il appliqua ensuite le même appareil. — Le malade fut saigné par précaution le jour qu'il fut opéré; on le saigna encore le lendemain, parce qu'il était survenu de la fièvre, et on le fit coucher sur le dos, afin que le mucus nasal, qui s'écoulait en quantité sur l'appareil, tombât dans l'arrière-bouche. Le cinquième jour, ce jeune homme était dans un état très-satisfaisant. Son père eut l'imprudence de râper du tabac près de son lit, ce qui sollicita un éternument violent répété quinze à vingt fois. Les épingles déchirèrent les chairs en haut; une petite portion du côté droit de la lèvre fut emportée; le lambeau intermédiaire se détacha de chaque côté; il survint du gonflement dans les parties déchirées. Pour réparer ce désordre, il fallut d'abord attendre un jour que l'inflammation fut diminuée; ensuite on pratiqua deux points de suture entrecoupés, qui tenaient la lèvre unie aux parties latérales du bouton. Deux emplâtres agglutinatifs, larges d'un côté et étroits de l'autre, furent appliqués par leur partie large sur les joues, « de façon que » leur partie étroite, à chaque angle de » laquelle étaient attachés des rubans » faits de plusieurs brins de fil ciré, se » trouvait près de chaque commissure. Je » fis passer sous la lèvre, ajoute l'auteur, » les deux rubans inférieurs, et je les » nouai ensemble ; je nouai ensemble les » deux rubans supérieurs, et je les atta- » chai au bonnet, de manière qu'en te- » nant les emplâtres, ils faisaient lever » les rubans inférieurs, qui rappro- » chaient, par ce moyen, du bouton la » partie de la lèvre que les points de su- » ture n'y avaient point réunie ; je me » procurai, par cette espèce de suture » sèche, l'avantage de panser la plaie » sans rien défaire. » L'appareil fut ap- pliqué comme auparavant ; la guérison fut complète au bout de vingt jours ; la cicatrice, très-peu apparente, avait la forme d'un Y.

Verduc et la Charrière conseillent, pour rapprocher les bords d'un bec de lièvre, l'usage d'un instrument qu'ils nomment *serre-tête.* C'est une portion d'un cercle d'acier qui doit embrasser la tête, et dont les extrémités correspon- dent aux joues. Ce moyen est incom- mode, ne peut s'appliquer exactement ; il ne fait qu'appuyer sur les chairs sans les pousser en avant ; il est donc défec- tueux. — M. Quesnay a employé, pour remplir la même indication, un morceau de baleine large et souple ; il le passe derrière la nuque, et en fait venir les bouts sur les côtés des ailes du nez. A chaque extrémité de cette baleine est attaché un grand emplâtre agglutinatif, qui doit s'appliquer sur la joue. Pour fixer ce corps élastique, il place sur lui une bande, qui est fendue par un de ses bouts pour y engager l'autre, afin de la croiser sur la lèvre. En serrant cette bande, la baleine s'applique exactement autour de la tête ; ses extrémités s'avan- cent sur la lèvre, et entraînent les em- plâtres qui tirent les chairs vers l'endroit divisé. — Ce moyen ingénieux ne dis- pense pas d'appliquer les autres parties du bandage unissant employé ordinaire- ment pour le bec de lièvre. Quesnay l'a mis en usage dans un cas où la partie in- férieure des bords d'un bec de lièvre s'était déchirée sur l'aiguille. Il était im- possible d'en passer une seconde. Pour maintenir les parties dans un rapport parfaitement exact, ce praticien fit pla-

cer sur la partie antérieure de la lèvre un emplâtre agglutinatif assez large pour être ramené sur sa partie postérieure. Au moyen de ces différentes précautions, il obtint une guérison assez prompte et sans difformité. — Le reste du mémoire de M. De la Faye ne contient que des observations analogues à celles dont je viens de donner l'extrait. Dans le cahier prochain, j'analyserai plusieurs mémoi- res de M. Louis, sur le même sujet, et j'indiquerai quelques moyens employés de nos jours par des chirurgiens célèbres pour fixer la lèvre pendant la résection des lambeaux.

---

MÉMOIRE *sur l'opération du bec de liè- vre, où l'on établit les premiers prin- cipes de l'art de réunir les plaies ; par M.* LOUIS.

La plupart des auteurs, tant anciens que modernes, ont attribué à une perte de substance, qui n'existe pas réelle- ment, l'écartement qui a lieu entre les bords d'un bec de lièvre de naissance. C'est probablement cette opinion qui a fait proposer par Celse, Thévenin, Manget, Guillemeau, etc., de pratiquer à la peau, sur les côtés de la fente de la lèvre, deux incisions en forme de crois- sant, pour faciliter le rapprochement des parties écartées. Quelques autres, tels que Van Horne, Roonhuysen, Pauli, ont conseillé, pour prévenir la difformité, de faire hardiment ces incisions dans l'intérieur de la bouche. — Il est égale- ment probable, suivant M. Louis, que c'est cette même opinion erronée sur la nature du bec de lièvre qui a déterminé plusieurs chirurgiens à employer la su- ture entortillée pour corriger cette dif- formité, puisque Fabrice d'Aquapen- dente, Dionis, Garengeot, Heister, qui recommandent cette suture pour le bec de lièvre de naissance, pensent que la suture entrecoupée peut suffire, lorsque la lèvre n'est divisée qu'accidentellement. Dans l'un et dans l'autre cas, l'écartement des bords de la solution de continuité n'est que l'effet de l'action des muscles. Cet écartement augmente par le rire ; il devient aussi plus considérable immé- diatement après qu'on a divisé l'angle supérieur de la fente de la lèvre, et il diminue lorsqu'on fronce la bouche. — Parce qu'il n'y a pas de perte de sub- stance dans le bec de lièvre de naissance,

M. Louis établit en précepte qu'on doit proscrire de son traitement, non-seulement les taillades, soit à l'extérieur, soit à l'intérieur des joues, mais encore la suture entortillée. — Avant de s'occuper spécialement des différentes méthodes proposées pour la réunion des bords de la division, M. Louis expose les procédés employés par les auteurs pour rendre ces bords saignants. — Pour faire la résection avec facilité, Dionis et Heister conseillent de saisir la lèvre avec des pinces ou morailles, près de l'endroit où l'on veut couper. Garengeot et De la Faye en rejettent l'usage, et prétendent qu'elles meurtrissent fortement la partie inférieure de la lèvre, sans contenir la partie supérieure ; et qu'à la suite de la contusion qu'elles occasionnent, il doit survenir une abondante suppuration, accident qu'il faut soigneusement prévenir dans toutes les plaies du visage (1) — La résection peut être faite avec des ciseaux ou avec le bistouri. M. Louis prétend que les ciseaux meurtrissent en coupant ; que la surface de la section qu'ils opèrent présente deux plans inclinés l'un vers l'autre ; qu'ils ne peuvent couper d'un seul coup tout le bord d'un bec de lièvre ; et qu'il est très-difficile de les faire agir sur la main gauche, pendant que les doigts de la droite assujétissent le bord gauche de la fente de la lèvre ; à la vérité, on peut éviter en partie cette difficulté en pinçant le bord gauche du bec de lièvre avec les mêmes doigts qui tiennent la lèvre à droite (1).

On ne peut déterminer d'une manière absolue quelle doit être la largeur du lambeau qu'il faut emporter. La résection est bien faite, quand les deux incisions se réunissent à angle aigu, qu'elles ont été pratiquées immédiatement en dehors du bord rouge de la division de la lèvre, et que les parties saignantes peuvent se trouver en contact par toute leur surface. — Pour les maintenir en cet état, on a imaginé la suture entortillée. Les anciens se servaient d'aiguilles ordinaires : comme elles ne pénétrent qu'avec la plus grande difficulté, on en a fait construire de particulières, à pointe large, aplatie, tranchante sur les côtés ; elles pénétrent avec facilité, et la pointe prépare une voie large au corps qui doit rester dans les chairs.

Pour empêcher les extrémités de ces aiguilles de comprimer douloureusement la lèvre, on a conseillé de placer derrière de petites compresses, de petites éponges, ou bien de les envelopper d'une petite boule de cire. L'une ou l'autre de ces précautions suffit pour dispenser de suivre le conseil de Garengeot, qui recommande de couper avec des tenailles incisives la pointe des aiguilles engagées, ce qu'on ne peut d'ailleurs exécuter sans occasioner une secousse douloureuse. — On a rejeté les aiguilles d'acier et de cuivre, qui se rouillent facilement et sont inflexibles ; celles d'or ont aussi ce dernier inconvénient. Elles doivent, quelle que soit leur

---

(1) Les inconvénients qu'on attribue aux morailles sont moins grands que ne le prétendent Garengeot et De la Faye. La douleur qu'elles occasionnent, lorsqu'on ne serre que modérément, est bien moins vive que celle qu'on détermine en saisissant la lèvre avec les ongles. — Les pinces imaginées par M. le professeur Pelletan, pour opérer avec le bistouri, ont un de leurs mors large, creusé et rempli par un morceau de bois dur ; l'autre est plus étroit et s'applique sur le milieu du premier. En les écartant, l'intervalle qui s'établit entre eux est à peu près égal dans toute leur étendue ; ils doivent donc comprimer avec la même force toute la portion de lèvre sur laquelle ils appuient. Cet instrument paraît réunir le triple avantage de fixer solidement la lèvre, d'offrir un point d'appui à la pointe du bistouri, et de diriger son tranchant pendant la section. A l'hospice de l'Ecole de Médecine, M. le professeur Dubois, dans le cas de bec de lièvre double, passe quelquefois un fil dans la portion inférieure des bords rouges qui doivent être réséqués. Avec ce fil, on assujétit parfaitement les chairs ; mais, pour le passer, on cause probablement plus de douleur qu'en se servant de pinces, dont l'emploi, à la vérité, n'est pas facile quand il s'agit de fixer le bouton intermédiaire, adhérent par la plus grande partie de sa surface postérieure.

(*Note du rédacteur de cet extrait.*)

---

(1) La plupart des chirurgiens emploient encore les ciseaux, malgré les inconvénients que leur attribue M. Louis; et l'observation prouve que l'on peut faire avec eux une section tout aussi régulière et souvent plus prompte qu'avec le bistouri, qui quelquefois, quoiqu'enfoncé d'abord profondément, glisse sur la membrane interne des lèvres, sans la diviser dans toute son étendue.

(*Note du rédacteur de cet extrait.*)

nature, décrire une courbe dans l'épaisseur des deux bords de la lèvre. Si elles n'ont aucune flexibilité, elles agissent sur les chairs, dit M. Louis, comme une espèce de garrot ou de verrou. Les aiguilles d'argent, dont les pointes, suivant Sharp, doivent être d'acier, sont plus flexibles que les précédentes, et ne se rouillent que difficilement. M. Petit avait imaginé une aiguille à lardoire pour engager celle d'argent. Fabrice d'Aquapendente avait des épingles en partie solides et en partie flexibles ; il en repliait les extrémités à droite et à gauche après les avoir placées (1).

La manière de placer les aiguilles n'a pas été la même pour tous les auteurs ; Franco, Juncker, Platner, perçaient d'abord la lèvre gauche d'avant en arrière dans toute son épaisseur, et ensuite la lèvre droite d'arrière en avant. Juncker et Platner recommandent l'interposition d'une lame de plomb pour que les gencives ne soient pas blessées par les pointes des aiguilles. Tous les autres praticiens les ont passées dans l'épaisseur même des lèvres, en leur faisant décrire une ligne courbe dont la convexité était tournée en arrière. Dionis, Garengeot, Sharp, Ledran, Juncker, recommandent expressément de passer d'abord l'aiguille inférieure pour mettre les deux portions de la lèvre exactement de niveau. — Pauli, Roonhuysen, Solingen, Nuck, Verduc, Manget et De la Faye n'ont pas suivi ce procédé ; et cependant, en plaçant d'abord l'aiguille supérieure, il est à craindre que l'on n'affronte pas exactement les bords de la division. Un chirurgien distingué fit une opération de bec de lièvre au collége Louis-le-Grand : il plaça d'abord l'aiguille supérieure ; en engageant la seconde aiguille, il s'aperçut, « après avoir percé le bord gauche, » que les deux parties n'étaient pas de

» niveau. Pour y remédier et empêcher » le côté droit d'être plus long, on pointa » un peu plus bas avec l'épingle ; par ce » moyen, le côté long fut relevé au ni- » veau de l'autre, mais la cicatrice a » formé un bourrelet. Le vermeil du » bord de la lèvre correspondait, par » l'espèce de retroussis qu'on avait fait, » à la peau blanche du côté opposé. L'en- » fant fut jugé plus difforme qu'avant » l'opération. » — La suture entortillée convient-elle, lorsqu'il y a réellement perte de substance aux lèvres, comme cela arrive après l'extirpation d'une tumeur cancéreuse ? Dans cette circonstance, les parties laissant plus d'intervalle entre elles, tendant davantage à s'écarter lorsqu'elles ont été réunies, ou doit craindre davantage qu'elles ne se déchirent sur les aiguilles, et c'est pour cette raison qu'on a toujours alors employé plusieurs moyens concurremment avec la suture. M. Louis veut encore qu'on la proscrive dans ce cas ; on ne peut, dit-il, d'après M. Pibrac, justifier les praticiens de l'usage qu'ils en ont fait, qu'en avouant que les vrais principes de l'art n'ont point encore été posés sur la réunion des plaies.

On ne s'est déterminé à coudre les plaies que dans l'intention d'en retenir les bords dans un contact plus immédiat et plus parfait, et les sutures ne peuvent remplir qu'incomplètement cette indication ; elles n'empêchent point l'action des muscles voisins qui tendent à écarter les bords de la division, et les moyens de réunion ne seront méthodiques et efficaces que quand ils seront dirigés contre ces organes, et qu'ils en surmonteront la puissance. J.-L. Petit s'est conduit ; pour la réunion du tendon d'Achille, d'après les idées qu'aurait pu suggérer ce principe. Les bandages unissants, les emplâtres agglutinatifs, que l'on n'a considérés que comme moyens accessoires, sont cependant les moyens essentiels, et on devrait, dit M. Louis, proscrire toute espèce de suture, hors certains cas extraordinaires, qu'il n'est peut-être pas possible de prévoir. « Elles sont douloureuses, » ajoutent de nouvelles plaies à celles » qu'on veut réunir ; ainsi elles compliquent la maladie : les fils ou les aiguilles laissés dans le trajet de la plaie sont » des corps étrangers à charge à la nature ; on a vu une infinité d'accidents » fâcheux produits immédiatement par ce » prétendu secours. Les sutures manquent

---

(1) Il semble que des aiguilles très-flexibles, loin d'être avantageuses, auraient quelquefois des inconvénients. Les courbures qu'elles pourraient prendre après l'application du bandage n'occasionneraient-elles pas, dans quelques circonstances, la perte du niveau des parties ? L'aiguille inférieure surtout pourrait-elle, avec beaucoup de flexibilité, pousser en bas les chairs, quand on a l'intention de former à la partie moyenne de la lèvre une petite saillie qui imite celle qui existe naturellement.

(*Note du rédacteur de cet extrait.*)

» nécessairement, si la contraction des
» parties n'est pas empêchée; ainsi, si el-
» les ne sont pas nuisibles par les précau-
» tions qu'on aura prises pour prévenir
» leurs mauvais effets, elles seront au
» moins inutiles comme moyens essen-
» tiels, puisque, dans le cas où elles
» n'auront produit aucun accident, il
» est certain qu'on aurait obtenu la réu-
» nion sans employer ce moyen doulou-
» reux. » — L'expérience, suivant l'auteur, prouve la solidité des principes
qu'il établit, et les inconvénients qu'il
attribue aux sutures.

*Première observation.* — Un homme
de soixante-neuf ans portait à la lèvre
inférieure, près de la commissure droite,
une tumeur cancéreuse du volume d'une
noix. L'extirpation en fut faite, et la
plaie fut réunie au moyen d'un bandage
mécanique, agissant à peu près de la
même manière que la baleine proposée
par Quesnay. Le bandage, qui blessait
les parties subjacentes, se dérangea pendant la nuit : on y substitua une simple
bande. La plaie, qui ne s'était pas réunie
par première intention, suppura ; la réunion ne fut parfaite qu'au bout de douze
jours. M. Louis ne dit pas si la cicatrice
présentait de la difformité.

*Deuxième observation.* — Une tumeur également cancéreuse, mais beaucoup moins volumineuse que la précédente, ayant son siége à la lèvre supérieure, fut emportée par deux incisions
réunies supérieurement et à angle aigu,
et faites avec le bistouri. « Deux cartes
» ordinaires, pliées en double suivant leur
» largeur, mises l'une dans l'autre, et
» arrondies des deux côtés par un bout,
» servirent de point d'appui sous la lè-
» vre, entre la tumeur et la mâchoire.»
La malade n'avait point de dents vis-à-
vis de la division de la lèvre. Ce défaut
de point d'appui pour le bandage engagea M. Louis à passer un point de suture
entrecoupée à la partie inférieure de la
plaie. Le fil fut arrêté par un nœud de
chirurgien, toujours facile à serrer ou
à relâcher suivant que cela est nécessaire. Il appliqua ensuite un bandage
unissant qui ne se dérangea point. Le
point de suture fut retiré au bout de
trois jours; la guérison fut complète le
cinquième. Quatre ans après, la cicatrice était si peu difforme, qu'à deux
pas de distance elle ne pouvait être
aperçue.

*Troisième observation.* —Un homme
de cinquante ans portait à la lèvre et du

côté droit une tumeur cancéreuse du volume d'un petit œuf de poule. Après
son extirpation, MM. Foubert, Faget,
Ledran, voyant qu'il y avait une perte
de substance considérable, furent d'avis
qu'il fallait employer la suture entortillée;
deux bandelettes agglutinatives furent
placées sur les aiguilles; M. Louis ne dit
pas qu'on ait fait usage en même temps
d'un bandage unissant : il survint de
l'inflammation ; l'épingle d'en haut manqua le troisième jour ; il fallut la retirer,
et la seconde fut ôtée le lendemain. La
partie intérieure de la plaie était réunie;
la partie extérieure suppurait. Au bout
de quinze jours, le malade mourut d'un
abcès putride à la fesse. Il n'y avait que
peu de difformité au visage.

*Quatrième observation.* — Un autre
malade ayant encore une tumeur plus
volumineuse fut opéré suivant le même
procédé. Après la réunion faite par la
suture entortillée, il y eut aussi des accidents inflammatoires.L'année suivante,
un nouveau cancer se développa ; il fut
emporté à l'Hôtel-Dieu. L'opération
n'eut pas de succès; les glandes voisines, déjà engorgées avant l'opération,
et toutes celles des environs qui ne l'é-
taient pas, se tuméfièrent prodigieusement, et le malade mourut au bout de
cinq à six semaines, avec un ulcère cancéreux à la face.—L'extirpation d'une tumeur cancéreuse est certainement le seul
moyen de guérison que puisse employer la
chirurgie ; mais quand les tumeurs sont
très-volumineuses, il faudrait, dit M.
Louis, ne faire l'opération que pour sauver la vie au malade, sans prétendre
corriger la difformité, et se contenter
de seconder la nature par des moyens
simples, pour faciliter le rapprochement
des parties. Fabrice d'Aquapendente
voulait qu'on essayât tous les autres
moyens, avant de se décider à opérer.
Ce chirurgien pratiquait l'extirpation de
ces tumeurs avec un couteau d'un bois
dur, trempé dans de l'eau forte; cette
manière d'emporter le cancer lui paraissait moins douloureuse que les incisions
faites avec le bistouri, et très-propres à
prévenir les hémorrhagies. Il pansait ensuite la plaie avec un œuf entier, jaune
et blanc battus ensemble, pour prévenir
l'inflammation et la douleur (1).

_____

(1) J'ai vu emporter, à l'hôpital de la
Charité, deux tumeurs cancéreuses occupant presque toute la lèvre inférieure.

M. Louis a employé une méthode nouvelle qui a été couronnée par le succès, dans le traitement d'un bec de lièvre double que portait un homme de trente ans. Les deux dents incisives moyennes étaient cachées par une portion de lèvre conglobée sous le cartilage mitoyen des narines ; l'écartement laissait à découvert, de chaque côté, la dent canine et ses deux voisines. « On jugea assez uniformément qu'il faudrait extirper la portion moyenne, comme trop courte et trop peu large » pour s'allonger suffisamment, et soutenir quatre aiguilles avec lesquelles on prétendait la traverser. — M. Louis, en pinçant cette partie entre deux doigts, reconnut qu'elle était susceptible d'être amenée au niveau des lèvres ; il réséqua son bord gauche et la portion correspondante de la lèvre. Un point de suture fut placé à la partie inférieure de la plaie, et le bandage unissant appliqué ; le malade fut saigné. Cinq jours après, la réunion était parfaite. — Au bout de quinze jours, on pratiqua avec autant de succès une opération semblable du côté opposé. Il n'est pas resté de difformité. — Cette méthode, suivant M. Louis, est applicable à la plupart des becs de lièvre doubles, et ils ne présentent ainsi guère plus de difficultés que les becs de lièvre simples. Malgré le succès que l'auteur a obtenu en opérant de cette manière, les praticiens font encore l'opération en un seul temps, principalement pour éviter aux malades l'inconvénient de souffrir deux fois. — Les autres observations rapportées par M. Louis dans ce premier mémoire ont pour sujet des becs de lièvre très-simples, guéris les uns par l'emploi

d'un point de suture et du bandage unissant, les autres par les seuls emplâtres agglutinatifs et le bandage — Ces deux derniers moyens, employés en même temps, peuvent suffire lorsque la division est simple, mais il paraît nécessaire de pratiquer un point de suture quand le bec de lièvre est double, parce qu'alors il est bien plus difficile de maintenir le bouton intermédiaire au niveau de la lèvre.

Les auteurs modernes sont de sentiments différents sur l'âge où l'on peut pratiquer l'opération du bec de lièvre. Dionis, Garengeot, veulent qu'on attende que l'enfant ait cinq à six ans. Heister est d'avis qu'on peut opérer plus tôt. Ledran, Roonhuysen, Muys, ont opéré avec succès des enfants à la mamelle, même en pratiquant sur eux la suture entortillée.

Roonhuysen recommande d'empêcher les enfants de dormir quelque temps avant l'opération ; on a aussi proposé de leur faire prendre une potion narcotique pour assurer leur repos. Ces précautions sont utiles, sans doute ; mais, suivant M. Louis, le point essentiel est de proscrire les sutures, et, si l'on se décide à le faire, on peut opérer les enfants les plus jeunes. — Il ne survient pas ordinairement d'hémorrhagie inquiétante à la suite des opérations pratiquées sur les lèvres ; M. Louis en rapporte cependant un exemple remarquable. — Un homme portait un cancer à la lèvre ; on fit l'extirpation et on opéra la réunion par la suture entortillée. Les aiguilles n'ayant pas été portées assez profondément, il y eut hémorrhagie par la partie interne de la plaie, le malade avala le sang au fur et à mesure qu'il coulait, et « mourut sans qu'on s'en aperçût. » A l'ouverture du cadavre, on trouva l'estomac et les intestins grêles pleins de sang (1). — Platner, sans avoir observé cet accident, l'a prévu, et recommande de faire tenir

---

Après leur extirpation, MM. Deschamp et Boyer disséquèrent les adhérences des joues à l'os maxillaire, rapprochèrent les bords de la plaie, firent la suture entortillée, et secondèrent son action par le bandage unissant. Les accidents inflammatoires ont été très-modérés ; les parties se sont réunies. Peu de jours après la guérison, la bouche était étroite et froncée ; quelques mois après, j'ai revu l'un des deux malades ; la bouche avait presque repris sa grandeur naturelle. Si on ne réunit pas immédiatement, non-seulement il reste une affreuse difformité, mais encore un écoulement continuel de salive, bientôt suivi d'un dérangement mortel de la digestion.

(*Note du rédacteur de cet extrait.*)

(1) A l'époque où vivait M. Louis, on n'admettait point encore la doctrine des hémorrhagies par exhalation, et à l'ouverture du cadavre de l'individu dont il rapporte l'histoire, on a donc dû penser que le sang trouvé dans l'intestin et l'estomac venait de la plaie, s'il n'y avait aucun vaisseau rompu dans ces viscères ; maintenant doit-on prononcer d'une manière aussi absolue, que, dans le cas dont il s'agit, le sang s'est échappé des artères labiales ?

(*Note du rédacteur de cet extrait.*)

élevée la tête des personnes opérées, pour que le sang ne tombe point dans la gorge.

---

### MALADIES de l'intérieur de la bouche.

M. Louis a rassemblé dans ce mémoire un assez grand nombre d'observations sur les excroissances fongueuses des gencives, et sur la gangrène scorbutique de ces parties. — Il est à remarquer que les moyens les plus actifs de la chirurgie, et notamment l'application du feu, deviennent ordinairement nécessaires pour guérir ces diverses maladies. Fabrice d'Aquapendente a trouvé la véritable raison de la supériorité du cautère actuel; il est le plus puissant des dessicatifs, des antiputrides, et les maladies de l'intérieur de la bouche sont fort sujettes à se compliquer de gangrène, de pourriture, à cause de l'humidité habituelle des parties que contient cette cavité.

I. *Excroissances fongueuses des gencives.* — Une femme portait à la gencive de la mâchoire inférieure, une tumeur fongueuse plus grosse qu'un œuf d'oie. Guillaume de Plaisance, assisté par Bernard de Grondole, emporta la maladie en quatre fois, par le moyen de cautères cutellaires, et mit huit à dix jours d'intervalle entre chaque opération. Malgré la cautérisation, il y eut chaque fois une effusion de sang, qu'on arrêta en comprimant les parties saignantes avec du coton saupoudré de vitriol. On acheva la cure de cette maladie, en faisant l'extraction de plusieurs dents ébranlées et de quelques portions d'os cariées. — La femme d'un apothicaire d'Annecy, avait les gencives tuméfiées et plus épaisses que le doigt. Pierre de Bayro réussit à détruire en huit jours ce bourrelet, en le touchant avec un petit pinceau de coton imbibé d'eau forte; avec la précaution de couvrir les parties voisines avec du linge fin et mouillé, pour les préserver de ce caustique, et celle de laver les gencives avec de l'eau froide, après chaque cautérisation. — Ambroise Paré donne le conseil de faire la ligature des épulis, mais seulement lorsque ces tumeurs ne sont pas douloureuses; il faut, après leur chute, toucher leur base, soit avec le cautère actuel, soit avec les cautères potentiels. — Paré a vu de ces tumeurs abandonnées à elles-mêmes, devenir cartilagineuses, osseuses, ou dégénérer en cancer. Il est donc important de les détruire de bonne heure. — Joba Meeck'ren rapporte qu'un homme de bonne santé s'étant fracturé la mâchoire inférieure avec perte de quelques dents, fut attaqué quelque temps après d'une excroissance charnue du volume du poing, qui se développa sur la gencive. Ce chirurgien célèbre, et son collègue Floriani, coupèrent cette tumeur près de sa base, et la divisèrent ensuite en plusieurs pièces pour qu'elle pût sortir de la bouche.

Le lendemain de l'opération, on fit l'extraction de deux esquilles osseuses, et l'os à nu fut pansé avec des plumasseaux couverts d'un mélange de miel rosat, de poudre de racines d'iris, d'angélique, de mastic, et de quelques gouttes d'esprit de vitriol. Le malade faisait usage à chaque pansement d'un gargarisme détersif; il ne tarda pas à guérir. — M. Brouillard, chirurgien à Avignon, et associé de l'académie, a obtenu le même succès dans le traitement d'une maladie analogue, mais dont le caractère était cependant beaucoup plus fâcheux. — Une jeune fille de dix-huit ans, d'un tempérament délicat, anciennement rachitique, portait dans l'intérieur de la bouche une excroissance charnue, adhérente à la face interne du côté gauche de la mâchoire, par un pédicule de la largeur d'une pièce de vingt-quatre sous, et se portant de là jusque vers le côté droit du même os. Cette tumeur ayant soulevé la langue, gênait beaucoup la prononciation et la déglutition. La partie supérieure de la fongosité présentait une crevasse irrégulière et profonde, d'où sortait une sanie sanguinolente. Des douleurs vives et lancinantes se faisaient sentir, augmentaient souvent pendant la nuit; l'intérieur de l'os semblait alors en être le siège principal. On rapportait l'origine de cette maladie à un déchirement des gencives, occasioné, trois ans auparavant, par une coquille de noix. — M. Brouillard coupa le pédicule de cette tumeur: on laissa couler une certaine quantité de sang, et on arrêta facilement son effusion par les astringents, secondés par une compression modérée. Le lendemain, la surface de la plaie était dure, protubérante, inégale. Elle fut touchée sans succès avec la pierre infernale. On insista sur ce moyen pendant trente jours, et toujours inutilement. On chercha cependant à seconder son action, en appliquant plusieurs fois par jour sur les chairs un mélange d'huile de myrrhe et de miel rosat.—Au bout de ce temps, les chairs dures, douloureuses, saignaient au moindre attouchement. Le cautère actuel était évidemment indiqué. M. Brouillard y eut recours. Son application dura environ deux secondes ; il survint quelques accidents inflammatoires que l'on modéra en saignant le malade, et en lui faisant faire usage de gargarismes émollients.

Au bout de huit jours, l'escharre se détacha ; les chaires subjacentes étaient encore dures, saignantes; quelques élancements s'y faisaient ressentir. On réitéra l'application du feu; les accidents inflammatoires rendirent encore la saignée nécessaire. L'escharre ne tomba que le douzième jour, et la guérison fut complète environ deux mois après, sans qu'il y ait eu d'exfoliation sensible. — Les gencives, sans former de ces tumeurs considérables, sont sujettes à un petit gonflement qui occupe assez souvent une assez grande étendue de l'arcade alvéolaire; la portion d'os correspondante s'altère alors plus ou moins. Quoique cette affection paraisse légère, elle résiste le plus souvent aux gargarismes anti-scorbutiques et détersifs. L'haleine devient fétide, les digestions sont troublées, et peu à peu toutes les fonctions s'altèrent, parce que des particules putrides se mêlent aux aliments et à l'air que l'on respire. M. Dupouy a remarqué que cette maladie, produite chez beaucoup d'individus par le défaut de propreté, est très-fréquente. Fabrice d'Aquapendente paraît l'avoir traitée avec succès; il recommande de faire dégorger les gencives tuméfiées avec une petite rugine, et de cautériser avec précaution leur base et la portion d'os altérée.

II. *Gangrène scorbutique des gencives dans les enfants*, par M. Berthe. — La gangrène scorbutique des gencives est une maladie extrêmement grave, surtout chez les enfants. Le plus grand nombre de ceux qui en sont attaqués, périssent. — Fabrice de Hilden et Saviard, tous deux justement célèbres, rapportent des observations qui prouvent que, malgré les soins les plus assidus et les traitements les plus méthodiques, cette pourriture des gencives devient fréquemment funeste. — Parmi les malades traités par Saviard, quelques-uns cependant ont guéri, mais tantôt ayant les joues percées de part en part, d'autres fois ayant ces parties presqu'entièrement rongées , ou de grandes portions de la mâchoire détruites par la carie. — Il est important de remarquer qu'aucun de ceux qui ont survécu n'était âgé de moins de sept ans. — La plupart des auteurs, et entre autres Fabrice de Hilden, attribuent les progrès plus rapides de la gangrène scorbutique chez les jeunes enfants, à la faiblesse de leur constitution, et à la chaleur ainsi qu'à l'humidité très-grande de leur bouche. M. Berthe croit que les difficultés que l'on éprouve à leur faire faire usage des topiques convenables et des médicaments intérieurs, contribuent puissamment, avec la tendance qu'ont ces petits malades à avaler leur salive imprégnée de miasmes putrides et les lambeaux gangrénés qui se détachent de l'intérieur de leur bouche, à accélérer la terminaison fâcheuse de cette maladie.

L'observation suivante fait connaître combien il faut de soin dans son traitement. — Un enfant de deux ans perdait depuis quelques semaines son embonpoint, sa gaîté et ses forces. « Son pouls » était vite, son visage pâle ; ses genci- » ves, gorgées d'espace en espace, je- » taient du sang assez facilement, et son » ventre était élevé, quoique mollet et » sans douleur. » L'appétit n'avait point éprouvé de dérangement ; les selles étaient régulières, copieuses, noires et fétides ; et les urines, fort chargées, répandaient une odeur forte. Cet enfant fut mis à l'usage des bouillons anti-scorbutiques, et d'une tisane adoucissante et diurétique. On convint qu'il serait purgé de temps en temps et tenu à un bon régime. — On prescrivit en même temps de nettoyer les gencives d'heure en heure avec des pinceaux trempés dans une lotion anti-scorbutique, et de lui bassiner les membres inférieurs avec du vin aromatique. — Malgré ces moyens, le mal augmenta. On vit paraître, dans le mois suivant, de larges ecchymoses et des ulcères aux extrémités inférieures ; les gencives devinrent tout-à-fait fongueuses ; la peau du front et du crâne se couvrit d'une croûte terreuse, les articulations se gonflèrent, l'épine se voûta, et le petit malade fut pris de saignement de nez. Dégoûté des remèdes intérieurs, il ne prenait plus que des bouillons ordinaires, avec quelques gouttes d'esprit de cochléaria, et le petit lait édulcoré avec le sirop anti-scorbutique. Les lotions furent toujours faites avec exactitude. — Les symptômes du scorbut diminuèrent pendant le mois de juin; on en revint

5.

aux bouillons anti-scorbutiques, et on fit promener le malade dans un petit chariot. Son état s'améliora encore pendant le mois de juillet, et au commencement de septembre sa santé parut complètement rétablie.

Dans le mois de janvier suivant, le scorbut revint, et au mois de mars, quoiqu'on eût recours aux moyens indiqués par la maladie, l'enfant fut aussi mal qu'il l'avait été précédemment. L'engorgement des gencives devint si considérable, qu'elles surpassèrent bientôt le niveau des dents, et qu'elles s'opposèrent à leur contact mutuel. La bouche devint d'une fétidité insupportable, et ne cessait de se remplir d'un sang corrompu et mêlé de sanie, que la langue exprimait des gencives et de la voûte palatine. La gangrène était imminente, et l'enfant avalant ces liquides putréfiés, fut pris de dégoût et de vomissements ; les dents ébranlées jaunissaient, trois des incisives supérieures noircirent et tombèrent ; « la peau devint âpre, sèche et farineuse ; les genoux, les poignets et les pieds devinrent œdémateux, et si douloureux, que ce n'était qu'avec la plus grande peine qu'on se décidait à remuer l'enfant pour le nettoyer. » M. Berthe, persuadé que l'introduction des matières corrompues dans l'estomac était, avec l'impuissance de cracher, la cause principale de l'inutilité des topiques et des remèdes intérieurs, chercha à se rendre maître de la déglutition et à suppléer au défaut de sputation. — Pour remplir la première indication, il était seulement nécessaire de tenir les mâchoires légèrement écartées, et de gêner les mouvements de la langue en plaçant un corps étranger sous sa surface inférieure.

Pour suppléer au défaut de crachement, l'auteur fit préparer une dixaine de pinceaux oblongs, d'éponge fine, qui furent lavés dans l'eau tiède, et ensuite imprégnés d'eau de fleurs d'orange. On les nettoya de cette manière chaque fois qu'ils servirent. — Les mains de l'enfant ayant été attachées par derrière, on le fit asseoir sur les genoux de sa mère, la tête un peu inclinée en avant. Le chirurgien introduisit le doigt index dans la bouche du malade, de sorte que ce doigt était placé sous la langue, à côté du frein, et avec une lancette garnie de linge et portée à plat, il coupa plusieurs lambeaux de gencives. Le sang fut absorbé avec les pinceaux d'éponge. Cette

première résection fut interrompue par un saignement de nez. Pour arrêter l'effusion du sang qui coulait des gencives, on les toucha avec un mélange d'eau de Rabel et d'eau alumineuse, avant de retirer le doigt qui avait été introduit dans la bouche. Les lotions anti-scorbutiques aiguisées avec l'eau de Rabel, portées au moyen des pinceaux, furent répétées d'heure en heure, et surtout lorsque l'enfant devait avaler quelque boisson ou quelque aliment. — Dans les trois ou quatre jours suivants, on continua de couper et d'enlever les portions gangréneuses des gencives ; la bouche perdit peu à peu de sa fétidité, et l'enfant parut soulagé.

Vers la fin de mars, il survint beaucoup d'oppression et de difficulté de respirer ; ces accidents durèrent cinq à six jours, pendant lesquels on ne put que nettoyer la bouche et donner au malade de l'huile, du vin et du bouillon par cuillerées. Après leur cessation, on acheva de réséquer les parties fongueuses avec les précautions indiquées précédemment ; on en revint aussi à l'emploi des anti-scorbutiques, soit à l'intérieur, soit à l'extérieur. Le petit malade a parfaitement guéri, et n'a plus éprouvé de récidive. — On trouve dans l'histoire de l'académie des sciences, année 1699, une observation intéressante de Poupart, sur cette espèce de gangrènes des gencives. — « Un garçon, âgé de dix ans, avait » les gencives fort gonflées et ulcérées ; » ses dents étaient rongées à la racine, » et ne tenaient plus ; son haleine répan- » dait une odeur insupportable....... Le » chirurgien fut obligé d'arracher toutes » les dents de ce malade, pour mieux pan- » ser sa bouche ; aussi bien seraient-elles » tombées d'elles-mêmes. Ses gencives » guérirent, mais une tumeur grosse com- » me une petite noix, survint au malade à » côté de la langue ; il y avait au milieu » de cette tumeur un enfoncement livide » qui dégénéra en ulcère, qui rongea la » moitié de la tumeur ; le reste demeura » entier ; quelque temps après il parut » une autre tumeur à la joue, qui était » d'une dureté extraordinaire ; elle était » livide au milieu comme la première, et » dégénéra aussi en ulcère. Ce jeune » homme mourut tout d'un coup, dans le » temps qu'on s'y attendait le moins, et » on trouva que toutes les parties inté- » rieures de son corps étaient pour- » ries. »

III. *Observations sur les effets ra-*

*pides de la pourriture aux gencives,*
par M. Capdeville. — Une jeune fille,
âgée d'environ six ans, fut prise au mois
de novembre, d'une fièvre violente et
d'une douleur vive du ventre et de la
tête. Cette enfant fut d'abord saignée au
bras et prit des lavements émollients ; on
fit une seconde saignée au pied, et les
accidents qui avaient persisté après la
première, diminuèrent un peu ; l'émétique en lavage administré pendant quatre jours, et ensuite un léger minora-
tif, achevèrent de les dissiper presque
complètement. La malade n'éprouva rien
de fâcheux pendant les cinq jours qui suivirent ; mais au bout de ce temps, il survint tout-à-coup une fièvre violente et
de la douleur à la tête ; on proposa une
saignée de pied : la mère de l'enfant s'opposa à ce qu'elle fût faite. Le septième
jour, la bouche exhalait une mauvaise
odeur ; la partie moyenne des gencives
de la mâchoire supérieure était livide et
présentait quelques taches noires. Un
dentiste prétendit que c'était là les effets
d'une affection scorbutique simple, et
conseilla l'infusion de cochlearia aiguisée avec le suc de cette plante en gargarisme. Le soir du même jour, les deux
dents incisives moyennes étaient tombées, et les dents voisines étaient très-
vacillantes. Le lendemain elles se détachèrent, et la partie antérieure de l'arcade alvéolaire ne formait plus qu'une
pâte noire ; la lèvre supérieure était engorgée et de la même couleur. M. Capdeville avait proposé inutilement l'usage
des antiseptiques extérieurs et intérieurs
les plus actifs.

L'état de la malade fut alors jugé totalement désespéré. Cinq jours après le
développement de cette affection gangréneuse, les os du nez et de la mâchoire
supérieure furent absolument ramollis
et presque détruits ; le sixième jour, à
compter de cette même époque, « les
» yeux furent éteints et fournirent une
» quantité de chassie puriforme par le
» bord des paupières. Le septième jour,
» le coronal fut attaqué jusqu'à sa partie
» moyenne ; le huit, il fut entièrement
» ramolli et l'enfant mourut. » — Van
Swieten a décrit avec soin cette terrible
maladie dans ses Commentaires sur les
aphorismes de Boerhaave. « Il naît, d'a-
» bord, dit cet auteur, dans la partie in-
» térieure de la bouche, aux gencives,
» aux lèvres, à la langue, aux amygda-
» les, etc. ; une légère rougeur, peu dou-
» loureuse, et une chaleur assez considéra-

» ble. Peu après, le milieu de la partie
» est occupée d'une marque blanche, ce
» qui peut faire illusion pour une escarre
» dont on espère la chute par suppura-
» tion. La douleur augmente en même
» temps, surtout à l'endroit où est la
» marque, et à ses bords qui paraissent
» alors fort rouges. Enfin la partie est
» rongée plus profondément, et toute la
» tache blanche qui n'est autre chose
» qu'une véritable escarre gangréneuse,
» tombe, si le mal n'est pas bien consi-
» dérable, et s'il affecte les adultes ;
» mais s'il y a une grande malignité,
» s'il attaque des jeunes gens dont tou-
» tes les parties sont plus molles, le mal
» fait des progrès, et cette tache blanche
» s'étend et se communique de tous les
» côtés, dans tout son contour. Il sort en
» même temps de la bouche une exha-
» laison très-infecte, et une salive d'une
» puanteur insupportable en découle
» continuellement. »

Van Swieten a vu chez les enfants les
dents de la première dentition et les
germes de la seconde en être entièrement détruits. Chez d'autres, il a vu les
mâchoires presque entières, ou bien les
joues, les lèvres, la langue et le menton,
devenir la proie de cette affection gangréneuse. Suivant cet auteur, les anti-
scorbutiques sont nuisibles dans cette
maladie. Il recommande, pour arrêter
ses premiers progrès, les gargarismes et
les lotions avec le sel ammoniac ou le
nitre dissous dans une grande quantité
d'eau, à laquelle on ajoute un peu de vinaigre ou de suc de citron. Si la maladie
était déjà avancée, et que la bouche fût
très-fétide, il employait avec succès l'esprit de sel marin (acide muriatique) mêlé
à la dose de vingt gouttes à une demi-
once de miel rosat. On augmente la proportion d'acide muriatique, si la pourriture fait des progrès rapides, et même
on peut l'employer pur. Les escarres
doivent être touchées plusieurs fois par
jour avec ce remède, que l'on porte dans
la bouche par le secours des pinceaux de
charpie. — Dans le cas où l'acide muriatique ne suffirait pas pour arrêter les
progrès de la gangrène sur les parties
osseuses, M. Capdeville pense que l'on
pourrait recourir avec utilité au cautère
actuel. Cette opinion paraît rationelle,
mais elle n'est pas encore fondée sur
aucun fait. — Chopart étant élève à l'hôpital de la Pitié, a eu des occasions fréquentes d'observer cette terrible maladie. Un grand nombre d'enfants en pé-

rissait. On employait dans cette maison l'esprit de vitriol, au lieu de l'esprit de sel A l'ouverture des cadavres on trouvait « les os maxillaires et ceux de la po- » mette sphacelés; ils étaient noirs et » dépouillés en certains endroits du pé- » rioste corrompu. Le mal ne se bornait » pas à leur surface, il pénétrait toute » leur substance. »

---

Observations *recueillies par différents auteurs, sur des tumeurs sublinguales et sur plusieurs affections de la langue.*

Quelques enfants naissent avec un vice de conformation, qui consiste en une adhérence de la langue aux parties voisines. Cette adhérence est quelquefois simple; d'autres fois il existe en même-temps, sur la paroi inférieure de la bouche, un bourrelet charnu qu'on pourrait prendre pour une seconde langue. — M. Faure fut consulté pour un enfant qui, né la veille, avait fait des efforts inefficaces pour téter pendant la nuit, et n'avait cessé de crier. A l'examen de la bouche, M. Faure « aperçut, sous la » langue, une chair brune et assez ferme, » ressemblant à une seconde langue; elle » en avait toutes les dimensions : il fallait » fendre ce bourrelet pour donner de la » liberté à l'organe naturel. M. Faure y » procéda avec circonspection; par une » section peu étendue qu'il fit en première » tentative, il vit que la langue était dé» gagée; la nourrice sentit que l'enfant » commençait à saisir son mamelon, ce » qui détermina à prolonger l'incision, » afin de donner à la langue toute la faci-» lité dont elle pouvait jouir. » Malgré l'attention de l'opérateur à s'éloigner des vaisseaux ranins, il survint une hémorrhagie qui parut d'abord inquiétante; M. Faure l'arrêta en comprimant la surface de l'incision avec de petits morceaux d'agaric disposés en pyramide et contenus par le doigt. Cette compression fut continuée pendant une heure entière; cet enfant fut bientôt guéri. — Il est à remarquer que les premiers morceaux d'agaric abreuvés par le sang furent sans effet. « Ce ne fut qu'après trois tentatives » que l'amadou resta à sec au fond de la » plaie. »
Dans un autre cas semblable, M. Faure se décida, pour se mettre à l'abri de l'hémorrhagie, à couper le bourrelet charnu

par portions, « ce qu'il fit à quatre ou » cinq reprises dans l'espace de huit à dix » jours, pendant lesquels l'enfant fut » nourri du mieux que l'on put, avec du » lait de vache coupé, puis pur. On le » faisait couler avec difficulté dans son » gosier. A chaque section, le sang fut » arrêté par le moyen de l'agaric. » — Ce dernier procédé paraît moins avantageux que la section en un seul temps, et on peut toujours arrêter l'hémorrhagie qui en résulte, par une compression exercée méthodiquement. Chaque opération partielle doit être presqu'aussi longue et aussi douloureuse que la section complète; la répétition des douleurs peut occasioner des convulsions aux enfants irritables; et tous, jusqu'à ce que le bourrelet charnu soit entièrement coupé, sont privés de l'allaitement naturel, ce qui peut leur devenir plus ou moins nuisible. — La manière d'opérer de M. Faure est simple et facile. Il se sert de ciseaux boutonnés, à lames plates et bien tranchantes, et assujétit la langue avec le pouce et l'indicateur de la main gauche, observant de tourner la paume de la main du côté du nez de l'enfant. Les deux doigts dirigent les branches des ciseaux; « il » faut surtout, dit l'observateur, que les » doigts introduits pressent avec assez de » force, afin d'alonger le corps que l'on » veut inciser en une ou plusieurs fois; » par l'alongement que cette pression » procure, on éloigne les vaisseaux ranins » et on écarte le danger de les ouvrir. » — Pour empêcher les parties divisées de se réunir, on peut les toucher plusieurs fois par jour avec un pinceau de charpie imbibée de vin sucré, tiède. — Le gonflement sublingal n'exige pas toujours la section; ce n'est quelquefois qu'un simple boursouflement qui s'affaisse au bout de quelque temps, ou qu'il suffit, comme l'a également observé M. Faure, de scarifier légèrement, pour rendre à la langue sa mobilité.

J. L. Petit a proposé, pour comprimer les vaisseaux ranins ouverts, de se servir d'une petite fourche de bois garnie de linge. La langue doit être reçue dans l'écartement des branches de cet instrument, dont l'autre extrémité s'appuie sur la partie interne de la mâchoire. On assujétit cet appareil avec une bande de linge fin dont le milieu est appliqué sur le dos de la langue; les chefs en sont conduits et croisés sous le menton et fixés en arrière au bonnet du malade. — Ce bandage a été abandonné; il ne peut remplir l'indication pour laquelle on l'emploie, 1° parce que la commissure des lèvres est, de chaque côté, trop près de la partie antérieure de la bouche, et la bande devient inutile ; 2° parce que le bord alvéolaire est trop peu saillant chez les enfants pour offrir un point d'appui à l'extrémité de la fourche. — Guillemeau a proposé de faire la ligature de l'artère ranine ouverte. Riolan assure que ce moyen a causé des convulsions à la langue des enfants sur qui on l'avait pratiquée, et que plusieurs ont péri par la gangrène. Les styptiques conseillés par Dionis ne peuvent que difficilement être maintenus en place. Le procédé de Faure doit donc être préféré ; et dans le cas où il serait insuffisant, on parviendrait à arrêter l'écoulement du sang en cautérisant le vaisseau ouvert avec un stylet de fer, comme Mauriceau en a donné le conseil dans ses observations sur les accouchements. MM. Brasdor et Maurain ont eu l'occasion d'employer ce moyen ; l'expérience constate son efficacité.

La langue peut être privée de ses mouvements par des brides latérales plus ou moins étendues. M. Maurain a communiqué à l'académie l'histoire d'un enfant auquel il fit la section du filet. Cette opération n'eut aucun résultat avantageux. Une sage-femme incisa le frein de la langue plus profondément, et coupa l'une des artères ranines. La cautérisation arrêta l'hémorrhagie. Le petit malade, échappé au danger qui en pouvait résulter, ne pouvait toujours point têter ; en examinant sa langue avec attention, on observa « au bord inférieur latéral gauche de cet organe, une bride qui l'attachait à la base de la mâchoire inférieure. Cette bride fut coupée d'un coup de ciseau ; à l'instant même la langue put se mouvoir librement vers le bord antérieur et de l'autre côté de la bouche : une perquisition de ce côté y fit remarquer une bride pareille ; elle fut coupée de même. » Après cette opération, l'enfant prit le téton avec facilité. — Ces brides, si elles sont longues ou minces, peuvent ne gêner que médiocrement la succion, mais par la suite, elles rendent la prononciation difficile. Un enfant de six ans éprouvait de la difficulté à parler ; il avait eu le scorbut à l'âge de trois ans. Une bride épaisse et très-courte répondait au milieu de sa langue du côté droit ; une seconde à gauche, plus longue et plus mince, correspondait à la dent canine. Leur section

occasiona à peine l'effusion de quelques gouttes de sang. L'enfant recouvra bientôt la faculté de prononcer très-distinctement.

M. Sernin, chirurgien à l'hôpital de Narbonne, a aussi envoyé à l'académie une observation très-détaillée sur un mode particulier d'adhérence de la langue. — Une femme de Narbonne accoucha d'une fille qui parut d'abord très-bien constituée ; mais dès que la mère voulut lui donner à téter, l'enfant ne saisit le mamelon que du bout des lèvres, et le quitta tout de suite. Le chirurgien ordinaire de la maison ayant examiné la bouche, ne reconnut point l'obstacle qui s'opposait à la succion. — La petite fille dépérissait ; on assembla une consultation, et les consultants décidèrent qu'il n'y avait d'autre vice de conformation apparent que le peu de longueur de la langue ; ils conseillèrent à la mère de traire son lait, de le faire prendre avec une petite cuiller à son enfant, d'y ajouter du lait de vache ou de chèvre, en cas d'insuffisance, et d'essayer de lui présenter de temps en temps son téton ou celui d'autres nourrices. — Au bout de treize mois, l'enfant était tombé dans le marasme, quoique le lait de sa mère fût de bonne qualité et très-abondant ; on avait conclu précédemment que le défaut de nutrition dépendait chez cette petite fille d'un vice intérieur.—M. Sernin fut alors appelé. L'examen de la bouche « lui fit apercevoir la langue fort courte, éloignée des dents incisives d'environ un demi-pouce ; elle était adhérente dans toute sa largeur à la mâchoire inférieure, n'ayant de libre, depuis l'adhérence jusqu'au bout de la pointe, qu'environ deux lignes de longueur ; on ne voyait par-dessous aucun vestige de filet ou de bride. »

En agaçant la langue avec un petit pinceau de linge fin, trempé dans du miel liquéfié, on la voyait faire de petits efforts de sa base vers sa pointe. Lorsqu'on cessait les agacements, « il paraissait vers le milieu de la face supérieure un renflement très-considérable, occasioné par la rétraction en tous sens des fibres musculeuses qui composent cet organe, lesquelles étaient retenues dans cet état de gêne par l'adhérence vicieuse, cause principale du mauvais état de l'enfant. » La langue ainsi adhérente était plus courte, plus épaisse et plus ferme que dans l'état naturel. De là, l'impossibilité de la succion à cet âge de la malade, qui par la suite, si elle eût vécu et si on ne l'eût opérée, n'aurait pu parvenir à articuler aucune parole. — M. Sernin jugea l'opération possible ; ayant situé l'enfant en travers sur les genoux d'un aide, il introduisit d'un côté, entre les dents molaires, un petit bâton destiné à tenir la bouche ouverte et tenu par un aide ; l'ôpérateur se plaça derrière la malade, lui renversa légèrement la tête, « et relevant » avec le doigt indicateur et celui du mi- » lieu de la main gauche le petit bout de » la langue, il en disséqua le dessous » avec un scalpel à lancette. Après avoir » disséqué l'adhérence d'environ un de- » mi-pouce de profondeur, M. Sernin » ôta le bâillon ; l'enfant donna sur-le- » champ des signes de satisfaction, en » alongeant sa langue, la tirant hors de la » bouche, et la retirant plusieurs fois de » suite. » — L'enfant tirait encore la langue à gauche ; le bâillon ayant été placé du côté droit, on découvrit une petite bandelette charnue qui partait du bord de la langue vers le milieu de son corps, et qui, passant par-dessus le bord des gencives, allait se terminer à la face interne de la joue gauche. Cette bride fut coupée d'un seul coup avec des ciseaux droits conduits sur une sonde canelée. La langue sortit alors sans aucune gêne par le milieu de la bouche. — L'enfant perdit peu de sang ; pendant l'opération, on lui lava la bouche avec un mélange d'eau, de miel et de sucre. Au bout d'une heure, on lui présenta la mamelle ; il la saisit avec avidité, et on fut en quelque sorte obligé de l'en arracher dans la crainte qu'il ne prît une indigestion ; pendant huit à dix jours on eut la précaution de ne pas le livrer à son appétit. On se contenta d'ailleurs de passer plusieurs fois par jour dans la plaie le bout du doigt, ou un pinceau trempé dans de l'eau sucrée. Au bout de quinze jours, l'enfant était méconnaissable par l'embonpoint qu'il avait repris ; et deux ans après cette belle opération, il parlait aussi distinctement que peuvent le faire tous ceux de son âge.

*Grenouillettes.* — M. Louis rapporte trois observations de cette maladie. Dans chacun de ces cas, le traitement fut différent, et déterminé par la disposition particulière de chaque tumeur. — Une religieuse portait sous la langue une tumeur formant une saillie du volume d'un œuf de canne, et remplissant presque toute la bouche ; les dents étaient poussées en dehors, la respiration très-diffi-

cile, et la prononciation impossible. La tumeur présentait quelques points de fluctuation. M. Clerc donna un coup de trois quarts sur le plus saillant ; il sortit par la canule une liqueur jaunâtre, épaisse ; l'ouverture ayant été agrandie avec un bistouri, on tira du kyste environ une livre de matière sabloneuse, de couleur cendrée et sans mauvaise odeur. Dans les pansemens suivans, une portion des parois de la tumeur fut détruite par la dissolution nitrique de mercure ; la malade fut promptement et radicalement guérie. — Un cavalier du guet portait sous la langue une tumeur sillonnée d'avant en arrière, et semblant être formée par deux sacs adossés l'un à l'autre ; il y avait à la partie antérieure de chaque côté et sur la même ligne, une espèce d'aphthe ; c'était l'orifice salivaire un peu dilaté et bouché par de la salive visqueuse. La pression exercée avec le doigt vida une partie de la tumeur, après que M. Louis eut introduit dans chacun de ses orifices un petit stylet boutonné. Au bout de deux jours, on évacua de nouveau le liquide qui s'était amassé pendant ce temps, et on mit dans chaque conduit un fil de plomb plus gros que les premiers. Au bout de quinze jours, les conduits salivaires étaient parfaitement libres, et le jeune homme complètement guéri. M. Boinet a envoyé à l'Académie l'histoire d'une tumeur salivaire, compliquée par une carie de la mâchoire.

» Une femme de vingt-cinq ans portait » une tumeur énorme, laquelle remplis- » sait non-seulement la plus grande partie » de la bouche, mais sortait la moitié en » dehors. Les deux dents incisives supé- » rieures du côté gauche étaient logées » dans une dépression de la tumeur, et » la canine du même côté, déjetée par » le volume de cette masse, avait, par sa » pointe, percé la lèvre près de la commis- » sure. On voyait découler de la partie » la plus déclive de la tumeur une hu- » meur muqueuse ; la langue ne s'aper- » cevait point, elle était repoussée en » arrière ; et depuis près d'un mois, la » malade ne subsistait plus que par des » aliments liquides, qu'elle était obligée » de porter vers le fond du gosier, à la » faveur d'un biberon. » — Cette maladie était survenue à la suite de l'extraction d'une dent, et en même temps d'une portion d'alvéole. — Ses progrès avaient été lents, et elle avait d'abord paru sous la langue. Un chirurgien en avait emporté inutilement la sommité. En augmentant de volume, elle avait chassé de leurs alvéoles les quatre dents incisives, les deux canines, et les premières molaires de la mâchoire inférieure (1).

La base de la tumeur étant circonscrite, M. Boinet en fit l'extirpation en ménageant les artères et les veines ranines. L'extirpation laissa un grand vide qui fut rempli de charpie sèche ; la mâchoire inférieure parut altérée, M. Boinet la rugina en différents endroits et les couvrit de charpie sèche ou imbibée d'esprit de vin. — La guérison fut complète au bout de trois mois. Pendant le traitement, il se fit quelques exfoliations, et on fut plusieurs fois obligé de réprimer les chairs, qui avaient de la tendance à devenir fongueuses.

---

Mémoire *physiologique et pathologique sur la langue; par M. Louis.*

Les physiologistes conviennent généralement que la langue est le siége principal du goût, qu'elle est l'agent principal de la prononciation, que la déglutition est en partie opérée par ses mouvements, et qu'elle est également d'une grande utilité dans la mastication, l'expuition, la succion. — Sénac a prétendu que la langue était exclusivement l'organe de la parole. « C'est, dit-il, une

---

(1) Les grenouillettes prennent quelquefois un volume encore bien plus considérable. Il y a quelques années, il existait dans un des hôpitaux de Paris un malade chez lequel la tumeur formait dans la bouche une saillie très-grande. La langue ne pouvait être aperçue que difficilement ; cette même tumeur se prolongeait à la partie antérieure du col, couvrait cette région jusqu'au sternum, la dépassait de chaque côté, et le malade la soutenait avec un bandage ; la fluctuation était obscure, les parois du kyste paraissaient avoir beaucoup d'épaisseur. La prononciation était très-difficile, et la respiration extrêmement gênée. L'extirpation d'un semblable kyste était impraticable ; on passa sans succès un séton dans sa partie antérieure et inférieure, le volume de la tumeur resta le même ; il ne s'écoula qu'une petite quantité de liquide, et même l'inflammation qui survint fit redouter que l'opération qu'on avait pratiquée n'avançât la dégénérescence de la maladie, que l'on regarda alors comme incurable.

(*Note du rédacteur de cet extrait.*)

erreur de croire que les personnes à qui il ne restait que la base de la langue aient pu former des sons distincts; elles ont pu ébaucher quelques-uns de ces sons pour lesquels l'action des lèvres et l'application du fond de la langue au palais sont seulement nécessaires ; mais les sons qui ne se forment que par la pointe de la langue, par son recourbement et par d'autres mouvements composés, deviennent absolument impossibles quand la langue est mutilée. » — Sénac ne connaissait probablement pas, lorsqu'il avançait cette opinion, les observations assez nombreuses qui prouvent évidemment que toutes les fonctions attribuées à la langue peuvent être exécutées, même avec perfection, malgré le défaut d'une portion considérable de cet organe. — Citons d'abord un fait rapporté par Ambroise Paré, dans le vingt-quatrième livre de ses œuvres. « Un quidam demeurant à un village nommé Yvoi-le-Château, qui est à dix ou douze lieues de Bourges, eut une portion de la langue coupée, et demeura près de trois ans sans pouvoir par sa parole être entendu. Advint que, lui étant aux champs avec des faucheurs, beuvant en une écuelle de bois assez déliée, l'un d'eux le chatouilla à l'instant qu'il avoit l'écuelle entre ses dents, et proféra quelques paroles, ensorte qu'il fut entendu. Puis derechef, cognoissant avoir ainsi parlé, reprit son écuelle et s'efforça à la mettre en même situation qu'elle étoit auparavant ; et derechef parloit, de sorte qu'on le pouvoit bien entendre avec la dite écuelle. Et fut long-tems qu'il la portoit en son sein, pour interpréter ce qu'il vouloit dire, la mettant toujours entre ses dents. » — Cet homme s'avisa de faire faire un instrument de bois, ressemblant assez bien à la moitié d'un noyau d'abricot, et par le moyen duquel il prononçait facilement. — Un autre jeune garçon auquel on avait coupé la langue, se servit d'un instrument semblable, et, au rapport de Paré, il en retira le même avantage.

Roland de Bellebat a publié, sous le titre d'*Aglossostomographie*, une description estimée et détaillée d'une bouche sans langue, observée par lui en 1627. Un enfant de 5 à 6 ans fut attaqué de la petite-vérole ; sa langue tomba en pourriture si complètement, qu'il n'en resta pas la moindre apparence. Il guérit cependant malgré cet accident, et voici

quels furent les effets de cette maladie.
— Les secondes dents n'ayant trouvé
aucune résistance vers l'intérieur de la
bouche, s'inclinèrent de ce côté ; la
voûte du palais, n'ayant point la langue
pour la soutenir, s'abaissa ; les amygdales devinrent protubérantes ; on observait en outre, derrière les dents de la
mâchoire inférieure, deux saillies prolongées d'avant en arrière, et formées
par la partie restée saine des muscles de
la langue. — « Dans cet état, l'enfant
» s'est appris naturellement à faire jouer
» ces muscles et ceux des joues ; et par
» là il n'y a aucune des fonctions qu'on
» exerce naturellement avec l'aide de la
» langue, dont il ne soit devenu capable
» sans elle. Il parlait distinctement, ava-
» lait sans difficulté, et ce qu'il y a peut-
» être de plus extraordinaire, c'est qu'il
» crachait et avalait aisément ce qu'il
» avait dans la bouche ; il distinguait fort
» bien les saveurs, ce qui prouve que les
» nerfs qui se distribuent aux parois de
» la bouche ont la configuration requise
» pour cette sensation, et qu'elle n'est
» pas réservée aux seuls nerfs qui for-
» ment sur la langue des mamelons ve-
» loutés. »

La langue détruite par la gangrène
peut-elle se régénérer? Roland de Bellebat nie avec raison la possibilité de la
régénération de cette partie ; Jacques
Horstius , professeur en l'université
d'Helmstad , pensait le contraire , fondé
sur le fait suivant. — « Un enfant d'en-
» viron sept ans en eut la petite-vérole, et
» la langue en fut principalement mal-
» traitée ; l'usage d'un gargarisme faisait
» tomber les morceaux que la pourriture
» avait détachés, et l'enfant perdit l'u-
» sage de la parole. » Horstius, consulté,
ne vit point le malade le jour même.
Trois jours après, ayant pu se rendre
près de lui, il trouva la langue absolument consumée jusqu'à la racine, et une
grande pourriture couverte de sanie. Cet
enfant guérit. Horstius examina la bouche au bout de six mois : la langue s'é-
tait régénérée presque complétement,
assure ce médecin, et au bout de trois
ans elle avait recouvré sa juste grandeur.
— Comment concilier cette observation
avec tous les faits rapportés par les auteurs , qui démontrent évidemment que
les parties molles , détruites dans l'homme, n'éprouvent jamais une véritable reproduction? On ne peut le faire qu'en
admettant que la pourriture qui s'était
emparée de la langue ne l'avait dépouil-

lée que de son enveloppe ; que ses muscles ont pu rester intacts et peut-être
resserrés sur eux-mêmes pendant le cours
de la maladie ; que le gonflement des parties voisines a pu contribuer à dérober
le véritable volume de cet organe, et enfin que la cessation de toutes ces causes
a fait reparaître l'intérieur de la bouche
dans l'état naturel, et a induit à croire
que la langue avait été détruite et ensuite régénérée.

M. de Jussieu a vu à Lisbonne , en
1718, une fille âgée de 15 ans, née sans
langue ; on ne trouvait, dans la portion
de la bouche que cette partie occupe ordinairement, qu'une espèce de mamelon
élevé d'environ trois à quatre lignes ;
mais on y sentait facilement , avec le
doigt, un mouvement de contraction qui
indiquait, quoique la langue manquât ,
l'existence des muscles destinés à son
action.—Cette fille parlait distinctement
et avec facilité ; elle jugeait des saveurs
avec assez de perfection ; la mastication
et la déglutition des aliments solides
étaient quelquefois difficiles. Cette fille
s'aidait alors du bout des doigts, soit pour
engager les aliments sous les dents molaires, soit pour les pousser vers le gosier. Quant aux boissons, elle les avalait
avec facilité , mais cependant avec la
double précaution de n'en verser à la fois
dans la bouche qu'une petite quantité ,
et d'incliner un peu la tête en avant. —
On trouve dans les transactions philosophiques de la société royale de Londres,
année 1742, une observation analogue
aux précédentes par les résultats de la
maladie. MM. Bonami et Aurran ont aussi
observé des faits semblables. On ne peut
donc plus admettre l'opinion de Sénac ,
et les chirurgiens devront être moins timides lorsque quelque maladie présentera l'indication de réséquer une portion
de la langue. — Les cas qui peuvent rendre nécessaire cette opération ne sont
pas, à la vérité, très-fréquents. On en a
néanmoins recueilli un assez grand nombre , pour établir déjà des préceptes généraux sur le procédé opératoire qu'il
convient d'employer dans les différentes
circonstances. — Les maladies qui peuvent rendre nécessaire l'opération sont
un squirrhe irrésoluble et qui menace de
dégénérer en cancer, ou un cancer non
encore ulcéré, ou enfin un ulcère cancéreux. Ces maladies, abandonnées à elles-
mêmes, deviennent constamment mortelles ; elles produisent , comme le dit
M. Louis, une odeur infecte et insup-

portable, éloignent des malades les parents et les amis les plus affectionnés, et privent ceux qui en sont attaqués des consolations qui font le plus grand adoucissement qu'on puisse trouver dans les maux incurables. — Les squirrhes irrésolubles de la langue peuvent n'occuper qu'un côté de cet organe ; d'autres fois ces affections occupent toute la largeur de sa portion libre ; enfin dans quelques cas les boutons cancéreux sont circonscrits et peu volumineux, et placés près de sa pointe. — Quand la maladie se prolonge latéralement de la pointe à la base de la langue, la résection peut être difficile, mais elle n'est pas pour cela impraticable. Le cautère actuel devient, lorsqu'il n'est pas possible de pratiquer la ligature des vaisseaux, le moyen auquel on doit donner la préférence pour arrêter l'effusion du sang. En l'employant on a encore l'avantage de détruire les parties altérées qui ont pu échapper à l'action du bistouri. Lorsque le cancer a envahi toute la partie antérieure de la langue, il faut amputer transversalement toute la portion dégénérée de cet organe. — Une observation rapportée par Ruisch donne un exemple de la conduite à tenir dans ce cas. Une vieille femme avait à la langue une dureté avec ulcération ; on la lui avait coupée plusieurs fois, même assez profondément ; mais elle se reproduisait toujours. On assembla une consultation, à la suite de laquelle « Pierre » le Mennonite, chirurgien de réputa» tion, ayant saisi la langue avec un » linge, emporta le mal avec un bistouri » courbe. On garnit ensuite la bouche » avec des linges trempés dans de l'eau » fraîche, et l'on porta le cautère actuel » à diverses reprises sur la plaie de la » langue. Des gargarismes émollients » suffirent pour apaiser la douleur et fa» ciliter la chute de l'eschare. La cica» trice se forma bientôt à l'aide de décoc» tions vulnéraires dans lesquelles on » faisait délayer du miel rosat, et qu'on » animait avec la teinture de myrrhe et » d'aloës (1). » — Il n'est pas toujours possible de saisir la langue avec un linge, et de la fixer ainsi pendant l'opération ; quand cela a lieu, on peut employer les érignes simples ou les pinces à érigne. — Plusieurs des mamelons qui sont sur les bords et sur la surface supérieure de la langue ressemblent assez bien à des champignons. Ils sont susceptibles d'augmenter de volume, et de dégénérer en tumeur fongueuse. M. Louis, ayant à traiter une de ces végétations, en lia la base avec un fil ciré, dont l'anse servit à diminuer le diamètre du pédicule, et les bouts à contenir la langue. Il emporta ensuite le tubercule d'un seul coup, en se servant de ciseaux courbes sur le plat. La pierre infernale fut appliquée sur la base de la fongosité. Le malade fut parfaitement guéri en cinq à six jours. — On voit assez souvent des ulcères, rebelles à tous les remèdes, occuper les parties latérales de la langue ; ils ne paraissent incurables que parce qu'on ignore leur véritable cause. Presque toujours ils ont été occasionnés et sont entretenus par quelque dent cariée, éclatée ou divisée, qu'il suffit d'extraire, de limer ou de redresser, pour procurer une prompte guérison.

PRÉCIS D'OBSERVATIONS *sur le gonflement de la langue, et sur le moyen le plus efficace d'y remédier ; par M.* DE LA MALLE (1).

Le gonflement de la langue peut être occasionné : 1° par des congestions sanguines qui se forment dans le tissu de cette partie, dans le cours ou à la suite des fièvres malignes, et de l'angine gutturale ou tonsillaire ; 2° par l'application de substances vénéneuses sur sa surface ;

---

(1) M. Louis n'indique pas d'autres procédés opératoires que ceux dont je viens de rendre compte. J'ai vu, à la fin de l'an VIII, M. le professeur Boyer en pratiquer un autre bien plus avantageux que la section transversale de la pointe de la langue, lorsque les tubercules cancéreux y ont leur siége et sont circonscrits et peu volumineux. Ce procédé consiste à faire une incision oblique de chaque côté de la tumeur ; les deux incisions doivent se réunir à angle aigu derrière elle. Il reste, en opérant ainsi, une plaie régulière dont les bords peuvent être facilement rapprochés par le secours d'un ou de deux points de suture entrecoupés.

(1) Le mémoire précédent contient aussi quelques exemples de cette maladie ; j'ai pensé qu'il serait convenable, pour éviter des répétitions, de les rapprocher de ceux rapportés par M. de la Malle.

3° par le développement de pustules nombreuses sur sa membrane, dans quelques petites-véroles confluentes et compliquées de fièvre putride ; 4° par l'usage des préparations mercurielles, administrées à l'extérieur ou à l'intérieur à trop grandes doses, ou continuées pendant trop long-temps. A ces différentes causes, on doit encore ajouter le contact immédiat de cet organe avec des parties actuellement le siége d'écoulement purulent ou puriforme, produit par le virus vénérien. L'engorgement par cette cause est toujours chronique, et ordinairement accompagné d'inflammation de quelque portion de la membrane interne de la bouche et du palais. Ni M. Louis, ni M. de la Malle ne parlent de cette maladie, qui, à la vérité, est assez rare, et dont on n'obtient la guérison que par un traitement anti-vénérien. — La tuméfaction de la langue dans les fièvres a ordinairement une marche aiguë. « Il survint à » un soldat, malade d'une fièvre conti- » nue, à l'hôpital militaire de Metz, en » 1740, un gonflement spontané de la » langue, qu'on pouvait regarder comme » critique. M. Castéras, premier méde- » cin de cet hôpital, me chargea, dit M. » Louis, de faire de légères scarifications » sur les parties latérales de la langue ; » elles ne procurèrent d'abord aucun ef- » fet, et le malade mourut en deux jours, » des suites de ce gonflement. »

Thomas Bartholin rapporte, d'après Valœus, « qu'une jeune fille de Leyde, » à qui la langue était devenue, dit-on, » aussi grosse que le poing, recouvra la » santé au moyen d'une opération par la- » quelle il semble qu'on ait retranché, » par couches, les parties superflues, » jusqu'à ce qu'on fût parvenu à ne lais- » ser à la langue que son volume natu- » rel. » — M. Louis fait remarquer avec raison que cette mutilation peut avoir des inconvénients graves ; le procédé opératoire doit donc être abandonné.

Un vigneron, convalescent d'une fièvre maligne, fut attaqué tout-à-coup « d'une douleur à la langue, suivie d'une » tuméfaction aussi considérable que » prompte. En moins de cinq heures, » cette partie devint trois fois plus grosse » que dans son état naturel, et dans cet » intervalle, M. de la Malle père l'avait » saigné successivement du bras, de la » veine jugulaire et du pied, sans suc- » cès. Le malade ressentait une douleur » aiguë ; la chaleur de la peau était brû- » lante, le visage était gonflé et livide,

» le pouls dur et concentré, la vue éga- » rée. » La respiration était très-gênée ; la langue faisait saillie au-delà des lèvres. M. de la Malle engagea alors un coin entre les dents, pour tenir la bouche ouverte, et fit avec un bistouri, sur toute la longueur de l'organe tuméfié, trois incisions parallèles ; elles pénétraient dans les deux tiers de l'épaisseur contre nature. Il sortit de ces incisions une grande quantité de sang, et la langue fut dégonflée au point que le malade put parler une heure après. Le lendemain, les plaies paraissaient superficielles, et elles furent guéries au bout de quelques jours, pendant lesquels le malade fit usage de gargarismes détersifs. — M. de la Malle fils se contenta de pratiquer deux incisions profondes sur le dos de la langue dans un cas analogue ; le succès fut aussi prompt et aussi complet. Les saignées que l'on avait faites auparavant n'avaient pas procuré de soulagement. — La tuméfaction de la langue n'occupe quelquefois qu'un seul côté de cet organe ; M. de la Malle père s'est contenté, dans ce cas, de faire une seule incision. Au bout de trois jours, la malade chez laquelle le gonflement était survenu à la suite d'une angine fut complètement guérie.

Job à Meeck'ren fut appelé pour donner des soins à la femme d'un matelot qui avait souffert, pendant trois ou quatre jours, une grande aridité dans la gorge, et avait été menacée tout-à-coup de suffocation « par une humeur surabondante, qu'elle faisait des efforts pour rejeter ; la langue, les amygdales et tout le palais se gonflèrent en très-peu de temps. Les gargarismes, les cataplasmes, les lavements ne produisirent aucun effet. On ne jugea pas à propos de saigner la malade, parce que les parties tuméfiées étaient blanches, et que le gonflement ne paraissait pas inflammatoire. » On insista sur l'usage des lavements purgatifs ; on appliqua des ventouses scarifiées à la nuque, aux épaules, et des vésicatoires derrière les oreilles. Malgré l'emploi de ces moyens, le mal augmentait ; la couleur livide de la langue, des lèvres, du palais et des parties sublinguales faisait craindre la gangrène. François de Vicq, appelé en consultation, conseilla la saignée du bras et celle des narines : on tira de ces veines du sang noir et de mauvaise qualité ; la respiration devint un peu moins difficile ; les autres accidents étaient cependant encore assez graves pour qu'on se décidât à faire sur la langue deux longues et profondes incisions. « Il en sortit beaucoup de sang corrompu, et sur-le-champ la respiration fut plus libre, la tumeur diminua, la facilité de parler revint, enfin tous les symptômes se dissipèrent d'une manière inespérée. » — Le gonflement de la langue, occasionné par l'application de substances vénéneuses sur cette partie, a encore une marche plus aiguë; les moyens d'y remédier sont les mêmes que dans les cas précédents. Un jeune paysan, âgé de seize ans, fit gageure avec un de ses camarades qu'il mâcherait un crapaud vivant, en commençant par la tête; il en prit un, et après lui avoir donné quelques coups de dent, il ressentit une chaleur fort vive dans tout le palais, et le rejeta. Il le reprit ensuite, et recommença à le mâcher. Deux heures après, le palais, la langue, l'intérieur des joues « se gonflèrent considérable- » ment; au bout de quatre heures, il per- » dit connaissance, et il fut attaqué de » hoquets, de nausées et de sueurs qui » n'étaient point froides.... » M. Dupont visita le malade vingt-quatre heures environ après l'accident. « Tous les symp- » tômes énoncés subsistaient; le visage » était bleuâtre; la salive sortait invo- » lontairement de la bouche, mais en » petite quantité; la déglutition ne pou- » vait se faire; les veines jugulaires ex- » ternes étaient gonflées; la langue, très- » brune, sortait de la bouche de plus de » deux doigts et demi, et elle en avait » au moins trois d'épaisseur; la respi- » ration était si laborieuse, par le gon- » flement des parties qui avoisinent le » larynx, que M. Dupont pensait déjà à » faire l'opération de la bronchotomie, » si les moyens qu'il avait à tenter ne » produisaient pas un prompt et salutaire » effet. » — La première indication était de diminuer le volume excessif de la langue. L'opérateur appuya sur cette partie avec une feuille de myrthe, et pratiqua deux longues et profondes incisions. Le sang coula assez abondamment. Le malade fut saigné de la gorge, deux fois en quatre heures. Au bout de six heures, il prit de l'eau émétisée : les évacuations furent abondantes par le haut et par le bas; la plupart des accidents se dissipèrent presque aussi promptement qu'ils étaient survenus. Le lendemain, on fit des lotions avec l'eau ammoniacale, animée d'un peu d'eau-de-vie; on s'occupa d'entretenir la liberté du ventre, et on conseilla le vin miellé pour gargarisme.

Ce malade fut guéri en quinze jours.

Ambroise Paré, dans son chapitre *de la morsure du crapaud*, rapporte l'histoire de deux hommes qui, étant dans une hôtellerie près de Toulouse, cueillirent des feuilles de sauge, et les mirent dans leur vin, sans avoir eu la précaution de les laver; quelques instants après, ils perdirent la vue, éprouvèrent des vertiges, des défaillances, des spasmes; les lèvres et la langue devinrent noires; ils balbutiaient, avaient le regard hideux et de travers, des sueurs froides, des vomissements. Ils devinrent fort enflés, et moururent peu de temps après. « On trouva, par les recherches convenables, que la sauge qu'ils avaient cueillie était infectée de bave de crapaud. » — La tuméfaction de la langue à la suite de l'usage des préparations mercurielles, n'a pas ordinairement de suites fâcheuses et ne nécessite pas d'opération chirurgicale; quelquefois cependant on en a pratiqué dans cette circonstance. Slégel, médecin allemand, eut occasion de voir à Paris « un bourgeois à qui l'administration des frictions mercurielles avait procuré la salivation. La langue devint si démesurément gonflée, que la bouche ne pouvait la contenir : elle grossissait à vue d'œil. » Pimprenelle, appelé, ayant appris l'inutilité de quelques moyens qu'on avait employés, coupa la moitié de la langue. Cette opération peu méthodique sauva la vie à ce malade, qui, après sa guérison, parla aussi distinctement qu'auparavant. — Dans la plupart des cas, il suffit, pour faire cesser les accidents, de suspendre l'usage des préparations mercurielles, de saigner le malade, si son état le permet, de prescrire les minoratifs, les lavements purgatifs, les bains, de faire changer les malades de linge, de les transporter dans un lieu chaud. L'expérience démontre aussi que les diaphorétiques et particulièrement le soufre sublimé, pris à l'intérieur, sont très-utiles pour arrêter le flux de salive et la tuméfaction des parties contenues dans la bouche.

PRÉCIS *d'observations sur les corps étrangers arrêtés dans l'œsophage et dans la trachée artère, avec des remarques sur les moyens que l'on a employés ou que l'on peut employer pour les enfoncer ou les retirer; par* M. HÉVIN.

Les accidents qui peuvent résulter du

séjour plus ou moins prolongé de corps étrangers dans le pharynx, l'estomac, l'œsophage, doivent être différents suivant l'endroit où les corps s'arrêtent, suivant leur volume, leurs propriétés physiques et chimiques. — L'étude analytique des observations nombreuses rapportées par les auteurs, peut seule donner une idée exacte de la variété de ces accidents, et faire convenablement apprécier les moyens curatifs que l'on a employés, ou seulement proposés pour y remédier. — Hévin range en quatre ordres les corps étrangers que l'on peut avaler; 1° ceux qui s'arrêtent dans l'œsophage, et peuvent être enfoncés; 2° ceux qui doivent être retirés; 3° ceux qu'on ne peut retirer et qu'on est obligé d'enfoncer; 4° enfin ceux qui sont avalés ou arrêtés dans l'œsophage, qu'il est impossible de retirer, et qui ne peuvent, lorsqu'ils sont enfoncés dans l'estomac, être rejetés par les voies naturelles.

I. « Les corps étrangers qui peuvent, sans qu'il en arrive ordinairement d'accidents, être chassés par les premières voies, sont principalement les petits os qui n'ont ni pointes ni inégalités capables de blesser l'estomac ou les intestins; des portions de substances cartilagineuses, de petites pièces de monnaie, ou des jetons d'or, d'argent et même de cuivre; des balles de plomb, de petites boules de verre ou de crystal, des noyaux qui ont une surface égale, des morceaux de chair, de fruits, de croûte de pain, de cuir, etc. » — La plupart de ces corps, qui s'arrêtent dans le pharynx ou l'œsophage, ne produisent en général des accidents qu'à cause de leur volume considérable. Ils peuvent obstruer l'œsophage, irriter les parties avec lesquelles ils sont en contact, fermer l'ouverture supérieure du larynx, comprimer d'arrière en avant la trachée artère et occasioner des convulsions, une prompte suffocation et même la mort. — L'auteur de ce mémoire a rassemblé un grand nombre d'observations à l'appui de cette proposition; je n'en citerai que quelques-unes. — Un homme avala une grosse croûte de pain dur qui s'arrêta à la partie inférieure de l'œsophage, où elle bouchait si exactement le passage aux aliments solides et liquides, qu'il les rejetait aussitôt qu'il les avoit pris. Ce malade, après avoir violemment souffert pendant trente heures, vint chercher du secours près de M. Perrotin, qui introduisit dans l'œsophage une bougie de cire flexible

et huilée, au moyen de laquelle il enfonça facilement le corps étranger dans l'estomac. — Un garçon tailleur pensa être suffoqué par un morceau de boyau qu'il n'avait pas pris la peine de mâcher, et qui s'arrêta au milieu de l'œsophage; « Paré le poussa promptement dans l'es-» tomac par le moyen d'un poireau, et » de quelques coups de poing sur le dos. » — Lamotte rapporte qu'une nourrice eût l'imprudence de donner une dragée à sucer à un enfant de six jours; l'amande s'engagea dans le gosier et causa des accidents qui firent craindre beaucoup pour la vie de l'enfant. — Au rapport de Fabrice de Hilden, un enfant fut suffoqué par un morceau de gâteau, et un adulte par un morceau de couenne de jambon grillée et saupoudrée de mie de pain, de sel et de poivre; ce morceau de chair s'engagea dans le pharynx et causa aussitôt de vives douleurs, des frissons, des convulsions et enfin la mort. On lit dans Skenkius qu'un musicien qui chantait fut étranglé par une figue qu'un imprudent lui jeta de loin dans la bouche. Ledran a fait part à l'académie d'une observation où il dit qu'un homme avala un morceau un peu gros d'une éclanche de mouton qui s'arrêta dans l'œsophage; cet homme se retira de la compagnie pour tâcher de le rejeter; au bout de quelques instants on le trouva mort appuyé contre un mur. Certains corps durs, qui ont une figure et un volume qui leur permettent de passer facilement par le canal intestinal, sont peu à craindre lorsqu'ils sont arrivés dans l'estomac, quoiqu'ils aient parcouru difficilement l'œsophage.

Galien, Fabrice de Hilden, Helwigius, Wedelius, Benomont, Forestus, etc., rapportent que des personnes, après avoir avalé des os, des pièces de monnaie d'or, d'argent, de cuivre, des lames de plomb ou d'autre métal, cessèrent de souffrir presqu'aussitôt que ces corps étrangers furent arrivés dans l'estomac, et qu'elles en furent débarrassées peu de temps après par la voie des selles. — Il arrive quelquefois que les pièces de cuivre séjournent long-temps dans l'estomac sans produire des accidents graves. Un enfant de trois ans, dont parle Widmarkler, ayant avalé deux chaînons d'airain, chacun d'un pouce de diamètre, en fut quitte pour quelques douleurs que ces chaînons lui causèrent en passant dans l'œsophage, et qui disparurent aussitôt que ces corps furent descendus dans l'estomac; on n'a pas même su quand ils ont été rejetés. — Un enfant de huit ans rendit par l'anus un jeton qu'il avait avalé un an auparavant ; suivant Amatus Lusitanus, ce jeton n'avait causé aucune incommodité. — Quoique l'expérience ait appris que les corps étrangers dont nous venons de parler peuvent presque toujours passer dans l'estomac presque toujours impunément, il faut cependant convenir qu'il n'est pas toujours sûr de les y enfoncer, car ils peuvent s'arrêter dans sa cavité ou bien dans les intestins, et causer beaucoup de désordre et même la mort. Houllier rapporte que deux filles ayant mangé en grande quantité et avidement, l'une du poumon de bœuf et l'autre du poumon de veau, éprouvèrent des angoisses, des faiblesses, des envies de vomir, et que ces accidents durèrent long-temps, et jusqu'à ce qu'elles eussent été débarrassées par des vomissements qui faillirent même leur devenir funestes ; car l'une et l'autre furent presque suffoquées par les morceaux de cette substance spongieuse gonflés pendant leur séjour dans l'estomac, et devenus trop volumineux pour traverser facilement l'œsophage. Ce qu'il y a de plus remarquable, c'est que dans l'un de ces cas, ce ne fut qu'au bout de quatre mois que le corps qui occasionait les accidents fut rejeté. — Donatus a vu un cas encore plus fâcheux. « Un homme avala goulument un » morceau de viande tendineuse qui s'ar- » rêta dans l'œsophage, et intercepta » presque complètement le passage de » l'air et des aliments les plus liquides ; » ce corps étranger ne put être enfoncé » ni retiré par aucun moyen ; il se cor- » rompit et tomba au bout de sept jours » dans l'estomac ; le malade fut délivré » des angoisses où il était, mais il ne put » éviter la mort qui arriva le quatorzième » jour, et que l'on attribua à l'inflam- » mation et à la longue diète qui le jeta » dans une extrême prostration de forces ; » mais la présence du corps corrompu a » eu vraisemblablement plus de part à » cet abattement extrême et à la mort, » que la diète. »

Certains corps qui ne peuvent absolument se digérer, mais qui ne jouissent par eux-mêmes d'aucune propriété nuisible, ne doivent point être poussés dans l'estomac lorsqu'ils présentent un volume considérable, crainte qu'ils ne puissent ensuite sortir de ce viscère ; ainsi il eût été rationnel de retirer, si l'on eût été appelé à temps, le gros nœud de linge qu'Habicot trouva arrêté sur l'épiglotte

d'un prisonnier mort suffoqué, ou cet obturateur que Meeck'ren rencontra dans la gorge d'une femme morte subitement, et que l'on croyait faussement avoir été empoisonnée. Il est bien important, pour se diriger dans la pratique, d'être prévenu que l'on a plusieurs exemples, que de petites pièces de monnaie se sont arrêtées dans le pylore, et ont occasioné la mort. Kerchringius, Bonnet, Manget en rapportent des observations, et cependant d'autres personnes, comme on l'a dit plus haut, n'ont éprouvé aucun accident grave après en avoir avalé plusieurs d'un volume considérable. Peu de personnes, probablement, seraient aussi heureuses que l'antiquaire Vaillant, qui, ayant avalé quinze médailles d'or pour les soustraire à la cupidité d'un corsaire de Tunis, les garda assez long-temps dans son estomac, et finit seulement de les rendre à Lyon, sans que sa santé en ait été altérée. — Il faut remarquer que des corps durs, quoique d'un fort petit volume, peuvent par leur nombre, en se rassemblant dans un même lieu, occasioner des accidents funestes. Binningerus fut consulté par un homme qui portait dans l'hypogastre une tumeur fort dure ; ce malade ressentait continuellement de vives douleurs dans tout l'abdomen, et éprouvait des borborygmes fréquents. Il mourut enfin, n'ayant pu prendre pendant trois ans que quelques aliments liquides. A l'ouverture du cadavre, on trouva le colon sphacélé et ouvert ; cet intestin était distendu par un amas de noyaux de prunes et de cerises qui pesait plus de trois livres ; on trouva aussi dans cet intestin quarante balles de plomb, que le malade avait avalées en différents temps, dans l'intention de se soulager.

II. *Corps étrangers qui sont arrêtés dans l'œsophage et qui doivent être retirés*. — Il faut rapporter à cette classe les aiguilles, les épingles, les noyaux aigus de différents fruits, les morceaux irréguliers de verre ou de pierre, les lames ou fragments de fer, d'acier ou d'autre métal, les épis de blé, les grosses arêtes de poisson, les portions d'os qui peuvent blesser par leurs inégalités ou par leurs pointes, etc. — Une femme, en mangeant sa soupe, avala un éclat d'os de bœuf, long d'un travers de pouce, large d'un doigt dans le milieu, pointu aux deux bouts, et épais d'un demi-travers de doigt. Cette portion d'os s'engagea vers le côté droit du pharynx, et y causa une grande douleur. M. Mesnier tâcha de retirer ou d'enfoncer cet os au moyen d'une olive de plomb fixée à un fil d'archal ; ses tentatives ne procurèrent que le déplacement du corps étranger. La douleur cessa presque entièrement, à la réserve d'un picotement que la malade ressentit pendant quatre mois, lorsqu'elle prenait quelque aliment. Il survint ensuite une fièvre continue, de la difficulté de respirer, une douleur vive tout le long du côté droit de l'œsophage, avec un bruit d'air dans le gosier. L'état de cette femme empirant, on lui pratiqua trois saignées ; les accidents se calmèrent un peu, et la malade ayant craché du pus sans tousser, recouvra presque complètement la santé ; elle conserva néanmoins un peu de douleur dans la gorge et cette espèce de sifflement dont nous avons parlé. Enfin au bout de dix mois elle rejeta l'os en éternuant et en toussant violemment. Cet os était érodé, sentait mauvais, et était encore mouillé de pus. Quelques gargarismes détersifs terminèrent la cure. — Fabrice de Hilden rapporte deux observations analogues. — Les os qui s'engagent dans le pharynx ou l'œsophage et que l'on ne peut en retirer, se pourrissent quelquefois et se détachent par petites pièces. — On trouve dans Gockel, Bartholin, Platerus, Dodonée, etc., un grand nombre d'exemples d'accidents produits par le séjour d'arêtes de poisson dans ces parties ; ces accidents étant les mêmes que ceux dont nous venons de parler, il est inutile d'analyser chacune des observations rapportées par ces auteurs.

Les aiguilles et les épingles sont souvent moins dangereuses à avaler que les os dont nous venons de parler, parce qu'elles s'engagent ordinairement par leur extrémité mousse plus pesante que l'autre ; et quand elles se dirigent ainsi, les parois des canaux qu'elles traversent sont peu exposés à être blessés ; il arrive même souvent que lorsqu'elles descendent la pointe tournée en bas, elles ne causent presque point d'accidents, surtout lorsqu'elles sont petites et que les parties où elles s'arrêtent sont peu sensibles et peu capables de leur opposer de la résistance ; assez fréquemment ces corps aigus et polis s'engagent dans les graisses sans exciter de douleurs ; d'autres fois ils occasionent de violentes tranchées, des coliques, des syncopes, des vomissements de sang, des convulsions, une fièvre violente, et ces symptômes fâcheux persistent jusqu'à ce que les aiguilles ou les épingles aient été rendues. Une fièvre lente, le marasme et la mort peuvent être aussi le résultat du séjour prolongé de corps analogues, mais plus volumineux, dans l'intérieur de quelques viscères importants. Un homme avala une aiguille en fer ; elle perça peu à peu les membranes de l'estomac et pénétra dans la substance du foie ; cet individu, au rapport de Skenkius, mourut tabide. Forestus parle d'une jeune fille qui mourut dans un état de consomption, après avoir avalé une grosse aiguille qui s'arrêta dans le gosier. On lit dans le même auteur qu'un barbier de village explorant l'arrière-bouche d'une femme avec une sonde de fer, laissa échapper cet instrument, qui descendit dans l'estomac où il séjourna pendant deux ans. Au bout de ce temps, la malade mourut dans un état de maigreur extrême. — On conçoit facilement que des fragments irréguliers de verre ou de tout autre corps très-dur ne peuvent pas être avalés sans danger. On lit dans Fabrice de Hilden que des soldats à la suite d'une grande débauche, brisèrent leurs verres avec les dents et en avalèrent les morceaux, et qu'ils périrent tous peu de temps après. Zacutus Lusitanus assure qu'un homme qui avait avalé trois diamants bruts, mourut étique après un flux dysentérique très-opiniâtre. Un maniaque avala volontairement divers corps étrangers, entre autres des clous, des morceaux de bois, des cailloux, des lames de couteaux qu'il brisait entre ses dents ; au bout d'un certain temps, il commença à ressentir des douleurs très-aiguës, et des angoisses dans toutes les parties intérieures. Ces accidents furent suivis d'un crachement de sang, d'une difficulté de respirer, et d'une fièvre ardente ; il éprouvait surtout une douleur très-vive dans l'aine droite, où il y avait une tumeur fort apparente à l'extérieur ; enfin il mourut dans le marasme, après une diarrhée très-longue. Tothius, à l'ouverture du cadavre, trouva tous les viscères du bas-ventre en suppuration ; il y avait dans l'aine droite, au commencement du colon, une grande collection de pus et un fragment de lame de couteau ; on en trouva une autre portion plus longue et plus aiguë dans le rectum près de l'anus. — Langius et Walruts rapportent des observations analogues.

# MÉMOIRES

# DE L'ACADÉMIE ROYALE

## DE CHIRURGIE.

## AU ROI.

SIRE,

Je prends la liberté de porter aux pieds du trône de Votre Majesté les Mémoires de l'Académie de Chirurgie. Ces travaux sont le fruit de vos bienfaits, qui ont excité le zèle et l'émulation des chirurgiens. Les rois, Sire, ont toujours décidé du sort des sciences. Saint Louis, au milieu de la barbarie de son siècle, fit renaître notre art en France, et donna la première forme à notre société ; les successeurs de ce grand prince voulurent qu'elle ne fût composée que d'hommes lettrés ; François I<sup>er</sup> l'associa à l'Université, et tous les rois qui l'ont suivi ont confirmé cette association. Une protection si constante ne fut pas infructueuse pour la chirurgie ; elle s'enrichit bientôt de nouvelles connaissances ; de grands hommes, qui sont encore nos maîtres, la cultivèrent avec succès. Vers la fin du dernier siècle, la nécessité des temps et les disputes obscurcirent cet art ; mais nous espérons que les bontés de Votre Majesté lui rendront son ancien éclat. Nous devons déjà à ses libéralités l'établissement de cinq démonstrateurs qui ont soutenu la réputation de nos écoles : c'est encore sous votre auto-

rité royale que vient de se former l'Académie de Chirurgie. Les sciences,
Sire, ont toujours ajouté un nouveau lustre aux règnes les plus glorieux ;
elles ont élevé les monuments les plus durables de la grandeur des princes
qui les ont favorisées. Les progrès que fera sous votre règne une science
qui a pour objet la conservation des hommes deviendront un nouveau
témoignage de votre amour pour vos peuples, et vous annonceront à la
postérité comme le bienfaiteur du genre humain. Témoin assidu des dispositions favorables de Votre Majesté pour l'avancement de notre art,
placé auprès de sa personne sacrée, et à la tête de la chirurgie du
royaume, pénétré des grâces dont elle m'a comblé, je réunirai tous mes
efforts à ceux des chirurgiens, pour perfectionner un art si nécessaire.

Je suis, de Votre Majesté,

SIRE,

Le très-humble, très-respectueux et très-fidèle serviteur et sujet,
LAPEYRONIE.

# PRÉFACE.

Les sciences sont long-temps dans l'enfance ; leurs progrès sont l'ouvrage d'une longue suite de siècles ; les travaux même les plus longs et les plus éclairés y laissent un vide difficile à remplir. La perfection semble s'éloigner à proportion qu'on fait des efforts pour en approcher.

La chirurgie est une des sciences qu'on a cultivées avec le plus de soin : la nécessité, le savoir, l'industrie, les travaux réunis de plusieurs siècles, y ont porté des lumières qui en ont hâté les progrès ; il n'y a cependant que des esprits superficiels qui puissent s'imaginer que les bornes de nos connaissances soient les bornes de l'art : la variété et la multiplicité de nos maux, leurs causes qui sont si cachées, les ressources qui nous manquent, ne nous offrent qu'un champ trop vaste et trop inconnu, où nous sommes obligés sans cesse de nous frayer de nouvelles routes.

Mais quelle est la voie que doivent suivre les chirurgiens pour perfectionner leur art ? Doivent-ils en attendre les progrès de cette expérience qui s'acquiert par la seule pratique, qui inspire si souvent tant de vanité, et qui séduit le vulgaire ? Si les connaissances que donnent une telle expérience avaient pu conduire la chirurgie à sa perfection, cet art ne serait-il pas parfait depuis plusieurs siècles ?

Il y a d'autres connaissances aussi essentielles et plus difficiles à saisir, qui doivent concourir, pour perfectionner la chirurgie, avec celles qu'on puise dans la pratique. Ces connaissances qui ne se présentent pas aux simples praticiens, sont le fruit des expériences physiques. Il y a donc deux sources d'où découlent les vérités qui peuvent enrichir notre art ; savoir, l'observation et la physique expérimentale. La nécessité de ces deux secours est facile à démontrer.

La nature ne se montre qu'obscurément à nos yeux ; nous devons donc examiner scrupuleusement sa marche, la suivre dans tous ses détours, et observer ses effets. Mais dans l'observation, l'esprit n'est que simple spectateur ; il ne voit que les dehors des objets : il faut à l'aide des expériences physiques, chercher à pénétrer jusqu'aux principes sensibles de la nature, c'est-à-dire, qu'il faut la prévenir, l'interroger, la forcer à se découvrir.

L'observation et les expériences physiques, qui sont la base de la chirur-

6.

gie, ont donc des objets différents : l'observation embrasse les qualités sensibles des corps, le cours des maladies, leurs phénomènes, les effets qui sont
la suite des procédés de l'art : les expériences physiques nous dévoilent la
structure et les ressorts des parties, la composition des mixtes, les propriétés des fluides qui coulent dans les vaisseaux, la nature des aliments,
l'action des médicaments.

Mais ces secours si nécessaires, je veux dire les observations et les expériences physiques, ne conduisent pas séparément aux vérités cachées qui
peuvent enrichir notre art : les observations influent sur les expériences, et
les expériences influent sur les observations ; elles se prêtent un appui mutuel. S'il faut observer exactement les objets auxquels on applique les expériences physiques, il faut ensuite ramener ces mêmes expériences aux observations, et les consulter ensemble : l'observation et l'expérience sont donc
comme des lumières qui doivent se réunir pour dissiper l'obscurité.

L'observation peut être imparfaite ou trompeuse ; elle a été également
la source de l'erreur et de la vérité : des opinions entièrement opposées ont
eu souvent pour elles le témoignage d'un nombre égal d'observations. Avant
qu'on eût cultivé la physique expérimentale, la médecine et la chirurgie
n'étaient presque fondées que sur des faits qu'on avait remarqués dans la
pratique ; aussi ne pouvaient-elles réunir les esprits : les praticiens étaient
d'autant plus obstinés dans leurs dissensions, qu'ils croyaient que la nature
s'expliquait en leur faveur. Les observations ne sont donc pas plus décisives
que ces oracles ambigus, ou ces lois équivoques, que l'intérêt et le préjugé
ont interprétés à leur gré.

Les anciens étaient persuadés que le choix de certaines saignées n'était
pas indifférent. Suivant leurs idées, l'ouverture de quelques veines et de
quelques artères, dans des parties peu éloignées les unes des autres, et, ce
qui est plus surprenant, dans les mêmes parties, avaient le privilége des
remèdes spécifiques pour des maladies fort différentes. Cependant c'est sur
des observations qu'étaient fondés de tels préjugés. Deux mille ans n'avaient
pu désabuser de ces dogmes ridicules les observateurs les plus exacts : les
malades ont donc livré leur sang et leur vie aux caprices des médecins et
des chirurgiens, sur la foi des observations les plus équivoques.

Ce sont de telles observations qui ont infecté la théorie de fausses opinions : l'humeur noire qui découle ordinairement des tumeurs chancreuses,
avait persuadé aux anciens qu'elles étaient causées par un suc atrabilaire ;
mais des expériences physiques, anatomiques et chimiques nous ont appris
que ces tumeurs ne sont formées que par le séjour d'une humeur lymphatique ; et elles nous ont découvert en même temps que cette tumeur est susceptible en certains cas des dépravations les plus pernicieuses.

L'observation avait introduit dans la chirurgie des erreurs encore plus grossières. Les blessures attirent des engorgements qui étaient des *fluxions,* selon tous les observateurs ; la faiblesse du tissu des parties était, disent-ils, la source de ces fluxions : dans cette idée, ils opposaient aux fluides qui s'arrêtaient autour d'une plaie, les remèdes astringents, et ceux qui pouvaient fortifier les fibres affaiblies ; mais de tels remèdes donnaient de nouvelles forces aux causes qu'on prétendait combattre ; des étranglements faciles à dissiper, devenaient, par l'action de ces remèdes, des étranglements mortels. Ainsi les malades trouvaient dans les observations les plus reçues un surcroît de maux, qui n'était pas capable de corriger les esprits prévenus, et ces observations séduisantes l'emportaient toujours sur le mauvais succès même qui les condamnait.

Les livres sont remplis de semblables absurdités, que l'observation avait consacrées comme des vérités avouées par la nature et par le consentement des praticiens : ce n'est qu'après plusieurs siècles que les recherches anatomiques et les découvertes physiques ont dissipé ces erreurs. Sans ces recherches et sans ces découvertes, de nouvelles observations auraient peut-être jeté les praticiens dans de nouveaux égarements ; du moins, les esprits les plus éclairés n'auraient pu se dégager de la plupart des préjugés qui avaient assujetti si long-temps les anciens maîtres de l'art : ce n'est donc que par les recherches physiques qu'on peut corriger l'observation.

Mais si les observations doivent être corrigées par les expériences physiques, ces expériences ont besoin à leur tour du secours des observations : leur témoignage réciproque et leur accord sont le sceau de la vérité. Les expériences peuvent nous égarer, de même que l'observation : nous pouvons appliquer les conséquences que nous en tirons à des objets qui les démentent ; il faut donc ramener les expériences au témoignage de la nature, pour éviter les erreurs qu'elles peuvent occasioner.

Lorsque Harvée eut persuadé aux médecins que la circulation était le principe de la vie, ils passèrent de la crédulité au mépris de toutes les opinions des anciens. On ne voulut plus reconnaître de remèdes appropriés à certaines parties : le courant du sang porte ces remèdes par tout le corps : ils agissent donc également, disait-on, sur toutes les parties : mais des observations exactes obligèrent enfin les esprits même les plus obstinés à revenir aux anciennes idées sur les effets de ces remèdes. Les expériences physiques qui nous avaient découvert le cours du sang, avaient donc produit des opinions erronées, que l'observation seule pouvait détruire.

Non-seulement l'observation rectifie les expériences physiques, elle en suggère encore de nouvelles, qu'on ne tenterait point sans elle. L'observation avait appris, par exemple, aux chirurgiens que la ligature arrête le sang dans les veines, qu'il fallait ensuite la relâcher pour faciliter la sortie du sang par l'ouverture de la saignée. La cause de ce phénomène a été cachée long-temps. Enfin la curiosité s'est réveillée ; les tentatives qu'elle a inspirées ont dévoilé le mystère de la circulation ; cette découverte a porté la lumière dans l'observation même qui en est l'origine : c'est ainsi que l'observation conduit à l'expérience, et que l'expérience éclaire l'observation. Ceux qui cherchent la perfection de l'art doivent donc partir de l'observation, et y revenir pour confirmer les conséquences qu'ils tirent des expériences physiques.

Cette marche de l'esprit ne serait pas difficile, s'il ne fallait que concilier quelques observations et quelques expériences. Mais, dès les premiers pas qu'on fait, les difficultés se présentent de toutes parts ; les vérités même les plus simples demandent une longue suite d'observations et d'expériences physiques : lorsqu'elles se sont multipliées entre nos mains, il faut découvrir leurs rapports et les conséquences qui en résultent. Malheureusement, après ces premiers travaux, on ne parvient encore qu'à des connaissances imparfaites. Lorsque la vérité s'est montrée plus clairement, nous n'en voyons presque jamais les bornes ni les suites ; il faut attendre que de nouveaux faits étendent plus loin nos connaissances, c'est-à-dire, qu'après avoir fait quelques progrès, on rentre dans un nouveau cercle d'expériences, de faits et d'observations.

Nous trouvons dans le progrès de nos connaissances sur certaines maladies, des preuves qui nous montrent l'étendue des travaux que les nouvelles découvertes coûtent à l'esprit. Les coups reçus à la tête ont souvent causé la mort ; le premier pas que demandait l'observation d'un tel accident, c'était d'en chercher les causes par l'inspection anatomique. Les ouvertures des cadavres ont appris aux chirurgiens que l'épanchement du sang faisait périr les blessés. De cette découverte, on a conclu qu'il fallait ouvrir le crâne pour donner une issue à l'humeur épanchée ; mais d'autres recherches nous ont fait voir que ce n'est pas aux seuls épanchements que la mort doit être attribuée ; on a découvert d'autres causes qui ne sont pas moins funestes, et contre lesquelles on ne trouverait aucune ressource dans le trépan. D'ailleurs, des coups, même plus violents que ceux qui causent quelquefois des épanchements, des coups qui ont produit des accidents redoutables, n'ont pas eu cependant des suites qui aient intéressé la vie. Lorsque dans de tels cas on a ouvert le crâne par le trépan, on a tenté une opération aussi inutile que douloureuse ; mais on l'a négligée dans d'autres qui ne paraissaient pas si effrayants, et où elle était absolument nécessaire.

Telles sont les nouvelles difficultés qui naissent des connaissances, à mesure qu'elles se multiplient : la violence du coup et des accidents n'a donc plus été dans tous ces cas un signe certain de l'épanchement, ni une indication qui marquât la nécessité du trépan ; il a fallu dans la multiplicité embarrassante des accidents chercher des signes moins équivoques : or, ce n'est qu'en rassemblant et en comparant toutes les observations et les expériences, qu'on a appliqué des indications plus précises et plus certaines. Peut-être que d'autres connaissances inspireront encore de nouveaux doutes, qu'il faudra éclaircir par de nouvelles recherches.

Il est donc certain que les lumières qui éclairent l'art de guérir, ne sont que le fruit d'une infinité d'observations de pratique, d'expériences physiques et de tentatives qu'elles suggèrent. Mais ce n'est pas des observations et des expériences d'un seul homme qu'on peut attendre de telles lumières. Il faut nécessairement recueillir les observations qui sont dispersées dans les ouvrages de nos prédécesseurs et de nos contemporains. Sans ce travail, le plus grand génie ne sera qu'un praticien peu éclairé et présomptueux ; car, s'il entre dans l'exercice de l'art, sans les connaissances qui sont renfermées dans ces écrits, l'édifice qui a été élevé par les travaux de tant de siècles, sera l'édifice qu'il entreprendra témérairement d'élever. Or, l'esprit le plus vaste et le plus laborieux osera-t-il se flatter de pouvoir rassembler lui seul tous les matériaux qui doivent former cet ouvrage ? En ramassera-t-il même la millième partie dans la pratique la plus étendue ? Les réflexions, les combinaisons qui ont épuisé tant de grands génies, se présenteront-elles à un homme dont la vie est si courte, et qui est occupé d'une infinité d'objets différents ? On ne saurait disconvenir que l'art de guérir ne soit imparfait ou plein d'erreurs, dans les ouvrages même des hommes les plus savants qui l'ont cultivé : que sera-t-il donc entre les mains de ceux qui seront dénués des richesses que tant d'écrivains ont ramassées dans l'étude de la nature ? Une ébauche méprisable, que la vanité, le préjugé et l'intrigue pourront couvrir du nom d'habileté, d'expérience, de réputation, de talent ; noms qui sont toujours un piége pour le vulgaire, et qui cachent si souvent l'ignorance sous les apparences du savoir.

L'exercice de l'art, et la manière dont se forme l'expérience qui en est la base, nous prouvent l'impuissance des efforts que peut faire l'esprit d'un praticien livré à lui seul. Les objets qu'il faut saisir ne passent que successivement devant les yeux ; ce n'est qu'après une longue suite d'années qu'on peut se flatter d'avoir vu une partie de ceux qui sont connus aux hommes, même médiocrement instruits par les livres. Ces objets sont obscurcis les uns par les autres ; ils présentent des variations perpétuelles : ici la nature confirme nos idées, là elle les contredit ; dans d'autres cas, ce qui paraît fort vaste, est borné ; ce qui paraît resserré dans les bornes étroites, a une grande étendue : or, si les hommes les plus éclairés n'ont pu démêler exactement la vérité parmi tant de difficultés, un praticien pourra-t-il espérer de la saisir par ses seules observations ?

Mais, supposons que, pour pénétrer dans les secrets de la nature, on eût épuisé tous les secours qu'on trouve dans les observations et dans les expériences connues, ce travail, joint à la pratique la plus étendue, serait insuffisant ; il faudrait encore ne laisser échapper aucune des découvertes qui naissent tous les jours des travaux des maîtres de l'art : sans cette étude, le praticien le plus consommé ignorera dans l'espace de vingt années des vérités qui seront familières à des novices : les travaux des autres sont donc une source de travaux pour lui ; et, sans une nouvelle étude, son savoir même serait flétri par son ignorance.

L'étude continuelle n'est pas moins nécessaire dans la pratique que dans l'anatomie : or, si un anatomiste négligeait de s'instruire des nouvelles découvertes, son travail ne serait qu'un travail servile, qu'une imitation, qu'une répétition des travaux de ses premiers maîtres. En vain se flatterait-il de répandre de nouvelles lumières sur la structure des parties ; il pourrait saisir par hasard quelque objet qui aurait échappé aux autres anatomistes; mais parce qu'il ne serait point guidé par les connaissances qui viennent à éclore tous les jours, ses progrès seraient fort bornés, peut-être même ne verrait-il jamais que ce qu'il aurait vu dans ses premiers essais. Il y en a pour qui les travaux de trente ans n'ont été qu'un exercice des yeux et des mains ; les richesses de leur art se sont multipliées, tandis qu'ils sont restés dans une indigence honteuse.

Tels étaient des praticiens célèbres, contemporains d'Harvée. Contents des connaissances qu'ils avaient puisées dans les écrits de leurs prédécesseurs, ils fermèrent les yeux à la lumière que leur présentait ce grand homme ; ils parcoururent une longue carrière dans l'exercice de leur art, sans connaître la circulation du sang, qui dévoile tant d'erreurs dans les livres des anciens, et tant de faux pas dans leur marche. Des novices, éclairés par cette découverte, méprisaient avec raison ces praticiens dédaigneux qui vieillissaient dans leurs erreurs.

Ces idées sont bien opposées à l'opinion de ces praticiens vulgaires, auxquels leur expérience frivole inspire tant d'orgueil ; ils croient découvrir dans leurs courses continuelles, qui sont leurs seuls travaux, les vérités qui peuvent perfectionner l'art de guérir. Un grand homme craignait de l'oublier, lorsqu'il était forcé d'abandonner l'étude, et de se livrer entièrement au public ; il se demandait chaque année, non pas combien il avait vu de malades, mais quels progrès il avait faits dans la connaissance des maladies. Aussi le grand Boerhaave s'était-il fait une loi inviolable de partager son temps entre l'étude et la pratique.

Si la chirurgie demande tant de travaux, ne serait-ce pas en avoir une idée peu juste, que de la réduire à l'art d'opérer? Cet art est sans doute essentiel, c'est principalement l'opération qui caractérise la chirurgie. Mais l'art d'opérer, considéré en lui-même, ne dépend que des connaissances anatomiques et de l'adresse des mains. L'usage donne cette adresse, et ne donne pas le génie, et les lumières qui doivent la conduire.

Ceux donc qui apprécient la chirurgie par l'opération seule, ceux qui croient que ce n'est qu'une longue habitude d'opérer qui forme le grand chirurgien, sont dans une erreur bien grossière. Pour en mieux juger, examinons les opérations telles qu'elles sont en elles-mêmes ; elles se réduisent, ou aux opérations décrites, ou à ces opérations qui varient suivant les parties sur lesquelles on les fait, et suivant la diversité des maladies.

La place des opérations décrites est toujours fixée, la route de la main est tracée, les démarches de l'opérateur sont réglées ; l'habitude qui conduira un chirurgien dans une route où tous les pas qu'il doit faire sont marqués, et dont il ne saurait s'écarter s'il a de la mémoire et des yeux, cette habitude sera-t-elle une preuve décisive de la capacité de ce chirurgien?

Les chirurgiens qui fondent uniquement leur mérite sur cette habitude, s'avilissent donc eux-mêmes, et flétrissent leur art. Des novices qui n'ont que des talents médiocres, ne font-ils pas, après quelques tentatives sur des cadavres, ces opérations déterminées, avec la sûreté et le succès qu'on pourrait attendre des opérateurs auxquels une longue habitude les a rendues familières? Des hommes grossiers et ignorants ne pratiquent-ils pas tous les jours quelques-unes de ces opérations les plus délicates sur des animaux ? Ne peuvent-ils pas vanter l'adresse de leurs mains, leur habileté, leur succès?

C'est donc avec raison que les plus grands opérateurs conviennent qu'un praticien servilement assujetti au manuel réglé de ces opérations, n'est qu'un ouvrier livré à une misérable routine, souvent pernicieuse pour les malades, et toujours préjudiciable au progrès de l'art. C'est ce qui deviendra très-sensible dans quelques exemples.

Il y a des chirurgiens qui se sont consacrés à une seule opération ; elle les a occupés pendant toute leur vie. Mais cette opération s'est-elle perfectionnée entre leurs mains? Ne l'ont-ils pas laissée en mourant dans l'état où elle était la première fois qu'ils l'ont tentée? Un lithotomiste qui a adopté une seule méthode, ose-t-il la quitter pour avoir recours à d'autres, qui, en certains cas, seraient moins dangereuses? Ose-t-il même s'élever jusqu'aux perfections, que d'autres mains ont données à cette méthode à laquelle il s'est borné? Ce que produit donc l'habitude ou le long exercice, c'est une timidité ou un préjugé qui éloignent de toutes les autres voies, quelque sûres qu'elles puissent être.

Cette habitude si vantée n'arrête-t-elle pas de même les progrès de toutes les autres opérations? Lorsqu'on ne connaissait que la cruelle ressource du fer brûlant pour arrêter le sang dans les amputations, *Paré*, inspiré par son heureux génie, nous apprit à lier les vaisseaux. Mais cette méthode fut-elle adoptée par les chirurgiens habitués à leur routine dangereuse ou inefficace? Cent ans après cette précieuse découverte, leurs disciples serviles, qui ne craignaient pas de faire souffrir inutilement aux malades les plus affreuses douleurs, craignaient encore de lier les vaisseaux. Il fallut attendre que des hommes éclairés, sages et hardis, osassent s'exposer à la censure, et peut-être au mépris de leurs contemporains, pour ramener les esprits prévenus à une méthode si heureusement inventée.

Les anciens chirurgiens ont tenté hardiment, et avec succès, l'opération de la fistule: cependant, à la honte de ces praticiens ignorants que la routine a conduits, combien n'a-t-on pas hésité à la fin du dernier siècle à recourir à l'opération, qui était familière aux premiers maîtres de l'art, et que *Celse* a décrite avec tant de clarté? En vain *Aquapendente*, en suivant leurs traces, avait-il donné des exemples persuasifs; les chirurgiens modernes, aveuglément bornés à des procédés souvent inutiles ou dangereux, n'avaient pas reconnu que la fistule ne pouvait trouver un remède sûr que dans le tranchant du fer. Sans les alarmes que répandit dans la France le danger pressant qui menaçait la vie d'un de nos plus grands rois, peut-être serions-nous privés d'un secours qui a sauvé la vie à tant de malheureux.

Ainsi que ne doit-on pas craindre de cette habitude, ou plutôt de cette routine qui fixe un chirurgien dans une même voie, et qui lui donne une marche uniforme dans les cas les plus variés? Ce qui est certain, c'est que la plupart des opérations, dont le manuel paraît réglé dans les livres qui en traitent, n'ont pas cette simplicité si favorable à la routine. Le trépan, par exemple, n'offre-t-il pas beaucoup de variétés? Les parties sur lesquelles on l'applique, les maladies qui l'exigent, ne sont-elles pas si différentes, qu'elles demandent dans tous les cas un génie fertile en nouvelles ressources? La multiplicité des trépans (1) ne dépend-elle pas de la diversité des cas et des circonstances que le hasard rassemble? N'est-on pas forcé de sortir des règles prescrites, et d'en chercher d'autres dans la structure des parties et dans la nature des maladies? N'est-ce pas donc le jugement, la sagacité, le savoir, et non une habitude servile, qui doivent conduire la main?

---

(1) Il y a eu des coups à la tête qui ont obligé d'appliquer jusqu'à vingt-sept trépans, comme nous l'apprenons des observations de *Stalpart Wanderwiel*.

Si l'habitude ne peut conduire la main dans ces opérations mêmes qui sont sujettes à quelques règles; que doit-on en attendre dans les opérations dont la variété est telle, que la variété des blessures et des maladies? Faut-il ouvrir des abcès profonds, pénétrer dans le tissu des parties pour y chercher des corps étrangers, débrider des étranglements mortels, suivre des fistules dont le fond se dérobe d'abord aux doigts et aux instruments, extirper des tumeurs environnées de gros vaisseaux, se faire des routes à travers des parties délicates qu'il faut ménager, découvrir des caries qui exigent des opérations extraordinaires? Dans de tels cas, où les opérations n'ont aucune place fixée ni aucune étendue déterminée par les préceptes, et où les secours de la main ne doivent être réglés que par la nécessité des circonstances qui varient toujours, quelles ressources trouvera-t-on dans cette habitude, qui n'est formée que par la répétition de quelques opérations où l'on aura toujours suivi la même méthode? C'est donc dans ces opérations variées que consiste le fond le plus étendu de l'art d'opérer; ainsi ces hommes, qui ne peuvent marcher que dans des chemins frayés par les autres, seront des hommes inutiles dans ces cas si difficiles, si fréquents et si dangereux.

Mais ces connaissances mêmes, si nécessaires dans de tels cas pour conduire la main, ne renferment pas, comme on l'a déjà dit, toutes celles qui forment le chirurgien. L'opération dont elles sont la règle, et qui frappe le plus le vulgaire, n'est qu'un point dans la cure d'une maladie. La connaissance des cas qui l'exigent, les accidents qui la suivent, le traitement qui doit varier selon la nature et la différence de ces accidents, tous ces objets ne sont-ils pas les objets essentiels de la chirurgie? Qu'il se présente, par exemple, une fracture accompagnée d'une plaie dangereuse; la réduction, quoique souvent très-difficile, n'est qu'une petite partie du traitement de cette maladie; les inflammations, les étranglements, la gangrène, les dépôts, les suppurations, les fontes excessives, la fièvre, les convulsions, le délire, tous ces accidents qui surviennent si souvent, demandent des ressources beaucoup plus étendues, que celles qui sont nécessaires pour réduire les os à leur place naturelle. Un exercice borné, la connaissance de la situation des parties, l'industrie et l'adresse, suffisent pour replacer des os; mais des lumières profondes sur l'économie animale, sur l'état où sont les parties blessées, sur les changements des liqueurs, sur la nature des remèdes, sont à peine des secours suffisants pour remédier aux accidents qui suivent ces fractures.

Il s'ensuit de-là, que l'exercice de la chirurgie demande une théorie lumineuse et profonde; mais les idées du public et des praticiens même ont été si bizarres sur la théorie, qu'il est nécessaire de les apprécier. De simples spéculations et des connaissances puisées dans l'expérience ont été confondues également sous le nom de théorie; j'appelle de simples spéculations ces fictions de l'imagination, ces idées qui ne sont point tirées du fond des choses, ces principes fondés sur des possibilités et sur des vraisemblances, ces conséquences qu'on en déduit si légèrement et avec tant d'assurance. De telles spéculations ne peuvent pas former la théorie de l'art de guérir ; elles ne sauraient produire que des opinions incertaines, que la nature dément presque toujours, et que le temps et la raison effacent bientôt de la mémoire des hommes. Il n'y a que l'imprudence, la précipitation, le défaut de jugement qui puissent les ériger en règles. C'est de telles spéculations que sont sortis ces systèmes qui se sont détruits mutuellement, et qui ont amusé successivement les esprits. D'une simple vérité, ou d'une supposition, on a prétendu déduire l'art de guérir. Un enchaînement de raisonnements et de conséquences, qui avait pour appui cette base si chancelante, en a imposé souvent aux esprits les plus sages et les plus difficiles ; des explications arbitraires et ingénieuses, où l'imagination trouve des réponses à toutes les difficultés, ont été adoptées comme des explications dictées par la nature même.

Telle est cette théorie qui n'est que trop commune, qui a infecté les écoles, et qu'on ne saurait assez mépriser ; elle est fort séduisante à la vérité, parce qu'elle plaît à l'imagination, et parce que sa facilité dispense des travaux et des recherches qui peuvent nous dévoiler la nature. L'esprit, aveuglé par la vanité, est flatté de trouver en lui-même les principes de toutes choses. C'est dans cette espèce de délire, et sur des fondements que l'imagination seule a jetés, que des philosophes ont élevé avec complaisance toute la machine de l'univers ; que des praticiens célèbres et ignorants ont reconnu pour principe de toutes les maladies, l'acide, l'alcali, la fermentation, l'épaississement du sang ou de la lymphe ; qu'ils ont borné l'art de guérir à des indications vagues, faciles à imaginer, mais insuffisantes dans la plupart des maladies. Ce sont de telles indications qui ont renfermé la pratique dans un cercle étroit de remèdes ordinaires. Quand on a placé au hasard beaucoup de saignées, de purgatifs, de délayants, de fondants, de topiques que la routine a consacrés, on croit avoir épuisé les ressources de l'art.

C'est donc sans raison qu'on a confondu avec ces opinions imaginaires qui portent la stérilité, l'erreur et le danger dans la pratique, les connaissances qui en sont les fondements. Ces connaissances puisées dans la physique, déduites de la nature et de l'opération des remèdes, fondées sur les causes de nos maux, sur l'observation de leurs signes, sur les lois de l'économie animale, forment la véritable théorie, sans laquelle il n'y a ni art, ni méthode dans le traitement des maladies. Mais telle est la force des préjugés : ces praticiens, que leurs occupations continuelles éloignent de l'étude, et dont l'ignorance réduit l'art de guérir à des ressources connues même du vulgaire ; ces praticiens, dis-je, qui se parent d'une simplicité séduisante, regardent avec dédain ceux qui partagent leur application entre l'étude et la pratique ; ils inspirent du mépris pour la théorie, et en imposent au public, qui n'en saurait connaître l'utilité. C'est ainsi que l'ignorance la plus grossière trouve dans la crédulité un moyen toujours trop sûr pour flétrir le savoir, qui peut seul assurer nos pas.

La théorie n'est donc que la pratique réduite en préceptes ; mais, malgré les travaux de tant de siècles, ces préceptes ont toujours des bornes étroites. Dans ces limites, où la certitude nous abandonne, il ne nous reste pour guides que la *conjecture* et l'*analogie*. Ces deux guides sont utiles : cependant les connaissances qui en doivent être la base, peuvent seules leur donner assez d'autorité pour captiver l'esprit ; si la conjecture et l'analogie n'ont pas un tel appui, elles ne seront que des guides trompeurs.

Dans les travaux de l'esprit, la conjecture et l'analogie sont des sources de lumière ; la vraisemblance, la comparaison des objets qui se ressemblent, conduisent à des recherches ; et de ces recherches naît quelquefois la connaissance de la vérité ; mais de la conjecture et de l'analogie passer à la pratique, comme d'un principe à sa conséquence, c'est une démarche délicate qui peut jeter dans des voies pleines d'erreurs et de périls. Elle doit donc être interdite à des esprits bornés ou peu éclairés ; à peine doit-elle être permise à des génies supérieurs qui ont les connaissances les plus étendues ; du moins n'est-ce qu'avec une grande réserve qu'ils doivent s'y livrer, lorsqu'il s'agit de la vie des hommes. Il est facile de tomber dans l'erreur, mais il est difficile d'en sortir ; les observations qui pourraient nous désabuser, nous confirment souvent dans les opinions les plus absurdes. On trouve dans tous les siècles des exemples de cet égarement.

La sagesse des anciens a trouvé un écueil dans les conjectures ; ils s'étaient trop pressés de remonter aux premières causes. Dans cet effort prématuré que l'obscurité de leur physique devait leur rendre suspect, ils ont ramené la plupart des maladies à des principes que la philosophie de leur temps avait adoptés. La vraisemblance qui les a séduits, et qui paraissait les justifier, a multiplié leurs erreurs. Plusieurs modernes dominés par l'esprit de système, et auxquels les nouvelles découvertes auraient dû cependant inspirer plus de retenue, se sont encore plus livrés à l'imagination ; la conjecture a été pour eux une source d'opinions grossières ; l'art qui décide de la vie des hommes n'a été dans leur esprit que l'art dangereux de conjecturer. L'analogie les a jetés dans des écarts qui sont encore plus honteux pour la raison. Le quinquina que l'expérience avait consacré aux fièvres intermittentes, ils l'ont appliqué avec autant d'opiniâtreté que de témérité aux fièvres continues, aux fièvres malignes, aux fièvres hectiques, aux fièvres causées par des suppurations, etc. Après avoir découvert l'heureuse efficacité du mercure dans les maladies vénériennes, et dans quelque autre maladie, ils ne doutèrent pas que ce minéral ne fût un remède universel pour les maladies chroniques ; au lieu de se borner à de simples essais conduits par la prudence, ils le prodiguèrent hardiment dans le traitement du cancer, des ulcères, du scorbut, etc., comme une ressource assurée contre ces maux. Ces erreurs meurtrières, dont ils n'ont pu se désabuser, sont devenues contagieuses, en se perpétuant dans des ouvrages qui en imposent à l'ignorance et à la crédulité : mais, malgré l'abus qu'on a fait de la conjecture et de l'analogie, il faut avouer que si elles peuvent égarer des esprits trop faciles à se laisser séduire par l'apparence, elles peuvent inspirer d'heureuses tentatives à des praticiens qui savent se conduire avec une circonspection éclairée.

Les connaissances profondes qui sont la base de la chirurgie, font le mérite et la difficulté de cet art : elles nous montrent en même temps de quelles mains on peut en attendre les progrès. Les grands chirurgiens sont aussi rares que le génie, le savoir et les talents ; le génie est la source des lumières, c'est l'instrument universel ; mais il est, pour ainsi dire, tel que le corps, il s'engourdit quand il est dans l'inaction : l'esprit qui n'a pas été cultivé est aussi incapable de distinguer les objets, d'en voir les liaisons, de suivre exactement le fil d'un raisonnement, que le corps est incapable d'agilité et de souplesse, lorsqu'il n'a pas été exercé. Il faut donc que l'esprit soit préparé pour entrer dans la chirurgie, comme il doit l'être pour entrer dans les autres sciences ; c'est-à-dire, qu'il faut porter dans l'étude de cet art les connaissances qui nous dévoilent les opérations de la nature. Sans ces connaissances, on ne saurait pénétrer jusqu'aux vérités qui forment les règles par lesquelles on doit se conduire dans la cure des maladies.

Les progrès de la chirurgie ne sont dus qu'à des hommes qui ont été conduits par ces connaissances : tels étaient les Lanfranc, les Berengarius, les Vidus-Vidius, les Severin, les Fallope, les Vesale, les Aquapendente, les Paré, les Magatus, les Fabrice, les Guillemeau, les Pigray, les Demarque, les Thevenin, les Scultet, les Nuck. (1) Ces illustres praticiens dont l'esprit était préparé par l'étude des langues savantes, cultivé par les belles-lettres, enrichi des connaissances philosophiques, ont porté le flambeau dans tous les détours de notre art. Ce n'est pas qu'il ne se soit élevé des hommes qui,

---

(1) Plusieurs de ces grands hommes ont allié le titre de médecin à celui de chirurgien, parce que dans les universités étrangères la médecine n'a pas été séparée de la chirurgie comme dans l'université de Paris.

étant conduits seulement par leur génie, ont laissé dans la chirurgie des
traces durables de leurs talents ; mais de tels hommes sont rares : l'art serait
resserré dans des bornes fort étroites, si ces richesses n'avaient pu sortir que
d'une source que la nature ouvre si rarement.

Les travaux de ces praticiens si éclairés ont hâté les progrès de la chirurgie : mais si les maîtres de l'art avaient réuni leurs efforts, s'ils avaient formé
des sociétés consacrées à de nouvelles recherches, ces progrès n'eussent-ils
pas été plus rapides ? Combien n'y a-t-il pas eu de chirurgiens qui ont ense-
veli avec eux des connaissances précieuses ? Ces connaissances ne se seraient
pas perdues, si quelque compagnie savante en eût été dépositaire et les
eût répandues. Des hommes zélés qu'elles auraient instruits, en auraient
ensuite enrichi leurs ouvrages et la postérité ; elles auraient même été plus
épurées, puisqu'elles auraient été soumises en naissant à un examen éclairé
et rigoureux ; enfin elles auraient inspiré de nouvelles lumières, en excitant la curiosité et l'émulation. L'art trouve donc dans de telles sociétés
des ressources qu'il ne trouve jamais dans les travaux des particuliers : elles
sont des espèces de bureaux qui appellent de toutes parts les travaux des
savants, pour les consacrer à l'utilité publique et aux progrès des sciences :
elles établissent un commerce, où le public gagne plus que ceux mêmes qui
en font les frais ; le fonds d'un tel commerce ne périt point, il sera d'âge en
âge une source féconde de nouvelles richesses.

C'est pour rassembler ces richesses, et pour en cultiver le fonds qui est déjà
si étendu, qu'on a établi l'académie ; c'était-là le seul avantage que la chirurgie pouvait envier aux autres sciences. Mais si l'établissement de cette
société a été si tardif, l'art trouvera un dédommagement dans ce retardement même : les autres sociétés savantes lui ont préparé des matériaux
qui serviront à la perfectionner : tout ce qui pouvait contribuer à hâter ses
progrès a été cultivé avec ardeur ; la physique s'est enrichie par des découvertes nombreuses ; l'anatomie nous a dévoilé la structure des organes ; la
chimie a conduit notre curiosité dans l'intérieur et dans la composition des
mixtes. La mécanique perfectionnée peut seconder le génie et l'industrie
dans la construction des instruments et des machines qui multiplient les
forces. Il était temps de porter ces lumières dans la chirurgie ; les anciens
étaient privés de la plupart de ces ressources ; ils n'étudiaient que les
dehors de la nature, ils n'en connaissaient que ce qu'elle présentait d'elle-
même à leur observation. Notre art, qui trouve tant de secours dans les travaux modernes, pourra donc faire des progrès qu'on n'aurait osé espérer
autrefois.

Le plan que se propose l'académie est d'élever la chirurgie sur les observations, sur les recherches physiques et sur les expériences. Dans l'usage

qu'on en fera, on suivra les règles que nous avons déjà établies : mais les observations seront le fonds le plus riche de ses travaux ; elle ne refusera pas même celles qui sont les plus communes, parce qu'elles renferment toujours des circonstances différentes, souvent plus utiles que le principal objet qui a attiré l'attention de l'observateur : en même temps elle ne négligera pas d'autres observations qui pourraient paraître suspectes par le merveilleux qu'elles renferment. Si ce merveilleux en a souvent imposé à des esprits crédules, il a été quelquefois rejeté sans raison par des esprits trop difficiles à persuader. Des observations rebutées, parce qu'elles présentaient des phénomènes qui paraissaient s'écarter des routes ordinaires de la nature, ont été justifiées par une suite de faits dont l'autorité a fait évanouir tous les doutes (1) : telles sont les observations qui nous assurent l'adhérence des pierres dans la vessie, des succès de l'opération césarienne et de la bronchotomie, de la possibilité des hernies par le trou ovalaire, etc. C'est ainsi que la nature, en se dévoilant quelquefois aux hommes, malgré eux-mêmes, leur ouvre des voies qu'une prévention opiniâtre leur avait fermées, et qui conduisent à des connaissances essentielles dans l'art de guérir.

---

(1) On prie ceux qui enverront de ces sortes d'observations, de les appuyer de tous les témoignages nécessaires, pour qu'on puisse les donner au public.

# MÉMOIRES

## DE L'ACADÉMIE ROYALE

### DE CHIRURGIE.

MÉMOIRE SUR LES VICES DES HUMEURS; *dans lequel on établit des principes physiques qui doivent servir de fondement à la doctrine de la suppuration, de la gangrène, des tumeurs, des plaies, des ulcères, et d'autres sujets de chirurgie; par M. QUESNAY.*

(*Exposition du sujet de ce mémoire.*) Je m'étais d'abord proposé de faire des recherches sur la doctrine de la suppuration : dans mes premières tentatives, cette doctrine m'a paru immense. Le détail des diverses espèces de suppuration, des différentes matières qu'elles fournissent, des causes qui y contribuent, des effets qu'elles produisent, des complications qui s'y joignent, des indications qu'elles présentent, des remèdes que nous pouvons y apporter, comprend presque toutes les connaissances qui doivent nous diriger dans la cure des maladies et des opérations chirurgicales; mais ce détail, quelque étendu qu'il puisse être, ne suffit pas, surtout aujourd'hui, pour exposer clairement ces connaissances. Les nouvelles hypothèses qu'on a imaginées trop légèrement depuis environ un siècle ont obscurci la théorie de notre art et l'ont rempli d'opinions chimériques et séduisantes dont on ne s'est point assez défié. C'est pourquoi nous serons obligés, pour éviter l'erreur, de remonter aux principes de cette théorie, et de poser les fondements sur lesquels elle peut être solidement établie. — Il faut que nous nous attachions d'abord à connaître tous les changements qui peuvent arriver à nos sucs et qui peuvent les rendre vicieux; car ce n'est que par la connaissance des différents états des humeurs que nous pouvons distinguer les différentes qualités des matières que la suppuration peut fournir; mais cet objet renferme les mystères les plus cachés de la physique du corps humain, et ne se laisse apercevoir que par des dehors qui les voilent et les dérobent immédiatement à nos sens. Les anciens, qui n'ont étudié la nature que par la voie de l'observation, n'ont pu saisir que ce qu'elle présente à l'extérieur; la physique expérimentale peut seule nous développer, du moins jusqu'à un certain point, les causes secrètes qui agissent dans l'intérieur des mixtes : elle fournit une multitude de faits qui peuvent, si nous les réunissons aux connaissances acquises par l'observation, nous découvrir sur ces différents états des humeurs des vérités importantes, des vérités qui peuvent répandre de grandes lumières sur la suppuration, et sur d'autres sujets que nous nous sommes proposés d'examiner. — Mais ces vérités sont extrêmement vastes; elles ne forment que des principes généraux et éloignés. Il est nécessaire d'établir ces principes avant que d'entrer dans l'examen des diverses matières auxquelles nous avons dessein de les appliquer : c'est pourquoi nous allons les renfermer dans un mémoire particulier, que nous diviserons en trois parties.

(*Division de ce mémoire.*) Nous parlerons dans la première de l'impureté des humeurs, ou de leur mélange avec des substances hétérogènes ou étrangères qui les rendent vicieuses. Nous ne nous flattons pas de répandre sur ce sujet de nouvelles lumières; cependant cette première partie ne sera pas inutile. Nous y dévoilerons une source d'erreurs qu'il est important d'exposer au grand jour, pour inspirer à nos lecteurs toute la défiance qu'ils doivent avoir sur les vaines spéculations de ces physiciens qui ne travaillent que d'imagination, qui entreprennent d'expliquer ce qui est évidemment inexplicable, et qui infectent la théorie de notre art de leurs productions imaginaires. En exposant ces erreurs et la vanité de ces spéculations, on montrera visiblement les limites où l'esprit doit s'arrêter. La raison pourra s'y convaincre avec évidence que les efforts qu'elle ferait pour percer plus avant dans les causes humorales ne pourraient lui servir qu'à se perdre dans de profondes ténèbres, où ces causes échappent entièrement à notre pénétration et à nos recherches. — Dans la seconde, nous traiterons des dépravations dont nos humeurs sont susceptibles par elles-mêmes. Cette partie sera plus instructive que la première, parce qu'à l'aide de beaucoup de faits et d'expériences on peut découvrir les caractères, les causes immédiates et les effets de ces dépravations, et l'on peut distinguer les humeurs qui en sont plus ou moins susceptibles. — Nous examinerons dans la troisième les imperfections de nos humeurs ou les vices que nos liqueurs contractent par le défaut des organes destinés à les former. On y examinera les différents états de crudité que l'action insuffisante des vaisseaux entretient dans les humeurs, les différents degrés de consistance que ces mêmes humeurs prennent dans tous ces cas différents. — Enfin nous terminerons ce mémoire par un précis, où nous rassemblerons toutes les diverses espèces d'acrimonies que nos sucs peuvent contracter par tous les différents genres de causes que nous venons d'exposer. Nous ne nous étendrons pas sur ces acrimonies, quoiqu'elles soient la cause immédiate de presque tous les désordres que les humeurs viciées portent dans l'économie animale : leurs caractères, leurs espèces et leurs effets seront détaillés, lorsque nous examinerons dans les trois parties de ce

traité les vices dont elles dépendent. Nous n'aurons plus ici qu'à rassembler ces acrimonies, pour en former un article particulier où elles seront rangées dans leur ordre naturel et exposées sous un même point de vue.

---

## PREMIÈRE PARTIE.

DE L'IMPURETÉ DES HUMEURS. *C'est à l'impureté des humeurs que doivent se rapporter les causes humorales.*

(*Causes humorales; ce que c'est.*) Les diverses substances vicieuses qui se mêlent ou qui sont retenues avec nos humeurs, fournissent la matière des causes qu'on peut regarder comme purement humorales, c'est-à-dire des causes qui ont leur siège dans la masse des humeurs qui circulent dans nos vaisseaux. — Les vices des humeurs causés par la dépravation dont ces humeurs sont susceptibles par elles-mêmes n'arrivent point, ou du moins n'arrivent que fort imparfaitement à celles qui sont soumises à l'action de nos vaisseaux : ce genre de dépravation, lequel consiste dans les mouvements spontanés de pourriture et de fermentation, ne s'empare que des humeurs extravasées ou arrêtées dans quelque endroit où cette action ne peut les en préserver; et si après leur dépravation elles rentrent dans les voies de la circulation, elles doivent être comprises alors sous le genre des impuretés ou des substances vicieuses qui infectent les humeurs, et deviennent par là de véritables causes humorales. — Tant que ces sucs fermentés ou corrompus sont cantonnés dans un lieu où ils causent quelque désordre, dans un lieu, par exemple, où il forme un abcès, un épanchement de sang, ils ne peuvent être regardés tout au plus que comme des causes humorales particulières et locales; mais il n'est pas question de ces causes particulières, lorsqu'on parle des causes humorales simplement : il s'agit toujours de celles qui entraînent des vices dans la masse des humeurs.— Les humeurs peuvent encore être vicieuses en deux manières; car elles peuvent être ou trop ou trop peu travaillées par le jeu des vaisseaux. Si elles sont peu travaillées, elles sont simplement imparfaites; l'existence et la durée de cette imperfection dépendent entièrement de l'état des vaisseaux; ce sont eux que l'on regarde comme la cause du mal, et c'est à eux que l'on doit s'adresser pour le guérir. Ainsi ce défaut des humeurs ne doit point être regardé comme une cause humorale, mais simplement comme l'effet de la cause qui fournit les indications que nous avons à remplir. — Les humeurs qui sont viciées par l'action excessive des vaisseaux, sont ou viciées dans leur nature, ou simplement changées en excrements, et retenues dans la masse du sang. Dans chacun de ces cas, les humeurs, qui sont perverties, ou qui ne peuvent être séparées et expulsées par l'action des organes, ne sont plus d'aucun usage; elles doivent être regardées comme de véritables causes humorales, tant qu'elles restent confondues dans la masse du sang, et qu'elles y causent quelques désordres. — On peut donc dire que les substances vicieuses ou les impuretés qui se mêlent avec nos humeurs, fournissent la matière des causes humorales par lesquelles la masse des humeurs peut faire impression sur les parties solides, et y causer immédiatement quelque désordre.

(*Sources des causes humorales.*) Suivant l'explication qu'on vient de donner, il est aisé de remarquer que ces impuretés partent en général de deux sources fort différentes : car, outre celles qui peuvent venir du dehors se glisser dans la masse du sang, il y en a, comme nous venons de le voir, qui naissent dans le corps, tantôt dans les voies de la circulation où elles sont retenues, tantôt hors de ces voies dans lesquelles elles s'introduisent ensuite. — Parmi celles qui viennent du dehors, les unes se détachent de divers genres de substances pernicieuses, et sont portées dans l'intérieur de nos corps par le moyen de l'air qui leur sert de véhicule, surtout de l'air qui entre par la bouche dans l'estomac et dans les intestins, et qui de là passe avec le chyle dans la masse du sang ; (car il n'y a guère d'apparence que celui que nous respirons puisse pénétrer dans les voies de la circulation et infecter nos humeurs.) D'autres se trouvent parmi les aliments ou parmi d'autres matières qu'on avale : quelques-unes s'introduisent dans le corps par des ouvertures faites par accident ; ce qui arrive par les morsures des bêtes venimeuses et par les plaies faites avec des instruments empoisonnés ou avec des matières du genre des poisons. Il y en a qui se communiquent par le contact, ce qui est ordinaire aux humeurs virulentes qui passent d'un corps à l'autre. Il se trouve même des substances malignes qui, étant touchées, pénètrent insensiblement jusque dans nos humeurs. Grandelius a vu des personnes qui étaient tombées dans des syncopes effrayantes pour avoir tenu du napel dans leurs mains, et on les guérit en leur faisant boire du lait de chèvre. — Les impuretés qui naissent chez nous viennent d'une double cause; car les unes, comme nous l'avons déjà dit, sont produites par dépravation, et telles sont les impuretés fournies par les substances qui se corrompent, soit dans les premières voies, soit dans quelque autre partie, et qui passent dans la masse du sang. Les autres sont produites par l'action excessive ou irrégulière des vaisseaux : telles sont celles que fournissent les matières purulentes et les débris des sucs détruits par une fièvre considérable : telles sont encore ces impuretés produites naturellement, lesquelles consistent dans les humeurs excrémenteuses retenues dans les vaisseaux.

(*Jusqu'où s'étendent nos connaissances sur les causes simplement humorales.*) Ces différentes sources d'impuretés nous mettent en état de distinguer du moins une partie des matières vicieuses qui font ces impuretés, soit que ces matières émanent sensiblement de ces mêmes sources, soit qu'elles se laissent encore reconnaître par leurs effets, lorsqu'elles sont confondues avec nos humeurs : car, s'il arrive une peste dans un pays visiblement infecté de substances putrides, ne sera-t-on pas bien fondé à attribuer cette maladie à l'air rempli de vapeurs que lui fournissent ces substances corrompues ? Si une maladie arrive à la suite d'une indigestion bien marquée, ne doit-on pas présumer que cette maladie est causée par les sucs vicieux qui ont passé de l'estomac dans la masse du sang? Si l'on est certain qu'une personne qui a une fièvre lente a intérieurement un ulcère, on ne doutera pas que cette fièvre ne soit entretenue par les matières que l'ulcère fournit, et qui se mêlent continuellement avec nos humeurs : si un assoupissement léthargique survient à une rétention d'urine qui dure depuis plusieurs jours, on n'hésitera pas à croire que cet accident ne dépende de l'excrément retenu : s'il arrive une inflammation à la vessie après une application de cantharides, on pensera avec raison que cette inflammation est causée par les sels âcres de ces mouches. On décide encore plus facilement dans une jaunisse, parce que la bile retenue s'y manifeste d'elle-même.—Voilà les cas où les impuretés des humeurs peuvent être connues dès leur origine, et où nous pouvons tirer des indications raisonnées pour la pratique : car lorsque nous pouvons détourner ou épuiser ces substances vicieuses dès leur source, il est évident que nous les attaquons dans leur principe, et que nous prévenons le mal qu'elles peuvent causer : mais voilà à peu près jusqu'où s'étendent toutes nos lumières sur les causes humorales. Si nous avons quelques connaissances sur ces causes, ce sont quelques connaissances des effets qu'elles produisent indistinctement et d'une manière qui nous est absolument inconnue ; connaissances que nous tenons uniquement de l'expérience ou de l'empirisme, qui se bornent aux sens, et que la raison ne peut approfondir. Mais on n'est point assez convaincu de cette vérité, on s'abuse par de vains raisonnements qu'on fait sur ces causes, et on se remplit l'esprit de fausses opinions, qui égarent dans la pratique. Pour prévenir nos élèves contre ces erreurs, nous allons démontrer, 1° qu'on ne peut expliquer ni la nature, ni l'action des causes humorales, 2° que l'empirisme est l'unique ressource que nous ayons pour acquérir les connaissances nécessaires pour y remédier lorsqu'elles sont confondues avec nos humeurs ; 3° que tous les médecins et chirurgiens ont pensé de même jusque vers ces derniers temps, et que ce sont les modernes qui sont les auteurs des opinions frivoles et ridicules qu'on a avancées sur ces causes.

§ 1er *On ne peut expliquer ni la nature, ni l'action des causes humorales.* — Nous avons remarqué que, lorsque les impuretés des humeurs viennent d'une source sensible, ou que, lorsqu'elles sont décelées par quelque effort qui leur est particulier, on peut reconnaître ces causes et les distinguer les unes des autres ; mais ces cas sont rares en comparaison de ceux où les sources et la transmission de ces impuretés sont insensibles, et où les effets que ces impuretés produisent sont communs à plusieurs causes : nous ne savons alors à quel genre de causes humorales attribuer la maladie. Dans cette confusion, il ne reste aux esprits décisifs que le privilége de deviner, dont ils usent librement ; mais nous nous garderons bien de prendre

pour des connaissances ces conjectures qu'on hasarde si légèrement sur ce genre de causes. Par exemple, rien n'est si fréquent que de voir prendre indifféremment un défaut de transpiration, une humeur bilieuse, des sucs dépravés dans les premières voies, une lymphe acide ou âcre, etc., pour la cause d'une maladie ; cependant on ne peut fournir d'autre preuve qui justifie le choix que l'on fait de quelqu'une de ces causes, que quelques soupçons mal fondés ou quelques hypothèses chimériques sur lesquelles on établit souvent des causes qui n'ont jamais existé. Non-seulement beaucoup de causes très-différentes peuvent indistinctement produire une même maladie, mais encore plusieurs maladies essentiellement différentes peuvent être produites indistinctement par une même cause ; et nous ignorons entièrement les bornes de cette pernicieuse fécondité. Ce déguisement d'une même cause sous différents effets ou différentes maladies n'a pas besoin d'être prouvé ; les praticiens ne l'observent que trop, et un seul exemple suffit pour l'exposer ici d'une manière fort sensible. Une femme (1) dont les évacuations ordinaires sont dérangées est sujette à des vapeurs et à de violentes palpitations de cœur : des dartres farineuses qui paraissent proche des oreilles emportent ces accidents : on entreprend de guérir ces dartres, on les fait disparaître ; mais on n'obtient qu'une fausse guérison qui est suivie d'une gangrène qui s'empare des jambes et fait périr la malade. On voit clairement dans cette observation une même cause qui attaque successivement plusieurs parties, qui produit plusieurs maladies, et qui ne s'éteint qu'avec la vie. Cette diversité d'effets, dont plusieurs sont quelquefois produits par une même cause, et d'autres fois par des causes fort différentes, concourt donc tellement à nous dérober la connaissance de ces causes, qu'il n'est presque jamais possible de démêler celle qui produit véritablement le mal que nous avons à combattre.

(*Obscurité des causes humorales.*) Quand même nous pourrions toujours distinguer les causes humorales qui agissent dans les maladies, les connaîtrions-nous en elles-mêmes ? Nous penserions bien grossièrement si nous nous ima-

---

(1) Nouvelle classe de maladies,

ginions les connaître lorsque nous apercevons distinctement les sources et les substances sensibles qui les fournissent : car, que voyons-nous lorsque nous voyons un corps corrompu, par exemple, d'où sortent des vapeurs invisibles et pernicieuses, ou lorsque nous voyons du pus ou d'autres substances nuisibles qui se vont mêler avec nos humeurs? Voyons-nous alors les corpuscules malfaisants qui résident dans ces matières? Ces matières ne sont-elles pas elles-mêmes des enveloppes qui nous les cachent? — On peut quelquefois, je l'avoue, démêler ces corpuscules et connaître de quel genre ils sont; on peut distinguer si ce sont des acides, des alcalis, des sels volatils huileux de telle ou telle espèce, etc. On sait par l'expérience que leurs particules ont telles ou telles propriétés, qu'ils produisent dans nos corps tels ou tels effets : mais toutes ces connaissances ne nous conduisent-elles pas à des agents dont nous ne connaissons que le nom, à des causes qui se distinguent seulement par quelques effets? La forme ou la nature de ces agents, qui peuvent seules nous faire comprendre le mécanisme de leurs opérations et fournir des indications raisonnées, nous en sont-elles plus connues? Je crois, par exemple, qu'on peut soupçonner avec fondement que la plupart des maladies qui dépendent des causes humorales, surtout celles qui ont un peu de durée, sont produites par un sel du genre de l'alcali, je veux dire par un sel, soit essentiel, soit volatil huileux, fourni par des substances animales ou végétales, et devenu plus ou moins alcali ou alcalescent. Mais les preuves que nous en avons ne font point connaître en quoi consistent ces différents états d'alcalisation : nous les apercevons seulement par les changements qui arrivent dans les qualités sensibles de ce sel essentiel ou volatil huileux.

Je ne pense pas du moins que des esprits solides se livrent aux vaines conjectures de ceux qui, parce que l'acide fait effervescence avec l'alcali, s'imaginent que les pores de celui-ci, en recevant les pointes du premier, occasionnent cette agitation. Les huiles essentielles bouillonnent aussi avec les acides : mais sont-elles, comme les sels alcalis, composées de molécules poreuses? L'action des alcalis qui blessent nos organes, qui tantôt excitent ou qui tantôt éteignent leur mouvement, n'a pas trouvé plus d'éclaircissement dans la sagacité

des physiciens. On suppose encore que ces sels sont animés par une matière ignée, ou qu'ils sont armés de pointes par lesquelles ils irritent et déchirent; mais nous observons que ces sels affectent les corps de tant de manières différentes, et y produisent des effets si opposés, que, quand on veut examiner ces effets un peu en détail, on aperçoit aussitôt que toutes ces idées qu'on s'est formées sur l'action des sels ne sont que des fictions grossières qui ne peuvent éclairer l'esprit. Puisque c'est par leurs pointes que ces sels sont si nuisibles, les hypothèses qu'on a débitées sur les pores de ces mêmes sels peuvent-elles, comme on le prétend, nous conduire à trouver un sel qui puisse, en remplissant leurs pores par ses pointes, adoucir ces alcalis? Est-ce par cette voie que l'on peut découvrir cette propriété dans l'acide? Non; car si l'acide nous paraît opposé à l'alcali, ce n'est que parce que l'expérience nous a appris que ces deux genres de sels ont réciproquement, l'un par rapport à l'autre, quelques qualités contraires. Or, des connaissances si bornées et si peu lumineuses, nous permettent-elles de conclure que ces deux sels suffisent pour s'entre-détruire ou du moins s'entre-servir de correctifs dans toutes les différentes maladies qu'ils produisent? La cause générale que nous venons de soupçonner, je veux dire la cause qui réside dans ces sels qui sont du genre de l'alcali, n'est ni simple, ni uniforme; elle n'est presque jamais assujettie aux mêmes circonstances; la diversité des matières qui la fournissent, leurs différents degrés de dépravation, diversifient extrêmement ses effets. Ce genre de cause est si étendu et si varié, qu'il fournit, pour ainsi dire, autant de causes particulières qu'il produit de matières différentes, et toutes ces causes particulières n'ont de commun que quelques propriétés ou quelques caractères généraux qui les ont fait confondre sous un même nom.

Si la connaissance que nous avons des causes humorales se borne à des notions si générales et si imparfaites, nous est-il possible de découvrir comment ces causes agissent; pourquoi un alcali excite-t-il le jeu des vaisseaux; pourquoi un acide, qui est au moins aussi piquant, le modère-t-il; pourquoi les huiles éthérées aromatiques du règne végétal sont-elles exclusivement stimulantes, et même inflammatoires; pourquoi les huiles éthérées fétides du même règne sont-elles ordinairement calmantes et assoupissantes, et qu'au contraire les huiles fétides qui se forment par un mouvement spontané ou par le jeu des vaisseaux dans le règne animal causent tant de désordres dans nos corps? Voit-on d'ailleurs pourquoi ces diverses causes agissent avec tant de variété sur nos différentes parties? Car, parmi les substances nuisibles qui se mêlent avec les humeurs et qui les rendent vicieuses, les unes irritent le genre artériel, et produisent la fièvre ou des inflammations, ou elles éteignent entièrement le principe de l'action de ces vaisseaux, et causent une espèce particulière de gangrène: d'autres irritent le genre nerveux et excitent des mouvements convulsifs ou produisent dans les parties, même sans y causer aucun dérangement sensible, des douleurs intolérables. On a vu l'année dernière, dans l'hôpital de Versailles, des coliques si rebelles et si douloureuses, qu'elles faisaient périr les malades, quoiqu'on ne trouvât après la mort aucune trace de cette cruelle maladie sur les parties qui avaient souffert. D'autres excitent dans l'intérieur d'une partie qu'elles font tomber en gangrène un sentiment de chaleur brûlante, très-douloureux, quoiqu'on trouve cette partie extrêmement froide quand on la touche. D'autres font périr une partie sans y causer d'autre douleur qu'un sentiment de froid fort supportable. D'autres n'excitent pas seulement de la douleur dans les parties qu'elles affectent, mais elles y causent encore des désordres fort surprenants. Nous lisons dans les Ephémérides d'Allemagne, qu'un homme sentit à la cuisse, proche du genou, en dormant, une douleur comme s'il eût été frappé violemment; cette douleur subite l'éveilla, et persévéra vivement, sans qu'il parût rien à l'extérieur. On tâcha en vain de l'apaiser par les anodins et les autres calmants; elle continua jusqu'à ce qu'elle eût fait périr le malade: on ouvrit la cuisse après la mort; on trouva l'os détaché des chairs, comme si ces chairs en avaient été séparées avec le scalpel. Qu'est-ce qui enchaîne dans les corps ces causes pernicieuses, qui, avant que de se déclarer par des effets si terribles et si inopinés, ne produisent aucun dérangement dans la santé? Par quelle incompatibilité nos parties ont-elles chacune parmi ces causes humorales des ennemis particuliers qui s'adressent toujours régulièrement à elles? Une maladie épidémique qui établit chez tous ceux

qu'elle attaque son siége dans le cerveau, une autre qui se jette toujours sur les poumons, une autre qui se fixe régulièrement aux intestins, prouvent assez cette funeste affinité. Quelles sont les différentes combinaisons ou les différentes dispositions qui déterminent ces causes à agir si diversement dans les différents tempéraments, dans les différents âges, dans les différents temps, dans les différents pays, etc. Quel est le physicien sensé qui prétendra découvrir la forme et les autres dispositions mécaniques par lesquelles ces êtres imperceptibles opèrent des effets si différents? Qui entreprendra de dévoiler les rapports cachés qui sont entre ces différents corpuscules et nos parties? Qui se proposera d'expliquer les différentes façons d'agir de ces causes invisibles? Qui osera se flatter de voir entre le mécanisme secret de toutes les différentes opérations de ces causes et les propriétés impénétrables des remèdes qui peuvent leur être opposés des rapports capables de nous diriger dans la pratique? Quel physicien enfin serait assez audacieux ou assez visionnaire pour s'abandonner à des écarts si déraisonnables? Et que penserait-on d'un médecin ou d'un chirurgien assez crédule et assez imprudent pour établir sa pratique dans la cure des maladies sur de telles spéculations? Des hommes si peu sages et si susceptibles de préventions ne sont point faits pour exercer un art comme le nôtre, où l'erreur est si funeste. — La simple exposition que je viens de faire de quelques effets des impuretés des humeurs suffit pour convaincre tous ceux qui connaissent l'étendue de nos lumières que ces causes sont couvertes de ténèbres épaisses qu'il nous est impossible de dissiper, et qu'il n'y a rien de plus méprisable et de plus suspect en médecine et en chirurgie que les prétendues explications qu'on a entrepris de donner dans ces derniers temps sur la nature et l'action des causes humorales. Je pouvais, s'il eût été nécessaire, étendre davantage cette exposition, entrer dans le détail de beaucoup d'autres effets encore plus surprenants, que produisent diverses substances qui agissent directement sur le principe vital et sur les facultés même de l'âme: les venins et les poisons en fournissent tous les jours des exemples que nous ne pouvons cesser d'admirer. Un homme piqué par une vipère tombe aussitôt dans une langueur mortelle, et un autre mordu par un animal enragé devient au contraire furieux. La jusquiame et la plupart des *solanum* causent une folie quelquefois gaie et quelquefois triste. La piqûre de la tarentule produit une espèce de manie qui se calme par le son des instruments et par la danse, et qui quelquefois revient périodiquement d'année en année. Peut-on raisonnablement se proposer d'expliquer de tels accidents? Leurs causes et la construction intime des organes sur lesquelles elles agissent échappent en toute manière à nos sens : ces effets sont des prodiges qui effraient et maîtrisent l'imagination, et qui n'offrent à l'esprit le plus pénétrant que du merveilleux et du mystère.

§ II. *On ne peut découvrir que par l'empirisme les remèdes capables de dompter les causes humorales ; mais cette voie nous a été jusqu'à présent peu favorable.* ( *On s'imagine souvent attaquer les causes humorales, lorsqu'on ne fait que se défendre contre les maladies qu'elles produisent.* ) — Pour comprendre clairement cette vérité, on doit distinguer exactement dans tous les cas la cause humorale ou la cause efficiente d'une maladie, d'avec la maladie même ; car nous confondons souvent la cause humorale qui produit dans nos organes le dérangement qui fait ou qui constitue les maladies, avec ce dérangement qui n'est que la cause formelle de chaque maladie, ou qui n'est, pour parler plus clairement, que la maladie même ; et nous croyons satisfaire indistinctement à ce qu'exige l'une et l'autre, je veux dire à ce qu'exige cette cause efficiente et cette cause formelle, en remplissant certaines indications qui se présentent à nous assez sensiblement. Mais si nous distinguons soigneusement ces deux causes, nous voyons clairement que les indications que la raison peut saisir dans la cure des maladies, ne se tirent point des causes efficientes, mais des maladies mêmes qui sont produites par ces causes; que les indications qui se tirent, par exemple, de la force et de la vitesse excessive du pouls dans la cure de la fièvre, et qui montrent qu'il faut affaiblir et modérer l'action trop violente des vaisseaux, ne se prennent pas de la cause même qui excite ce mouvement excessif dans les artères ; que celles qui peuvent se tirer dans les inflammations de la crispation ou du froncement des artères capillaires, et qui dans la cure de ces maladies doivent diriger nos vues vers les remèdes relâchants et humectants, ne

sont pas prises de la cause (1) qui produit cette crispation ; que celles qui se tirent de l'irritation des parties nerveuses dans les affections convulsives, et qui nous font recourir aux calmants, ne se tirent pas de la cause irritante même ; que celles qui se tirent de la suppression du mouvement des esprits dans une défaillance, et qui demandent des cordiaux fort actifs et fort stimulants, ne se lèvent pas de la cause qui interdit ce mouvement et qui éteint le principe vital.

( *Cure des causes humorales, bornée à l'empirisme.* ) — Si on y prend garde, on remarquera aisément que les indications dont on vient de parler, ne nous enseignent point les remèdes qui peuvent combattre directement cette cause qui excite trop le jeu des vaisseaux dans la fièvre, qui fronce les artères capillaires dans les inflammations, qui irrite le genre nerveux dans les affections convulsives, etc., puisque nous ne connaissons ni la nature de ces causes, ni leur manière d'agir. Nous ne sommes pas d'ailleurs plus éclairés sur les vertus des remèdes, puisqu'on ne trouve pas moins d'obscurité et de variété dans leurs opérations ; car les effets différents qu'ils produisent sur les solides et sur les liquides, l'affinité qu'ils ont avec différentes parties du corps, les propriétés spécifiques par lesquelles ils guérissent d'une manière inexplicable certaines maladies, nous sont aussi inconnues que les différentes causes humorales que nous avons à combattre. — Or, si nous ignorons entièrement les rapports qu'il y a entre ces corpuscules nuisibles et les remèdes, pourrons-nous envisager ces rapports dans la cure des maladies, et en tirer quelques indications pour la pratique? Si la raison pouvait s'ouvrir une voie par laquelle elle pût pénétrer jusqu'à ces agents pernicieux, et découvrir les remèdes qui peuvent les enlever ou les détruire, on abrégerait beaucoup la cure des maladies. Les causes de ces maladies fourniront elles-mêmes les indications qu'on aurait à remplir ; et, selon cet axiome trivial en médecine, où cependant il n'a presque jamais lieu, selon cet axiome, dis-je, *causâ sublatâ tollitur effectus*, les maladies dont la durée dépend de la présence de ces causes efficientes, pourraient être attaquées dans leur principe, et éteintes dès leur naissance.

(1) L'Art de guérir par la saignée, 3e part., chap. 1. et suiv.

*Les cures rationnelles et méthodiques ne s'étendent point jusques aux causes humorales.* — Il y a, à la vérité, plusieurs maladies qui dépendent de causes humorales, et dont la cure peut être cependant assujétie à des méthodes rationnelles ; mais ces méthodes s'étendent-elles jusqu'à ces causes ? Ne se bornent-elles pas, comme nous l'avons déjà remarqué, aux maladies mêmes ? — Les indications qui conduisent clairement aux remèdes, ne se tirent-elles pas uniquement des rapports que l'on peut découvrir entre les désordres remarquables que ces causes produisent dans nos parties solides ou dans nos humeurs, et les effets que l'expérience nous a appris que les remèdes produisent sensiblement sur ces mêmes parties et sur ces mêmes humeurs ? — La fièvre et l'inflammation, par exemple, peuvent être mises, je crois, au nombre de ces maladies dont la cure peut être assujettie à des principes : or, peut-on s'adresser directement à la cause de ces maladies ? Connaît-on quelques remèdes composés de corpuscules qui aient des pointes, des porosités, des parties rameuses, ou d'autres propriétés connues, par lesquelles ils puissent émousser, envelopper ou chasser cette cause ? Les médecins sont-ils jamais les maîtres d'arrêter une fièvre continue quand il leur plaît ? La durée de ces fièvres ne s'étend-elle pas, malgré tous nos efforts, jusqu'au terme où la nature en dompte elle-même la cause, si le malade ne succombe pas auparavant à la violence du mal ? On peut appliquer la même remarque à la chirurgie sur la cure de l'inflammation, quand cette maladie dépend d'une cause humorale ; les saignées, les humectants, et les autres relâchants et rafraîchissants, que l'expérience a approuvés, ne s'adressent pas à la cause, ils s'opposent seulement à ses effets : nous n'avons point encore pu découvrir de spécifique contre cette cause. Agit-elle plus puissamment que nos remèdes ? nous ne pouvons obtenir la résolution, et il faut nous soumettre à une autre terminaison plus fâcheuse. — Si nous parcourions les autres maladies qui sont produites par des causes humorales, et qui peuvent fournir des indications raisonnées, nous remarquerions partout qu'aucune de ces indications ne se tire de la cause de la maladie, et nous verrions qu'effectivement nous sommes réduits à attendre que le hasard, ou le pur empirisme, nous découvre les remèdes particuliers qui

peuvent agir immédiatement sur ce genre de causes.

( *L'usage des remèdes qui peuvent enlever ces causes est borné entièrement à l'expérience.* ) — Ceux qui sont prévenus en faveur des purgatifs et des dépurants, penseront qu'on peut du moins se proposer de chasser ou d'évacuer ces impuretés qui infectent nos humeurs. Mais est-ce la raison qui peut nous conduire dans l'usage de ces remèdes ? Peut-on savoir si ces évacuants sont véritablement indiqués, qu'on ne sache auparavant si ces substances nuisibles, qui sont confondues avec nos humeurs, peuvent en être séparées, si quelques tuyaux sécrétoires peuvent leur fournir le passage ? Ne doit-on pas savoir encore par quel genre d'évacuants on peut en procurer l'expulsion ; dans quel temps et dans quelles circonstances on peut y réussir ? Or, a-t-on sur aucun de ces chefs d'autres connaissances que celles que l'on a acquises par l'expérience ? — Les tentatives inutiles qu'on a faites dans tous les temps pour purifier les humeurs, lorsqu'elles sont infectées de substances nuisibles, prouvent évidemment que cette dépuration n'est pas aussi facile que se l'imaginent ceux qui ne se sont pas encore aperçu du peu de succès qu'ont les remèdes que l'on emploie pour la procurer. Lorsque entraînés par des conjectures séduisantes, nous avons recours à ces remèdes avec confiance, l'expérience nous désabuse bientôt ; et alors nous sommes effectivement convaincus que nous ne pouvons connaître par nos propres lumières, ni la possibilité, ni l'impossibilité de l'évacuation des matières vicieuses retenues dans la masse du sang. — On n'est pas plus éclairé lorsqu'il faut choisir les voies qui peuvent fournir un passage aux impuretés que l'on veut évacuer. Si l'expérience n'a pas manifestement décidé sur ce choix, l'esprit est entièrement livré à l'incertitude : si l'on décide, on décide au hasard ; la variété des opinions est une preuve de cette incertitude. Les uns se déclarent pour les sueurs, les autres pour la purgation ; quelques-uns ont tenté d'autres genres d'évacuation, ils se sont déterminés à procurer une issue à ces matières par une voie artificielle, formée par le cautère ou autrement, ou à entretenir quelque suppuration qui déjà s'est creusé extérieurement un passage par lequel il paraît que la nature peut se délivrer des humeurs qui lui sont nuisibles, et qui ne peuvent trouver d'issue par aucun organe sécrétoire. Non-seulement la raison ne peut découvrir ni la voie qu'il faut prendre, ni distinguer les remèdes qu'on doit préférer ; mais nous ne pouvons pas même acquérir par la pratique des connaissances assez exactes pour nous déterminer toujours sûrement. Dans beaucoup de cas, une expérience inconstante ou équivoque favorise et condamne indifféremment toutes nos décisions : les bons et les mauvais succès qu'elle présente confusément, nous rendent, en pareil cas, fort incertains sur le parti qu'il faut prendre.

Il n'a pas été moins difficile de déterminer par le raisonnement le temps où l'on peut recourir avec succès aux évacuants. Les praticiens les plus consommés et les plus attentifs aux mouvements de la nature, ont eux-mêmes beaucoup de peine à saisir ce point de pratique. On peut procurer, autant qu'on le veut, des évacuations ; on ne manque pas de remèdes évacuants de différents genres, qui peuvent produire sûrement cet effet ; mais ces évacuations seront toujours en pure perte pour le malade, si elles se font avant que la nature ait préparé l'humeur vicieuse qu'on veut évacuer, et avant que cette humeur puisse être reçue par les sécrétoires qui doivent lui fournir le passage. Il faut presque toujours attendre que la nature ait triomphé de la maladie, pour pouvoir enlever la cause qui la produit. Aussi l'expérience et la raison nous apprennent-elles que ce n'est ordinairement qu'après que cette cause se trouve subjuguée et soumise aux lois de l'économie animale, qu'on peut recourir avec succès aux évacuants ; car, dans les maladies dont la cause ne peut être assujettie ou domptée par la nature, on a éprouvé que ces remèdes nous sont presque toujours inutiles, et que souvent même ils sont fort nuisibles. — Cette dépuration, qui paraît un moyen si prompt et si général pour enlever des causes humorales, et qui au premier aspect semble si conforme à la raison et si facile à obtenir, est donc extrêmement limitée par l'expérience ; car l'expérience nous a appris en effet que la dépuration n'est possible que dans quelques maladies, dans certains temps seulement ; qu'elle ne peut être procurée que par quelques issues particulières, et non par tous les organes excrétoires indifféremment. De plus, c'est l'expérience seule qui peut régler l'usage des évacuants ; c'est elle qui peut démêler les véritables

signes qui montrent le temps où la dépuration peut être provoquée, et les sécrétoires qui lui sont propres ; c'est elle enfin qui peut nous apprendre les préparations qu'elle exige, et les remèdes évacuants qui conviennent le mieux pour la procurer.

( *L'empirisme nous a été jusqu'à présent peu favorable contre les causes humorales.* ) — On a dû assez apercevoir par tout ce que nous venons de dire, qu'on doit avoir d'un homme malade par une cause humorale, la même idée que l'on a d'un homme empoisonné ; car les substances vicieuses qui se confondent avec nos humeurs, qui causent un dérangement considérable dans l'action des parties organiques, et même dans toute l'économie animale, comme font celles qui causent des fièvres, des inflammations, des convulsions, des syncopes, des délires, des ulcères, des douleurs, des gangrènes, etc., sont autant de venins ou poisons particuliers, qui agissent comme les autres substances connues, sous le nom décidé de venin ou de poison. Les particules des unes et des autres ont également une forme ou une configuration qui les rend incompatibles avec nos parties organiques, qui irrite et qui blesse diversement ces parties ; configuration inaccessible aux sens, inexplicable par le raisonnement : elles doivent donc de part et d'autre être également regardées comme des causes secrètes et pernicieuses, contre lesquelles nous avons également besoin de contre-poisons ou d'antidotes. Mais l'expérience, qui seule peut nous procurer de pareils remèdes, nous a été jusqu'à présent peu favorable ; car, excepté une sorte d'antidotes d'un genre vague, qui sont des adoucissants, tels que le lait, par exemple, qui émousse l'acrimonie de quelques-unes de ces impuretés, en les enveloppant, à ce que nous croyons, par leur substance onctueuse, excepté, dis-je, ces adoucissants, qui sont presque toujours insuffisants, ou qui ne conviennent pas dans la plupart des maladies, nous ne connaissons dans la médecine presqu'aucun antidote, soit général, soit particulier.

( *Les antidotes diffèrent des remèdes spécifiques* ). — Je ne confonds pas ici les remèdes spécifiques contre les maladies, avec les spécifiques contre les causes de ces maladies ; c'est à ces derniers seulement que je donne le nom d'antidotes, c'est-à-dire, à ceux qui agissent immédiatement sur les causes. Or, si nous examinons les remèdes internes généraux dont nous connaissons un peu les effets, nous n'en trouverons point qui paraissent agir directement et précisément sur les causes humorales; nous remarquons que s'ils produisent quelques effets sur la masse des humeurs, c'est toujours par l'entremise des solides : c'est ce qu'on ne peut nier des évacuants, des relâchants, des fortifiants, des désopilants, des astringents, des échauffants, des rafraîchissants, et des autres remèdes généraux, dont l'effet immédiat ne nous est pas absolument inconnu; ainsi, on n'aperçoit point d'antidotes, rigoureusement parlant, dans toutes ces classes de remèdes.

( *Il y a fort peu de remèdes particuliers ou spécifiques qui paraissent agir sur les causes humorales* ). — On n'en découvrira guère davantage en examinant le peu de remèdes spécifiques que nous avons contre les maladies qui dépendent de l'impureté des humeurs ; on trouvera que la vertu de ceux dont on peut démêler les effets, consiste dans une affinité avec certaines parties du corps, et dans une action particulière sur ces parties, qui les défend, qui les modifie, qui les met plus ou moins en action. A l'égard des autres, dont la manière d'agir nous est inconnue, nous ne savons point s'ils sont de véritables antidotes ; c'est-à-dire, que nous ne savons point s'ils agissent immédiatement sur les substances vicieuses, soit par correction, soit par extinction. Qui peut assurer, par exemple, que le quinquina, dans les fièvres intermittentes, le soufre dans la gale, l'ipécacuanha dans la dysenterie, le cochléaria dans le scorbut, l'huile de scorpion dans les piqûres du scorpion, n'agissent pas encore d'une manière particulière sur les solides, et par contre-coup sur les liquides, sans s'adresser directement et précisément aux substances hétérogènes qui causent les maladies que nous venons de nommer ? Le mercure est presque le seul remède qui paraisse mériter le titre d'antidote ; le virus qui produit la maladie vénérienne, cause dans les solides des désordres si différents et si considérables, que chacun de ces désordres fournirait des indications particulières à remplir, si le remède unique qu'on oppose avec succès à tous ces désordres, ne les attaquait tous dans la cause qui leur est commune. On peut conclure de là, qu'excepté peut-être ce remède, et peut-être aussi ceux qu'on peut, en certains cas, opposer aux substances putrides dont ils

corrigent la malignité, et arrêtent le progrès de la pourriture ; nous ne sommes pas sûrs s'il y a quelques autres antidotes. Du moins est-il manifeste, que si véritablement nous avons des remèdes de ce genre, leur nombre est fort petit ; que jusqu'à présent l'expérience ou l'empirisme nous a été très-peu favorable par rapport à ces remèdes, et qu'on ne peut guère, après toutes les tentatives qu'on a faites jusqu'aujourd'hui, espérer que cette ressource nous soit dans la suite beaucoup plus avantageuse.

( *La chirurgie infusoire a paru utile contre les causes humorales* ). — Dans une disette si générale, la chirurgie infusoire parut ouvrir à l'empirisme une voie qui pouvait nous procurer des secours plus abondants et plus assurés contre les causes humorales. Plusieurs expériences commençaient à seconder nos espérances ; mais le danger des tentatives qui peuvent être suggérées par la témérité, a effrayé ; on a proscrit cette chirurgie dès qu'elle a commencé à paraître ; et on se trouve abandonné, sans armes et sans ressource, à des causes de maladies qui font périr prématurément presque tous les hommes.

§ III. *Les anciens n'ont point entrepris d'expliquer les causes humorales ; ce sont les modernes qui sont les auteurs des opinions frivoles qu'on a avancées sur ces causes.* — Les expériences dont on vient de parler étaient mieux fondées et beaucoup moins dangereuses, que les prétendues méthodes raisonnées qu'on a imaginées dans ces derniers temps pour combattre les causes humorales. Des esprits peu sages, mais hardis et ingénieux, ont franchi les bornes qui assujettissaient la raison à l'observation et à l'expérience ; ils ont inventé divers systèmes pour expliquer ces causes et leurs effets. Ces explications hasardées et séduisantes ont été regardées comme un des plus grands progrès de la physique moderne. L'art de guérir s'est paré de ces fictions éblouissantes, aussi flatteuses par leur nouveauté, que prévenantes par les connaissances dont elles paraissent enrichir cet art.

( *La théorie des anciens, quoique plus limitée que celle des modernes, renferme plus de connaissances ; pourquoi ?* ) — Les anciens médecins et chirurgiens ont tenu une conduite fort opposée à celle des modernes, qui ont imaginé ces systèmes. Ceux-ci ont pensé qu'avec les seules lumières de la raison, on pourrait, par la voie de la méditation, découvrir les causes physiques les plus cachées, et développer clairement les opérations de la nature. Dans cette opinion, ils ont pris les apparences ou la vraisemblance pour la réalité. Les différents principes qu'ils ont imaginés, et les différentes théories qu'ils ont élevées sur ces principes, sont entièrement supposés, et toutes ces spéculations ne sont qu'un badinage d'esprit, qu'on doit mépriser dans un art aussi sérieux et aussi important que le nôtre. Les anciens ont, au contraire, étudié la nature en elle-même, et ils ont établi des principes dont la réalité est incontestable. Mais ces principes, trop difficiles à pénétrer et à approfondir, n'ont pu fournir une doctrine lumineuse. Ces grands hommes ont tâché d'y suppléer par leurs conjectures : ils ont cru qu'ils pouvaient attribuer aux premières causes générales et sensibles qu'ils ont pu saisir, tous les effets qui leur paraissaient avoir quelque rapport avec ces premières causes. Cette entreprise, à la vérité, leur a souvent mal réussi ; mais ils se sont toujours si scrupuleusement assujettis aux connaissances qu'ils ont pu acquérir par l'observation, qu'ils n'ont point altéré par leurs productions la vérité des faits qu'ils ont observés, ni des circonstances qui accompagnent ces faits. Les erreurs ou les égarements qu'on peut leur reprocher, sont presque inévitables dans les sciences imparfaites, où l'on n'a point encore trouvé les limites des vérités que l'on a découvertes ; on les suppose ordinairement beaucoup plus étendues qu'elles ne le sont réellement. Mais ces erreurs, quand elles sont resserrées par les faits avérés, n'intéressent point le fond des connaissances ; elles tombent seulement sur un supplément de doctrine, c'est-à-dire sur de prétendus éclaircissements, par lesquels ces premiers maîtres ont entrepris d'interpréter, pour ainsi dire, la nature dans les choses qu'ils n'ont aperçues qu'obscurément. Encore faut-il remarquer qu'ils n'ont pas entrepris de rapporter à ces premières causes, qui servent de fondement à leur théorie, tous les phénomènes qu'ils ont observés ; beaucoup de faits leur ont paru dépendre, au contraire, de quelques autres causes qui leur étaient entièrement inconnues.

(*La physique des anciens n'a pas pénétré jusqu'aux causes humorales.*) Leur physique, qui n'avait pour objet que des êtres sensibles, les empêchait de se livrer à de purs raisonnements sur les causes cachées. Persuadés que l'esprit ne pouvait pénétrer jusqu'à ces causes, ils s'arrêtaient à leurs effets, ils ne remontaient pas jusqu'aux substances hétérogènes : s'ils les reconnaissaient quand elles étaient confondues dans la masse du sang, ce n'était que par la sécheresse ou l'humidité qu'elles portaient dans les corps, ou bien par le chaud ou par le froid qu'elles y causaient. Ces deux dernières qualités étant, selon eux, les seules qualités actives, ils ne regardaient ces substances hétérogènes confondues dans la masse du sang, comme de vraies causes, qu'autant qu'elles étaient capables de produire trop de chaleur ou trop de froideur, c'est-à-dire qu'autant qu'elles étaient capables de trop augmenter ou de trop diminuer le jeu des artères.

(*Idées des anciens sur les causes humorales. — Elle s'est bornée aux effets sensibles de ces causes.*) Il est vrai que les anciens ne connaissaient point cette action des causes humorales sur les artères ; cependant ils n'ont pas confondu, comme ont fait les modernes, les deux sortes de chaleur qui se remarquent dans les corps vivants ; car on sait qu'ils avaient distingué, l'une par le nom de chaleur naturelle, et l'autre par celui de chaleur étrangère. Ces seules dénominations marquent assez qu'ils avaient reconnu que ces deux sortes de chaleur ne dépendent pas immédiatement de la même cause, et qu'elles produisent des effets forts différents. Nous trouvons effectivement dans les écrits des anciens, des détails qui prouvent que l'observation les a conduits sur ces effets à des connaissances beaucoup plus étendues et beaucoup plus exactes, que celles que les modernes ont prétendu nous donner par leurs hypothèses et par leurs raisonnements. Les fermentations et les coagulations chimériques que les derniers attribuent aux acides et aux alcalis, et qu'ils regardent comme les causes générales de la chaleur et du froid que produisent les substances vicieuses qui se mêlent avec nos humeurs, marquent assez, comme nous le prouverons dans la suite, qu'ils ne nous ont donné sur l'action des causes humorales que des explications basardées, qui n'ont pour fondement que des causes supposées, et démenties par les faits les plus décisifs. —Les anciens n'avaient pas, sans doute, une idée fort claire de la chaleur et du froid, c'est-à-dire des premières causes qu'ils ont admises ; mais les avons-nous surpassés de beaucoup par les découvertes que nous avons faites sur la nature de ces qualités ? On ne peut pas, ce me semble, disconvenir que les modernes n'aient démontré évidemment que la chaleur consiste dans une matière violemment et confusément agitée dans les corps où nous observons cette qualité ; mais les anciens ont-ils pu regarder la chaleur comme une qualité active, comme une qualité qui sépare, qui agite les parties du mixte où elle réside, sans attribuer de l'action ou du mouvement à cette qualité ? il n'est pas nécessaire d'interpréter leur doctrine sur cette première cause, pour savoir au juste en quoi ils faisaient consister l'activité qu'ils lui attribuent, parce qu'eux-mêmes ils se servent souvent du simple nom de mouvement pour désigner la chaleur ; alors ils s'expriment si clairement, qu'il n'est pas permis de douter qu'ils n'aient fait consister formellement cette qualité dans le mouvement ; il est donc certain qu'ils ont du moins entrevu confusément l'essence de cette qualité ou de cette première cause sensible (1).

Il n'est pas aussi facile d'accorder les anciens avec les modernes sur la nature du froid, que sur la nature de la chaleur. Le froid et la chaleur sont les deux premières causes générales sur lesquelles les anciens ont fondé toute leur théorie : le froid leur a paru une qualité aussi active, aussi puissante, aussi étendue que la chaleur ; c'est le froid, selon eux, qui contient et qui assujettit les différents éléments qui entrent dans la com-

---

(1) Pour pénétrer un peu la doctrine des anciens sur la chaleur et sur la froideur, et pour entendre exactement ce qu'ils ont voulu dire par causes humorales chaudes ou froides, nous devons, comme eux, distinguer la température froide ou chaude des corps d'avec la faculté rafraîchissante ou échauffante de ces mêmes corps ; car ces deux sortes de qualités d'un même mixte font souvent paraître de la contradiction dans la physique des anciens. La température qui consiste dans la chaleur actuelle, et qui fait regarder les mixtes comme chauds ou comme froids, selon que cette chaleur est plus ou moins grande, ne peut se trouver que dans les corps des animaux, parce qu'il n'y a que ces corps qui aient en eux la cause de leur chaleur ; car les autres mixtes n'ont point de chaleur actuelle qui leur soit propre ; ils n'ont d'autre chaleur que celle qui leur est procurée par le soleil, par des feux particuliers, par les corps des animaux, ou que cette chaleur passagère qu'on peut y causer par un violent frottement : ainsi ils n'ont point de chaleur actuelle qui leur soit particulière, à moins qu'on ne mette sous le genre de température la propriété qu'ont ces corps de pouvoir recevoir beaucoup plus les uns que les au-

tres la chaleur qui leur est communiquée. Par exemple, l'esprit-de-vin exposé au feu jusqu'à bouillir n'en peut recevoir que 174 degrés (du thermomètre de Fahreneith) ; l'huile peut, au contraire, en recevoir jusqu'à 600 degrés. Cette propriété, qui varie dans les différents corps, paraît souvent ne se pas accorder avec la faculté qu'ont ces mêmes corps de rafraîchir ou d'échauffer. Il est vrai qu'il y a des corps qui ne peuvent recevoir que peu de chaleur, et qui tempèrent effectivement celle de notre corps : telle est l'eau ; mais il n'en est pas de même de beaucoup d'autres corps : l'esprit-de-vin, par exemple, reçoit encore moins de chaleur que l'eau ; cependant c'est une des liqueurs qui nous échauffent le plus. Il faut remarquer d'ailleurs qu'un même mixte est échauffant par rapport à certains corps, et rafraîchissant par rapport à d'autres ; le sel ammoniac nous en fournit une preuve fort remarquable ; car ce sel, qu'on a mis au rang des remèdes qui nous échauffent, donne à l'eau dans laquelle on le met une froideur insigne. Néanmoins les anciens se servent des mêmes noms pour exprimer toute espèce de température chaude ou froide, et pour désigner toute faculté échauffante ou rafraîchissante. Ces dénominations semblables, qu'ils ont données à des choses si différentes, jettent en quelque sorte de l'obscurité dans leur doctrine ; mais cette obscurité est aisée à dissiper : il suffit de remarquer que les anciens médecins ne donnent jamais le nom de froid ou de chaud à un corps qui a la faculté d'échauffer ou de rafraîchir, que lorsqu'ils le regardent comme aliment, comme remède ou comme poison : alors ils n'ont aucun égard à la température de ce même corps, ni à d'autres propriétés échauffantes ou rafraîchissantes qu'il pourrait posséder par rapport à d'autres corps que le nôtre. Cette remarque suffit donc pour entendre exactement le langage de ces premiers maîtres sur la chaleur et sur la froideur des corps, ou plutôt sur les qualités échauffantes ou rafraîchissantes de ces corps.

position des mixtes, comme c'est la chaleur qui vivifie les corps vivants, et qui tend en même temps à les décomposer. Ces deux qualités, qui sont également nécessaires au mouvement et à la conservation des corps, s'entre-résistent continuellement; et c'est de cette résistance réciproque que dépend la vie et la durée de ces mêmes corps. Les modernes pensent bien différemment sur le froid; car ils ne regardent cette qualité que comme un état passif ou comme une simple privation du mouvement de chaleur; et le froid parfait, s'il y en a, n'est qu'un repos parfait: ainsi, selon leur doctrine, plus les parties d'un mixte sont en repos, plus le froid est grand dans ce corps. Mais ce sentiment souffre des difficultés qui me paraissent insurmontables; et ces mêmes difficultés favorisent, au contraire, beaucoup l'opinion des anciens (1).

—Les anciens ont ajouté à la chaleur et au froid, deux autres qualités primitives que les sens découvrent partout : ces deux qualités générales, qui sont la sécheresse et l'humidité, sont encore deux qualités opposées entre elles ; et ce sont elles qui, selon les anciens, donnent à chaque mixte la consistance qui lui convient. Quoique la sécheresse et l'humidité agissent immédiatement et réciproquement l'une sur l'autre, ils n'ont cependant regardé ces deux états que comme des qualités passives, parce que le sec et l'humide sont soumis en plusieurs manières à l'action de la chaleur et du froid : ainsi les anciens médecins n'ont, en rigueur, admis que le chaud et le froid pour causes générales et primitives des effets qui s'opèrent dans les mixtes.

(*La physique des anciens médecins se bornait au chaud, au froid, au sec*

---

(1) Le principal effet de la chaleur sur les corps, et celui auquel se doivent rapporter tous les autres effets de cette qualité, est la raréfaction; et lorsqu'on fait attention à la force extrême avec laquelle la chaleur agit lorsqu'elle raréfie les corps les plus durs, on ne doute point qu'elle ne soit une cause active très-puissante. Mais on doit être, ce me semble, surpris de ce qu'une partie des physiciens modernes n'a pas pensé de même de la force avec laquelle la froideur resserre les corps que la chaleur a raréfiés. Cette force, qui rapproche les parties de ces corps et qui les tient rapprochées, est-elle moindre que celle qui les écarte et qui les désunit? Peut-on regarder comme un état privatif la cause qui rassemble les parties d'un métal fondu, et qui joint si fortement ces parties les unes aux autres lorsque le métal se refroidit? Nous n'examinerons pas présentement de quelle nature est cette cause : qu'elle dépende, si on veut, des parties mêmes des corps, de leur adhérence ou de leur vertu rétroactive, ou qu'elle appartienne à quelque agent extérieur, c'est toujours une force ou une qualité active qui produit dans les corps un effet opposé à celui que la chaleur y cause ; et c'est cette qualité que les anciens ont appelée froideur, *frigoris natura est comprimere* (Ficin. in Plotin. in 2, lib. 3, cap. 6), *frigus est vis contrahere* (Alex. Aphrod., probl. 6, etc.) On pourrait même soutenir par de fortes raisons que les effets de la chaleur et de la froideur dépendent d'une même matière qui, dans le froid comme dans le chaud, agit immédiatement sur le corps; mais

nous ne pouvons pas exposer ici ces raisons, ni nous étendre sur les propriétés et les effets de cet agent universel. On trouvera ce sujet amplement traité dans la seconde édition de mon Essai physique sur l'économie animale, avec un précis de la physique des anciens sur la nature du feu, de la chaleur, de la froideur, etc., où l'on voit que la doctrine de ces premiers physiciens s'accorde beaucoup mieux que les nouveaux systèmes, avec les découvertes que les observateurs ont faites sur cette importante partie de la physique, par le moyen des expériences et des observations les plus sûres et les plus instructives. — Il ne resterait plus qu'à justifier les anciens sur l'activité qu'ils ont reconnue dans les substances qui ont la vertu de diminuer la chaleur naturelle de notre corps; mais je crois qu'il n'est pas nécessaire de nous arrêter à prouver cette activité; l'effet de ces substances suppose, ce me semble, une action sur nos vaisseaux qui la manifeste assez. On pourrait peut-être blâmer aujourd'hui ces physiciens de les avoir appelées des substances froides parce qu'elles sont rafraîchissantes, et d'avoir appelé aussi les substances qui échauffent des substances chaudes; car, dira-t-on, cette manière de s'exprimer semble réduire ces facultés échauffantes ou rafraîchissantes à de simples sensations. Mais, si l'on fait attention que ce sont des observateurs qui parlent, on sentira assez qu'ils n'ont pas cru pouvoir transmettre plus sûrement et plus commodément ce qu'ils ont aperçu, qu'en s'exprimant, pour ainsi dire, par le langage même des sens.

*et à l'humide.*) C'est à ces quatre qualités sensibles que se réduisaient toutes les connaissances des anciens sur les causes humorales. Ils ont seulement remarqué que les substances trop rafraîchissantes affaiblissent extrêmement la chaleur naturelle, et qu'elles peuvent même par cet effet éteindre la vie; que celles qui sont trop échauffantes augmentent excessivement cette chaleur, et qu'elles sont capables, par cet excès de chaleur, de causer dans les liquides et dans les solides un désordre mortel. Les causes humorales peuvent encore, selon eux, donner par leur propre sécheresse ou leur propre humidité, ou par la sécheresse ou l'humidité qu'elles peuvent causer; elles peuvent, dis-je, donner à nos humeurs trop de consistance ou trop de fluidité, et à nos parties solides trop de dureté ou trop de mollesse.

( *Qualités manifestes des anciens.* ) Toutes les substances hétérogènes qui se mêlent avec nos humeurs et qui n'y portent que du chaud, du froid, de l'humide et du sec, se montraient aux anciens médecins par des effets qui peuvent par eux-mêmes fournir des indications et conduire aux remèdes chauds ou froids qu'on peut leur opposer; c'est pourquoi ces médecins, qui ont aperçu entre ces effets et ces remèdes un rapport sensible, ont regardé ce chaud, ce froid, etc., comme des qualités manifestes: et c'était en effet à ces qualités manifestes, c'est-à-dire à la chaleur, au froid, à la sécheresse et à l'humidité, c'était, dis-je, à ces qualités que se bornaient toutes les recherches, tous les raisonnemens et toute la physique de ces premiers maîtres. Lorsque les causes humorales produisaient dans l'économie animale des effets qui n'avaient aucun rapport sensible avec les remèdes, par exemple, celles qui causent des troubles et des dérangemens extraordinaires, comme des langueurs, des syncopes, des convulsions; celles qui excitaient des douleurs extrêmes, différentes de celles que le chaud et le froid font sentir; celles qui portaient la pourriture dans les humeurs, et qui, par cette pourriture causaient dans quelque partie du corps une chaleur étrangère; ils distinguaient alors ces substances malignes de celles qui n'ont simplement que la faculté de trop humecter ou de trop dessécher, et de trop échauffer, ou de trop rafraîchir, et ils avouaient franchement que les propriétés de ces substances, qui produisaient ces effets extraordinaires, leur étaient inconnues;

c'est pourquoi ils nommaient de telles propriétés, des causes ou des qualités occultes. Ce nom de *qualité occulte*, qui a tant choqué les modernes, n'était précisément qu'un aveu modeste par lequel les anciens déclaraient ingénument que ces causes leur étaient entièrement inconnues. Il est donc manifeste que les anciens n'ont jamais entrepris d'expliquer la nature ni les opérations des causes humorales, et qu'ils se sont arrêtés entièrement aux effets sensibles de ces causes; car, soit que ces effets fussent produits par des qualités occultes, soit qu'ils fussent produits par des qualités manifestes, c'est-à-dire par les propriétés qu'ont les différentes substances de rafraîchir ou d'échauffer, de dessécher ou d'humecter, ils n'ont jamais cru qu'on pût pénétrer par les sens ni par la raison jusqu'à ces propriétés, et qu'on pût découvrir dans les corps où ils les ont remarquées, les dispositions mécaniques par lesquelles ces corps peuvent agir sur nous, ni la manière dont ils agissent, ni ce qui peut les empêcher d'agir. — Les modernes (1) ont cru être bien plus savans sur ces causes; le nombre de livres qu'on a faits sur ce sujet depuis un siècle, est énorme. Consultez ces livres chacun en particulier, vous y trouverez toutes ces causes expliquées: le voile qui les couvre paraît levé; leur forme, leur manière d'agir, les remèdes qui leur sont contraires, semblent s'y montrer à découvert. Mais si vous comparez ces mêmes livres entre eux, toutes ces explications ne laisseront plus apercevoir que des contradictions, des disputes fondées sur la prévention, des opinions entièrement hasardées, des pratiques téméraires qui vous paraîtront être plutôt des écarts de l'esprit que des recherches ou des tentatives dirigées par la raison et proportionnées au secours que la nature et l'art peuvent fournir. Le mauvais succès de tant d'efforts, qui n'ont produit que des erreurs et du désordre dans l'art de guérir, joint à cette sage retenue qui a épargné aux anciens tant d'égaremens; ce mauvais succès, dis-je, pourrait suffire, indépendamment

___

(1) J'entends toujours ici les auteurs des systèmes hypothétiques dont la médecine a malheureusement été inondée dans ces derniers temps; car il ne faut pas confondre avec ces auteurs ceux qui par leurs recherches laborieuses ont réellement enrichi l'art de guérir de découvertes importantes.

des preuves convaincantes que nous avons détaillées, pour nous persuader qu'il est impossible de connaître en elles-mêmes les différentes substances nuisibles qui se confondent avec nos humeurs, d'expliquer leurs différentes manières d'agir, et d'en tirer des indications raisonnées pour les combattre directement.

# SECONDE PARTIE.

### DE LA DÉPRAVATION DONT LES HUMEURS SONT SUSCEPTIBLES PAR ELLES-MÊMES.

( *Mouvemens spontanés dont les humeurs sont susceptibles.* ) Les humeurs qui sont soustraites à l'action des vaisseaux, qui sont abandonnées à elles-mêmes, et qui croupissent dans quelque endroit du corps, tombent bientôt dans un mouvement spontané (1) qui les déprave et qui les rend malfaisantes, ou du moins incapables d'aucun usage dans l'économie animale. Les mouvements spontanés qui peuvent s'emparer de nos humeurs, se réduisent à la fermentation et à la putréfaction.

( *Ce que c'est que fermentation* ). Par fermentation, nous entendons un mouvement intestin (2) qui arrive naturelle-

_____

(1) Par mouvement spontané nous entendons un mouvement qui paraît naître, s'accroître et se continuer de lui-même, à la différence des mouvements d'agitation et de circulation des sucs dans un corps vivant, lesquels dépendent des vaisseaux qui conduisent les sucs. On doit être attentif à cette signification, parce que nous nous servons souvent du nom de mouvement spontané pour distinguer les mouvements qui arrivent à nos humeurs indépendamment de l'action des vaisseaux, des mouvements qui dépendent immédiatement de cette action. Ces deux sortes de mouvements diffèrent donc les uns des autres en ce que les mouvements spontanés semblent se produire d'eux-mêmes, parce qu'ils ne dépendent que de quelques causes générales qui les produisent d'une manière insensible, au lieu que les mouvements des sucs qui dépendent du mécanisme des corps vivants sont produits par des causes particulières fort remarquables.

(2) C'est-à-dire un mouvement, une agitation intérieure des parties d'un mixte.

ment à une partie des sucs des animaux et à ceux des végétaux, lorsqu'ils croupissent ou lorsqu'ils ne sont plus enfermés dans les tuyaux ou dans les vaisseaux de ces corps; mouvement qui, selon les circonstances ou selon la nature des sucs, rend ces mêmes sucs ou vineux, ou aigres, ou rances.

( *Mouvements spontanés* ). Il s'en faut beaucoup qu'on ait borné là l'idée qu'on s'est formée du mouvement de fermentation; car on a rapporté à ce mouvement tout bouillonnement et même toute chaleur qui se remarque dans les liquides, et qui arrive par une cause qui l'excite dans ces liquides mêmes; telles sont les effervescences qui sont causées par divers mélanges, telle est, par exemple, celle qui arrive lorsqu'on met de la chaux dans l'eau, ou lorsqu'on mêle un acide avec un alcali. On a même rapporté à la fermentation jusqu'au mouvement de la chaleur naturelle de notre sang, et on attribue ce mouvement à une espèce de conflit d'acides et d'alcalis qu'on croit qui se trouve dans nos humeurs, quoique les effets de ce mouvement soient fort différents de ceux qui résultent d'une effervescence causée véritablement par un mélange d'acides et d'alcalis. Nous renfermons la fermentation qui arrive naturellement à nos sucs dans des limites beaucoup resserrées, parce qu'il n'y a que celle que nous venons de définir que l'on puisse constater.

( *Ce que c'est que putréfaction* ). La putréfaction est un mouvement intestin dont la plupart des sucs, principalement ceux des animaux, sont susceptibles; un mouvement qui rend ces sucs extrêmement fétides, qui fait dégénérer leur sel essentiel en sel alcali volatil, qui désunit et détache le principe terreux des autres principes, qui met ces principes en liberté et en état de se dissiper; d'où résulte une dissolution ou une destruction entière du mixte dont ce mouvement s'est emparé (1).

( *On ne doit pas confondre la fermentation avec la pourriture.* ) Quelques-uns ont confondu ces deux genres de mouvements spontanés, et ont pensé que la fermentation n'était qu'un commencement de pourriture, et que toute pourriture n'était qu'une fermentation consommée. La dépravation de la chair des animaux, surtout de ceux qui ne

_____

(1) Voyez Bayle, *de Hist. sanguin.*

vivent que d'aliments pris du règne végétal, commence ordinairement par une espèce de fermentation qui se laisse un peu apercevoir par une odeur acide passagère, qui est promptement suivie d'une puanteur cadavéreuse, parce que la pourriture succède rapidement à la fermentation (1). C'est cette pourriture qui, pour ainsi dire, se confond d'abord avec la fermentation, qui a fait penser que ces deux mouvements ne sont que le même mouvement continué. Cette opinion n'est pas soutenable, car la fermentation et la pourriture diffèrent l'une de l'autre non-seulement, comme on l'a vu, par leurs effets, mais encore par les substances qui en sont susceptibles. Il n'y a que les mixtes qui contiennent un sel du genre acide ou un sel qui soit disposé à devenir acide, qui puissent fermenter; ceux qui ne contiennent qu'un sel alcali ou un sel qui ne peut devenir qu'alcali, ne sont susceptibles que de pourriture; or, dans ce dernier cas, la pourriture ne peut commencer par la fermentation; on ne peut donc pas regarder cette pourriture comme une suite de la fermentation ou comme une fermentation consommée. Nous ne manquerions pas non plus d'exemples de fermentations qui ne se terminent point par la pourriture; telles sont les fermentations qui produisent les vins vigoureux et le vinaigre; nous voyons même que plus la fermentation de la plupart des sucs des végétaux est complète, plus ces sucs sont incorruptibles. Le vinaigre, par exemple, résiste beaucoup plus à la pourriture que le vin, le vin beaucoup plus que le moût, et le moût plus que le raisin; c'est pour cette raison que, quand on veut faire tomber en pourriture un mixte fort susceptible de fermentation, on tâche d'empêcher ou du moins de diminuer, comme nous l'avons dit ailleurs (2), ce mouvement en éloignant certaines dispositions qui sont

_____

(1) Cet état de fermentation et de pourriture qui s'emparent presque ensemble d'un mixte, se fait aisément remarquer dans de la chair qu'on met à la cave et qui y reste quelque temps; car elle prend d'abord une odeur un peu aigre, qui dégénère aussitôt en une odeur de moisi, qui est une espèce d'odeur rance et fétide qui tient de la fermentation et de la pourriture.

(2) Essai sur l'économie animale, n° 46.

nécessaires à ce même mouvement, et en cherchant à en procurer d'autres qui favorisent la putréfaction. Il est donc évident que la fermentation et la pourriture sont deux mouvements fort différents.

§ I. *Effets des mouvements spontanés qui dépravent nos humeurs.* — Les effets que produisent les mouvements spontanés d'un corps sur un autre corps, se peuvent réduire à trois chefs : à la contagion, à la malignité et à l'infection.

*Contagion des mouvements spontanés.* — Le nom de contagion a deux significations dans la médecine.

( *Contagion des maladies* ). 1° On l'emploie pour signifier la communication des maladies qui s'étendent d'un corps à l'autre par la propriété qu'elles ont de multiplier la cause qui les a excitées, et de se multiplier elles-mêmes dans d'autres sujets par cette augmentation de cause. La petite vérole peut fournir un exemple bien sensible de cette contagion. Il suffit, pour exciter cette maladie, d'insérer un peu de pus dans les veines; cette petite quantité de pus produit beaucoup de pustules, qui ensuite fournissent toutes ensemble une prodigieuse quantité de pus qui a, comme le premier, la propriété de causer la même maladie. On voit donc, par cet exemple, que la cause d'une maladie peut être extrêmement multipliée par cette maladie, et que cette cause augmentée peut ensuite multiplier aussi cette même maladie, et qu'ainsi le progrès de cette multiplication successive de cause et de maladie peut s'augmenter sans bornes.

( *Contagion de la pourriture et de la fermentation* ). 2° On entend par le mot de contagion la communication d'un mouvement spontané qui s'étend d'un corps à un autre corps qui est susceptible d'un tel mouvement; c'est de cette espèce de contagion dont il s'agit ici. Nous trouvons une image de cette contagion, par exemple, dans un peu de levain, c'est-à-dire dans un peu de pâte qui a fermenté, et qui fait en fort peu de temps fermenter une autre quantité de pâte très-considérable; elle se remarque de même dans un corps corrompu ou dans un air infecté de vapeurs putrides; car si on place dans l'endroit où est ce corps corrompu ou dans cet air qui est infecté, un morceau de chair fraîche, la pourriture se communique à cette chair fort promptement. Ces deux exemples, que j'ai rapportés pour faire distinguer la contagion des maladies d'avec la contagion des mouvements spontanés, prouvent d'une manière si sensible cette dernière sorte de contagion, qu'il est inutile de chercher d'autres preuves pour la constater.

( *La contagion doit toujours être regardée comme la communication de l'état vicieux d'un corps à un autre corps susceptible du même état.* ) On voit que dans l'une et l'autre espèce de communications dont nous venons de parler, le nom de contagion est restreint à signifier une propriété par laquelle l'état vicieux d'un corps peut s'étendre à d'autres corps susceptibles du même état. C'est toujours en effet ce qu'on doit entendre par ce terme, afin de ne pas confondre les autres propriétés des mouvements spontanés avec la contagion de ces mêmes mouvements; on attribue souvent à celle-ci beaucoup d'effets qui appartiennent à la malignité ou à l'infection. Pour dissiper cette confusion et pour mieux distinguer tous ces différents effets, nous allons traiter de ces deux autres propriétés et les opposer l'une à l'autre, afin de mieux faire remarquer en quoi la contagion diffère de la malignité et de l'infection, et en quoi ces deux dernières propriétés diffèrent entre elles. Nous commencerons d'abord par examiner la malignité et l'infection qui dépendent de la pourriture, et ensuite nous parlerons de la malignité et de l'infection qui dépendent de la fermentation.

*Malignité des substances putrides.* — ( *La malignité agit sur les parties organiques vivantes.* ) La contagion des mouvements spontanés est, comme nous venons de le dire, la communication de ces mêmes mouvements à d'autres corps qui en sont susceptibles; mais par la malignité, nous entendons une propriété qui produit tous les autres mauvais effets que les substances, dépravées par ces mouvements, peuvent causer sur nos parties organiques.

( *Effets de la malignité* ). Les principaux effets de la malignité des substances putrides sont des mouvements convulsifs, des douleurs, des fièvres malignes avec un sentiment de chaleur ardente, des inflammations, surtout des inflammations de mauvais caractère, comme les charbons, des anthrax, des pustules pourprées. Tous ces effets sont très-terribles: mais il y en a un autre qui est encore plus redoutable, c'est l'impression que ces substances font immédiatement sur le principe vital; par cette impression, elles sont capables de faire manquer en un instant les mouvements les plus nécessaires à la vie. Les personnes qu'une puanteur cadavéreuse fait tomber en syncope, ou qu'un lieu infecté de vapeurs putrides fait mourir subitement; ceux dont la mort est devancée par de fréquentes syncopes, sans qu'on trouve dans leurs corps d'autres causes de ces funestes effets qu'un abcès, quelquefois même peu considérable (1), mais dont les matières sont extrêmement fétides; les femmes qui tombent dans un abattement et dans une langueur mortelle aussitôt qu'un morceau d'arrière-faix, resté dans la matrice, vient à se corrompre, fournissent des preuves qui ne sont que trop décisives de la qualité vénéneuse ou de l'incompatibilité de ces substances putrides avec le principe vital.

( *Les substances putrides ne peuvent communiquer leur pourriture aux parties solides qu'après la mort de ces parties* ). La malignité dont il s'agit est si pernicieuse en effet, que la pourriture peut faire périr, par cette seule propriété, un corps avant que de se communiquer à ce même corps. Les éphémérides d'Allemagne (2) nous en fournissent un exemple bien sensible. Une pourriture avec puanteur s'était emparée de la matrice d'une femme grosse; cette pourriture avait tué l'enfant, néanmoins cet enfant n'était aucunement atteint de pourriture; ainsi la pourriture de la matrice n'avait encore agi que par sa malignité, et non par sa contagion sur le corps de cet enfant.

( *Malignité de la pourriture.* ) Les substances putrides qui passent dans les voies de la circulation, peuvent, comme nous le prouverons dans la suite, agir immédiatement par contagion sur les humeurs, et y causer du moins quelque commencement de pourriture; mais il ne paraît pas que ces substances puissent agir de même pendant la vie sur les parties solides; car on n'a encore remarqué aucun fait qui prouve clairement que la pourriture commence d'abord par se communiquer aux parties organiques qu'elle fait périr. Nous en avons beaucoup qui nous assurent, au contraire, qu'elle commence par les irriter et par y exciter de la douleur, et assez souvent quelque commencement d'inflammation qui se termine plus ou moins promptement par

---

(1) Bonet, Sepul., sect. 10.
(2) Dec. 1, an. 8, obs. 61.

l'extinction du principe vital, et ce n'est qu'après la mort qu'elle agit par contagion sur ces parties. Nous n'entrerons pas ici dans le détail de ces faits, parce que nous toucherons encore cette matière dans un autre mémoire que nous donnerons dans la suite sur la gangrène. — La malignité de la pourriture n'agit pas toujours quand elle fait mourir un corps, comme quand elle fait mourir une partie; car, dans le premier cas, elle s'adresse souvent au principe vital immédiatement et cause des débilités, des syncopes et la mort, sans qu'on s'aperçoive d'inflammations, ni d'aucune autre sorte d'irritation. Cependant il arrive souvent aussi qu'elle se manifeste d'abord par ces accidents dans les corps qu'elle fait périr. Nous en avons assez d'exemples dans les fièvres malignes, dans les pestes, dans les petites véroles, dans les dysenteries malignes, etc.

(*La malignité de la pourriture réside dans les parties les plus subtiles des substances putrides.*) Cette malignité ne consiste que dans des parties fort subtiles qui peuvent s'évaporer et abandonner entièrement les autres parties du mixte corrompu; après cette dissipation, les substances putrides qui restent ne sont plus ni contagieuses ni malignes : cette vérité est évidente par un fait que nous trouvons dans les Ephémérides d'Allemagne. On avait différé pendant quelques semaines d'enterrer un cadavre; il s'était écoulé, à travers le cercueil, dans un vase, une liqueur qu'une pauvre femme, après qu'on eut enlevé ce cadavre, prit pour du petit-lait, et en but beaucoup sans y trouver de dégoût et sans en être aucunement incommodée. Les cadavres qui sont suspendus en l'air sont beaucoup moins nuisibles que ceux qui restent sur la terre, parce que la plus grande partie des vapeurs subtiles et malignes qu'ils exhalent s'élèvent fort au-dessus de l'air que nous habitons, et les parties solides de ces corps étant desséchées, ne peuvent produire aucun mal. Il y avait autrefois des nations entières qui suspendaient les corps morts, au lieu de les enterrer, sans en recevoir d'incommodité.

(*La malignité peut agir par un simple contact sur la surface des parties, sans le mélange des substances malignes dans les humeurs.*) Il n'est pas nécessaire que les substances putrides, malignes ou vénéneuses se mêlent avec nos humeurs, pour exercer sur nous leur malignité; nous en trouvons dans Paré une preuve convaincante (1). Il dit qu'en découvrant le lit d'un pestiféré pour panser un bubon que ce malade avait dans l'aine, et deux charbons fort considérables qui étaient placés au ventre, il fut saisi d'une odeur si fétide, causée par les matières de ces abcès et par la sueur du malade, qu'il tomba par terre dans l'instant, comme s'il fût mort; la connaissance lui étant revenue, il se leva, mais il fut obligé d'embrasser le pilier du lit pour se soutenir; il lui semblait que la maison tournait sens dessus dessous; il ne sentait ni douleur ni mal de cœur : ses forces revinrent peu à peu, et il éternua neuf ou dix fois si violemment, qu'il en saigna du nez. Cette inflammation aux poumons, qui, au rapport de Boerhaave, arriva à un chirurgien par la vapeur putride d'une urine retenue depuis plusieurs jours dans la vessie, et à laquelle ce chirurgien donna issue par le moyen de la sonde, prouve de même évidemment que ces vapeurs malfaisantes portent sur quelqu'une de nos parties, pour nous faire sentir les effets de leur malignité, en agissant sur nous comme font beaucoup d'autres substances qui produisent, par leur odeur ou par un simple attouchement, des désordres considérables dans l'économie animale. La vapeur d'une chandelle éteinte a quelquefois causé des avortements (2), des épilepsies, et même la mort (3). Il y a des puits d'où il sort des exhalaisons si pernicieuses, qu'elles font périr sur-le-champ ceux qui en sont frappés. La vapeur du vin, qui est dans le fort de la fermentation, fait tomber dans des apoplexies, souvent mortelles, ceux qui s'exposent trop à la violence de ces vapeurs. Il y a beaucoup de personnes qui ne peuvent sentir l'odeur d'une anguille fricassée; d'autres ne peuvent sentir l'odeur de certaines fleurs sans en être incommodées : telle était cette femme dont il est parlé dans les Ephémérides d'Allemagne (4), qui soutenait facilement l'odeur des roses blanches, et qui tombait en faiblesse lorsqu'elle sentait des roses rouges. Simon Pauli rapporte qu'un paysan tomba en syncope par l'odeur suave de la boutique d'un apothicaire, et qu'on

(1) Liv. 22, chap. 13.
(2) Rejès., quest. 50, pag. 620.
(3) Ephem. dec., an. 9, obs. 205.
(4) Zodiac., 1679, novemb., obs. 8

ne put le faire revenir que par l'odeur de la fiente de bœuf. Il y a beaucoup de substances qui, étant entrées dans l'estomac ou dans les intestins, causent à l'instant même des désordres très-grands dans toute l'économie animale, comme des vertiges, des faiblesses, des sueurs froides, des angoisses mortelles; mais aussitôt que le malade rejette ces substances malfaisantes, tous ces accidents s'évanouissent. Il y a d'autres substances qui, étant seulement approchées du corps, manifestent leur malignité par des accidents fâcheux, sans aucune émanation sensible. Grundelius (1) parle d'une dame qui se trouva fort incommodée d'un bouquet de renoncules qu'elle avait au côté; on lui ôta ce bouquet, et les accidents disparurent; un homme qui était présent prit ce bouquet, et éprouva au bout de quelque temps le même effet. Tous ces exemples, quoique étrangers à notre sujet, servent, en nous faisant comprendre ce que c'est que malignité en général, à nous faire mieux remarquer que le principe vital peut être attaqué par des matières corrompues et par des matières qui fermentent, ainsi que par beaucoup d'autres substances, en affectant immédiatement le genre nerveux par un simple contact ou par leur simple application sur la surface des poumons, de l'estomac, sur l'organe de l'odorat, et sur d'autres parties.

*Infection causée par les substances putrides.* — Le terme d'infection (2) a deux significations en médecine.

*(Significations du mot infection.)* 1° On l'emploie souvent pour signifier la première espèce de contagion dont nous avons parlé ci-devant, c'est-à-dire pour marquer la communication d'une maladie d'un corps à un autre. L'infection, prise dans ce sens, ne comprend pas seulement la communication de la cause de la maladie, mais aussi la communication de l'effet de cette cause, qui est la maladie même. Ainsi cette communication ne se peut faire qu'entre deux corps vivants; et on confond alors sous un même

nom la contagion, la malignité et l'infection proprement dite.

*(Infection des substances putrides.)* 2° On entend simplement par infection l'impureté que la masse des humeurs contracte lorsque quelque substance vicieuse, par exemple un air chargé de vapeurs putrides, s'insinue dans les vaisseaux, se mêle et circule avec les humeurs. Le terme d'infection est employé alors selon sa propre signification (1). C'est principalement de cette sorte d'infection qu'il s'agit ici; car l'infection putride peut être causée, non-seulement par des substances que peuvent fournir les humeurs putrides d'un corps malade, mais aussi par des substances fournies par la corruption d'un corps mort. Or, dans ce dernier cas, il n'y a point de communication de maladie d'un corps à l'autre. Cette infection est donc fort différente de cette espèce de contagion dont nous venons de parler; elle peut être même sans aucune contagion proprement dite, c'est-à-dire que la masse du sang peut être infectée de substances putrides, sans que les humeurs ni les parties solides soient atteintes de pourriture; du moins est-il des cas où nous ne nous apercevons en aucune façon d'une telle communication. Cette même infection diffère aussi de la malignité; car, comme nous l'avons remarqué, les substances que nous appelons malignes peuvent, indépendamment d'aucun mélange avec les humeurs, attaquer immédiatement le principe vital, en affectant extérieurement le genre nerveux; ainsi on ne doit point confondre l'infection causée par des substances putrides avec la contagion, ni avec la malignité dont ces substances sont capables.

*Effets de l'infection putride.* — *(Ces effets se réduisent à la contagion et à la malignité.)* Quoique cette infection, c'est-à-dire la simple impureté des humeurs, causée par des substances putrides, soit une chose différente de la contagion et de la malignité, ses effets se réduisent cependant à l'une ou à l'autre séparément, ou à toutes deux ensemble. *(Ils se bornent quelquefois à une es-*

---

(1) Dec. 2, an. 10, obs. 8.
(2) Le vulgaire prend ordinairement le terme d'infection pour la mauvaise odeur des vapeurs qu'un corps pourri répand dans l'air; mais ce terme n'est pas alors employé selon l'usage qu'il a en médecine : ainsi ce n'est pas dans cette signification vulgaire que nous allons l'employer.

---

(1) On sait que ce mot vient du verbe latin *inficere*; d'où on aperçoit assez que la signification propre de ce terme est bornée en médecine, à marquer simplement un mélange d'impuretés avec les humeurs.

8.

*pèce de contagion qui attaque les humeurs.*) Les substances putrides qui infectent la masse du sang n'agissent quelquefois ou semblent n'agir que sur les liquides, et par contagion seulement; je veux dire en communiquant en quelque sorte leur pourriture aux humeurs : alors le désordre qu'elles causent dans les humeurs se borne à une colliquation putride qui se manifeste ordinairement par des évacuations excessives qui se font souvent par la voie des selles, quelquefois par la voie des sueurs, d'autres fois, mais beaucoup plus rarément, par celle des urines. Ces évacuations ne semblent être causées par aucune irritation, ni par aucune autre lésion des organes par lesquels elles se font ; ces organes sont doucement sollicités à satisfaire à ces évacuations, et ils semblent ne s'y prêter qu'en agissant comme ils font lorsqu'ils remplissent naturellement leurs fonctions ordinaires ; le reste du corps ne se ressent que de la faiblesse qui est causée par la perte des humeurs destinées à soutenir les forces; en sorte qu'il ne paraît point, en général, que les substances putrides qui, en pareil cas, infectent la masse du sang, agissent immédiatement par leur malignité sur les solides.

(*Ils se bornent souvent à la seule malignité.*) D'autres fois l'infection putride semble ne produire immédiatement aucun désordre dans les humeurs; les substances qui causent cette infection n'agissent que par leur malignité, c'est-à-dire 1º en irritant les solides, et en causant par cette irritation différentes maladies, comme des douleurs, des convulsions, des coliques, des anxiétés, des fièvres putrides simples, etc. ; 2º en débilitant ou en fixant le principe vital, comme lorsque ces substances putrides causent des syncopes, des langueurs, des abattements, des affections comateuses, etc., sans qu'on s'aperçoive, par aucune colliquation ni par aucun autre signe, que la pourriture de ces substances se soit communiquée en aucune manière aux humeurs.

(*L'infection porte souvent aussi la malignité et la contagion tout ensemble.*) Enfin, il y a d'autres cas où l'infection putride porte avec elle la contagion et la malignité tout ensemble : la contagion, en pervertissant les humeurs; la malignité, en attaquant les nerfs et le principe vital : c'est ce qu'on remarque facilement dans les fièvres pestilentielles, dans la plupart des petites véroles, dans

les autres maladies malignes contagieuses, causées par infection. Il y a plusieurs de ces maladies, entre autres les fièvres pestilentielles et les petites-véroles fort putrides, où la malignité se manifeste très-promptement par les accidents les plus terribles, et où la contagion fait un tel progrès que les cadavres de ceux qui meurent de ces maladies contractent quelquefois, dans l'espace de quelques heures, une puanteur insupportable (1).

(*Cause de cette variété des effets de l'infection putride.*) Cette variété que nous venons de remarquer dans les effets que cause l'infection dépend surtout de la diversité des substances putrides, de leur quantité, des différents degrés de putréfaction par lesquels elles passent, de la manière dont elles se corrompent, des différents sucs qu'elles infectent; car on a remarqué que la pourriture des substances végétales est beaucoup moins maligne et surtout beaucoup moins contagieuse par rapport à nos humeurs (2) que celle des substances animales; que les matières qui se corrompent dans un lieu où l'air n'a pas d'accès ne sont pas à beaucoup près si pernicieuses que celles qui se pourrissent en plein air. Un commencement d'indigestion putride ne produit souvent d'autres accidents qu'un flux de ventre qui se termine ordinairement aussitôt que les matières dépravées sont évacuées; au lieu qu'une indigestion où les matières parviennent à un haut degré de pourriture est ordinairement suivie de fâcheux accidents, comme d'anxiétés, de faiblesses, de sueurs froides, de colliquations, de fièvres malignes, etc. Nos différents sucs produisent, lorsqu'ils se corrompent, des effets fort différents. Le pus retenu long-temps dans un abcès y acquiert, par une pour-

---

(1) Ephem. cent. 5, obs. 16.
(2) C'est en partie pour cette raison que les matières fécales, et les endroits où elles séjournent, ne sont point à craindre; car ces matières sont, pour la plus grande partie, formées de pain et d'autres matières végétales. Il faut d'ailleurs remarquer qu'ayant fourni les sucs dont se forme le chyle, elles se trouvent dépouillées des substances les plus susceptibles de pourriture, et ne consistent presque plus que dans la partie fibreuse des aliments, laquelle se détruit plus par une simple dissolution que par une véritable pourriture.

riture sourde, une malignité qui quelquefois attaque le principe vital, cause des syncopes, et fait-même souvent périr les malades subitement. Le sang, qui dans le scorbut passe par le même genre de pourriture, ne produit pas à beaucoup près des effets si prompts. La lymphe, comme nous le verrons dans la suite, acquiert aussi par cette sorte de putréfaction une malignité particulière, qui souvent la fait dégénérer en un virus corrosif ou chancreux. Les sucs adipeux parviennent difficilement, comme on le remarque aisément dans la plupart des tumeurs graisseuses, à un tel degré d'acrimonie. Les sucs de la transpiration se convertissent, quand ils croupissent, en un virus psorique qui prend différents degrés de malignité, comme on l'observe dans les herpes, dans la gale, dans la lèpre et dans les autres maladies cutanées qui infectent, qui arrêtent et font croupir ces sucs dans le tissu de la peau. Les sucs qui dégénèrent en virus vénérien peuvent de même fournir un exemple de cette variété des effets de la pourriture; car le mal vénérien rassemble presque toutes les différentes maladies.

(*La plupart de ces accidents peuvent arriver par la seule malignité sans infection.*) Il suffit de faire attention à tous ces faits, pour apercevoir d'où peut dépendre cette grande variété d'effets qui sont causés par l'infection putride, et pour remarquer aussi que c'est la pourriture qui fournit la plupart des causes humorales, et que c'est à ce genre de dépravation qu'on doit attribuer, comme nous l'avons déjà remarqué dans la première partie de ce Mémoire, presque tous les désordres différents que ces causes produisent, comme des fièvres continues simples, c'est-à-dire des fièvres qui se terminent par coction, des fièvres colliquatives, des fièvres malignes, des petites véroles, des fièvres pestilentielles, des fièvres lentes, des convulsions, des délires, des affections comateuses, des inflammations, des anxiétés, des abattements, des syncopes, des gangrènes, le scorbut, les écrouelles, le cancer, la lèpre, etc.

La malignité des substances putrides produit quelquefois, indépendamment d'aucun mélange de ces substances avec nos humeurs, des effets que l'on attribue cependant à l'infection. Cette méprise est principalement occasionée par la persuasion dans laquelle on est que l'air passe dans le sang par les poumons dans la respiration, et que quand quelqu'un est suffoqué par les vapeurs putrides dont l'air est quelquefois extrêmement chargé, on croit que ces vapeurs se sont insinuées par cette voie dans les vaisseaux, et ont pénétré jusqu'au cœur, où elles ont éteint le principe de la vie. Plusieurs grands hommes ont en vain employé toute leur industrie pour prouver que l'air passe dans le sang par les poumons : toutes leurs expériences n'ont servi qu'à augmenter leurs doutes sur la réalité de ce passage. Il faut cependant convenir que, quand on aurait prouvé que l'air qu'on respire ne pénètre point dans les vaisseaux, il ne serait pas certain que les impuretés de l'air ne puissent pas y percer : la peau, qui peutêtre ne livre aucun passage à l'air, a certainement des pores et des conduits qui permettent à certaines substances qui lui sont appliquées de pénétrer dans les voies de la circulation; les effets des remèdes topiques, et surtout les onctions mercurielles, ne permettent pas d'en douter. On peut conjecturer de là que les membranes qui couvrent les parties qui sont intérieurement exposées au contact de l'air ont de même des pores qui peuvent introduire dans les vaisseaux diverses substances dispersées dans l'air. Cette conjecture parait d'ailleurs appuyée sur quelques faits : si on reste quelque temps dans une chambre où il y a beaucoup d'oranges ou de citrons, ou s'il y a du vernis nouvellement appliqué, l'urine que l'on rend ensuite a l'odeur de violette, comme quand on a mangé de l'écorce d'orange ou de citron, ou avalé de la térébenthine; ce qui fait présumer que les parties odorantes de ces fruits ou de ce vernis, entraînées par l'air que l'on a respiré, ont pu entrer par le poumon dans les routes de la circulation, et sans doute aussi par les pores de la peau et des membranes qui couvrent les autres parties exposées à l'air. Néanmoins ce fait peut encore ne pas paraître décisif pour prouver la possibilité de l'infection par la respiration, parce qu'on peut conjecturer que les vapeurs qu'exhalent les substances dont nous venons de parler peuvent être entraînées avec l'air par la salive qu'on avale à tout moment, surtout après le repas, et qu'elles sont conduites par la voie des aliments et du chyle jusqu'à la masse du sang. Mais indépendamment de toutes ces conjectures, il est du moins certain que l'air, fort chargé de substances putrides, peut, par la seule impression qu'il fait sur le poumon, suffoquer ceux qui le respirent; car les substances putrides peuvent agir sur la surface des vésicules du poumon par leur malignité, de la même manière qu'elles agissent sur les membranes de l'odorat lorsqu'elles causent des faiblesses ou des syncopes par leur mauvaise odeur. Cette mauvaise impression, que les substances qui ont de la malignité peuvent faire sur le poumon et sur toutes les parties qui se trouvent dans la voie de la respiration, est très-facile à remarquer dans ceux qui sont suffoqués par la fumée du charbon, dans ceux qui descendent dans des puits profonds et remplis d'exhalaisons malignes, et dans ceux qui tombent dans une espèce d'apoplexie par la violence du vin qui fermente; car on ne peut pas attribuer ces funestes effets à une infection causée par le mélange de ces substances avec nos humeurs, surtout si l'on fait attention qu'un air trop chargé de substances les plus cordiales, et dont l'odeur est très-agréable, peut nous être aussi pernicieux par une telle malignité, qu'un air infecté des substances les plus fétides. On rapporte dans les Éphémérides d'Allemagne (1) que plusieurs hommes furent tués l'un après l'autre par l'odeur de noix muscades, de gérofle et d'autres aromates, en entrant successivement dans un lieu où ces aromates étaient enfermés. On ne pensera jamais que l'infection de la masse des humeurs ait eu aucune part à cet événement; cependant quand ces mêmes effets, qui appartiennent uniquement à la malignité, sont produits par des substances putrides, on les confond ordinairement avec ceux qui dépendent de l'infection; et c'est principalement parce qu'on ne les a pas distingués qu'on s'est laissé persuader, sans aucune preuve certaine, que la respiration est la voie ordinaire par laquelle l'air infecté de ces substances passe dans nos humeurs. Les substances putrides retenues dans les premières voies ou ailleurs, produisent aussi par leur malignité, et même par une contagion locale, beaucoup d'effets semblables à ceux qui peuvent être causés par l'infection de la masse des humeurs; car ces substances causent quelquefois des débilités, des syncopes, des flux de ventre, des dysenteries, des assoupissements, des mouvements convul-

sifs, et d'autres accidents qui troublent presque toutes les fonctions de l'économie animale; et on est souvent convaincu que ces accidents arrivent indépendamment d'aucune infection, parce qu'ils se dissipent en un moment par la seule évacuation des matières dépravées qui croupissent dans l'estomac, dans les intestins, dans la vésicule du fiel, dans la matrice, dans la vessie, dans un abcès, etc. Ces cas, qui sont souvent très-difficiles à démêler, demandent beaucoup d'attention, et nous font assez apercevoir qu'il est important dans la pratique de ne pas confondre toujours la contagion et la malignité des substances putrides avec l'infection qui peut être causée par ces substances lorsqu'elles se mêlent avec nos humeurs.

*De la contagion, de la malignité et de l'infection des matières fermentées.* —Nous venons de parler de ces effets, comme si nous n'avions eu en vue que les matières corrompues; presque tous nos exemples n'ont été pris que des effets de la pourriture, parce que la pourriture est la cause la plus redoutable et la plus ordinaire de la dépravation des humeurs. Nos sucs sont pour la plupart si peu susceptibles de fermentation, que cette cause doit effectivement peu nous occuper; cependant, si nous considérons les désordres qu'elle produit quelquefois, principalement dans l'estomac, nous remarquerons que, comme la pourriture, elle est capable de contagion, d'infection et de malignité. Si notre estomac retient des sucs qu'elle a aigris, ces sucs aigrissent ensuite une partie des aliments que nous prenons, et la fermentation qu'ils entretiennent cause des aigreurs, des vents, des coliques, des chaleurs brûlantes très-vives, etc. (1) Il règne ordinairement, sur la fin des années qui ont été abondantes en fruits fort susceptibles de fermentation, des fièvres, des diarrhées et d'autres maladies fâcheuses, qui sont souvent l'effet d'une fermentation vineuse, dont les vapeurs violentes, qui ont coutume de s'échapper pendant cette sorte de fermentation, sont retenues, et passent dans nos vaisseaux où elles infectent les humeurs et irritent diversement les parties solides par leur malignité. Le lait qui se déprave dans l'estomac, qui devient rance et amer, et

---

(1) Dec. 2 an., obs. 155.

(1) Ces ardeurs sont connues par le vulgaire sous le nom de *fer chaud*.

qui suscite quelquefois des fièvres considérables, fournit les mêmes preuves de cette infection et de cette malignité.

(*Les substances aigries par la fermentation sont peu malfaisantes.*) Mais parmi les trois genres de dépravations fermenteuses, je veux dire l'aigre, la vineuse et la rance, les deux premières me paraissent les moins capables d'une infection fort malfaisante. Il y a une infinité de personnes qui sont habituellement importunées d'aigreurs dans l'estomac, et qui cependant n'en ressentent d'ailleurs aucun mauvais effet. Les ivrognes ont tous les jours l'estomac rempli de vin qui s'aigrit, sans que cette dépravation soit suivie, du moins immédiatement ou peu de temps après, d'aucun dérangement remarquable dans l'économie animale : leur intempérance continuelle peut enfin leur causer peu à peu des incommodités considérables ; mais ces incommodités, qui supposent des excès continués long-temps, marquent peu de malignité dans la cause : encore ne peut-on pas les attribuer à ces aigres, plutôt qu'aux esprits vineux ; car l'eau-de-vie et les autres liqueurs spiritueuses de même nature produisent les mêmes incommodités chez ceux qui abusent des liqueurs qui dominent en esprits vineux ou ardents.

(*La fermentation acéteuse du lait paraît être moins la cause des maladies des enfants que la fermentation rance.*) On croit cependant que la plupart des maladies des enfants viennent d'acides fournis par un lait aigri dans les premières voies ; mais ne peuvent-elles pas venir plutôt de la partie butireuse du lait qui devient rance, ou, comme l'on dit vulgairement, d'un lait qui tourne en bile ? Car il est évident, par l'expérience, que la malignité de cette dernière sorte de fermentation, dont les matières grasses sont susceptibles, est bien plus malfaisante que celle de la fermentation acescente. La disposition que les matières devenues rances ont à se corrompre, doit d'ailleurs rendre ces matières beaucoup plus redoutables que celles que la fermentation a rendues acides ou vineuses.

(*Les substances fermentées peuvent souvent être utiles à la santé, au lieu que les substances putrides sont toujours nuisibles.*) Il faut de plus faire attention que ces deux dernières sortes de matières sont facilement détruites par le jeu des vaisseaux ; ainsi les causes humorales produites par des fermentations vineuses ou acéteuses ne peuvent produire des maladies fort longues, à moins que ces causes ne soient fort abondantes et continuellement renouvelées. Ces causes sont donc bien moins rebelles que les causes humorales putrides, qui non-seulement peuvent augmenter en malignité et en quantité, sous le jeu des vaisseaux, mais peuvent encore se multiplier, et même se perpétuer par la contagion. On doit encore observer que les substances putrides ne peuvent jamais ne nous être que nuisibles, en si petite quantité qu'elles soient, au lieu que les substances acides ou vineuses peuvent nous être avantageuses quand nous en usons avec retenue : elles donnent plus de durée aux humeurs, parce qu'elles les font résister davantage à l'action des vaisseaux. Cette action, qui détruit continuellement les humeurs en alcalisant leur sel, ne peut pas produire cet effet si promptement quand elles contiennent beaucoup d'acide que quand elles sont peu fournies de ce sel : ainsi, dans les plus grands exercices du corps, ces substances entretiennent la vigueur, sans qu'il soit besoin que les humeurs soient renouvelées à proportion de l'action violente des vaisseaux, à laquelle ces humeurs sont exposées pendant ces grands exercices. Les liqueurs vineuses doivent en partie cet avantage à l'acide dont elles sont remplies ; car l'esprit-de-vin, qui a moins d'acide que l'eau-de-vie, a moins cette propriété, et l'eau-de-vie moins que le vin (1). Dans les

---

(1) Il ne faut pas confondre cette propriété qu'a le vin d'entretenir la vigueur du corps avec la vertu cordiale ou stimulante qui dépend des parties les plus spiritueuses du vin ; car cette vertu, qui se trouve encore plus dans l'eau-de-vie que dans le vin, est fort opposée à la propriété dont il s'agit ici : elle réveille, à la vérité, les forces, mais c'est en excitant le jeu des vaisseaux, et en accélérant par conséquent davantage la destruction des humeurs. Ainsi cette vertu cordiale des boissons vineuses est d'autant plus passagère qu'elles sont spiritueuses et alcoolisées, et d'autant plus opposées par conséquent à la vertu corroborante dont il s'agit ici. Il faut convenir cependant que ces liqueurs s'opposent, par leur esprit éthéré, à la pourriture des humeurs et à l'alcalisation des sels, qui arrive par ce genre de dépra-

chaleurs de l'été, on préfère ordinairement la bière, le cidre et les boissons acidules, comme l'eau de groseilles, la limonade, etc., au vin. Les personnes qui travaillent violemment dans les campagnes à l'ardeur du soleil préfèrent aussi au vin une boisson faite avec le marc de raisin, parce que cette boisson renferme plus de sel tartareux et moins de parties spiritueuses. On a même trouvé l'usage du vinaigre ou de l'oxycrat avantageux dans les pays fort chauds (1). Dans quelques endroits, on n'a pour boisson ordinaire que le petit-lait aigri. Il y a des paysans qui font une espèce de cidre avec les cormes et d'autres fruits fort acerbes, et par conséquent fort chargés de sel essentiel du genre de l'acide. Toutes ces boissons prouvent assez combien les substances fermentées, vineuses ou acides, sont avantageuses pour donner assez de durée aux humeurs, dans les cas où l'action excessive des vaisseaux les détruirait trop promptement.

(*Les matières devenues rances par la fermentation ne peuvent être que vicieuses.*) Il ne faut pas penser de même des matières devenues rances par la fermentation; car la partie grasse ou huileuse de ces matières, qui domine sur les sels acides, et qui empêche que la fermentation ne puisse développer ces sels, rend ces matières fort susceptibles de pourriture : ainsi on doit remarquer que les mauvais effets de ces matières dépendent plus de la pourriture qui survient que de la dépravation qui leur est arrivée d'abord par la fermentation; d'où il s'ensuit qu'en général la mauvaise qualité des causes humorales, qui dépend de la dépravation causée par la seule fermentation, ne peut pas subsister long-temps dans nos vaisseaux. — On sera peut-être surpris que nous entrions dans un détail aussi général; mais, plus on cherchera à s'instruire sur la théorie et sur la pratique de notre art, plus on sentira l'utilité de toutes ces connaissances pour aider directement ou indirectement à l'in-

telligence de plusieurs points de doctrine qui concernent la chirurgie, et surtout pour éclaircir les sujets que nous nous sommes proposé de traiter.

§ II. *Les principales causes des mouvements spontanés qui dépravent les humeurs.* — (*Causes principales des mouvements spontanés.*) Ces causes peuvent se réduire à quatre, savoir : le repos, l'humidité, l'accès de l'air et la chaleur. La première de ces causes, comme on le comprend assez, n'est qu'une cause conditionnelle; l'humidité et l'accès de l'air ne paraissent être que des causes instrumentales que la chaleur met en action.

*Repos qui contribue aux mouvements spontanés.* — Je crois que chacun sait assez, par sa propre expérience, combien le croupissement facilite la pourriture de nos humeurs; cependant on s'est aperçu aussi que plus nos humeurs sont agitées par le jeu de nos artères, plus elles deviennent susceptibles de pourriture : nous avons vu d'ailleurs que l'infection putride porte quelquefois la contagion dans nos humeurs à un tel degré qu'elle y cause une dissolution fort remarquable, quoique nos artères les tiennent dans une agitation continuelle. Ces circonstances semblent prouver que le mouvement, du moins le mouvement des vaisseaux, n'est guère moins favorable à la pourriture, que le repos ou le croupissement. Mais on a remarqué que ce mouvement ne dispose à une putréfaction parfaite que jusqu'à un certain degré, et que pour achever ce que le jeu des artères a commencé, dans le cas même d'infection putride, le repos est absolument nécessaire; sans cette condition, la pourriture resterait imparfaite, elle ne serait souvent presque pas même remarquable. Le repos est de même une condition nécessaire pour la fermentation, surtout pour la fermentation vineuse; il n'y a que la fermentation acéteuse qui est souvent aidée par l'agitation des sucs qu'elle aigrit. Cette agitation ne s'oppose pas non plus toujours à la fermentation qui rend les sucs gras rances, mais le repos lui est beaucoup plus favorable.

*Humidité nécessaire dans les mouvements spontanés.* — (*Humidité nécessaire pour les mouvements spontanés.*) L'eau est l'instrument qui agit immédiatement sur les mixtes qui fermentent ou qui se corrompent; elle se glisse avec plus de force qu'à l'ordinaire entre les molécules de ces mixtes; elle les décompose plus ou moins, selon le degré de chaleur

---

vation; mais toujours est-il vrai que les liqueurs vineuses accélèrent, en hâtant le jeu des vaisseaux, l'alcalisation de ces sels, qui est causée par l'action de ces organes. Ainsi, quand on n'a besoin que de modérer cette dernière cause, les liqueurs vineuses les plus anti-putrides ou les plus spiritueuses sont celles qui conviennent le moins.

(1) Ruth., cap. 4, vers. 14.

qui les fait agir, et selon les dispositions qu'elle trouve dans les substances sur lesquelles elle agit : sans elle les autres causes ne peuvent exciter aucun mouvement spontané. Qu'on prenne le suc le plus susceptible de l'un ou de l'autre de ces mouvements, qu'on en fasse évaporer toute l'humidité, la fermentation ni la putréfaction ne pourront s'en emparer ; c'est pour cette raison que nos humeurs endurcies, quoique arrêtées ou en repos, et nos solides desséchés ne tombent pas en pourriture ; qu'une gangrène sèche peut durer des années entières sans que la partie gangrénée tombe en dissolution.

( *La pourriture exige une humidité intérieure et extérieure.*) Mais indépendamment de cette humidité qui doit se trouver dans le mixte, pour le rendre susceptible de mouvements spontanés, il faut encore une humidité extérieure répandue dans l'air pour exciter ces mouvements. Nous serons obligés de parler dans la suite de cette humidité extérieure ; ainsi il n'est pas nécessaire de nous y arrêter présentement.

( *C'est par les sels qui se trouvent dans les mixtes que ces mixtes sont susceptibles de pourriture.*) Il paraît que les sels sont par rapport à la pourriture ce que le soufre ou les huiles sont par rapport à l'embrasement ; car, de même que les mixtes ne peuvent s'embraser que parce qu'ils contiennent des huiles, les corps ne paraissent susceptibles de pourriture aussi que par les sels qui entrent dans leur composition. Ce point de physique est difficile à comprendre, lorsqu'on fait attention qu'on peut, par le moyen des sels, préserver de la pourriture les corps les plus corruptibles. Comment donc cette dernière propriété des sels peut-elle s'accorder avec celle de ces mêmes sels, qui paraît rendre ces corps corruptibles ? D'ailleurs, la plupart des corps privés de sels ne sont-ils pas susceptibles de destruction ? Il faut distinguer : les corps privés de sels ne sont pas indissolubles ; mais, rigoureusement parlant, ils n'en sont pas moins incorruptibles, je veux dire, qu'ils ne sont point susceptibles de pourriture proprement dite, et ceux qui sont corruptibles cessent de l'être quand on les dépouille entièrement de leurs sels : c'est ainsi que les peaux des animaux, qui sont sujettes à se corrompre, surtout quand elles sont exposées à l'humidité, servent à former des cuirs qui ne sont plus de même sujets à la pourriture. Cette pro-

priété des sels par laquelle les corps sont corruptibles, vient de la puissance qu'a l'eau de les dégarnir de leur terre, et peut-être de séparer différentes particules salines dont plusieurs croient que la plupart de ces sels sont composés ; ainsi, plus leurs différentes parties sont fortement unies, plus ils résistent à la corruption : tels sont les sels acides ou qui deviennent acides par le feu ou par la fermentation. Les sels sont au contraire fort corruptibles, et rendent très-corruptibles aussi les mixtes auxquels ils appartiennent lorsqu'ils se décomposent facilement, c'est-à-dire lorsqu'ils sont fort disposés à dégénérer en alcalis volatils. Cependant, quelque forte que soit l'union des principes qui composent les sels naturels des mixtes, il y en a peu, ou peut-être n'y en a-t-il point où elle résiste parfaitement à l'eau (1), et par conséquent nous n'en connaissons point qui soient absolument incorruptibles ; mais il faut une quantité si prodigieuse d'eau pour détruire une très-petite quantité de sel, lorsque les principes de ce sel sont fortement unis, qu'il est impossible qu'il s'en trouve assez dans un mixte pour les détruire totalement et en peu de temps. C'est sans doute en partie pour cette raison que les corps vivants dont les sucs, et par conséquent les sels de ces sucs sont continuellement renouvelés, ne se corrompent pas, quoique dans la plupart de ces corps le sel y soit en très-petite quantité à proportion de l'eau (2) ; qu'au con-

_____

(1) Le sel marin, qui est un de ceux qui paraissent résister le plus à la pourriture, se décompose si on le dissout à diverses reprises dans une grande quantité d'eau ; il quitte à chaque dissolution une partie de la terre qui le compose : son principe salin s'évapore insensiblement, et enfin il se trouve entièrement détruit. On sait aussi que tous les sels naturels des mixtes corruptibles, de quelque nature que soient ces sels, se décomposent, ou du moins dégénèrent tous entièrement de leur état naturel, en s'alcalisant dans la pourriture de ces mixtes.

(2) On ne doute pas que, dans les animaux, les sels ne tendent à s'alcaliser, et ne soient continuellement renouvelés ; que ceux qui sont sans cesse entraînés par les urines, par les sueurs, etc., ne soient refournis à mesure par les aliments. Mais les expériences de M. Hales nous ont appris que ce renouvellement se fait encore beaucoup plus promptement dans les végétaux, et M. Miller (dans

traire ils se corrompent facilement lorsqu'ils sont privés de vie, et que leurs
sucs croupissent et cessent d'être renouvelés. Mais on peut alors les préserver de la pourriture en y ajoutant une
si grande quantité de sel, qu'elle surpasse
de beaucoup la force dissolvante de la
partie aqueuse de ces sucs ; c'est pourquoi nous nous servons si efficacement
des sels dont les principes, particulièrement le principe terreux, sont fortement
unis ; tels sont les sels acides et les sels
neutres, comme le sel marin, le sel nitre,
le sel ammoniac, l'alun, etc., pour nous
opposer dans les gangrènes au progrès de
la pourriture.

( *C'est aussi par les sels que les
mixtes sont susceptibles de fermentation.* ) Lorsque les sucs d'un mixte sont
fournis de beaucoup de sel essentiel fort
disposé à dégénérer en sel acide, ou d'un
acide enveloppé de parties huileuses, la
partie aqueuse ne suffit pas, lors même
que ces sucs croupissent, excepté dans
certains cas, pour détruire ces sels ; c'est
la fermentation et non la pourriture qui
s'empare de ces mêmes sucs. Par ce mouvement, l'eau décompose leur sel essentiel disposé à devenir acide, et le rend
effectivement acide ; et si ce sel est un
acide enveloppé d'huile, elle le développe en partie, et le rend fort remarquable par la saveur rance que prennent les
huiles grossières qui fermentent, ou par
la saveur vive que prennent les huiles
que la fermentation peut volatiliser.

*Air nécessaire dans les mouvements
spontanés.* — (*Air nécessaire pour les
mouvements spontanés.*) L'air est l'instrument ordinaire du feu ou de la chaleur ; c'est presque toujours par son entremise que le feu, cet agent primitif,
agit sur les corps, soit qu'il fasse inter-
venir l'air extérieur qui environne ces
corps, soit qu'il mette en action celui qui
est renfermé dans l'intérieur de ces mêmes
corps, soit enfin qu'il fasse concourir
l'un et l'autre à un même effet. Mais l'air
a un usage différent, dans les mouvemens spontanés, de celui qu'il a dans l'embrasement et dans les autres effets du

feu : dans ce dernier cas, le feu emploie
immédiatement l'air sur les corps ; c'est
par l'air seul qu'il ébranle, qu'il détache,
qu'il agite les parties de ces corps, au lieu
que dans les mouvements spontanés ce
sont, comme nous l'avons dit, les parties
aqueuses qui pénètrent entre les parties
des corps qui les désunissent, qui ouvrent à l'air empoisonné dans ces corps
des passages pour s'échapper ; mais c'est
l'air devenu libre, que la chaleur agite,
qui à son tour, comme nous le prouverons dans la suite, cause une agitation
générale dans les molécules qui forment
la partie fluide de ces corps susceptibles
de mouvements spontanés ; ainsi la force
des parties aqueuses qui pénètrent dans
la texture des molécules, dépend des chocs
continuels occasionés par cette agitation ; c'est pour cette raison que l'air le
plus pourrissant est celui qui est en même
temps le plus chaud et le plus humide.

(*L'air chaud et humide est le plus pourrissant.*) Ces mauvaises dispositions de
l'air n'étaient pas inconnues aux anciens :
l'expérience leur avait appris en effet
qu'un vent chaud et pluvieux, tel que dans
les temps de tonnerre, était fort contraire
aux plaies où la pourriture est à craindre (1). « Il n'y a si petits chirurgiens,
» dit Paré, qui ne sachent que l'air chaud
» et humide fait dégénérer facilement
» les plaies en gangrène et en pourriture.
» Quant à l'expérience, dit-il, j'en four-
» nirai une bien familière, qui est que,
» quand le vent du midi souffle, les vian-
» des pourrissent en moins de deux heu-
» res, si fraîches qu'elles soient. »

( *Deux sortes de putréfaction, l'une
parfaite et l'autre imparfaite.* ) Sans
l'accès de l'air extérieur, les mouvements
spontanés ne peuvent que fort difficilement et fort imparfaitement s'emparer
d'un corps ; de là vient que les anciens
ont été obligés de distinguer deux sortes
de putréfaction, l'une parfaite et l'autre
imparfaite,

(*La putréfaction n'est qu'imparfaite,
tant que le corps qui se corrompt n'est
pas exposé à l'action de l'air extérieur.*)
Ils donnent, pour exemple de la putréfaction imparfaite, cette disposition putride ou ce commencement de putréfac-

son Dictionnaire des jardiniers) a remarqué des cas où la sève s'accumule trop
dans les jeunes pousses des plantes, et
les fait pourrir. Ainsi il est nécessaire,
dans les plantes mêmes, que les sucs et
les sels des sucs soient en mouvement et
soient renouvelés.

---

(1) C'est ce que nous ont voulu dire
nos anciens maîtres par ce distique gaulois :

« Quand Auster vente. la partie
« Qui est navrée, est tôt pourrie. »

tion dont les humeurs contenues dans les vaisseaux sont quelquefois atteintes ; car ils avaient remarqué que nos humeurs renfermées dans leurs vaisseaux, où elles sont privées de l'accès de l'air extérieur, ne sont sujettes qu'à une putréfaction sourde, à une putréfaction qui ne se manifeste point par la puanteur comme fait la pourriture qui s'empare d'un corps en plein air. Ce défaut de puanteur prouve que cette putréfaction imparfaite ne cause point de dispersion sensible, et qu'elle est peu capable d'infecter et de s'étendre par la contagion. Un enfant qui reste long-temps mort dans le ventre de sa mère, est atteint de cette putréfaction imparfaite au point que ses chairs perdent presque entièrement leur consistance ; néanmoins, tant qu'il n'est point exposé à l'air, il ne devient point fétide, il n'endommage pas la partie qui le renferme, il n'est point nuisible ( du moins ordinairement) à la santé de la mère. On a vu aussi des enfants dont l'arrière-faix était presque partout fort atteint de cette pourriture (1) ou qui étaient accompagnés (2) dans la matrice de môles prêtes à tomber en dissolution par ce même genre de putréfaction, naître vivants, et sans qu'ils parussent avoir été incommodés par la présence des corps corrompus.

( *Les substances susceptibles de mouvements spontanés n'en sont pas toujours préservées, quoique privées de l'accès de l'air extérieur.* ) Les faits semblent néanmoins se contredire sur ce sujet ; car l'urine retenue dans la vessie s'y corrompt avec beaucoup de puanteur et de malignité. Le pus renfermé dans un abcès caché intérieurement contracte une grande puanteur et une malignité qui est si funeste aux malades que quelquefois elle les fait périr inopinément. Le sang extravasé dans quelque cavité se dissout, se pourrit promptement et fait pourrir les parties sur lesquelles il est placé et celles qui l'avoisinent. Il y a cependant des cas où le sang extravasé reste comme dans son état naturel. M. de la Motte (3) a vu une dame à Caen, qui avait au-dessus du coude une tumeur grosse et longue comme deux œufs de poule placés bout à bout ; cette tumeur avait été causée par une roue de carrosse.

Ce chirurgien jugea facilement par la cause et par la consistance molle de cette tumeur qu'elle était formée par du sang extravasé : elle ne fut ouverte qu'au bout de quinze jours ; le sang avait conservé sa fluidité et sa couleur ordinaire, et il se coagula après sa sortie, comme s'il venait d'être tiré d'une veine. A la vérité ces cas ne sont pas communs ; car dans ces sortes d'extravasions le sang se coagule ordinairement : il est vrai qu'il ne contracte pas de puanteur, et ne cause pas, du moins promptement, la mort des parties qui le renferment, mais il devient presque noir, ou prend du moins une couleur plus foncée et plus obscure que dans l'état naturel ; sa consistance devient aussi fort compacte et fort glutineuse ; mais enfin il se dissout, sa couleur s'affaiblit et reste cependant terne et obscure.

( *Les effets de la putréfaction imparfaite, ou qui arrive sans l'accès de l'air extérieur, se bornent ordinairement à la malignité.* ) La malignité du sang extravasé se borne souvent à une simple irritation, et encore cette irritation ne se fait-elle apercevoir que long-temps après l'épanchement. Le même auteur que nous venons de citer (1), dit que les parties naturelles d'une femme furent tellement maltraitées dans un accouchement, que l'entrée du vagin se ferma exactement par l'adhérence de ses parois ; il survint, trois mois après l'accouchement, des douleurs dans ces parties, accompagnées de convulsions considérables. M. de la Motte ayant découvert cette adhérence, ne douta pas que les accidents de cette femme ne fussent causés par les règles retenues dans le vagin ; il leur ouvrit un passage par lequel il sortit beaucoup de sang noir et épais, qui n'avait aucune mauvaise odeur, qui par conséquent n'avait encore contracté aucun des caractères de putréfaction parfaite, quoiqu'il eût, selon toute apparence, déjà séjourné long-temps dans cette partie ; car il n'est pas douteux qu'il n'ait commencé à s'y amasser dès les premiers temps que les règles auraient dû paraître. Cependant il paraît, par une observation rapportée dans les Éphémérides d'Allemagne (2), que le sang, dans ces circonstances, n'est pas entièrement à l'abri de ce dernier genre

---

(1) Buchner, Miscell. physico-médic., p. 64.
(2) Schenkius, lib. 1, obs. 3.
(3) Obs. 99.

(1) Obs. 337.
(2) Déc. 2, an. 3, obs. 151.

de putréfaction. Du sang, comme dans le cas précédent, s'était arrêté dans le vagin d'une fille de dix-huit ans ; il formait une tumeur considérable à l'entrée du vagin et au ventre : on lui ouvrit une issue, il sortit en grande quantité ; il était fort livide, et avait contracté quelque puanteur, mais très-peu. Benivenius (1) fournit une histoire semblable ; mais il ne dit point que le sang eût contracté aucune mauvaise odeur. Il rapporte seulement que la malade avait de grandes douleurs tous les mois ; que, l'ayant visitée, il découvrit une membrane qui fermait l'entrée du vagin ; et qu'après avoir percé cette membrane, il sortit une matière noire, en si grande quantité et avec telle force, qu'elle éteignit un flambeau qu'un serviteur tenait pour éclairer pendant l'opération. Meech'ren (2), qui a vu le même cas, dit que le sang qui sortait était *en quelque manière puant*, et avait la couleur et la consistance de foie écrasé. Cette manière de s'exprimer sur la mauvaise odeur de ce sang, marque assez que la puanteur n'était pas encore parvenu à un degré bien remarquable. Aquapendente (3) a remarqué en pareille maladie une puanteur plus décidée. Une fille commença à être indisposée dès l'âge de treize ans ; sa maladie devint de plus en plus considérable ; elle tomba dans une fièvre lente, avec un grand dégoût, une insomnie, et des rêveries ; elle maigrit beaucoup, et sentait de grandes douleurs dans la région de la matrice et des lombes : ces accidents augmentaient considérablement tous les mois pendant quelques jours ; il lui vint, à l'entrée du vagin, une tumeur dure et douloureuse. Aquapendente ouvrit cette tumeur, il en sortit un sang grossier, gluant, verdâtre et fétide. Ce sang commençait donc d'être atteint d'une putréfaction parfaite ; cependant on doit présumer, par la consistance épaisse que le sang avait conservée, que cette putréfaction n'était encore que très-peu avancée.

( *Le sang exactement enfermé, et privé d'air extérieur, ne se corrompt pas.* ) On a fait d'ailleurs diverses expériences qui prouvent sûrement que le sang qui n'est point exposé à l'action de l'air, n'est pas exposé non plus à une pourriture parfaite. Boyle en a mis dans la machine du vide, où il s'est conservé pendant plusieurs mois sans aucune atteinte de putréfaction. On a lié une grosse artère en deux endroits, et le sang qui s'est trouvé enfermé entre ces deux ligatures, a été de même préservé d'altération. On a aussi empli de sang une bouteille qu'on a bien fermée, et il ne s'y est point corrompu.

( *Pourquoi les substances qui ne sont point exposées à l'accès de l'air extérieur se corrompent, et quelquefois ne se corrompent pas* ). Tous ces différents genres d'observations nous prouvent donc que quelquefois nos liquides se corrompent parfaitement, sans l'accès de l'air extérieur, et que quelquefois ils ne peuvent être atteints, ou du moins que très-difficilement et très-lentement de putréfaction parfaite ; mais ces faits peuvent se concilier par d'autres expériences. Papin (1) et plusieurs autres physiciens ont remarqué, qu'au défaut de l'accès de l'air extérieur, l'air qui se trouve enfermé avec des substances corruptibles, ou avec des substances susceptibles de fermentation, et qui les environne dans le lieu où elles sont enfermées, pouvait exciter dans ces substances les mouvements spontanés auxquels elles sont disposées ; et ils ont observé encore que si on retire tout l'air du vase où ces matières sont renfermées, elles en fournissent elles-mêmes peu à peu assez pour exciter ces mêmes mouvements ; mais que si on retire cet air à mesure qu'il s'échappe de ces substances, elles cessent d'en fournir, et alors elles se conservent facilement sans aucune altération, tant que l'accès de l'air extérieur leur est interdit.

( *Elles ne se corrompent point quand il n'y a point d'air dans le lieu même où elles sont enfermées.* ) On voit par ces expériences qu'il faut que les substances susceptibles de mouvements spontanés ne se trouvent environées d'aucun air, pour être préservées de ces mouvements : ainsi, un suc ou une humeur qui croupit dans une cavité qu'elle ne remplit pas entièrement, et où l'air peut se trouver enfermé avec elle, n'y est point à l'abri du mouvement dont elle sera susceptible. On ne doit donc pas être surpris que l'urine retenue dans la vessie, que le sang épanché dans le ventre ou dans la poitrine, etc., acquièrent en

---

(1) Bonet, obs. de chir., cent. 11. 90.
(2) Lettre à Van Horne.
(3) Or. de chir., cap. 82.

(1) La manière d'amollir les os, seconde sect. de la machine du vide.

peu de temps le caractère d'une putréfaction parfaite, et que du sang retenu dans un lieu qu'il remplit entièrement, et où il n'est environné d'aucun air, puisse y séjourner long-temps sans tomber en dissolution et sans contracter de puanteur. — Mais comme les chairs dans lesquelles ce sang s'est extravasé peuvent être plus ou moins susceptibles d'extension, une partie de l'air distribué dans ce sang peut se débarrasser peu à peu, et forcer plus ou moins promptement ces chairs à lui fournir un espace où il se rassemble avec le liquide qui l'a fourni. Ainsi, par le moyen de cet air rassemblé et retenu, le sang extravasé peut enfin être atteint d'une putréfaction parfaite, mais plus ou moins promptement, selon que les chairs fournissent plus ou moins facilement une place à l'air que ce sang peut fournir. Il faut penser de même du pus enfermé dans un abcès, ou de quelqu'autre liquide susceptible de mouvements spontanés, et extravasé entre des parties qui peuvent être écartées par l'air qui est distribué dans ce liquide, et qui tend à se dégager. — Si un corps, même le plus susceptible de pourriture parfaite, est enfermé exactement dans un lieu qui ne permet point du tout à l'air intérieur de se rassembler, ce corps n'y sera presque jamais atteint de ce genre de pourriture. La putréfaction imparfaite le détruira enfin, mais sans le faire passer par cette espèce de dissolution qui produit ces vapeurs putrides et fétides, par lesquelles la putréfaction parfaite est plus capable d'infection et de contagion. La destruction des cadavres enterrés peut donner une idée de cette putréfaction imparfaite arrivée à son plus haut degré. Nous en avons encore un exemple plus remarquable dans la pourriture qui s'empare du corps des enfants morts dans la matrice, et qui les détruit quelquefois de manière qu'il n'en reste presque que les os. Tout le désordre que produit la malignité de cette dissolution putride se réduit ordinairement à une inflammation dans quelque endroit de la matrice, où elle est suivie d'abcès qui ouvrent tantôt par le rectum, tantôt par le nombril, quelquefois par les aines, d'autres fois ailleurs, une issue à des os décharnés et détachés les uns des autres qui sortent successivement par l'ouverture de cet abcès (1).

( *C'est toujours par l'air extérieur, libre ou renfermé, que la putréfaction s'accomplit* ). Ainsi, tous les faits que nous avons rapportés sur les deux genres de corruption dont les corps sont susceptibles, concourent à prouver la nécessité du contact immédiat d'un air extérieur au corps qui se corrompt, pour que ce corps puisse être exposé à une putréfaction parfaite ; d'où il s'ensuit que non-seulement ce genre de putréfaction ne peut s'emparer de nos humeurs, tant qu'elles sont renfermées dans leurs vaisseaux, où elles sont agitées, et où elles ne sont point exposées à l'accès de l'air ; mais encore, comme nous l'avons remarqué, que celles qui sont extravasées dans un lieu qui les renferme étroitement, sans qu'aucun air puisse s'y rassembler, sont à l'abri aussi de ce même genre de pourriture.

( *La puanteur distingue la putréfaction parfaite de la putréfaction imparfaite.* ) C'est surtout par la puanteur qu'on distingue la putréfaction parfaite de la putréfaction imparfaite. C'est cette puanteur qui marque qu'un corps atteint de pourriture infecte l'air d'exhalaisons malfaisantes, et qui nous avertit par conséquent du danger qu'il y a de rester dans le voisinage du corps qui fournit ces vapeurs. A la vérité, ce danger suppose que du moins on séjourne un peu dans le lieu qui est infecté ; car nous savons qu'on peut rester quelque temps auprès d'un corps que la putréfaction a rendu fort fétide, sans qu'on se ressente des mauvais effets que cette putréfaction peut causer.

( *Il est plus vraisemblable que c'est par la déglutition, que par la respiration, que l'air infecte nos humeurs.* ) Cette circonstance me paraît favoriser beaucoup l'opinion de ceux qui pensent que ce n'est pas par la respiration, mais par la déglutition, que les vapeurs malignes dont l'air est rempli pénètrent dans nos vaisseaux ; car quelle apparence y

---

(1) Ephem. dec. 2, an. 7, obs. 257; ibid., dec. 3, an. 4, obs. 87; ibid.,

cent. 6, obs. 12; Acta erud., Lips. 1723; Camer. Mem. cent. 20, part. 55; Monichen, obs. med. chir. 12; Blegny Zodiac, 1679; Trans. philos., an. 1697, n⁰ 227, art. 4; ibin., n⁰ 229; ibid., 1698, n⁰ 243, art. 8; ibid., 1701, n⁰ 275, art. 7; ibid., 1705, n⁰ 502, art. 5; ibid., 1724, n⁰ 585, art. 7; ibid., 1730, n⁰ 416, art. 1; Acad. r. des sciences, 1702, pag. 234, etc.

a-t-il qu'on pût respirer pendant un temps un peu considérable beaucoup d'air chargé de ces vapeurs, sans que nos humeurs en fussent infectées ? Au lieu que si ce n'est que par la voie des aliments et du chyle que cet air infecté peut passer dans le sang, cette voie ne lui est pas toujours ouverte ; il n'y est guère introduit que quand nous mangeons, ou lorsque nous avalons notre salive après le repas pour aider à la digestion (1) ; et il n'est pas étonnant, selon ce sentiment, qu'on puisse rester pendant quelque temps dans un mauvais air, sans en être incommodé, surtout lorsqu'on est à jeun, ou lorsqu'il se trouve dans l'estomac des matières acides ou d'autres substances opposées à la pourriture.

( *L'air infecté de substances putrides peut infecter nos humeurs, sans que la puanteur nous avertisse du danger.* ) La puanteur n'est pas toujours assez remarquable pour avertir du danger ceux qui habitent un air qui, quoique peu chargé de vapeurs corrompues fétides, peut néanmoins avec le temps porter assez de ces vapeurs dans les vaisseaux, pour y causer de fâcheux effets. M. Fillon, chirurgien de Rochefort, dit que, dans un voyage sur mer, lui et tous ceux du vaisseau descendirent dans une île si remplie de bœufs sauvages, qu'ils furent obligés d'en tuer une grande quantité pour en être moins incommodés. Ce procédé leur réussit mal, car ces bêtes mortes infectèrent bientôt l'air ; et à peine ces nouveaux habitants se furent-ils aperçus d'une odeur douceâtre, que la peste commença à se déclarer et à les obliger d'abandonner au plus tôt cette île. On voit donc, par cet exemple, que ceux qui habitent un air chargé de vapeurs putrides, peuvent être exposés aux funestes effets de cette infection, avant qu'elle se manifeste par une puanteur bien sensible.

( *Fermentations parfaites et imparfaites, suivant que l'air concourt plus ou moins à ce genre de mouvements spontanés.* ) L'action de l'air extérieur n'est pas moins nécessaire dans la fermentation que dans la putréfaction. Quand

cette cause manque, les sucs susceptibles de fermentation ne peuvent fermenter par le seul concours des autres causes que fort imparfaitement : ainsi, la fermentation, comme la putréfaction, peut, par la même raison, être distinguée en fermentation parfaite et en fermentation imparfaite. Cette fermentation imparfaite se remarque facilement dans ce progrès de maturité dont les fruits cueillis sont susceptibles ; car cette maturité, qui ne peut augmenter alors que par un mouvement spontané dans les sucs de ces fruits, est certainement une espèce de fermentation sourde, puisque plus cette maturité a fait de progrès, plus les sucs de ces fruits sont susceptibles d'une fermentation vineuse parfaite, et plus ils sont disposés à fermenter promptement, lorsqu'ils sont exposés à l'air. C'est encore par une espèce de fermentation imparfaite, que le suc d'une plante enfermé exactement dans un vase où l'air ne peut avoir d'accès, se débarrasse de son sel essentiel, et le dépose, comme les sucs qui fermentent à l'air déposent leur sel tartareux ; avec cette différence que le premier sel qui est déposé sans le secours de l'air, est bien plus dissoluble que celui qui est déposé par les sucs que l'air a fait fermenter parfaitement : du moins est-il certain que le sel essentiel que nous tirons des plantes sans le secours de la fermentation, est beaucoup plus dissoluble que celui que déposent les liqueurs vineuses, lorsqu'elles fermentent. Le vin qu'on appelle *enragé*, et qui se fait en enfermant exactement le suc du raisin, aussitôt qu'il est exprimé, dans un tonneau environné de cerceaux de fer, est encore le produit d'une fermentation imparfaite.
—Apparemment que toutes les conditions nécessaires pour procurer cette espèce de fermentation ne se rencontrent pas chez nous ; car nous n'apercevons dans nos humeurs aucune trace d'une telle fermentation, surtout dans celles qui circulent et qui sont soumises à l'action des vaisseaux ; car cette action, comme nous l'avons déjà dit, les dispose à la putréfaction, et par conséquent les rend de plus en plus incapables de fermentation. On peut cependant penser différemment de certains sucs, particulièrement des matières grasses épaissies, qui croupissent, et qui alors peuvent être susceptibles d'une fermentation lente et obscure, comme celle qui arrive aux graisses surannées. Ces matières souffrent en effet dans certaines congestions des change-

---

(1) Car c'est surtout après le repas que nous avalons notre salive ; nous la rejetons presque toute lorsque l'estomac est vide. C'est pourquoi plusieurs praticiens ont remarqué qu'il y avait moins de danger à visiter les pestiférés à jeun qu'après avoir mangé.

ments difficiles à déterminer : tel est, par exemple, celui qui arrive quelquefois aux graisses épaissies dans des congestions scrofuleuses, et qui donne en quelque sorte à ces graisses la consistance et la forme de lard (1). On peut présumer que cet état est la suite d'une fermentation sourde qui peut rendre ces graisses rances et d'un fort mauvais caractère.

*De la chaleur nécessaire pour causer les mouvements spontanés qui dépravent nos humeurs.* — La chaleur est la première cause de tous les mouvements qui s'opèrent dans les mixtes. L'eau et l'air, comme nous l'avons dit, ne sont que des instruments qu'elle met en action dans les mouvements spontanés ; c'est par la chaleur qui réside dans l'air, qui environne les corps susceptibles de fermentation ou de putréfaction, que ces mouvements peuvent s'emparer parfaitement de ces corps, et c'est par la chaleur qui agit continuellement dans l'intérieur de ces corps , que ces mouvements , du moins une pourriture imparfaite, ou une fermentation imparfaite, peuvent se saisir de ces mêmes corps.

*(La chaleur excite les mouvements spontanés parfaits par le concours de l'air extérieur et de l'air intérieur.)* Nous avons remarqué qu'il est nécessaire que les corps soient environnés d'air pour être entièrement livrés à la pourriture ou à la fermentation, et que c'est par cet air même que la chaleur peut causer les mouvements spontanés parfaits. C'est cet air extérieur, plus ou moins chaud, qui excite plus ou moins promptement ces mouvements : leur production dépend immédiatement de cette cause instrumentale mise en action par la chaleur ; mais il faut en même temps que cette chaleur mette aussi en mouvement l'air qui est dispersé et renfermé dans l'intérieur du mixte ; car ce n'est que par l'action et la réaction de l'air intérieur et de l'air extérieur qui se correspondent, que ces mouvements spontanés peuvent s'accomplir.

*(La chaleur paraît agir seule dans les mouvements spontanés imparfaits.)* Il semble, au contraire, que les mouvements spontanés imparfaits ne s'exécutent que par la seule chaleur ; car, outre que l'air extérieur, comme nous l'avons remarqué, n'y contribue point, celui qui est distribué dans l'intérieur des corps

n'agit point, ou du moins son action est-elle alors fort peu remarquable : c'est un fait aisé à prouver. Tout le monde sait que quand la putréfaction parfaite s'empare d'un cadavre, elle y excite d'abord, par le déplacement de l'air intérieur, une espèce d'emphysème général ou d'enflure venteuse qu'on n'aperçoit jamais dans la putréfaction imparfaite. Les enfants, par exemple, qui meurent dans le sein de leur mère, et qui y sont atteints de cette dernière espèce de putréfaction, ne sont point sujets à cet emphysème général dont on vient de parler; au contraire, leur peau se flétrit toujours beaucoup. Il paraît donc que du moins la plus grande partie de l'air emprisonné dans l'intérieur du mixte ne se déplace point, que cet air reste immobile, condensé et sans action dans la putréfaction imparfaite : c'est pourquoi je pense que l'air intérieur ne contribue point non plus à ce genre de putréfaction, ou que, s'il y contribue, ce n'est que fort faiblement : ainsi, c'est à la chaleur seulement qu'on doit attribuer cette pourriture.

Qu'on nous permette de faire à cette occasion une petite remarque sur la digestion ; c'est qu'il semble évident que la dissolution des aliments dans l'estomac ne doit pas étendre son effet jusqu'à remuer et dégager l'air que ces aliments renferment dans leur substance ; car il est à présumer que ce dégagement est toujours l'effet des mouvements spontanés parfaits : ainsi, plus la digestion produit d'air , plus ces mouvements y ont part, et plus ils dépravent les aliments. Il paraît en effet que les vents qui abondent dans les premières voies, naissent de digestions qui se font difficilement et lentement : or, plus les digestions se font lentement, plus les aliments séjournent ou croupissent dans l'estomac, et plus ils sont par conséquent exposés aux mouvements spontanés parfaits ; ce qui doit faire croire que ces vents sont véritablement produits par ces mouvements ; mais ces digestions venteuses n'ont pas ordinairement de suites assez fâcheuses pour les attribuer à la pourriture , et il y a presque toujours d'autres signes qui obligent de les rapporter à la fermentation.

*(Différence entre la chaleur naturelle et la chaleur étrangère.)* Les mouvement spontanés parfaits , surtout la putréfaction, causent, après avoir été excités , comme nous venons de le dire, par la chaleur extérieure, une chaleur extraordinaire dans le mixte dont ils se sont

_____

(1) Plater, Obs. , liv. iii , pag. 693.

emparés. Ainsi, lorsque ces mouvements excitent chez nous une pareille chaleur, nous ne devons pas la confondre avec celle que le jeu des artères produit dans la masse du sang, et qui est distribuée par tout le corps. Les anciens s'étaient fort appliqués à démêler dans tous les cas ces deux sortes de chaleur, et ils distinguaient l'une par le nom de chaleur naturelle, et l'autre par celui de chaleur étrangère. Ils ont observé avec beaucoup d'exactitude les effets que l'une et l'autre produisent conjointement dans certains cas, et ils ont presque tous [regardé ces effets comme des espèces de coctions que ces deux chaleurs produisaient dans les matières sur lesquelles elles agissaient. Par exemple, ils ont mis au rang de ces coctions la digestion des aliments dans l'estomac, la formation de la matière dans les abcès, etc. Ces grands hommes ont d'ailleurs remarqué que ces coctions se font toujours avantageusement, lorsque la chaleur naturelle y domine sur la chaleur étrangère, et qu'elles ne forment au contraire que des sucs vicieux lorsque la chaleur étrangère l'emporte sur la chaleur naturelle.

*La doctrine des anciens sur les effets de la chaleur dans le corps est plus exacte que celle des modernes.*) Quoique cette doctrine paraisse peu lumineuse, elle n'en est pas moins exacte ni moins vraie. La voie que les anciens ont suivie ne pouvait pas les conduire plus avant dans la connaissance de ces causes. Bornés uniquement à l'observation, il n'ont point entrepris de pénétrer, par le secours de la physique expérimentale, jusqu'au principe de ces causes : ils se sont contentés de les sentir et de les distinguer, pour ainsi dire, sans les connaître. Les expériences de physique leur paraissaient étrangères à la médecine et à la chirurgie; et, sans les corps académiques qui se sont formés depuis environ un siècle et qui se sont appliqués à ces expériences, leur usage nous serait sans doute encore inconnu aujourd'hui. Il ne nous convenait pas de nous y attacher nous-mêmes : c'est un travail immense qui ne doit occuper que ceux qui n'ont pour objet que l'étude de la nature. Ainsi la physique expérimentale, qui peut se joindre à l'observation pour éclairer nos recherches, est un secours que les physiciens doivent nous prêter, et on ne peut pas reprocher à nos premiers maîtres de l'avoir négligé. Nous leur devons des louanges, au contraire, d'avoir su y suppléer, comme ils

ont fait, par leur application à observer scrupuleusement toutes les démarches de la nature dans les maladies. La physique expérimentale, à la vérité, nous découvre en quelque sorte les ressorts cachés qui opèrent intérieurement les effets qui se manifestent au-dehors; mais c'est l'observation qui nous fait remarquer ces effets, qui nous en donne la connaissance, qui nous empêche de les confondre; c'est elle qui détermine même l'usage des expériences physiques. Ainsi l'ignorance de la physique expérimentale était chez les anciens moins désavantageuse au progrès de notre art que la conduite téméraire des modernes, qui n'ont presque fait aucun usage de cette physique ni de l'observation, qui ont pensé qu'on pouvait pénétrer dans l'art de guérir comme dans les sciences abstraites ou de pure intelligence, et que l'esprit seul, conduit par ces conjectures, pouvait atteindre aux connaissances que cet art exige. On ne doit donc pas être étonné si les anciens, appliqués à observer et à se conduire uniquement par les sens, ont plus avancé que ces physiciens spéculatifs dans la connaissance des causes sensibles, immédiates et particulières des phénomènes qui concernent notre art. En effet], examinez la théorie des modernes sur la matière que nous traitons présentement, vous n'y trouverez que des causes vagues et supposées; vous verrez, par exemple, une fermentation imaginaire produire indistinctement tous les effets qui dépendent de la chaleur naturelle, ceux qui appartiennent à la chaleur étrangère, ceux que cause la chaleur en général dans tous les corps vivants, ceux qui appartiennent à la chaleur qu'on excite artificiellement dans les liquides par divers mélanges ou par d'autres procédés. C'est cette fermentation qui fait la digestion dans l'estomac, qui forme les humeurs dans les vaisseaux, qui corrompt les sucs, qui fait la fièvre, l'inflammation, le pus, la sanie, le vin, le vinaigre, qui fournit une infinité de levains chimériques qu'on a placés dans les glandes pour y produire les différents sucs qu'elles filtrent; c'est elle aussi qui adoucit les sucs des fruits dans la maturité, qui forme les sels volatils, les sels fixes, les sels alcalis, les sels acides, les sels neutres, etc. Tous ces effets, bons ou mauvais, n'ont que la même cause; on ne connaît aucune cause particulière qui détermine et diversifie l'action de cette cause générale dans la production de tant de phénomènes si différents. Cette multitude d'effets qu'on lui attribue, n'offre en médecine que des indications aussi vagues et aussi imaginaires que la cause à laquelle on les impute. Ce n'est pas ici la place de faire la même remarque sur les systèmes de la trituration de l'authocratie (1), de l'épaississement des sucs, de l'acrimonie de la lymphe, de l'acidité des humeurs, et sur tant d'autres nouvelles hypothèses générales, qui, comme le système de la fermentation, semblent, chacune en particulier, satisfaire à tout, et qui aussi, comme la fermentation, se réduisent presque à rien, lorsqu'on leur oppose l'observation et les expériences physiques.

(*Le progrès des mouvements spontanés ne répond pas toujours au degré de la chaleur qui les excite.*) Comme la chaleur n'agit dans les mouvements spontanés parfaits que par l'entremise de l'eau et de l'air, elle ne peut les exciter ni les accélérer qu'autant que ces deux dernières causes se rencontrent ensemble dans une proportion convenable. L'humidité qui se trouve dans un mixte, et qui suffit pour le rendre susceptible de pourriture, n'est pas celle que la chaleur emploie immédiatement pour exciter cette pourriture : il faut penser de cette humidité intérieure, comme de l'air renfermé dans chaque mixte susceptible de putréfaction ; car, de même que celui-ci ne peut être mis en action dans la pourriture que par un air extérieur, celle-là a besoin aussi d'une humidité extérieure pour la faire agir dans le mixte qui se corrompt : ainsi il faut que l'air extérieur qui agit alors sur ce mixte, soit d'abord fourni de parties aqueuses, ou qu'il se charge des vapeurs humides que le mixte lui-même exhale. Or, dans ce dernier cas, une chaleur médiocre, telle que cette chaleur modérée qu'on appelle communément *chaleur de digestion*, sera beaucoup plus pourrissante qu'une chaleur plus forte, parce qu'une grande chaleur dissipe les vapeurs humides que fournit le mixte ; elle dessèche l'air et le rend incapable d'exciter la pourriture, et le mixte lui-même se dessèche au lieu de se corrompre.— Mais lorsqu'indépendamment de ces vapeurs, l'air se trouve assez

fourni de parties aqueuses pour ne pouvoir pas être desséché par une grande chaleur, cette grande chaleur excitera et accélérera la pourriture avec une vitesse extrême. Ces deux cas différents se remarquent facilement dans les plus grandes chaleurs de l'été ; car, lorsqu'un corps susceptible de pourriture est exposé dans cette saison à l'ardeur du soleil, il se dessèche au lieu de se corrompre, ou, s'il se corrompt en partie, c'est parce que pendant la nuit le soleil discontinue à dessécher l'air qui l'environne ; et si un corps est suspendu un peu haut et dans un lieu naturellement sec, il se desséchera en quelque sorte sans se corrompre : mais si cet air extrêmement chaud se trouve aussi fort humide, comme il arrive dans les temps de tonnerre, il excite très-promptement la pourriture dans les corps qui en sont susceptibles. Les étuves où l'on fait dessécher le sucre, et où l'air, qui a souvent près de 150 degrés de chaleur, se trouve retenu avec les vapeurs humides que le sucre exhale, nous fournissent encore une preuve plus sensible de cette vérité ; car une chaleur aussi considérable dans un air sec, cuit la chair des animaux au lieu de la corrompre ; mais dans ces étuves elle la pourrit avec une vitesse inconcevable (1). L'eau qui est chaude à un pareil degré, et même beaucoup moins, cuit aussi la chair des animaux : ainsi ce n'est point par l'eau seulement que la chaleur peut corrompre les corps. Plus elle échauffe l'eau, plus elle communique à cette eau une agitation différente en quelque sorte des mouvements spontanés qui sont produits, comme nous l'avons dit, par l'action et réaction du ressort de l'air.—C'est par cette raison que le dissolvant de l'estomac qui a reçu son activité ou sa chaleur des vaisseaux, et qui est entretenu par cette même chaleur, continuellement renouvelée par l'effusion continuelle de ce suc, que ce dissolvant, dis-je, toujours entretenu dans cette chaleur ou agitation particulière, interrompt continuellement par cette même chaleur que les anciens ont nommée chaleur naturelle, les mouvements spontanés, ou cette chaleur étrangère dans laquelle ils consistent, c'est-à-dire cette chaleur qui dépend de l'air et de l'humidité extérieure, et qui diffère par là de la chaleur naturelle que produit le jeu des vaisseaux.

---

(1) Système où l'on regarde tous les mouvements avantageux et désavantageux qui s'opèrent dans les maladies, comme autant d'efforts que la nature fait à dessein de se délivrer de quelque cause présente qui lui est nuisible.

(1) Boerhaave, Chim., tom. 1, p. 149.

Cette chaleur étrangère ou ces mouvements ne doivent pas cependant, comme l'ont remarqué les anciens, être exclus entièrement de la digestion : ils la facilitent en macérant les aliments ; mais il faut qu'ils soient dominés par l'activité qui est propre ou particulière au dissolvant. C'est là, pour parler le langage de ces premiers maîtres, ce combat qui se fait dans la digestion entre la chaleur naturelle et la chaleur étrangère, et qui, lorsque la chaleur naturelle triomphe, produit toujours une bonne coction ; parce qu'en effet c'est par l'activité du dissolvant, qui résiste aux mouvements spontanés, que se fait cette simple dissolution ou délayement qui produit un bon chyle. C'est par cette même raison encore que l'eau bien chaude, qui a reçu du feu une activité particulière, une activité différente de celle de ces mouvements spontanés, étant bue à diverses reprises, lorsque quelque temps après le repas nous nous apercevons, par une chaleur incommode dans l'estomac ou par des rapports disgracieux, que nos aliments se dépravent, c'est par cette même raison, dis-je, que l'eau chaude suffit souvent pour arrêter cette dépravation. — Ainsi ce n'est point par l'eau qui inonde un mixte que la chaleur peut le corrompre ; ce n'est point non plus par un air extérieur, entretenu sec, que cette chaleur peut causer cet effet ; ce n'est que par un air extérieur fort chargé de parties aqueuses qu'elle doit nous faire craindre la putréfaction : d'où il résulte que toute chaleur, excepté celle d'un air humide, s'oppose d'autant plus à la pourriture, surtout à la pourriture parfaite, qu'elle est plus grande, et que plus au contraire la chaleur d'un air suffisamment humide est considérable, plus elle est pourrissante. — Non-seulement la chaleur peut dans certains cas s'opposer à la pourriture, mais elle peut encore mettre les sucs qui en sont susceptibles hors d'état de pouvoir se corrompre, surtout ceux qui s'endurcissent facilement par la coction. Les viandes qui sont chargées d'humeurs albumineuses ne peuvent presque plus se pourrir lorsqu'elles sont cuites. La chaleur qui durcit ces humeurs les rend pour ainsi dire incorruptibles. Le foie, par exemple, qui est fort rempli de sang et qui est un des viscères le plus susceptible de pourriture lorsqu'il n'est pas cuit, peut se conserver des années entières après la coction sans se corrompre. Riolan dit qu'un foie cuit,

qu'il avait laissé aux écoles de médecine, s'y conserva pendant une année sans que la pourriture y eût donné atteinte. — Cette disposition antiputride que la chair acquiert par la coction, nous fait comprendre facilement pourquoi la chair qui ne serait pas cuite se corromprait dans un estomac tel que les nôtres, qui ne sont pas accoutumés à digérer de la chair crue, et pourquoi elle s'y corrompt au contraire rarement, parce que nous la faisons cuire avant que de la manger. Par cette coction, les sucs qui seraient les plus susceptibles de pourriture s'endurcissent, la partie fibreuse de cette chair s'attendrit, et par là les sucs gélatineux qu'elle contient et qui ne s'endurcissent point comme les sucs albumineux, en sont plus facilement exprimés. Ainsi la chair cuite peut se digérer plus promptement et plus sûrement que la chair crue ; celle-ci se corrompant dans l'estomac avant que de s'y diriger, peut nous faire périr. On rapporte en effet que le fameux Emard Ranconnet s'empoisonna en prison avec du bœuf cru, qu'il obtint de ceux qui le gardaient (1). Le sang mangé seul n'est pas nuisible lorsqu'il est cuit ; mais il serait dangereux de le prendre cru. J'ai vu un homme périr d'un vomissement de sang qui n'était pas considérable. On trouva dans son estomac beaucoup de sang corrompu et fort fétide qui avait jeté le malade dans une angoisse et dans une extrême faiblesse, accompagnées de sueurs froides et de fréquentes syncopes, qui furent bientôt suivies de la mort. On peut juger par cet exemple funeste combien il est important, en pareil cas, de faire prendre beaucoup de boisson chaude, chargée de remèdes convenables, aux malades pour interrompre la putréfaction, laver l'estomac et entraîner le sang qui y croupit.

( *La simple coction n'arrête pas la fermentation ; elle n'empêche pas les sucs gélatineux de s'aigrir* ). La coction n'est pas si puissante contre la fermentation que contre la putréfaction, car la chair qu'on a fait cuire prend quelques jours après une odeur qui sent le sur. Les sucs gélatineux qu'elle contient et qui sont fort susceptibles de fermentation acéteuse, s'opposent beaucoup, par cette

---

(1) Les Éloges des hommes savants, de M. de Thou, avec les additions de Teissier, t. 1, pag. 168.

propriété dans la digestion, à la pourriture des substances qui se corrompent trop facilement.

( *Elle s'oppose peu à la dépravation des sucs gras* ). La coction des graisses par la chaleur de l'eau bouillante n'est pas capable non plus d'empêcher que la fermentation ne puisse ensuite s'emparer de ces sucs. Les rapports nidoreux et amers que fournit assez souvent la viande cuite fort chargée de graisse, indiquent que les matières grasses, quoique cuites, ne sont pas exemptes de fermentation dans l'estomac.

( *Il faut une chaleur beaucoup plus grande que celle de l'eau bouillante pour empêcher la fermentation des sucs gras* ). Mais une chaleur fort au-dessus de celle de l'eau bouillante peut leur donner un degré de coction qui les empêche de fermenter et de devenir rances. Apparemment que ce degré de coction consiste à dépouiller ces sucs de la plus grande partie de l'eau, et peut-être des sucs gélatineux qui se trouvent embarrassés dans les substances grasses et qui les rendent plus susceptibles de fermentation. C'est par cette coction que le beurre, qu'on appelle *beurre fondu*, peut se conserver fort long-temps ; ainsi ceux qui sont fort sujets aux indigestions bilieuses par l'usage du beurre ordinaire et de la graisse, doivent préférer pour la préparation de leurs aliments le beurre et la graisse qui ont passé par ce degré de coction. Il ne serait pas moins convenable d'avoir la même attention pour la préparation des remèdes dans lesquels le beurre ou les graisses entrent en grande quantité, surtout pour les onguents que l'on veut conserver long-temps ; car, sans cette précaution, ces remèdes deviennent rances et malfaisants.

§ III. *Mouvements spontanés propres à chacune de nos humeurs*. — Tout suc abandonné à lui-même est sur-le-champ susceptible de mouvements spontanés ; mais les divers sucs dont les plantes et les animaux sont remplis, demanderaient un ample examen pour s'assurer de l'espèce de mouvement qui peut arriver à chacun des sucs, et pour rechercher toutes les circonstances qui peuvent apporter des changements dans les dispositions de ces sucs et dans les effets des mouvements qui s'en emparent ; mais il nous suffit, dans le cas présent, de nous attacher à nos humeurs ; elles exigent elles seules un détail considérable.

*Dépravation des sucs chyleux et gé-* *latineux, et des graisses*. — De toutes les humeurs qui composent la masse du sang, nous ne voyons que les sucs chyleux et gélatineux qui soient susceptibles de fermentation ; ils sont du moins les seuls qui nous en donnent des marques par une acrimonie acide ou rance, et ils ne paraissent sujets qu'à celle qui produit ces deux sortes d'acrimonie ; car aucun de ces sucs ne laisse apercevoir la moindre trace de fermentation vineuse. — La fermentation qui tourne à l'acide ou à l'aigre, se fait souvent remarquer dans les sucs par l'odeur qu'ils exhalent. Il y a plusieurs cas où nous pouvons nous en apercevoir chez nous. Les enfants à la mamelle sentent ordinairement le sur, même ceux qu'on tient dans une grande propreté. La plupart des jeunes animaux qui ne font que téter, ont la même odeur. Ces preuves sont inutiles ; car on ne doute pas que le lait ne soit susceptible de fermentation acéteuse, ni que les sucs gélatineux séparés des autres humeurs ne s'aigrissent facilement ; ce n'est pas ce que nous voulons remarquer ici. Nous nous proposons seulement d'examiner s'il y a des cas où ces sucs donnent des marques de fermentation lorsqu'ils sont confondus avec les autres humeurs. Les adultes ont souvent des sueurs qui sentent l'aigre ; il y a toute apparence qu'il s'évapore en tout temps par la transpiration beaucoup de substances chargées de sels acides, ou qui sont du moins très-disposés à le devenir.

( *Les sels essentiels des sucs chyleux deviennent acides par la fermentation, et alcalis par le jeu des vaisseaux* ). Ces sueurs aigres ont fait penser que nos humeurs, qui ont été fort travaillées par le jeu des vaisseaux, ne sont peut-être privées d'acides que parce que les acides, dont ces humeurs étaient remplies auparavant, abandonnent les sels alcalis et s'évacuent insensiblement par différents excrétoires, et non pas parce que le sel acide que le chyle porte continuellement dans la masse du sang dégénère et se convertit en alcali. Il n'y a que ces sueurs qui paraissent favoriser cette conjecture ; mais la conversion des sels essentiels du genre acide des mixtes en alcalis, ne semble-t-elle pas être confirmée par la pourriture, et ne paraît-elle pas manifeste dans la distillation où les sels neutres et acides disparaissent souvent et prennent la forme de l'alcali ? Car ce changement n'arrive pas dans ces distillations, parce que le sel acide qu'on croit joint à l'alcali s'é-

9.

vapore et laisse l'alcali seul. Cette éva-
poration ne peut pas être supposée dans
ces opérations de chimie, qui retiennent
également les sels acides et les sels alcalis
que fournissent des matières qu'on dis-
tille; or, tout le sel essentiel de nos humeurs, lequel est pour la plus grande
partie du genre acide à cause des sucs
nouveaux qui font la principale portion
de ces humeurs, s'alcalise dans la distillation lorsqu'il y est exposé à un certain
degré de chaleur; il est donc certain que
le sel essentiel acide de nos humeurs se
convertit en alcali; d'où il s'ensuit que
le changement de ce même sel en alcali
dans nos vaisseaux peut arriver de même
par la conversion des sels acides en sels
alcalis. Les excrétions qui sentent l'aigre
marquent seulement que quelques portions des sucs chyleux sont expulsées avec
les sucs excrémenteux; et comme ces sucs
s'aigrissent facilement par la fermentation
lorsqu'ils sont exposés à l'air, l'acidité
qu'ils laissent apercevoir après leur sortie, ne prouve nullement que l'acide qui
la produit soit sorti d'un alcali qui com-
posait avec lui le sel primitif de nos sucs,
ni que le sel alcali des humeurs ne soit
qu'une portion de ce sel, démembrée par
le jeu des vaisseaux. Il est vrai que plus
ces humeurs restent long-temps sous le
jeu des vaisseaux, plus leur sel s'alcalise.
Cette alcalisation dépend tellement en
effet de l'action des artères, qu'elle se
fait toujours plus ou moins promptement,
selon que cette action est plus ou moins
considérable; mais on n'a aucune preuve
que le sel essentiel de nos humeurs soit
originairement composé d'un alcali et
d'un acide, ni que l'alcalisation de ce sel
se fasse par une décomposition qui le
prive de sa partie acide. Nous venons au
contraire de rapporter des faits qui nous
assurent que ce sel peut, indépendamment de cette prétendue décomposition,
se convertir en alcali. Il est d'ailleurs
très-certain que l'acidité que nos sucs
contractent n'arrive pas non plus par
une décomposition qui prive ce sel de
l'alcali prétendu qui était joint à l'acide;
car ce sel devenu acide, peut encore
dégénérer ensuite en alcali; ainsi, on ne
peut conclure que l'acidité des excrétions dont nous avons parlé et l'alcalisation des humeurs retenues dans les vaisseaux, arrivent parce que l'acide du sel
essentiel et primitif des humeurs se détache et quitte l'alcali qui entre avec lui
dans la composition de ce sel.

( *La pourriture succède dans certains*

*cas facilement à la fermentation*). Les
sucs qui fermentent parfaitement quand
ils sont extraits, ne peuvent pas fermenter entièrement lorsqu'ils sont enfermés
ou embarrassés par les parties grossières
ou solides du mixte. Et, dans ce dernier
cas, il arrive que la fermentation qui ne
peut s'achever, fait place à la pourriture
presque aussitôt qu'elle commence à naître
dans un mixte; surtout dans un mixte
qui, comme la chair des animaux, est
en partie rempli de sucs qui sont susceptibles de pourriture. Ainsi cette faible
marque de fermentation qui s'aperçoit
dans les chairs qui commencent à se corrompre, dépend des sucs chyleux qu'elles
contiennent; mais la pourriture qui s'empare en même temps des autres humeurs,
éteint tout d'abord ce premier mouvement de fermentation. J'ai souvent remarqué dans les sucs que fournissent les
scarifications qu'on fait dans des engorgements causés par infiltration et suivis
de gangrènes, le concours de ces deux
mouvements spontanés dans le commencement de la dépravation de ces sucs, et
ensuite l'exclusion que la pourriture donne entièrement à la fermentation. Quand
les sucs qui croupissent dans le tissu cellulaire et qui sont exposés à l'action de
l'air par les scarifications commencent à
se dégager et à se dépraver, ils fournissent
d'abord une odeur de petit-lait croupi,
c'est-à-dire une odeur sure et fétide qui
dépend du mélange des liqueurs qui font
l'engorgement. Celles qui sont susceptibles de putréfaction et qui en sont atteintes, exhalent une puanteur qui se mêle
à l'odeur aigre de celles qui se dépravent
par fermentation; mais la puanteur domine de plus en plus à mesure que la
pourriture l'emporte sur la fermentation,
et bientôt l'odeur aigre disparaît entièrement; mais lorsque les chairs scarifiées
viennent à fournir une suppuration purulente louable, cette puanteur disparaît
aussi, parce que les matières putrides
s'épuisent et que les chairs ne fournissent
plus que du pus.

( *L'acrimonie rance dépend de la
fermentation.* ) Nous avons attribué à un
mouvement de fermentation l'acrimonie
rance que peut contracter la partie butireuse ou grasse des sucs chyleux; mais
nous n'avons point cru devoir prouver
cette vérité, parce qu'il est aisé de s'en
convaincre par le caractère acide qui se
remarque dans cette acrimonie. Ce n'est
pas par le goût, à la vérité, qu'on peut
distinguer dans le cas présent ce carac-

tère acide, car la saveur des corps rances est fort différente de la saveur des corps aigres; mais il se manifeste par d'autres signes, entre autres par l'espèce de rouille que ces corps produisent sur le cuivre; car cette rouille est toujours verte comme celle qu'y produisent tous les acides; au lieu que la rouille que les alcalis produisent sur ce même métal, est bleue. Ainsi le vert-de-gris qui se forme aux vaisseaux de cuivre dans lesquels on a mis des graisses surannées, comme à ceux dont se servent les chandeliers pour travailler le suif qu'ils emploient à faire la chandelle, est une preuve familière de l'acidité des matières grasses devenues rances.

( *L'acrimonie rance est la plus violente de toutes les acrimonies produites par la fermentation.* ) La fermentation ne produit rien de si vif et de si violent que cette espèce d'acrimonie portée à son comble. On peut en juger par l'impression détestable que nous fait au gosier un peu de beurre qu'on avale, lorsqu'il est considérablement atteint de cette dépravation.

( *Les acrimonies des sucs gras sont en général les plus fâcheuses.* ) Il est même aisé de remarquer, en passant, que nous n'avons en général rien de plus redoutable que les différentes acrimonies dont les sucs gras sont susceptibles; car, soit que nous examinions ces sucs dépravés par la fermentation ou par la putréfaction, soit que nous examinions les changements qui leur arrivent lorsqu'ils sont trop volatilisés par le jeu des vaisseaux, nous trouvons que de tous les sucs, tant ceux que fournissent immédiatement nos aliments, que ceux qui se trouvent chez nous, il n'y en a point dont l'acrimonie puisse être plus pernicieuse que celle des substances grasses ou huileuses.

( *Les mouvements de fermentation entrent peu dans la doctrine de la suppuration* ). La fermentation rance ne s'observe pas chez nous si facilement que la fermentation acéteuse; cependant il ne paraît pas qu'il soit toujours impossible de l'apercevoir, si elle a lieu; car cette odeur forte et désagréable que prennent le beurre, les graisses et les huiles qui se rancissent, est facile à remarquer. Ce serait surtout dans les suppurations des sucs gras qui croupissent dans un lieu où l'air peut avoir accès, qu'on pourrait la reconnaître dans ce genre de suppuration; mais peut-être n'y a-t-on pas fait d'attention. — Cependant il faut avouer que les effets de la fermentation sont en général peu considérables dans les suppurations; parce que, dans quelque suppuration que ce soit, où la fermentation peut s'emparer de quelques-uns de nos sucs, cette fermentation, comme nous l'avons remarqué, est toujours accompagnée du moins de quelque commencement de putréfaction, qui arrive en même temps à d'autres humeurs, et celle-ci prend bientôt le dessus. Ainsi, ces suppurations fermenteuses ne peuvent être que fort obscures et fort passagères.

( *Dépravation mixte des sucs chyleux.* ) Il suit de là que la dépravation putride des sucs chyleux, c'est-à-dire des sucs qui chez nous sont les plus susceptibles de fermentation, doit beaucoup plus nous occuper que cette fermentation qui disparaît dès son origine. — Il y a des cas, néanmoins, où ces sucs peuvent croupir dans un lieu inaccessible à l'air extérieur; par exemple, dans la plupart des tumeurs que nous appelons communément tumeurs froides, et où une fermentation sourde peut, comme nous l'avons déjà dit, s'en saisir long-temps avant que la putréfaction imparfaite qui peut y survenir et l'accompagner, prenne le dessus; et il peut résulter de ces deux mouvements imparfaits, occasionés par un long croupissement, une dépravation mixte d'un genre fort obscur ou fort difficile à déterminer; telles sont les dépravations des sucs qui forment le stéatome, les goîtres, et la plupart des autres tumeurs enkystées, peu susceptibles de suppurations virulentes, corrosives et fétides; car les suppurations que produisent les congestions des sucs gras, qui sont les sucs les plus sujets à devenir rances, ont en effet rarement ces qualités pernicieuses; et il est à présumer que les tumeurs qui se forment des sucs chyleux et gélatineux, s'il y en a qui soient simplement formées de ces sucs, ne peuvent, tant que ces mêmes sucs ne sont atteints que de fermentation, fournir de suppurations qui infectent la masse du sang de matières virulentes, c'est-à-dire de matières qui se perpétuent, parce que le jeu des vaisseaux détruit toute dépravation produite par fermentation. Cette raison semble nous faire comprendre pourquoi il y a plusieurs espèces de tumeurs ou de congestions qui, après un long croupissement des sucs qui les forment, se terminent heureusement par des suppurations

sanieuses, lesquelles ne produisent aucuns mauvais effets sur les sucs ni sur
les solides des parties voisines où la circulation est libre. Il est vrai que nous ne
pouvons point reconnaître les sucs qui
ont fourni la matière de ces suppurations,
parce qu'ils sont tellement défigurés,
qu'il n'est pas possible de s'assurer s'ils
sont du genre de ceux qui sont capables
de fermentation ; mais nous savons que
le croupissement des humeurs qui ne sont
susceptibles que de pourriture, produit
des matières virulentes : nous n'avons,
au contraire, aucun exemple de suppuration virulente produite par la fermentation, et nous avons d'ailleurs des raisons qui nous empêchent de croire que
ce genre de mouvement spontané puisse
effectivement en produire. On observe
cependant que les sucs des arbres, arrêtés dans leurs tuyaux, peuvent être exposés par le croupissement à une fermentation qui les rend en quelque sorte viru-
lents, ou capables de se reproduire continuellement en communiquant leur dépravation aux sucs voisins : de là viennent ces espèces d'ulcères chancreux qui
s'étendent de plus en plus, et dont on ne
peut arrêter le progrès qu'en amputant,
jusque dans la partie saine, toute la portion de l'arbre qui est abreuvée de ces
sucs dépravés. Mais il faut faire attention
que les tuyaux des végétaux n'ont point,
comme les vaisseaux des animaux, une
action qui puisse empêcher la fermentation de se communiquer aux sucs de la
partie qui avoisine le croupissement ; que
ces tuyaux n'ont point, dis-je, cette action qui, comme on l'a prouvé ailleurs,
change la nature du sel que la fermentation fait éclore.

*Dépravation des sucs albumineux,
c'est-à-dire, du sang et des sucs lymphatiques.* — ( *Dépravation du sang.
Le mouvement du sang est la pourriture.* ) Le sang se coagule, comme on le
sait ; lorsqu'il cesse de circuler, la partie
séreuse de la masse des humeurs l'abandonne. Si on le laisse exposé à l'air, lorsqu'il est ainsi coagulé et privé de son
véhicule, il se liquéfie peu à peu, il de-
vient fétide et s'évapore; enfin tout ce qui reste dans le vase se
réduit à un peu de substance grossière,
qui n'a pu se dissiper. On n'aperçoit dans
cette destruction aucune apparence de
fermentation ; la pourriture est le mouvement spontané qui s'empare immédiatement et manifestement de cette humeur.
On a fait les mêmes observations sur les

autres humeurs qui ne tiennent plus du
caractère des sucs chyleux, comme sont
la lymphe, la bile, l'urine, etc. Ainsi, à
la réserve du chyle, de la graisse et des
sucs gélatineux, les autres humeurs ne
sont susceptibles d'autre mouvement
spontané, que de celui de pourriture. Il
faut donc conclure de là que le sang qui
est extravasé ou qui croupit dans quelque
partie du corps où l'air peut pénétrer,
est immédiatement exposé à une putréfaction parfaite. La chaleur du feu ou de
l'eau, de cent degrés ou environ, durcit
cette humeur ; mais la chaleur d'un air
fort chargé de vapeurs aqueuses, quoique plus considérable, ne peut produire
cet effet ; car, comme nous l'avons observé, plus l'air est chaud et humide,
plus il est pourrissant. — Nous avons
remarqué ci-devant, qu'il n'y a pas
d'exemple bien décisif qui nous assure
qu'une putréfaction parfaite, c'est-à-dire,
une putréfaction fétide, s'empare du sang
extravasé dans un lieu où l'air extérieur
ne peut avoir aucun accès, et où l'air
dispersé et retenu intérieurement dans ce
même sang, ne peut se débarrasser et se
rassembler ; mais il est fort exposé à ce
genre de putréfaction, quand il est épanché dans une capacité où l'air qu'il renferme peut aisément prendre du mouvement, se développer et se faire une place
pour se rassembler, comme sous le crâne,
dans la poitrine et dans l'addomen : néanmoins, lorsque sa sérosité l'abandonne et
le laisse comme à sec dans ces cavités,
la pourriture s'en empare plus difficilement.

( *La putréfaction imparfaite peut être
très-malfaisante.* ) Quoique le sang ne
soit susceptible de putréfaction parfaite,
que par l'entremise de l'air, il peut néanmoins, lorsqu'il séjourne dans un lieu où
il est privé d'air extérieur, arriver avec
le temps à un extrême degré de dépravation, par une putréfaction sourde ou imparfaite ; car cette putréfaction va souvent jusqu'à la dissolution. Nous en
voyons des exemples dans les scorbutiques, où le sang, à force de croupir dans
plusieurs vaisseaux, devient si fluide,
qu'il survient des hémorrhagies qui font
quelquefois périr ceux qui sont affligés de
cette maladie. On remarque aussi que,
dans certaines gangrènes de causes internes, le sang se trouve dès le commencement tellement dissous, qu'on ne peut
faire les moindres incisions sans s'exposer
à une hémorrhagie très-difficile à maîtriser, parce que le sang traverse dans l'ins-

tant tout l'appareil qu'on lui oppose. Je crois cependant que cette dissolution générale ne dépend pas uniquement du simple croupissement, mais plutôt d'une partie de ce sang qui, après avoir croupi et s'être en partie corrompu, rentre dans les voies de la circulation, où l'action des vaisseaux achève de le pervertir, ou de le rendre du moins assez actif pour causer dans la masse du sang une dissolution totale.

( *Différents degrés de putréfaction sourde du sang.* ) Cet extrême degré de putréfaction sourde qui est occasionée par le croupissement, n'arrive ordinairement que peu à peu ; le sang dont elle s'empare a coutume de passer auparavant par différents degrés d'altération putride, qui le rendent plus ou moins malfaisant. Celui qui est retenu dans les veines hémorroïdales, et qui manque d'y avoir une issue qui lui était ordinaire, dérange bientôt la santé du corps, indépendamment de la douleur et des autres incommodités qu'il peut causer dans la partie : ce dérangement est peu remarquable d'abord, mais il devient ensuite assez sensible par le malaise qu'il cause au malade ; enfin il le jette dans une espèce de chagrin, dans des rêveries et dans des inquiétudes extraordinaires, qui troublent en même temps les opérations de l'esprit et du corps : mais aussitôt que ce sang vient à s'évacuer, tous ces accidents se dissipent. Lorsque cette même humeur séjourne long-temps dans la rate et dans la veine-porte, ou dans ses dépendances, elle cause des affections mélancoliques et hypocondriaques, c'est-à-dire des irritations accompagnées de divers symptômes, ordinairement plus effrayants que funestes. Mais ce qui prouve que ce sang peut acquérir enfin, par ce croupissement, une acrimonie considérable, ce sont les douleurs vagues qui font quelquefois beaucoup souffrir ces hypocondriaques, et qui sont semblables à celles que ressentent les scorbutiques, et ceux dont la masse des humeurs est infectée de quelque virus.

( *Différents états du sang dans les ecchymoses* ). Le sang qui s'extravase dans les contusions et qui forme des ecchymoses, surtout des ecchymoses considérables, n'a pas toujours un même sort. S'il s'y entretient assez détrempé pour pouvoir s'insinuer et se disperser dans le tissu cellulaire des graisses, il peut facilement être repompé et remis dans les voies de la circulation : alors la couleur foncée de l'ecchymose diminue peu à peu, elle devient jaunâtre, et elle s'efface enfin entièrement. — Si, au contraire, il se rassemble et s'épaissit, parce que sa sérosité se sépare et rentre dans les vaisseaux, il n'est plus susceptible de résolution ; il peut rester long-temps dans cet état d'épaississement : mais alors, soit parce qu'il blesse la partie comme corps étranger, soit parce qu'il entretient une plaie interne où il est placé, soit parce qu'il devient irritant par un commencement de dépravation qui lui donne de l'acrimonie, soit enfin parce que toutes ces causes agissent ensemble, il suscite presque toujours une inflammation suivie de suppuration ou de gangrène ; et ces deux sortes de terminaisons ont fait penser que quelquefois le sang extravasé se pourrit, et que quelquefois il se convertit en pus.

( *Désordres que cause le sang extravasé sur les parties membraneuses* ). On trouve souvent des épanchements où le sang est liquide, et même dissous, sans qu'il puisse se résoudre ; ce cas arrive surtout lorsque l'épanchement est placé sur des parties membraneuses : non-seulement ces parties permettent difficilement sa résolution, parce qu'elles ne lui fournissent pas, comme les graisses, des routes pour rentrer dans les vaisseaux, mais elles sont d'ailleurs très-susceptibles d'irritation : la moindre impression que ce sang extravasé fait sur elles les enflamme, et la chaleur de l'inflammation accélère la pourriture et la dissolution de ce même sang ; la malignité de cette putréfaction fait alors dégénérer l'inflammation en gangrène. Ces terminaisons sont assez ordinaires dans les épanchements qui se font sous le crâne, dans la poitrine, etc.

( *Le sang extravasé prend différentes formes, selon les endroits où il est arrêté et enfermé* ). Le sang prend différentes formes selon les endroits où il croupit ; celui qui est arrêté dans le cœur, dans les artères, dans les anévrismes, où il est continuellement battu, se réduit en caillots polypeux ; celui qui est arrêté et enfermé entre des parties qui n'agissent point, ou qui n'agissent que fort peu sur lui immédiatement, comme dans les veines, dans les varices, dans la rate, forme, après un long croupissement, comme nous l'avons déjà dit, une masse compacte d'une couleur presque noire, d'une consistance d'onguent fort mou et gluant.

( *Sang dépravé dans la rate et dans la*

*veine-porte, pris mal à propos pour une humeur mélancolique excrémenteuse).* Les anciens ont souvent méconnu le sang sous cette forme, lorsqu'ils l'ont trouvé dans la rate et dans des dilatations variqueuses de la veine-porte, ou lorsqu'il s'est ouvert une issue dans les intestins et s'est écoulé par les selles. Ils le prenaient alors pour une humeur mélancolique ou atrabilaire excrémenteuse. Cette méprise, qui est remarquable dans plusieurs observations qu'ils nous ont laissées, est la source de leurs erreurs sur la couleur de l'humeur mélancolique, et sur cette humeur même, lorsqu'ils l'ont regardée comme un suc excrémenteux et noir. Ce sang si défiguré par le croupissement, ne reste pas dans cet état : la pourriture imparfaite, qui est la cause de ce premier changement, fait des progrès; elle le rend très-malfaisant, et le fait enfin tomber en dissolution. — Lorsque le sang arrêté ne fait que commencer à croupir et à se coaguler, il prend la consistance de caillots un peu polypeux, ou du moins de caillots un peu durs, ténaces et élastiques. On remarque souvent de ces caillots dans les pertes de sang des femmes, et dans les épanchements sous le crâne, dans les hémorroïdes, etc.; mais bientôt cette consistance polypeuse s'évanouit, et ce sang passe par les différents états dont on vient de parler : j'entends seulement le sang qui est dans un parfait croupissement; car les caillots polypeux qui se forment dans le cœur, dans les anévrismes, ceux qui se produisent à l'ouverture des artères coupées, même ceux qui se font dans les veines, et qui sont frappés par le sang qui circule, ou par le battement des artères voisines(1), ne sont pas sujets à ce changement.

( *Dépravation de la lymphe. La lymphe est peu susceptible de dépravation.*) Il paraît que la lymphe, qui est à peu près de même nature que le sang, devrait être aussi susceptible que lui de dépravation putride : elle paraîtra même plus corruptible, si l'on fait attention que la plupart de nos humeurs sont d'autant plus disposées à la pourriture, qu'elles

ont plus souffert l'action des vaisseaux : or, la lymphe est une de nos humeurs les plus travaillées, elle devrait donc aussi être des plus susceptibles de pourriture. Mais il ne suffit pas que nos humeurs souffrent long-temps l'action des vaisseaux, pour être fort disposées à se corrompre; il faut de plus qu'elles soient suffisamment fournies de sels presque alcalisés, et de soufres volatilisés et exaltés par cette élaboration. Ces dispositions doivent manquer en partie dans la lymphe : car, plus cette humeur a souffert l'action des vaisseaux, plus ses soufres se fixent, et plus elle est dépouillée de ses sels; il semble donc au contraire que, plus elle est travaillée, moins elle devient susceptible de dépravation : c'est sans doute en partie pour cette raison que, dans l'hydropisie ascite, la lymphe qui abonde ordinairement dans la liqueur épanchée, se conserve long-temps sans donner de marques d'une altération considérable. Il est vrai que cet effet peut dépendre aussi en partie de la grande quantité d'eau dans laquelle cette lymphe est noyée. — Quoique la lymphe ne doive pas être fort susceptible de pourriture, surtout dans les cas où elle ne se trouve pas exposée à l'accès de l'air, elle peut cependant, à cause de l'élaboration excessive des sels qui lui restent, et qui sont fortement retenus par la fixité ou ténacité des soufres dans lesquels ils sont enveloppés, elle peut, dis-je, être capable, par un long croupissement dans les tumeurs qu'elle forme, d'un degré de putréfaction sourde et de malignité, auquel les autres humeurs, même celles qui sont les plus susceptibles de corruption, ne peuvent peut-être pas atteindre.

(*On ne doit pas confondre les tumeurs lymphatiques avec les autres tumeurs formées de sucs blancs.*) Mais afin de ne pas nous abandonner ici à de simples conjectures, nous allons recourir à l'observation : elle nous fera distinguer sûrement les tumeurs lymphatiques (1) d'a-

---

(1) Tels que les polypes vermiformes que l'on trouve dans les veines, et que l'on a souvent pris pour des vers, lesquels se forment vraisemblablement dans des veines accompagnées de quelques artères qui les endurcissent par leur battement.

(1) Nous ne comprenons pas ici, sous le genre de tumeurs lymphatiques, quantité de tumeurs auxquelles on a donné ce nom mal à propos, mais seulement celles qui sûrement sont formées par une véritable lymphe, telles que celles dont nous allons rapporter ici quelques exemples. L'Académie prie ceux qui auront occasion, soit après la mort des malades, soit après des extirpations de tu-

vec les autres ; elle nous conduira dans l'intérieur de ces tumeurs, et nous y montrera à découvert les divers changements que souffre la lymphe qui engorge leur tissu, et les désordres différents que cette humeur y cause. — Ce tissu se trouve dans deux états fort remarquables ; car on a observé que les tumeurs lymphatiques peuvent, comme beaucoup d'autres genres de tumeurs, se former lentement par une extension excessive du tissu vasculaire ou glanduleux de la tumeur, sans

meurs formées par congestion, comme squirrhes, écrouelles suppurées et non suppurées , ganglions, exostoses , tumeurs enkystées, cancers, etc., de disséquer ces tumeurs et de faire toutes les expériences nécessaires pour découvrir la nature, l'état et la quantité des humeurs et de la substance solide qui les forment. Le procédé le plus usité pour découvrir le rapport que les liquides et les solides ont entre eux par leur quantité, c'est de faire macérer dans beaucoup d'eau la partie, après l'avoir pesée. On la manie doucement deux fois par jour, pour exprimer les sucs qu'elle contient, et on a soin de changer l'eau chaque fois, de crainte que cette eau ne se charge de substances qui se corrompent, et détruisent par leur pourriture le tissu des solides. Quand ces solides ont déposé leurs sucs, on peut en couper une petite parcelle pour l'examiner avec le microscope, avant et après l'avoir fait sécher. On accélère beaucoup la sortie des sucs, si on fait chauffer l'eau sur de la cendre chaude, un peu avant que de manier la partie que l'on y fait tremper; mais cette précaution demande beaucoup de circonspection , parce que, si on fait trop chauffer l'eau, elle durcit les sucs albumineux, et l'expérience ne peut plus réussir ; le même inconvénient arrive aussi quand on fait dessécher un morceau de chair au feu avant que d'en avoir extrait les sucs albumineux. Quand la partie paraît ne plus rien laisser échapper dans l'eau, on la fait sécher parfaitement, et on jugera par la diminution du poids de la quantité des sucs qu'elle contenait. On peut aussi examiner la nature des suppurations avec une lame de cuivre : si la matière y cause une rouille verte, on peut présumer que leur sel sera acide ; si la rouille est bleue, il sera alcali ; ou bien on peut se servir du papier bleu : si elles le rougissent, elles contiendront des sels acides : on peut aussi se servir de sirop de violette ; et si elles verdissent ce sirop, ils seront alcalis.

éteindre la vie de ce tissu , je veux dire, sans en abolir l'action organique, et sans que l'humeur qu'il renferme soit dans une parfaite congestion ou dans un parfait croupissement. On a observé aussi que ces tumeurs sont produites par une lymphe accumulée dans une partie où elle est retenue dans un parfait croupissement, parce que la vie ou l'action organique du tissu de cette partie est entièrement éteinte, ou parce que ce tissu lui-même est détruit dans l'endroit où cette humeur est arrêtée.

(*Observation sur une tumeur lymphatique énorme.*) On trouve un exemple remarquable d'une tumeur lymphatique de la première espèce dans les Éphémérides d'Allemagne (1). Comme l'histoire de cette tumeur est rapportée par un observateur fort exact et fort intelligent, qui a soigneusement remarqué tous les caractères qui distinguent ce genre de tumeur d'avec les autres, il nous suffira de donner ici un précis de son observation, pour connaître et déterminer exactement la nature de ces tumeurs. Celle dont il s'agit occupait le bras d'une femme : elle avait acquis un tel volume, que, dans les derniers temps, elle pesait environ deux cents livres. On examina cette tumeur après la mort de la malade : sa substance solide était principalement formée de cellules membraneuses, et parsemée de quelques petits grains glanduleux : ces cellules étaient remplies d'une liqueur fort claire et fort fluide, entremêlée de petits flocons graisseux; elle était presque insipide, et prenait sur le feu la consistance, la blancheur et le goût du blanc d'œuf cuit (2).

(*Proportion de l'humeur avec la substance solide de cette tumeur.*) Les cellules qui contenaient cette liqueur étaient enduites d'une humeur muqueuse (3). La substance de cette tumeur était peu fournie d'artères et de veines, et elle ressemblait assez à celle du pis des vaches. Quand elle fut desséchée , elle se trouva réduite à sept livres ; ainsi la quantité de liquide que contenait la tumeur, surpassait plus de vingt-sept fois celle de la substance

(1) An. 1692, Dec. 3, obs. 2.
(2) Propriétés particulières aux sucs lymphatiques.
(3) Peut-être que les petits corps glanduleux dont nous venons de parler sont destinés à filtrer cette humeur muqueuse qui enduit le tissu cellulaire.

solide.— La grande extension de la peau, qui avait extrêmement dilaté les pores de cette partie, procurait des issues par lesquelles l'humeur s'échappait quelquefois en grande quantité, sans une diminution bien considérable de la tumeur. Cette exudation était ordinairement précédée d'une tension douloureuse ; la partie malade devenait livide, et la fièvre survenait ; mais l'évacuation dissipait tous ces accidents, et la malade, à la tumeur près, jouissait d'une assez bonne santé. — On voit assez par cet exposé que tout le désordre que la lymphe a causé dans cette tumeur, se réduit à une extension prodigieuse des tuyaux ou vésicules qui contenaient cette lymphe, et que ces conduits ont, malgré cette extension, conservé leur action organique ; ensorte qu'ils ont pu entretenir le mouvement et la fluidité de cette humeur, et la préserver d'altération. Il n'est pas douteux néanmoins que son cours ne dût être ralenti à proportion de la dilatation des vaisseaux qu'elle remplissait ; mais ce retardement, quoique considérable, n'était pas suffisant pour lui faire perdre entièrement sa fluidité, ni pour l'exposer à aucune dépravation remarquable. — Cependant, ce ralentissement prouve assez que ce genre d'humeur est peu susceptible d'épaississement et d'altération ; car le sang, comme nous l'avons remarqué, s'altère dans les varices, c'est-à-dire dans des veines dilatées qui retardent son mouvement : au lieu que la lymphe a pu se trouver ici dans le même cas sans se dépraver ; il paraît donc qu'elle ne s'altère pas aussi facilement que le sang.

(*Autre observation sur une tumeur lymphatique, par M. Petit.*) Voici une autre observation qui prouve la même chose, et qui nous apprend en même temps que cette humeur est néanmoins susceptible d'une dépravation pernicieuse. Il paraît au bras d'une jeune dame une petite tumeur indolente, dure, ronde et vacillante, qui augmente peu à peu, et acquiert, dans l'espace de sept années, un volume égal à celui d'un œuf de poule ; enfin une douleur vive se déclare et devient intolérable : la fièvre survient. M. Petit est appelé ; il ne reconnaît d'autres ressources contre la malignité de cette tumeur, que l'extirpation. La malade s'y soumet ; M. Petit fit au plutôt l'opération. Il remarqua, après avoir fait son incision à la peau, que le corps de la tumeur était placé immédiatement sous l'aponévrose de l'avant-bras ; il ouvrit

cette aponévrose sans toucher au kyste qui renfermait la tumeur, et détacha avec les doigts ce kyste des parties qui lui étaient adhérentes, ménageant cependant deux petits cordons de vaisseaux qui se joignaient à la tumeur par ses extrémités. Après avoir détaché cette tumeur de toutes parts, il fit à chacun de ces cordons une ligature et les coupa ; ce qui termina son opération. Il coupa avec ces vaisseaux le tendon du muscle palmaire, parce que ce tendon qui les accompagnait, s'était inséré entre les lames membraneuses qui formaient le kyste. — La tumeur avait non-seulement la grosseur d'un œuf de poule, mais aussi la figure. Son kyste n'avait point été endommagé ; il semblait mince, lisse et transparent, excepté une partie qui paraissait opaque et épaisse. Il était fourni de beaucoup de vaisseaux sanguins assez considérables, qui étaient placés entre ses lames, et qui se multipliaient beaucoup par leurs ramifications. Je me trouvai chez M. Petit lorsqu'il disséqua cette tumeur : toute la chair renfermée dans le kyste était extrêmement pâle ; on n'y remarquait point de vaisseaux sanguins, excepté vers les extrémités, c'est-à-dire vers les endroits où les deux cordons de vaisseaux, dont nous avons parlé, s'inséraient dans le kyste : car il y avait à ces extrémités quelques petites branches de ces vaisseaux qui pénétraient dans la substance de cette tumeur. — Le tissu de cette substance paraissait, à la réserve d'un endroit dont nous parlerons, formé de vaisseaux ou de vésicules dont les parois étaient extrêmement déliées et pellucides ; il avait assez l'aspect de la chair d'une pêche qui approche de sa maturité, et qui est récemment coupée et encore mouillée de son suc ; mais sa couleur était plus blanchâtre. M. Petit, praticien consommé, reconnut, au premier coup d'œil, que cette substance était la même que celle qui domine ordinairement dans les tumeurs chancreuses : elle était ferme, et avait conservé cette élasticité souple qui est propre aux chairs saines et remplies de sucs fluides. — Nous coupâmes de petites tranches de cette chair en forme de petites lames, et nous remarquâmes qu'elles étaient extrêmement flexibles, diaphanes et difficiles à rompre, et que, quand on les alongeait, elles se retiraient par la force élastique de leur tissu. Nous les examinâmes avec une loupe ; nous n'y pûmes remarquer aucune contexture, à cause de la transparence de leurs vaisseaux, qui les confondait avec l'humeur qu'ils contenaient. Ainsi la substance de ces petites tranches ne paraissait que comme une matière gélatineuse claire, mais fort tenace et fort élastique. Cette élasticité dépendait vraisemblablement du tissu vasculaire ou vésiculaire de cette substance, qui avait conservé du moins une partie de son ressort naturel. La liqueur que renfermait ce tissu était peu fluide, soit qu'elle eût contracté cette consistance par son séjour dans la tumeur, soit qu'elle se fût coagulée par le froid depuis l'opération ; mais il y a toute apparence que ces deux causes avaient contribué à cet épaississement. — Nous trouvâmes dans cette tumeur plusieurs petites cavités de différente grandeur, dont les parois étaient fort polies et n'avaient aucune callosité ; ces cavités renfermaient une liqueur très-limpide et très-fluide, qui s'écoula. Nous ne pûmes pas faire sur cette liqueur les épreuves nécessaires pour connaître si elle avait les caractères de la lymphe ; mais j'ai remarqué dans d'autres tumeurs lymphatiques, où il y avait des cavités considérables remplies d'une pareille liqueur, que ce n'était point une lymphe, mais une sérosité qui paraissait être purement aqueuse (1). M. Petit pressa la substance de cette tumeur, pour exprimer dans l'eau bouillante un peu de l'humeur qu'elle contenait. La chaleur de l'eau durcit aussitôt cette humeur et la rendit opaque et blanche comme du blanc d'œuf durci par la coction. — Le kyste était formé de plusieurs lames très-fines, mais très-fortes, très-adhérentes les unes aux autres, et, comme nous l'avons dit, assez fournies de vaisseaux sanguins. — Ce kyste, ou plutôt cette tumeur, a vraisemblablement pris naissance d'une glande conglobée ou lymphatique, livrée à quelque cause extraordinaire qui avait forcé les bornes de son volume naturel, et les avait portées extrêmement loin, sans faire périr entièrement le tissu de cette glande dégénérée en une tumeur si considérable ; car, comme nous l'avons remarqué, la substance de cette tumeur paraissait encore fort saine, mais la consistance de la lymphe qu'elle contenait ne permet pas cependant de douter que l'action organique de ce tissu ne commençât à s'affaiblir excessivement. — En pressant la tumeur pour exprimer un peu de sa liqueur dans l'eau bouillante, nous aperçûmes que sa substance était si molle dans un endroit, qu'elle ne pouvait résister à la moindre pression : cet endroit était au bord de la tumeur, immédiatement sous le kyste du côté qui regardait la peau : nous y trouvâmes une matière qui avait une consistance un peu

---

(1) M. Bouquot le jeune, chirurgien-aide-major de l'hôtel royal des Invalides, a communiqué depuis peu à l'Académie une observation qui prouve la même chose. Il donne dans cette observation le détail d'une tumeur énorme qui occupait toute la cuisse. Toute la jambe était fort tuméfiée aussi ; mais l'enflure de cette partie était très-différente de celle de la cuisse, car elle était entièrement œdémateuse ; celle de la cuisse était, au contraire, fort ferme, et avait conservé assez d'élasticité pour ne laisser paraître aucune marque des doigts, lors même qu'on appuyait fort sur cette tumeur. On avait remarqué une fluctuation peu distincte à la partie supérieure et externe de la cuisse ; cette fluctuation dépendait, comme on l'a remarqué par l'ouverture de la tumeur après la mort du malade, d'une liqueur fort claire et sans mauvaise odeur, qui était renfermée dans une grande cavité qui avait ses parois fort polies. M. Bouquot versa de cette liqueur dans l'eau bouillante ; elle ne s'y épaissit ni ne se durcit point ; ce qui lui prouva que ce n'était point une lymphe, mais seulement une liqueur séreuse. Il n'en était pas de même des sucs qui engorgeaient toutes les chairs de la cuisse ; car il reconnut par la même épreuve que c'était une véritable lymphe qui s'était condensée dans ces chairs, et qui leur donnait assez la forme d'un lard fort compacte ou fort ferme, à la réserve que les doigts n'y apercevaient rien de gras en la touchant. (Peut-être que les graisses, que nous avons dit (page 150) que quelques observateurs ont remarquées dans les congestions scrophuleuses, n'étaient, comme dans l'observation présente, qu'une matière lymphatique épaissie, qu'ils auront prise pour des graisses devenues solides, car les anciens connaissaient fort peu les sucs lymphatiques.) L'humeur qui causait l'enflure œdémateuse de la jambe n'était formée, comme il le remarque, que de sucs graisseux, inondés par une humeur pituiteuse ou séreuse. Ainsi, il a observé qu'il y avait dans cette maladie trois sortes de sucs blancs en congestion, qu'il n'a point confondus, comme on fait ordinairement et mal à propos, sous le nom de lymphe.

plus ferme que celle du pus, mais moins liée, moins égale ou moins uniforme. Cette matière était opaque, sans odeur, et avait une couleur blanche fort terne ; elle occupait une étendue de quatre ou cinq lignes de profondeur, et d'environ huit ou neuf lignes en longueur et en largeur. Nous en jetâmes un peu dans l'eau bouillante ; elle devint aussitôt blanche et dure, mais elle était plus friable et plus inégale que celle que nous avions exprimée de la substance saine de la tumeur et que nous avions exposée à la même épreuve. Cependant la couleur et la consistance que lui donna sur le champ l'eau bouillante, manifestaient encore assez que cette matière croupissante était une véritable lymphe qui n'avait presque pas encore changé de nature, mais qui avait cependant acquis déjà assez d'acrimonie pour détruire les vaisseaux qui la contenaient, et pour exciter une douleur très-cruelle et d'autres fâcheux accidents. — Il y a bien de l'apparence que cette douleur et ces accidents dépendaient de l'action de cette lymphe dépravée sur la portion du kyste qui la couvrait immédiatement ; ce kyste était beaucoup plus épais et beaucoup plus compacte vis-à-vis cette matière que partout ailleurs, ce qui marquait assez que cette membrane avait été fort irritée dans cet endroit. — C'est par cette irritation qu'on a été averti promptement de la dépravation de cette lymphe croupissante ; car il y a toute apparence que si ce croupissement fût arrivé dans le centre de la tumeur, cette lymphe aurait pu, par un long croupissement, se corrompre jusqu'à un extrême degré, sans manifester sa dépravation par des effets si sensibles, parce que le frêle tissu de l'intérieur de cette tumeur était plus susceptible de mortification et de destruction que de sensibilité et d'irritation. Ainsi il n'est pas douteux que dans ces tumeurs la douleur et les autres accidents ne doivent pas toujours répondre au degré de dépravation de l'humeur qui se corrompt, ni au désordre que cette humeur cause dans l'intérieur de la tumeur.

(*Autre observation sur une tumeur lymphatique devenue chancreuse, par M. de la Peyronie.*) M. de la Peyronie nous a communiqué une observation qui appuie entièrement cette conjecture. Une femme s'aperçut d'une petite tumeur dure et un peu douloureuse, qui lui était arrivée à la mamelle sans qu'aucune cause extérieure eût paru y contribuer. Cette tumeur était placée au milieu du corps de la mamelle ; elle augmenta si promptement, que dans l'espace de deux ans la mamelle était devenue d'une grosseur prodigieuse. M. Blanchard (1), qui vit alors la malade, lui conseilla l'amputation, comme le seul remède qui pût la guérir.

M. de la Peyronie, qui fit l'opération, et qui ne néglige rien pour s'éclaircir sur la nature de ce genre de maladie, fit la dissection de cette tumeur en présence de plusieurs chirurgiens. Il y avait, entre la peau et la tumeur, une épaisseur d'environ un pouce de substance graisseuse, assez bien conditionnée ; mais nous trouvâmes le tissu qui formait le corps de la tumeur, et les sucs qui remplissaient les vaisseaux de ce tissu, dans deux états forts différents. — Le centre avait une couleur livide, il était très-mou, gangréné et putride, cependant sans mauvaise odeur ; il laissait échapper, lorsqu'on le coupait, une liqueur sanieuse que la putréfaction avait fait tomber entièrement en dissolution ; cette liqueur avait une couleur rousse très-foncée. Ce centre corrompu avait quatre ou cinq pouces de diamètre ; il était enfermé de toutes parts par une substance semblable à celle de la tumeur précédente, mais plus ferme ; elle avait environ trois pouces d'épaisseur. L'humeur qu'elle contenait s'y était tellement épaissie, que nous ne pûmes pas en exprimer une goutte, quoique la mamelle ne fût pas encore entièrement refroidie. Il y avait au bord de cette substance, du côté qui touchait la partie corrompue, une espèce de cercle inégal, formé de taches rouges de différente étendue. La couleur de ces taches, qui étaient d'un rouge clair, semblait marquer une inflammation qui précédait le progrès de la gangrène, et qui était excitée par l'acrimonie des sucs corrompus de la partie gangrénée. Nous doutons cependant que ce fût une inflammation ; car peut-on concevoir une inflammation dans un tissu dont l'action organique, s'il y en avait encore, n'était pas suffisante pour entretenir seulement la fluidité des sucs dont il était engorgé ? Il n'est pas même certain que ce fût du sang qui causait cette couleur rouge dans un tissu où l'on ne remarquait pas la moindre apparence de vaisseaux sanguins ; il semble que l'humeur qui remplissait ce tissu prenait elle-même cette

_____

(1) Chirurgien juré de Paris.

couleur, lorsqu'elle commençait à se dépraver et à tomber en dissolution : ce qui me donne ce soupçon , c'est que la sanie qui résultait de cette dissolution conservait en partie cette couleur; car, non-seulement elle avait une couleur rousse foncée quand il y en avait beaucoup, mais de plus elle paraissait presque aussi rouge que les taches dont nous parlons, quand il y en avait peu, et que la lumière la pénétrait facilement.

Du reste, il ne paraissait nulle part aucune callosité, ni aucun vestige de corrosion au bord de ce tissu qui avoisinait la partie corrompue ; peut-être que les sucs putrides, privés de l'accès de l'air, n'avaient pu parvenir au degré de malignité qui peut leur donner cette qualité corrosive qu'acquiert ordinairement le virus du cancer ulcéré ; car on a remarqué que les sels qui peuvent mordre sur les métaux étant exposés à l'air, n'agissent point sur ces mêmes métaux quand ils sont renfermés dans un vase où l'air extérieur ne peut pénétrer. Enfin, on ne voyait dans le centre corrompu de la tumeur qu'un tissu détruit par une gangrène humide, accompagnée d'une putréfaction sourde ou imparfaite , qui avait fait tomber en dissolution les sucs de ce tissu. Ce même tissu ne paraissait plus, surtout après avoir laissé échapper ses sucs, qu'un corps mollasse extrêmement spongieux et comme folliculaire : celui du reste de la tumeur, qui au contraire était dur, paraissait pellucide et engorgé d'une humeur qui avait la couleur d'une gelée de viande figée, mais moins transparente et beaucoup plus ferme.—Comme nous ne pûmes faire sortir aucune goutte de cette humeur, par expression ni autrement, pour l'exposer seule à la chaleur de l'eau bouillante, M. de la Peyronie coupa plusieurs petites tranches de ce tissu engorgé, et les jeta dans l'eau bouillante où elles devinrent très-dures : leur couleur et leur transparence, qui étaient pareilles à celle de la corne neuve qu'on emploie pour les lanternes, devint blanche et opaque. M. de la Peyronie soupçonna que les parties solides de cette substance pouvaient acquérir dans l'eau bouillante un raccornissement capable de contribuer, peut-être plus que l'humeur qu'elles renfermaient, à l'endurcissement de ces petites lames. Pour dissiper ce soupçon, s'il était possible, il jeta aussi dans l'eau bouillante de l'humeur qui était tombée en dissolution. Cette sanie, qui, comme nous l'avons dit, était rousse ou

rougeâtre, se mêla avec l'eau, la troubla entièrement et lui donna une couleur blanchâtre, mais elle ne se durcit ni ne s'épaissit point. M. de la Peyronie jugea à propos d'en faire mettre dans un vase sans eau sur le feu : l'effet en fut plus remarquable, car celle qui toucha d'abord le fond du vase, qui était déjà échauffé, prit aussitôt une couleur sale un peu blanchâtre , avec une consistance fort liée, opaque et assez dure. Cette consistance ne fut pas causée par le dessèchement de cette humeur, car elle était couverte de beaucoup d'autre qui ne prit la même consistance que quelque temps après. La chaleur donna en même temps à toute cette sanie une odeur très-fétide. Cette dernière expérience ne permit plus de douter que l'humeur qui engorgeait le tissu de la tumeur ne fût une véritable lymphe déjà fort corrompue , à laquelle il ne manquait que l'accès de l'air pour lui faire contracter la puanteur qui est ordinaire au virus que fournissent les ulcères chancreux ; cependant cette humeur, qui s'était dépravée jusqu'à perdre entièrement sa couleur naturelle, à tomber en dissolution par une pourriture sourde, et à gangréner dans le centre de la tumeur une très-grande étendue du tissu de cette même tumeur, ne causait point d'accidents fort considérables. — Le tissu engorgé sur lequel elle agissait était vraisemblablement insensible, ou du moins presque insensible. Il est fort douteux si la douleur se faisait sentir dans la partie de ce tissu la plus exposée aux atteintes de la pourriture ; car on peut penser avec beaucoup de fondement que le progrès rapide de la tumeur qui violentait les parties voisines, encore saines et sensibles, pouvait y contribuer, et que la lymphe qui croupissait à la circonférence de la tumeur était la principale cause de cette douleur , en irritant les chairs vives par quelque commencement de dépravation; car, indépendamment du peu de sensibilité que devait avoir le tissu de la tumeur, ce soupçon est fondé sur quelques taches rouges qui furent aussi remarquées au bord extérieur de ce tissu et qui manifestaient assez une altération considérable de la lymphe à la surface du corps de cette tumeur.

(*Seconde observation de M. Petit, sur une tumeur lymphatique.*) Une petite tumeur de même genre et fort douloureuse, que M. Petit m'a montrée en dernier lieu, et qu'il avait extirpée de la mamelle d'une femme , fortifie encore beaucoup cette conjecture. Cette tumeur était dure et uniforme dans son centre ; sa substance y était pareille à celle que nous avons remarquée, qui était endurcie dans les tumeurs précédentes ; mais elle était terminée à sa circonférence par des taches rouges, qui paraissaient comme autant de petites inflammations, et qui étaient placées proche des graisses dont la tumeur était environnée. Il n'est pas douteux que ces taches ne fussent l'effet de la dépravation de la lymphe, l'avant-coureur d'une suppuration putride, et le siége de cette douleur vive que causait une si petite tumeur. Ainsi le commencement d'une pareille dépravation à la circonférence de la tumeur précédente, a pu aussi être la principale cause de la douleur que la malade ressentait dans les derniers temps. On peut donc penser que la douleur répond ordinairement aux désordres qui arrivent à la circonférence de ces tumeurs, c'est-à-dire dans le voisinage des parties saines qui les environnent, et que de pareils désordres peuvent, au contraire, arriver dans le centre et y faire un grand progrès sans se manifester par des douleurs, du moins par des douleurs fort vives. — Nous pourrions faire en passant quelques réflexions sur l'usage des fondants que certains praticiens prescrivent avec tant de confiance dans ces maladies ; mais il suffit de demander à ces praticiens, qui se déterminent si légèrement pour ce genre de remèdes, s'ils connaissent quelques fondants qui agissent sur la lymphe endurcie, surtout lorsqu'elle est fixée dans des vaisseaux dont l'action organique est éteinte, ou du moins devenue absolument insuffisante pour entretenir la fluidité de cette humeur. — Ces observations montrent clairement, et comme par degrés, les divers états de la lymphe dans les tumeurs qu'elle forme et les désordres différents qu'elle cause dans le tissu de ces tumeurs ; mais il faut distinguer, dans ce genre de maladie, la cause primitive qui occasione ces mêmes tumeurs, de la cause matérielle dont elles sont formées. La lymphe est visiblement cette cause matérielle ; mais on ne doit pas la regarder comme une cause matérielle purement passive ; car, par le retardement de son cours, par son épaississement et par ses différents degrés de dépravation, elle devient la principale cause efficiente du progrès de la tumeur et des différents désordres qui surviennent ; cependant il ne faut pas pour cela la confondre avec la première cause efficiente de ce genre

de tumeur. Il est facile d'apercevoir que tous ces divers états de la lymphe supposent préalablement, dans les vaisseaux de la partie où la maladie prend naissance, quelque dérangement particulier qui y retarde ou qui y arrête le mouvement progressif de cette humeur. C'est ce dérangement qui arrive dans les solides, quelquefois par une cause extérieure, quelquefois par une cause intérieure (presque toujours inconnue), c'est, dis-je, ce dérangement et sa cause qu'il faut distinguer de la lymphe qui forme la tumeur et qui n'a d'abord d'autre vice que celui [d'être retardée ou arrêtée par ce même dérangement. La première observation donne le détail d'une tumeur énorme où la lymphe a conservé assez de fluidité et de mouvement pour être préservée de dépravation. [La seconde nous présente une autre tumeur de même genre où la lymphe commençait, dans la plus grande partie du tissu de cette tumeur, à s'épaissir et à tendre au croupissement ; et, dans une autre partie de ce tissu, était dans une parfaite congestion ; elle commençait à se corrompre et à contracter une acrimonie capable de produire de fâcheux accidents. Enfin, dans la troisième observation, c'est-à-dire dans l'observation que nous a communiquée M. de la Peyronie, elle s'était entièrement épaissie et croupissait dans une partie du tissu qu'elle engorgeait, et, dans le reste de ce tissu, elle était tombée dans une dissolution putride (1).

Un détail si circonstancié et si étendu pourra déplaire à ceux qui ignorent combien on est encore peu éclairé sur la nature de ces tumeurs chancreuses, et qui ne savent pas qu'il y a très-peu d'observations qui aient été données avec exactitude sur ce genre de maladie ; mais les maîtres de l'art les plus éclairés connaîtront assez les raisons qui m'engagent à rapporter scrupuleusement tout ce qu'on a observé dans la dissection de ces tumeurs. — Les différents états du tissu de ces mêmes tumeurs n'étaient pas moins remarquables que ceux de la lymphe. Dans cette prodigieuse tumeur

---

(1) Il paraît, par le succès de l'opération, que cette lymphe n'avait encore contracté rien de contagieux ou de virulent qui se soit communiqué à la masse des humeurs. On en comprend facilement la raison, qui est que la partie de cette même lymphe n'était tombée en dissolution que par une putréfaction sourde.

du bras, où la circulation de la lymphe n'était ralentie que jusqu'à un certain degré, son tissu a été seulement fort étendu, mais son action organique n'a point été suffoquée par un engorgement insurmontable : ainsi, cette action a continué d'agir avec assez de force sur cette lymphe pour entretenir, du moins en partie, son mouvement progressif et de fluidité, et pour s'opposer, par conséquent, au croupissement et à la dépravation de cette même lymphe. Les passages de cette humeur étaient apparemment moins libres dans la tumeur enkystée que nous avons rapportée en second lieu, la circulation s'y faisait plus difficilement; ainsi la lymphe ne pouvait recevoir que peu de mouvement de l'action organique des vaisseaux. Cette action, trop maîtrisée par l'engorgement, agissait trop faiblement sur cette humeur, pour entretenir parfaitement sa fluidité : l'épaississement de cette lymphe, qui opposait ensuite un nouvel obstacle à la circulation, avait déjà, dans un endroit, exposé cette humeur à un parfait croupissement, et à une dépravation qui avait entièrement éteint l'action organique des solides, et détruit leur tissu. La tumeur dont on parle dans la troisième observation, renfermait tous ces mêmes désordres; mais ils avaient fait un progrès encore plus grand. — On aperçoit assez, par la gradation de ces différents états de la lymphe et du tissu de ces tumeurs, que ce n'est que dans le cas d'une parfaite congestion ou d'un parfait croupissement, que la lymphe peut être susceptible de mouvement spontané; et que sa dépravation, et même son épaississement, supposent des embarras qui arrêtent sa circulation : ainsi, cet épaississement et cette dépravation de la lymphe, on peut même y ajouter l'acrimonie, parce qu'elle a la même origine, ne peuvent pas être la cause, du moins la cause primitive, de ces embarras et de ces tumeurs. — On ne peut pas non plus les soupçonner d'être la cause d'aucune autre maladie, à moins qu'il ne se soit formé auparavant quelque congestion ou tumeur lymphatique, qui puisse autoriser ce soupçon. Ainsi, on ne peut guère imputer à ces vices, c'est-à-dire à l'épaississement et à l'acrimonie de la lymphe, aucune maladie primitive, puisque de pareilles causes supposent toujours d'avance un vice local qui leur donne naissance. Par là il est facile de juger du mérite

et de la solidité de la doctrine de ceux qui attribuent à cet épaississement et à cette acrimonie de la lymphe presque toutes les maladies que nous avons à traiter, et qui règlent la cure de ces maladies sur ces causes banales et chimériques.

*Dépravation des sucs récrémenteux et excrémenteux.* — (*La pourriture et la dépravation propre des sucs récrémenteux.*) Presque toutes les humeurs qui passent pour de simples récréments, tels que sont les récréments dissolvants, sont formées de sucs bilieux, plus ou moins délayés, et plus ou moins travaillés par le jeu des vaisseaux. Ce sont, par conséquent des sucs salino-huileux, qui sont plus ou moins susceptibles de pourriture, selon qu'ils sont plus ou moins délayés, et qu'ils sont plus ou moins élaborés; mais ils sont toujours moins corruptibles que les sucs excrémenteux de même genre, parce que ces excréments sont arrivés à peu près au dernier degré d'élaboration que la nature puisse supporter dans l'état de santé.

(*Serum salivosum : il se déprave par pourriture.*) Parmi les récréments dissolvants, les sucs compris sous le nom de *serum salivosum*, comme la salive, le dissolvant de l'estomac, le suc pancréatique, sont si séreux et si peu chargés de suc bilieux, qu'ils ne doivent être que très-peu susceptibles de dépravation putride; et cette dépravation est néanmoins la seule à laquelle ils puissent être sujets par eux-mêmes : mais, comme ces dissolvants ne peuvent guère séjourner que dans l'estomac ou dans les intestins, où ils ne se trouvent jamais seuls, nous les perdons de vue, et nous ne pouvons leur imputer aucun mauvais effet en particulier. Nous pouvons seulement remarquer que, s'ils croupissent seuls dans un ulcère qui occupe quelqu'un de leurs sécrétoires, ils doivent dégénérer en sanie putride.

(*La bile; elle se déprave par pourriture.*) La bile est le dissolvant le plus chargé des parties salino-sulfureuses fort élaborées; c'est ce qui a fait croire que la grande disposition qu'a le foie à se corrompre, dépend principalement de cette humeur dont il est le sécrétoire; cependant cette même humeur peut séjourner long-temps dans la vésicule du fiel, sans y devenir nuisible par sa dépravation : elle s'y altère à la vérité; car c'est dans ce réservoir qu'elle acquiert ce haut degré d'amertume que noús lui remarquons ; et cette altération va quelquefois beaucoup plus loin. Il y a des observations où nous voyons que cette humeur se déprave jusqu'à manifester une pourriture parfaite par une puanteur extrême (1) ; mais ce dernier cas est rare. — Nous avons une preuve plus ordinaire et plus décisive de la disposition qu'a la bile à se corrompre, qui est que, plus les matières fécales en sont chargées, plus elles sentent mauvais. Celles qui, au contraire, en sont privées, ont fort peu de mauvaise odeur.

(*Fausse bile.*) On jette quelquefois même par le vomissement des matières bilieuses fort puantes ; on peut cependant douter que ces matières soient une véritable bile ; peut-être ne sont-ce que des matières indigestes qui, comme nous l'avons remarqué ailleurs, prennent dans l'estomac la forme de bile. On peut penser la même chose de ces déjections bilieuses qui excitent des tranchées, des cours de ventre, des ténesmes, etc. ; car, comme nous le voyons dans les enfants, ces accidents arrivent souvent par des matières qui se sont dépravées dans l'estomac, et qui ont de la ressemblance avec la bile. Cependant, on ne peut pas nier 'absolument que la bile ne puisse acquérir enfin, par le croupissement, assez de malignité pour causer ces mêmes accidents.

(*Il n'y a point de bile vitriolique ou acide.*) Nous ne parlerons pas ici de cette bile vitriolique ou verte, qu'on accuse d'une acidité et d'une acrimonie extrêmes ; car cette prétendue bile n'a sa source que dans l'estomac ; ce sont des sucs gras qui s'y sont dépravés, que l'on prend mal à propos pour une bile fournie par la vésicule du fiel. La vraie bile ne peut avoir d'acidité par elle-même ; elle n'est point non plus exposée, dans ses propres réservoirs, à recevoir aucune acidité étrangère : de plus, les acides qu'on mêle avec cette humeur, la détruisent et l'énervent. Il est vrai qu'on a remarqué que ces acides lui donnent une couleur verte, et que la bile a quelquefois aussi couleur dans la vésicule du fiel ; mais on a conclu de là trop légèrement que cette bile est acide, car elle prend quelquefois cette couleur (2),

lors même qu'elle est fort sensiblement atteinte de pourriture, et, par conséquent, lorsque son sel tend le plus à l'alcalisation parfaite.

(*La semence : elle se déprave par pourriture.*) Il y a d'autres sucs qui, parce qu'ils se séparent de la masse des humeurs et qu'ils y rentrent, peuvent être appelés récréments, comme la semence et le lait ; mais il y aurait, ce semble, un peu d'abus, parce que ces sucs ne sont pas, comme les vrais récréments, séparés de la masse des humeurs, exprès pour y rentrer, après avoir satisfait à quelque usage particulier, auquel ils sont uniquement destinés ; autrement on pourrait aussi appeler la graisse et plusieurs autres sucs des récréments. Mais ces sortes de discussions sont inutiles ici ; nous avons à parler seulement de la dépravation dont la semence peut être susceptible. C'est une liqueur qui, selon toutes les apparences, est fort élaborée, et qui n'a plus rien qui tienne des caractères du chyle, puisqu'elle ne donne aucune marque de fermentation lorsqu'elle est exposée à l'air, et qu'elle prend, au contraire, une mauvaise odeur qui manifeste une dépravation putride. Ainsi, il n'est pas douteux que la putréfaction est le genre de dépravation qui peut arriver à cette liqueur. Cette vérité est constatée d'ailleurs par les observations. Nous en avons une fort remarquable dans le *Sepulcretum* de Bonnet (1), où l'on trouve l'histoire des nausées produite par la semence corrompue et retenue dans ses propres vaisseaux.

(*Les excréments : ils se dépravent par pourriture.*) L'urine, la sueur et les sucs muqueux, sont les excréments les plus remarquables ; on peut encore y en ajouter un qui arrive par accident ; je veux dire le pus qui se produit dans les inflammations. Les excréments sont des débris des humeurs, et le produit de l'action des vaisseaux ; et ce sont, par conséquent, des sucs fort travaillés. Ainsi, ceux qui sont très-fournis de sels, doivent, du moins pour la plupart, être putrides. L'urine, par exemple est si putride, qu'enfermée et retenue dans la vessie, elle s'y corrompt en peu de jours, de manière qu'elle y devient horriblement puante et pernicieuse. Non-seulement l'urine enfermée dans la vessie se

---

(1) Ephem. Dec. III, an. 4, obs. 86, cent. 8, obs. 19.
(2) Ephem. Dec. III, an. 4, obs. 86.

---

(1) Tom. II, pag. 119.

corrompt; mais elle se corrompt même lorsqu'elle est exactement enfermée dans un vase (1), par exemple, dans une bouteille bien bouchée, qui en est remplie; ce qui suppose une disposition extrême à la pourriture.

(*Le pus se déprave par pourriture.*) Le pus est aussi fort susceptible de putréfaction, puisque, comme nous l'avons déjà dit, il se corrompt même dans les abcès où l'air extérieur n'a pas d'accès.

(*La sueur.*) La dépravation des matières de la sueur paraît tenir ordinairement de la pourriture; la mauvaise odeur que ces matières contractent, lorsqu'elles ont croupi dans les vêtements qui approchent de la peau, et qu'elles sont échauffées, le manifeste assez; cependant il y a des sueurs qui, comme nous l'avons déjà remarqué, contractent fort promptement une odeur passagère qui sent l'aigre, ce qui prouve que la transpiration donne issue à des sueurs susceptibles de fermentation, et qu'il y a quelqu'excrément qui tient encore de la nature des sucs chyleux, en quoi les matières de la transpiration diffèrent des autres excréments, surtout de l'urine, car, en quelque cas que ce soit, celle-ci ne donne jamais aucune marque d'acidité.

(*La bile excrémenteuse.*) Nous ne ferons pas un article particulier de la bile excrémenteuse; nous avons déjà parlé de celle qui s'échappe par la voie des selles; on sait que les urines en entraînent aussi une grande quantité, et que celle qui prend cette voie, n'est pas moins disposée à se corrompre que celle qui se mêle aux matières fécales; car l'urine, comme nous l'avons prouvé, est, de tous les excréments, le plus susceptible de pourriture; ainsi, puisque la bile est dans ces cas si corruptible, il est à présumer que, si quelque portion de cette humeur se mêle avec d'autres excréments, par exemple avec les sueurs, elle doit y porter les mêmes dispositions.

(*Les sucs muqueux.*) Les excréments muqueux sont d'une nature fort opposée à ceux que nous venons d'examiner (2);

plus ces excréments approchent de leur dernier degré d'élaboration, moins ils sont susceptibles de dépravation, soit fermenteuse, soit putride, parce que, plus ils sont élaborés, plus ils sont épurés de soufres volatils et de sels; c'est pourquoi les sucs sont si propres pour lubrifier, sans se corrompre, l'intérieur de nos parties où l'air a un libre accès: cette propriété semble, en effet, nous prouver assez que leur substance doit être peu susceptible d'altération. — Il y a encore quelques autres excréments peu remarquables, dont le détail me paraît inutile, parce que leur dépravation, quelle qu'elle puisse être, ne se fait reconnaître par aucun effet ou par aucune malignité bien sensible.

(*La pourriture est en général la dépravation de nos humeurs la plus considérable et la plus redoutable.*) L'exa-

sous la forme d'un excrément tenace, insipide, et ordinairement blanchâtre. On doit avoir soin de distinguer les sucs *muqueux* d'avec les autres sucs qui ont de même une consistance liée et tenace: tels sont les sucs *albumineux* ou *glaireux*, et les sucs *mucilagineux*; car on confond aisément ces trois genres de sucs. Les sucs *mucilagineux*, qu'on appelle aussi *visqueux* ou *gluants*, ont tous leur origine dans les plantes; il est vrai qu'ils nous sont communiqués par les aliments pris des végétaux qui en sont fournis; mais l'action des vaisseaux les détruit enfin entièrement. Ces sucs se délaient, malgré leur caractère tenace, assez facilement dans l'eau; et ils sont susceptibles, lorsqu'ils se dépravent, d'une fermentation acide. Les sucs *albumineux* ou *glaireux*, tels que le blanc d'œuf, le sang et la lymphe, ne se forment que dans les animaux; ils ne se délaient point dans l'eau; au contraire, l'eau chaude les épaissit et les durcit; ils se durcissent de même dans l'esprit-de-vin, et ils ne sont susceptibles que de pourriture lorsqu'ils se dépravent. Les sucs muqueux se forment aussi dans les animaux; ils naissent encore des sucs des végétaux; mais ce n'est que dans le cas de pourriture ou de fermentation; et c'est ce qui forme ces matières tenaces qu'on aperçoit dans les sucs, tant des animaux que des végétaux qui ont fermenté ou qui se sont pourris; et ces matières, quoiqu'elles soient l'effet de ces deux dépravations, ne paraissent, lorsqu'elles sont formées, susceptibles ni de l'une ni de l'autre, ni d'aucune acrimonie remarquable.

(1) Boerhaave, Elem. chem., process. 183.

(2) Nous entendons par excréments *muqueux* les sucs liants ou collants, et incapables d'acrimonie, qui servent à enduire les parties, et qui sont renouvelés continuellement, et successivement chassés par tous les organes excrétoires.

men dans lequel nous venons d'entrer, suffit pour nous prouver que la dépravation dont nos humeurs sont susceptibles par elles-mêmes, c'est-à-dire lorsqu'elles ne sont plus soumises à l'action des vaisseaux, se réduit à la fermentation et à la putréfaction; et qu'excepté dans les premières voies, la fermentation qui s'empare de quelques-uns de nos sucs, n'a pas de suite, parce que, dans les autres cas, ces sucs sont confondus avec d'autres qui ne sont plus susceptibles que de pourriture, et parce que la pourriture qui domine bientôt sur la fermentation, la fait entièrement disparaître, presqu'aussitôt qu'elle se déclare. Ainsi, nos recherches servent du moins à faire reparaître une vérité fort ignorée des modernes, quoique très-célèbre chez les anciens, et très-importante dans la chirurgie, qui est, que *toute suppuration produite*, suivant le langage de ces premiers maîtres, *par la chaleur étrangère, est putride, au lieu que celle qui est produite par la chaleur naturelle de la partie qui suppure, est louable;* c'est-à-dire que, dans toute suppuration qui est produite par des mouvements spontanés, la pourriture domine dans les matières qui suppurent, et que la suppuration est, au contraire, d'une bonne qualité, quand les sucs de cette suppuration sont formés par le jeu des vaisseaux de la partie qui fournit ces sucs. Les chirurgiens ne doivent jamais perdre de vue cette vérité, parce qu'elle répand un grand jour dans la théorie et la pratique de l'art.

---

## TROISIÈME PARTIE.

### SUR LES IMPERFECTIONS DES HUMEURS MAL FORMÉES PAR LE JEU DES VAISSEAUX.

Ces imperfections peuvent se réduire à trois chefs: à la crudité, à la perversion et aux vices de consistance.

§ I. *Crudité des humeurs.* (*La crudité des humeurs dépend de la débilité des solides.*) La crudité dépend de la débilité ou de la faiblesse des organes destinés à former les humeurs; elle doit avoir lieu, par conséquent, lorsque ces organes sont insuffisants pour travailler les sucs chyleux, pour désunir et démêler les différentes substances dont se forment nos humeurs, pour exciter dans ces humeurs une chaleur capable de donner aux unes le degré de coction qui leur convient, et aux autres le degré d'exaltation et d'activité qui leur est nécessaire; enfin, pour chasser à propos les sucs superflus, excrémenteux et passagers, qui doivent d'abord être expulsés.

(*Défaut d'activité dans les sucs dissolvants.*) Les sucs dissolvants, qui alors ne peuvent acquérir que très-imparfaitement le degré d'activité qui leur est nécessaire pour dissoudre les matières chyleuses, n'agissent que fort peu dans la chylification, sur la substance mucilagineuse de ces matières. Cette substance ne perd donc presque rien de son caractère glutineux dans la digestion; ainsi, elle porte presque toute sa viscosité dans la masse des humeurs. La partie caséeuse qui renferme cette substance, et qui est employée à former les sucs gélatineux, transporte dans ces sucs cette viscosité, lorsque l'action organique des vaisseaux qui forment ces mêmes sucs est trop faible pour la détruire.

(*Viscosité des sucs gélatineux.*) Quoique cette viscosité domine à l'excès dans les sucs gélatineux, elle ne les rend pas plus épais; car, en pareil cas, nos humeurs, comme nous allons bientôt le prouver, sont excessivement fournies de parties aqueuses, qui, à l'aide de la chaleur renfermée dans nos vaisseaux, dissolvent tellement ces sucs, que leur caractère mucilagineux ne sert alors qu'à les rendre plus relâchants, plus coulants, plus propres à s'insinuer dans tous les différents canaux du corps.

(*Surabondance des sérosités.*) Les sucs excrémenteux qui se forment des débris des humeurs, doivent, par leur partie saline suffisamment développée par le jeu des vaisseaux, exciter les secrétoires destinés à donner une issue à la sérosité qui doit être continuellement évacuée; or, dans le cas de crudités, cette partie saline n'est pas assez dégagée ni assez active pour satisfaire à cet usage. C'est principalement par le défaut de cette propriété stimulante, que la crudité des humeurs est toujours accompagnée d'un excès de sucs aqueux qui inondent la masse du sang. La nécessité de cette propriété stimulante des excréments est facile à prouver par l'expérience; car il n'y a aucun praticien qui ne sache que, pour suppléer au défaut de cette activité, l'art a découvert différents sels, ou différentes substances salines qui sollicitent très-efficacement les voies excrétoires, et accélèrent ou rétablissent l'évacuation de ces sucs excrémenteux et surabondants, qui était en partie supprimée ou insuffisante. Ce défaut d'activité dans les sucs excrémenteux, aussi bien que dans les sucs dissolvants, est donc une des principales causes du défaut d'excrétion de ces sucs séreux et visqueux, qui abondent si manifestement dans les intempéries pituiteuses, ou dans d'autres cas où l'action des solides est trop languissante.

(*Défaut du sang.*) Dans cet état de crudité, le sang et les autres sucs albumineux se forment très-difficilement et très-imparfaitement; ils ne peuvent parvenir que tard à ce degré de coction ou de *compaction* qu'ils doivent avoir. La substance qui est employée à les former, et qui passe par différents degrés d'élaboration, reste long-temps dans chacun de ces différents degrés, et par conséquent aussi sont différents états de crudité, qui a quelque ressemblance, par sa consistance glaireuse, avec la crudité visqueuse dont nous venons de parler.

(*Crudité des sucs albumineux.*) Ce genre de crudité du sang et de la lymphe, porte dans les humeurs un caractère liant ou collant, mais fort différent de la nature des sucs visqueux ou mucilagineux; car, comme nous l'avons remarqué, la partie aqueuse de la masse des humeurs, ou l'eau chaude, ne suffit pas pour délayer ces humeurs glaireuses; leur fluidité ne peut s'entretenir que par l'action des vaisseaux : c'est pourquoi la crudité glaireuse de nos sucs est plus facile à remarquer que la crudité visqueuse; car, lorsqu'on saigne des personnes où cette crudité glaireuse a lieu, elle se manifeste d'une manière très-sensible par une espèce de glaire molle qui se ramasse sur le sang, lorsqu'il est coagulé; au lieu que les sucs visqueux restent délayés dans la partie séreuse qui se sépare de la partie rouge. Ces sucs glutineux lui donnent seulement, lorsqu'elle est refroidie, un caractère liant qui la fait paraître comme légèrement huileuse. — Mais il ne faut pas s'y tromper : le caractère liant et glaireux des sucs albumineux est insensible aussi, lorsqu'ils sont exposés à la chaleur et au jeu des vaisseaux; c'est pourquoi nous ne pouvons nous en apercevoir que dans certaines congestions où ces causes manquent, ou sont insuffisantes pour entretenir ces sucs dans leur fluidité ordinaire. Ce caractère liant qui n'est pas remarquable, tant que ces sucs conservent leur fluidité naturelle, ne laisse pas,

malgré cette fluidité, de subsister sans doute un peu dans les vaisseaux, de s'y opposer, en quelque sorte, au mouvement particulier des molécules des humeurs, et d'apporter par-là peut-être quelque obstacle à leur formation.

(*Débilité de l'action des solides.*) Ce sont ces sucs glaireux arrivés à un degré de coction convenable, qui forment les sucs albumineux, je veux dire le sang et la lymphe, d'où dépend la force de l'action organique des vaisseaux qui travaillent ces mêmes sucs. On voit donc que, dans ce cas de crudité, les sucs albumineux sont long-temps à se perfectionner, qu'ils sont noyés par les sucs crus et aqueux dont nous avons parlé, et qu'ils ne peuvent pas suffisamment contribuer aux opérations de l'économie animale. Ces opérations languissent, tout le corps est débile; l'esprit même se ressent beaucoup de ce défaut d'activité. Les vaisseaux blancs, surtout le tissu cellulaire des graisses, sont inondés de ces sucs crus et aqueux, lesquels causent une espèce de bouffissure, qui rend un état assez remarquable.

§ II. *Perversion des humeurs par le jeu excessif des vaisseaux.* — Ces imperfections des humeurs, qui dépendent de la débilité de l'action organique des vaisseaux, ne les font pas dégénérer en sucs étrangers, absolument inutiles ou nuisibles dans l'économie animale; ces humeurs peuvent au contraire être conduites, avec le temps, à leur perfection; mais les imperfections que nos humeurs contractent par l'action excessive des vaisseaux, sont irréparables. Ces humeurs ne peuvent plus être alors d'aucun usage; elles deviennent même pour la plupart fort préjudiciables à la santé, si elles ne sont pas au plus tôt expulsées hors du corps. Celles qui sont les plus exposées à cette perversion sont les graisses, les sucs albumineux, et les sucs excrémenteux salins.

*Perversion des sucs chyleux.* — (*Perversion du lait. Perversion des graisses.*) — Les désordres que l'action excessive des vaisseaux cause dans les sucs chyleux nous sont peu connus; on s'aperçoit seulement que dans les exercices violents et dans une grande fièvre, le lait d'une nourrice devient jaunâtre, amer et dégoûtant. On remarque encore que les graisses ne peuvent pas long-temps se soutenir, puisqu'un des effets les plus remarquables de la fièvre qui continue un peu de temps, est de détruire l'embonpoint. On sait qu'une fièvre

10.

lente, si peu considérable qu'elle soit, et lors même qu'elle est entièrement indépendante de suppuration, jette les malades dans le marasme, et que ces malades ne peuvent, tant que cette fièvre continue, se fournir de graisse. Ainsi la destruction de la graisse est du moins un des effets les plus remarquables de la fièvre, ou du jeu excessif des vaisseaux. Ce sont apparemment les débris de ce suc qui entretiennent en partie la couleur foncée des urines, pendant le cours d'une fièvre. Sans doute que les sueurs, qui sont ordinairement fort abondantes à la fin des paroxysmes des fièvres intermittentes, et des redoublements de quelques fièvres continues, entraînent aussi une partie de ces sucs pervertis. Il est important que l'évacuation de ces graisses ruinées se fasse régulièrement, sans quoi ces sucs, devenus nuisibles, ne manqueraient pas de se jeter sur quelque viscère, et d'y produire des embarras fort dangereux.

(*L'évacuation des sucs excrémenteux* ~~...~~ *ne doit pas être confondue avec l'évacuation de la cause hétérogénérale de la maladie.*) Quoique ces évacuations soient si nécessaires, et fassent alors la principale partie de la matière excrémenteuse des urines et des sueurs, on ne doit pas, dans les fièvres absolument continues, les confondre avec l'excrétion de l'hétérogène fébrifique; car celui-ci ne peut, comme nous allons le remarquer, être expulsé, qu'il n'arrive auparavant dans quelques-unes de nos humeurs un changement considérable qui procure l'excrétion de cet hétérogène, par la voie des urines et par les autres sécrétoires, particulièrement par le ventre. Si la fièvre se termine par une coction bien décidée, ce même hétérogène, ou plutôt les matières qui l'enveloppent, et qui sont entraînées par la voie des reins, ne font plus corps avec l'urine; car, aussitôt que l'urine est refroidie, elles s'en séparent, et se rendent très-remarquables. On distingue donc facilement les urines qui charrient les matières de la coction, d'avec celles qui sont simplement chargées des débris de la graisse que l'excès du jeu des vaisseaux détruit continuellement, et qui forment alors la partie la plus excrémenteuse, ou du moins la plus colorée de cette urine : aussi ne doit-on pas être surpris, si la fièvre persiste malgré l'évacuation continuelle des urines foncées et des sueurs qui arrivent pendant le cours de la maladie, puisque ces excrétions sont tout-à-fait indépendantes de l'évacuation de l'hétérogène qui cause la fièvre.

(*Indication évacuative que fournit la fièvre dans l'état de crudité.*) — Cependant les praticiens ne doivent pas perdre de vue l'expulsion de ces sucs; c'est même, comme nous le remarquerons, la seule indication évacuative que la fièvre peut présenter par elle-même avant la coction, c'est-à-dire dans le temps de crudité; et les évacuants qui conviennent alors ne sont pas des purgatifs, mais d'abondantes boissons légèrement apéritives, ou, pour parler selon le langage des anciens, des boissons *détergentes*, qui puissent déterminer et entretenir par la voie des urines, et peut-être aussi en partie par la transpiration, l'excrétion de ces sucs pervertis; car, s'il est permis de le dire en passant, les purgatifs ne peuvent avoir lieu que lorsqu'on soupçonne que l'estomac et les intestins sont remplis de matières qui peuvent être nuisibles; et en ce cas on doit choisir les purgatifs dont l'action paraît le plus se borner à ces parties : tel est, entre autres, le tartre stibié, noyé dans un grand lavage, et distribué en plusieurs prises.

*Perversion des sucs albumineux.* — (*Changements qui arrivent aux sucs albumineux par l'action excessive des vaisseaux.*) — L'action excessive des artères fait passer les sucs albumineux par plusieurs formes différentes qu'elle détruit successivement. Elle y cause d'abord une dissolution glaireuse, qui est suivie aussitôt d'endurcissement; cet endurcissement est détruit par une espèce de dissolution purulente, ou bien par une dissolution putrescente. Tous ces différents états sont remarquables dans les fièvres violentes qui durent un peu long-temps.

*Dissolution glaireuse.* — (*État de crudité dans les fièvres continues. Endurcissement de ces sucs.*) — La dissolution glaireuse et l'endurcissement des sucs albumineux s'aperçoivent facilement par cette humeur qui paraît comme huileuse, qui, dans le commencement et dans la vigueur de ces fièvres, s'élève sur le sang immédiatement après la saignée, et qui se fige ensuite, et forme une couenne d'autant plus dure et coriacé que la fièvre est considérable (1).

_____

(1) Cette couenne ne paraît pas toujours sur le sang, parce que les sucs albumineux tombés en dissolution ne se

Ces changements dépendent de l'action extraordinaire des vaisseaux sur les humeurs, car on produit le même effet lorsqu'on réduit du sang en lambeaux polypeux, à force de le battre avec des baguettes dans un vase. Les concrétions polypeuses se forment de la même manière dans les anévrismes, dans le cœur, dans les grosses artères, et même dans les grosses veines qui sont appuyées sur des artères un peu considérables ; mais souvent ces polypes ne sont pas formés par une agitation extrême. Une agitation médiocre fait, avec le temps, sur le sang qui séjourne dans un endroit où il est continuellement frappé, le même effet qu'une agitation violente fait, en peu de temps, sur le sang qui est exposé à son action, car on voit que ce ne peut être que peu à peu que se forme, par exemple, cette prodigieuse quantité de lames ou de couches polypeuses qui se trouvent dans les grands anévrismes qui sont anciens. Ce ne peut être, au contraire, que par la force du jeu des vaisseaux, qui supplée au temps, que sont produites ces concrétions polypeuses qu'on trouve quelquefois dans les grosses artères de ceux qui meurent dans la vigueur d'une fièvre ardente ou d'une fièvre inflammatoire.

(*Remarques sur les matières polypeuses qu'on trouve dans les ouvertures des cadavres.*) Nous remarquerons en passant qu'on peut, dans l'ouverture des cadavres, se méprendre sur ces concrétions et prendre pour des polypes des caillots de sang fort durs et coriaces qui peuvent se former après la mort par le froid, ou plutôt par la cessation du mouvement des vaisseaux, car ces caillots polypeux sont de même nature que les couennes dures qui se forment sur le sang qu'on tire dans les fièvres violentes : or, ces couennes ne se forment qu'à mesure que l'humeur qui les produit se refroidit, c'est-à-dire à mesure qu'elle prend un état tout opposé à la chaleur et au mouvement qu'elle avait reçu de l'action violente des vaisseaux, laquelle, loin de l'épaissir, la tient dans une espèce de dissolution qu'on remarque seulement dans le temps même de la saignée. On ne doit donc pas s'imaginer qu'il se forme de pareilles concrétions dans la masse du sang, lorsqu'elle roule dans les vaisseaux : ainsi il ne faut pas croire trop légèrement tout ce que les observateurs rapportent sur les concrétions polypeuses qui se produisent si promptement dans les fièvres ardentes ; car ces concrétions, qu'on trouve à l'ouverture des cadavres, ne se forment ordinairement qu'après la mort. Cependant elles sont quelquefois possibles dans ces fièvres, lorsqu'il se trouve un embarras de circulation dans les parties précordiales. Frédéric Hoffmann rapporte (1) que, dans un jeune homme mort d'une péripneumonie, il trouva les vaisseaux du poumon remplis d'une substance épaisse et rouge, qui avait presque la forme ou la consistance de chair ; mais ce qui lui a paru encore plus remarquable, ce furent des concrétions polypeuses qu'il trouva dans l'artère et dans la veine pulmonaire proche du cœur, qui étaient adhérentes à ces vaisseaux et qui pesaient plus de deux onces. Les ventricules du cœur étaient remplis d'un sang épais et noir. On voit, par ce récit, que l'auteur a remarqué la différence qu'il y avait entre le sang coagulé qui remplissait les ventricules du cœur, et les concrétions polypeuses qui se trouvèrent dans les troncs de la veine et de l'artère pulmonaire.

(*L'endurcissement n'ôte pas la fluidité aux sucs dissous.*) Tant que les humeurs tombées en dissolution glaireuse circulent librement, il n'y a pas d'apparence que l'endurcissement que les molécules de ces humeurs contractent

séparent pas de la partie rouge du sang ; mais alors la superficie du sang, quoique rouge, est ordinairement tenace et couenneuse. Il faut encore remarquer que cette dissolution plus ou moins considérable ne dépend pas de la force plus ou moins grande de la fièvre ; car elle est quelquefois très-considérable dans certaines fièvres peu fortes, surtout dans la plupart des fièvres catarrhales où le pouls est petit et peu vigoureux. Cette dissolution dépend beaucoup plus apparemment de la manière dont les artères agissent sur le sang dans les fièvres, que de la violence du jeu de ces vaisseaux ; mais il est toujours vrai que la disposition que la matière glaireuse a à devenir couenneuse et dure par le froid, dépend de la force de cette action ; car, dans les fièvres dont nous venons de parler, cette matière s'épaissit seulement par le froid, mais elle reste glaireuse et molle, au lieu que dans une pleurésie où la fièvre est forte, elle devient très-ferme et très-coriace.

(1) Dissertatio de generatione mortis in morbis, n° 16.

dans les plus grandes fièvres, et qui les rend si propres à former des concrétions dures et tenaces, ôte rien de la fluidité que ces humeurs acquièrent dans cette sorte de dissolution : ainsi on doit regarder ces sucs dissous comme très-fluides et en même temps comme formés de parties foncièrement endurcies.

(*Epaississement de la bile dans les fièvres ; ce qui le produit.*) Il y a plusieurs expériences qui prouvent que la bile, lorsqu'elle se filtre dans le foie, entraîne avec elle des sucs albumineux. Ainsi, par la même raison qu'on vient de remarquer, il n'est pas étonnant de trouver quelquefois, dans ceux qui meurent de maladies aiguës (1), la bile de la vésicule épaisse et tenace comme de la poix. Mais on a tort, dans la pratique, de s'adresser à cette bile épaisse comme à la cause de la maladie, puisqu'elle n'en est que l'effet, et qu'on ne peut y remédier tant que la fièvre entretient le raccorcissement des sucs qui causent l'épaississement et la ténacité de cette humeur.

*Dissolution purulente.* — (*Etat de coction dans les fièvres continues.*) Lorsque, dans les fièvres, l'action violente des artères a continué plusieurs jours, nous voyons ordinairement, quand on saigne les malades, diminuer et même disparaître cette couenne dure et coriace qui auparavant se formait sur le sang après la saignée. Le sang, qui s'attachait partout aux parois du vase et qui ne laissait échapper aucune sérosité dans les premiers jours de la maladie, en dépose pour l'ordinaire beaucoup dans les derniers temps ; et si la cause de la fièvre est alors domptée, les urines se chargent d'une substance blanchâtre qui se dépose au fond du vase et qui prend à peu près la couleur et la consistance du pus. Si cette matière manque d'être entraînée par les urines ou par d'autres sécrétoires, et qu'elle se dépose sur quelque partie, elle produit sur le champ des dépôts ou abcès dans lesquels le pus se trouve ordinairement formé dès les premiers jours qu'ils paraissent (2), à la différence des autres abcès purulents, qui sont toujours précédés, pendant plusieurs jours, d'une

inflammation considérable dans les endroits où se produit et se rassemble le pus qui les forme. D'où il paraît visiblement que la fièvre, qui est une inflammation générale de la masse du sang, suppléée, dans les dépôts dont on vient de parler, à ces inflammations particulières ou locales qui précèdent toujours la formation et la coction du pus dans les autres abcès.

(*Dépôts purulents formés par les matières produites par la coction dans les fièvres.*) Cette conséquence est d'ailleurs appuyée sur des circonstances qui seules suffiraient pour en démontrer la certitude; car on observe constamment que ce n'est que dans le temps où les urines ont coutume de se décharger de cette matière qui se précipite au fond du vase sous la forme de pus, et lorsque cette même matière manque de s'évacuer, tant par la voie des urines que des autres excréments; que ce n'est que dans ce temps, dis-je, que ces abcès (1) subits se produisent. Ces dépôts sont donc visiblement formés par cette matière retenue, c'est-à-dire par cette matière qui ne paraît point différente du pus, qui ne s'aperçoit que lorsque la dissolution glaireuse et l'endurcissement des sucs albumineux disparaissent, qui, pendant le cours d'une fièvre continue, passe manifestement par ces différents états avant que de prendre la forme d'une humeur purulente, et qui doit par conséquent cette forme de pus à la fièvre même, c'est-à-dire à une inflammation générale de la masse des humeurs ; en un mot, à une cause entièrement semblable à celle qui forme le pus des abcès produits par une inflammation particulière ou locale. Les crachats que les malades rendent, surtout le matin, à la fin et à la suite d'une fièvre continue qui s'est terminée par une coction louable, et où la poitrine n'a point été singulièrement affectée, fournissent encore une preuve fort sensible des qualités purulentes de cette même matière, qui s'échappe alors par toutes les issues, quand la dépuration du sang se fait facilement ; car, outre la couleur et la consistance du pus, ces crachats ont de plus ce goût douceâtre et dégoûtant que les malades remarquent dans ceux qu'ils rendent à la fin d'une pleurésie, et dans les suppurations louables de la poitrine (2). — Il est

(1) Idem, Dissertatio de bile, medicinâ et veneno corporis, n° 54.
(2) Cet effet n'a lieu que pour les abcès qui sont parfaitement critiques, et non pour ceux qui ne sont que symptomatiques. Nous expliquerons ailleurs la différence de ces deux abcès.

(1) Marc. Aurel. Severin, De recond. abcess. natur.
(2) Cette théorie n'est pas nouvelle.

donc évident que les depôts, qui, à la fin des fièvres, se déclarent dès leur naissance, par un abcès purulent, sans être précédés d'aucune inflammation particulière, sont produits par cette matière, et que c'est cette même matière qui est elle-même le pus qui forme ce genre d'abcès (1).

(*Différence entre le pus d'un abcès formé et le pus sortant des vaisseaux qui l'ont produit.*) Ce pus, tel qu'il se trouve dans ces dépôts et même dans d'autres abcès, doit être un peu différent de celui qui résulte immédiatement de l'inflammation, et qui ne s'est point encore rassemblé dans le tissu cellulaire des graisses, pour former l'abcès ou le dépôt; car, aussitôt qu'il se rassemble dans ce tissu, il cesse d'être exposé au jeu des vaisseaux; il commence à croupir et à recevoir quelque atteinte de corruption imparfaite, qui, jointe à la chaleur du lieu, le rend si dissolvant, qu'il se creuse facilement dans le tissu cellulaire, une cavité où il s'accumule. La portion de ce tissu qui a été détruite pour former cette cavité, et la graisse que contient ce tissu, se trouvent confondues avec cette liqueur purulente: dès-là on s'aperçoit assez qu'après ce mélange, elle ne se trouve plus telle qu'elle était originairement, c'est-à-dire à sa sortie des vaisseaux.

(*Comment la chaleur étrangère concourt avec la chaleur naturelle à la formation des abcès purulents.*) Il faut, de plus, faire attention au changement qu'elle a reçu par le croupissement et la dépravation que son séjour dans l'abcès a occasionés; c'est ce croupissement et ce commencement de pourriture qui a fait dire aux anciens que la chaleur étrangère concourt dans les abcès avec la chaleur naturelle, à la formation du pus, et que le pus n'est louable qu'autant que la chaleur naturelle domine sur la chaleur étrangère. L'humeur purulente qui sort immédiatement des vaisseaux, doit donc être envisagée indépendamment de ce mélange et de ces différents états. Ainsi il doit y avoir une différence assez considérable entre celle que les urines entraînent à la fin d'une fièvre continue et qui se précipite au fond du vase, et le pus qui se trouve dans les dépôts que cette humeur produit ordinairement quand elle manque de s'évacuer; mais on peut, en toute rigueur, la comparer avec le pus qui exsude des inflammations des membranes, lorsque ces inflammations se terminent par résolution et lorsque ces membranes sont extérieures, par exemple, avec le pus qui exsude de la surface de l'œil dans l'ophthalmie, et qui prend une consistance semblable à celle du pus des abcès, par l'épaississement dont il est bientôt susceptible lorsqu'il cesse d'être exposé à l'action des artères qui le fournissent.

(*Différence entre la consistance du pus avant que de sortir des artères, et après avoir formé l'abcès.*) Il faut faire attention à cette consistance épaisse et opaque que l'humeur purulente acquiert

---

Galien, qui s'est fort assujéti aux observations d'Hippocrate, et qui a pénétré fort avant dans la doctrine de la coction des humeurs qui termine les fièvres simples continues, a non-seulement remarqué avec Hippocrate, *lib. de Cris. et lib. de Prœnot.*, que les matières que fournit cette coction sont entièrement semblables au pus que produisent les inflammations qui suppurent, *De diffeÍ. Febr.*, lib. 1, cap. 6, mais encore que ces matières sont l'effet d'une cause de même genre que celle qui forme le pus. C'est dire assez clairement que la fièvre qui opère cette coction est une inflammation générale et continue, qui produit dans la masse du sang le même changement qu'une inflammation particulière cause dans le sang arrêté dans une partie. Mais ce grand médecin, instruit par Hippocrate et par sa propre observation, a reconnu (Comment. 4, in lib. Hippoc. de rat. vict. in morb. acut.), et les plus célèbres observateurs l'ont reconnu aussi, que les malades peuvent être privés des avantages de cette coction dans les fièvres simples continues, si ces fièvres sont conduites par un praticien qui subvertisse continuellement la marche de ces maladies par des purgatifs ou d'autres remèdes turbulents.

(1) Il faut faire attention que dans beaucoup de cas ces abcès, qui ne sont point précédés d'inflammation particulière, peuvent être, dans le moment même qu'ils se forment, et avant même qu'ils soient aperçus comme abcès déterminés, accompagnés d'une inflammation et d'une douleur considérable, ce qui doit arriver toutes les fois que ces dépôts sont placés profondément, ou qu'ils intéressent des parties nerveuses; alors cette inflammation, qui est suscitée par le séjour du pus dans ces dépôts, confond ces mêmes dépôts avec les abcès qui sont précédés et causés par une inflammation particulière ou locale.

par le repos afin de ne se pas représenter cette humeur sous une telle consistance, lorsqu'elle est encore dans nos
vaisseaux : on doit, au contraire, s'en
former alors une idée tout opposée ; car
nous voyons qu'elle ne trouble point les
urines lorsqu'elle sort avec elles, ni même pendant le temps qu'elles conservent
de la chaleur ; elle doit donc être, dans
nos vaisseaux, extrêmement fluide et
limpide. On comprend facilement que
cette remarque peut s'étendre à toutes
les humeurs excrémenteuses qui sont de
même susceptibles d'épaississement ;
mais on n'y fait pas assez d'attention :
l'imagination qui nous représente toujours ces humeurs sous la même consistance qu'elles ont, lorsque nous les rejetons, nous séduit sans cesse. Si quelqu'un jette beaucoup de crachats fort
épais, on se laisse tellement surprendre
par la consistance de ces crachats, qu'on
croit que la masse des humeurs de cette
personne abonde en sucs aussi glaireux
et aussi épais que ces crachats, qui n'ont
pris cette consistance que depuis qu'ils
sont ainsi disposés dans les voies de l'expectoration. C'est par une pareille méprise que les modernes ont regardé la
couenne dure et épaisse, qui, dans les
inflammations, se forme sur le sang après
la saignée, comme une preuve que les
inflammations étaient produites par l'é-
paississement ou la coagulation des humeurs. Cette prévention s'étend jusque
dans la pratique, en suggérant l'usage
des remèdes actifs et stimulants, dans
l'idée que ces remèdes sont incisifs ou
atténuants, propres, par là, à dissiper
cet épaississement prétendu ; aussi la
cause que l'on veut combattre, et les qualités des remèdes, sur lesquels on compte, sont également chimériques.

(*Cette différence n'est qu'accidentelle.*) Quoique l'humeur purulente, telle
qu'elle est à la sortie des vaisseaux, soit
fort différente du pus qui se forme dans
les dépôts et dans les abcès (1), elle a
déjà néanmoins la forme et les qualités
essentielles du pus, ou plutôt c'est le pus

lui-même dans son état naturel, le pus
sans alliage et sans altération ; car la
consistance épaisse qui lui manque alors,
n'est, comme nous l'avons dit, qu'une
qualité accidentelle qui lui arrive par le
repos ; et, sans cette humeur, telle que
nous l'envisageons dans son premier état,
je veux dire qu'elle vient d'être produite
par une inflammation générale ou particulière, il ne se forme jamais ni abcès,
ni dépôts purulents (1).

(*Différence entre la dissolution purulente et la dissolution glaireuse.*)
Ce détail suffit pour faire sentir la différence qu'il y a entre la dissolution purulente et la dissolution glaireuse, et entre
l'endurcissement que le jeu trop violent
des vaisseaux produit d'abord dans les
sucs albumineux. La dissolution glaireuse produit une humeur qui n'a aucune affinité avec les sécrétoires des sucs
excrémenteux, si ce n'est avec celui de
la bile, qui en laisse échapper un peu
avec cet excrément (2) ; c'est cette portion qui passe par le foie, qui rend dans
les premiers temps des fièvres, comme
nous l'avons remarqué, la bile tenace et
peu coulante, et qui fait naître l'idée de
cette prétendue bile poisseuse, qui occupe si fort et si inutilement les praticiens dans la cure des fièvres continues.
Cette humeur glaireuse et endurcie, qui
n'a aucune proportion avec les sécrétoires, est, à la réserve de la petite quantité qui s'échappe par le foie, entièrement retenue dans les vaisseaux jusqu'à
ce que leur jeu excessif l'ait convertie
en cette liqueur purulente dont nous
venons de parler. Elle est facilement
évacuée après ce changement ; non-seulement son excrétion est alors, comme
nous l'avons dit, fort sensible dans les
urines, par le sédiment qu'elle y dépose,
et souvent aussi dans l'expectoration, par
la saveur qu'elle donne aux crachats, etc.,
mais encore par le changement manifeste

---

(1) Nous entendons précisément par
dépôts ces abcès que le pus ou des matières sanieuses dans la masse du sang,
par une fièvre, produisent sur-le-champ ;
et par abcès simplement, ceux dont le
pus ou les matières sanieuses sont formés
dans la partie ou dans la tumeur où se
font ces abcès.

(1) Nous ne parlons ici que du pus des
abcès et des dépôts ; il y en a un autre
dont nous parlerons dans la suite.

(2) On est convaincu, par des expériences certaines, que la bile entraîne
avec elle dans la vésicule du fiel, des
substances lymphatiques ou albumineuses que l'esprit-de-vin durcit, tandis que
la bile se sépare de ces substances et se
délaie dans cette même liqueur. Hoffmann, Medic. system.; Boerhaave, Chem.,
tom. I, pag. 184.

qui arrive, en même temps, à la bile excrémenteuse. Cet excrément, qui auparavant était presqu'entièrement retenu par sa consistance et sa ténacité, devient fort fluide, fort coulant, et s'évacue, par la voie des selles, avec beaucoup de facilité : la couleur foncée ou fort brune qu'il avait acquise pendant son séjour dans la vésicule, se change en un jaune clair ou peu chargé, parce que la liqueur purulente qui se mêle avec cette bile, qui la dissout et lui communique sa couleur, affaiblit beaucoup celle de cet excrément.

(*La doctrine de la coction et des crises a été établie sur l'observation.*) Cet objet ne pouvait échapper à des praticiens, attentifs à étudier les mouvements de la nature ; c'est par cette exactitude à observer tous les changements qui arrivent dans le cours des maladies aiguës, que les anciens sont parvenus à reconnaître et à distinguer les états de crudité, de coction, de crise, etc., et à établir, selon ces différents états, des règles sûres pour se conduire dans la cure des fièvres Ces règles ont été soigneusement observées jusque vers la fin du siècle passé, où la pratique a commencé à être assujétie aux hypothèses et au simple raisonnement.

(*L'esprit de système a fait rejeter cette doctrine.*) Ceux qui se sont abandonnés les premiers à ces vaines spéculations ont, à la vérité, respecté une méthode établie et confirmée, depuis plusieurs siècles, par l'expérience (1) ; mais enfin les praticiens, même les plus employés, ont préféré les idées claires, liées et simples qui brillent dans les nouveaux systèmes, à ces connaissances obscures, difficiles à concilier, que la simple observation a seulement fait entre-

_____

(1) Urinarum inspectio in febribus præ cæteris quibuscumque morbis plus habet certitudinis et maximi est usûs ; Hinc enim ægri et morbi status optimè cognoscuntur, et medicæ intentiones circa agenda meliùs diriguntur... Quo ad directiones pharmaceuticas res in hoc ordine versatur ; in crebrâ urinæ inspectione naturæ motum attendamus eidemque obsequamur, nec catharsi, nec diaphoresi movendum, nisi hypostasis quædam in urinis coctionis signa exhibeat. *Willis*, *De febr. contin.* Hoc opus coctionis solius est naturæ, quam arte adjuvare non possumus ; saltem impedimenta naturam gravantia removere valemus. *Etmuller*, *De febr.*

voir. Ils se sont imaginés qu'on pouvait attaquer les fièvres dans leurs causes immédiatement, et par-là, éviter à la nature un combat, dont la victoire est toujours incertaine. Les uns ont eu recours à des spécifiques, ou plutôt à des sels d'un genre opposé à ceux qu'ils regardaient comme la cause du mal ; les autres fondaient, indépendamment des coctions et des crises, leurs espérances sur les évacuants, tous remèdes familiers, qui n'auraient pas échappé à l'expérience des siècles précédents, s'ils étaient capables d'éteindre ces maladies.

*Différents genres de fièvres qui se terminent par coction, et leurs différents genres de coction.* — (*Coction des fièvres éphémères causées par des substances acides*). L'excrétion de la cause des fièvres ne paraît pas toujours nécessaire, du moins immédiatement après la coction, pour faire cesser ces maladies ; car il semble que cette excrétion n'est indispensable que dans les cas où l'action des vaisseaux ne peut détruire ou corriger les qualités malfaisantes des substances qui causent la fièvre ; mais les praticiens modernes, trop prévenus contre la doctrine des coctions, n'ont cherché ni à connaître ni à distinguer ces substances des autres matières fébrifiques qui ne peuvent résister aux forces de la nature ; cependant il est aisé de remarquer que les substances acides que produisent, par exemple, les indigestions fermenteuses, et qui passent dans le sang, ne causent presque jamais que des fièvres éphémères ; encore faut-il que la fermentation ait excessivement dépravé ces substances, pour qu'elles puissent causer une fièvre fort vive.

(*Différence entre les fièvres produites par ces causes humorales acides, et celles qui sont produites par des causes humorales alcalines*). Les lumières que fournit la physique du corps humain s'accordent avec cette observation ; car elles nous apprennent que toute acrimonie du genre de l'acide, du moins de l'acide des végétaux, ne peut tenir long-temps à l'action des vaisseaux, dont un des principaux effets est de convertir en peu de temps tout sel acéteux en sel alcalescent ; et que, quand les sels sont parvenus, soit par le jeu des vaisseaux, soit par pourriture, à un certain degré d'alcalisation, surtout les sels des substances grasses (1), ils acquièrent une acrimonie

_____

(1) Ces sels volatils huileux, alcalis

malfaisante, que l'action des vaisseaux ne peut rendre que plus fâcheuse. Ainsi, quand les forces de la nature ne peuvent détruire cette acrimonie, l'évacuation est la seule ressource qui leur reste pour se délivrer des sels trop élaborés ou de ceux qui sont produits par la pourriture, c'est-à-dire de tout sel du genre alcali huileux, volatilisé à l'excès. Mais cette évacuation s'obtient toujours difficilement; car, ou il faut que la fièvre que ce genre de sel excite produise elle-même une humeur capable d'envelopper cet âcre incompatible à nos sécrétoires, ou il faut, comme nous le remarquerons dans la suite, que ce sel détruise la plus grande partie des sucs albumineux, et soit entraîné avec eux par les voies excrétoires; ou bien il faut qu'il se trouve entre lui et quelque partie une affinité qui puisse le déterminer à s'y déposer et à s'y fixer, pour être ensuite évacué par suppuration.

( *Différentes terminaisons des fièvres continues causées par des substances alcalines* ). Ce sont là les trois manières dont se terminent les fièvres continues qui dépendent d'un sel huileux trop alcalisé, et peut-être aussi de quelques autres causes qui nous sont inconnues. La première de ces terminaisons s'obtient par cette opération de la nature qu'on appelle coction, et la fièvre s'éteint aussitôt que cette terminaison est décidée. La seconde arrive par une espèce de dissolution putride dont nous parlerons bientôt. La fièvre qui se termine par cette voie, ne finit pas tout d'un coup comme par la terminaison précédente; elle ne s'éteint que peu à peu, à proportion que la masse du sang se dépure par les forces de la nature ou par les secours de l'art. La troisième, qui se fait par dépôt, termine la fièvre par une autre maladie, c'est-à-dire par une gangrène ou par un abcès, et le salut du malade dépend prin-

cipalement de l'endroit où se fait le dépôt.

( *Différences entre les fièvres causées par des substances putrides, et celles qui sont causées par des sucs excrémenteux.* ) Ces connaissances n'ont point échappé aux anciens; car ils ont tous reconnu que les fièvres continues qui ont un peu de durée, excepté quelques fièvres épidémiques dont on ne connaît point la cause, sont ordinairement produites par quelques substances atteintes de dépravation putride, et quelquefois aussi par des matières bilieuses ou excrémenteuses retenues, excessivement volatilisées et rendues extrêmement actives (1); c'est-à-dire que, dans l'un et dans l'autre cas, ces fièvres sont causées par des substances remplies de sels volatils huileux trop alcalisés. Nous pouvons remarquer, en effet, qu'excepté ce genre de substance, on connaît, je crois, peu de matières capables de causer des fièvres continues.

· ( *Les fièvres ardentes se terminent pour l'ordinaire plus facilement par la coction que les fièvres putrides.* ) Parmi ces fièvres, celles que les anciens attribuent à des sucs pervertis ou devenus trop alcalescents par le jeu des vaisseaux, leur ont paru les plus susceptibles de coction, parce qu'elles ne sont ordi-

---

ou alcalescents, qui sont produits par le jeu des vaisseaux ou par la pourriture, sont beaucoup plus nuisibles que ceux que l'art produit par le feu; car on exciterait difficilement une fièvre considérable, surtout une fièvre continue par ces derniers, à moins, peut-être, qu'on n'en fît prendre une quantité fort considérable; au lieu que nous voyons, par les observations de Bellini, que quelques grains d'œuf pourri, pris intérieurement, sont capables de causer un grand désordre.

(1) Ces deux genres de causes forment deux genres de fièvres continues connues par les anciens sous les noms de fièvres putrides et de fièvres ardentes. Ils appelaient fièvres putrides toutes celles qu'ils soupçonnaient être causées par des substances atteintes de pourriture, quoique ces substances ne portent pas toujours la contagion dans les humeurs, et qu'elles ne produisent souvent qu'une fièvre continue simple; et ils nommaient fièvres ardentes celles qu'ils croyaient être produites par des matières bilieuses fort exaltées, telles que peuvent être des matières bilieuses, excrémenteuses retenues, et devenues fort nuisibles. Cependant, il n'est pas à présumer que toutes les différentes matières excrémenteuses retenues produisent des fièvres continues ardentes; on pourrait conjecturer, au contraire, que les fièvres intermittentes sont causées par ces matières, qui ne peuvent être évacuées qu'à la fin de chaque accès, à la faveur d'une espèce de coction qui les unit apparemment aux débris des humeurs, particulièrement des matières grasses, détruites par la fièvre.

nairement qu'inflammatoires, c'est-à-dire qu'elles se bornent uniquement à l'incendie des humeurs, et que cet état, lorsqu'il est simple, se termine enfin par la production d'une matière propre à envelopper ces sucs incendiaires. Mais, selon eux, les fièvres continues dépendent le plus souvent de substances dépravées par la pourriture, et ils ont reconnu que ces substances, lorsqu'elles n'infectent pas assez la masse du sang pour causer, par une espèce de contagion, une dissolution putride dans les humeurs, ou lorsqu'elles n'ont pas acquis un degré de malignité suffisant pour subvertir les actions vitales, se bornent aussi à produire une fièvre purement inflammatoire, et capable par conséquent de coction. Mais on doit peu compter sur cette coction dans les fièvres putrides, colliquatives ou malignes. Dans les premières, j'entends celles qui sont accompagnées d'une dissolution putride remarquable, il est manifeste que la cause agit plus sur les liquides que sur les solides, et qu'elle détruit trop la texture des humeurs pour que l'action des vaisseaux puisse produire, par un certain degré de coction, cette humeur purulente qui peut, aussitôt qu'elle est formée, envelopper tout l'âcre fébrifique. Dans les secondes, c'est-à-dire dans les fièvres malignes, l'expérience nous apprend que souvent le désordre que causent les substances putrides dans le principe vital et dans l'action des organes de la circulation, trouble trop les opérations de l'économie animale pour obtenir cette coction salutaire qui, comme on l'a déjà dit, doit être dans les fièvres l'effet d'une action violente, régulière, générale et continue des artères, laquelle produit dans la masse des humeurs le même changement que celui qui arrive aux humeurs lorsqu'elles se trouvent arrêtées dans une partie, et qu'elles y sont continuellement exposées à une inflammation particulière, je veux dire à une inflammation bornée à cette partie.

( *Les modernes qui font consister les fièvres malignes dans l'inflammation du cerveau, ont une idée trop bornée de la nature et des causes de ce genre de fièvre.*) Nous ne bornons pas, comme ont fait quelques modernes, le nom de fièvres malignes à celles qui sont accompagnées d'une inflammation au cerveau, qui gêne le cours des esprits, opprime les forces, trouble les fonctions de l'économie animale, et qui exigent, à ce qu'on croit, d'abondantes saignées du pied, préférablement à celles du bras ; car, outre que cette sorte de fièvre maligne cérébrale, à en juger par les inspections anatomiques, n'est pas fort commune, c'est que véritablement les fièvres malignes dépendent souvent d'affections qui, au fond, sont fort différentes des symptômes qui accompagnent les inflammations du cerveau. Les délires, les assoupissements, les mouvements convulsifs, les abattements, les angoisses, etc., qui sont les désordres qui caractérisent ordinairement ce genre de fièvres, ne sont pas, comme on le pense, de simples symptômes, mais le plus souvent de véritables maladies dont chacune a ses indications particulières ; ainsi ce n'est point en satisfaisant simplement à celles que présente la fièvre, ni à celles qu'on tire d'une inflammation ou d'un engorgement qu'on suppose dans le cerveau, qu'on peut alors remédier à toutes ces affections.

(*Les fièvres malignes consistent dans une complication de maladies congénères ou produites par une même cause.*) Ces mêmes affections ont à la vérité la même cause ; car c'est la cause humorale qui excite excessivement le jeu des artères et produit la fièvre, qui produit aussi ces différentes lésions en attaquant diversement le genre nerveux, et si nous pouvions nous adresser directement à cette cause pour l'expulser ou la corriger, nous remédierions en même temps à tous les désordres qui forment cette complication de maladies congénères, dans laquelle consistent les fièvres malignes ; mais l'art, comme nous l'avons dit, est impuissant contre une telle cause ; il ne peut s'adresser qu'aux maladies mêmes qu'elle produit ; ainsi, tant que cette cause continue d'agir, il est difficile d'en arrêter les effets. On peut souvent les modérer ; mais il faut attendre que la nature triomphe de cette cause pour qu'ils disparaissent entièrement. Si les opérations de l'économie animale ne sont pas excessivement troublées par cette complication de maladies, la fièvre pourra elle-même vaincre cette cause par la coction ; mais si le désordre est si grand que cette coction soit empêchée, la maladie se termine par quelques dépôts, ou peut-être par la dissolution putride dont nous parlerons bientôt.

Nous ne nous étendrons pas davantage sur ces fièvres malignes, ni sur toutes les autres fièvres compliquées de maladies qui consistent dans la lésion des solides ; nous ne devons nous arrêter ici qu'aux vices que les humeurs peuvent contracter dans ces maladies, soit par la débilité ou par la violence de l'action des vaisseaux, soit par des matières vicieuses qui pénètrent dans les voies de la circulation, ou par des sucs excrémenteux dont l'excrétion est empêchée ; et nous pouvons examiner tous ces états vicieux des humeurs, sans entrer dans le détail de ces complications. Il est vrai que ce détail serait nécessaire, si nous examinions ici les indications que peuvent présenter tous ces différents états des humeurs ; mais, comme nous nous sommes bornés dans ce mémoire à examiner les divers états de nos humeurs dans les maladies simplement chirurgicales, et dans ces mêmes maladies compliquées de celles 'qui sont du ressort de la médecine, nous ne devons entrer dans l'explication et dans la cure de ces diverses maladies, qu'autant que peut l'exiger la connaissance de notre sujet.

(*Différence entre les fièvres continues et les fièvres continentes.*) Il faut distinguer les fièvres périodiques subintrantes, ou les fièvres continentes (1), des fièvres continues avec redoublement; car, quoique ces fièvres périodiques forment, par une suite de paroxysmes ou d'accès dont le commencement de l'un prévient la fin de l'autre, de fausses fièvres continues, qui ont chez les malades un foyer qui refournit continuellement la masse du sang de matière morbifique, elles ne se terminent pas cependant comme les fièvres continues par une coction décisive : chaque accès dompte à la vérité la cause qui le produit ; mais la source qui a fourni cette cause ne cesse point de la renouveler à mesure que celle qu'elle a fournie d'abord commence à s'affaiblir : ainsi, quoique chaque paroxysme se termine toujours parfaitement par une espèce de coction, la fièvre continue toujours.

*Ces deux genres de fièvres sont difficiles à démêler quand elles se trouvent ensemble.*) Quelquefois de pareils accès se joignent aux fièvres continues, et fournissent dans la cure de ces fièvres des indications particulières. Ce cas est embarrassant : les praticiens du commun, je veux dire les praticiens peu instruits ou peu intelligents, et ceux qui fondent leur pratique sur de vains systèmes, ne le démêlent pas facilement ; il n'y a que l'observation qui puisse conduire sûrement dans ce labyrinthe. Les paroxysmes des fièvres périodiques sont presque toujours précédés de quelques symptômes qui les annoncent et qui les rendent remarquables, comme des lassitudes ou sentiments douloureux dans différentes parties, quelque peu de froid aux extrémités du corps, des frissons, ou du moins quelques légères horripilations. Ces paroxysmes se distinguent aussi dans leur déclin par des signes peu équivoques : les urines, du moins après quelques accès, charrient et déposent (1) un sédiment louable, mais différent de celui que la coction procure dans une fièvre continue ; le ventre se prête facilement aux purgatifs, surtout après que le malade a été suffisamment saigné, et ces remèdes sont souvent d'un grand secours dans ces fièvres, même dans toutes les fièvres qui sont simplement fièvres périodiques ; et, s'il est permis de le remarquer en passant, il y a des cas où l'on ne peut les négliger sans exposer entièrement la vie des malades, car la cause de ces fièvres n'est pas toujours exempte de malignité. Il n'est pas rare en effet de voir des fièvres périodiques continentes et même intermittentes accompagnées de mouvements convulsifs, d'assoupissements et d'autres accidents mortels que l'on peu prévenir ou dissiper promptement par l'usage des purgatifs administrés à propos. Les redoublements des fièvres continues ne sont ordinairement annoncés par aucun symptôme ; ils commencent insensiblement, et leur déclin ne fournit que des urines foncées, c'est-à-dire fort abondantes en matières simplement excrémenteuses ; mais elles ne donnent ordinairement ni nuage ni aucune sorte de sédiment (2), avant que la maladie soit arrivée à son terme. Ainsi les accès des fièvres périodiques peuvent être distingués par un praticien habile, des redoublements des fièvres continues, surtout lorsque celles-ci ne sont point accompagnées d'une malignité capable de causer des accidents qui en troublent la marche.

*Sédiments différents des fièvres con-*

---

(1) Voyez Morton, sur ce genre de fièvre.

(1) Morton, Exercitatio de febr. contin., cap. 3.
(2) Lommius, Obs. medicinalium, lib. 1.

*tinues et des fièvres périodiques.*) Les urines des fébricitants déposent deux sortes de sédiments, savoir le sédiment blanc ou purulent dont nous avons parlé, et le sédiment briqueté ou rouge, que Willis et d'autres observateurs comparent au bol d'Arménie, et qui est ordinairement le seul sédiment des fièvres périodiques (1); encore ne paraît-il pas dès le commencement de la maladie : car les praticiens ont généralement remarqué que dans les premiers temps de ces fièvres, et dans les fièvres éphémères, les urines sont crues, aqueuses, peu colorées et sans sédiment, excepté chez les personnes dont les urines sont toujours fort teintes : telles sont celles qui tachent ordinairement les parois des vaisseaux, d'une matière pareille à celle de ce sédiment briqueté. Cette exception est très-étendue, car il est fort ordinaire de trouver un semblable sédiment attaché aux parois des vaisseaux qui servent à recevoir l'urine des personnes en santé; d'où il paraît assez que ce genre de sédiment est purement féculent, c'est-à-dire formé des parties excrémenteuses de l'urine, les plus faciles à se rassembler par le froid, à s'unir et acquérir une ténacité et une consistance épaisses, qui en partie les retiennent aux côtés du vase, et qui en partie aussi les précipitent au fond. La ténacité avec laquelle ces fèces s'attachent au vase, est une propriété particulière au sédiment briqueté; car le sédiment purulent se dépose plus facilement, et conserve une consistance plus molle et plus coulante, laquelle l'empêche de contracter une pareille adhérence.

(*Le sédiment féculent est en partie causé par la coction dans les fièvres périodiques.*) Quoique les urines des personnes en santé fournissent pour la plupart un sédiment briqueté, il y a toujours une différence remarquable entre ce sédiment et celui que produisent les fièvres périodiques, du moins par rapport à la quantité. Il est rare dans la santé qu'il y en ait assez pour se précipiter et s'accumuler au fond du vaisseau, il s'attache seulement par place à ses parois; mais dans les fièvres périodiques, après plusieurs paroxysmes, il se dépose au fond du vase, et s'y amasse même quelquefois dans une quantité considérable : d'ailleurs, le sédiment

que les urines fournissent dans l'état de santé, est ordinairement d'un rouge moins vif que celui qui paraît dans ces fièvres; ainsi il est visible que ce dernier est, du moins en partie, le produit de la fièvre et apparemment d'une espèce de coction par laquelle la matière fébrifique s'incorpore à la fin de chaque paroxysme avec les parties excrémenteuses qui sont chassées par la voie des urines et par les autres organes excrétoires.

(*Le sédiment purulent paraît quelquefois dans les fièvres périodiques, et le sédiment féculent dans les fièvres continues.*) La coction, dans les fièvres, ne se borne pas toujours au sédiment briqueté ou féculent, elle fournit aussi quelquefois un sédiment blanc ou purulent; mais on a observé qu'alors elle termine ordinairement la fièvre sans retour. — Si la coction produit quelquefois un sédiment purulent dans les fièvres périodiques, elle produit aussi en certains cas, dans les fièvres continues, un sédiment, féculent qui s'attache aux parois du vaisseau, et qui quelquefois est en si grande quantité qu'il se dépose au fond du vase avec le sédiment purulent auquel il communique sa couleur.

*Différents dépôts qui arrivent dans les fièvres, lorsque la coction ou les évacuations nécessaires manquent.* — Les matières de ces deux sortes de sédiments fournissent celles de deux genres de dépôts qui arrivent dans les fièvres; mais, outre ces deux genres de dépôts, il y en a un troisième qui est plus ordinaire, surtout dans les fièvres malignes et pestilentielles; il comprend tous ceux qui sont formés par la seule cause efficiente de la maladie, c'est-à-dire purement par la matière hétérogène qui s'est introduite dans les vaisseaux, qui d'un côté, par son incompatibilité avec le genre artériel, suscite la fièvre, et qui d'autre part se porte et se fixe sur quelque partie : par exemple le venin de la petite vérole qui se dépose sur la peau et qui y excite des pustules inflammatoires, celui des maladies pestilentielles qui se dépose sur une partie et y cause des charbons ou des tumeurs inflammatoires et gangréneuses connues sous le nom d'anthrax, celui d'une fièvre maligne qui quelquefois se jette sur les glandes parotides, sur les glandes des aisselles, sur celles des aines, etc., où il suscite des inflammations suivies d'abcès, qui d'autre fois se porte à la peau et y produit un érysipèle malin. Ainsi cette matière hétérogène devient,

(1) Morton, Willis.

dans la partie, où elle se dépose, la cause d'une maladie locale.

(*Différence entre la matière qui se dépose et celle qui forme le volume de la tumeur dans les dépôts.*) C'est souvent cette maladie elle-même qui prend le nom de dépôt; cependant ce ne sont point les sucs arrêtés dont se forme le volume de la tumeur qui méritent ce nom; il n'appartient en rigueur qu'à l'hétérogène qui se dépose sur la partie où il cause, dans les voies de la circulation, un dérangement qui arrête le cours de ces sucs; car cette matière hétérogène seule est trop déliée et en trop petite quantité pour se rendre sensible par son volume. On confond donc mal à propos les maladies locales avec la matière déposée, qui, en pareil cas, cause ces maladies, surtout quand elle produit des tumeurs et des abcès; car, lorsqu'elle cause des gangrènes sèches, des caries, des ulcères ou d'autres maladies qui ne sont point accompagnées de tumeurs, nos idées sont plus débrouillées, nous cessons de confondre la maladie locale avec cette matière déposée; on reconnaît alors que ces sortes de dépôts ne sont formés effectivement que par une substance insensible qui produit ces désordres dans la partie sur laquelle elle se fixe.

(*Les dépôts des sucs excrémenteux ne forment pas d'abord des abcès.*) Les dépôts formés par les sucs excrémenteux, ne consistent pas non plus dans des tumeurs ni dans des suppurations; du moins n'en voyons-nous point extérieurement où nous reconnaissions ces sucs : ces mêmes sucs peuvent cependant causer par leur acrimonie des embarras de circulation, et des inflammations suivies d'abcès.

(*Il n'y a que les dépôts purulents et sanieux qui forment d'abord des abcès.*) Il n'y a donc que les dépôts formés par les matières purulentes dont nous avons parlé ci-devant, c'est-à-dire par des matières produites par la coction dans les fièvres continues, et les dépôts sanieux qui se forment dans les fièvres putrides, colliquatives, et dont nous parlerons lorsque nous examinerons l'état des humeurs dans ce dernier genre de fièvres; il n'y a, dis-je, que ces deux genres de dépôts qu'on puisse regarder tout d'abord comme de véritables abcès, parce que ce pus ou cette sanie qui se déposent sont précisément la matière qui forme la tumeur qui abcède.

(*Les parties intérieures paraissent plus exposées que les extérieures aux dépôts des sucs excrémenteux.*) Les sucs excrémenteux se déposent ordinairement sur les viscères, surtout sur le cerveau : quelquefois sur les viscères du bas-ventre, particulièrement dans les fièvres périodiques; mais il paraît que nos parties extérieures sont peu exposées à ce genre de dépôt, ou du moins, s'ils se placent sur ces parties, ils ne peuvent être remarquables que par les tumeurs ou les autres désordres qu'ils y occasionent, et alors on ne peut pas les distinguer de ceux qui sont formés par la cause efficiente de la maladie et qui produisent les mêmes accidents; c'est pourquoi ces dépôts sont peu connus en chirurgie.

(*Les dépôts des sucs excrémenteux se remarquent difficilement.*) Je crois que souvent on ne les démêle pas mieux en médecine. Cependant un observateur exact peut ordinairement les prévoir et les reconnaître, car ils sont presque toujours annoncés, surtout dans les maladies aiguës, par les urines lorsqu'elles deviennent crues et pâles après avoir été fort teintes et chargées. Ce présage n'est souvent qu'un signe fort passager, un signe qui peut disparaître quoique le dépôt persiste, principalement lorsque les sucs excrémenteux qui forment ce genre de dépôt se fixent dans le foie et y empêchent, du moins en partie, le passage de la bile; cette humeur, retenue dans la masse du sang, teint alors beaucoup les urines. Ce cas est assez ordinaire dans les fièvres intermittentes; ainsi, ces sortes de dépôts peuvent eux-mêmes alors faire disparaître cette limpidité et cette couleur pâle, qui, comme nous l'avons dit, les annonce ordinairement.

(*Funestes effets de ces dépôts dans les fièvres.*) Tous ces différents genres de dépôts sont, lorsqu'ils se placent sur quelque partie intérieure, la sources des plus fâcheux accidents qui arrivent dans les fièvres. Les inflammations, les suppurations, les douleurs, les caries, les gangrènes, les délires, les angoisses, les convulsions, la prostration des forces, les assoupissements léthargiques, la tension des hypocondres, et beaucoup d'autres affections souvent beaucoup plus redoutables que la fièvre ou la maladie primitive, sont ordinairement des suites de ces dépôts.

(*Les intentions du médecin et du chirurgien sont différentes dans la cure des dépôts.*) Ces accidents causent souvent dans l'économie animale un désordre si grand qu'on ne doit plus compter sur les opérations de la nature pour la délivrance du malade ; toute sa ressource est dans la médecine. La saignée et les purgations sont les secours les plus efficaces que cet art puisse fournir contre ces dépôts intérieurs ; mais les praticiens n'ont pu encore établir que des règles générales et vagues pour l'administration de ces remèdes. L'inflammation dans ces dépôts fait principalement recourir aux saignées ; et, quand ils se forment sans inflammation, on tâche de déplacer , par l'usage des purgatifs, l'humeur qui les produit. Mais ces remèdes sont souvent, malgré le zèle et l'application de ceux qui les administrent, fort insuffisants dans beaucoup de circonstances, soit parce que la grandeur de la maladie rend ces secours impuissants, soit parce qu'on ne peut distinguer au juste la source des accidents qui peuvent être communs à ces dépôts et à d'autres causes, et qu'on ne peut saisir que des indications équivoques ; soit enfin parce que l'effet de ces remèdes dépend de circonstances trop difficiles à reconnaître et à observer : l'expérience n'a pu, dans cette obscurité , marquer encore aucune route qu'on puisse suivre avec assurance. Les intentions du médecin, dans le traitement des dépôts qui se fixent sur des parties intérieures, sont fort opposées à celles que le chirurgien se propose dans la cure de la plupart des dépôts extérieurs, car le médecin ne tend qu'à remuer, à déplacer et rappeler dans les voies de la circulation , l'humeur qui se dépose et qui se fixe : le chirurgien, comme nous le remarquerons dans la suite, craint au contraire la délitescence, et ne pense qu'à empêcher le retour de l'humeur dans la masse du sang.

*Dissolution putride.* — Les fièvres continues ne se terminent pas toujours par le second genre de dissolution dont nous venons de parler, c'est-à-dire par coction. Si les humeurs sont fort infectées de matières corrompues , ces matières y causent par contagion une dissolution putride qui est plus ou moins considérable , et qui se déclare plus ou moins promptement, selon que ces mêmes matières sont plus ou moins abondantes ou qu'elles sont plus ou moins contagieuses. Il arrive quelquefois qu'indépendamment d'aucune fièvre, les substances putrides qui passent dans les humeurs y causent et entretiennent une dissolution qui dure jusqu'à ce que les sucs les plus corruptibles soient détruits ; quelquefois aussi ces substances causent la fièvre sans produire de dissolution putride : mais souvent elles causent l'une et l'autre, et quelquefois la dissolution n'arrive que vers les derniers temps de la fièvre, et alors la dissolution glaireuse peut précéder la dissolution putride.

(*La fièvre peut contribuer à la dissolution putride.*) La fièvre qui accompagne alors cette disposition contagieuse, contribue beaucoup à augmenter l'activité des substances putrides qui infectent la masse du sang, et à les rendre dissolvantes ; car le jeu des vaisseaux exalte, développe de plus en plus les huiles et les sels de ces substances ; il rend d'ailleurs les sucs albumineux de plus en plus susceptibles de pourriture et de dissolution ; ainsi on peut, en pareil cas, mettre cette action au rang des causes qui peuvent produire ou faciliter la dissolution putride de ces sucs.

(*La pourriture des humeurs , dans les fièvres les plus putrides, se fait rarement remarquer par la mauvaise odeur.*) Cette dissolution ou cet état de pourriture des humeurs ne se manifeste ordinairement dans les corps vivants par aucune mauvaise odeur , tant que ces humeurs sont enfermées dans les vaisseaux et exposées à leur action. Si cette mauvaise odeur pouvait être remarquable, on s'en apercevrait surtout dans les saignées qu'on est alors obligé de faire. Il arrive quelquefois à la vérité que le sang que l'on tire dans certaines fièvres fort putrides sent mauvais ; mais ce cas est rare. Les humeurs fétides que les malades rejettent par la voie des selles, dans ce genre de fièvre , contractent presque toujours leur puanteur par le peu de séjour qu'elles font dans les intestins, où elles sont exposées à l'accès d'un air échauffé et renfermé, car celles qui sont entraînées par les urines, n'acquièrent pas sitôt une mauvaise odeur. Les sueurs néanmoins sentent presque toujours mauvais en pareil cas, ce qui arrive sans doute parce qu'elles sont arrêtées , qu'elles croupissent dans les linges qui sont autour du malade, et que la chaleur du corps et du lit les corrompt sur-le-champ.

(*Ardeur brûlante, symptôme propre des fièvres.*) Ces fièvres putrides colliquatives, surtout celles qui sont excitées par une infection fort considérable de substances corrompues, sont ordinairement accompagnées d'un accident particulier, lorsque la putréfaction est parvenue à un haut degré. C'est cette ardeur ou cette chaleur âcre dont on s'aperçoit quand on touche la peau des malades pendant un peu de temps, lors même que la fièvre est peu considérable : aussi ne prétendons-nous point attribuer entièrement cette ardeur à la violence du jeu des vaisseaux ; cependant elle en dépend beaucoup, mais il ne la cause point de la même manière qu'il cause la chaleur simplement fébrile ou inflammatoire ; celle-ci répond toujours à l'état de la fièvre, c'est-à-dire à la force et à la vitesse actuelle du jeu des artères, au lieu que l'ardeur des fièvres putrides est une suite de l'action précédente des artères, qui n'y a contribué que parce qu'elle a augmenté l'acrimonie des sucs putrides. J'ai vu des fièvres pourprées, qui d'abord ne faisaient sentir qu'une chaleur médiocre, accompagnées de sueurs presque continuelles ; mais, plus la maladie durait, plus cette chaleur devenait piquante ; les sueurs cessaient ou diminuaient considérablement, et faisaient place à une ardeur très-vive qui persistait jusqu'à la mort (1).

_____

(1) Cette ardeur, qu'on observe dans les fièvres putrides, nous oblige à faire ici une petite remarque sur ce genre de chaleur, parce que nous serons dans la suite forcés de reconnaître en plusieurs cas ce sentiment vif de chaleur, qui ne dépend point du jeu actuel des artères ; car quelquefois les malades la ressentent très-vivement dans des parties qui paraissent très-froides à ceux qui les touchent. C'est un sentiment semblable à celui qui est produit par l'action de la pierre à cautère, de l'eau-forte, ou quelques autres septiques, lesquels paraissent brûler la partie sur laquelle ils agissent, parce qu'ils causent le même genre de douleur que la brûlure ; néanmoins ils ne causent point dans cette partie une chaleur qui, comme dans une partie enflammée, se manifeste d'abord au toucher. Il est important dans la pratique de ne pas confondre ces deux genres de chaleur, c'est-à-dire la chaleur d'acrimonie et la chaleur d'inflammation ; c'est pourquoi nous avons été obligés de les distinguer ici, afin de faire remarquer ce sentiment de chaleur qui, dans les fièvres fort putrides, dénote dans les mêmes humeurs, particulièrement dans les humeurs excrémenteuses, une acrimonie extrême ; car il est dé-

La destruction que cause cette dissolution putride n'épargne que les humeurs crues et chyleuses ; celles-ci lui résistent parce que leur sel acescent s'oppose à cette dissolution putride : ainsi la masse du sang est presque réduite à ces humeurs crues dans les malades qui échappent de ces fièvres colliquatives.

(*La dissolution putride n'arrête pas tout d'abord la fièvre, comme fait la dissolution purulente ou la coction.*) Ces fièvres, comme nous l'avons déjà dit, ne se terminent pas aussitôt que la dissolution putride se déclare, comme font les fièvres continues simples, qui se terminent aussitôt que la coction est décidée, c'est-à-dire, aussitôt que la dissolution purulente se manifeste : au contraire les fièvres putrides colliquatives durent quelquefois fort-long-temps, quoique la dissolution se fasse remarquer de bonne heure par des sueurs continuelles, ou par des évacuations fort fétides par la voie des selles. Ces évacuations, qui entraînent la cause de la maladie que peu à peu avec les humeurs tombées en dissolution, laissent à l'action des artères le temps de développer cette cause et d'augmenter son activité ; c'est pourquoi la dissolution putride, qui paraît quelquefois dès les premiers temps de la maladie, n'empêche pas la fièvre d'augmenter de plus en plus.

(*La purgation douce et suffisamment répétée, est le plus sûr moyen qu'on puisse employer pour prévenir les dépôts dont on est menacé dans les fièvres colliquatives.*) Comme la vie du malade dépend de l'évacuation des humeurs putrides tombées en dissolution, et de l'épuisement de la cause qui produit la maladie, la purgation est autant nécessaire pendant le cours des fièvres colliquatives, après que la dissolution s'est déclarée par des déjections fétides, qu'elle est déplacée dans les fièvres continues simples avant la coction (1) ; car, si la purgation est quelquefois indiquée

_____

montré par l'expérience que la pourriture convertit tous les sels essentiels des mixtes en sels urineux, c'est-à-dire en sels alcalis huileux, fort âcres et brûlants ou caustiques ; et que plus nos humeurs sont travaillées par le jeu des vaisseaux, plus leur sel s'alcalise, et plus elles sont susceptibles de pourriture.

(1) Hipp., Aph. 22, sect. 1.

dans les premiers temps de ces fièvres, ce n'est que pour vider les premières voies où l'on soupçonne des matières corrompues dont le séjour serait fort à craindre ; mais dans les fièvres colliquatives, il ne faut point perdre de vue cette tendance que les sucs vicieux renfermés dans les voies de la circulation ont à s'évacuer indépendamment d'aucune coction ; c'est cet orgasme qui, selon Hippocrate, ne permet point de différer la purgation (1), même dans les premiers temps des fièvres continues. Il a observé, à la vérité, que cette disposition à la purgation est rarement au commencement de ces fièvres. En effet, les signes de la colliquation et de la tendance que les humeurs nuisibles ont à s'évacuer, ne paraissent pas ordinairement dès les premiers jours ; mais toujours doit on observer qu'en quelque temps qu'ils se manifestent, ils excluent toutes idées de crudité et de coction, et marquent la nécessité de recourir au plus tôt aux évacuants. Ainsi, lorsque les malades commencent à rendre par la voie des selles des matières fort fétides et fort peu liées, dont l'évacuation se déclare d'elle-même ou est facilement provoquée par les lavements et par les plus faibles purgatifs, l'indication pour la purgation est suffisamment établie et exige pendant tout le cours de la maladie d'autant plus d'attention, que la colliquation et la pourriture paraissent considérables ; car alors la purgation, secondée des remèdes antiputrides, tels que sont les substances farineuses et acéteuses, les sels acides délayés, les sels neutres rafraîchissants, comme le nitre, le sel de Glauber, le cristal minéral, etc., est le principal secours que l'on puisse employer pour prévenir les dépôts funestes dont on est toujours menacé dans ce genre de fièvre.

(*Nature des dépôts qui se forment dans les fièvres colliquatives.*) Les dépôts qui arrivent pendant le cours de ces fièvres colliquatives, et même à la fin, ne sont pas formés par du pus comme ceux qui sont produits par les fièvres qui se terminent par coction. Ces dépôts sont toujours sanieux, c'est-à-dire putrides, parce que les matières dont ils sont formés ne sont que les débris des humeurs détruites par la dissolution causée par des substances corrompues qui, non-seulement se joignent à ces humeurs

qu'elles dissolvent, mais qui, de plus, leur communiquent leur caractère putride et les rendent même quelquefois extrêmement malignes ; nous en avons des exemples bien remarquables dans les dépôts qui arrivent à la suite des petites véroles et des autres fièvres contagieuses et fort putrides. Le mauvais caractère de la matière de ces dépôts doit rendre les chirurgiens attentifs à lui donner issue aussitôt qu'elle commence à se rassembler et à former un abcès, de crainte qu'elle ne cause beaucoup de désordres dans l'endroit où elle se dépose. Souvent cette matière est extrêmement corrosive et gangréneuse ; c'est surtout dans ce cas qu'il est très-dangereux de la laisser séjourner ; mais quelquefois elle ne forme pas d'abcès, parce qu'elle fait tomber tout d'abord en gangrène les parties sur lesquelles elle se place ; alors il faut, comme nous le remarquerons dans un autre mémoire, attendre qu'elle soit entièrement déposée, avant que d'entreprendre de séparer les chairs gangrénées des chairs vives.

*Perversion des sucs récrémenteux et excrémenteux salins.* — Nous avons remarqué, lorsque nous avons parlé de la crudité des humeurs, que c'est par l'action des vaisseaux que les récréments et les excréments salins parviennent à ce degré de coction ou de perfection qui consiste dans une légère acrimonie capable d'exciter le jeu des organes destinés à les filtrer ; mais cette acrimonie ne doit exciter ces organes qu'autant qu'il est nécessaire pour provoquer cette filtration ; ainsi l'acrimonie de chacun de ces sucs doit être proportionnée à la sensibilité de l'organe sécrétoire qui lui est destiné. C'est par là que chaque organe sécrétoire reconnaît, pour ainsi dire, choisit et supporte l'excrément ou le récrément qu'il doit filtrer. — Quand le jeu des vaisseaux est excessif comme dans les fièvres, surtout dans les fièvres continues, la partie des sucs chyleux qui doit dégénérer en excrément passe en fort peu de temps par tous les degrés d'élaboration, et parvient promptement à cet état qui rend ces sucs inutiles et vicieux. Si ces excréments n'étaient pas évacués alors à mesure qu'ils sont formés, la masse du sang en serait bientôt remplie au dernier excès. Ces sucs, déjà trop élaborés, continueraient d'être exposés à l'action violente des vaisseaux qui les pervertirait de plus en plus ; ainsi en très-peu de temps ces excréments seraient

_____

(1) Aph. 10, sect. 4.

très-vicieux et très-abondants. Il est donc
visible que, pendant le cours des fièvres,
le salut du malade dépend beaucoup de
l'évacuation continuelle de ces excréments.

( *L'évacuation de ces excréments doit
être aidée ou procurée pendant tout le
cours des fièvres.* ) Cette évacuation,
comme nous l'avons déjà remarqué, doit
être sans contredit un des principaux objets qu'on doit avoir en vue dans la cure
des fièvres. Les saignées, une diète humectante et rafraîchissante qui modèrent
la violence de l'action des vaisseaux, qui
rendent la masse du sang plus aqueuse
et qui retardent l'élaboration excessive
des sucs, s'opposent beaucoup à la perversion de ces excréments et leur procurent un véhicule fort abondant qui les
noie et les rend plus supportables aux
filtres qui doivent leur fournir le passage. L'usage des *détergents* internes,
tels sont les sucs, les infusions, les décoctions des plantes légèrement apéritives, est très-avantageux, parce qu'en
invitant doucement les sécrétoires à remplir leur fonction, ils procurent une dépuration continuelle sans augmenter la
fièvre par aucune activité turbulente.
Ainsi avec ces secours on prévient les
funestes effets que ces excréments ne
manqueraient pas de causer s'ils étaient
retenus et pervertis de plus en plus par
le jeu excessif des vaisseaux.

( *Le jeu ordinaire des vaisseaux suffit avec le temps pour produire des excréments fort nuisibles.* ) Indépendamment de la fièvre ou de l'action trop violente des vaisseaux, les excréments peuvent devenir fort nuisibles s'ils manquent
de s'évacuer, parce que le jeu ordinaire
des vaisseaux peut avec le temps rendre
ces excréments retenus fort âcres. Ces
excréments, devenus alors trop irritants,
blessent leurs organes sécrétoires et y
causent un froncement qui leur ferme le
passage ; ils ne peuvent être expulsés
alors, à moins que quelques filtres, naturellement moins sensibles ou plus enduits
de mucosité que ceux qui leur sont destinés, ne puissent les admettre ; la masse
des humeurs en reste infectée, jusqu'à ce
que la nature puisse les associer à quelque substance capable de modérer leur
acrimonie et leur activité ; mais si cette
association devient impossible, et si aucun filtre ne peut les souffrir, l'action
des vaisseaux les rendra de plus en plus
malfaisants en développant et volatilisant
de plus en plus leurs sels. Nous avons

prouvé suffisamment cette vérité dans un
autre ouvrage, c'est pourquoi nous nous
contentons de l'exposer ici simplement.

( *Les maladies habituelles dépendent
ordinairement de quelques excréments
qui ne peuvent être évacués.* ) Lorsque
ces excréments ne peuvent être évacués,
du moins entièrement, parce que les organes sécrétoires, ne pouvant supporter
leur acrimonie, leur refusent le passage,
on ne peut procurer leur sortie par aucuns
remèdes évacuants ou dépurants, parce
que tous ces remèdes n'agissent eux-
mêmes que par une activité qui excite
l'action des filtres, et qui, par conséquent, ne peut convenir que lorsque les
excréments ne sollicitent pas eux-mêmes
assez ces filtres ; mais lorsque ces organes
sécrétoires ne sont déjà que trop irrités,
l'activité de ces remèdes est inutile et
même nuisible. Si, en pareil cas, les
purgatifs, les diurétiques, les sudorifiques que l'on prescrit procurent des
évacuations sensibles, ces évacuations
se font en pure perte pour celui qui les
supporte ; ce ne sont point les excréments
vicieux que l'on veut chasser qui sont
entraînés par ces évacuations, ce sont
d'autres sucs plus supportables aux organes sécrétoires excités par ces évacuants,
qu'on dérobe à la nature. Ainsi, quand
les excréments, devenus trop irritants,
ne peuvent plus être admis par aucun
filtre, la masse du sang en demeure infectée ; ils causent, selon leurs différents
degrés d'acrimonie, divers désordres
dans les solides, et entretiennent différentes maladies ou différentes incommodités habituelles, comme des ulcères ca-
coèthes, des herpes, des affections catarrhales, des rhumatismes, l'asthme,
la goutte, etc. Quelquefois ils causent
des fièvres, des inflammations de divers
genres ; et, par le moyen de la coction
ou de la suppuration que ces maladies
peuvent procurer, ces excréments, devenus si nuisibles, peuvent être enveloppés et expulsés. — Si l'existence de ces
mauvais sucs qui restent dans la masse
du sang, qui l'infectent et qui n'ont plus
d'affinité avec aucun organe sécrétoire,
avait besoin d'être prouvée, l'usage
des vésicatoires, des sétons, des cautères et certains ulcères qui nous dé-
livrent de maladies habituelles contre
lesquelles on a employé inutilement tous
les autres secours de l'art, et qui souvent
récidivent aussitôt qu'on cesse d'entretenir ces issues extraordinaires, en fourniraient des preuves bien sensibles.

(*L'excès d'élaboration des sucs excrémenteux les dispose à la pourriture.*) Les récréments et les excréments deviennent, comme les sucs albumineux, de plus en plus putrescents à mesure qu'ils sont de plus en plus travaillés par le jeu des vaisseaux; et plus ils tendent à la pourriture, plus ils deviennent irritants et nuisibles. C'est ce qu'on remarque facilement dans les fièvres putrides, où la plupart de nos sucs parviennent à un haut degré de putrescence; car dans cet état, la malignité de ces humeurs perverties se manifeste assez par divers accidents, entre autres par les mouvements convulsifs qui surviennent dans les tendons, dans les membres, dans le pouls, par des colliquations, par des déjections fétides, par des gangrènes, des inflammations, etc. On remarque quelquefois dans les urines même une si grande disposition à une pourriture parfaite, que cette pourriture se manifeste peu de temps après sa sortie par une puanteur considérable. Les sueurs donnent souvent aussi des signes de cette même pourriture, comme nous l'avons remarqué lorsque nous avons traité de la dissolution putride qui arrive quelquefois dans les fièvres.

(*Fausseté du système de la trituration.*) Tout ce détail dans lequel nous sommes entrés sur les divers changements vicieux qui arrivent à nos humeurs par le jeu des vaisseaux, suffit pour faire remarquer en passant combien le fameux système de la trituration, où l'on ne reconnaît que brisement et lévigation, est défectueux. Il faut que les auteurs de ce système ridicule aient été extrêmement aveuglés de l'idée grossière du broiement, pour n'avoir pas aperçu que l'action des vaisseaux produit presque tous effets visiblement opposés à ceux que l'on attribue à une pareille trituration, pour n'avoir pas connu la nature, les propriétés, et même l'existence d'une multitude d'humeurs différentes que cette action produit; pour n'avoir pas remarqué les différents effets de cette même action dans les différents tempéraments et dans les différents états du corps; pour avoir imaginé qu'elle peut rompre les pointes des sels de nos humeurs, et édulcorer ou adoucir ces sels jusqu'à les rendre insensibles, lorsqu'au contraire elle augmente extrêmement leur vivacité; enfin, pour ne lui attribuer d'autre usage, par rapport à nos sucs, que celui de les diviser et de les subtiliser, lorsqu'au contraire elle lie,

grossit et endurcit les molécules de la plupart des humeurs. Car, reconnaît-on dans le chyle des molécules d'un volume aussi considérable que celui des globules du sang? Les parties du chyle sont-elles immédiatement susceptibles d'une consistance et d'une ténacité semblable à celle de ces sucs albumineux qui forment ces couennes dures et coriaces dont nous avons parlé, ou semblables à celles des sucs muqueux qui fournissent à plusieurs parties un enduit d'une consistance et d'une liaison qui résiste à l'acrimonie des autres sucs, et à l'activité des mouvements spontanés? Il est donc évident que ceux qui se livrent à de pareilles chimères se détournent entièrement de la voie qui conduit aux connaissances les plus faciles à acquérir, et deviennent entièrement insensibles aux vérités les plus frappantes. En effet, n'a-t-on pas connu des praticiens qui ont vieilli dans l'exercice de l'art, et qui ont été par conséquent toujours à portée d'étudier la nature en elle-même, s'abandonner à des idées si absurdes, les avancer et les défendre avec beaucoup d'esprit, d'érudition et de zèle, jusqu'à la fin de leur vie? On voit par là combien la réputation des auteurs qui ne se sont rendus célèbres que par des systèmes spéculatifs, doit peu en imposer; puisque des praticiens consommés, de vénérables vieillards, des hommes distingués par l'esprit et par l'étude, se laissent maîtriser par ces productions imaginaires, et soutiennent avec vivacité les erreurs les plus grossières.

§ III. (*Consistances vicieuses des humeurs.*) Nos humeurs peuvent être vicieuses par défaut et par excès de consistance.

(*Défaut de consistance.*) Les humeurs peuvent manquer de consistance par crudité, par dissolution et par spoliation. — Il n'y a que le premier cas qui dépende de l'insuffisance de l'action des vaisseaux; mais, comme nous avons suffisamment examiné ce défaut au commencement de cette troisième partie, il n'est pas nécessaire d'en parler davantage. — Quoique les deux autres cas ne dépendent pas ordinairement du jeu des vaisseaux, ils ne peuvent cependant être réparés que par l'action de ces organes. C'est la partie rouge de ces humeurs qui épaissit le sang. Le sang est de tous nos sucs celui qui a le plus de consistance; ainsi toutes les causes qui en dépouillent la masse des humeurs, diminuent la con-

11.

sistance de cette masse. Les hémorrhagies et les saignées, comme nous l'avons amplement prouvé ailleurs (1), produisent immédiatement cet effet. La pourriture, les fièvres aiguës ou lentes, sont les causes les plus connues de la dissolution des humeurs. Nous avons suffisamment parlé plus haut de ces causes. — On ne sait pas si nos humeurs ne peuvent point être infectées par quelques substances particulières, capables aussi de les dissoudre; mais s'il y en a, nous ne les connaissons pas encore.

(*Les substances qui empêchent le sang de se fixer, ne le dissolvent pas.*) Nous n'ignorons pas cependant que les acides délayés, que la plupart des sels neutres, que les sucs de plusieurs plantes mêlés avec le sang qu'on vient de tirer par une saignée, l'empêchent de se figer, que ces substances le tiennent par conséquent dans une espèce de dissolution; mais ces substances, en empêchant seulement le sang qui est arrêté dans les vaisseaux ou qui en est sorti, de se coaguler, ne font que l'entretenir dans sa fluidité naturelle. Or, nous parlons ici d'une dissolution qui va plus loin, puisqu'il s'agit présentement d'une dissolution qui s'étende jusque dans la substance même des humeurs et qui détruise la consistance ou la grosseur particulière de leurs molécules. Ces drogues qui s'opposent à la coagulation du sang causent-elles même une pareille dissolution? mordentelles sur la propre substance des humeurs, principalement sur celle du sang? Car c'est le sang surtout qui, comme nous l'avons déjà dit, donne de la consistance à la masse des humeurs, puisque ses molécules ont plus de solidité et sont plus grossières que celles des autres sucs. Nous voyons seulement que l'effet de ces substances qui s'opposent à la coagulation, se réduit à empêcher que les globules de cette humeur ne se rassemblent et ne s'attachent les unes aux autres, mais nous ne nous apercevons point qu'il en diminue la quantité, ni qu'il diminue leur volume, ni qu'il réduise cette partie rouge en un autre liquide moins grossier. — Cependant ce n'est qu'en agissant principalement sur les globules du sang, que les drogues dissolvantes, s'il y en a, peuvent détruire la consistance naturelle de ce fluide et même de la plupart des autres humeurs; parce que ces globules sont de la même nature que les molécules des autres humeurs qui prennent le plus de consistance, ou du moins le plus de liaison et de solidité, à mesure qu'elles sont travaillées par le jeu des vaisseaux; je veux dire que ces globules sont du genre des molécules des sucs albumineux, comme la lymphe, et surtout la lymphe fibreuse, qui, après le sang, paraît le plus grossier de nos sucs. Il est donc vraisemblable qu'un dissolvant qui n'agira pas sur la propre substance de ces globules, n'agira pas non plus sur ces lymphes. Or, l'épaississement de la masse des humeurs dépendant surtout de la consistance des sucs albumineux, la dissolution de cette même masse doit donc dépendre principalement aussi de la dissolution de ces mêmes sucs; mais, excepté les matières putrides, nous ne connaissons point encore avec certitude de substances qui dissolvent ces sucs (1). — On me demandera si je doute que la matière médicale fournisse une multitude de remèdes dissolvants, atténuants, incisants, fondants, qui sont prescrits tous les jours par les praticiens de la plus haute réputation. J'avouerai qu'effectivement je ne connais point ces remèdes, et que, quand je les examine, ils me paraissent presque tous de simples stimulants, qui n'agissent que par l'entremise de l'action des solides, et la plu-

---

(1) Voyez l'Art de guérir par la saignée.

(1) Si ce n'est peut-être les eaux minérales chaudes, le mercure et d'autres substances métalliques; car nous voyons que ces remèdes dissipent des anchyloses et d'autres duretés qui ont résisté à tous les autres secours de l'art; mais nous ne savons pas si c'est en agissant immédiatement sur les humeurs, ou si c'est par l'entremise de l'action des solides qu'ils dissipent les maladies dont on vient de parler. De véritables dissolvants pourraient agir sur les parties endurcies, quand même l'action organique y serait éteinte. Or, nous éprouvons, par la résistance que nous opposent les vieux squirrhes, que nous n'avons point de pareils dissolvants. J'ai remarqué cependant que le jus de quelques plantes, mêlé avec le sang, paraît défaire une partie des globules du sang, et les réduire en glaires; mais je n'ai pas assez répété ces expériences pour y compter; d'ailleurs, cette défaite des globules ne peut-elle pas arriver par un simple développement, sans que la dissolution s'étende jusqu'à diviser leur substance?

part me paraissent produire, par le moyen de ces organes, des effets sur les liquides fort opposés à cette vertu dissolvante qu'on leur attribue. J'avouerai encore que je ne connais pas plus les indications qui engagent à les prescrire si fréquemment. Ainsi nous attendons que ces grands praticiens, si occupés à les remplir, nous fassent part de leurs lumières sur l'usage de ces remèdes, et nous les fassent connaître pour de véritables dissolvants, avant que nous puissions les placer parmi les causes de la dissolution de la masse du sang.

( *Excès de consistance.* ) L'excès de consistance dans les sucs est plus rare que l'excès de fluidité. On le regarde cependant comme une cause presque universelle des maladies. On a entrevu apparemment que ce vice en produit effectivement quelques-unes, et on a conclu de là qu'il peut en produire une infinité d'autres. On s'est attaché dans ces derniers temps à rapporter à une même cause le plus d'effets qu'il a été possible. Il ne faut pas s'en étonner : la multiplicité des causes rend l'étude de la physique particulière extrêmement difficile. Il semble que la confusion et l'incertitude qui naissent de tant de causes différentes, aient porté les physiciens à n'en reconnaître qu'un fort petit nombre ; du moins est-on convaincu que la nature ne doit agir que par des voies générales et simples. Cette uniformité, qui tout au plus peut avoir lieu pour les premières causes, a paru néanmoins devoir s'étendre jusques aux causes particulières des maladies ; et on s'est appliqué avec ardeur à réduire l'art de guérir à cette simplicité. Mais cette entreprise ne pouvait avoir qu'un succès malheureux ; la vérité ne peut, en médecine, se concilier avec des hypothèses qui font naître presque tous les dérangements de l'économie animale d'une seule cause, et la perfection de l'art dépend au contraire des recherches qu'il faut faire pour découvrir et distinguer toutes celles qui les produisent réellement. Ceux qui s'attachent sérieusement à cette étude aperçoivent qu'effectivement ce travail est immense, et que l'épaississement des humeurs, auquel on impute presque toutes les maladies, est encore une idée qui, comme la fermentation, la trituration, l'acidité des humeurs, etc., n'a presque aucune réalité. Non-seulement cet excès de consistance est rare, mais il faut encore remarquer qu'il n'est pas toujours cause de mala-

dies, car le plus souvent il n'en est qu'un effet. — Ce vice des humeurs peut se réduire à deux genres, savoir : à la grossièreté et à l'endurcissement. — La grossièreté des sucs paraît n'avoir lieu que dans deux cas : 1° Lorsque la masse des humeurs abonde trop en sucs, qui sont naturellement formés de grosses molécules, et de ce genre nous ne connaissons que le sang ; c'est du moins de tous nos sucs celui dont les molécules ou globules surpassent sensiblement celles de toutes les autres (1). Ainsi, quand le sang surabonde dans la masse des humeurs, elle doit avoir trop de consistance ; mais c'est un vice qui n'exige point de dissolvant ou d'atténuant : la saignée, comme on le sait, y remédie sur-le-champ. 2° Lorsque le jeu des vaisseaux, comme dans certains cas de congestion, n'est pas suffisant pour entretenir dans nos sucs assez de chaleur ou de mouvement pour conserver leur fluidité, ce genre d'épaississement peut arriver surtout au sang et aux sucs graisseux, parce qu'ils se figent facilement. La partie séreuse de la masse des humeurs, qui tient en dissolution les sucs gélatineux, paraît être peu susceptible de cette coagulation, puisqu'elle conserve sa fluidité après qu'elle est refroidie et après qu'elle est séparée de la partie rouge dans les vases qui contiennent le sang qu'on a tiré dans une saignée ; mais comme cette séparation se fait difficilement dans les vaisseaux, elle se trouve ordinairement comprise dans les sucs qui se coagulent, et fait corps avec eux ; elle est surtout fort sujette à cet épaississement quand elle engorge le tissu cellulaire des graisses ; les sucs huileux ou gras qui se confondent avec elle la condensent, lorsque, faute de chaleur ou de mouvement, ces sucs perdent eux-mêmes leur fluidité. Ce cas est ordinaire dans les œdèmes et dans les autres congestions de même genre. Mais il faut faire attention que, dans quelque

---

(1) Les flocons que nous apercevons que forme dans l'eau, lorsque nous saignons du pied, la lymphe fibreuse, nous font imaginer que les molécules de cette lymphe sont aussi fort grossières ; mais, comme le volume de ces flocons dépend principalement des sucs gélatineux qui se figent autour de cette lymphe lorsque l'eau commence à se refroidir, on ne doit pas se représenter ces flocons lorsqu'on envisage l'état de la lymphe fibreuse sous le jeu des vaisseaux.

cas que ce soit, cet épaississement, qui arrive par le défaut de l'action organique des vaisseaux, est toujours l'effet de la maladie et jamais la cause. Ainsi ce ne sont point encore des dissolvants ni des atténuants qui sont indiqués pour y remédier. Dissipez les causes d'où dépendent ces inondations qui suffoquent le tissu cellulaire des graisses, et rendez aux sucs figés, en rétablissant l'action de ce tissu, la chaleur et le mouvement qu'ils ont perdus, l'épaississement disparaîtra.

(*Observations rares sur l'épaississement du sang.*) Il y a quelques observations où l'on voit que dans des saignées le sang est sorti du vaisseau avec une épaisseur ou consistance si remarquable, qu'il formait, par sa liaison extrême une espèce de cordon continu depuis l'ouverture de la veine jusque dans le vase qui le recevait, et ce cordon se repliait, pour ainsi dire, sur lui-même sans perdre sa forme : mais ce défaut est extrêmement rare, et les observateurs n'ont point décrit ni déterminé les cas où il a lieu, ni remarqué les accidents particuliers qui ont pu en être une suite. Ainsi nous ne devons point nous arrêter à ces observations singulières : d'ailleurs, la seule rareté du fait le rend peu important.

(*Excès de consistance par l'endurcissement des humeurs.*) Quoique souvent l'endurcissement de la substance des humeurs n'augmente pas le volume des molécules dont ces humeurs sont formées, il peut cependant rendre ces humeurs moins méables, c'est-à-dire moins propres à enfiler les passages étroits par lesquels leurs molécules ne peuvent passer sans changer leur figure ordinaire, ou sans être comprimées et rendues plus menues par la systole des petits vaisseaux qu'ils parcourent. Ce changement de figure est remarqué, par exemple, dans les molécules du sang, lorsqu'elles passent par des capillaires artériels, dont le diamètre est plus petit que celui des molécules. Il paraît donc certain que si la substance de ces mêmes molécules devient trop compacte et trop ferme, elles obéiront plus difficilement à l'action de ces capillaires, et rendront la circulation moins libre ; mais la saignée, en dépouillant la masse des humeurs de sa partie rouge, diminue autant qu'on le veut la quantité de ces globules, et augmente à proportion leur véhicule ; elle peut par ce moyen diminuer beaucoup la difficulté que ces globules peuvent apporter dans la circulation, parce que, moins il y aura de ces globules, moins ils résisteront à l'action des capillaires, qui les obligent de s'allonger pour parcourir leur calibre qui est si étroit que ces globules ne peuvent y passer sous leur figure sphérique. — Nous ne connaissons que les sucs albumineux qui soient susceptibles de cet endurcissement ; ainsi les autres sucs n'y peuvent participer qu'autant que leurs molécules se trouveraient engagées dans ces sucs albumineux ; ce qui arrive, par exemple, dans le fort d'une fièvre continue aux sucs récrémenteux et excrémenteux, surtout, comme nous l'avons remarqué, à la bile qui se filtre par le foie. Lorsque cette humeur a perdu, après avoir quitté le torrent de la circulation, une partie du mouvement qui entretenait sa fluidité, elle s'épaissit, et la portion des sucs albumineux endurcis qu'elle entraîne avec elle, lui donne alors, en s'épaississant aussi, une liaison et une ténacité qui ne lui est pas naturelle.

(*Épaississement du sang et de la bile dans la veine porte.*) Elle peut, par la même raison, commencer à se ressentir de cet épaississement dès la veine porte, aussi bien que tous les autres sucs, qui, comme elle, peuvent être engagés par la substance de ces sucs albumineux endurcis, parce que la circulation étant fort lente dans cette veine, la masse des humeurs perd beaucoup de son mouvement et par conséquent de sa fluidité. Les sucs albumineux qui se condensent à proportion du mouvement qu'ils perdent, deviennent plus liants et plus tenaces, surtout ceux qui ne sont point roulés en globules, et qui forment une lymphe fibreuse ou une humeur glaireuse dont la fluidité dépend entièrement du jeu des artères. Ces dispositions peuvent donc dans certaines fièvres et dans certains tempéraments, où l'action des artères produit beaucoup de sucs albumineux déployés et racornis, nous faire soupçonner du moins quelque léger épaississement dans la veine porte.

(*Épaississement des humeurs dans les mélancoliques et hypocondriaques.*) — Une vie studieuse et sédentaire peut beaucoup contribuer à ce défaut, parce que l'inaction du corps et la contention de l'esprit ralentissent excessivement le cours du sang dans cette veine. Ce ralentissement occasionne un épaississement; et cet épaississement cause une résistance qui ralentit encore davantage le cours du sang dans cette même veine; ainsi ces deux causes s'entr'augmentent mutuellement. On remarque effectivement que ceux qui sont occupés à des travaux qui exercent beaucoup le corps et fort peu l'esprit, ne sont pas si sujets aux affections mélancoliques et hypocondriaques, que ceux qui agissent et qui se livrent beaucoup à l'étude.

(*Causes des affections mélancoliques et hypocondriaques.*) Ces deux états, je veux dire ce ralentissement et cet épaississement, sont ordinairement la source des accidents qui troublent et qui inquiètent continuellement les hypocondriaques et les mélancoliques, et qui résistent à toutes les tentatives de la médecine. Les prétendus atténuants, qu'on croit que cet art fournit, ne servent qu'à les augmenter. L'usage du fer est presque le seul secours dont on reçoit ordinairement un soulagement remarquable; mais son effet est difficile à expliquer. Nous assurera-t-on qu'il agit comme fondant? Il y a de grandes difficultés à lever avant que de rendre seulement ce sentiment probable; ce remède, par exemple, convient aux filles qui ont les pâles couleurs, quoique cet état soit ordinairement accompagné de dissolution. On prétend assez communément qu'il raffermit les solides et rétablit leur ressort; mais la rigidité des vaisseaux est un défaut dans l'intempérie mélancolique, où l'on a recours à ce remède: son effet est donc fort difficile à comprendre. Peut-être n'agit-il pas simplement comme altérant. Dans ces différents états de ralentissement, les humeurs se dépravent et se pervertissent; elles se déplacent et sont entraînées par la circulation; la dépuration de la masse du sang devient nécessaire. Le fer ne serait-il pas alors le remède le plus efficace que nous ayons pour la procurer en pareil cas?

(*Sang des personnes en santé, sur lequel se forme toujours une couenne.*) Nous ne parlerons pas ici des effets que cause l'endurcissement des sucs albumineux dans la masse des humeurs qui circulent dans les autres vaisseaux où la circulation est fort rapide, parce que le mouvement que les humeurs albumineuses reçoivent des artères, entretient ces humeurs dans une grande fluidité; ainsi elles ne peuvent par leur consistance apporter aucun empêchement à la circulation; car il y a beaucoup de personnes, comme nous le remarquons par les couennes dures et épaisses qui se forment toujours sur le sang qu'on leur tire lorsqu'on les saigne, il y a, dis-je, beaucoup de personnes chez lesquelles cette humeur racornie abonde sans qu'on s'aperçoive d'aucun dérangement chez elles dans la circulation: il n'est pas douteux cependant qu'elle ne puisse en causer un très-fâcheux par la disposition qu'elle a à former des polypes dans le cœur, lorsqu'il reste dans les ventricules de ce viscère, comme dans les anévrismes, une portion de sang qui ne suit pas le torrent de la circulation. Il ne paraît pas douteux aussi que par son racornissement elle ne puisse nuire en quelque manière à la formation des autres humeurs, en empêchant ou en rompant un peu, par ses parties raides et fibreuses, le mouvement par lequel se forment et se perfectionnent les molécules de ces humeurs. — Nous ne pouvons nous dissimuler que l'épaississement des humeurs est regardé comme la cause spéciale des tumeurs dures et squirrheuses. La consistance que prennent les sucs qui forment ces tumeurs a fait croire que cette consistance, qui n'est que l'effet de la maladie, en est la cause: cette erreur est très-commune dans l'art de guérir. Les humeurs qui sont les plus fluides et les plus coulantes, lorsqu'elles circulent dans les vaisseaux, sont pour la plupart les plus disposées à s'épaissir lorsqu'elles sont arrêtées ou lorsqu'elles sortent des voies de la circulation; et on n'est point assez attentif à distinguer les différents états de consistance des humeurs dans ces deux cas différents, c'est-à-dire lorsque ces humeurs sont sous l'action des vaisseaux, ou lorsqu'elles en sont privées. Il n'est donc pas étonnant qu'on se soit imaginé que les tumeurs dures sont causées par des sucs que leur grossièreté arrête dans les petits tuyaux des parties où ces tumeurs se forment. Cependant si on fait attention à l'extrême petitesse du volume de ces tumeurs dans leur naissance, et à la lenteur de leurs progrès, on remarque facilement qu'un commencement si imperceptible et un accroissement si lent, ont fort peu de rapport avec la cause qu'on leur attribue, laquelle devrait toujours produire très-promptement des engorgements considérables, c'est-à-dire des engorgements proportionnés à la grandeur d'une telle cause. On doit encore faire attention que ces tumeurs ne sont jamais si ordinaires que dans le cas où une suppuration putride a porté l'infection et la dissolution dans la masse des humeurs. Nous ajouterons de plus que, parmi les causes qu'on peut découvrir, qui donnent véritablement naissance à de semblables tumeurs, on n'y trouve point la grossièreté des humeurs.

(*Remarque sur l'acrimonie des humeurs.*) Il y a un quatrième genre de vices des humeurs qui comprend toutes les espèces d'acrimonies malfaisantes que les sucs peuvent contracter par infection, par dépravation et par imperfection; mais on a dû s'apercevoir que ce quatrième genre de vice des humeurs est compris dans les genres précédents, et qu'il n'a pas besoin d'éclaircissement; car nous nous sommes expliqués sur ces différentes acrimonies autant que nos connaissances l'ont permis, surtout dans la seconde et dans la troisième partie de ce mémoire.

(*Acrimonie acide.*) Nous avons remarqué, en parlant de la dépravation dont les humeurs sont susceptibles par elles-mêmes, que la fermentation produit toujours une acrimonie acide; mais nous nous ressouviendrons qu'elle est fort différente, selon le degré de fermentation, et selon la nature des sucs qui fermentent : car il y en a qui sont susceptibles d'une fermentation vineuse, qui, par rapport à ces sucs, n'est qu'un premier degré de fermentation; car ils peuvent passer immédiatement après à un autre degré, qui fait dégénérer leur acrimonie vineuse en une acrimonie manifestement acide. D'autres parviennent tout d'abord à ce dernier degré, sans passer, du moins sensiblement, par le premier : ainsi la fermentation produit immédiatement dans ceux-ci une acrimonie manifestement acide. D'autres enfin, tels que les sucs gras, ne peuvent, apparemment à cause de la grossièreté de leur huile, fermenter assez pour devenir ou vineux ou manifestement acides. Ces sucs deviennent seulement rances par la fermentation, mais cette acrimonie dépend toujours d'un acide déguisé par les huiles. Il y a d'ailleurs une fermentation sourde ou imparfaite qui ne peut pas se déclarer, parce que les causes qui doivent y concourir manquent; mais elle ne laisse pas de porter quelque dépravation dans les sucs, et d'y causer une légère acrimonie qui a toujours pour principe l'acide. — Nous n'oublierons pas non plus que la pourriture fait toujours dégénérer le sel des mixtes qui en sont atteints en alcalis volatils huileux; que l'acrimonie qui dépend de ce genre de sel est fort à redouter; que cependant sa malignité est plus ou moins pernicieuse, selon le degré de pourriture et selon la nature du mixte. Nous avons remarqué aussi qu'il y a une pourriture sourde ou imparfaite, qui, quoiqu'elle ne dégage ni ne volatilise pas assez ces sels pour les disperser et les rendre contagieux, y cause cependant un commencement d'acrimonie alcaline, laquelle va jusqu'à un degré de malignité qui peut produire des effets funestes. Nous nous ressouviendrons enfin que plus les sels de nos humeurs sont travaillés par le jeu des vaisseaux, plus ils tendent à s'alcaliser; mais que cette seule cause ne suffit pas pour les alcaliser parfaitement. On a été attentif à observer que, dans les plus grandes fièvres, et dans les plus grandes agitations des humeurs, si nos sels ne s'alcalisent pas parfaitement, ils peuvent cependant acquérir par cette même cause un degré d'acrimonie alcalescente, qui souvent produit chez nous beaucoup de désordre. Voilà les principaux genres d'acrimonies dont nos humeurs sont susceptibles, indépendamment de tous mélanges; mais elles peuvent, par leur alliage avec des substances étrangères, admettre toutes les différentes acrimonies qui sont propres à ces substances.

---

REMARQUES *sur les tumeurs formées par la bile retenue dans la vésicule du fiel, et qu'on a souvent prises pour des abcès au foie*; par M. PETIT.

### ARTICLE PREMIER.

Les maladies ne se manifestent pas toujours si distinctement, qu'on ne puisse quelquefois s'y méprendre, surtout lorsqu'elles sont compliquées, parce qu'alors la foule des symptômes qu'on y trouve rassemblés jette dans l'équivoque, et souvent dans l'erreur. On ne trouve que trop d'exemples de cette fatale vérité, lorsqu'il s'agit de distinguer l'espèce et le vrai caractère de la plupart des apostèmes qui se forment dans la cavité du bas-ventre. La difficulté ne vient pas seulement de ce que ces apostèmes sont moins visibles et moins palpables que ceux qui attaquent les parties extérieures, mais encore de ce que la plupart ont leurs symptômes confondus avec ceux de plusieurs autres maladies qui les accompagnent, et qui en sont ordinairement ou les causes ou les suites; c'est ce qui m'a engagé à rapporter quelques cas dans lesquels ces maladies en ont imposé, et à donner ensuite les moyens d'éviter l'erreur.

(I<sup>re</sup> *Observation par M. Petit sur une tumeur de la vésicule, prise pour un abcès au foie.*) Il y a vingt-sept ou vingt-huit ans qu'une demoiselle avait une tumeur à la région du foie; cette tumeur était d'une étendue si considérable, et accompagnée d'une fluctuation si sensible, qu'elle fut prise pour une hydropisie enkystée : on y fit la ponction, et au lieu de sérosité, il en sortit deux pintes de bile très-verte et fort gluante.

(II<sup>e</sup> *Observation par M. Petit sur une pareille tumeur.*) Peu de jours après, j'appris qu'une tumeur que l'on croyoit être un abcès au foie, avait été ouverte, et qu'au lieu de pus, il en était sorti environ une chopine de bile verte. Je fis alors tout ce que je pus pour m'instruire du commencement et du progrès de ces deux maladies : je sus seulement que la fin en avait été tragique. Ces observations, tout imparfaites qu'elles étaient, ne me furent pas inutiles.

(III<sup>e</sup> *Observation par M. Petit sur une tumeur de même nature.*) Quelques mois après je fus appelé en consultation avec plusieurs médecins et chirurgiens, pour décider sur la nature d'une tumeur au foie. Après qu'on nous eut fait le détail de ce qui s'était passé depuis vingt jours que durait la maladie, tous les consultants ne doutèrent point qu'il n'y eût abcès, et furent d'avis d'en faire l'ouverture : on me chargea d'exécuter cette opération. — A peine eus-je coupé la peau, que je m'aperçus de l'affaissement et de la diminution de la tumeur, ce qui me rappela l'idée des tumeurs bilieuses dont je viens de parler : je n'achevai point l'ouverture; au contraire, j'en rapprochai les bords avec intention de les réunir. Les assistants étonnés me demandèrent pourquoi je n'avais pas ouvert jusqu'au foyer de l'abcès : je leur dis ce que j'avais aperçu, et que, si je ne me trompais, le prétendu abcès n'était que la bile retenue dans la vésicule du fiel; que la tumeur n'avait disparu pendant que j'opérais, que parce que la bile avait commencé de couler, qu'elle se vidait actuellement, et que le malade la rendrait bientôt par les voies ordinaires. En effet, sitôt qu'il fut pansé, il lui prit une envie d'aller à la selle, et il évacua quantité de bile verte. Il fut guéri en quatre ou cinq jours, tant de la petite plaie que je lui avais faite, que de son prétendu abcès. — Après avoir réfléchi sur les faits que je viens de rapporter, je me rappelai tous les symptômes qui peuvent accompagner les maladies de ce genre; j'en fis différentes combinaisons, et je crus avoir trouvé les signes qui les caractérisent : en effet, ces réflexions m'ont servi plus d'une fois dans la pratique. — Il y a quelque temps que je fus appelé en consultation pour une dame attaquée d'une tumeur à la région du foie; on la regardait comme un abcès, et l'on se proposait d'en faire l'ouverture. Ce ne fut point mon avis : je jugeai au contraire que la tumeur dont il était question n'était point un phlegmon suppuré, mais une tumeur causée par la rétention de la bile dans la vésicule du fiel. Les raisons que j'en apportai ramenèrent à mon avis l'un des consultants; les autres suivirent leur idée. Cette tumeur fut ouverte sans moi; je ne sus ni comment on l'ouvrit, ni qu'elle fut la qualité de la matière qui en sortit : j'appris seulement par la voie publique que l'ouverture était restée fistuleuse.

(IV<sup>e</sup> *Observation par M. Petit sur le même sujet.*) Sept ou huit mois après, cette malade me consulta pour la guérison de la fistule, de laquelle il sortait une liqueur jaunâtre. L'importance de la connaître m'obligea de la goûter; sa saveur me fit juger que cette liqueur était de la bile toute pure. Je n'ai point vu cette dame depuis, mais j'ai appris qu'on avait dilaté sa fistule, et qu'on en avait tiré une pierre bilieuse, comme il s'en forme souvent dans la vésicule du fiel; mais je n'avais pas besoin de cette dernière circonstance pour me confirmer dans l'idée que j'avais de cette espèce de maladie.

(V<sup>e</sup> *Observation par M. Petit sur le même sujet.*) Il y a huit ou dix mois que je fus mandé pour être présent à l'ouverture d'un apostème situé dans la région du foie. Le malade avait été attaqué d'une disposition inflammatoire au bas-ventre, avec tension douloureuse à la région du foie. La diète, la boisson, quelques lavements, mais particulièrement deux saignées faites en douze heures, avaient si considérablement soulagé le malade, qu'il crut pouvoir impunément secouer le joug de la médecine ; mais il se trompait : l'inflammation du ventre et la douleur du foie recommencèrent, et depuis ce moment, les excréments stercoraux n'eurent aucune teinte de bile, et au contraire, les urines en étaient si chargées qu'elles en paraissaient brunes ; en vingt-quatre heures toute l'habitude du corps parut jaune comme du safran ; une fièvre continue et des frissons irréguliers accompagnaient tous ces symptômes. Les nombreuses saignées, les bouillons simples, les délayants apéritifs, les laxatifs et les topiques appropriés, tout fut mis en usage : le malade fut soulagé, le ventre s'amollit, la région du foie fut moins douloureuse, mais il y parut une tumeur très-considérable à laquelle la fluctuation était si apparente, qu'il semblait qu'on ne pouvait se dispenser d'en faire promptement l'ouverture. — Cependant les circonstances de cette maladie les plus propres à faire juger qu'il y avait abcès, ne me parurent pas assez convaincantes : j'aperçus au contraire que la tumeur n'était que la suite de la rétention de la bile, qui, ne coulant plus par le canal chodéloque, avait dilaté la vésicule du fiel, au point qu'elle s'élevait et poussait les téguments du ventre en dehors, d'où venait la saillie ou tumeur extérieure qu'on apercevait à l'œil, et la fluctuation qui se manifestait si sensiblement au toucher. — Lorsque j'eus rapporté les raisons sur lesquelles je fondais mon idée, tous les assistants furent de mon avis, et il ne fut plus question de faire ouverture ; d'ailleurs, les accidents n'étaient plus si pressants : on convint de continuer le régime et les remèdes dans l'usage desquels le malade était depuis quelques jours. La nuit suivante le malade rendit des matières stercorales un peu teintes de bile, et des urines un peu moins brunes ; dès lors, peu à peu et par degré, la bile s'écoula, si bien que trois jours après on nous montra trois pintes de matière bilieuse très-verte que le malade avait rendue pendant la nuit : nous trouvâmes la tumeur considérablement diminuée, elle n'était plus douloureuse ; enfin elle disparut entièrement, les urines reprirent leur couleur naturelle, la jaunisse se dissipa, et le malade fut tout-à-fait guéri en peu de temps. — J'ai souvent fait part au public de ces différentes observations. Ces cas sont plus communs qu'on ne le pense ; peut-être même que les méprises que je rapporte ne paraîtront

nouvelles, que parce que les premiers qui y sont tombés les ont ensevelies dans un profond silence ; cependant les méprises dans des cas si difficiles ne sont que des fautes quand on a le courage de les publier ; mais elles deviennent des crimes quand l'orgueil nous les fait cacher. — Toutes brillantes que paraissent ces observations, elles ne seraient pas d'une grande utilité, si je ne rapportais les marques ou signes par lesquels on pourra distinguer ces deux maladies.

(*Tumeurs de la vésicule du fiel, prises pour des abcès au foie.*) Il faut observer d'abord que l'abcès au foie et la rétention de la bile dans la vésicule du fiel, étant le plus souvent les suites de l'inflammation de ces parties, il n'est pas étonnant que les préliminaires de ces maladies soient les mêmes ; en effet, elles commencent l'une et l'autre par la tension douloureuse du bas-ventre, particulièrement de la région du foie ; ensuite la bile est retenue dans ses couloirs, ou ne s'écoule qu'imparfaitement dans les intestins ; elle se mêle avec presque toutes les autres liqueurs, d'où il arrive amertume à la bouche, soif ardente et dégoût ; les urines sont teintes de bile, elles en sont quelquefois si considérablement chargées, qu'elles en paraissent brunes ; au lieu que les excréments stercoraux qui en sont privés, sont de couleur grise ou blanchâtre : la bile se répand par tout le corps ; jusqu'au blanc des yeux, tout est jaune ; les malades sont fatigués par une démangeaison universelle, ils ont un sommeil interrompu et agité ; la fièvre s'allume, le hoquet, le vomissement, et bien d'autres symptômes qu'il est inutile de rapporter ici, se trouvent rassemblés dans les premiers temps de l'inflammation du foie, parce que cette inflammation attaque les couloirs de la bile.

(*Signes qui distinguent les tumeurs de la vésicule du fiel, d'avec les abcès au foie.*) Si ces symptômes subsistent, et qu'ils augmentent jusqu'au temps qu'on nomme l'état, alors, selon la manière dont l'inflammation se terminera, la maladie prendra différentes formes. — Si elle est terminée par suppuration, et que la suppuration soit faite, la douleur et la fièvre seront diminuées, le malade aura des frissons irréguliers ; il s'élèvera et il se manifestera une tumeur à l'hypocondre droit, quand l'abcès se formera à la partie convexe de ce viscère ; cette tumeur devient molle, et la fluctuation, c'est-à-dire le flot du pus qu'elle renferme, se fait sentir en la touchant : toutes ces choses indiqueront l'abcès formé, et la nécessité d'en faire l'ouverture ; cependant, avant que de s'y déterminer, on doit examiner chaque symptôme, et se rappeler tout ce qui s'est passé pendant le cours de la maladie ; car, malgré toutes ces apparences d'abcès, on peut se tromper, parce que quelquefois toutes les marques ou signes d'abcès, dont je viens de parler, se trouvent en apparence les mêmes, quoiqu'il n'y ait point d'abcès, et qu'au contraire l'inflammation du foie se soit terminée par résolution. — Pour comprendre la possibilité de ce fait, il faut remarquer que la bile, qui pendant le fort de l'inflammation ne se filtrait point dans les glandes du foie, commence à se séparer, sitôt que la résolution a suffisamment dégagé les glandes de ce viscère ; mais si la résolution n'est pas assez avancée pour que le canal cholédoque soit débouché, la bile qui entrera dans la vésicule du fiel ne pourra s'écouler ; elle remplira cette vésicule, et s'y accumulera au point qu'elle la poussera en dehors, et l'on apercevra sous l'hypocondre droit une tumeur dans laquelle il y aura une fluctuation manifeste ; ce qui, joint à des frissons irréguliers, à la diminution de la fièvre et de la douleur, nous donnera des signes semblables à ceux de l'abcès. — Dans l'équivoque où l'on peut être alors, risquera-t-on d'ouvrir la vésicule du fiel, croyant ouvrir un abcès, ou laissera-t-on périr un malade de l'abcès, dans la crainte d'ouvrir la vésicule du fiel ? Si cette ressemblance de symptômes est capable d'en imposer, une comparaison exacte et réfléchie peut y faire remarquer des différences, à la vérité difficiles à saisir d'abord, mais cependant suffisantes pour fonder un juste discernement. — En effet, la diminution de la douleur et de la fièvre ne sont pas moins des signes de la résolution commencée, que de la suppuration faite ; mais on remarquera, 1° que la douleur qui a dû être égale dans les deux maladies, lorsqu'elles n'étaient l'une et l'autre qu'inflammation dans son état, et encore disposée autant à la suppuration qu'à la résolution, a augmenté pendant que l'abcès se formait, et a diminué au contraire pendant que la résolution se faisait et que la bile s'engorgeait dans la vésicule du fiel. 2° La douleur qui accompagne la suppuration est ordinaire-

ment pulsative, et cette espèce de douleur n'accompagne point les douleurs de la vésicule du fiel, puisqu'elles n'arrivent pour l'ordinaire que lorsque l'inflammation du foie se termine par la résolution. 3° La douleur diminue bien plus promptement, lorsque les apostèmes se terminent par résolution, que lorsqu'ils se terminent par suppuration. 4° La diminution de la douleur en conséquence de la résolution, laisse le malade dans un état satisfaisant et d'espérance ; au lieu que, malgré la diminution de la douleur, en conséquence de la suppuration faite, le malade est toujours dans un abattement et dans un malaise qui fait tout craindre. — Les frissons irréguliers qui se trouvent à l'un et à l'autre diffèrent encore, 1° en ce que ceux qui accompagnent la formation de l'abcès sont plus longs que ceux qui sont causés par la rétention de la bile. 2° Dans les premiers, le pouls est petit, et il en devient d'autant plus élevé lorsque le frisson cesse. 3° Le frisson de suppuration est suivi de chaleur, puis de moiteur ; et après le frisson causé par la rétention de la bile, la peau est sèche : aussi peut-on regarder celui-ci non comme un vrai frisson, mais comme une irritation passagère que la bile répandue fait sur les membranes et autres parties nerveuses. — Lorsque l'abcès du foie se forme à la partie convexe de ce viscère, ou lorsque la bile est retenue dans la vésicule du fiel, les téguments sont poussés en dehors, et l'on aperçoit une tumeur à l'hypocondre droit ; mais la tumeur causée par l'abcès diffère de l'autre, 1° en ce qu'elle n'est point circonscrite ; elle paraît comprise dans l'enceinte des parties voisines, et pour ainsi dire confondue dans les téguments, qui pour l'ordinaire sont œdémateux, au lieu que la tumeur faite par le gonflement de la vésicule du fiel est exactement distincte et sans confusion, parce qu'il est rare qu'elle soit accompagnée d'œdème. 2° La tumeur formée par la vésicule du fiel est toujours placée au-dessous des fausses côtes, sous le muscle droit ; mais la tumeur de l'abcès au foie n'affecte aucune situation particulière, et peut occuper indifféremment tous les points de la région épigastrique. — Enfin la fluctuation, ou le flot du fluide renfermé dans ces tumeurs, se manifeste différemment. 1° La fluctuation, en conséquence de la bile retenue dans la vésicule du fiel, s'aperçoit presque subitement ; au lieu que celle de l'abcès est très-long-temps avant que de paraître. 2° On soupçonne celle-ci long-temps avant que de la trouver, et l'autre, le plus souvent, se montre avant qu'on l'ait soupçonnée. 3° La fluctuation de la tumeur bilieuse, dès le premier moment, n'est point équivoque, au lieu que celle de l'abcès, surtout dans son commencement, est telle, que dans le nombre des personnes qui examinent et touchent l'abcès, les sentiments sont partagés ; ils s'en trouvent qui doutent s'il y a fluctuation. 4° La fluctuation de l'abcès n'est d'abord apparente que dans le centre de la tumeur, et chaque jour, à mesure que la suppuration augmente, la fluctuation s'étend à la circonférence, au lieu que la fluctuation de la tumeur de la vésicule du fiel est, dès le premier jour, presque aussi manifeste dans la circonférence que dans le centre ; ce qui vient de ce que la bile renfermée dans la vésicule du fiel est fluide dès les premiers instants de sa rétention, au lieu que la matière de l'abcès n'acquiert de la fluidité qu'à mesure qu'elle se convertit en pus. 5° A quelque degré que soit portée la suppuration de l'abcès au foie, la circonférence en est toujours dure et gonflée ; et au contraire, la tumeur de la vésicule du fiel, lorsque l'inflammation a cessé, n'a pour l'ordinaire aucune dureté ni gonflement à sa circonférence. — Voilà ce que j'ai pu rassembler de marques distinctives entre des signes qui paraissent les mêmes, et qui peuvent se trouver réunis dans les maladies bien différentes l'une de l'autre. J'ai cru qu'il convenait de les examiner d'abord séparément, avant que d'entrer dans l'examen de ces mêmes symptômes, lorsque l'abcès au foie, la rétention de la bile et les pierres bilieuses se trouvent ensemble. — Pour profiter des observations que nous avons à donner sur ce sujet, nous avons cru devoir comparer les maladies de la vésicule du fiel avec celles de la vessie urinaire.

ART. II. PARALLÈLE DE LA RÉTENTION DE LA BILE ET DES PIERRES DE LA VÉSICULE DU FIEL, AVEC LA RÉTENTION D'URINE ET LES PIERRES DE LA VESSIE.

C'est par le moyen de l'analogie que que nous nous émancipons, pour ainsi dire, à faire des choses que nous n'avons jamais faites, parce qu'elles ont quelque rapport avec d'autres que nous faisons habituellement ; c'est, par exemple, parce que la gale et les ulcères de la peau, que l'on guérissait en les frottant d'onguent mercuriel, ressemblaient en quelque chose à certains symptômes de la vérole, que Vigo et Carpi imaginèrent que les frictions faites avec cet onguent pourraient convenir à guérir la vérole. C'est à cette heureuse tentative que nous devons la découverte du spécifique contre cette funeste maladie : ce seul fait prouve la nécessité de s'attacher à considérer les vrais rapports de convenance et de différence entre les maladies de même ou de différent genre ; et comme celles qui attaquent la vésicule du fiel, et qui nous sont moins connues, ont quelque ressemblance avec celles qui attaquent la vessie urinaire, et que nous connaissons mieux, nous tâcherons de découvrir le vrai caractère des premières et la cure qui leur convient, par le parallèle que nous en allons faire avec les dernières. — Nous savons déjà que la vésicule du fiel est sujette à retenir la bile et à contenir des pierres, comme on a pu le voir par les observations précédentes que j'ai lues à l'assemblée publique de 1733. On sait que la vessie urinaire est sujette à la pierre et à la rétention d'urine ; que l'urine qui ne peut sortir de la vessie cause par sa quantité des distensions excessives, et par son âcreté des irritations suivies d'inflammations, et que ces inflammations se terminent souvent par des abcès gangréneux. La bile retenue dans la vésicule du fiel cause de même, soit par sa quantité ou par son séjour, des inflammations qui se terminent par des abcès gangréneux qui causent la mort, si, faute de les connaître, on abandonne les malades à leur propre destinée.

(Pierres de la vésicule du fiel, comparées à celles de la vessie urinaire.) Nous savons encore que les pierres qui sont dans la vésicule du fiel, peuvent y rester, ou en sortir en passant par le canal cystique, puis dans le cholédoque ; elles peuvent aussi s'arrêter dans l'un ou dans l'autre canal, et causer la rétention de bile. Enfin ces pierres biliaires peuvent sortir de ces canaux et tomber dans l'intestin duodenum, de la même manière que certaines pierres urinaires, peuvent rester dans la vessie et causer la rétention d'urine ; que d'autres forcent le col de la vessie, passent dans l'urètre, y restent quelquefois, ou en sortent avec l'urine. Les pierres de la vésicule du fiel tombées dans les intestins, ont souvent été trouvées dans les excréments stercoraux, et l'on trouve souvent dans les urines celles qui sortent de la vessie par l'urètre : les unes et les autres parcourent quelquefois ces conduits sans causer aucune douleur, parce qu'elles sont petites et polies ; d'autres, pour être inégales ou beaucoup plus grosses, s'y arrêtent ; une résistance invincible les y retient quelquefois jusqu'à la mort, à moins qu'on ne les tire par l'opération. Il y a cependant des pierres qui restent dans la vessie de l'urine, et d'autres qui sont retenues dans la vésicule du fiel, qui ne produisent pas de fâcheux symptômes, parce qu'elles peuvent être figurées ou placées de manière à ne point s'opposer au cours naturel des urines ou de la bile. Dans plusieurs cadavres j'ai trouvé un très-grand nombre de pierres, tant dans l'une que dans l'autre vessie, lesquelles étaient ignorées, parce qu'elles n'avaient jamais causé le moindre accident pendant la vie ; mais cela n'est pas ordinaire, puisque la plupart de ceux qui en sont attaqués souffrent considérablement. — Les symptômes qui accompagnent ces maladies peuvent bien faire soupçonner que ces pierres existent : nous pouvons même par la sonde nous convaincre de l'existence des pierres urinaires ; mais il ne paraît pas possible de se servir du même moyen pour s'assurer de l'existence des pierres bilieuses qui sont dans la vésicule du fiel ; il faut malgré nous nous en tenir au soupçon que font naître les symptômes présents ou ceux qui ont précédé. Ce n'est pas qu'on ne puisse quelquefois les apercevoir au toucher, lorsque les malades sont maigres, que ces pierres sont grosses, ou bien lorsqu'il y en a plusieurs ensemble ; alors, en touchant à la région de la vésicule du fiel la saillie ou tumeur que peut faire un pareil amas de pierres, on sent un craquement, et même on entend un bruit semblable à celui que feraient des noisettes enfermées dans un sac : c'est ce que l'on a observé plusieurs fois. On verra cependant par la suite qu'il y a des cas dans lesquels on peut avec facilité sonder la vésicule, et reconnaître avec la sonde les pierres qui y sont renfermées. — Après avoir comparé les pierres des deux vessies, on peut comparer la rétention de la bile à la rétention d'urine. La structure naturelle et l'usage des deux vessies établit l'analogie entre ces deux maladies ; la situation des deux vessies, le caractère et l'usage

des deux liqueurs en feront la différence. — Lorsqu'il n'y a point d'obstacle au canal urinaire ni au biliaire, ces deux vessies s'emplissent, et leur liqueur est retenue par les sphincters, jusqu'à ce qu'elle soit en suffisante quantité pour exciter les fibres charnues de ces vessies à se contracter pour évacuer, l'une la bile dans l'intestin par le canal cholédoque, l'autre l'urine au dehors par le canal de l'urètre ; c'est leur fonction naturelle. Mais si, par quelque cause que ce puisse être, le canal cholédoque ne fait point sa fonction, la bile ne s'écoule point, et voilà une rétention de la bile. Si quelque cause empêche l'urine de couler par l'urètre, il y aura une rétention d'urine ; l'une et l'autre vessie ne pouvant se vider, le fluide qui s'y accumule les dilate ; cette dilatation est suivie de tension douloureuse et de tumeur au dehors : tumeur qui se manifeste à proportion de la quantité de liqueur retenue ; et s'il arrive que l'urine, par exemple, à force de tendre la vessie, dilate et force le canal de l'urètre, et qu'elle sorte en partie, alors le malade et même les médecins ou chirurgiens, qui n'examineront pas les choses d'assez près, pourraient croire que puisque l'urine coule, la rétention a cessé ; mais ils se tromperaient, puisque le même obstacle subsiste, et qu'après cette évacuation la vessie se trouve presque aussi pleine qu'elle l'était avant l'écoulement de cette portion d'urine. Ce qui en impose encore, c'est que souvent, quoique l'obstacle subsiste, les malades pissent abondamment, et plusieurs fois par jour ; que même l'urine qui, dans ce cas, coule pour l'ordinaire goutte à goutte, sort quelquefois en jet comme dans l'état naturel, avec cette différence néanmoins que ce n'est point en filet continu, que le jet est fort court et qu'il ne dure pas long-temps. Cette façon d'uriner dans la rétention d'urine est précisément ce que nous appelons *uriner par regorgement*. Nous avons vu plusieurs fois la même chose arriver à la rétention de la bile dans la vésicule du fiel : ainsi la bile retenue peut comme l'urine couler par regorgement, et dans ce cas, la tumeur de la vésicule doit diminuer ; mais celui qui ne s'apercevrait point de cette diminution, et qui d'ailleurs verrait des excréments teints de la bile, pourrait croire que la tumeur qui paraît à la région de la vésicule ne serait point formée par la rétention de la bile dans cette vésicule ; mais il se tromperait faute de savoir ou de se rappeler que ce qui arrive à la rétention d'urine, lorsqu'elle coule par regorgment, peut arriver de même à la rétention de la bile. L'observation qui suit apprendra qu'il est des cas où les malades attaqués de rétention de bile peuvent rendre journellement beaucoup d'excréments bilieux, sans que l'on puisse conclure que la bile ait repris un libre cours, puisqu'après cette évacuation de bile, la vésicule du fiel est presque aussi pleine qu'elle l'était : ce qui s'en est écoulé, n'est sorti que par regorgement, c'est-à-dire parce que l'obstacle a cédé un peu à la force du fluide pressé. Cette remarque est d'une très-grande importance ; elle m'a été fournie par l'observation qui suit.

( VIᵉ *Observation par M. Petit sur une tumeur de la vésicule du fiel, causée par la rétention de la bile.*)Un homme âgé de trente-cinq à quarante ans était depuis huit ou dix jours attaqué de colique hépatique, sans que sa maladie eût été connue par ceux qui le traitaient, quoiqu'elle fût d'abord accompagnée de tous les accidents que causent l'obstruction du foie et la rétention de la bile. Les grands symptômes furent apaisés par les saignées, les potions, et autres remèdes propres à combattre l'inflammation ; mais il restait encore une tumeur à la région de la vésicule du fiel, qui alternativement était sans douleur, et alternativement plus ou moins douloureuse, plus ou moins élevée, accompagnée de fluctuation, tantôt plus, tantôt moins apparente. Cette tumeur fut regardée comme un phlegmon suppuré, et l'on avait tout disposé pour en faire l'ouverture, lorsque les amis du malade proposèrent une consultation, dans laquelle les sentiments furent partagés ; cependant, sitôt qu'on se fut de part et d'autre communiqué les raisons pour lesquelles on pensait différemment, la décision fut unanime. Avant la consultation, ceux qui avaient traité le malade n'étaient d'avis d'ouvrir la tumeur, que parce qu'ils la regardaient comme un abcès ; ceux qui s'opposaient à cette opération assuraient que la tumeur n'était causée que par la vésicule du fiel dilatée par la rétention de la bile. A ce sentiment, il fut objecté qu'il n'y avait point lieu de soupçonner que la bile fût retenue, puisque tous les jours le malade rendait par les selles des matières bilieuses. Cette objection paraissait bien fondée, et j'aurais eu peine à ne me pas rendre au premier avis, si

je n'avais observé plusieurs fois qu'il est des circonstances dans lesquelles, quoique la bile soit retenue dans la vésicule du fiel, les malades font cependant tous les jours des selles bilieuses. Ce fait, que je rapportai, détermina à ne point faire l'ouverture. Dans peu de jours le malade prit des forces et se rétablit ; mais sa tumeur subsista pendant plusieurs années. — Quoique ce fait paraisse singulier, il est cependant une suite nécessaire du mécanisme de ces organes ; mais bien plus, quoique la bile soit retenue dans la vésicule du fiel, il est des cas dans lesquels cette liqueur peut couler dans les intestins : par exemple, si l'obstruction du foie se dissipe entièrement, et qu'elle subsiste encore au canal cystique, alors la bile sera retenue dans la vésicule ; mais celle qui se filtrera dans le foie pourra couler journellement par le canal hépatique dans les intestins. C'est précisément le cas dans lequel fut d'abord le malade dont il est question ; mais par la suite, lorsque l'obstruction du canal cystique commença à se dissiper, on reconnut sensiblement qu'une partie de la bile arrêtée dans la vésicule s'écoulait par le canal cystique, et on s'en aperçut encore mieux lorsque ce malade eut pris des forces ; car, quoiqu'il parût entièrement rétabli, sa rétention de bile ne fut point guérie ; et pendant trois années que je l'ai vu vaquer à ses affaires, la tumeur que formait la vésicule du fiel était quelquefois considérablement affaissée, et d'autrefois elle reparaissait aussi saillante qu'elle l'avait été dans le fort de sa maladie ; mais elle ne lui causait point de douleur ; il la pressait lorsqu'il y sentait quelque tension, et il en diminuait le volume en faisant couler une partie de la bile dans l'intestin. Ce moyen ne lui réussissait pas toujours ; mais il arrivait souvent que la nuit, et quelquefois même le jour, sa tumeur se vidait comme d'elle-même, sans qu'il la pressât, et sans qu'il s'en aperçût. Il était quelquefois averti de cette évacuation par de petites tranchées qui lui annonçaient qu'il irait bientôt à la selle et qu'il rendrait beaucoup de bile : cela n'arrivait pourtant pas toujours immédiatement après que sa tumeur était vidée, parce qu'il était souvent constipé ; et comme les excréments retenus occupaient le *colon* et le *rectum*, la bile ne pouvait sortir qu'après avoir excité les intestins à chasser ces excréments qui s'opposaient à son passage ; et quand la résistance des excréments était grande, il était quelque temps tourmenté de colique avant que d'aller à la selle. On voit clairement par toutes ces observations, que chez le malade dont il s'agit, la bile retenue dans la vésicule du fiel ne coulait dans les intestins que par regorgement. Si dans quelque rétention d'urine ou de bile, ces liqueurs peuvent sortir de leur vessie par regorgement, dans d'autres il peut arriver aussi que l'une et l'autre liqueur soient retenues si exactement qu'aucune goutte n'en pourra sortir, ce qui causera des symptômes bien différents. Par exemple, si l'urine est retenue, et qu'on ne puisse l'évacuer, parce que le malade se trouve éloigné des secours qu'un habile chirurgien peut apporter à son mal, alors il faut que le malade périsse, ou que la nature fasse quelques efforts. En pareil cas, on voit quelquefois, et même souvent, qu'il se forme des abcès gangréneux au pubis, au périnée, au scrotum, et aux autres parties que touche la vessie dans la dilatation excessive. Tout le monde sait que quand ces abcès s'ouvrent d'eux-mêmes, l'urètre ou la vessie se percent, que l'urine s'écoule avec le pus, que le malade est soulagé, et qu'il guérit quelquefois: c'est à la grandeur des ouvertures que le pus s'est pratiquées, à la force et à la bonté du tempérament du malade que l'on doit attribuer sa guérison. Les mêmes chôses arrivent à la vésicule du fiel, lorsque la bile y est exactement retenue; s'il survient un abcès, il s'étend et il s'ouvre différentes routes dans le voisinage. — Des abcès causés par la rétention d'urine, il y en a qui sont restés fistuleux; et de ceux-là, on en a vu en qui l'urine s'est conservée des clapiers, dans lesquels elle a déposé des graviers qui, en s'unissant, ont formé des pierres de toutes grosseurs et de différentes figures. On a vu aussi que quand l'urine ne séjourne point dans ces clapiers et qu'elle a son cours libre, il ne se forme point de pierre. Je ne doute point que ceux qui ont trouvé pour la première fois des pierres au périnée, dans le scrotum, aux fesses, sur le ventre, et dans tous les endroits où le pus et l'urine se sont frayé des routes; je ne doute point, dis-je, qu'ils n'aient regardé avec étonnement de pareils phénomènes; mais seront-ils moins étonnés si on leur fait voir que la bile retenue dans la vésicule du fiel peut causer de semblables maladies: que l'inflammation de la vésicule communiquée aux parties voisines la rend adhérente à ces parties; que par la suppuration qui survient et les escarrhes qu'elle sépare, la vésicule se perce; que la bile s'épanche seule, ou qu'elle porte avec elle des pierres bilieuses au voisinage, et dans les endroits bien éloignés de celui qu'elle occupe naturellement, et que cela se fait de la même manière que l'urine porte des pierres dans tous les lieux où elle se répand?

Dans mes premières observations sur cette matière, on a pu remarquer trois exemples, dans lesquels la tumeur de la vésicule du fiel avait été ouverte par ceux qui, la prenant pour un abcès, y firent ponction ou incision: la mort suivit de près l'opération faite aux deux premiers malades; mais celle qui fut faite au troisième ne fut suivie d'aucun accident mortel. Les symptômes qui précédèrent la mort des deux premiers, furent de vives douleurs, tension de ventre, hoquet, vomissement et autres symptômes qu'on ne peut raisonnablement attribuer qu'à l'épanchement de la bile dans la cavité du ventre et qu'à l'action de cette liqueur sur tous les viscères. En conséquence nous avons fait sentir combien il est important de ne se déterminer à ouvrir ces tumeurs qu'après avoir fait de très-sérieuses réflexions, tant sur leur naissance et leur progrès que sur la variation de leurs symptômes. Ce que j'en ai dit est suffisant pour modérer l'ardeur des jeunes gens qui veulent toujours couper; mais aussi ne faut-il pas qu'une timidité mal entendue leur fasse manquer l'occasion d'opérer, même dans les cas où ils seraient persuadés que la tumeur qui se présente serait faite par la dilatation de la vésicule du fiel, occasionée par la rétention de la bile: car si les deux premières observations montrent que quelques-unes de ces tumeurs ne peuvent être ouvertes qu'il n'en coûte la vie aux malades, la troisième prouve qu'il y en a aussi qu'on peut ouvrir sans danger. Il serait donc utile de leur donner des signes par lesquels ils sussent connaître distinctement ces différents cas, afin qu'ils pussent agir ou rester dans l'inaction avec connaissance de cause, ce qui n'est pas facile; cependant, pour y parvenir, autant qu'on le peut, il faut examiner d'abord pourquoi la malade qui fait le sujet de la troisième observation fut soulagée par l'ouverture de sa tumeur, et pourquoi il ne lui arriva aucun accident par la suite, si ce n'est qu'elle fut sujette à n'aller à la selle que par lavements. Nous ferons nos efforts pour éclaircir les doutes que l'on pourrait former sur ce point.

On conçoit d'abord que si les premiers malades dont nous avons parlé sont morts de l'épanchement de la bile dans la cavité du ventre, il faut qu'il se soit trouvée dans le troisième malade quelque disposition particulière qui ait empêché cet épanchement ; car si la bile était tombée dans la cavité du ventre de celui-ci, comme elle y est tombée aux deux autres, elle aurait sans doute causé les mêmes accidents : or, je ne connais que l'adhérence de la vésicule du fiel avec le péritoine qui puisse préserver de cet épanchement ; d'où l'on peut conclure que dans le cas dont il s'agit, la vésicule du fiel était adhérente au péritoine dans l'endroit où l'on fit l'ouverture, et que par conséquent on doit penser de ces tumeurs comme des abcès du foie ; je veux dire qu'il ne sera point dangereux de les ouvrir toutes les fois qu'il y aura adhérence de la vésicule du fiel avec le péritoine, dans l'endroit où l'on se déterminera à faire cette ouverture. Quand, dans la rétention d'urine, M. Méry a imaginé de faire la ponction de la vessie urinaire dans les cas où la sonde ne peut passer dans la vessie, il a sagement choisi au-dessus du pubis le côté de la vessie qui n'est point recouvert du péritoine, et que le tissu cellulaire attache immédiatement aux autres téguments du ventre ; car il en est de ces deux sortes de ponctions comme des ouvertures qu'on fait aux abcès du ventre : on a beau les reconnaître par les signes qui ont précédé, et par une fluctuation des plus manifestes, on hasarde beaucoup de les ouvrir, si l'on n'est pas persuadé de l'adhérence de la tumeur avec le péritoine. L'ouverture de ceux qui sont morts le même jour ou le lendemain de l'opération, a plusieurs fois confirmé cette vérité. — Ainsi, pour éviter de tomber dans le cas fâcheux dont on vient de parler, et pour n'avoir rien à se reprocher, avant que d'entreprendre la ponction ou l'ouverture de la vésicule du fiel, il faut pouvoir s'assurer qu'elle est adhérente aux téguments, et connaître dans quel lieu est cette adhérence, afin de le choisir préférablement à tout autre pour faire l'ouverture, supposé qu'elle soit reconnue nécessaire. Mais comment s'assurer qu'il y a adhérence ? Les observations suivantes nous donneront peut-être quelques éclaircissements sur ce point.

(VII<sup>e</sup> *Observation sur un abcès du foie qui communiquait avec la vésicule du fiel et l'intestin colon.*) Madame ***, âgée de trente ans, attaquée de colique hépatique depuis quelques années, avait été plusieurs fois mourante par la violence de quelques-uns de ces accès. Dans presque tous elle se plaignait d'une vive douleur à la région de la vésicule du fiel, à laquelle, malgré son embonpoint (car elle était très-grasse), je distinguais au toucher la tumeur que formait la plénitude de cette vésicule ; mais le dernier accès fut si violent, la tension, le gonflement si subits et si considérables dans toute l'étendue du ventre, que l'on n'apercevait point de fluctuation. Malgré les secours qu'on tâchait de donner à la malade, son mal augmentait ; elle fut deux jours sans connaissance, et presque sans force : mais le septième de son accès, la douleur fut dissipée presque entièrement ; cependant, les autres symptômes persévérant toujours, faisaient soupçonner qu'il y avait gangrène dans tous les viscères, et l'on n'espérait plus rien de la malade, lorsque plusieurs évacuations abondantes qu'elle eut par les selles pendant la nuit la soulagèrent considérablement : elle rendit une matière jaunâtre, mais trop abondante et trop pâle pour croire qu'elle ne fût que bilieuse ; une matière purulente s'était mêlée avec la bile, et l'on jugea qu'il y avait eu ensemble rétention de bile et abcès. Ces évacuations diminuèrent pendant le jour ; la nuit suivante la malade dormit et n'alla point à la selle ; elle prit la nourriture convenable à son état, et fut guérie en peu de jours. Après avoir vécu sept ans sans aucun ressentiment de sa colique, elle fut attaquée d'une fièvre maligne qui fut négligée, parce qu'elle était en route pour se rendre à Paris, où elle mourut de cette fièvre. — Plus curieux de chercher les vestiges de la maladie dont la nature l'avait autrefois guérie, que d'examiner le désordre produit par celle dont elle venait de mourir, j'ouvris le bas-ventre, et j'examinai principalement le foie et la vésicule du fiel : l'un et l'autre étaient adhérents à l'arc du colon et au péritoine, dans une étendue de plus de trois pouces ; et je trouvai la vésicule du fiel si petite qu'une pierre de la grosseur d'une muscade la remplissait entièrement. Cette pierre était adhérente à tous les parois de la vésicule, sans qu'aucune goutte de la bile y pût trouver place ; de sorte que cette liqueur coulait dans l'intestin par le seul canal hépatique.

Il y a plusieurs points de cette observation dont on peut tirer des conséquences propres à éclaircir celui que nous cherchons. On doit d'abord remarquer que, chez la malade dont il s'agit, le foie et la vésicule du fiel étaient adhérents au péritoine et à l'intestin colon. Or, comme l'inflammation est la cause principale de l'adhérence de ces parties, on peut assurer, ou du moins présumer qu'il y a toujours adhérence dans les endroits du ventre où les viscères ont été enflammés, surtout lorsque l'inflammation a plusieurs fois attaqué les mêmes endroits à différentes reprises, comme chez la malade dont je fais l'histoire, qui en huit ou dix ans avait souffert plus de vingt attaques de colique, et qui chaque fois avait toujours eu la région de la vésicule du fiel élevée, dure et douloureuse. Naturellement on ne pouvait pas douter que, dans la dernière attaque de ce mal, les parties affectées ne fussent adhérentes les unes aux autres ; et certainement l'on aurait pu faire, sans aucun risque, l'ouverture de sa tumeur, si le phlegmon suppuré, dont elle était compliquée, se fût manifesté par une fluctuation sensible, ce qui n'était pas arrivé, comme on l'a observé.

*(Fistule qui pénétrait jusque dans la vésicule du fiel, et qui permettait le passage à la bile.)* Une dame de soixante-six ans, sujette à la colique hépatique depuis plusieurs années, avec rétention de la bile dans la vésicule du fiel, fut attaquée d'une tumeur à l'hypocondre droit ; cette tumeur s'enflamma, suppura, s'ouvrit en dehors, et la malade fut soulagée : l'ouverture devint fistuleuse, et il n'en sortit pendant bien longtemps qu'une matière limpide ; mais enfin il en coula de la bile : le trou fistuleux se fermait et s'ouvrait alternativement. La longueur de la maladie, la fièvre, le peu de nourriture que la malade prenait, etc., décidèrent de son sort ; elle mourut, et l'on trouva la vésicule du fiel adhérent, comme dans le cas précédent. Voyez ci-après, p. 179, l'observation donnée sur cette maladie par M. Dargeat. — Ces deux observations se ressemblent en bien des choses : les malades qui en font le sujet étaient depuis long-temps affligées de colique hépatique ; l'une et l'autre ont eu rétention de bile, tumeur bilieuse, inflammation phlegmoneuse, suppuration ; l'une et l'autre ont été soulagées par l'évacuation du pus. Mais si le procédé de la nature a été le même, elle n'a pas suivi la même route, puisqu'à l'une l'abcès a percé en dedans par le canal intestinal, et qu'à l'autre le pus s'est fait une ouverture au dehors, en perçant les muscles et la peau du ventre. Mais ce en quoi ces tumeurs se ressemblent encore, et ce qui mérite le plus d'attention par rapport à notre sujet, c'est que, dans l'ouverture de ces deux cadavres, nous avons trouvé la vésicule du fiel adhérente au péritoine ; ainsi l'une et l'autre prouvent que dans les coliques hépatiques accompagnées d'inflammation, les parties affectées doivent contracter des adhérences, et que, sans craindre l'épanchement, on peut ouvrir si la nécessité le requiert.

*(Signes de l'adhérence de la vésicule du fiel avec le péritoine.)* Nous ajouterons à cette preuve ou signe, 1° que si l'on fait coucher le malade sur le côté gauche, les cuisses pliées et rapprochées du ventre, et qu'alors on pousse la tumeur d'un côté et d'un autre, si l'on ne peut l'éloigner du point où elle fait bosse, c'est une marque qu'elle est adhérente ; et au contraire on sera certain qu'elle n'est point adhérente, si cette tumeur suit l'impulsion des doigts, et qu'on puisse la porter d'un côté et d'un autre. 2° Si à l'extérieur de la tumeur il y a bouffissure, œdème ou rougeur, il suffit même que ces symptômes aient paru dans quelques-unes des attaques précédentes de colique hépatique ; alors on peut être certain que la tumeur est adhérente. Enfin, si l'on a vu le malade dans plusieurs de ses attaques, et que chaque fois on l'ait examiné avec attention, il est difficile qu'on ne se soit pas éclairci sur tous ces points ; et alors étant convaincu que la tumeur est adhérente, le malade étant en danger, on ne doit pas hésiter d'ouvrir la vésicule ; car il ne faut pas s'attendre que la nature fasse toujours des miracles. Il est vrai qu'elle le commence, puisque c'est elle qui procure les adhérences, et que l'ouverture de la vésicule du fiel, sans adhérence, est toujours une maladie mortelle ; mais c'est au chirurgien habile d'observer la nature, et de ne point agir, de crainte de la troubler, lorsqu'il s'aperçoit qu'elle travaille utilement, et de profiter de l'instant favorable pour agir lui-même, s'il juge qu'elle ait besoin d'aide, et qu'elle ne puisse achever seule

ce qu'elle a commencé : il faut donc être attentif à tous les symptômes qui nous manifestent ces différents cas.

(*Nouvelles opérations qui peuvent se pratiquer sur la vésicule du fiel, à la faveur de l'adhérence de cette partie avec le péritoine.*) Si l'on peut connaître l'adhérence de la vésicule du fiel avec le péritoine, on pourra ouvrir, sans danger, les tumeurs qui se présentent en cette partie, et alors on enrichit la chirurgie de deux nouvelles opérations ; l'une se fera dans le cas où la rétention de la bile est portée à l'extrême, et le malade en danger de mort : celle-ci est la ponction qu'on peut faire à cette vésicule avec un trocar, et de la même manière que feu M. Méry, notre confrère, l'a imaginée pour tirer l'urine de la vessie urinaire. Il l'a faite plusieurs fois, et plusieurs d'entre nous l'ont pratiquée avec succès, dans les cas où il est impossible d'introduire la sonde. L'autre opération, de laquelle on enrichira encore la chirurgie, c'est la lithotomie, je veux dire l'extraction des pierres hors de la vésicule du fiel. L'existence de la pierre, et l'adhérence de cette vésicule étant bien connues, l'opération se fera sans danger, et de la manière que je la décrirai ci-après. Je dirai seulement que cette opération peut être comparée à celle que l'on fait à la vessie urinaire, pour en tirer les pierres, suivant la méthode du haut appareil.

(*Cas qui peuvent exiger la ponction de la vésicule du fiel.*) A l'égard de la ponction, et même de l'incision de la vésicule, il est indubitable qu'elle pouvait convenir à plusieurs des maladies dont on a fait ci-devant l'histoire, mais entr'autres à celle d'un homme de quarante-cinq ans, qui mourut d'une rétention de bile, et de plus de soixante pierres retenues dans la vésicule. (Voyez ci-après, p. 179, l'observation de M. Léauté sur cette maladie.) — On peut raisonnablement penser que, si l'on eût fait cette ponction, ou même l'incision à cette tumeur quelque temps avant l'apparition de la jaunisse, ou immédiatement après, on aurait au moins soulagé le malade ; peut-être l'aurait-on guéri : il n'y avait aucun risque de faire cette opération, puisque la vésicule était adhérente au péritoine. — On sent encore qu'après l'évacuation de la bile, les parties n'étant plus pressées, on aurait pu, avec succès, mettre en usage les remèdes propres à fondre les duretés, et à rendre la liberté aux couloirs de la bile.

(*Objections.*) Mais à quoi sert-il de tirer la bile de la vésicule, s'il s'y trouve des pierres qui, par leur nombre, leurs différentes grosseurs et figures, sont capables de boucher le canal cystique, de perpétuer la rétention de la bile, et de produire des accidents mortels? — On répond que ce cas est précisément celui dans lequel un chirurgien habile peut montrer son génie, le cas où il doit entreprendre l'extraction des pierres renfermées dans la vésicule ; mais il faut d'abord s'assurer de leur existence. On sonde la vessie urinaire, pour reconnaître les pierres qui y sont contenues ; il faut sonder aussi la vésicule du fiel, et si l'on y trouve des pierres, les tirer, comme l'on tire celles que l'on trouve dans la vessie urinaire. Mais comment sonder la vésicule du fiel ? La ponction de la vésicule du fiel étant faite avec un trocar cannelé, on laisse sortir une partie de la liqueur qui y est renfermée ; et pendant que le reste s'écoule, on introduit dans la canule une sonde à bouton, aussi longue qu'il convient, et assez pliante pour obéir et se prêter à toutes les inflexions nécessaires pour faire une perquisition exacte dans toute la vésicule ; alors si l'on aperçoit quelque pierre, on retire la sonde ; et, sans ôter la canule, on glisse dans sa cannelure un bistouri bien tranchant, et l'on coupe autant que l'on juge à propos, pour ouvrir ensemble et les téguments et la vésicule qui leur est adhérente : on introduit le doigt indicateur de la main gauche jusque dans la cavité de la vésicule ; on touche les pierres, on introduit, à la faveur du doigt, une tenette appropriée à cette opération, on charge les pierres, on les tire, et on fait une nouvelle perquisition avec le doigt ou avec une sonde. Si l'on trouve de nouvelles pierres, on les tire comme on a fait les premières ; et lorsque l'on est bien sûr qu'il n'y en a plus, on panse le malade comme on pourra le dire dans une autre occasion. Ce n'est point ici le lieu de traiter à fond cette matière ; il me suffit d'avoir exposé mes idées sur cette nouvelle opération. Que dis-je, nouvelle? elle ne l'est point : je ne fais que rassembler en une deux opérations faites à madame Tibergeau à quelques mois de distance l'une de l'autre. En effet, cette dame avait une rétention de bile dans la vésicule du fiel ; on ouvrit la vésicule, croyant ouvrir un abcès ; la plaie ne se réunit point, elle resta fistuleuse. Plusieurs mois après, la malade voulant guérir de sa fistule, accepta l'opération qui lui fut proposée ; et l'on trouva au fond de la fistule, c'est-à-dire dans la vésicule, une pierre de la grosseur d'un œuf de pigeon, et on tira cette pierre.

N'est-ce pas là faire l'extraction de la pierre, et n'est-ce pas même la faire en deux temps, comme autrefois plusieurs lithotomistes ont fait, en deux temps, l'opération de la taille ? combien de gens sont morts, faute d'avoir connu qu'ils étaient attaqués de cette maladie, ou pour n'avoir pas eu un chirurgien assez entreprenant pour les en délivrer par l'opération que je propose ? Je ne sais même si l'on pourrait appeler entreprenant, celui qui proposerait cette opération : en effet, si l'on peut sans témérité percer la vésicule du fiel lorsqu'elle est adhérente, on peut sans témérité la sonder ; et si l'on y trouve des pierres, quels reproches ne serait-on pas en droit de faire à celui qui n'oserait les extraire ; et quelles louanges au contraire ne devrait-on pas donner à celui qui en ferait l'extraction ? — Les observations suivantes, que nous donnerons telles que les auteurs les ont remises, et sans prendre la liberté d'y changer un seul mot, paraissent admirablement confirmer les mêmes vérités que nous avons tâché d'établir.

(VIII<sup>e</sup> Observation, par M. Léauté, sur une tumeur de la vésicule du fiel. par des pierres et par la bile retenue.) Un homme de quarante-cinq ans, après quelques accès de fièvre et un rhume dont il parut guéri, tomba dans un dessèchement et un amaigrissement considérable ; cependant il ne se plaignait que d'une petite toux sèche et fréquente ; du reste il ne manquait point d'appétit, dormait assez bien, mais il digérait mal. Ayant été tout-à-coup surpris d'un épanchement universel de bile, et m'ayant appelé à son secours, j'examinai la région du foie : je n'y trouvai d'abord qu'une dureté médiocre, et le malade n'y ressentait aucune douleur. — La tumeur s'étendait depuis l'hypocondre droit jusqu'au-delà de la partie moyenne épigastrique. Les urines étaient très-abondantes, mais troubles et rouges ; les selles étaient blanchâtres et argilleuses. Dans cet état, le malade prit, par les conseils d'un habile médecin, les remèdes les mieux indiqués : les délayants, les apéritifs, les amers et les légers purgatifs furent mis

en usage sans aucun soulagement ; au contraire, il parut de nouveau une autre tumeur dure et ronde, située au-dessus de celle dont on vient de parler, faisant à la superficie du ventre une éminence sensible, sur laquelle on appliqua un emplâtre de ciguë. — Le malade avait conservé pendant du temps l'appétit et le goût ; il perdit enfin l'un et l'autre, et, dépérissant de jour en jour, il mourut. — Je l'ouvris : je trouvai qu'une tumeur formée par la vésicule du fiel occupait l'hypocondre droit, le long du rebord des fausses côtes, jusqu'à la partie moyenne épigastrique ; elle avait la forme d'un gros concombre ; sa partie supérieure recouverte du foie y était adhérente, et l'antérieure était étroitement attachée au péritoine du côté des téguments ; elle pressait le foie contre les fausses côtes et contre le diaphragme, pressait de même l'estomac, l'épiploon et le colon ; elle avait, pour ainsi dire, enfoncé toutes ces parties sous la voûte du diaphragme, et le foie en avait perdu beaucoup de son épaisseur. — Cette tumeur n'était autre chose que la vésicule du fiel extrêmement dilatée. Je l'ouvris : il en sortit environ cinq demi-setiers d'une liqueur très limpide, mais visqueuse et amère ; j'en tirai plus de soixante pierres de différentes formes et grosseurs.

(IX<sup>e</sup> Observation, par M. Dargeat, sur une tumeur squirrheuse qui a abcédé et qui a été suivie d'une fistule qui pénétrait jusque dans la vésicule du fiel et donnait issue à la bile.) Une dame de soixante-cinq à soixante-six ans était, depuis plusieurs années, sujette à des coliques hépatiques et à des mouvements de vapeurs hypocondriaques, lorsqu'il lui parut au côté droit du ventre une tumeur squirrheuse, et qui, en grossissant, s'étendait depuis le rebord des fausses côtes, jusque vers l'épine antérieure et supérieure de l'os des îles. — Cette tumeur se manifesta dans un temps où la malade n'était presque point tourmentée de ses coliques, ni d'aucun autre symptôme qui indiquât un embarras dans les couloirs de la bile ; ce qui fit qu'elle se négligea, jusqu'à ce que, se trouvant attaquée de violentes coliques, de dégoût, de fièvre et d'insomnie, elle appela du secours. — Les symptômes dont elle était alors attaquée, furent jugés indépendants de la tumeur du ventre, qui, au toucher, paraissait n'occuper que les téguments. On saigna la malade, on lui fit user des bouillons amers, et ensuite des eaux ferrugineuses : elle fut soulagée; mais pendant près de trois ans elle eut de fréquents retours des mêmes accidents, étant toujours fort constipée, ou ayant, de temps à autre, des dévoiements bilieux et des attaques de fièvre, quelquefois assez réglée, mais le plus souvent fort irrégulière. — La tumeur du ventre, qui jusqu'alors avait augmenté sans douleur, commença à devenir douloureuse. On appliqua dessus, pendant deux mois, des cataplasmes émollients; et, au bout de ce temps, la tumeur ayant suppuré, la peau s'ouvrit d'elle-même, et le suintement qui se fit pendant plusieurs mois par cette ouverture procura la fonte presque totale de la tumeur squirrheuse : alors l'ouverture fistuleuse qui s'était faite à la peau commença à se fermer et à se rouvrir alternativement, sans autre accident qu'un peu de douleur à l'endroit qu'occupait la tumeur, et un engorgement aux téguments, qui disparaissait dès que le trou fistuleux se rouvrait et que la matière s'écoulait; c'est ce qui arrivait d'abord après l'application d'un cataplasme de mie de pain et de lait. Il survint une évacuation de matière limpide, qui fut d'abord très-abondante, qui diminua et ne s'écoula plus que par intervalles : indépendamment des douleurs que la malade ressentait quelquefois après la clôture du trou fistuleux, elle était de temps à autre attaquée de douleurs plus profondes, qui lui prenaient même dans le temps que le pus coulait librement par la fistule, et que, par cette raison, on regardait comme un symptôme de colique hépatique; et on le jugeait d'autant mieux, qu'un jour qu'elle était tourmentée de ses douleurs il se fit tout-à-coup, par le trou fistuleux, une évacuation abondante d'une liqueur qui, par sa consistance, sa couleur et sa saveur, avait tous les caractères de la bile. Ce qui s'en écoula pendant les douze premiers jours peut être évalué à deux pintes. L'écoulement de bile fut encore abondant pendant plusieurs jours; mais, diminuant par degrés, il cessa entièrement au bout de huit à dix jours, et le trou fistuleux de la peau se ferma. — Depuis cette première évacuation de bile, la fistule a continué de se rouvrir et de se fermer de jour à autre, fournissant tantôt une simple suppuration séreuse en fort petite quantité, et d'autres fois de la bile pure, plus ou moins abondamment. — La première évacuation de bile

fut suivie d'un grand soulagement, tant des douleurs que de la fièvre, du dégoût, de l'insomnie; mais ces mêmes accidens reparurent au bout d'un mois; et peu de temps après, une seconde évacuation de bile par la fistule, presque aussi abondante que la première, les calma de nouveau. — Depuis cette seconde évacuation, l'écoulement de la bile n'a point eu d'interruption si longue; mais aussi, à chaque retour, n'était-il pas à beaucoup près si abondant. — La longueur de la maladie, mais surtout la fréquence des accès de fièvre, joint au peu de nourriture que prenait la malade, la jetèrent peu à peu dans la phthisie et dans une fonte totale, qui fut suivie d'une leucophlegmatie universelle et d'un dévoiement auquel la malade succomba. Elle fut ouverte, et l'on trouva la vésicule du fiel adhérente comme dans le cas précédent. — On commença par introduire un stylet par le trou fistuleux, ce à quoi la malade n'avait pu consentir de son vivant; ce stylet profonda de plus de cinq pouces, montant obliquement vers la vésicule du fiel, ou l'on trouva une résistance qui empêchait de le porter plus loin, ce qui ne permit point de douter, comme on l'avait pensé d'abord, que la vésicule du fiel était ouverte. En effet, à l'ouverture du ventre, on s'aperçut que le stylet enfilait une espèce de ligament allongé qui attachait la vésicule du fiel aux parois du ventre, un pouce et demi au-dessous du rebord cartilagineux des fausses côtes. Ce ligament, en forme de cordon, avait un pouce et demi de longueur; et dans son épaisseur, il y avait un canal fistuleux, qui, d'une part, se rendait dans la vésicule du fiel, et qui, de l'autre, communiquait avec un petit sac purulent qui était entre les deux muscles obliques, et qui se vidait par la fistule extérieure. La vésicule du fiel n'avait point sa forme ordinaire; mais elle avait plusieurs allongements en forme de cul-de-sac; il y en avait surtout trois plus marqués, dans lesquels on trouva des pierres nichées. L'un de ces culs-de-sac s'étendait à côté du ligament fistuleux qui s'ouvrait dans la vésicule; l'autre était vers l'embouchure du canal cystique; le troisième enfin se trouvait entre les deux premiers, et s'avançait fort avant dessous l'intestin jéjunum, avec lequel la vésicule du fiel était très-adhérente; mais ce n'était pas seulement avec cet intestin qu'elle avait contracté adhérence, elle était tellement collée et confondue avec les parties voisines, qu'on avait peine à l'en distinguer. — La cavité de la vésicule du fiel était fort irrégulière ; mais elle n'avait guère plus que la capacité ordinaire, quoiqu'elle fût sans doute considérablement dilatée lors de la première évacuation de bile par la fistule extérieure : ses membranes étaient fort dures, et avaient le triple de leur épaisseur naturelle.

(X*e Observ. par M. de la Peyronie, sur une tumeur de la vésicule du fiel qui s'est ouverte extérieurement, et d'où sont sorties plusieurs pierres.) Une femme âgée de trente-sept ans, d'un tempérament vif et sanguin, ayant toujours joui d'une bonne santé, eut une ardeur d'urine très-considérable, et rendit des urines briquetées pendant quinze jours. Quelques remèdes délayants, soutenus du régime, adoucirent les urines, les rendirent claires et d'une bonne qualité. — Deux ans après, elle eut des accès de colique hépatique, qui lui causaient dans toute l'étendue de la région épigastrique des douleurs excessives et presques continuelles, mais plus vives sous le cartilage xiphoïde que partout ailleurs. — Ces douleurs résistèrent longtemps aux saignées, aux calmants et à plusieurs autres remèdes ; elles cédèrent enfin à la continuation de ces secours, mais ce ne fut qu'au bout de deux mois ; et alors il parut une tumeur vers la région de la vésicule du fiel. Cette tumeur augmenta, s'étendit peu à peu, en suivant la ligne blanche du côté droit jusqu'à un pouce au-dessus de l'ombilic ; elle se termina par suppuration, et s'ouvrit en cet endroit, environ six mois après avoir paru. La tumeur, depuis la vésicule du fiel où elle avait commencé, jusqu'à son ouverture, avait la figure et la grosseur d'un cylindre un peu aplati, d'environ un pouce de diamètre. — L'ouverture se fit naturellement, et fournit d'abord environ une palette de matière purulente, bigarrée de couleurs différentes, de rouge, de gris et de vert foncé, dans laquelle nageaient cinq ou six pierres de la grosseur d'un pois. Ces pierres étaient spongieuses, ayant leur surface fort lisse ; elles étaient légères et faciles à écraser ; elles brûlaient à la chandelle, et avaient le caractère des pierres formées par la bile, et telles qu'on les trouve assez souvent dans la vésicule du fiel. — La malade fut pansée par un paysan avec un emplâtre soutenu par des linges.

La suppuration fut si abondante pendant deux mois, que la malade était obligée de renouveler son appareil jusqu'à trois ou quatre fois par jour ; les compresses épaisses dont elle se servait, étaient continuellement percées par cette suppuration, laquelle était souvent mêlée de matières blanches, rougeâtres, lymphatiques et verdâtres. L'écoulement du pus a entraîné, dans le cours de six mois, environ sept ou huit pierres de la grosseur et de la nature des précédentes. C'est au bout de ces six mois que j'ai vu la malade : elle se plaignait d'être encore de temps en temps sujette à des dégoûts, à des langueurs, à des défaillances et des douleurs de la nature et de ses premières coliques, mais infiniment moindres. Ces accidents se faisaient sentir lorsque l'écoulement de la plaie était diminué ; mais dès qu'il était abondant, elle en était fort soulagée. La plaie était fistuleuse, et elle avait une ouverture d'une ligne de diamètre : j'y introduisis une sonde ordinaire, qui fit, sans de grandes résistances, environ quatre pouces de chemin pour parvenir jusqu'à la hauteur de la vésicule du fiel, où la tumeur avait commencé de paraître lorsque les grandes coliques cessèrent. — La sonde leva apparemment quelques obstacles qui retenaient les matières, car elles sortirent abondamment lorsque je l'eus retirée, et entraînèrent une pierre pareille à celles qui étaient ci-devant sorties. Les premières matières étaient blanches, mêlées de rouge, et les dernières, avec lesquelles la pierre sortit, étaient bilieuses ; il y en avait de claires et d'autres d'une couleur foncée. — La longueur et la courbure du sinus m'empêchant de reconnaître la cavité d'où la pierre et les matières étaient sorties, me déterminèrent à l'ouvrir ; il n'y avait aucun danger à le faire, attendu que le sinus était dans le corps graisseux, et n'était couvert que de la peau : j'en fis l'ouverture. Après une incision d'environ trois pouces de longueur, je vis sortir de la bile toute pure par un trou que j'aperçus vers le milieu du muscle droit. Le sang m'ayant empêché de pousser plus loin mes observations, je les renvoyai au lendemain. Je pansai la plaie. A la levée de cet appareil il sortit encore de la bile par le trou du muscle droit. Je portai une sonde courbe dans la vésicule du fiel. Elle y entra si profondément, que je ne doutai point de l'avoir portée par le canal cystique au-delà du pore biliaire, jusqu'au canal cholédoque. La cavité, qui à son entrée était très-large, diminuait beaucoup après deux pouces de chemin, et même se rétrécissait au point que la sonde commençait à être gênée. A la profondeur de quatre pouces, elle fut presque engagée ; et la malade me dit qu'elle commençait à sentir un peu de douleur, ce qui me fit retirer la sonde sur-le-champ : chemin faisant, je crus apercevoir quelque reste de petite pierre. — Depuis cette opération, qui a été faite il y a deux ans, la bile et les autres matières ne sont plus retenues ; elles continuent de sortir par le trou du muscle droit qui s'est collé à la peau où il reste une fistule. A cela près, la malade jouit d'une très-bonne santé ; elle est entièrement affranchie du retour des dégoûts, des langueurs, des défaillances et des douleurs qu'elle sentait de temps en temps, et qui la rendaient languissante.

De ce qui vient d'être observé, on peut conclure : — 1° que si les accidents revenaient, et qu'ils fussent dépendants de quelques pierres retenues dans la vésicule du fiel, on pourrait, comme l'ont déjà fait en pareils cas d'habiles praticiens, tirer ces pierres par l'ouverture de la fistule, en la dilatant suffisamment par des éponges préparées, ou par d'autres moyens ; — 2° que si ces accidents revenaient par une bile épaissie, retenue dans la vésicule du fiel ou dans les routes qui doivent la conduire dans l'intestin, on pourrait tenter de la délayer par des injections appropriées, et de l'évacuer par la fistule, ou de la faire couler par le canal cholédoque dans l'intestin qui est sa route naturelle. — Cette observation, entr'autres choses, démontre la possibilité qu'il y a, dans certains cas, de faire avec succès l'extraction de la pierre de la vésicule du fiel, comme on fait celle des pierres de la vessie urinaire.

(XI° *Observ. par M. Sarrau, sur un abcès à l'abdomen, où l'on trouva deux pierres biliaires.*) Une femme de Bellegarde en Gâtinois, âgée de soixante-quatorze ans, eut une colique qui fut suivie d'une jaunisse universelle. On fit plusieurs saignées, et on mit en usage les délayants, les apéritifs et les purgatifs doux, qui calmèrent les accidents : mais il parut ensuite une tumeur dans l'hypocondre droit, qui abcéda et laissa une fistule qui se fermait de temps en temps. Alors la malade souffrait cruellement, et elle était au contraire fort sou-

lagée, lorsque cette fistule se rouvrait. Je conduisis cette femme dans les premiers temps de sa maladie ; mais je fus obligé de la quitter avant qu'elle fût entièrement guérie. Je la revis un an après ; elle avait une tumeur considérable à l'hypocondre droit, plus du côté des vertèbres que de la partie moyenne de cette même région. Il y avait un conduit fistuleux qui répondait à cette tumeur, et qui avait son issue à côté et un peu au-dessous de l'ombilic. Je trouvai cette malade dans de grandes souffrances, parce que ce conduit était fermé. Je détruisis avec une sonde une pellicule qui le bouchait exactement ; il sortit beaucoup de sérosité sanguinolente, ce qui soulagea fort cette femme. En suivant le trajet de la fistule, je sentis avec la sonde, dans la tumeur, un corps dur qui me paraissait placé sur les muscles de l'abdomen. Pour le découvrir, je fis une incision depuis l'entrée de la fistule jusque dans le corps de la tumeur : je saisis avec mes pinces ce corps solide que je trouvai adhérent ; je l'ébranlai peu à peu pour le détacher, et je l'enlevai. Il sortit aussitôt une matière jaune et sanguinolente. J'emportai ensuite toutes les duretés ou callosités qui ne me parurent pas susceptibles de résolution. Ce corps dur que je tirai, était une pierre biliaire de la longueur de quatre pouces sur trois de circonférence : elle était lisse par une de ses extrémités, et garnie par l'autre de plusieurs petites cavités où logeaient des mamelons charnus, ce qui formait l'adhérence. Cette opération faite, j'aperçus l'ouverture d'un autre conduit qui allait vers le côté opposé, et qui pénétrait au-delà de la ligne blanche jusqu'à l'hypocondre gauche, où il n'y avait aucune apparence de tumeur : j'introduisis ma sonde dans ce conduit, environ la longueur de trois à quatre travers de doigt ; j'y trouvai une seconde pierre, que je tirai, après l'avoir découverte en prolongeant mon incision jusqu'à l'endroit où elle était placée ; et j'emportai, comme à l'autre côté, toutes les parties qui auraient pu retarder la guérison. La plaie de l'hypocondre droit laissa écouler pendant quelques jours un peu de matière bilieuse mêlée avec le pus. La suite de la cure n'eut rien de particulier, et la malade fut parfaitement guérie au bout de deux mois.

(XII° *Observ. tirée d'une lettre écrite par M. Habert, docteur de Sorbonne, sur une pierre biliaire rendue par la voie des selles.*) Une dame eut une jaunisse accompagnée de coliques ; il parut une tumeur dans l'hypocondre droit, qui d'abord était peu remarquable, mais qui dans la suite devint assez considérable. On prescrivit à cette malade divers remèdes qui n'eurent aucun succès ; enfin on eut recours aux bains qui lui procurèrent quelque soulagement. Après le troisième bain, le soir, elle eut un vomissement causé par le retour de ses coliques, accompagné de convulsions et d'une évacuation de sang fort considérable par le fondement. On trouva dans ses matières une pierre d'une couleur brunâtre, toute dentelée comme de la peau de chien de mer presque dans toute sa superficie ; elle pesait trois gros et demi, et avait deux pouces et demi de longueur, un pouce et demi de diamètre, et trois pouces et demi de circonférence. Elle était arquée comme une clé de voûte et polie par ses deux bouts ; ce qui nous fit soupçonner qu'elle n'était pas seule, et qu'il y en avait au moins deux autres contre lesquelles elle avait frotté : on ne s'est point aperçu cependant que la malade en ait jeté d'autres depuis. Cette pierre n'est point de la nature de celles qui se trouvent ordinairement dans la vessie ou dans les reins ; elle était d'une nature graisseuse et bilieuse. La preuve en est que, malgré sa solidité, on enfonce aisément une épingle dedans, et que dans le trou qu'a fait l'épingle on voit une substance jaune, à peu près comme celle d'un jaune d'œuf durci. Quelque temps après la sortie de cette pierre, la malade a rendu une espèce de sac ou de membrane corrompue et par lambeaux. Tous les accidents ont cessé ; la tumeur est considérablement diminuée ; et la malade qui n'avait aucun appétit, et qui au contraire était tourmentée d'un affreux dégoût, boit, mange, et commence à se rétablir.

---

PRÉCIS DE DIVERSES OBSERVATIONS SUR LE TRÉPAN DANS DES CAS DOUTEUX, *où l'on recherche les raisons qui peuvent en pareils cas déterminer à recourir au trépan, ou à éviter cette opération* ; par M. QUESNAY.

Ier Cas. (*Fractures et enfoncemens du crâne.*) De tous les signes qui peuvent déterminer à trépaner, on n'en reconnaît point de plus décisifs que les fractures et les enfoncements du crâne. Ces fractures ne sont pas, même en certains cas, de simples signes qui indiquent cette opération, elles sont elles-mêmes des causes qui l'exigent ; car s'il y a un enfoncement, ou un dérangement dans les os, ou bien des fragments qui blessent le cerveau ou ses membranes, et si la fracture ne fournit pas d'ouverture par laquelle on puisse remédier à ces désordres, le trépan paraît alors indispensable pour remettre les os dans leur place, ou pour les enlever ; cependant nous avons des exemples de blessés qui sont guéris dans quelques-uns de ces cas, sans avoir été trépanés.

(Ire *Observation par M. Avellan, chirurgien à Giniac. Enfoncement du crâne.*) M. Avellan rapporte qu'une fille de quatorze ans reçut un coup à la tête, suivi d'assoupissement, d'envie de vomir et de délire, à cause d'un enfoncement au pariétal droit. Ces accidents demandaient le trépan ; mais la mère de cette jeune fille s'y opposa absolument. L'assoupissement et le délire persévérèrent pendant trois mois, et tinrent la malade dans une espèce d'imbécillité : l'os se releva peu à peu, et les accidents disparurent enfin entièrement.

(IIe *Observation par M. Duprey, chirurgien à Evreux.*) M. Duprey a aussi communiqué une observation de même genre, où le malade fut plus tôt guéri, quoique sa blessure fût plus compliquée. Un enfant âgé de dix ans tomba de treize ou quatorze pieds de haut sur la tête ; il se fit deux tumeurs au haut de la tête, placées en partie sur le coronal et en partie sur les pariétaux, l'une à droite, de la grosseur d'un œuf de poule, l'autre à gauche, d'un volume encore plus considérable. M. Duprey ouvrit ces tumeurs, et trouva les deux pariétaux découverts, le droit de la largeur du pouce, et le gauche un peu plus, avec fracture. Un des bords de cette fracture s'était tellement enfoncé et écarté de l'autre, qu'il permettait de passer une spatule dans la cavité du crâne : outre cette fracture, il y avait un écartement à la suture coronale, par lequel on introduisait facilement un stylet. L'enfoncement des os et un épanchement qui s'était fait sur la dure-mère, exigeaient même le trépan, on s'y détermina même d'abord ; cependant il fut différé, et par ce délai l'opération devint inutile. L'écartement, joint à la situation que M. Duprey donna au malade, procura vers le cinquième jour une issue au sang extravasé; l'os se releva ensuite de lui-même, et tous les symptômes disparurent. Le cinquantième jour une portion considérable de toute l'épaisseur de la table externe du pariétal gauche tomba par l'exfoliation, et peu de temps après, la plaie fut cicatrisée. L'écartement des os tint lieu de trépan pour l'écoulement du sang épanché; sans cette disposition, l'opération était inévitable pour fournir une issue à l'épanchement : la fracture et l'écartement de la suture permirent à l'os de se relever plus facilement; car, étant détaché de l'os voisin, il obéit avec moins de résistance aux efforts du cerveau et à l'action de la dure-mère : ainsi ces circonstances favorables suppléèrent au trépan.

(III*e* *Observation par M. de la Peyronie, premier chirurgien du roi. Fracture suivie d'une exfoliation de toute l'épaisseur du crâne.*) Nous avons vu, dans l'observation de M. Avellan, que l'enfoncement fut guéri aussi dans le trépan; mais cette maladie fut si longue et si périlleuse que, loin que cet exemple inspire de ne pas trépaner, il semble au contraire marquer la nécessité de recourir en pareil cas à cette opération. M. de la Peyronie rapporte aussi l'histoire d'une fracture guérie sans trépan, et dont la cure, quoique la nature ait suppléé à l'opération, fut de même moins favorable que si on eût trépané. Le blessé, qui était âgé de plus de quatre-vingts ans, avait été frappé au milieu du pariétal par une porte qui lui avait fait une plaie où l'os fut découvert et contus. On dilata cette plaie et on la pansa avec les remèdes convenables pour procurer l'exfoliation. M. de la Peyronie fut appelé en consultation environ le trente-cinquième jour. Il trouva un sinus qu'il dilata et qui lui fit découvrir une fêlure au crâne. Il n'y avait pas eu d'accidents, et il n'y en avait point non plus alors qui fissent soupçonner un épanchement; c'est pourquoi il parut, après un temps si considérable, qu'on pouvait se dispenser de trépaner ce blessé. On résolut donc d'attendre l'exfoliation; mais, au lieu d'une exfoliation ordinaire, ce fut une pièce d'os irrégulière, environ de la grandeur d'une pièce de vingt-quatre sols et de toute l'épaisseur du crâne, qui, au bout de trois mois, se détacha, qui emporta la fracture et qui découvrit la dure-mère. Cette opération extraordinaire de la nature suppléa au trépan, qu'on n'aurait pas manqué de faire, si on eût aperçu la fracture

tout d'abord; et il n'aurait pas été fait en vain; car, outre qu'il aurait abrégé beaucoup cette cure, l'espèce de trépan que la nature a fait dans ce cas nous montre que, quoiqu'il n'y eût ni os dérangé, ni épanchement sur la dure-mère, la seule lésion du crâne peut exiger cette opération. L'observation suivante semble encore appuyer cette remarque.

(IV*e* *Observation, par M. Duverney, sur une fracture à la base du crâne, qui ne se trouva point réunie trois mois après la blessure.*) Un homme reçut un coup à la tête qui ne causa ni plaie ni contusion apparente, et qui cependant fut suivi d'accidents considérables. On se détermina à faire une incision sur un des côtés de la tête; mais on n'aperçut ni fracture ni aucune autre lésion à l'os : on eut recours aux saignées du bras, du pied, de la gorge, et aux autres secours ordinaires, qui diminuèrent les accidents; mais peu de temps après le malade fut saisi de tressaillements, suivis d'un si grand abattement, qu'il perdit totalement la raison et mourut trois mois après sa blessure. Il fut ouvert, et l'on découvrit une fracture à la base du crâne, sans qu'il y eût aucun épanchement : cette fracture commençait au-devant de l'apophyse mastoïde, traversant les extrémités des apophyses pierreuses et la selle du sphénoïde. L'écartement des pièces de la fracture était d'environ une ligne; la nature paraissait n'avoir fait aucun effort pour en procurer la réunion; ce qui fait penser que les fractures peuvent, quoiqu'elles ne soient pas accompagnées d'épanchement, être mortelles par elles-mêmes, faute de pouvoir se réunir; et, en pareil cas, il n'y aurait encore d'autres remèdes que le trépan, si la fracture était placée dans un endroit où l'on pût l'appliquer; ce qui favorise la règle générale, qui veut qu'on trépane toutes les fois qu'il y a fracture.

(*Résultat. On doit trépaner dans les fractures et enfoncements.*) Nous sommes cependant convaincus par un grand nombre de faits rapportés dans les livres des anciens et des modernes, que beaucoup de fractures et d'enfoncements du crâne ont été guéris sans l'opération du trépan. Ces exemples ont fait croire depuis long-temps à des praticiens que l'on pouvait guérir plus de fractures du crâne sans le trépan qu'avec le trépan (1).

_____

(1) Les principaux auteurs qui se sont déclarés pour ce sentiment sont cités

Parmi ces praticiens, il y en a d'une haute réputation ; mais leur témoignage n'en est que plus dangereux pour les chirurgiens qui ne se conduisent que par autorité ; car ce sentiment ne peut être fondé sur aucune raison solide. Voudrait-on se régler sur les accidents? Ces signes sont bien moins certains que ceux qu'on rejette, c'est-à-dire que les fractures et les enfoncements du crâne ; car souvent les accidents primitifs sont peu considérables, ou manquent entièrement, quoiqu'il y ait épanchement sous le crâne, ou lésion aux membranes du cerveau et au cerveau même, tandis que souvent il en arrive de fort fâcheux, par une simple commotion du cerveau où le trépan est inutile, ainsi que nous allons bientôt le prouver par beaucoup d'exemples. D'ailleurs, quand les accidents primitifs manqueraient, quand on aurait réussi à les dissiper par la diète et par les saignées, on aurait encore à craindre les accidents consécutifs ; et souvent nous sommes avertis trop tard pour le trépan, quand ces derniers paraissent. Ce n'est donc que lorsque nous sommes uniquement réduits aux signes qui nous sont fournis par ces accidents, que nous pouvons nous déterminer, en vertu de ces signes , à l'opération du trépan, parce qu'alors ils sont, dans la supposition qu'il n'y ait pas lésion apparente au crâne, les seuls signes qui puissent nous déterminer : mais quand il y a fracture ou enfoncement, on ne doit pas se régler sur ces accidents, ni les attendre, parce qu'on a alors des signes suffisants et moins redoutables que ces accidents consécutifs qu'on voudrait attendre pour se déterminer. Ceux qui croient qu'on peut souvent éviter l'opération du trépan dans les fractures et dans les enfoncements du crâne, ne peuvent appuyer leur sentiment que sur les observations qui, comme nous l'avons dit, nous assurent qu'il y a eu beaucoup de coups à la tête avec fracture ou avec enfoncement, qui ont été guéris sans le secours du trépan ; mais de telles observations, où l'on ne rapporte que le succès, sans parler des indications qui peuvent y conduire, nous instruisent peu pour la pratique, surtout quand ces observations sont contredites par d'autres qui l'emportent infiniment sur ces mêmes

observations , par le nombre et par la sûreté qui en résulte pour les malades. De pareilles observations ne peuvent donc être regardées que comme des faits dus au hasard, ou comme des coups de maîtres qui sortent de la règle, et qui sont si extraordinaires et si difficiles à déterminer, qu'on ne peut pas même les proposer comme des exceptions. — Il y a cependant des cas qui peuvent, pour ainsi dire, régler par eux-mêmes la conduite d'un chirurgien intelligent, et l'engager du moins à suspendre le trépan dans certaines fractures, où il n'arrive aucun accident, et qui au contraire sont accompagnées de quelques circonstances favorables, qui semblent pouvoir suppléer à cette opération. Nous allons voir dans l'observation suivante qu'effectivement en agissant avec cette circonspection le trépan n'est pas toujours inévitable dans les fractures du crâne, et qu'on peut même se dispenser quelquefois de découvrir les fractures ; mais ces cas sont rares et demandent de la part du chirurgien beaucoup de discernement et de prudence.

(IV.<sup>e</sup> *Observation , par M. Gallait , chirurgien de Gargenville, près Mantes, sur une fracture singulière du crâne , où il ne fut pas nécessaire de trépaner.*) Un enfant de cinq ans tomba de douze ou quinze pieds de haut sur l'aire d'une grange. M. Gallait, qui fut appelé dans l'instant, aperçut que les pariétaux étaient fracturés, et il lui parut que ces os avaient chacun leur fracture particulière, parce que la fontanelle qui n'était pas encore ossifiée avait vraisemblablement empêché la communication de ces deux fractures : du moins ne paraissait-il extérieurement aucune marque de fracture à l'endroit de la fontanelle ; au lieu qu'à la partie ossifiée des pariétaux, les fractures étaient fort remarquables, parce qu'une des pièces de l'os fracturé s'élevait fort sensiblement au-dessus de l'autre, et qu'elle obéissait facilement au doigt lorsqu'on appuyait dessus, et se relevait ensuite. Il survint à l'extrémité la plus déclive de chacune de ces fractures une tumeur molle de la grosseur d'un œuf de poule. M. Gallait ouvrit ces tumeurs sans découvrir les fractures, parce qu'il n'avait d'autre objet que d'évacuer le sang épanché qu'elles contenaient. Ces fractures n'étaient d'ailleurs accompagnées d'aucun accident, ce qui engagea M. Gallait à ne pas précipiter le trépan ; mais ce qui le détermina davantage à suspendre cette opération,

dans l'Anatomie de Palfin, pag. 316 , 2<sup>e</sup> édit. , et dans le Traité des plaies, de M. Rouhaut, pag. 46 et 52.

c'est que les pièces des os fracturés étant, comme nous l'avons dit, écartées l'une de l'autre, il lui parut que chaque fracture pouvait permettre au sang qui aurait pu s'épancher sur la dure-mère, de se rassembler dans les tumeurs qui s'étaient formées au bas de ces fractures, et que l'ouverture de ces tumeurs pourrait suffire pour procurer une issue à ce sang épanché; il se contenta de rabaisser peu à peu les os qui étaient sortis de leur niveau, et de les contenir avec la capeline. L'enfant se trouva pendant toute la cure de cette blessure presque comme en pleine santé, et fut parfaitement guéri en trois semaines. — Cette observation montre que les praticiens habiles sont en droit de ne pas toujours suivre servilement les règles de l'art, même les plus invariables; mais, comme nous l'avons dit, il ne faut s'en écarter qu'avec beaucoup de connaissance et de sagesse: car un chirurgien ne pourrait pas se justifier par de tels exemples, si le blessé, qu'il n'aurait pas jugé à propos de trépaner dans le cas d'une fracture au crâne, venait à mourir, parce qu'alors la sûreté des malades demande qu'on ait recours à cette opération, à moins que la fracture elle-même ne tienne visiblement lieu de trépan par une ouverture suffisante pour retirer ou relever les fragments enfoncés ou dérangés, ou pour fournir une issue au sang épanché, soit qu'il y ait une pièce d'os enlevée, soit qu'il y ait un écartement, qui sûrement puisse permettre au sang extravasé de s'écouler : encore y a-t-il alors des cas où l'on peut facilement se tromper. L'écartement peut à la vérité être suffisant pour procurer l'écoulement du sang épanché sur la dure-mère, mais quelquefois l'épanchement se trouve sous cette membrane; et l'ouverture qui est formée par cet écartement n'est pas toujours assez considérable pour qu'on puisse assez tôt s'apercevoir, par l'état de la dure-mère, de cette sorte d'épanchement, et on n'en serait averti que par les accidents qui souvent se manifestent trop tard.

(V<sup>e</sup> *Observation, par M. Boudou, sur une fracture du crâne avec épanchement sur la dure-mère, suivi de suppuration au foie et de la mort.*) Un garçon charpentier tomba de la hauteur d'un second étage sur la terre, tenant entre ses bras une solive : il ne perdit point connaissance; mais il vomit aussitôt et saigna par le nez et par les oreilles. Il fut porté le lendemain de sa chute à l'Hôtel-Dieu de Paris. M. Boudou examina une contusion qu'il avait à la tête, et sentit une inégalité qui lui fit soupçonner que le crâne était fracturé. Il fit une incision cruciale à la partie moyenne du pariétal droit, et découvrit deux fractures qui traversaient cet os obliquement. Une de ces fractures permettait au sang épanché sur la dure-mère de s'écouler en grande quantité par un petit espace formé par l'écartement des pièces de l'os fracturé, sans qu'il y eût cependant aucun fragment d'enfoncé. Il parut que cette fracture pouvait tenir lieu de trépan pour donner issu au sang extravasé. M. Boudou ordonna une saignée : c'était la cinquième qui fut faite au malade, parce qu'il avait déjà été saigné quatre fois le jour de sa chute. Il survint le soir un vomissement: on réitéra le lendemain la saignée. Le malade fut sans fièvre et sans aucun accident pendant trois jours : le quatrième, qui était le septième jour de sa maladie, la fièvre le prit, et il vomit des matières bilieuses. Il fut encore saigné quatre fois en deux jours : la fièvre diminua. — Le dixième jour se passa tranquillement; mais ensuite le blessé se plaignit de grandes douleurs de tête : il tomba dans un assoupissement profond, et cependant fort interrompu, et il eut quelques frissons irréguliers. Tous ces accidents firent juger qu'il y avait un épanchement sous la dure-mère qu'il fallait évacuer: on appliqua deux couronnes de trépan le quatorzième de la maladie, et on fit une incision à la dure-mère, qui donna issue à une cuillerée de sang qui était extravasé sous cette membrane, et qui par conséquent n'avait pu s'échapper par la fracture. Le malade fut saigné après l'opération, quatre fois du bras et une fois du pied; il resta inquiet et rêveur, il sentit une douleur poignante dans l'hypocondre droit, et il lui survint une fièvre considérable, suivie de frissons irréguliers, qui firent soupçonner une suppuration au foie. Ce malade tomba dans un assoupissement léthargique, et mourut le dix-septième jour de sa chute. — On ouvrit son corps et on remarqua que le péricrâne était enflammé et livide aux environs de la plaie. La fracture du crâne était composée de plusieurs fentes ou fêlures, dont la plus considérable s'étendait obliquement depuis la partie inférieure et postérieure du pariétal droit jusqu'à la suture sagittale, où elle formait une espèce de V ou de coude, pour se continuer jusqu'à la partie postérieure du pariétal gauche ; la dure-mère était comme calleuse et épaisse vis-à-vis les couronnes du trépan et fongueuse vis-à-vis le trajet des fentes de la fracture ; la première paraissait un peu enflammée ; le cerveau était dans son état naturel. On trouva un abcès dans la substance du grand lobe du foie. — L'écartement des sutures peut, comme l'écartement des fractures, fournir une issue au sang épanché sous le crâne : mais ce cas mérite une attention particulière ; car l'épanchement peut avoir lieu des deux côtés de la suture, et alors l'évacuation ne peut ordinairement avoir lieu que d'un côté, à cause que la dure-mère peut encore rester adhérente vers le bord d'un des os écartés, et retenir le sang qui serait épanché sous cet os auquel la dure-mère serait restée attachée.

(VI<sup>e</sup> *Observation*, par M. *Mouton*, *chirurgien juré à Paris, sur un écartement de la suture sagittale, où l'adhérence de la dure-mère à l'un des os s'opposa à l'écoulement du sang épanché*.) M. Mouton dit qu'il fut appelé pour voir un homme onze jours après une chute. Cet homme était sans connaissance et presque mourant. Il lui examina la tête et découvrit seulement une petite tumeur ou élévation longitudinale sur toute l'étendue de la suture sagittale, où il fit une incision de la longueur de trois travers de doigt qui lui découvrit un écartement de la suture : au moyen de cette incision, une partie du sang épanché sur la dure-mère s'écoula pendant la nuit, par l'écartement de la suture ; cependant la fièvre et le délire survinrent le jour suivant. Le trépan parut indispensable ; on l'appliqua des deux côtés de la suture : le sang s'était là la vérité écoulé du côté gauche, mais il s'en trouva beaucoup sur le pariétal droit, auquel l'opération procura une issue qui fit cesser presque aussitôt tous les accidents. — Il y a bien de l'apparence que la dure-mère, toujours fort attachée à l'endroit des sutures, était restée adhérente du côté droit, et y avait empêché l'écoulement du sang ; c'est pourquoi, indépendamment des accidents, on doit être fort attentif à cette circonstance ; car *Marchetis* (1) parle d'un écartement pareil de la suture lambdoïde, qui, quoique considérable, ne put pas procurer une issue à un épanchement sur la dure-mère, lequel fit périr le blessé.

_____

(1) Observ. 15.

II<sup>e</sup> *Cas*. (*Coups a la tête, sans lésion apparente au crâne.*) Le chirurgien peut presque toujours se décider facilement dans les blessures de la tête, où il y a fracture, enfoncement ou contusion apparente au crâne ; mais il y a des cas plus embarrassants, même pour les plus grands maîtres : ce sont les coups à la tête sans lésion sensible à l'os, souvent même sans plaie et sans contusion apparente dans les chairs. Quelquefois ces coups causent des épanchements sous le crâne, et d'autres fois ils n'en causent pas, quoiqu'ils soient accompagnés de circonstances ou d'accidents qui donnent lieu d'en soupçonner. L'adhérence du péricrâne dans les coups à la tête est regardée par quelques-uns comme un signe certain qu'il n'y a pas de fracture au crâne, ni indication pour le trépan. — On croit au contraire que, quand cette membrane est détachée, il y a toujours fracture ou contusion à l'os, et qu'il faut trépaner. Souvent on se décide pour cette opération sur des conjectures que l'on tire de la force du coup, de l'instrument qui a frappé, etc. Les accidents qui arrivent dans les blessures de la tête où il n'y a point de fractures, déterminent, lorsqu'ils sont graves, plusieurs praticiens à trépaner ; d'autres se contentent de combattre ces accidents par les saignées et les autres remèdes qui peuvent servir à les dissiper. Les uns et les autres réussissent souvent, mais ils se trompent souvent aussi. Nous allons tâcher de découvrir dans ces différents succès même les circonstances ou les particularités qui peuvent aider à distinguer les cas où l'on peut se déterminer le plus sûrement qu'il est possible sur le parti qu'on doit prendre.

(VII<sup>e</sup> *Observation de M. Gallait*, *chirurgien de Gargenville*, *près Mantes, sur un coup à la tête avec perte de connaissance de plusieurs jours, guéri sans trépan.*) Un homme tomba de quinze ou seize pieds de haut si violemment sur la tête, que l'œil droit sortit de l'orbite, et pendait sur la joue. Cet homme perdit connaissance dans l'instant du coup, et demeura comme dans un assoupissement léthargique : il avait une contusion considérable sur le pariétal du côté droit, la clavicule du même côté fut fracturée. L'œil se replaça de lui-même peu de temps après le coup. M. Gallait examina la contusion : il ne paraissait pas qu'il y eût d'épanchement sur le crâne, ni que les chairs fussent séparées de l'os ; ce qui lui fit conjecturer qu'il n'y avait pas de fracture. Il avait envie, pour mieux s'en assurer, de découvrir l'os; cependant, comme l'assoupissement ne lui parut causé que par la commotion du cerveau, et qu'en ce cas le trépan serait inutile, il mit toute son espérance dans la saignée, et en fit quinze en quarante-huit heures : les neuf premières furent faites de deux en deux heures. La connaissance ne revint au malade que le neuvième jour, et la guérison fut parfaite au bout d'un mois. — Cette observation nous rappelle fort à propos une remarque de M. Petit sur la perte de connaissance et l'assoupissement, laquelle mérite beaucoup d'attention. Cet habile praticien croit que ces accidents ne sont que l'effet de la commotion du cerveau, quand ils arrivent dans l'instant même du coup; et que, lorsqu'ils arrivent ensuite, ils sont au contraire causés par un épanchement qui s'est fait sous le crâne depuis le coup (1). Nous ne nous étendrons pas sur cette remarque, parce qu'on en comprend facilement la raison, et parce qu'on la trouvera amplement expliquée dans le Traité d'opérations que M. Petit est disposé à donner au public, auquel il travaille actuellement avec une assiduité qui nous fait espérer que cet ouvrage, qui est fort désiré, paraîtra bientôt. Nous nous contenterons de rapporter encore ici quelques exemples qui prouvent en effet que la perte de connaissance qui arrive dans l'instant même du coup, ne suffit pas pour nous déterminer à appliquer le trépan lorsqu'il n'y a pas de fracture au crâne; mais que cependant il faut faire attention que la perte de connaissance qui est causée par commotion, peut être suivie d'une autre qui dépend d'un épanchement, et que l'une et l'autre peuvent même quelquefois se confondre ensemble.

(VIII<sup>e</sup> *Observation par M. Boudou sur un coup à la tête avec perte de connaissance, qui a paru se dissiper au bout de huit jours, qui est revenue, et dont le malade a cependant été guéri sans trépan.*) Un garçon, âgé de vingt-cinq ans, tomba sur la tête, de la hauteur de huit ou dix pieds et se fit une petite plaie à la partie latérale gauche du coronal. Il perdit la connaissance dans

l'instant même de sa chute, et resta dans une espèce d'assoupissement léthargique avec privation de presque tous les sens. M. Boudou examina la plaie et s'aperçut que le péricrâne était contus; il dilata cette plaie et découvrit l'os, où il ne trouva point de fracture. Le malade fut saigné trois fois du bras le premier jour et trois fois le lendemain; le troisième jour on le saigna du pied. La perte de connaissance et l'assoupissement continuèrent malgré ces saignées. L'urine ne se filtrait plus qu'en très-petite quantité, et les déjections furent totalement supprimées. On donna au malade deux lavements purgatifs qui n'eurent point d'effet; on lui fit prendre le lendemain six grains d'émétique en deux prises, et le jour suivant un lavement fait avec une once de tabac. Tous ces remèdes ne diminuèrent point les accidents; le blessé resta dans le même état jusqu'au huitième jour, où il commença à donner quelques marques de connaissance; il entendait, ouvrait les yeux et répondait même lorsqu'on lui parlait fort haut et qu'on le tourmentait; mais ces réponses n'avaient nulle suite, et ces faibles apparences de sentiment et de connaissance disparaissaient aussitôt qu'on le laissait tranquille. Dès le soir il retomba dans son premier état, c'est-à-dire dans le même assoupissement qu'auparavant. Cette espèce de rechute était embarrassante et semblait être une marque certaine d'épanchement ou d'inflammation, et peut-être même de suppuration sous le crâne; cependant M. Boudou ne voulut pas, sur ces conjectures, quoique presque décisives, hasarder le trépan, qui réussit difficilement dans les hôpitaux, à cause du mauvais air. Il retourna aux lavements purgatifs et à l'émétique; ces remèdes n'eurent aucun succès. M. Boudou persista dans la même indication; il prescrivit un lavement de tabac, et en même temps une potion purgative faite avec la casse, qui firent faire plusieurs selles au malade; il ordonna enfin deux saignées à la gorge, dont la dernière fut faite le dix-huitième jour de la blessure. Alors, soit que l'assoupissement ne fût qu'une suite de la commotion, soit qu'il fût causé par un épanchement de sang qui a été résorbé, cet accident commença à se dissiper; le pouls se développa, la respiration devint plus libre, la connaissance avec l'usage des sens revint au malade, et peu de temps après la plaie fut entièrement cicatrisée; il ne resta à ce

---

(1) Quelques auteurs paraissent avoir entrevu la même chose; mais personne ne l'a exposée aussi clairement que l'a fait M. Petit, il y a déjà long-temps, dans ses démonstrations à Saint-Côme.

blessé qu'une surdité et une abolition totale de la mémoire ; mais ces accidents commençaient à diminuer beaucoup dans le temps que cette observation nous a été communiquée.

La commotion et l'épanchement peuvent souvent, comme nous l'avons dit, contribuer tous deux ensemble à la perte de connaissance et à l'assoupissement, lorsque ces accidents durent pendant plusieurs jours. Ce cas est fort difficile à démêler d'avec celui où ces mêmes accidents dépendent seulement de la commotion. L'observation que nous venons de rapporter de M. Boudou, semble augmenter la difficulté en jetant du doute sur un signe qui semble devoir marquer assez sûrement la différence de ces deux cas ; car si l'assoupissement cède, du moins en partie, aux saignées et aux autres remèdes, et qu'il revienne ensuite, ne doit-on pas présumer que le premier a été causé par la commotion, et que le second est arrivé par un épanchement qui s'est fait peu à peu depuis le coup ? et, dans cette idée, ne doit-on pas toujours recourir en pareil cas au trépan ? Cependant nous voyons dans l'observation précédente que le second assoupissement fut dissipé en répétant les saignées et les autres évacuants qu'on avait employés d'abord, ce qui semble nous assurer qu'il n'y avait pas d'épanchement. Mais un tel succès n'est pas assez ordinaire, et l'indication pour le trépan est alors trop bien fondée pour s'en écarter lorsqu'on n'a pas de raisons particulières qui puissent déterminer à prendre un autre parti ; c'est la pratique la plus sûre, la plus suivie et la mieux établie par l'expérience. Pour la rendre plus remarquable, nous allons, en faveur des jeunes praticiens, en rapporter un exemple.

( IXe *Observation par M. Dru, sur une plaie à la tête, où l'on prit la suture sagittale pour une fracture, et où il y a eu d'abord une perte de connaissance causée par commotion, et ensuite une autre causée par un épanchement qui obligea de trépaner.*) Un manteau de cheminée, en tombant d'une seule pièce, frappa d'un de ses angles un enfant de quatre ans et demi à la partie supérieure du pariétal droit, et lui fit une contusion de la grosseur d'un œuf de poule. L'enfant perdit connaissance dans l'instant du coup ; le sang sortit par la bouche. M. Dru le trouva sans mouvement, sans sentiment, sans pouls et sans respiration, du moins sensible. Il lui fit avaler une

cuillerée d'eau spiritueuse de mélisse, qui excita un vomissement par lequel l'enfant rejeta du sang qu'il avait avalé. M. Dru saigna cet enfant : le sang darda d'abord, et ensuite il ne sortit plus que goutte à goutte. La connaissance revint un peu au bout de deux heures, le pouls se ranima peu à peu : on fit prendre au blessé du bouillon, qu'il revomit avec quelques matières chyleuses. M. Dru soupçonna une fracture au crâne. M. Guyard, médecin, et M. Picard, chirurgien, qui furent appelés, convinrent avec lui qu'il fallait découvrir l'os. Il fit d'abord sur la tumeur une incision parallèle à la suture sagittale, et une seconde qui, avec la première formait un T ; il leva les deux angles de la plaie, et s'aperçut que les chairs contuses étaient séparées du péricrâne. Cette dernière partie se trouva adhérente au crâne, et avait conservé sa couleur naturelle. M. Dru crut qu'il était prudent de ne la pas détacher, d'attendre du moins jusqu'au lendemain, pour mieux juger de la nécessité ou de l'inutilité de découvrir l'os. La connaissance revint entièrement à l'enfant après l'incision ; il prit facilement du bouillon, mais il le vomit peu de temps après. — Le jour suivant, M. Dru le trouva avec de la fièvre et des mouvements convulsifs de la mâchoire inférieure : ces accidents le faisaient pencher pour le trépan. Le père de l'enfant pria M. Dru d'assembler encore quelques consultants : il appela quatre autres chirurgiens. Après que l'appareil fut levé, M. Pineau, l'un de ces derniers, examina d'abord la plaie et, ne trouvant pas l'os découvert, parut surpris de ce qu'on n'avait pas détaché le péricrâne, parce qu'il jugeait de la nécessité de le faire par l'état dans lequel était alors le blessé. On étendit l'incision du côté de la suture pour la rendre cruciale afin de mieux découvrir l'os, et on détacha le péricrâne ; mais le sang qui sortit, et la forme de la suture sagittale, qui était irrégulière, firent prendre cette suture pour une fracture. On remit au lendemain l'application du trépan, afin de mieux reconnaître l'état de la fracture, et on saigna l'enfant pour la troisième fois. Le lendemain on reconnut que ce qu'on avait pris pour une fracture, était une partie de la suture sagittale, qui, au lieu de continuer droit son chemin, se portait du côté droit, et qui aussi, au lieu d'être dentelée dans cet endroit, était au contraire squammeuse, de manière que le pariétal gauche chevauchait sur le pariétal droit d'environ deux lignes. Lorsqu'on eut aperçu cette espèce de vice de conformation de la suture sagittale, et qu'on se fut désabusé sur la prétendue fracture, on jugea à propos de suspendre le trépan. — Le jour suivant, qui était le quatrième de la maladie, MM. Guyard père et fils, médecins, MM. Dru et Picard, trouvèrent le blessé dans une affection comateuse, accompagnée de fièvre et de mouvements convulsifs ; ils se décidèrent pour le trépan. M. Dru le fit sur le champ. Il se présenta d'abord à l'ouverture du trépan environ plein une cuiller à café de sang à demi coagulé, et d'une couleur fort brune. On jugea, par l'endroit où la dure-mère était adhérente à la suture sagittale, de l'étendue du chevauchement de la partie écailleuse du pariétal gauche sur le pariétal droit. Le malade fut saigné le soir pour la quatrième fois ; tous les accidents disparurent, et l'enfant passa bien la nuit. Le lendemain il se trouva encore à l'ouverture du crâne une demi-cuillerée de sang de même couleur et de même consistance que celui qui s'était écoulé le jour précédent après l'opération, et il en sortit environ autant le soir. Le six et le sept les matières furent mélangées, mais ensuite il ne sortit plus qu'un pus bien conditionné, et cette cure se termina heureusement. — L'indication pour le trépan, quoique prise simplement des accidents, était décisive dans cette blessure, parce que la perte de connaissance qui est arrivée par la commotion, et celle qui a ensuite été produite par l'épanchement, ont paru séparément ; mais quelquefois la perte de connaissance qui est causée par l'épanchement, arrive avant que celle qui a été produite par la commotion ait commencé à disparaître : dans ce cas, l'un et l'autre se confondent tellement ensemble qu'on ne peut les distinguer, et qu'on peut croire alors que c'est toujours la perte de connaissance causée par commotion qui continue, parce que quelquefois elle dure en effet fort long-temps. Dans cette confusion, l'indication pour le trépan est fort difficile à saisir, lorsqu'il n'y a pas de fracture, et qu'il ne survient à la perte de connaissance aucun accident qui fasse soupçonner l'épanchement. Nous allons rapporter un exemple de ces deux sortes de pertes de connaissance confondues ensemble, où elles n'ont été reconnues que parce qu'on a été déterminé par une fracture à trépaner.

( X<sup>e</sup> *Observation, par M. Pineau,* *chirurgien de l'Hôtel-Dieu de Melun,* *sur une fracture du crâne, où il arriva* *dans l'instant du coup une perte de* *connaissance qui ne s'est dissipée que* *par le trépan, qui donna issue à un* *épanchement considérable.* ) Au mois de juin 1725, M. Pineau fut appelé pour voir un jeune garçon âgé de douze ans, qu'il trouva sans connaissance, ayant un vomissement bilieux, et laissant aller involontairement ses excréments et son urine. Il venait de recevoir un coup de pied de cheval au front du côté droit, qui lui avait enfoncé les deux tables de l'os coronal dans sa partie inférieure, à deux travers de doigt au-dessus du sinus sourcilier : le coup l'avait jeté à terre comme mort. M. Pineau le fit saigner et proposa le trépan, mais un charlatan ayant dit au père et à la mère du malade que leur enfant ne pouvait échapper de cette blessure et qu'il était inutile de le trépaner, ils le laissèrent pendant huit jours et plus dans le même état, sans vouloir qu'il lui fût fait d'autre pansement que comme à une plaie simple. Ils le commirent enfin aux soins de M. Pineau, qui fit une incision et découvrit une fracture qui était une enfonçure des deux tables de l'os coronal, de la largeur d'un écu ; il appliqua le lendemain une couronne de trépan, et tira avec le tire-fond la portion d'os enfoncée. Il sortit par l'ouverture du crâne environ un demi-setier de sang. M. Pineau pansa le blessé avec le sindon trempé dans le miel rosat et l'esprit de vin, les plumasseaux secs et les compresses trempées dans le vin : une heure après l'opération, la connaissance revint au malade et les accidents cessèrent. Au septième jour de l'opération un mal intentionné lui permit de manger et il survint une fièvre avec redoublement et une douleur dans l'hypocondre droit. M. Pineau le fit saigner deux fois et lui prescrivit plusieurs lavemens rafraîchissants. La fièvre cessa et la douleur de côté s'apaisa beaucoup au bout de huit jours, mais le malade devint tout-à-coup fort enflé depuis le sommet de la tête jusqu'aux pieds. M. Pineau lui fit boire une tisane apéritive et le fit purger de trois jours en trois jours avec la manne et le sel d'Epsom : cette enflure dura un mois, la douleur ne se dissipa entièrement qu'au bout de trois; alors la guérison fut parfaite (1). M. de Garengeot nous a communiqué sur le même

(1) On pourra peut-être attribuer plu-

sujet une observation fort remarquable.

( XI⁰ *Observation, par M. de Garengeot. Coup de poing suivi d'épanchement et de la mort.* ) Il fut mandé pour ouvrir le cadavre d'une femme qui avait reçu un coup de poing sur le muscle temporal : ce coup fut dans l'instant suivi d'un assoupissement léthargique ; la malade vécut pendant onze jours dans cet état. Il examina attentivement l'os et toutes les parties qui le couvraient à l'endroit du coup ; il remarqua seulement dans le corps du muscle quelque peu de sang extravasé qui s'était glissé entre les fibres ; mais il trouva sur la dure-mère un épanchement considérable. Ce fait peut être regardé comme extraordinaire ; cependant les observateurs, Hippocrate entre autres, en fournissent qui lui sont assez semblables. — Heureusement que dans le cas que nous a communiqué M. Pineau, la fracture a fourni une indication complète pour le trépan ; car la perte de connaissance qui est arrivée dans l'instant du coup, et qui a continué dans le même état, n'aurait pas été, sans cette fracture, un signe suffisant pour indiquer le trépan ; car, quoiqu'on puisse fournir plusieurs exemples de cette

tôt la perte de connaissance qui est arrivée dès l'instant du coup, à l'enfoncement de la fracture qu'à la commotion du cerveau ; mais les enfoncements qui, comme celui-ci, ne sont pas vis-à-vis de quelques sinus qu'ils puissent comprimer, ne jettent pas toujours le malade dans l'assoupissement. Le coup fut assez violent pour causer une commotion capable de produire cette perte de connaissance, qui arriva si subitement, que le malade tomba *comme mort* dans l'instant même qu'il fut frappé ; ainsi il y a bien de l'apparence que la commotion a été d'abord la principale cause de cet accident. Il est certain aussi qu'un épanchement aussi considérable que celui qui s'est trouvé dans le cas dont nous venons de parler était une cause suffisante pour reproduire le même accident, et l'entretenir dans son premier état. M. Le Dran a rapporté dans ses Observations (tom. I. pag. 132) l'histoire d'un coup à la tête, où l'on voit avec une entière certitude qu'il y eut d'abord perte de connaissance qui fut produite par la commotion, et ensuite une léthargie qui fut causée par un épanchement, lesquelles furent tellement confondues qu'elles ne parurent former ensemble, dès le premier moment de la blessure, qu'un seul et même accident.

sorte de perte de connaissance qui s'est trouvée avec épanchement, on voit par une multitude d'observations que cet accident est alors presque toujours causé par la seule commotion, et on remarque même que cette seule cause produit quelquefois, avec la perte de connaissance, d'autres accidents très-graves contre lesquels le trépan alors serait inutile.

( XII⁰ *Observation, par M. Manteville, sur un coup à la tête sans fracture, suivi d'accidents considérables et guéri sans le trépan.* ) Une dame, âgée d'environ quarante ans, tomba à la renverse de toute sa hauteur, en montant son escalier. On la trouva sans pouls et sans sentiment, elle vomit ensuite beaucoup de sang. M. Manteville examina la tête ; il ne trouva qu'une petite rougeur à la partie postérieure et inférieure du pariétal droit ; on y appliqua des compresses trempées dans de l'eau-de-vie et on fit plusieurs saignées. Le cinquième jour la malade eut quelques agitations accompagnées de plaintes entrecoupées et resta toujours sans connaissance. MM. Arnauld, Malaval et Guérin le père, qui y furent mandés le lendemain, trouvèrent la malade dans des mouvements convulsifs violents et dans le délire. Cet état engagea à répéter la saignée, qui n'empêcha pas les accidents d'augmenter. Alors, feu M. Arnauld se déclara pour le trépan ; mais les autres consultants se bornèrent d'abord à une incision, pour examiner l'état du crâne avant que de se décider pour l'opération. Le péricrâne se trouva adhérent à l'os, d'où l'on présuma qu'il n'y avait pas d'épanchement sur le cerveau ni de fracture au crâne : en effet on n'aperçut aucune lésion au crâne, du moins à l'extérieur ; c'est pourquoi on se contenta de panser la plaie simplement et de revenir aux saignées, en sorte qu'on tira à la malade environ quarante palettes de sang en neuf jours. La connaissance lui revint peu à peu ; mais sa santé fut environ deux ans à se rétablir. — Quoique des accidents aussi considérables, survenus à la perte de connaissance, qui avait commencé dès le premier instant de la blessure, se soient dissipés sans le concours du trépan, nous ne croyons pas, laissant à part pour un moment les conjectures qu'on peut tirer de l'adhérence du péricrâne, que l'on ne doive pas recourir à cette opération dans un pareil cas. Nous pensons au contraire qu'un tel surcroît d'accidents marque aussi un surcroît de cause, et que ce surcroît de cause es presque toujours un épanchement sous le crâne ou dans l'intérieur du cerveau. Le premier est le plus fréquent : on peut y remédier par le trépan et même on ne peut réussir sûrement que par cette opération. Ces considérations sont suffisantes, ce nous semble, pour déterminer à trépaner, lorsque des accidents considérables surviennent à une perte de connaissance qui est arrivée dans l'instant du coup ; car on doit raisonner dans ces cas comme dans tous ceux où l'épanchement ne se manifeste que par des accidents qui ne marquent point s'il est placé dessus ou dessous les membranes du cerveau ou dans l'intérieur de ce viscère, et sur lesquels cependant les praticiens les plus instruits par l'expérience se décident toujours pour le trépan. M. le Dran parle dans ses observations d'une blessure à la tête, où l'on trouva, comme dans le cas précédent, le péricrâne entièrement adhérent au crâne. Le malade fut seulement un peu étourdi dans l'instant du coup ; mais quelque temps après il perdit connaissance, et eut des mouvements convulsifs : ces accidents persistant toujours malgré les saignées, il y eut consultation ; on décida pour le trépan, mais il fut fait en vain. Le crâne était sain et on ne trouva point d'épanchement sur la dure-mère. Les accidents dépendaient d'une violente commotion du cerveau, qui fit périr le malade au huitième jour. On fit l'ouverture de la tête ; il n'y avait point en effet de sang extravasé sur la dure-mère, mais il s'en trouva à plusieurs endroits dans l'intérieur du cerveau.— On a vu dans la neuvième observation, page 189, que l'adhérence du péricrâne ne doit par être regardée comme un signe certain qu'il n'y a pas d'épanchement sur la dure-mère. Cette adhérence n'en est pas un non plus de l'intégrité du crâne.

(XIII^e Observation, par M. Sarrau.) M. Sarrau a vu une plaie de tête avec fracture au crâne, où le péricrâne était si adhérent à l'endroit même de la fracture, qu'on eut de la peine à le détacher. L'adhérence n'est donc pas une circonstance sur laquelle on puisse se décider dans les plaies de tête, et s'assurer de l'inutilité du trépan. — Le détachement du péricrâne n'est pas non plus un signe sur lequel on puisse compter, soit pour nous faire soupçonner une fracture ou une contusion assez considérable pour nous déterminer à trépaner ; car il y a

beaucoup d'observations qui prouvent que fort souvent cette partie se détache sans que l'os soit offensé, et sans qu'il arrive rien de fâcheux au blessé : nous allons en rapporter quelques exemples remarquables.

(XIV^e Observation, par M. Malaval, chirurgien juré, à Paris.) Un jeune garçon d'environ douze ans, reçut un coup de pied de cheval qui lui fit une plaie sur le coronal à la naissance des cheveux ; cette plaie s'étendait presque d'une tempe à l'autre, et l'os était découvert de la longueur de quatre travers de doigt et de la largeur d'un pouce. Le péricrâne qui s'était séparé de l'os était resté attaché aux téguments qui étaient déchirés et écartés. M. Malaval les réappliqua sur l'os, les retint avec de petites bandes d'emplâtre et une compresse un peu épaisse et qui relevait la peau du front, et il les assujettit par un bandage fait avec un mouchoir plié en triangle. Cet appareil tint lieu de suture ; la plaie fut guérie en huit jours, sans qu'il soit survenu aucun accident. M. Malaval ne jugea point le trépan nécessaire, parce qu'il était persuadé que le coup n'avait fait que glisser sur l'os, sans le frapper violemment ; car il présumait avec beaucoup de fondement, que si le coup avait frappé à-plomb, l'os n'aurait pu lui résister, et qu'il aurait été brisé. — L'observation suivante parle d'une espèce de contusion qui en impose souvent aux jeunes praticiens. La circonférence qui est ferme et ordinairement un peu relevée, et le milieu qui est mou, et qui laisse sentir, quand on appuie dessus, une espèce de creux dans les chairs, leur fait penser qu'il y a un enfoncement au crâne ; mais si on ouvre cette contusion, on trouve que c'est du sang épanché entre l'os et le péricrâne qui cause cette fausse apparence d'enfoncement.

(XV^e Observation, par le même. Contusion avec du sang épanché sur le pariétal.) Un garçon boutonnier fut frappé d'un coup de bâton au sommet de la tête sur la suture sagittale ; il s'y forma une tumeur du volume d'un gros œuf de poule. On y appliqua pendant quinze jours, sans aucun succès, des compresses trempées dans de l'eau-de-vie et dans de l'eau vulnéraire. Au bout de ce temps, M. Malaval qui fut appelé, jugea par la dureté et par la circonférence fixe de cette tumeur, que le sang qui la formait était contenu sous le péricrâne. Il ouvrit cette tumeur, le sang sortit avec force, quoique en partie coagué ; le crâne se trouva découvert dans toute l'étendue de la tumeur, et le péricrâne qui s'en était séparé, fut incisé avec les téguments auxquels il était intimement attaché. M. Malaval les réappliqua sur l'os, les contint avec des compresses trempées dans l'eau-de-vie, et les assujettit par le couvre-chef. Il saigna le malade et ne leva l'appareil que trois jours après : la plaie se trouva dès ce jour-là presque consolidée, et elle fut entièrement guérie au bout de 6 ou 7 jours.

(XVI<sup>e</sup> *Observation, par le même, sur le même sujet.*) M.Malaval parle encore d'un enfant de cinq ans qui était tombé sur la tête, et s'était fait une contusion de la grosseur d'un œuf sur le pariétal droit. Cet enfant avait d'abord été pansé et saigné par M. Ponce, qui ouvrit ensuite la tumeur en présence de M. Malaval : il sortit du sang épanché qui était sous le péricrâne, et l'os se trouva, comme dans l'observation précédente, découvert dans toute l'étendue de la tumeur. La plaie fut pansée de même, et avec le même succès. — Nous remarquerons en passant que ces trois observations de M. Malaval peuvent rassurer ceux qui, en pareil cas, hésitent encore à réappliquer sur l'os les lambeaux des chairs qui ont été détachées, surtout quand ces chairs sont contuses ; car on voit dans ces cures que cette pratique, autorisée depuis long-temps par les grands maîtres, a parfaitement bien réussi, quoique les plaies dont M. Malaval rapporte la cure fussent faites par contusion.

(XVII<sup>e</sup> *Observation, par le même, sur le même sujet.*) Enfin, M. Malaval rapporte une observation sur le même sujet, mais plus remarquable encore que les précédentes. Un laquais fut blessé par une pierre de moellon du poids d'environ vingt livres, qui tomba perpendiculairement d'un deuxième appartement sur le sommet de la tête ; il fut terrassé du coup et perdit connaissance. Le chirurgien qui le vit d'abord, trouva une grande contusion qu'il ouvrit dans le moment. Il crut, parce que le péricrâne était séparé du crâne, et parce que le coup avait été très-violent, qu'il faudrait en venir au trépan, ce qui le détermina à couper les angles de la plaie. Le lendemain, M. Malaval y fut appelé aussi. Ils visitèrent ensemble le blessé, ils le trouvèrent tranquille, sans fièvre, ayant l'esprit sain ; ils n'aperçurent ni fente, ni enfoncement au crâne ; le trépan n'était indiqué par aucun accident : on jugea à propos de suspendre cette opération. Le blessé fut saigné six fois en trois jours et on lui fit observer un régime fort exact, mais qu'il ne garda pas long-temps ; car, ayant trouvé le secret d'entrer dans un endroit où il y avait des pommes, il en mangea au moins un millier depuis le huitième jour de sa blessure jusqu'au quarantième ; cependant il ne lui survint aucun accident. Il fut environ trois mois à guérir, à cause de l'exfoliation de l'os découvert, qui retarda la guérison de la plaie. — Il y a peu de praticiens qui ne puissent fournir de même plusieurs observations de plaies à la tête, où l'os a été découvert sans être fracturé, et où le trépan n'a pas été nécessaire. Ces cas sont si ordinaires, qu'il semble que nous aurions dû nous étendre moins sur ce genre de plaies ; mais, parce qu'il y a des praticiens de réputation qui regardent le détachement du péricrâne comme une indication pour le trépan, nous avons cru ne devoir pas négliger celles que nous venons de rapporter ; elles sont plus remarquables qu'une infinité d'autres, et peuvent mieux nous convaincre que le détachement du péricrâne ne suffit pas seul pour nous déterminer à l'opération. La force du coup qui fit la plaie dont on a parlé dans l'observation que nous venons de rapporter, devait rendre cette plaie plus redoutable ; mais parce que la pierre n'avait pas résisté dans le choc, s'étant brisée en pièces sur la tête en frappant son coup, sans avoir cassé la table extérieure du crâne, on jugea de là qu'elle n'avait pu vraisemblablement fracturer la table interne, ce qui était véritablement à craindre, comme nous allons le voir par l'histoire suivante.

(XVIII<sup>e</sup> *Observation, par M. Soulier, chirurgien et démonstrateur royal à Montpellier. Fracture à la seconde table, suivie d'accidents consécutifs qui indiquaient le trépan.*) Un soldat fut frappé si violemment d'une pierre, qu'il tomba par terre avec un engourdissement qui cessa peu après ; on lui trouva deux plaies fort contuses, proches l'une de l'autre sur le pariétal, qui pénétraient jusqu'à l'os. On fit une incision qui réunit ces deux plaies en une, et on ordonna plusieurs saignées et un régime exact. Le lendemain le blessé se promenait dans la salle des malades. Il passa trois jours dans cet état, mais le quatrième il fut obligé de garder le lit, et il commença à sentir des douleurs dans tous les membres, principalement dans les jambes, et la fièvre lui prit. M. Soulier consulta le médecin de l'hôpital ; ils visitèrent de nouveau les plaies, alors ils n'y remarquèrent rien de suspect : on revint à la saignée, et on pansa à plat ; mais ensuite la plaie exhala une mauvaise odeur. Les accidents subsistaient toujours ; le malade devint comme paralytique du bras et de la jambe du côté droit ; le délire survint aussi avec des frissons, et enfin la mort le onzième jour de la blessure. — L'ouverture du cadavre se fit en présence de plusieurs médecins et chirurgiens. On trouva environ une cuillerée de pus sur la dure-mère ; cette membrane était livide, et on découvrit dessous un autre petit abcès, dont le pus s'était en partie glissé entre la faux et le cerveau. On examina ensuite le crâne, il n'y avait rien à l'extérieur ; mais on aperçut au-dedans, c'est-à-dire à la seconde table, une fracture angulaire qui répondait à la blessure du dehors.

(*Exemples de contre-coups.*) Cette observation nous fournit un exemple d'un contre-coup d'une table à l'autre, qui pourrait servir à prouver la réalité de ces sortes de fractures qui ont été contestées, s'il ne s'en trouvait pas déjà beaucoup d'exemples dans les auteurs anciens et modernes, entre autres dans Valeriola et dans Arceus. Tulpius (1) rapporte une observation où il est marqué qu'on trouva plusieurs fentes à la table interne sans qu'il en parût à l'externe. La fracture dont parle Borel (2) est plus singulière. Cet auteur dit qu'un porte-faix mourut d'un coup d'arme à feu chargée de petit plomb, et qu'on n'aperçut point de fracture à la première table ; mais qu'on trouva une portion de la seconde couchée sur la dure-mère, et entièrement détachée de la première. Paré (3) rapporte un cas qui n'est pas moins étonnant. Un cavalier reçut un coup de pistolet sur son casque, où ce coup ne fit qu'une légère enfonçure ; il n'y avait à la tête extérieurement aucune lésion apparente : le blessé mourut le sixième jour ; on l'ouvrit, et on trouva la table extérieure entière ; mais l'intérieure était fracturée en plusieurs pièces, qui piquaient les membranes du cerveau. On trouve encore dans les auteurs beaucoup de fractures par contre-coup, d'une partie de la tête à l'autre partie opposée ;

et nous voulons même, à la gloire des anciens, citer l'histoire que fait Amatus (1), d'un trépan appliqué à la partie opposée à la blessure, parce que les accidents ne cédèrent point à celui que l'on fit du côté du coup, et parce que le blessé sentait une grande douleur de l'autre côté. Ce second trépan fut appliqué fort à propos, car il donna issue à du pus qui se trouva sous le crâne : le succès de cette cure fut très-heureux, et étonna beaucoup en ce temps-là. Fallope fournit un fait semblable, et Valériola parle d'un contre-coup suivi, le vingt-troisième jour, d'une gangrène qui fit découvrir une fracture du côté opposé au coup, sans qu'il s'en trouvât du côté où le coup avait porté. Bartholin (2) a vu aussi, à l'occasion d'une blessure à la tête, un abcès à la partie opposée au coup.—Non-seulement les fractures par contre-coup ont lieu d'une partie de la tête à l'autre partie opposée, mais encore d'un os à l'autre os voisin, et d'une partie d'un os à la partie opposée du même os : les auteurs en fournissent des exemples. M. de Garengeot (3) entre autres rapporte plusieurs faits de cette nature. M. Feste nous en a depuis peu communiqué un, qui fait assez sentir combien les chirurgiens doivent être attentifs à ces sortes de contre-coups.

(XIXᵉ *Observation, par M. Feste, chirurgien de Toulon, sur un contre-coup d'une partie d'un os à l'autre partie du même os, guéri par le trépan.*) Un garçon de vingt-deux ans, passant sous un gros vaisseau qui était sur le chantier, fut frappé à la tête par un morceau de bois pesant quinze livres, qui fut jeté du haut du vaisseau ; le coup porta perpendiculairement sur la partie supérieure du pariétal droit, et y fit une plaie. Le blessé tomba par terre comme mort ; le sang lui sortit par le nez, par la bouche et par l'oreille droite. Cet homme resta non-seulement sans parole et sans connaissance, mais il tomba aussi dans des mouvements convulsifs, qui duraient quelque temps et revenaient de demi-heure en demi-heure. Le chirurgien qui le pansa d'abord sentit, en sondant la plaie, la suture sagittale qu'il prit pour une fracture. M. Feste, qui vit ce blessé peu de tems après, se douta de cette méprise ; et, pour s'en as-

---

(1) Bonet, Bibliot. chir., tom. I, p. 2.
(2) Ibid., pag. 79.
(3) Lib. 9, cap. 8.

(1) Bonet, Sepulc., tom. III, de Vulner., obs. 5.
(2) Ibid., pag. 519.
(3) Traité d'opérations.

surer entièrement, il fit une incision cruciale pour découvrir l'os suffisamment ; il trouva qu'effectivement on avait pris la suture pour une fracture. M. Feste ne trouvant ni fracture ni enfoncement à l'endroit du coup, et faisant attention aux accidents qui étaient extrêmes, soupçonna, à cause du sang qui était sorti par une oreille seulement, et du côté de la plaie, que l'effort du coup avait pu porter vers la partie inférieure du pariétal et y causer une fracture. Ce soupçon bien fondé le détermina à faire une incision en cet endroit ; il y trouva, en effet, une fracture qui s'étendait obliquement jusqu'à l'occipital, et une autre fente qui allait transversalement vers la suture écailleuse ; cette dernière fracture était assez ouverte pour procurer l'écoulement du sang répandu en cet endroit sur la dure-mère. M. Feste se contenta d'appliquer deux couronnes de trépan aux côtés de la fracture oblique ; il pressa un peu la dure-mère avec le meningophylax pour faciliter l'évacuation du sang épanché qui se présenta en grande quantité aux ouvertures du trépan, et qu'on enleva avec une éponge. Les mouvements convulsifs qui avaient duré jusqu'à ce moment-là, cessèrent incontinent ; les autres accidents se dissipèrent aussi, et la cure se termina ensuite heureusement.—Ceux qui nient les contre-coups, rapportent ces fractures à un double coup que le blessé a reçu ou qu'il s'est donné en tombant par terre sur quelque corps dur ; mais il y a tant d'observations où l'on voit clairement que ce double coup n'a pas été possible, qu'il n'est plus permis de douter de l'existence des contre-coups ; cependant il serait ridicule de ne pas convenir que ces fractures arrivent souvent aussi par un double coup, et même qu'on en peut voir de différentes sortes dans un même endroit, par des coups différents.

(XX· *Observat.*, par M. Froumentin, *chirurgien d'Angoulême. Double fracture faite par un double coup.*) M. Froumentin fut appelé pour faire l'ouverture d'un cadavre ; il trouva une grande plaie sur le pariétal gauche, d'où le chirurgien avait tiré une pièce d'os considérable, au milieu de laquelle il y avait un écopé ou une taillade qui pénétrait jusqu'au diploé. Il découvrit de plus que la première fracture (c'est-à-dire celle qui avait détaché la pièce d'os) communiquait d'un pariétal à l'autre ; les deux fractures furent faites par différents coups, et par

différents genres d'instruments ; l'une par un instrument tranchant, et ce fut la première ; l'autre par un instrument orbe ou contondant, qu'on jeta sur la tête du blessé déjà terrassé par le premier coup.—Le malade vécut vingt-neuf jours.— Ces observations doivent nous rendre attentifs à ces sortes de fractures, soit qu'elles arrivent par contre-coup, soit qu'elles soient causées par un double coup ; car, lorsque les accidents semblent les déceler, on doit prendre, à l'égard du trépan, le parti le plus sûr, comme ont fait en pareil cas MM. Mery (1), la Motte (2), le Dran (3), etc. — Il faut remarquer d'ailleurs, qu'indépendamment de ces fractures cachées, je veux dire de ces fractures causées par contre-coup, les accidents qui arrivent quelque temps après la blessure, comme ceux dont il est parlé dans la dix-neuvième observation, et ceux qu'on va remarquer dans l'observation suivante, suffisent toujours pour nous déterminer à trépaner.

( XXI· *Observation par M. Maréchal, premier chirurgien du roi. Coup sans lésion au crâne suivi d'accidents consécutifs qui indiquaient le trépan.*) Un jeune homme de quinze à seize ans reçut un coup de bâton sur un des pariétaux ; il n'eut aucun accident. M. Maréchal se contenta d'ouvrir les téguments et de les faire suppurer. Le malade fut saigné, et on laissa fermer les plaies après la suppuration. Il était tous les jours debout, se promenant dans les salles des malades. Lorsqu'on le crut parfaitement guéri et qu'il était à la veille de sortir de l'hôpital, le dix-septième jour de la blessure il lui prit un frisson ; on le saigna deux ou trois fois. Le frisson le reprit et fut suivi d'une fièvre considérable avec une douleur de tête ; on le saigna de nouveau et on lui fit prendre les vulnéraires. Il mourut le vingt-deuxième jour. M. Maréchal en fit l'ouverture ; il trouva gros comme un pois ou environ de matière purulente sur la dure-mère où elle paraissait n'avoir fait aucune impression ; aussi M. Maréchal assure-t-il que, s'il y eût eu d'abord des accidents qui eussent inspiré le moindre soupçon d'épanchement, il n'en aurait pas coûté la vie à ce blessé. Il pouvait bien faire cet aveu ; car quand il n'y a

(1) M. de Garengeot, Traité d'opérations, tom. III, pag. 122.
(2) Obs., tom. II, pag. 507, éd. in-12.
(3) Obs., tom. II, pag. 296.

pas en pareil cas d'accidents, il n'y a point non plus d'indications pour le trépan ; cependant il est probable que si on eût fait l'opération dès que les accidents qui sont arrivés ensuite ont commencé à paraître, le malade aurait été sauvé ; car il faut bien remarquer que lorsque le trépan vient à être indiqué par les accidents consécutifs, le succès dépend surtout de ne pas différer cette opération.

( XXII⸱ *Observation par le même.* ) Un jeune homme reçut un coup de bâton sur un des pariétaux qui en fut un peu découvert ; le coup fut suivi tout d'abord d'accidents qui pouvaient assez faire soupçonner un épanchement. M. Maréchal proposa le trépan ; mais, parce que la plaie parut bien suppurer et que la connaissance revint au blessé, ceux qui furent consultés ne trouvèrent pas les accidents assez considérables pour s'y déterminer. Le seizième jour, le malade eut un accès de fièvre avec un frisson, et la plaie se trouva sèche : on convint alors de la nécessité de trépaner ce blessé. Le crâne ne fut pas plutôt ouvert, qu'il en sortit une grande quantité de pus, lequel heureusement n'avait pas encore fait d'impression sur la dure-mère ; l'opération eut un heureux succès. Cet exemple doit encourager les chirurgiens à avoir toujours, en pareil cas, recours au trépan, quoique les accidents qui peuvent l'indiquer n'arrivent que long-temps après la blessure. Riedlinus (1) donne l'histoire d'un blessé qui fut trépané avec le même succès trois semaines après avoir été frappé : le sang qui était sur la dure-mère s'y était même conservé sans altération. Lambswerde (2) a trépané au bout de six semaines avec la même réussite. Fabricius de Hilden (3) parle d'un trépan appliqué deux mois après le coup ; il sortit beaucoup de pus, et enfin il parut un fungus considérable qui rendit cette cure difficile ; le succès en fut cependant heureux, malgré bien d'autres inconvénients qui d'ailleurs auraient dû l'empêcher. Marchetis (4) a réussi au bout de trois mois. L'observation de Scultet (5), sur le même sujet, est encore plus remarquable ; car ce ne fut que plus de six mois après un coup à la tête, qu'on en vint à l'opération, laquelle ce-

(1) Ephem. an. 1700.
(2) Obs. 48.
(3) Cent. 9, obs. 3.
(4) Obs. 7.
(5) Arcen., obs. 13.

pendant réussit parfaitement. Ces cas seraient véritablement surprenants, si les accidents qui indiquent le trépan et qui arrivent si tard, dépendaient d'un épanchement de sang sous le crâne ; mais ils sont moins étonnants quand ils dépendent d'une suppuration ; car on sait qu'une suppuration peut n'arriver et ne se manifester que fort long-temps après le coup.

(*Résultat. Dans les coups sans fracture, les accidents peuvent seuls déterminer à trépaner, surtout les accidents consécutifs.* ) Il est évident par toutes ces observations que ce n'est que par les accidents que l'on peut se déterminer pour le trépan dans les coups à la tête sans lésion apparente au crâne ; car les conjectures que l'on peut tirer de la force du coup, de la situation de la plaie, de l'état du péricrâne, etc. (1) ne peuvent point seules fournir d'indication suffisante pour cette opération ; et l'on aurait tort aussi de s'en rapporter à de tels signes pour ne pas trépaner, si ces blessures se trouvaient d'abord accompagnées d'accidents considérables, comme de perte de connaissance qui arrive à la suite du coup, et même de perte de connaissance qui arrive à l'instant même du coup(2), et qui est

(1) Nous n'avons pas parlé des ecchymoses des yeux, du vomissement, du sang qui sort par les oreilles, par les yeux, par le nez, par la bouche, etc., parce que l'incertitude de ces signes a déjà été remarquée par la plus grande partie des observateurs. Quelquefois ces accidents se trouvent dans les cas où il y a fracture ou épanchement, et d'autres fois dans ceux où il n'y a ni l'un ni l'autre, et même se trouvent-ils souvent accompagnés dans ces derniers cas de perte de connaissance, et quelquefois aussi de mouvements convulsifs, etc. M. de la Motte entre autres nous rapporte divers exemples de ces différents cas, dans ses Observations, pages 242, 266, 274, 303, 333, 340, 346, 363 et 364.
(2) Les praticiens ne sont d'accord ni entre eux ni avec eux-mêmes sur la perte de connaissance qui arrive dans l'instant du coup. Cette contradiction est fort remarquable dans les observateurs : par exemple Marchetis, dans ses Observations médico-chirurgicales, Obs. 12, blâme ses confrères de n'avoir pas consenti à l'opération du trépan qu'il avait proposée à l'occasion d'une perte de connaissance arrivée tout d'abord par un coup à la tête, qui fut suivi d'une sup

accompagnée d'autres accidents, comme des mouvements convulsifs, une paralysie, une fièvre violente, un dérangement dans le pouls, et surtout si ces accidents persévéraient malgré les saignées et les autres secours qu'on peut employer pour les dissiper. Il faut remarquer que les sai-

gnées soient très-abondantes et qu'elles soient faites très-promptement, afin de prévenir l'épanchement, car elles ne peuvent plus être d'un grand secours lorsque l'extravasion est faite, surtout lorsqu'elle est considérable. On doit être extrêmement attentif aux accidents qui

---

puration sous le crâne qui fit périr le blessé. *Fenestra lignea*, dit-il, *satis gravi ex alto decidit in bregma cujusdam juvenis, ante tamen non scissa, sed graviter contusa, ex quo casu in terram prolapsus æger, sine sensu et motu, cum privatione omnium facultatum principum, horæ spatio; ad quem medicus magni nominis, simul cum quodam chirurgo vocatus, a principio applicuerunt medicamenta consueta; ovi nempe albuminem, oleum rosaceum et similia. Ego vero accersitus secunda die, statim ad sectionem et cranii perforationem deveniendum censui, renuentibus chirurgis me senioribus, nec non patre ipsius Varisco :* **** *At iterum post vigesimam vocatus, annuentibus tandem omnibus, sectionem cruciatim administravi, ex qui maxima copia puris effluxit;* *** *Materia siquidem effluebat per poros ossis cranii ad unciam unam quolibet die; quapropter ægrum cum terebrassem, ex foramine quotidie copiosum pus emanabat; ipso tamen ægro sexagesimā extincto.* *** *Quod moneo, ne in istos incidatis errores, si quando præ manibus habueritis hujusmodi vulneratos, cum symptomatis quæ nobis demonstrant partes internas læsas.* Marchetis nous rapporte ce fait comme une espèce de victoire qu'il a remportée sur ses confrères. Il y aurait bien des remarques à faire sur cette vaine gloire, qui ne parait que trop dans la plupart des observateurs, et qui ordinairement est mal fondée. Dans le cas présent, par exemple, ce n'est que sur l'événement que Marchetis s'appuie; mais une suppuration qui arrive à la suite d'un coup à la tête ne prouve pas qu'il eût fallu trépaner tout d'abord; une suppuration, surtout une suppuration purulente, n'est pas toujours la suite d'un épanchement, car souvent elle n'est que l'effet d'une inflammation occasionée par la commotion; et dans ces cas, les accidents de la commotion, même la perte de connaissance, n'arrivent pas toujours au premier instant du coup, car quelquefois ils n'arrivent que beaucoup de temps après. Marchetis s'est d'abord déterminé dans les premiers jours pour l'opération sur les accidents, et ces accidents se réduisaient à une perte de connaissance qui arriva dans l'instant du coup, et qui ne dura

qu'une heure; mais quelques pages plus loin, obs. 15, il soutient que la perte de connaissance ne suffit point seule, en pareil cas, pour nous déterminer à trépaner. *Circa quæ vulnera capitis*, dit-il, *nonnulla observanda. Primò, quod si contingat ex aliquo ictu incidere patientem in mentis alienationem cum privatione sensûs et motûs, nisi alia symptomata ab Hippocrate enumerata accedant, nullum periculum vitæ immineat; ac proinde prætermittenda sit quæcumque operatio; sectio scilicet et perforatio ipsius calvariæ : vidi siquidem aliquos ex prolapsu, aut ictu, læso capite, apparente solo hoc symptomate, sequenti die omnino liberatos.* Vous trouvez dans M. de la Motte des observations (tom. ii, p. 303, 333, 340, 346) où l'on voit que ce chirurgien a, heureusement pour les malades, pris le parti de trépaner dans des pertes de connaissance arrivées dans l'instant du coup, dont quelques-unes étaient accompagnées de vomissement, d'écoulement de sang par le nez, par les yeux, par les oreilles, par la bouche, et quelquefois de mouvements convulsifs. Le même auteur rapporte d'autres exemples (ib., p. 212, 266, 274, 363, 364) de coups à la tête, qui ont été dès le premier instant suivis de perte de connaissance, accompagnée des mêmes accidents, et dont les malades ont guéri parfaitement sans l'opération. Ces faits contradictoires, où les praticiens ne sont eux-mêmes instruits de ce qu'ils devaient faire qu'après coup, et seulement par l'événement, ne décident rien chacun en particulier pour la pratique, et n'éclairent ni ces mêmes praticiens, ni ceux qui veulent les suivre. Les détails de ces cures, où l'on ne parait avoir agi qu'au hasard, c'est-à-dire où l'on ne rend point compte des indications que l'on a dû saisir, et sur lesquelles on a dû se régler dans ces cas qui paraissent si semblables, et dans lesquels on a eu recours à des procédés si opposés, qui cependant ont eu le même succès; ces détails, dis-je, ne sont point des observations de pratique, mais de pures histoires de guérison, telles que pouvaient les donner de simples spectateurs qui ne seraient ni médecins ni chirurgiens.

surviennent à la perte de connaissance arrivée à l'instant du coup ; car, comme nous l'avons remarqué, cette perte de connaissance cache souvent un épanchement ; et, à moins qu'on ne prenne le parti de trépaner toujours dans cette sorte de perte de connaissance, c'est-à-dire de trépaner la plupart du temps en vain, on ne peut point, quand il n'y a que ce symptôme, le malade ne se trou-ve pas, lorsqu'il y a du sang extravasé, entièrement livré aux suites funestes de cet épanchement, si le chirurgien est attentif à ces accidents et sait bien pren-dre son parti. Les conjectures dont nous avons parlé doivent bien moins encore être consultées dans les cas même où il n'y a pas eu d'accidents primitifs, lors-que dans la suite il en arrive de bien re-marquables, tels sont les frissons, la fièvre, le délire, une douleur fixe et ai-guë qui n'est pas extérieure, une léthar-gie, des mouvements convulsifs, etc.; car alors la perte du malade est assurée, si on ne trépane pas au plutôt et avant mê-me que ces accidents marquent un ex-trême danger. Nous ne prétendons pas cependant que ces conjectures soient en-tièrement inutiles pour nous faire pren-dre un parti dans les cas embarrassants; elles peuvent, si elles sont favorables, contribuer à nous rassurer lorsqu'il n'y a point de symptômes fâcheux, ou nous aider, si elles sont désavantageuses, à nous décider pour l'opération, lorsqu'il y a déjà quelques accidents qui parais-sent l'indiquer; mais nous soutenons qu'elles ne peuvent jamais seules tenir lieu de signes décisifs pour trépaner ou pour ne pas trépaner; car que peut-on décider sur l'état du péricrâne, si cette partie, comme nous l'avons vu, peut être détachée et contuse, sans qu'il survienne rien de fâcheux; et si elle peut rester adhérente au crâne et paraître dans son état naturel, quoiqu'il y ait épanchement ou fracture? Que peut-on pareillement décider par rapport à l'instrument qui a frappé, si un coup de poing cause un

épanchement mortel et si un moellon de vingt livres pesant tombe de fort haut et aplomb sur la tête, et y fait une plaie considérable, sans qu'il survienne d'ac-cidents fâcheux? On trouverait partout la même incertitude, si on voulait entrer dans l'examen de ces conjectures. Nous ne devons pas oublier cependant de re-marquer qu'il ne faut pas penser des conjectures que peuvent fournir, par rap-port au trépan, les coups d'armes à feu, comme de celles qui peuvent se tirer des coups causés par d'autres instruments, qui n'agissent pas avec la même violence; car presque tous les grands praticiens prétendent qu'on doit toujours trépaner dans les plaies de tête faites par armes à feu quoique le crâne ne soit pas fracturé; l'expérience semble en effet confirmer entièrement leur opinion.

( XXIII<sup>e</sup> *Observation par M. de la Combe, chirurgien à Cadix, sur une plaie de tête causée par un coup de fu-sil qui obligea de trépaner.* ) Un sol-dat reçut un coup de fusil qui lui fit une plaie sur le pariétal droit; ce coup ne renversa point le blessé et ne fut suivi d'aucun accident. M. de la Combe qui visita la plaie trouva l'os découvert, mais il n'y remarqua aucune lésion; il crut qu'on pouvait se dispenser de trépaner ce blessé. Le vingtième jour il aperçut que l'os devenait noir; il regarda ce change-ment comme préparation à l'exfoliation, mais vers le trente-cinquième il fut sur-pris de celle qui se fit, car ce fut une pièce d'os de toute l'épaisseur du crâne qui se détacha et qui procura une issue à environ un demi-verre de pus assez loua-ble, qui était placé entre le crâne et la dure-mère. M. de la Combe traita le blessé comme s'il eût été trépané. La du-re-mère se détergea en peu de jours, l'ouverture du crâne se remplit assez promptement et la cure fut terminée en deux mois. Il paraît assez difficile de comprendre comment une si grande quantité de pus a pu se produire et sé-journer sur la dure-mère, sans qu'il soit arrivé au blessé aucun accident pen-dant tout le temps de cette blessure; ce-pendant, ce fait paraîtra moins surpre-nant, si on fait attention à une infinité d'exemples qui nous apprennent que sou-vent il se forme insensiblement du pus sur la dure-mère dans les plaies de tête, et que l'on en est averti seulement par les accidents causés par les matières qui se dépravent ensuite par leur séjour et irritent la dure-mère: on doit penser que ces accidents n'auraient pas manqué d'arriver, si l'espèce d'exfoliation qui s'est faite n'avait pas procuré l'évacuation du pus avant qu'un plus long séjour l'eût rendu nuisible. Nous avons vu dans cette observation que, quoique le coup n'ait causé aucune commotion ni aucun autre accident remarquable, la balle a cependant produit une contusion si violente au crâne, qu'elle en a fait périr entièrement la partie de l'os qu'elle a frappée et a occasioné une suppuration considérable; d'où l'on peut juger que les coups de feu agissent en effet avec une violence qui doit les rendre fort redoutables. Quoiqu'ils ne causent aucune fracture ni aucune contusion au crâne, quoiqu'il ne survienne aucun accident considérable, ceux même qui sont causés par des balles qui sont à la fin de leur trajet méritent beaucoup d'attention, parce qu'ils peuvent avoir des suites funestes.

(XXIVe *Observation communiquée par M. de la Martinière, chirurgien du roi.* Un lieutenant du régiment de Hainault fut blessé par une balle morte qui lui fit une plaie un peu au-dessus du sinus frontal droit. Le chirurgien qui le vit d'abord jugea à propos d'y faire une incision cruciale pour examiner l'os, il ne trouva point de fracture; le coup avait un peu étourdi le blessé, mais les saignées dissipèrent cet accident: on s'en tint par conséquent à la cure de la plaie. Au bout de trois semaines le malade tomba dans un assoupissement léthargique, son pouls devint enfoncé et dur. M. Petit le fils et M. de la Martinière, chirurgiens-majors de l'armée, y furent mandés; ils trouvèrent le malade sans espérance; cependant l'opération du trépan leur parut indiquée de façon qu'ils se crurent obligés d'y avoir recours. Cette opération donna issue à beaucoup de pus qui se trouva sous le crâne; mais, parce qu'elle ne fut faite qu'à la dernière extrémité, elle fut inutile au blessé. Ces exemples nous font assez apercevoir que les coups d'armes à feu ne doivent pas être confondus avec les autres blessures de la tête, où les conjectures que l'on peut tirer de l'instrument qui a frappé et de la force apparente du coup ne décident de rien. — On doit penser bien différemment des blessures à la tête causées par des instruments tranchants et piquants; car, non-seulement ces blessures ne peuvent pas occasioner d'épanchements lorsqu'elles n'offensent pas le

crâne, mais encore lorsque ces instruments y font des incisions ou piqûres: c'est pourquoi les jeunes chirurgiens doivent bien distinguer ces incisions d'avec les autres lésions du crâne causées par des instruments contondants; cependant il arrive quelquefois que les instruments tranchants ou piquants ne font pas seulement de simples incisions ou de simples piqûres, mais aussi des fractures ou des contusions et même des enfoncements au crâne. Ainsi on doit bien examiner si les lésions que ces instruments font au crâne, ne sont que de simples incisions ou de simples piqûres non pénétrantes, ou si elles sont en partie fractures ou contusions, et en partie incisions ou piqûres. La fracture peut ordinairement se distinguer à la vue d'avec une incision; mais pour juger de la contusion, il est bon de connaître, s'il est possible, l'état du tranchant ou de la pointe de l'instrument qui a blessé; car, lorsque les incisions ou les piqûres du crâne sont faites par des instruments dont le tranchant ou la pointe sont fort mousses, on doit regarder ces instruments comme contondants, surtout lorsqu'ils sont fort massifs; au lieu que quand ils sont légers, bien tranchants ou fort aigus, on doit présumer que les incisions ou les piqûres sont sans contusion, ou que s'il y en a elle est fort légère, et alors ces incisions et ces piqûres ne sont pas à craindre. *Paré* n'a pas hésité en pareil cas de replacer une portion d'os qui était séparée entièrement du crâne par un coup de sabre et qui était restée attachée aux chairs, et cette pratique lui réussit parfaitement.—Enfin on doit encore faire attention à une circonstance qui accompagne quelquefois les coups à la tête; c'est le sentiment ou le son de pot cassé qu'on entend dans certains cas lorsqu'on frappe sur l'os, et dont le malade s'aperçoit quelquefois aussi lui-même dans l'instant du coup. Cette circonstance et les conjectures qui en naissent par rapport au trépan ne sont pas à mépriser, surtout lorsque le malade nous assure que ce son lui a été fort remarquable et fort distinct, et que d'ailleurs le coup a été violent; car si on ne trouve point extérieurement de lésion au crâne, on doit craindre que la table interne ne soit fracturée. M. de la Motte se détermina, dans un cas semblable, à faire l'opération (1)

_____

(1) Obs. de chir., tom. II, pag. 303.

et il trouva effectivement une fracture à la table interne du crâne et un épanchement considérable sur la dure-mère. — On ne doit pas penser des accidents qui surviennent après le coup, comme de la plupart des conjectures dont nous avons parlé; car ces accidents indiquent presque toujours le trépan, lorsqu'ils sont considérables, et plus tard ils arrivent après le coup, plus ils sont pressants. De pareils accidents suffisent, indépendamment de ces conjectures bonnes ou mauvaises, pour déterminer le chirurgien à trépaner. A la vérité, ces accidents dépendent quelquefois de causes intérieures qui sont mortelles, et contre lesquelles le trépan ne peut rien. Telles sont, par exemple, une gangrène, une suppuration ou un épanchement dans le cerveau; cependant on ne doit pas moins dans l'incertitude avoir recours à cette opération, c'est le seul remède que nous puissions tenter en pareil cas pour sauver le malade; et notre espérance est d'autant mieux fondée, que ces causes sont placées beaucoup plus souvent entre le crâne et le cerveau que dans l'intérieur de ce viscère. Ainsi, quoique en pareil cas le succès soit en quelque sorte douteux, l'indication n'est point équivoque, et l'art n'en est pas moins certain dans ses décisions, parce qu'on se détermine alors évidemment pour le parti le plus favorable et le plus autorisé par l'expérience. — Il ne me paraît pas, après être entré dans le détail des différents cas que je viens d'examiner, qu'on puisse m'objecter qu'on a vu des malades guérir sans trépan, quoiqu'il leur soit survenu des accidents aussi considérables que ceux qui ont déterminé à trépaner d'autres blessés auxquels cette opération était véritablement nécessaire; car on doit penser des symptômes capables de nous déterminer pour le trépan, comme des fractures et des enfoncements du crâne qui décident pour cette opération tous les praticiens les plus éclairés et les plus instruits par l'expérience, quoique ces fractures et ces enfoncements ne soient pas des signes qui montrent avec une entière certitude la nécessité indispensable de cette opération, puisqu'on a aussi beaucoup d'exemples de fractures et d'enfoncements au crâne guéris sans le trépan. Les préceptes de l'art ne sont point ébranlés par quelques observations particulières, quand, toute comparaison faite, on voit évidemment qu'ils prescrivent le parti le plus sûr,

( XXVᵉ *Observation par M. Manteville. Coup à la tête suivi d'accidents fâcheux qui dépendaient du péricrâne.*) Mais avant que de se déterminer pour le trépan sur les accidents même les plus considérables, il est important de bien s'assurer si ces accidents ne dépendent pas de l'état de la blessure extérieure, surtout du péricrâne, ce qui arrive souvent. Un exemple suffira pour faire sentir combien cette précaution est sage et nécessaire. Un homme âgé d'environ soixante ans fut blessé par un carrosse qui le renversa sur le pavé; il se fit une plaie contuse, de la longueur de deux travers de doigt, à la partie supérieure latérale droite du front, proche la suture coronale. Au septième jour, une petite douleur de tête le prit avec un peu de fièvre, qui augmenta le lendemain; les chairs de la plaie devinrent pâles; le neuvième jour, le blessé fut assoupi; le dixième, il commença à rêver et le délire suivit. M. Manteville fit plusieurs saignées pour calmer ces accidents; enfin, il prit le parti de débrider le péricrâne en le coupant jusqu'à l'os, dans l'idée que ces symptômes pouvaient dépendre de cette partie qui était irritée et enflammée; l'incision qu'il fit lui suffit en effet pour les dissiper. La tension du péricrâne ajoute quelquefois à tous ces accidents un gonflement érysipélateux par toute la tête; en ce cas, les praticiens expérimentés reconnaissent aisément la source du mal, et ils y remédient promptement par la même opération. On doit presque toujours, comme a fait M. Manteville, tenter auparavant les saignées; les anciens n'avaient guère d'autre ressource en pareil cas. L'opération qui se fait aujourd'hui pour débrider le péricrâne, était peu connue avant Pigray. Paré (1) dissipa de pareils accidents en tirant vingt-sept palettes de sang au malade; c'est environ neuf saignées, et c'était beaucoup dans son temps.

IIIᵉ *Cas.* (*Douleurs à la tête après un coup.*) Il arrive quelquefois qu'après des coups à la tête il reste à l'endroit de la blessure, quoiqu'elle soit guérie, une douleur fixe qui, au lieu de diminuer avec le temps, augmente de plus en plus malgré tous les topiques auxquels on peut avoir recours; ce qui a plusieurs fois obligé d'y faire des incisions pour découvrir l'os. Les uns ont pris le parti de

(1) Lib. 9, cap. 14.

le ruginer, les autres d'en attendre l'exfoliation, d'autres enfin on jugé à propos d'en venir à l'opération du trépan; et on verra par les observations que nous allons rapporter, que ces moyens ont diversement réussi, selon les différents cas.

( XXVI<sup>e</sup> *Observation par M. Maréchal. Ancienne douleur à la tête à la suite d'un coup guérie par le trépan.* ) Une demoiselle de dix ou douze ans fut frappée par une tringle de fer qui lui tomba sur la tête; ce coup ne fit point de plaie; la demoiselle fut bientôt guérie, à la réserve cependant d'une douleur de tête fixe et peu étendue qui lui resta sur un des pariétaux. Cette douleur augmentait de temps en temps, même jusqu'à lui causer la fièvre que l'on appaisait par les saignées et les autres remèdes généraux; mais la douleur persévérant toujours depuis plusieurs années, M. Maréchal fut appelé et jugea le trépan nécessaire. Il découvrit l'os à l'endroit de la douleur et y appliqua une couronne de trépan; il remarqua que la sciure de l'os était sèche comme celle d'un crâne qui aurait été long-temps enterré. Cette opération réussit si bien, que la douleur cessa entièrement et pour toujours. M. Morel fournit dans l'observation suivante deux exemples d'un pareil succès.

(XXVII<sup>e</sup> *Observation par M. Morel, chirurgien de Besançon, sur le même sujet communiquée à l'Académie par M. Vacher.* ) Une femme reçut un coup de bûche sur la partie moyenne du pariétal gauche. Il n'y eut ni plaie ni contusion sensible: elle fut saignée; une douleur légère, mais fixe à l'endroit du coup, engagea d'y appliquer divers remèdes et de répéter plusieurs fois la saignée, dont la malade ne reçut aucun soulagement. Cette douleur augmenta de plus en plus. M. Morel jugea à propos de lui ouvrir l'artère temporale; elle en fut soulagée pendant environ un mois; mais les douleurs recommencèrent. Il sortit une humeur sanieuse par l'oreille du côté du coup, et il en sortit ensuite par l'autre. Ces écoulements ne diminuèrent point la douleur, elle devint même plus violente, quoique ces mêmes écoulements revinssent périodiquement tous les mois pendant un an, passant alternativement d'une oreille à l'autre. La malade se lassant de souffrir fit faire une consultation; on résolut d'ouvrir l'endroit où elle sentait cette

douleur. L'os s'y trouva sain, ce qui fit espérer que la suppuration conduirait à la guérison du mal; cette suppuration dura quinze jours, mais elle ne produisit point l'effet dont on s'était flatté.

(XXVIII<sup>e</sup> *Observation par le même, sur le même sujet.* ) M. Morel crut que le trépan pourrait avoir un meilleur succès. Il se fondait sur ce qu'il avait vu quelques années auparavant une servante qui avait reçu un coup à la tête, qui ne paraissait pas exiger le trépan; cependant quelques symptômes qui persévérèrent déterminèrent à l'opération six mois après que la malade eut reçu le coup. La réussite en fut si heureuse, que M. Morel, instruit par cet exemple, proposa cette même opération pour la dame dont nous venons de parler, et il la fit avec le même succès. On ne trouva rien sous le crâne, néanmoins la douleur a entièrement disparu.

(XXIX<sup>e</sup> *Observation par M. Vacher. Douleur de tête de cause interne où le trépan fut inutile.* ) M. Vacher, témoin de cette cure, eut en pareil cas recours au même remède; mais il n'en tira pas les mêmes avantages, parce que le mal, comme on va le voir, n'avait pas la même cause. La fille d'un aubergiste de Besançon fut attaquée d'une douleur de tête, qui d'abord ne fut pas considérable, mais elle augmenta tellement en deux mois, qu'elle fut obligée de s'adresser à un médecin qui, pendant les six premières années de cette maladie, épuisa en vain toutes les ressources de son art. M. Vacher fut ensuite appelé; il pensa d'abord à l'artériotomie, laquelle produisit peu d'effet. La malade se livra à un particulier, qui par ses promesses avait gagné sa confiance; il lui fit une incision cruciale sur le milieu de la suture sagittale; il rugina l'os sans aucun égard à la suture; mais, voyant que la malade ne recevait aucun secours de cette manœuvre, il se retira après avoir guéri la plaie. Cette fille passa ensuite dans d'autres mains; on demanda une consultation où M. Vacher fut appelé avec plusieurs médecins et chirurgiens. M. Vacher, fondé sur le succès que le trépan avait eu dans les cas précédents, se déclara pour cette opération; les autres consultants se rendirent à son avis. La malade fut trépanée: on ne trouva ni épanchement sur la dure-mère, ni altération à cette membrane; elle paraissait seulement plus tendue que dans l'état naturel, ce qui détermina M. Vacher, quel-

ques jours après l'opération, qui n'avait
point soulagé la malade, à y faire une
petite ouverture qui, de même que le
trépan, fut inutile; les douleurs persévérèrent et devenaient extrêmes par intervalles. La mort les termina le huitième jour de l'opération, après huit années de souffrances. — On ouvrit le
crâne; il se trouva trois fungus, dont le
plus considérable était de la grosseur
d'un pois. Ces fungus naissaient de la
substance corticale du cerveau et étaient
attachés à la dure-mère, qui était fort
épaisse en cet endroit; l'os se trouva au
contraire si émincé vis-à-vis ces fungus,
qu'il n'était pas plus épais qu'une feuille
de papier. Les ventricules supérieurs
étaient pleins d'eau, et le troisième était
rempli de sang noir et épais. On remarqua dans le plexus choroïde une vingtaine
de glandes de la figure et de la grosseur
de la semence de genet; enfin, on découvrit un ulcère à la surface du cervelet,
il pénétrait dans la substance de cette
partie de la profondeur de trois lignes.
On voit assez par ce détail que le trépan
ne pouvait rien contre cette maladie;
aussi ne venait-elle pas d'une cause extérieure, elle sort par conséquent de notre sujet. Celle qui suit va nous y ramener
et nous faire voir qu'il y a des cas où les
douleurs fixes, quoiqu'elles viennent de
causes extérieures, n'exigent pas le trépan.

(XXXᵉ Observation par M. Gervais.
Ancienne douleur après un coup guérie par exfoliation du crâne.) Une fille
âgée de quatorze ou quinze ans tomba
sur le derrière de la tête en descendant
un escalier; elle perdit connaissance et
eut un saignement de nez; elle sentit
une violente douleur de tête qui dura
plusieurs jours et pour laquelle elle se
fit saigner plusieurs fois, tant du bras
que du pied. Ces saignées la soulagèrent beaucoup; il lui resta néanmoins
une douleur fixe derrière la tête, qui
d'abord fut assez supportable pendant
quinze jours, mais elle augmenta ensuite
considérablement, et prenait par des accès réguliers. Lorsque cette fille se frottait un peu fort le derrière de la tête,
elle tombait en syncope; indépendamment de cet accident, il lui arrivait, depuis que la douleur avait augmenté, des
mouvements épileptiques huit ou dix fois
par jour. M. Gervais examina l'endroit
où elle sentait cette douleur; il remarqua une petite tâche noirâtre à la peau,
sur la partie moyenne et supérieure de

l'occipital: la peau était plus molle en
cet endroit qu'ailleurs, elle paraissait
même comme contuse: M. Gervais y
appuya le doigt un peu fort, la malade
tomba en syncope. Il ne s'imagina pas
d'abord qu'un tel accident fût l'effet de
cette pression; il recommença, quand la
syncope fut passée, à appuyer le doigt au
même endroit pour bien examiner s'il
ne sentirait point quelque dérangement;
la malade tomba encore dans le même
état. Alors il commença à soupçonner
que c'était lui-même qui causait cette
syncope, et pour mieux s'en assurer, il
appuya, sur le même endroit, une
troisième et quatrième fois, et chaque fois le même accident arriva. On
essaya en vain de guérir cette fille
par des remèdes. Il fut enfin décidé dans
une consultation qu'on découvrirait cet
endroit douloureux. On trouva le péricrâne détaché de l'os qui était altéré.
Les accidents continuèrent encore après
que l'os fut découvert. M. Gervais ba-
lança alors pour le trépan; cependant il
crut pouvoir l'éviter, dans l'idée que
l'exfoliation pouvait suffire; en effet, dès
que la pièce d'os altérée fut exfoliée, tous
les accidents disparurent sans retour.
*Scultet* rapporte (1) une cure à peu près
semblable. Un jeune garçon âgé de sept
ans tomba sur la tête et se fit une contusion au côté du sinciput qui fut suivie de
douleur et de convulsions: on calma,
dit-il, aussitôt ces accidents par le moyen
d'une peau d'agneau récemment écorché
qu'on appliqua sur la tête de cet enfant;
mais cette douleur et ces convulsions se
renouvelaient régulièrement à toutes les
nouvelles lunes, ce qui obligea notre auteur, environ quatre mois après le coup,
à ouvrir l'endroit qui avait été frappé,
dans le soupçon qu'il y avait une humeur entre le péricrâne et l'os qui cor-
rodait ces parties; il trouva le crâne
noir et âpre. L'endroit altéré fut ruginé;
il se couvrit ensuite de bonnes chairs et
l'enfant fut parfaitement guéri en peu de
temps. *Forestus* (2) rapporte une observation de même genre: ce ne fut que
plusieurs années après une blessure à la
tête, qu'on s'avisa de découvrir l'os pour
guérir une douleur violente et fixe qui
durait depuis le coup, et qui cessa en
effet par cette opération.—*Marchetis* (3)

(1) Armament. chirurg., obs. 16.
(2) Bonet, Biblioth. chirurg., observ.
de Forestus, obs. 79.
(3) Observ. medico-chirurg.; obs. 7.

parle d'une plaie de tête qui, après avoir été guérie, fut suivie de mouvements épileptiques que l'on guérit ensuite par le trépan. Nous rapporterons dans la suite une observation de M. Tursau le cadet, où il est parlé d'un épileptique qui reçut un coup à la tête pour lequel on le trépana ; le malade n'eut pas d'accès d'épilepsie tant que sa plaie fut ouverte ; mais cette maladie le reprit lorsqu'il fut guéri de sa plaie. Il y a beaucoup d'observations dans les auteurs sur le succès de cette opération dans l'épilepsie en général ; mais, comme nous ne parlons ici du trépan que par rapport aux plaies de tête, nous attendons une autre occasion pour faire valoir ces observations. On nous permettra cependant de parler, par rapport au trépan, d'un fait qui sort un peu de notre sujet, parce qu'on ne sait pas si la cause qui y donna lieu venait d'un coup à la tête ; mais toujours est-il certain qu'un coup à la tête pouvait fournir un cas semblable. Une religieuse de l'Hôtel-Dieu de Mantes fut saisie d'une violente douleur au haut de la tête, avec une fièvre considérable et d'autres fâcheux accidents. Tous ces symptômes firent soupçonner une suppuration à l'endroit de cette douleur. Ce soupçon, joint à l'état mortel où l'on voyait la malade, fit entreprendre le trépan ; cette opération la sauva en donnant issue à un abcès considérable qui s'était formé sous le crâne. J'ai été depuis chirurgien du même hôpital, où j'ai vu et interrogé cette religieuse et les personnes de l'art qui se sont trouvées à l'opération. Nous rapporterons à l'article de la multiplicité des trépans une observation de M. Daviel, où l'on voit qu'une douleur de tête causée par une carie ne céda pas au trépan, mais seulement à l'exfoliation qui se fit ensuite. — On voit par ces observations qu'on est arrivé à la même fin par différents procédés, auxquels cependant on ne doit pas avoir recours indifféremment ; car elles laissent assez entrevoir que l'opération du trépan ne doit avoir lieu que quand on soupçonne que l'os est altéré presque dans toute son épaisseur, ou lorsque quelques accidents font croire que la cause du mal est sous le crâne, comme cette carie dont parle Bartholin, qui était à la face interne des pariétaux, ou enfin lorsqu'après avoir jugé à propos d'attendre l'exfoliation, elle n'a pas fait cesser les accidents. Mais quand la douleur paraît extérieure, qu'elle augmente lors-

qu'on presse sur l'endroit où elle se fait sentir, on doit tout espérer de l'exfoliation, surtout si, après avoir découvert l'os, on n'y aperçoit qu'une légère altération ou une carie superficielle. Il faut, pour s'en assurer, avoir recours à la rugine ; son usage peut d'ailleurs avoir ici d'autres avantages, comme d'accélérer beaucoup l'exfoliation, de faire cesser la douleur avant que l'exfoliation soit arrivée ; mais ce dernier effet dépend surtout de bien découvrir toute la surface de l'os qui est altérée, afin que cette altération ne communique plus à aucun endroit avec le péricrâne.

*Remarques sur l'usage des observations.* — Nous allons saisir cette occasion que cet article nous procure, pour faire sur l'usage des observations une remarque importante. Les contrariétés que présentent celles que nous venons de rapporter, peuvent suffire pour faire apercevoir combien il est dangereux de se régler dans la pratique sur les observations des autres, lorsqu'on regarde chacune de ces observations en particulier comme un modèle, qu'on ne s'arrête qu'au succès, qu'on a trop d'égard à la renommée des maîtres qui les ont produites, qu'on n'a pas observé par soi-même les singularités, les variations ou les inconstances que l'on remarque dans l'exercice de l'art, qu'on n'a pas encore assez de lumières pour découvrir dans les observations des autres les causes particulières de toutes ces variétés. Un jeune chirurgien peut-il, par exemple, se régler sur la douzième et la vingt-unième observations, pour se déterminer en pareil cas à trépaner ou à ne pas trépaner ? Dès les premiers jours il y eut des accidents qui partagèrent les consultants par rapport à cette opération. On voit dans la douzième observation que ceux qui se déclarèrent pour le trépan ne rencontrèrent pas juste ; et on remarque au contraire dans la vingt-unième que ceux qui le conseillèrent étaient bien fondés ; mais dans l'un et l'autre cas, il n'y a eu que l'événement qui ait dissipé l'incertitude sur le parti qu'il y avait à prendre : celui qu'on a choisi ne peut pas servir d'exemple, puisqu'il a eu un succès si différent dans ces deux cures. On voit encore par les observations neuvième et treizième, qu'il y a des cas où l'on exposerait un malade à périr faute de le trépaner, si, à cause de l'adhérence du péricrâne, on attribuait, comme dans la douzième observation, les accidents à une commotion du cerveau, et qu'on crût le trépan inutile. Il n'y aurait pas moins à craindre, si un jeune praticien prenait pour guide la deuxième observation dans un écartement de suture, tel que celui qui est rapporté dans la sixième observation. N'y aurait-il pas du danger aussi à se régler sur la vingt-cinquième observation dans des cas pareils à celui de la vingt-neuvième, puisqu'on appliquerait mal à propos le trépan? Enfin, ne serait-ce pas une faute de suivre cette vingt-neuvième observation dans le cas des observations vingt-sixième et vingt-septième, puisqu'on laisserait périr le malade en négligeant de recourir à cette opération? Ces exemples suffisent pour faire comprendre combien il est important d'avertir les jeunes chirurgiens de ne pas s'attacher aux observations particulières, et surtout de ne les pas regarder comme des modèles qu'on leur propose pour se former dans la pratique. — Cependant nous sommes bien convaincus qu'il n'y a rien de plus utile que les observations pour instruire les jeunes praticiens; car il est aisé de s'apercevoir que ce n'est que par des exemples frappants que les dogmes de l'art les plus délicats et les plus difficiles à saisir sont rendus sensibles et mis à la portée de tout le monde. Nous soutenons seulement qu'il est impossible de trouver cet avantage dans les observations particulières et détachées. Des observations données seule à seule, ne doivent être regardées que comme des matériaux nécessaires pour bâtir solidement, c'est-à-dire pour former une doctrine sûre, exacte et facile à saisir; or, il est évident, par les exemples différents que nous avons rapportés dans ce premier article au sujet du trépan, que ce n'est qu'en rassemblant beaucoup d'observations, qu'en les comparant, qu'en les opposant les unes aux autres, qu'on peut éviter qu'elles jettent dans l'erreur, qu'on peut, lorsque des observations renferment des méthodes opposées qui semblent se contredire, et dont le choix est embarrassant, ne se pas laisser surprendre par des guérisons séduisantes qui favorisent des pratiques fausses ou hasardeuses; qu'on peut découvrir dans les observations les plus communes et même dans les observations les plus remplies d'erreurs des singularités qui peuvent aider à trouver ou à éclaircir quelques vérités importantes pour la théorie ou pour la pratique; qu'on peut aussi, en examinant exacte-

ment plusieurs observations qui paraissent se rapporter à un même cas, remarquer des particularités et des circonstances qui font découvrir entre ces observations des différences essentielles qui empêchent qu'on n'en tire les mêmes conséquences; qu'on peut enfin, lorsque diverses observations données sur un même sujet semblent par la contrariété des faits s'entre-détruire, apercevoir au contraire que ces mêmes observations se servent mutuellement de correctifs, se prescrivent des bornes, s'entre-réduisent à leur juste valeur, et qu'elles sont nécessaires pour déterminer des vérités vagues et discordantes qui égarent dans la pratique. — Mais ce travail demande beaucoup d'application; les faits qui peuvent contribuer au progrès de notre art ne se présentent pas ordinairement d'eux-mêmes à la simple lecture des observations, ils échappent même aux plus clairvoyants, s'ils nous frappent, et s'ils attirent notre attention, ce n'est presque jamais que lorsque nous sommes occupés à éclaircir quelque point de doctrine, avec lequel ils ont du rapport et qui nous les rend intéressants; et alors on est quelquefois surpris d'être conduit à des connaissances très-utiles par le concours de diverses opérations qui auparavant semblaient ne rien renfermer de remarquable; ainsi, on doit avoir sur l'usage des observations des idées bien différentes de celles qui se présentent naturellement à ceux qui n'ont pas assez médité sur cette matière, c'est-à-dire à ceux qui ne recherchent les observations que dans le dessein de les consulter dans les cas embarrassants qui arrivent dans la pratique. Cet avantage qu'ils espèrent retirer des observations est très-borné, car on trouve rarement que les praticiens qui nous donnent l'histoire des maladies qu'ils ont traitées se soient élevés avec connaissance au-dessus des règles ordinaires, et que pour nous servir d'exemples, ils nous fournissent de *ces coups de maîtres*, qu'on peut prudemment imiter dans certains cas où les préceptes manquent et où le génie doit suppléer à l'art. Si l'utilité des observations se bornait là, il y en aurait fort peu qui méritassent d'être imprimées; mais, comme nous l'avons remarqué, leur usage s'étend bien plus loin, et on ne peut trop les multiplier; car il faut souvent parcourir un fort grand nombre d'observations, pour rechercher les faits particuliers qui peuvent contribuer à établir ou à éclaircir une vérité, ou seulement à la limiter par un côté ; et dans ces recherches, on éprouve presque toujours que le fonds d'observations que nous avons aujourd'hui n'est pas encore à beaucoup près suffisant pour nous fournir les connaissances que les observations peuvent nous procurer. — Il faut donc faire de grandes recherches, rassembler beaucoup de faits, les présenter tous par le côté qui a du rapport au sujet qu'on veut examiner, pour faire sortir de leur assemblage quelques rayons de lumière, ou pour fixer, non pas une cure entière, mais un seul point de pratique : or, il est visible que cette étude n'est pas à la portée des élèves en chirurgie ; on pourrait le dire aussi de ceux qui ne sont savants que dans la théorie de cet art, et de ceux qui ne sont que de simples praticiens ; car les uns ne connaissent pas assez par eux-mêmes le manuel et les forces de l'art pour apercevoir les changements et les accroissements dont il est susceptible, les autres n'ont pas assez de lumières pour pénétrer les mystères de l'observation et répandre un nouveau jour sur la pratique. Souvent les observations n'éclairent pas même ceux qui les communiquent ; car les observateurs envisagent rarement les faits par le côté qui peut être le plus instructif : la grandeur de la maladie et le succès de la cure est ordinairement l'objet qui les frappe le plus ; néanmoins, on n'a pas toujours beaucoup de part aux plus grandes guérisons : on n'y contribue la plupart du temps qu'en satisfaisant aux préceptes les plus connus et les plus ordinaires ; et ce n'est que parce que les merveilles de la nature et de l'art se confondent aisément avec les procédés de l'artiste, qu'un observateur peut toujours se flatter qu'on lui attribuera l'honneur du succès. La nature seule doit parler dans les observations, mais son langage, lors même qu'on nous le rend fidèlement, est presque toujours enveloppé ou ambigu, et même souvent trompeur ; on ne peut l'interpréter que par le concours des lumières qu'une grande pratique et une profonde théorie peuvent réunir. Il n'y a donc que les maîtres qui ont acquis les connaissances que l'une et l'autre peuvent procurer, qui puissent démêler dans les observations la réalité avec les apparences, qui puissent y remarquer les mauvais procédés qui y sont autorisés par un succès équivoque et passager, et y reconnaître la bonne

pratique, dans les cas mêmes où elle n'a pas été favorisée par l'événement. — Ce serait donc tromper grossièrement les jeunes praticiens, que de leur donner des observations particulières pour leur servir de modèles ; ils ont besoin d'instructions sûres et précises pour se conduire dans la pratique. Le meilleur et l'unique parti qu'ils puissent prendre, c'est de s'attacher aux maximes et aux règles établies et dirigées par des maîtres, qui peuvent employer sûrement les observations à réformer les préceptes mal conçus ou erronés, à vérifier ceux qui sont encore incertains, à marquer les bornes de ceux qui ne sont établis que d'une manière vague et indéterminée, à entrer par des exemples dans le détail des cas particuliers qui ne peuvent point être assujettis aux règles ordinaires, et dont on ne connaît point encore assez l'étendue pour être fixées et réduites en préceptes. — On aperçoit assez, par toutes ces raisons, que l'objet de l'Académie sur l'usage des faits de pratique qui lui sont communiqués, ne doit pas se borner uniquement à les rassembler et à donner de simples recueils d'observations (1). Elle a en vue un travail beaucoup plus essentiel et beaucoup plus digne d'elle ; elle ne regarde presque toutes les observations dont elle peut enrichir l'art que comme des moyens éloignés qui doivent servir à le perfectionner ; et elle ne peut satisfaire aux vues qu'elle a d'y contribuer en toutes manières qu'en s'appliquant surtout à déterminer, à l'aide de ces faits et de ceux qui se trouvent dans les observateurs anciens et modernes, les points de pratique douteux ou indécis, à découvrir les mauvaises méthodes introduites par le préjugé et favorisées par de fausses apparences, à saisir et fixer, dans les cas équivoques, les véritables indications que nous devons suivre.

(1) L'Académie se croit néanmoins obligée de donner le recueil des observations qui lui sont communiquées, afin que les maîtres de l'art qui entreprendront de décider ou d'éclaircir quelque point de théorie ou de pratique, puissent faire usage de ces observations dans leurs Mémoires. Ce recueil fournira une suite de volumes, séparés de ceux qui contiendront les Mémoires ; on placera seulement dans les volumes des Mémoires celles qui renferment des cas singuliers, et qui peuvent, sans le concours des autres, avoir par elles-mêmes, cha-

ESSAI SUR LES ÉPANCHEMENTS, *et en par-*
*ticulier sur les épanchements de*
*sang ; par* M. PETIT, le fils.

Ce Mémoire aura six parties. Dans la
première, que j'aurai l'honneur de lire
dans cette assemblée, je traiterai des
épanchements dans le bas-ventre; les
épanchements dans la poitrine, les épanchements sous le crâne, les épanchements
qui arrivent dans les différentes parties
extérieures feront l'objet des trois parties
suivantes; dans la cinquième, j'examinerai
les différences terminaisons de ces épanchements; enfin, dans la dernière partie,
je proposerai les différentes expériences
qu'on pourrait faire pour vérifier certaines choses que je n'ai proposées que sur
le fondement de l'analogie.

## PREMIÈRE PARTIE.

### DES ÉPANCHEMENTS DANS LE BAS-VENTRE.

Je commencerai cette première partie
par le détail de quelques observations;
j'examinerai ensuite comment se fait l'é-
panchement dans le ventre, et les conséquences qu'on doit en tirer : je finirai
par établir les signes qui peuvent sûrement indiquer l'épanchement dans le
bas-ventre. Ces trois points différents
seront traités dans autant d'articles.

### ART. I<sup>er</sup>. — CONTENANT QUELQUES OBSERVA-TIONS QUI CONCERNENT CETTE PARTIE.

( I<sup>re</sup> *Observation.*) Je suis redevable
de l'observation que je vais rappor-
ter à M. d'Argeat, notre confrère, dont
l'habileté et l'attachement exact pour
la vérité sont généralement reconnus.
— J'ai su de lui qu'un soldat du régiment de Normandie, âgé de vingt-quatre
ans, avait été blessé d'un coup d'épée un
peu au-dessous du cartilage xiphoïde et
au-dessous du rebord cartilagineux des
fausses côtes du côté droit. Ce fut sur
les dix heures du soir que ce soldat reçut
la blessure ; il vomit peu de temps après,
et M. d'Argeat, qui pour lors était chirurgien du régiment de Normandie, ne
fut appelé auprès de ce blessé que le lendemain sur les sept heures du matin. Il
le trouva déjà avec une fièvre considé-

rable, ne respirant qu'avec peine et ayant
toute la région épigastrique dure et tendue ; le reste du bas-ventre parut être
dans son état naturel. — La plaie extérieure était fort petite, et avait au plus
cinq lignes d'étendue; M. d'Argeat la
pressa en différents sens pour voir s'il en
sortirait du sang, et il n'en vint que cinq
ou six gouttes. Il ne jugea pas à propos
de sonder cette plaie ni de la dilater par
aucune incision ; il mit seulement une
compresse trempée dans l'eau vulnéraire,
couvrit tout le ventre d'une compresse
épaisse trempée dans une décoction d'absinthe, de camomille, de mélilot et de
millepertuis, et ordonna que cette fomen-
tation fût renouvelée toutes les quatre
heures.

M. d'Argeat fit saigner son malade
trois fois dans la journée, et lui fit user
par cuillerée d'une potion composée d'un
demi-gros de confection d'hyacinthe, de
quinze grains d'yeux d'écrevisses, d'autant de corail préparé, d'un grain et demi
de laudanum et de six gros de sirop violat, le tout dissous dans quatre onces
d'eau distillée de chicorée et de chardon
béni. Quoique le malade n'eût vomi
qu'une fois depuis sa blessure, M. d'Argeat ayant quelque crainte que l'estomac
ne fût percé, recommanda qu'on ne donnât au blessé pour tout aliment qu'environ deux ou trois cuillerées de bouillon
toutes les heures. — Pendant la nuit le
blessé sommeilla à différentes reprises,
et le lendemain matin, les choses étant
à peu près dans le même état, le blessé
fut conduit à l'hôpital de Besançon. M.
d'Argeat continua de le voir chaque jour
avec M. Vacher, chirurgien-major de
l'hôpital ; ces messieurs convinrent que
le blessé serait pansé comme la veille,
qu'on lui ferait trois autres saignées,
qu'on continuerait jour et nuit la fomen-
tation sur le ventre, qu'enfin on donnerait le soir un julep semblable à celui
qui est décrit plus haut : ce qui tranquil-
lisa le blessé et lui procura quelques
heures d'un bon sommeil. — Le troisième
jour le blessé fut trouvé avec bien moins
de fièvre ; la région du foie et de l'estomac était moins tendue, et la respiration
était plus libre ; le malade fut saigné
pour la septième fois, et, comme il n'a-
vait point été à la selle depuis sa blessure, on lui fit donner un lavement qui
eut tout l'effet qu'on en pouvait attendre.
Pour remédier à la paresse du ventre,
M. d'Argeat proposa de faire bouillir une
once de séné dans trois chopines de la dé-

---

cune en particulier, un usage remarquable et déterminé.

coction dont on se servait pour faire les fomentations sur le ventre; par cette addition aux fomentations, le malade fit régulièrement par jour une ou deux selles; la nuit suivante on lui donna encore un julep. — Le quatrième jour le blessé se sentit fort soulagé; la région épigastrique n'était presque plus tendue, la fièvre était très-diminuée, la respiration était beaucoup plus aisée, et la plaie se trouva réunie; on se contenta de continuer les fomentations.

Le cinq et le six se passèrent de même: le ventre s'étant trop relâché, et le malade ayant été à la selle sept à huit fois dans vingt-quatre heures, MM. Vacher et d'Argeat convinrent de faire ôter le séné de la décoction dont on faisait toujours des fomentations sur le ventre; le dévoiement continua jusqu'au dix; et, comme à la longue il devenait fâcheux, dans la vue de le modérer, on fit prendre au blessé une prise de confection d'hyacinthe, et sans autre remède le cours de ventre s'arrêta. — Du neuf au dix on commença à s'apercevoir que vers la région hypogastrique, le bas-ventre s'élevait et devenait douloureux. Le onzième l'élévation et la douleur de l'hypogastre furent bien plus sensibles, et à l'occasion de cet accident la tension se renouvela à la région épigastrique, et elle redevint douloureuse, et la fièvre, qui, le huit et le neuf, était presque entièrement éteinte, se ralluma comme le premier jour. L'irritation s'étant communiquée à la vessie, le malade eut de grandes envies d'uriner et ne rendait l'urine que goutte à goutte. — Le douzième le ventre était encore plus élevé et plus tendu; alors M. d'Argeat, qui avait, m'a-t-il dit, remarqué plus d'une fois de semblables accidents à des blessés, qui ensuite étaient morts d'épanchement dans le ventre, soupçonna que le blessé dont il s'agit était réellement dans ce cas. Ce soupçon l'engagea à examiner soigneusement le ventre, et il s'aperçut d'une élévation un peu plus grande au côté droit. De plus, quoique la tension des muscles ne permit pas de sentir distinctement l'ondulation ou la fluctuation, cependant en tâtant bien attentivement la tumeur du ventre, il parut qu'elle répondait au toucher comme y ayant collection de matière. Ce sentiment, tout obscur qu'il était, se trouvant joint aux autres circonstances, fit juger qu'il y avait un épanchement dans le bas-ventre.

Messieurs d'Argeat, Vacher, Bernier et Morel, qui s'assemblèrent pour délibérer sur le parti qu'il y avait à prendre, convinrent de faire une ouverture au ventre à l'endroit tuméfié: on croyait sentir par le toucher la collection des matières épanchées. M. Vacher fit l'opération à la partie la plus saillante de cet endroit qui était du côté droit, entre l'épine antérieure et supérieure des os des îles et la tubérosité du pubis, un pouce au-dessus de l'anneau de l'oblique externe, parallèlement au muscle droit et à un travers de doigt de distance de ce muscle. — L'incision de la peau avait environ deux pouces de longueur, mais l'ouverture du péritoine était seulement assez grande pour y pouvoir introduire le bout du petit doigt; sitôt que le péritoine fut ouvert, il sortit au moins trois chopines d'un sang noir très-fluide qui semblait avoir été délayé par quelque sérosité. — Cette plaie fut pansée avec un lambeau de linge large d'un demi-pouce, qu'on introduisit dans le ventre de la longueur de deux travers de doigt; on laissa au-dehors un assez long bout de ce lambeau, qu'on retint par des plumasseaux, un emplâtre, des compresses trempées dans le vin aromatique et le bandage de corps. — Le lendemain il sortit encore par l'ouverture du péritoine environ une chopine de sang semblable à celui qu'on avait tiré au moment de l'opération: dès lors les accidents commencèrent à diminuer. Au troisième pansement il ne sortit que peu de sang mêlé de pus. On injecta dans le ventre du vin miellé; mais cette injection faisant un peu souffrir le malade, on la quitta au bout de deux ou trois jours, et on ne se servit plus que d'une décoction d'orge dans laquelle on faisait fondre un peu de miel rosat. Vers le quatrième ou le cinquième jour après l'opération, il s'établit une suppuration très-abondante; dès qu'elle commença à diminuer, on cessa les injections; dans peu le malade dormit bien, fut sans fièvre, ne sentit plus aucune douleur, et, par les bons soins de M. Vacher, il fut entièrement guéri au bout de trente-six jours. Le blessé a repris depuis ses exercices, et M. d'Argeat me l'ayant fait voir deux ans après l'opération, je n'ai trouvé à l'endroit de l'incision aucune disposition à hernie.

( IIe *Observation de l'auteur sur le même sujet.* ) Un soldat reçut un coup d'épée un peu au-dessus et au côté gauche de l'ombilic: il fut d'abord attaqué de vomissement, et il lui survint une tension douloureuse dans tout le bas-ventre et surtout aux environs de la plaie. Cette plaie n'avait que deux ou trois lignes de longueur, et fut pansée simplement avec une compresse trempée dans de l'eau-de-vie et soutenue par un bandage de corps. On fit une saignée du bras au blessé, qui demeura sans autre secours jusqu'au sixième jour de sa blessure, qu'il fut porté à l'hôpital établi à Spire pour les blessés du siége de Philisbourg, hôpital dont je prenais soin comme chirurgien-major de l'armée. — La première fois que je vis ce blessé, je lui trouvai le ventre un peu bouffi, flasque et indolent, si ce n'est à l'endroit de la plaie, où l'on causait encore quelque légère douleur en appuyant un peu fortement. Il y avait aux environs de la blessure une noirceur que l'on pouvait plutôt prendre pour une tache de gangrène que pour une simple ecchymose, vu surtout le mauvais état du blessé ; en effet, il avait un hoquet singulier et vomissait aussitôt qu'il prenait quelque chose ; il avait en même temps un dévoiement bilieux fort considérable et tel, qu'il rendait le plus souvent les excréments involontairement ; sa maigreur et sa faiblesse étaient extrêmes, et son pouls était petit et concentré au point qu'on avait peine à le sentir. — Quoiqu'un état si déplorable annonçât une inflammation gangréneuse au bas-ventre, j'aimai mieux paraître espérer, contre toute vraisemblance, que d'abandonner le blessé à son triste sort. J'agis donc conformément à la seule supposition dans laquelle on pût concevoir quelque espérance, c'est-à-dire que dans l'idée que la gangrène n'était peut-être pas encore confirmée je mis tout en œuvre pour arrêter le progrès; malgré la grande faiblesse du pouls, je fis faire de fréquentes petites saignées du bras ; je fis appliquer sur tout le ventre des linges trempés dans une décoction chaude de plantes émollientes et résolutives à laquelle on ajoutait un quart d'eau-de-vie; on renouvelait souvent ces fomentations. En même temps, dans la vue de consolider pour ainsi dire l'estomac, de modérer le dévoiement et de ranimer les forces du blessé, je lui fis user d'une potion qu'on lui donnait par cuillerée d'heure en heure et qui était composée d'un gros de thériaque, d'un demi-gros de confection d'hyacinthe, et de quinze gouttes de *lilium* dans quatre onces d'une infusion de sommités d'absin-

the. Je défendis la grande boisson; je fis donner pour toute nourriture toutes les deux heures quatre cuillerées de bouillon, dans lesquelles on délayait environ le quart d'un jaune d'œuf; et, pour apaiser la soif du blessé, je lui permis de prendre de temps en temps une gorgée d'une légère émulsion nitrée.

Après les quatre premières saignées, qui furent faites dans un même jour, le blessé, loin d'être plus affaibli, eut le pouls un peu plus relevé; le hoquet fut un peu moins violent, les nausées et les vomissements venaient un peu moins souvent, et le blessé gardait une partie des aliments ou des remèdes qu'on lui faisait prendre. Le lendemain je fis faire encore trois saignées, et le même régime fut observé. Le blessé fut encore un peu mieux et pouvait prendre une plus grande quantité de boisson sans la rejeter ; le hoquet subsistait cependant toujours, de même que le dévoiement. Le huit, le blessé fut encore saigné trois fois et son pouls me parut assez ranimé pour cesser l'usage de la potion : je lui fis seulement donner matin et soir une prise de *diascordium* pour calmer le dévoiement, et je fis ajouter à la décoction des plantes émollientes et résolutives moitié d'eau-de-vie. — Du huit au douze, le blessé demeura à peu près dans le même état et fut encore saigné cinq à six fois pendant cet intervalle de temps. — Du douze au quinze, le ventre, qui était devenu un peu moins bouffi et moins flasque, parut s'élever de nouveau, et le seize il se manifesta au côté droit de l'ombilic une noirceur semblable à celle qui occupait déjà les environs de la plaie et qui subsistait toujours. — Cette noirceur, que je considérai avec encore plus de fondement, ce me semble, comme un signe de gangrène, ne me permit pas de soupçonner qu'il y eût quelque autre cause des symptômes que je voyais : je regardai le blessé comme un homme qui n'avait plus que quelques heures à vivre et pour lequel il ne restait plus rien à tenter. Trois jours néanmoins se passèrent encore dans cet état, le malade paraissant si près de sa fin que du soir au matin et du matin au soir on était surpris de le voir encore subsister. Le dix-neuvième jour de sa blessure il me fit appeler à son secours: il était travaillé de fréquentes envies d'uriner qu'il ne pouvait satisfaire ; loin d'avoir le dévoiement, il n'avait point été à la selle depuis deux jours ; le hoquet était continuel et le vomissement était très-fréquent. Le ventre était beaucoup plus élevé, tendu et douloureux, surtout à la région hypogastrique; le blessé avait une fièvre assez vive.

La rétention des urines pouvant être une nouvelle cause de l'augmentation des symptômes, je sondai le blessé, qui s'en trouva soulagé, quoiqu'il n'y eût que peu d'urine dans la vessie. Ces irritations de la vessie, jointes à la grande élévation du ventre et à la tension douloureuse qui était survenue à la région hypogastrique, commencèrent à me donner quelque soupçon d'un épanchement dans le bas-ventre; mais, pensant que cet épanchement était la suite de quelque ouverture qui s'était pu faire par gangrène à l'intestin, je ne crus pas que le blessé pût vivre jusqu'au lendemain; je le trouvai cependant encore en vie, mais dans un état des plus tristes; il vomissait sans cesse et rendait comme par regorgement les matières bilieuses et fécales. Cette circonstance m'ôta l'idée de l'ouverture de quelque intestin et me persuada que l'épanchement était d'une autre nature et que cette matière épanchée dans le bassin, comprimant le col de la vessie et le canal intestinal, était cause de la rétention d'urine et du vomissement des matières fécales.

Je savais que, dans le cas d'un épanchement semblable, on avait pratiqué avec succès une ouverture au bas-ventre, par le conseil de M. d'Argeat notre confrère; et, quoique l'état du blessé ne me laissât entrevoir aucune lueur d'espérance, sa situation me parut si triste et si insupportable, que je me rendis aisément aux instances qu'il me fit de tenter quelque chose pour le soulager. —Je fis donc une incision au bas-ventre, un pouce au-dessus de l'épine antérieure et supérieure de l'os des îles, et parallèlement au muscle droit: je fis cette incision du côté droit, parce que l'hypogastre paraissait plus élevé de ce côté que de l'autre. Aussitôt que le péritoine fut ouvert, il sortit avec effort plus de deux pintes d'un sang noir, infecté et délayé par de la sérosité; il en serait même sorti davantage si, de crainte de causer trop de faiblesse au blessé, je n'en eusse modéré l'issue; je mis dans la plaie un bout de bandelette de linge qui ne gênait pas l'ouverture au point d'empêcher que les matières épanchées dans le ventre pussent s'écouler insensiblement et par degrés d'un pansement à l'autre. Du moment même de l'opération, le blessé n'a

plus vomi et a été bien moins travaillé de hoquets, mais il ne jouit pas longtemps de ce soulagement. La gangrène des intestins, portée au dernier degré, l'enleva vingt-quatre heures après l'opération et le vingt-unième jour de sa blessure.

Malgré la grande quantité de matière qui était sortie lors de l'opération, et ce qui s'en était écoulé depuis dans l'appareil, au point de mouiller plusieurs draps, je trouvai encore à l'ouverture du cadavre plus d'une pinte de matière sanguinolente épanchée dans le bas-ventre: mais cette matière n'était point éparse et dispersée dans les différents enfoncements et replis du mésentère, des intestins et des autres viscères, comme on est généralement prévenu que cela doit arriver lorsqu'il se fait quelque épanchement dans le ventre. La matière épanchée n'avait qu'un seul et unique foyer, et était renfermée dans une espèce de loge particulière. La cavité du bassin faisait le fond de cette loge, et par en haut les intestins, collés les uns aux autres, formaient un plancher, qui, adhérent dans tout son contour au péritoine, déterminait le foyer de l'épanchement.

Ce foyer était inégalement circonscrit, et cette circonscription inégale dépendait sans doute de l'irrégularité avec laquelle le sang s'était répandu lors de son épanchement; ayant trouvé plus ou moins de résistance, il s'était insinué plus ou moins avant dans quelques-unes des anfractuosités des intestins; de sorte que ces anfractuosités formaient des espèces de clapiers et de sinus plus ou moins profonds, mais qui tous communiquaient avec le foyer commun, et venaient s'y dégorger de manière que l'ouverture que nous avions faite au ventre suffisait seule pour évacuer le tout. L'intérieur de la cavité que faisait le foyer de l'épanchement, était revêtu d'une couenne lymphatique intimement collée, tant au péritoine qu'aux intestins; cette couenne était assez solide pour former une espèce de kyste d'environ une demi-ligne d'épaisseur, qu'on pouvait séparer sans le rompre, et qui avait pu retenir dans ses bornes le fluide épanché, indépendamment de l'adhérence des intestins entre eux et au péritoine. Au reste, cette adhérence était très-facile à détruire avec le doigt, comme il arrive toujours lorsque l'inflammation est parvenue au point de dégénérer en gangrène. L'espèce de kyste ou poche dont j'ai parlé était par dedans enduite d'un caillot noi-râtre, semblable à celui qu'on trouve sous la couenne lymphatique du sang coagulé dans les palettes; ce caillot n'a-vait qu'une ou deux lignes d'épaisseur dans presque toute son étendue; il était d'une consistance assez ferme du côté par lequel il se confondait avec la couenne lymphatique, mais par dedans il était fort mollasse et comme délayé : quelques caillots entièrement détachés, et encore plus mous et plus détrempés, flottaient dans une sérosité sanglante.

*(Précis de diverses autres observa-tions.)* Le cas que je viens de rapporter n'est pas le seul dans lequel j'aie observé que lorsqu'il se fait quelque épanchement de sang dans le bas-ventre, cet épanche-ment n'a qu'un seul et unique foyer. Depuis l'observation que je viens de rapporter, il n'est mort, dans les hôpitaux dont j'ai été chargé, aucun blessé ayant plaie pénétrante dans le bas-ventre, que je n'aie fait l'ouverture du cadavre; et toutes ces observations ont confirmé la première. J'ai trouvé quelquefois que le sang épanché demeurait aux environs de l'ouverture du vaisseau sans s'étendre beaucoup. D'autres fois aussi j'ai remar-qué que le sang s'était frayé des routes assez au loin; et dans ce cas, j'ai presque toujours observé qu'il y avait communi-cation entre le sang le plus éloigné de l'ouverture du vaisseau, et celui qui, le dernier sorti, en avait sans doute bouché l'ouverture en se coagulant. — Il est bien vrai que j'ai trouvé certaines fois deux ou trois épanchements, dont cha-cun avait son foyer distinct, mais c'était à la suite de coups d'armes à feu ou d'é-pée, qui faisant de longs trajets dans le ventre, et qui le traversant même de part en part, avaient blessé différentes parties, et ouvert ainsi deux ou trois vaisseaux considérables assez distincts et séparés les uns des autres, pour occa-sioner deux, trois, et même un plus grand nombre d'épanchements particu-liers : dans ces cas-là même j'ai observé souvent que les épanchements particu-liers ont entre eux de petites communi-cations, ou des continuités qui font qu'à proprement parler on pourrait dire qu'ils ont un foyer commun. — Il est encore un cas où j'ai trouvé à l'ouverture des cadavres des épanchements multipliés, lors même que la source qui avait fourni le sang était unique : c'est lorsque j'ai ouvert les cadavres de personnes mortes peu de temps après leurs blessures, de

façon que le sang épanché n'avait pas eu le temps de se coaguler avant la mort. On verra dans l'article suivant pourquoi l'on trouve alors des épanchements va-gues et multipliés : c'est la différence entre les caillots de sang formés depuis la mort, et ceux qui se sont formés du vi-vant même des blessés, qui m'a mis en état de distinguer ces cas; et depuis j'ai toujours remarqué que quand le foyer de l'épanchement était vague, indéterminé, multiplié, les caillots avaient le caractère de caillots formés depuis la mort; au contraire, lorsque le caillot a eu le ca-ractère du caillot formé pendant la vie, j'ai toujours trouvé que l'épanchement n'avait qu'un seul et unique foyer; ce qui fait, comme la suite le fera voir, une observation très-importante. — Quand le sang s'est coagulé pendant la vie des blessés, j'ai toujours observé que toute la surface du caillot était recouverte d'une couenne lymphatique, presque également épaisse partout, et assez inti-mement collée aux viscères qui forment le foyer de l'épanchement; au contraire, le caillot qui s'est formé après la mort, n'est point recouvert d'une couenne lymphatique, du moins uniforme, et qui s'étende également sur toute sa surface; il n'a pas non plus d'adhésion aux viscè-res entre lesquels il est renfermé, et il en est aussi détaché que le sang coagulé dans la palette l'est des parois de ce vase. La sérosité qui se sépare du caillot formé après la mort, le détache des par-ties voisines, comme la sérosité qui suinte du sang coagulé dans un vase le détache peu après des parois de ce vase.

Une autre différence très-notable entre le caillot formé pendant la vie et le cail-lot formé après la mort, c'est que celui-ci est toujours mollasse, d'une consis-tance égale dans toute sa substance, et toute semblable encore à cet égard au caillot formé dans une palette, si ce n'est qu'on n'y remarque point de couenne lymphatique, du moins à beaucoup près aussi sensible, aussi ferme, aussi dure, que celle qui se forme le plus souvent sur le sang tiré par la saignée. Il n'en est pas de même du caillot de sang formé dans le ventre pendant la vie; il n'est point d'une égale consistance partout, puisque, comme je l'ai déjà dit, il est entouré ou revêtu d'une couenne lym-phatique, qui, par la solidité qu'elle ac-quiert de jour en jour, forme une espèce de membrane, et est, comme on sent assez, beaucoup plus ferme que le reste du caillot. Le corps du caillot formé pendant la vie, est aussi plus solide et plus ferme que les autres caillots, et il l'est surtout pendant les premiers jours de sa formation, car dans les suites il devient mollasse, dissous et délayé; mais alors même le temps qui s'est écoulé depuis sa blessure, semble indiquer suffisamment que le sang s'est coagulé pendant la vie du blessé. Au reste, il semble inutile de faire remarquer que la différence doit être peu sensible entre un caillot qui aurait commencé de se former peu d'heures avant la mort, et celui qui ne se serait formé que depuis. — Ce n'est pas seulement entre le caillot formé dans le ventre pendant la vie ou après la mort, qu'il y a des différences; j'ai bien remarqué que tout sang épanché ne se coagule pas de même pendant la vie, et l'on conçoit qu'il doit y avoir une infinité de variations, selon la qualité du sang épanché, soit artériel, soit veinal, soit pur, soit mélangé, soit naturel, soit vicié, selon la quantité de l'épanchement, et surtout selon la forme de cet épanchement, c'est-à-dire selon que le sang épanché est contraint de prendre une figure qui, à proportion de la surface, contient plus ou moins de solidité.

Dans ces différents cas, non-seulement la coagulation du sang doit être plus ou moins prompte, mais encore le caillot doit avoir des conditions différentes, desquelles dépendront les différentes terminaisons, et conséquemment les symptômes différents de l'épanchement. On sent toute l'étendue et la difficulté des recherches qu'on pouvait faire sur les modifications différentes que souffre le sang épanché dans le ventre, et qui sans doute ne sont pas moins variées que celle qu'on observe chaque jour dans les épanchements sanguins, et dans les ecchymoses qui ont leur siège dans les parties extérieures. Il me reste, pour finir cet article, à parler d'un dernier cas, dans lequel on peut encore, à l'ouverture des cadavres, trouver les matières épanchées vaguement répandues, et sans foyer particulier, quoique les blessés ne soient morts que plusieurs jours après leur blessure. Ce cas est celui où les adhérences qui limitaient d'abord le foyer de l'épanchement, viennent à se détruire par quelque cause que ce soit; c'est ce qui arriva malheureusement à un blessé que j'ai fort regretté. Il avait reçu un coup d'épée au côté droit du bas-ventre, un pouce audessous et à côté de l'ombilic; il était au treizième jour de sa blessure lorsque je le vis: l'importance de sa plaie et les accidents qui l'avaient accompagnée, m'y firent apporter une attention particulière; et comme, par les signes détaillés dans le troisième article, j'étais convaincu que ce blessé avait un épanchement dans le ventre, je résolus de lui faire le lendemain l'opération convenable. Mais il en arriva tout autrement: on fit ce jour même un transport de malades; et quoique j'eusse indiqué exactement ceux qui devaient être transportés, ce qu'on avait coutume de suivre régulièrement, le blessé dont il s'agit, qui avait des parents dans la ville où l'on allait conduire les malades, fit tant d'instances à un infirmier, qu'il le gagna, et se fit porter dans un chariot. Voici quel fut son sort. Le désir d'arriver lui fit supporter patiemment les premiers cahots; mais à peine eut-il fait un quart de lieue, qu'il se plaignit de colique, de tranchées, et d'une douleur insupportable dans tout le bas-ventre; il vomit, il fut plusieurs fois à la selle, et involontairement; son pouls devint faible, concentré, dur, irrégulier; il eut de fréquentes syncopes; et, quelques heures après être arrivé, il mourut dans les mêmes accidents. Le chirurgien qui avait accompagné ce convoi de malades, est celui qui m'a appris ce que je viens de rapporter; et qui m'a dit de plus qu'à l'ouverture du cadavre on avait trouvé environ trois chopines d'un sang noir et très-fluide répandu dans tout le ventre; et qu'à la région hypogastrique au-dessous de la plaie, il y avait des adhérences qui formaient une espèce de poche, dans laquelle il y avait un peu de sang caillé. Ce récit augmenta d'autant plus le regret que j'avais de la perte de ce blessé, qu'il me démontra que l'opération que j'avais résolue aurait pu sûrement le sauver.

PRÉCIS D'OBSERVATIONS, où l'on expose les différents cas dans lesquels il est nécessaire de multiplier l'opération du trépan, et où l'on montre, par des exemples remarquables, que le crâne peut être ouvert avec succès dans une grande étendue, lorsque ces cas l'exigent; par M. QUESNAY.

(I. Cas. Fractures sur les sutures.) Les fractures qui arrivent sur la suture obligent ordinairement de trépaner des deux côtés de cette suture, parce qu'on craint que la dure-mère ne soit, malgré l'effort du coup, restée adhérente à l'endroit de cette même suture, comme on en peut voir des exemples ci-devant dans la sixième et la neuvième observation de l'article du trépan dans les cas douteux. Dans ce cas, le trépan que l'on appliquerait sur le suture pourrait donner atteinte à cette membrane; c'est pourquoi il est plus sûr de le placer à côté; mais si on ne trépane que d'un côté, et que la dure-mère soit effectivement adhérente à la suture, elle empêche que les matières épanchées des deux côtés ne puissent s'écouler par cette seule ouverture. Il est donc nécessaire, pour leur donner une issue de part et d'autre, d'ouvrir le crâne des deux côtés de la suture; ainsi, la même raison qui engage à ne pas trépaner sur la suture, oblige aussi de multiplier les trépans. Cependant s'il était vrai, comme le disent *Berengarius* et quelques autres auteurs (1), que la membrane se détachât presque toujours à l'endroit de la suture par la force du coup, et qu'il n'y eût pas tant à craindre d'y trépaner qu'on le pense ordinairement, il serait presque toujours vrai aussi qu'il ne serait pas nécessaire de trépaner des deux côtés; car si véritablement la dure-mère ne se trouvait pas adhérente à la suture, toutes les matières épanchées pourraient s'évacuer par une seule ouverture, surtout quand la fracture ne se trouverait pas d'une grande étendue et qu'on aurait trépané du côté où elle s'étendait le plus. Mais l'expérience a tant de fois fait remarquer la nécessité qu'il y a de trépaner des deux côtés de la suture, qu'on s'en est fait un précepte et qu'on l'observe exactement. Les grands écartements des sutures confirment la même pratique; l'issue que ces écartements fournissent au sang épanché ne suffit souvent que pour un seul côté; dans ce cas, malgré l'écartement de la suture, la dure-mère reste encore attachée au bord de l'un des os écartés; cette attache forme une espèce de digue qui empêche que le sang épanché sous cet os, auquel elle est attachée, ne puisse sortir par l'écartement, en sorte qu'on est obligé d'en venir à l'opération pour

procurer à l'épanchement une évacuation entière, comme on l'a vu par l'observation de M. Mouton, que nous avons rapportée ci-devant; d'où il s'ensuit qu'il ne paraît pas vrai que la dure-mère se détache des sutures dans les fractures aussi ordinairement qu'on le dit, et que le plus sûr est de ne pas trépaner sur ces sutures, mais d'appliquer une couronne de trépan de chaque côté, et d'en appliquer même davantage si l'épanchement ou la fracture l'exige, comme dans l'observation suivante.

( I<sup>e</sup> *Observation.* ) Un canonnier, âgé de cinquante-cinq ans, fut blessé par un coup d'arme à feu sur la partie moyenne et postérieure de la suture sagittale; la plaie se trouva avec fracture et embarrure. M. Benoît fit, pour s'assurer de l'étendue de cette fracture, une incision cruciale par laquelle il découvrit la plus grande partie des pariétaux; il se trouva que la fracture s'étendait jusque sur l'occipital, et que l'opération du trépan pressait beaucoup; cependant il fut obligé, à cause de l'hémorrhagie, de la différer au lendemain. Il appliqua trois couronnes de trépan, deux d'un côté de la suture sagittale et une de l'autre, par le moyen desquelles il enleva plusieurs grandes pièces d'os des deux pariétaux et de l'occipital; la brèche que laissèrent ces pièces d'os des deux pariétaux de l'occipital dispensa M. Benoît de faire de l'autre côté de la suture lambdoïde un quatrième trépan qu'aurait exigé la fracture qui s'étendait au-delà de cette suture. Cette blessure, quoique fort considérable, et quoique faite par arme à feu, ne fut point suivie d'accidents fâcheux, et elle fut parfaitement guérie au bout de quatre mois.

Si la pratique approuve la circonspection que l'anatomie inspire de ne pas trépaner sur les sutures, c'est surtout à cause des sinus qui sont placés sous quelques-unes de ces sutures, et qui y sont attachés, particulièrement le sinus longitudinal qui suit le trajet de la suture sagittale. Les sinus latéraux ne se trouvent sous les sutures lambdoïde et squammeuse qu'en les traversant vers l'endroit où ces deux sutures se réunissent et en repassant une seconde fois à la base du crâne sous la suture lambdoïde. Indépendamment des sinus, l'adhérence de la dure-mère avec les os du crâne, qui est plus forte à l'endroit des sutures qu'ailleurs, a aussi quelque part au précepte qui défend de trépaner sur les su-

---

(1) Voyez la citation de ces auteurs dans le Traité des plaies de tête, de M. Rouhault, p. 89.

tures, parce qu'on pourrait, comme nous l'avons déjà remarqué, blesser cette membrane lorsque son adhérence résiste à la force du coup ; cependant nous avons des observations qui nous montrent qu'il y a des cas où ce précepte ne doit pas nous arrêter.

( IIe *Observation*. ) Un garçon tanneur, âgé de vingt-sept ans, d'un tempérament robuste, tomba du haut d'un rocher et se fractura presque tout le pariétal gauche et une partie du temporal. Cette fracture était accompagnée d'une plaie qui découvrit une partie de la portion supérieure et latérale gauche du coronal, tout le pariétal et le temporal, le muscle crotaphite en étant entièrement séparé, comme si on l'avait voulu disséquer. Enfin, M. de Volpilière fit saigner ce blessé et pansa la plaie, ayant soin de conserver le lambeau ; il fit répéter la saignée, et remit le trépan au lendemain. Comme le fracas était des plus considérables, M. de Volpilière fut obligé d'appliquer deux couronnes de trépan, et d'en placer une sur la suture temporale, sans qu'il en soit rien arrivé de fâcheux ; le malade fut saigné le même jour du pied, et le lendemain il le fut deux fois du bras. La dure-mère se trouva gangrenée vis-à-vis toute l'étendue de la fracture ; néanmoins cette cure fut très-heureuse ; les exfoliations commencèrent à se faire le vingt-deuxième jour, le muscle crotaphite et les lambeaux qui s'étaient détachés se reprirent fort bien, et le malade fut guéri de cette grande blessure en deux mois de temps, quoique trois semaines après l'opération il eût paru des chancres véroliques sur le gland et sur le prépuce, lesquels se dissipèrent par l'usage des remèdes appropriés. Il y a surtout un cas qui oblige de trépaner quelquefois sur les sutures et de multiplier les trépans ; c'est lorsqu'il y a un enfoncement ou une pièce d'os qui comprime les sinus et qui oblige le chirurgien à se faire des ouvertures suffisantes à l'endroit des sutures mêmes pour relever les os ou pour enlever les fragments avec toute la facilité et toutes les précautions qu'exigent les parties que ces os intéressent.

( IIIe *Observation*. ) M. de Garengeot parle d'une pareille fracture avec enfoncement faite à un enfant sur la suture sagittale ; il appliqua d'abord cinq trépans qui ne lui suffirent pas pour pouvoir relever une pièce d'os qui comprimait le sinus longitudinal, et qui tenait le blessé dans un assoupissement léthargique très-pressant. M. de Garengeot fut obligé de lui appliquer encore deux couronnes de trépan, une sur la suture sagittale, c'est-à-dire sur le sinus longitudinal même. Par le moyen de ces trépans, il vint à bout de dégager ce sinus, et l'enfant fut dans l'instant délivré des accidents qui allaient le faire périr. *Saltet* (1) appliqua aussi au sommet de la tête, à la circonférence d'un enfoncement sur le même sinus, cinq couronnes de trépan ; il scia les entre-deux des trous faits par le trépan, et enleva par ce moyen toute la partie de l'os qui était enfoncée. Le même praticien (2) en appliqua sept pour un autre enfoncement sur ce sinus ; il détacha la pièce d'os comme la précédente et l'enleva. Ces opérations lui réussirent parfaitement.

Quand on applique le trépan pour une fracture où l'on s'aperçoit que l'épanchement occupe sur la dure-mère une étendue fort considérable, que le sang extravasé n'est plus fluide et qu'il cause des accidents pressants, soit en comprimant le cerveau, soit en irritant les membranes de ce viscère, on ne doit point hésiter alors à faire autant de trépans qu'il est nécessaire pour évacuer promptement cet épanchement.

( IVe *Observation*. ) Un jeune homme de condition fut frappé par une pièce de bois qui lui tomba sur la tête ; il perdit connaissance et saigna par les oreilles ; la peau ne fut point entamée, mais on sentait une fluctuation sur un des pariétaux ; on y fit une ouverture et on découvrit une fracture d'environ quatre pouces d'étendue qui finissait à la suture coronale. M. Maréchal, qui trépana ce blessé, jugea à propos, pour enlever beaucoup de sang coagulé répandu sous le crâne, d'appliquer trois couronnes de trépan et de rompre avec l'élévatoire les entre deux ; cette ouverture procura l'évacuation entière de l'épanchement. M. Maréchal pansa la dure-mère avec le baume de *Fioraventi*, et empêcha la sortie ou le gonflement de cette membrane avec une petite compresse graduée pour faire une compression convenable ; par le moyen de cette compresse, il se passa de la plaque de plomb, que quelques-uns recommandent pour assujettir en pareil cas cette même membrane. Après que l'os

(1) Armament. Chir. Obs. 22.
(2) *Ibid*. Obs. 5.

fut exfolié, les chairs de la plaie et celles que fournit la dure-mère se joignirent pour fermer peu à peu l'ouverture du crâne ; la cicatrice fut achevée en deux mois ; elle devint très-étroite et si solide qu'on n'y sentait plus aucun mouvement de la dure-mère ; il n'y eut qu'un endroit de l'étendue de quelques lignes qui ne se recouvrit pas de cheveux.

( V^e *Observation.* ) M. Maréchal fut obligé, pour un autre épanchement, de multiplier les trépans jusqu'à douze. *Dionis* a parlé de cette cure dans son Cours d'opérations ; mais un pareil exemple méritait que M. Maréchal nous en donnât lui-même l'histoire. Il rapporte qu'une jeune fille tomba sur un des pariétaux, et se fit une contusion considérable avec extravasion sur la peau. Il trouva cette jeune fille en léthargie, avec un pouls convulsif ; elle avait vomi, et il était sorti du sang par les oreilles. M. Maréchal ouvrit la tumeur qu'avait causée la chute ; il découvrit une fracture qui traversait l'os des tempes et l'os pariétal jusqu'à l'apophyse pierreuse ; il fut obligé, pour suivre la fracture, de continuer son incision jusque derrière l'oreille : il arrêta le sang, et le lendemain il commença à appliquer deux couronnes de trépan, sans que la malade se trouvât mieux. On en appliqua deux autres le jour suivant : les accidents persévérèrent et obligèrent d'en appliquer jusqu'à douze. M. Maréchal avait laissé entre les trépans environ une ligne d'intervalle qu'il fit sauter avec l'élévatoire, pour ne faire qu'une seule ouverture de tous ces trépans ; le dernier était placé très-bas et tout proche de l'oreille, il facilita l'extraction des deux petites portions de l'apophyse pierreuse : tout le sang coagulé se fondit ; la dure-mère et les bords de la plaie se mirent en suppuration, et les accidents cessèrent. — Les épanchements où le sang se trouve coagulé, même ceux qui sont considérables, n'obligent pas toujours de multiplier les trépans ; car, quand il n'y a pas d'accidents qui obligent d'enlever au plus tôt ce sang, on attend qu'il tombe en dissolution, et qu'il puisse s'évacuer, comme on dit, par la suppuration ; mais il arrive quelquefois que cette dissolution, qui est toujours putride, devient en peu de temps très-pernicieuse ; alors on doit, aussitôt qu'on s'en aperçoit, ne pas attendre que la dissolution de ce qui reste de sang coagulé s'achève ; il faut au plus tôt enlever ce sang. On trouve

dans *Magatus* (1) un exemple bien remarquable de cette dissolution parvenue promptement à un degré de malignité ; car elle se manifesta dès le cinquième jour par divers accidents, et par un écoulement ichoreux et fétide, sans qu'il y eût aucune apparence de suppuration purulente. Ce grand chirurgien, averti par tous ces signes du danger pressant où était le blessé, se détermina à ôter au plus tôt beaucoup de sang coagulé et fort dur, qui était épanché sur la dure-mère. *Magatus* avait trépané ce blessé dès les premiers jours, mais une seule ouverture de trépan ne suffisait pas pour enlever ce sang coagulé ; il appliqua un autre trépan à un doigt de distance du premier, et emporta l'entre-deux, pour ne faire qu'une seule ouverture de ces deux trépans : les pièces d'os qu'il enleva étaient imbues de sanie, et sentaient déjà fort mauvais ; l'épanchement était si étendu, qu'il fut obligé de courber le bout de sa sonde pour accrocher le sang endurci qui était éloigné. Malgré toutes ces attentions, il ne put pas enlever tout ce sang ; il était si adhérent à la dure-mère, qu'il ne put pas le détacher partout ; mais il eut grand soin dans la suite, à mesure que ce qui était resté tombait en dissolution, de l'enlever au plus tôt. On voit donc par cette observation, que quelquefois le sang épanché devient pernicieux en très-peu de temps, et qu'il faut être en garde contre la dépravation dont il est susceptible, lorsqu'on attend, dans les épanchements sous le crâne, qu'il s'évacue par dissolution. — Il y a beaucoup moins de danger pour le malade de multiplier ces trépans pour évacuer ces sucs épanchés, devenus pernicieux, que d'attendre une plus grande dissolution qui augmenterait le péril ; car, non-seulement les grandes ouvertures du crâne, telles que celles des douze trépans dont nous avons parlé, mais encore de beaucoup plus grandes, se ferment facilement.

( VI^e *Observ.* ) M. Sarrau dit avoir vu tout un pariétal se détacher, sans qu'il soit même arrivé d'accidents considérables. Le blessé était un enfant : il tomba sur le côté de la tête, où il se fit une contusion que le chirurgien qui le vit d'abord ouvrit. Le même chirurgien pansa la plaie pendant plusieurs mois, sans pouvoir tarir les matières purulentes qui

_____

(1) Lib. 11, cap. 44.

étaient toujours fort abondantes. L'enfant s'obstina à ne vouloir garder ni le lit, ni aucun régime. M. Sarrau y fut enfin appelé : il trouva en effet une grande suppuration, et s'aperçut, en appuyant aux environs de la plaie, que les matières sortaient entre l'os et les chairs; mais en examinant plus attentivement la plaie et ses environs, il remarqua un écartement considérable à toute la circonférence du pariétal; et sentit que cet os vacillait sous les doigts. La suppuration fournissait de plus en plus, à proportion que l'on appuyait sur ce même os. M. Sarrau ne douta plus que ce pus ne vînt de dessus la dure-mère par l'écartement des sutures. Dans cette persuasion, il se détermina à faire une incision sur la plus grande partie de la circonférence du pariétal, pour découvrir ses sutures. Il ne s'était pas trompé : il vit effectivement sortir les matières de dessous l'os à mesure que l'on appuyait dessus : cet os était tellement détaché de tous côtés, que dans la suite il abandonna en partie de lui-même la place, et on l'enleva entièrement. La dure-mère se trouva presque toute couverte de chairs grenues qui avaient déjà poussé sous l'os avant qu'il fût enlevé : ces chairs s'étendirent de plus en plus, elles gagnèrent les bords du cuir chevelu, et formèrent avec lui une cicatrice assez ferme pour contenir et défendre le cerveau. *Raygeyrus* (1) rapporte une observation à peu près semblable, que lui a fournie un soldat, qui fut traitée avec succès par un chirurgien français, d'un coup à la tête qui fractura un des pariétaux, de façon qu'une portion de cet os, de la grandeur de la paume de la main, fut enlevée. On trouve dans *Blegny* (2) une observation qui lui a été communiquée par M. Tamponet, chirurgien ordinaire du roi, dans laquelle on rapporte qu'un des pariétaux s'est détaché avec quelques lames des os voisins. La cicatrice se forma si bien, qu'elle ferma parfaitement la grande ouverture que la perte de cet os avait laissée au crâne. On trouve dans *Saviard*, chirurgien de l'Hôtel-Dieu de Paris, un fait de même genre beaucoup plus étonnant : la partie supérieure de l'os coronal, les deux pariétaux entiers, et une grande portion de l'os occipital se séparèrent en même temps; cette

grande étendue d'os qui se détacha comprenait toute la calotte du crâne ; le malade, pour suppléer à cette partie, se servait du fond d'une courge pour défendre le cerveau, et couvrir la cicatrice qui se forma après cette grande déperdition. — Il y a des cas où les sucs épanchés sous le crâne viennent de trop loin chercher une issue faite par le trépan ou autrement, en sorte qu'ils ne peuvent s'évacuer qu'en partie, quelque industrie qu'on emploie pour en faciliter l'écoulement. On ne doit pas alors s'en tenir à cette seule ouverture qu'on a faite d'abord; il faut absolument pour procurer aux matières une issue suffisante, multiplier les trépans. Mais il n'est pas toujours nécessaire de faire, comme dans les observations précédentes, une seule ouverture aussi étendue que le trajet que parcourent les matières épanchées ; on peut, de même que dans les abcès fistuleux des chairs, avoir recours à une contre-ouverture à l'endroit où les matières s'accumulent, et où l'on peut leur procurer une issue facile, comme a fait M. Chauvin dans la cure suivante :

(VIIe *Observ.*) Un homme se fit une petite plaie par une chute; cette plaie, qui était simple en apparence, était placée sur la partie supérieure de l'occipital un peu à gauche. Les accidents devinrent considérables, et déterminèrent à faire une incision à l'endroit de la blessure. On découvrit une fracture en étoile sur la partie postérieure et supérieure du pariétal droit, dont un rayon s'étendait du côté droit, à quatre doigts au-delà de la suture lambdoïde. On appliqua deux couronnes de trépan, l'une sur l'occipital, et l'autre sur le pariétal; cette opération dissipa les accidents, à la réserve d'une paralysie sur la paupière de l'œil gauche. Au bout d'un mois, on aperçut, par l'ouverture du trépan faite sur l'occipital, du sang en partie fluide et en partie grumelé, qui était chassé par les battements de la dure-mère; il en sortit pendant trois ou quatre jours deux ou trois cuillerées à chaque pansement, et chaque fois la paupière paralytique reprenait son action immédiatement après l'évacuation; mais cette paralysie revenait deux ou trois heures après. Les mêmes évacuations continuèrent, à la différence que c'était du pus qu'elles fournissaient au lieu de sang. Ce pus fut d'abord séreux, et prit ensuite une bonne consistance : on remarqua qu'il venait de fort loin, et qu'il ne pouvait sortir que

(1) Ephem. Germ. ann. 3. n. 278.
(2) Zod. Apr. Obs. 8.

pendant le pansement, lorsqu'on abaissait la dure-mère. M. Chauvin, qui traitait ce blessé, chercha la source de ces matières, et la trouva sous le milieu du pariétal : on eut recours, par le conseil de M. Petit, à une gouttière de plomb; cet instrument convenait mieux, en pareille occasion, que la canule de plomb aplatie, dont se servit *Paré*(1), avec succès cependant, pour procurer de même, à des matières retenues sous le crâne, une sortie par l'ouverture d'un trépan qui était au-dessus de leur source. Dans le cas présent, il s'agissait d'empêcher que le gonflement de la dure-mère ne s'opposât à la sortie des matières; on devait seulement se proposer de tenir cette membrane un peu écartée du crâne, afin qu'elle laissât au pus une voie libre entre elle et l'os. La gouttière était donc dans cette circonstance ce qu'on pouvait inventer de mieux; mais la situation trop basse du fond du sinus en empêcha le succès. M. Chauvin proposa un trépan en forme de contre-ouverture, qui fut fait, et qui, avec le secours de cette gouttière, qui fut encore utile pendant quelques jours, réussit parfaitement. — Il est étonnant que nous ayons si peu d'exemples de contre-ouvertures pratiquées au crâne; l'analogie montre assez, par le succès de celles qui se pratiquent aux chairs, les avantages que l'on peut en attendre au crâne, toutes les fois que le cas se trouve le même que celui qui oblige à y avoir recours aux autres parties du corps. Pourquoi donc de grands praticiens n'en ont-ils pas compris l'utilité, dans ces occasions où l'on ne pouvait s'en passer sans laisser mourir les malades, ou du moins sans les exposer à mourir? M. Saviard (2) est surpris lui-même qu'une femme qu'il trépana à l'Hôtel-Dieu de Paris n'ait pas péri, parce qu'il y avait des matières sous l'os temporal qui ne pouvaient s'échapper par l'ouverture du trépan qu'il avait fait. Heureusement les matières réduites en sanie percèrent à travers de la fracture qui s'étendait jusqu'à l'os qui les couvrait, mais toujours il est vrai que c'était entièrement risquer la vie de cette femme, que de compter sur une pareille issue pour l'évacuation de ces matières. Ce chirurgien attendait les accidents pour

se déterminer à un second trépan, qu'il redoutait plus apparemment que la présence d'une matière sanieuse, et par conséquent corrompue; mais il s'exposait fort à être averti trop tard. — Il y a des cas où les injections peuvent suppléer à une contre-ouverture; nous rapporterons dans la suite une observation dans laquelle on voit que M. de la Peyronie se proposait de faire une contre-ouverture, pour donner issue à des matières purulentes qui séjournaient sous le milieu de l'os du front, et qui ne pouvaient s'écouler entièrement par la fracture qui était à la partie latérale de ce même os, qui est couverte par la partie antérieure du muscle temporal; cependant M. de la Peyronie voulut tenter l'usage des injections, avant que de se déterminer à cette contre-ouverture; et, par le moyen de ces injections, il fut effectivement dispensé de la faire. Du temps de *Paré* on n'osait encore trépaner sous le muscle temporal, ce qui obligea ce chirurgien à trépaner au-dessus d'une fracture qui était sous ce muscle; et il eut recours aux injections pour enlever les sucs qui étaient épanchés vis-à-vis la fracture; il remédia par cette industrie aux inconvénients auxquels il s'était exposé par une fausse circonspection, à laquelle on était alors assujetti.

(III. *Cas. Dans les caries.*) S'il y a des cas qui exigent qu'on multiplie beaucoup les trépans, et qu'on emporte même de grandes portions du crâne, ce sont surtout les caries qui arrivent à cette partie.

(VIII^e *Observ.*) M. Daviel rapporte qu'il survint à un homme une carie à l'occasion d'un coup qu'il avait reçu au sommet de la tête plusieurs années auparavant; il lui resta une douleur qui s'apaisa un peu par la suite, et qui après cela revint très-vive. Il parut à l'endroit de la blessure une tumeur de la grosseur d'un œuf de poule; on l'ouvrit, il en sortit beaucoup de pus sanguinolent, et de mauvaise odeur. M. Daviel, qui y fut appelé alors, étendit l'incision, et découvrit une carie de la largeur de la paume de la main, et, au milieu de cette carie, un trou de la grandeur d'un écu de trois livres. Il essaya différents moyens pour détruire cette carie, mais il ne put réussir que par le trépan. Il l'appliqua d'abord à l'endroit où le malade sentait sa plus grande douleur. Cette opération ne suffit pas à beaucoup près;

---

(1) Lib. 10, chap. 21.
(2) Art. des exfoliations du crâne, obs. 4.

car ce même chirurgien fut obligé d'en appliquer sept autres à la circonférence de cette carie, pour enlever toute la partie d'os cariée. Les douleurs ne cessèrent qu'après une entière exfoliation de l'os à la circonférence de l'ouverture; cette exfoliation se fit au bout de cinq semaines après l'opération. Le grand vide se remplit peu à peu de chairs qui croissaient à vue d'œil; les lèvres de la plaie extérieure se rapprochèrent assez promptement aussi; la cicatrice eut cependant de la peine à se fermer; du reste le succès de cette opération fut très-heureux. L'académie a vu cet homme dans un voyage qu'il a fait depuis à Paris.

(IX<sup>e</sup> *Observation.*) Il y a des cas où l'on ne se borne pas, dans les caries du crâne, à l'application du trépan; cette maladie rampe et s'étend quelquefois si irrégulièrement, que l'on est obligé d'employer différents moyens pour emporter les pièces d'os cariées. Un homme âgé d'environ cinquante ans, d'un tempérament sanguin et vigoureux, eut une fièvre continue, avec des redoublements et un mal de tête extraordinaire, principalement à la partie supérieure; cette fièvre se termina au bout de vingt-cinq ou trente jours, mais le mal de tête ne diminua pas; il augmenta au contraire, et tous les soirs il était si violent, que le malade désirait qu'on lui ouvrît la tête pour en découvrir la cause. Le retour périodique de cette augmentation de douleur tous les soirs, engagea à recourir au quinquina et aux narcotiques; mais ces remèdes ne procurèrent aucun soulagement au malade. On remarqua au sommet de la tête une espèce d'œdème qui occupait en tous sens environ quatre pouces d'étendue; on y appliqua les résolutifs; on saigna et purgea plusieurs fois le malade; on lui fit prendre des bouillons altérants et des tisanes apéritives; tous ces remèdes n'eurent aucun succès. M. Soulier qui fut appelé, examina la maladie, et remarqua dans le milieu de l'œdème une dureté de la grosseur d'une amande; il soupçonna un épanchement dans cet endroit, ce qui le détermina à ouvrir la tumeur; mais comme le malade craignait l'instrument tranchant, M. Soulier se contenta d'appliquer d'abord une pierre à cautère sur la dureté; il perça l'escarrhe, et il sortit du pus aussitôt, ce qui engagea M. Soulier à étendre son incision au-delà de l'escarrhe; il y introduisit le petit doigt, et reconnut que le fond de l'abcès s'é-

tendait jusqu'à l'os, où il sentit un petit creux causé par une carie qui pouvait contenir la moitié d'un pois. Voyant que le pus sortait de la plaie, comme s il eût été chassé par pulsation d'artères, il conjectura que ce pus venait de dessous le crâne : pour s'en assurer, il ordonna au malade de retenir son haleine; le pus sortit alors en plus grande quantité qu'auparavant, ce qui détermina M. Soulier à faire une incision cruciale; il remplit la plaie de charpie sèche. Le lendemain il y eut une consultation, et on conclut qu'il fallait appliquer une couronne de trépan proche le petit creux dont on a parlé; mais à peine M. Soulier eut-il commencé l'opération, que la portion de la table extérieure, qui était comprise dans la couronne du trépan, se sépara, et le pus sortit plus abondamment : la seconde table se trouva si cariée et si vermoulue, que la sonde la perçait facilement, et pénétrait jusqu'à la dure-mère. M. Soulier reconnut que la carie de la seconde table était plus étendue que le trou que la couronne de trépan avait fait à la table extérieure; il étendit l'incision cruciale, et appliqua le lendemain un second trépan dans un endroit où l'os paraissait assez solide pour soutenir l'opération; les membranes du cerveau, et même la surface de ce viscère se trouvèrent rongées et abcédées dans l'étendue de deux pouces; on enleva ensuite avec la gouge, le ciseau et le maillet de plomb, plus de quatre travers de doigt de la première table du pariétal, ce qui découvrit toute l'étendue de la carie de la seconde. Cette carie heureusement n'avait pas entièrement pénétré l'os vis-à-vis le sinus longitudinal. On emporta toute cette carie; de sorte que l'ouverture du crâne avait environ cinq pouces de long et quatre de large. M. Soulier s'attacha ensuite à remédier au mauvais état des membranes et de la surface du cerveau; l'exfoliation se fit assez promptement, et l'ouverture du crâne fut refermée au bout de quatre mois, et bientôt après la plaie fut entièrement cicatrisée.

(X<sup>e</sup> *Observation.*) M. de la Peyronie a donné l'histoire d'une carie encore bien plus considérable. Elle occupait non-seulement toute la partie du coronal qui forme le front, et celle qui contribue à former les orbites; mais elle avait de plus gagné l'os ethmoïde, dont elle avait détruit la partie qui appartient à l'orbite, et qu'on appelle *os planum*;

un des os des tempes en fut même considérablement atteint. Le malade, qui était étranger, avait eu en vain recours aux plus célèbres médecins et chirurgiens de sa nation. Il se détermina enfin à venir chercher du secours à Montpellier, et s'adressa à M. de la Peyronie, lequel se détermina à enlever cette carie ; mais il eut l'attention, en emportant la peau du front et des tempes, d'en ménager au milieu, depuis le haut du front jusqu'à la racine du nez, une portion en forme de bande, pour ne pas séparer entièrement la peau de la face de celle du haut de la tête, et pour que cette portion concourût par ses côtés à la production des cicatrices qui devaient réparer la peau qu'il fallait enlever. M. de la Peyronie se servit pour cet effet de pierres à cautère ; et, après avoir découvert la carie de la manière qu'il l'avait projeté, il s'aperçut que la première table de l'os coronal formait une voûte unie qui avait plusieurs trous, à travers lesquels on touchait des pièces d'os de la seconde table, dont quelques-unes étaient branlantes et en partie détachées. M. de la Peyronie enleva cette première table, et ces pièces d'os parurent à découvert ; elles avaient acquis un volume très-considérable, et une dureté à l'épreuve des instruments d'acier de la meilleure trempe. Il était nécessaire de débarrasser au plutôt la dure-mère, comprimée par ces pièces d'os, et piquée par leurs irrégularités et leurs pointes. Les trépans, les élévatoires, les tenailles, les scies, les limes, les villebrequins, les maillets de plomb, les gouges, les ciseaux de presque toutes les espèces, furent employés à cette opération, qui demandait de la part du malade un courage à toute épreuve. Presque tout le coronal fut emporté, on épargna néanmoins quelques pointes ou élévations qui étaient les moins endommagées ; on les conserva pour soutenir les cicatrices, et pour en diminuer la difformité, qui ne pouvait manquer d'être fort grande à la suite d'une telle ouverture ; car on fut même obligé d'emporter quelque portion d'os de la racine du nez. Pour détruire le reste de la carie, on eut recours à l'essence de girofle, à l'euphorbe et aux drogues exfoliatives, même au feu. L'exfoliation fut environ deux mois à se faire : alors on vit paraître quelques points de génération des chairs ; mais une grande quantité d'humidités crues, glaireuses, et apparemment corrosives, retardaient beau-

coup le progrès de ces chairs naissantes. —M. de la Peyronie pansait cette plaie deux fois le jour avec les remèdes usités en pareil cas ; cette méthode ne réussissant pas à son gré contre ces mauvais sucs, il eut recours à une sorte d'ablution ou lavage, qu'il réitérait trois fois par jour, et pendant une demi-heure chaque fois, tantôt avec les eaux de Balaruc, tantôt avec d'autres liqueurs vulnéraires. Les changements que produisit cette nouvelle manière de panser furent si prompts et si avantageux, qu'on se détermina à envoyer le malade aux bains de Balaruc mêmes, afin d'avoir le remède dans toute sa force, pour déterger encore plus efficacement, et pour faire avancer plus promptement la cicatrice. M. de la Peyronie le fit panser trois ou quatre fois par jour, en faisant doucher la plaie pendant une demi-heure ou environ chaque fois : on avait attention que la nappe d'eau fût si bien entretenue sur la plaie, qu'elle la couvrit sans interruption, afin que cette plaie, quoique dégarnie pendant ces longs pansements, ne reçût aucune atteinte de l'air. Cette pratique réussit si heureusement à cette source, qu'en vingt jours la plaie fut presque fermée.

Un succès si heureux et si décisif doit éloigner toutes les réflexions que la timidité ou le préjugé peut inspirer contre ces ablutions. Les chirurgiens intelligents, instruits par cette expérience, et attentifs aux indications que présentent les maladies qui doivent être traitées par cette méthode, apercevront facilement les avantages qu'on doit espérer d'une pratique si salutaire. Nous pourrions, s'il était nécessaire, rapporter encore ici l'exemple d'une autre cure que M. de la Peyronie a conduite à peu près de la même manière. Nous avertirons seulement en passant, qu'au défaut des eaux de Balaruc, M. de la Peyronie emploie avec un grand succès les lessives des cendres de sarment, de genets, même les cendres ordinaires de bois neuf ; et il joint aux douches le bain, quand la partie malade en est susceptible. — Cette observation, qui fournit un des plus grands faits de chirurgie, tant par la grandeur de la maladie et la constance du malade, que par l'intrépidité du chirurgien, est un de ces exemples extraordinaires dus à l'humanité, qui, dans les cas désespérés, a porté de grands chirurgiens à des entreprises audacieuses, qui ont servi à faire connaître de plus en plus les forces de la nature et les ressources de l'art ; et il est important sans doute de les connaître, car, faute d'être instruit de ces merveilles de la nature et de l'art, on croit souvent des maladies incurables, qui au fond ne le sont pas. C'est ainsi qu'on le pensa, par exemple, sur l'état de cet homme dont parle *Benivenius* (1), à qui une carie détruisit pareillement presque tout l'os du front, sans endommager la peau. Personne n'osa en entreprendre la cure : cependant, s'il s'était trouvé, comme dans le cas précédent, un chirurgien assez entendu et assez courageux pour faire les opérations capables de vaincre cette terrible carie, on aurait pu sauver le malade ; car il eut encore assez de force pour résister plusieurs années à sa maladie, après avoir été abandonné des chirurgiens.

(IVe *Cas. Comment se referment les ouvertures du crâne.*) Toutes ces observations firent naître dans l'académie une question qui n'est pas inutile pour la pratique, savoir : comment se referment les ouvertures du crâne, et quels sont les différents moyens dont la nature se sert ordinairement pour reproduire une nouvelle substance, selon que ces ouvertures sont plus moins grandes? Messieurs Farget et Morand firent voir à l'académie des crânes de personnes qui avaient été guéries de trépan long-temps avant leur mort. On trouva que les trous du trépan étaient fermés, à quelque chose près, par une reproduction osseuse, et le reste par une substance plus tendre, qui s'était détruite et avait laissé un petit trou au milieu de cette reproduction osseuse. M. Malaval dit que M. Duverney montrait au Jardin du Roi un crâne, où le trou du trépan était bouché par une excroissance dure, qui avait été fournie par la dure-mère, et qui dans la dissection se détacha du crâne, de façon que le trou du trépan se trouva entièrement ouvert et dans sa première forme : ce tampon était calleux ; sa surface extérieure était par sa ressemblance et sa consistance, comme une corne naissante, d'une substance par conséquent fort différente de celle de l'os, et fort différente aussi de celle de la dure-mère, dont elle était néanmoins une production. On a vu des ouvertures du crâne être refermées par une substance assez ferme et assez

solide, qui partait de la substance même du cerveau. Fabrice de Hilden (1) en rapporte un exemple dans l'observation trente-huitième, communiquée par M. Maréchal : les chairs extérieures gagnèrent celles qui partaient de la dure-mère; elles concoururent ensemble à fermer l'ouverture des trois trépans, et devinrent enfin fort dures. M. Rouhault croit qu'en pareil cas la chair que fournit la dure-mère s'unit avec une chair semblable qui sort du diploé, pour refermer le trou du trépan. La grande ouverture dont parle M. Sarrau, causée par la chute de tout le pariétal, se referma principalement par des chairs fournies par la dure-mère, lesquelles devinrent assez fermes pour mettre le cerveau en sûreté. On lit dans l'observation que nous avons citée de *Raygerius*, que pour suppléer à cette grande partie du pariétal, qu'il dit qui fut emportée, on y appliqua une plaque d'argent percée de plusieurs trous, à travers desquels les chairs passèrent et se joignirent par-dessus la plaque, qu'elles enfermèrent. *Raygerius* dit qu'on sentait cette plaque et ses trous, lorsqu'on portait le doigt sur la cicatrice. On ne manquera pas de douter du fait, et l'auteur mérite bien qu'on soupçonne son témoignage : un fait aussi étonnant demandait qu'il prît les mesures nécessaires pour le bien constater, avant que de le rapporter. Borel (2) dit avoir vu un trou de trépan fait par Jean-le-Juif, célèbre chirurgien de Paris, qui ne se remplit point. Ce trou se recouvrit seulement d'une peau fort mince, à travers laquelle on sentait le mouvement du cerveau, quoiqu'il y eût huit ans que l'opération fût faite. — Quand des ouvertures considérables ne se trouvent pas refermées par une cicatrice assez ferme pour résister à la force du cerveau, on est obligé d'y suppléer, afin de s'opposer aux accidents qui peuvent arriver.

( XIe *Observation.*) M. Maréchal rapporte qu'une personne guérie d'une plaie de tête, où une portion un peu considérable du crâne fut emportée, avait de temps en temps des convulsions dans lesquelles elle perdait connaissance. Il se douta que ces accidents venaient d'un étranglement que souffraient les méninges poussées par le cerveau dans l'endroit où le crâne avait été ou-

(1) Bonet. Biblioth. de chir, cont. 11, obs, 86.

(1) Cent. 2, Obs. 15.
(2) Bonet. Biblioth. chir. cent. 11, obs, 32.

vert, ce qui formait à cet endroit une espèce de hernie. Pour y rémédier, M. Maréchal fit faire un bandage ou espèce de brayer, avec un petit écusson qui portait sur la cicatrice ; par ce moyen, il fit cesser pour toujours les convulsions et leurs suites. — Cet accident a bien moins lieu quand les ouvertures du crâne ont été fort grandes, que quand elles n'ont été que peu considérables : car, pendant que le crâne est ouvert dans les plaies de tête, le gonflement de la dure-mère n'arrive guère quand l'ouverture est fort grande ; et si l'on applique quelque chose après que la plaie est guérie, pour suppléer à la partie de l'os enlevée, c'est seulement pour défendre le cerveau, lorsque la cicatrice de ces grandes ouvertures est encore faible. M. Soulier, qui avait emporté, comme nous l'avons vu dans la neuvième observation, une partie du pariétal, fit faire pour défendre la cicatrice une calotte d'argent fort mince, que le malade portait sous sa perruque. M. de la Peyronie dit dans la onzième observation, que le malade dont la cicatrice avait détruit l'os du front, se servit aussi d'abord d'une plaque d'argent pour défendre la cicatrice ; mais que s'étant aperçu que cette plaque s'échauffait trop, il préféra une calotte faite en partie de carton et en partie de cuir, ce qui lui réussit beaucoup mieux. Nous trouvons dans Paré (1), qu'un homme qui eut une portion du pariétal de la grandeur de la main détruite par une carie, à la suite d'un coup à la tête, se servit aussi d'une calotte de cuir bouilli pour défendre le cerveau, jusqu'à ce que la cicatrice fût devenue assez ferme pour mettre ce viscère en sûreté.

———

Mémoire sur une tumeur énorme, *dans lequel on recherche, par diverses expériences, à déterminer la nature des humeurs dont cette tumeur était formée, et les remèdes qui auraient pu la résoudre ;* par M. du Fouart, chirurgien de l'hôpital de Bicêtre.

I. Le malade dont je présentai la cuisse il y a quelque temps à l'académie, était un homme âgé de trente ans, qui, le 12 septembre 1740, se fit porter à l'hôpital de Bicêtre, dans l'espérance de trouver

quelque remède à l'énorme tumeur qui l'a fait périr. — J'examinai sa maladie, et je trouvai que la cuisse malade avait deux pieds de circonférence, de manière qu'elle était au moins du double plus grosse que l'autre. — La peau, qui paraissait également unie dans toute sa circonférence, semblait aussi présenter partout une égale résistance : j'observai néanmoins quelques légers enfoncements, dont le plus grand n'avait pas plus de trois lignes de diamètre. Dans ces enfoncements je sentis la fluctuation d'une matière extrêmement superficielle, que j'aperçus ensuite s'échapper par de petits boutons qui occupaient le centre de ces enfoncements, et qui, ouverts à leur sommité, donnaient issue, par un trou presque imperceptible, au liquide contenu dans ces espaces bornés où j'avais senti la fluctuation. La liqueur qui sortait par ces boutons était extrêmement limpide, et d'une couleur roussâtre. — Voilà tout ce que j'observai à l'extérieur de la tumeur, si j'en excepte néanmoins une circonstance qui me paraît ne devoir pas être oubliée : c'est que toute la peau était couverte d'un très-grand nombre de veines variqueuses, qui étaient comme parsemées sur sa surface. — J'interrogeai le malade, pour tâcher de découvrir la cause de sa maladie. Il me dit qu'étant sur le milieu d'une route de deux cents lieues, qu'il avait été forcé d'entreprendre, il avait senti une douleur si violente à la cuisse gauche, vers le grand trochanter, qu'il fut obligé de s'arrêter au milieu de sa course, et même de séjourner six semaines dans une auberge, où il ne reçut aucune espèce de secours, faute de chirurgien qui fût à portée de lui en donner.

Il ajouta qu'ayant senti quelque soulagement, mais néanmoins souffrant encore beaucoup, il reprit sa route, et arriva chez lui avec les mêmes douleurs, qui depuis son départ persistèrent toujours dans le même degré, jusqu'au mois d'octobre 1739, sans que, pendant ce temps, qui fait l'espace d'un an, il eût remarqué aucune espèce de gonflement ni changement de couleur à la peau : mais que les douleurs étaient devenues aussi vives et aussi véhémentes qu'elles l'avaient été pendant les six premières semaines, il se forma à l'endroit du grand trochanter, une tumeur qui, du moment de sa naissance, n'avait jamais cessé d'augmenter. — Ce fut là tout ce que j'appris du malade : en vain je pous-

(1) Liv. 10, chap. 22.

sai plus loin mes recherches ; je ne trouvai aucun signe de vérole, de scrofule ni de scorbut. Le malade dans cet état marchait encore, malgré ses grandes souffrances : mais, toutes les fois qu'il appuyait le talon, la douleur devenait si violente, qu'il tombait dans l'instant en syncope. — La tumeur, par les accroissements qu'elle prenait chaque jour, devint bientôt si considérable, que le malade ne put absolument plus marcher : elle a continué d'augmenter par des progrès sensibles, jusqu'au 8 février qu'il est mort. — Pendant les quinze derniers jours, il suintait en forme de rosée une eau extrêmement claire de toute la surface de la tumeur, dont la circonférence était pour lors de trois pieds, et le poids, y compris la cuisse, de quarante-une livres et demie. — MM. *Gramont, Sorbier et Hevin* furent présents à la dissection que j'en fis. Je trouvai que la tumeur était divisée comme en trois kystes, dont le premier et le plus considérable de tous occupait toute la partie antérieure du fémur, par-dessous les muscles crural, grêle antérieur, et les deux vastes, qui tous étaient considérablement émincés, sans cependant être confondus avec la tumeur. — Le second n'était autre chose que la propagation de la tumeur, qui s'étant continuée par dessous les muscles grand fessier et *fascia lata*, passait ensuite par l'échancrure sciatique, et entrait dans le bassin où elle formait plusieurs éminences ou prolongements, remplis d'une humeur plus ou moins épaisse et gélatineuse. — Le troisième kyste s'étendait tout le long de la partie intérieure et postérieure de la cuisse, et se joignait au second, vers la tubérosité de l'*ischion*. — J'emportai les deux premières parties, afin de pénétrer plus aisément jusqu'au centre de la tumeur. Je détachai même la cuisse de l'os des îles. L'articulation était en bon état, la tête du fémur, le ligament rond pas plus gros qu'à l'ordinaire : mais l'os était fracturé deux pouces au-dessous du petit trocanter. — Il paraît simple de croire que c'est sur cet endroit que les premières atteintes de la douleur se firent sentir, ou, ce qui revient au même, que c'est là précisément où la cause morbifique, dont les progrès se sont depuis étendus si loin, porta ses premiers coups. — Je ne dois pas omettre deux circonstances que la dissection me découvrit, et dont la singularité m'a paru mériter l'attention de l'académie. — La première

de ces circonstances est que la tumeur avait son siége dans le seul périoste ; la preuve en résulte de ce que sa surface extérieure n'était autre précisément que la surface externe de cette membrane elle-même ; et cela est si vrai, que l'attache des muscles qui s'implantent dans le fémur se voyait à découvert sur le dehors de la tumeur, de sorte que la face externe du périoste et l'attache des muscles soulevés ensemble par les humeurs qui formaient l'engorgement, se trouvaient éloignées du corps de l'os de toute l'épaisseur de la tumeur. — La seconde circonstance que je crois devoir faire observer, regarde une concrétion osseuse, ou plutôt d'une matière blanche et friable, que je trouvai au milieu de la tumeur : elle ne tenait en rien à l'os dont elle était séparée par la chair, ou par la substance de la tumeur qui la revêtissait et l'environnait par tout également. Ce qu'on peut spécialement remarquer dans cette concrétion, c'est que les couches de la matière qui la forme, ne sont point un composé véritablement solide, puisque les parties en sont très-friables, et se détachent presque aussi aisément que les parties d'un os calciné; elles ne produisent pas même une masse unie et continue, puisque ces parties sont séparées entre elles par une infinité de pores ou d'intervalles très-sensibles; enfin elles ne forment point un tout organique, puisque ce n'est qu'un amas de langues informes, et telles que la congestion a pu les amonceler, sans vaisseaux, sans fibres intermédiaires, sans liaison, sans ordre et sans système ; ce ne sont en un mot que les sucs épaissis jusqu'à prendre une consistance en apparence osseuse, qui, versés d'abord par les bouches ouvertes des vaisseaux destinés à les porer, se sont ensuite réunis ensemble par le seul obstacle qu'ils ont trouvé à se répandre, et ont ainsi formé un assemblage irrégulier, qui n'a d'autre figure que celle qui lui a été prescrite par le plus ou le moins de résistance que la substance de la tumeur a opposée à l'épanchement de ces mêmes sucs.

II. Voilà à peu près à quoi se réduit tout ce que j'ai pu remarquer, soit par l'inspection de l'extérieur, soit par la dissection de l'intérieur de la tumeur. Il est inutile que j'entre dans le détail des remèdes que j'ai mis en usage pour le soulagement du malade, et je passe aux premières expériences que j'ai faites pour tâcher de découvrir l'espèce et le caractère de l'humeur en question. — J'ai pris d'abord une tranche de la tumeur, et je l'ai jetée dans l'eau chaude : auparavant unie, molle et peu élastique, je l'ai retirée dans le moment grumeleuse, ou plutôt grenue dans toute sa surface, dure et racornie dans toute sa substance, et de plus faisant presque autant de ressort qu'un cuir battu. — Cet effet de l'eau chaude sur la tumeur semblait m'annoncer évidemment le caractère de sucs albumineux, c'est-à-dire de la lymphe, que l'on sait s'endurcir par le feu, de même que le blanc d'œuf ; cependant, comme au premier coup-d'œil cette tumeur paraissait vraiment graisseuse, et que j'avais vu souvent du vrai lard, surpris par la chaleur, devenir plus dur dans l'eau bouillante, je pris le parti d'exprimer le suc de la tumeur, pour voir quel serait l'effet de l'eau chaude sur ce suc lui-même : s'il se fondait, alors je devais nécessairement y reconnaître la nature des sucs graisseux, ou du moins la nature des sucs bien différents du suc lymphatique : si au contraire il s'endurcissait, cette preuve, jointe à la première, devait me montrer le caractère d'un suc lymphatique. Voici quel fut le succès de mon expérience. — Les sucs exprimés qui avaient la consistance d'une gelée assez épaisse, loin de s'endurcir dans l'eau chaude, s'y fondirent totalement, et s'y mêlèrent si bien, qu'ils la rendirent également trouble dans toute son étendue, sans que je pusse remarquer qu'aucune espèce de graisse surnageât (1).

_____

(1) M. Bouquot a aussi communiqué à l'académie une observation d'une tumeur énorme qui occupait toute la cuisse, dont on a donné la description ci-devant. M. Bouquot jeta aussi quelques tranches de la substance de cette tumeur dans l'eau bouillante ; elle se durcit ; ce qui fit penser que les sucs de cette substance étaient entièrement lymphatiques. Ces sucs étaient si épaissis qu'on n'en put pas exprimer pour les éprouver seuls à la chaleur de l'eau bouillante. Les différents genres d'expériences qu'on a faites ici, et qui ont découvert beaucoup de sucs gélatineux, nous font douter que la tumeur mentionnée par M. Bouquot fût entièrement formée de sucs lymphatiques, car elle paraissait être de même nature que celle dont on parle ici. L'académie prie ceux qui auront occasion de

Il s'en fallait donc bien que ces sucs soutinssent le caractère lymphatique que j'avais cru d'abord remarquer ; d'autre part, ils s'étaient mêlés parfaitement avec l'eau, et encore une fois aucune graisse n'avait paru surnager : il s'en fallait donc encore plus que ces mêmes sucs fussent graisseux : alors je ne pus m'empêcher de reconnaître le vrai caractère de sucs gélatineux, dont le propre est de prendre par le froid une consistance de gelée, de se fondre à la chaleur, et de se mêler avec l'eau. — Ces sucs venaient de se manifester à moi par toutes ces marques ; il me restait néanmoins à éclaircir pourquoi la première épreuve ne m'avait présenté pour tout phénomène que l'endurcissement de la partie de la tumeur que j'avais jetée dans l'eau, lorsque néanmoins le propre des sucs gélatineux est de se fondre par la chaleur. Ne pouvant donc point douter, après les expériences que j'avais faites, que ces derniers sucs ne fissent la partie dominante de la tumeur, je conclus que si la chaleur du feu ne m'avait point donné la fonte de ces sucs, c'était parce que j'avais mal appliqué son action ; et revenant sur ma première épreuve, je me figurai d'abord que la première surprise de la chaleur avait pu, en endurcissant les vaisseaux, ou même les sucs albumineux, emprisonner pour ainsi dire les sucs gélatineux, et empêcher ainsi l'écoulement, malgré leur fonte ; d'où je présumai qu'en poussant plus loin la chaleur, les sucs gélatineux fondus et raréfiés pourraient, par leur expansion, forcer les barrières opposées par les vaisseaux ou par les sucs albumineux, et se faire ainsi jour malgré les obstacles. Ce n'étaient encore que des conjectures, l'expérience les confirma : je pris un morceau de la même tumeur ; je le mis dans une poële sur un feu très-clair et très-vif : après quelques instants de pétillement, cette partie de la tumeur fondit presqu'en entier ; je retirai le suc, et ce suc prit, en se refroidissant, la consistance d'une véritable gelée.

Ce que j'avais fait en exposant la partie de la tumeur au feu sans l'intermède de l'eau, je crus pouvoir le faire en em-

_____

voir de pareilles tumeurs, de faire les expériences qu'on a faites dans le cas présent et autres, afin de s'assurer si ces tumeurs sont toutes formées par les mêmes genres de sucs.

ployant l'eau même, pourvu que j'employasse aussi une chaleur plus longtemps soutenue. Je ne me trompai point dans mes idées : le morceau de la tumeur, après s'être d'abord endurci dans l'eau, comme dans la première épreuve, s'amollit ensuite, diminua peu à peu, et rendit enfin, après deux heures de cuisson, un suc qui donna à l'eau un caractère si gélatineux, que, retirée du feu, elle prit en quelques instants la consistance d'une colle plus que médiocrement forte. — Je fis plusieurs fois chauffer et refroidir ces deux matières, tant celle que j'avais extraite par le rissolement, que celle que m'avait donnée l'ébullition; la chaleur les fondit toujours, et toujours le froid les épaissit en forme de gelée, avec cette différence néanmoins que la gelée que j'avais eue par la cuisson dans l'eau chaude, était plus forte, plus glutineuse, plus liante, plus élastique que celle du suc que j'avais extrait par le rissolement. Il paraissait assez inutile, après toutes ces expériences, de chercher à s'éclaircir davantage sur le caractère des sucs gélatineux qui formaient la tumeur; néanmoins je voulus encore éprouver si, par les sels qu'on sait être propres à ces sucs, ils soutenaient encore leur caractère.

Un chirurgien qui n'a pas négligé les lumières que la physique peut répandre sur son art, nous a démontré que ce sont les sucs gélatineux qui sont chargés de tout le sel essentiel du chyle, que ce sel est vraiment acescent, que la cuisson même change si peu sa nature, qu'au premier mouvement spontané, il devient très-acide, comme on le voit dans les bouillons, qui ne sont autre chose qu'une eau chargée de sucs gélatineux extraits par l'ébullition. Conduit par ces connaissances, dont j'étais redevable à la lecture des ouvrages de cet auteur, je fis fondre une certaine quantité de gelée, j'en mêlai une partie avec le sirop violat, j'en versai une autre sur le papier bleu, et je mis le reste dans un vase de cuivre non entamé, et extrêmement net. Le sirop violat changea de couleur, le papier bleu fut rougi, et le cuivre, dans moins de vingt-quatre heures, fut couvert de vert-de-gris qui s'en allait par écailles. A ces effets, qui sont propres aux sels acides, il était impossible de ne pas reconnaître la nature des sucs qui en étaient chargés; je ne fus donc plus en doute sur cet article, puisque l'assemblage de tous les phénomènes, la

fusion par la chaleur, l'épaississement par le froid, la dissolution du cuivre par les sels, le changement de couleur du sirop violat et du papier bleu par ces mêmes sels concouraient à m'en fournir les preuves les moins équivoques. — Si je n'avais plus de doute sur ce point, il m'en restait un très-grand sur un autre, dont il me paraissait au moins aussi important de m'éclaircir. On se rappellera que, dans la première épreuve, l'endurcissement m'avait fait soupçonner dans les sucs un caractère lymphatique ; que néanmoins dans les dernières expériences aucun phénomène n'avait déposé pour l'existence de ces sucs. Loin de s'endurcir au feu, ils s'y fondaient, comme je l'ai dit tant de fois; et en se refroidissant, je ne voyais aucun sédiment, ni aucune de ces concrétions filamenteuses, qui se font remarquer dans l'eau où l'on a saigné du bras ou du pied ; mais ces preuves négatives étaient-elles assez décisives pour conclure contre la présence du suc lymphatique dans la tumeur? Je ne le pensai pas de même, et je me crus fondé, non-seulement sur la première expérience, qui semblait déposer pour l'existence de ce suc, mais encore sur une autre circonstance, dont je n'ai parlé qu'en passant, et qu'il importe de se rappeler ici ; c'est que les sucs extraits de la tumeur, surtout celui que l'ébullition m'avait donné, prenaient en se refroidissant une consistance, une liaison, une ténacité qui ne se font point remarquer dans les gelées les plus fortes. Or, à quoi attribuer cet excès de ténacité et de consistance, si ce n'est aux parties lymphatiques qui étaient mêlées dans ces sucs? c'était du moins ce que je pensais; et dans cette idée, je ne fus point surpris que la gelée qu'avait donnée la cuisson dans l'eau chaude fût beaucoup plus forte que celle qu'avait donnée le suc extrait par le rissolement, parce qu'il est évident que l'eau chaude, en macérant peu à peu le morceau de la tumeur, avait dû enlever une assez grande quantité de parties fibreuses ou lymphatiques, lorsqu'au contraire le feu trop vif du rissolement avait dû d'abord endurcir ces derniers sucs; de sorte que les sucs gélatineux dans leur fonte n'en avaient pu entraîner qu'une très-petite quantité.

Ces idées n'étaient pas sans fondement; mais il manquait toujours pour une entière certitude de reconnaître en elle-même la substance de la lymphe, de la séparer, s'il se pouvait, des autres sucs qui la noyaient pour faire ensuite sur cette humeur séparée les expériences qui pouvaient le mieux constater sa nature. J'imaginai donc de verser sur la gelée fondue les différentes substances que je savais propres à fixer et à épaissir la lymphe. J'employai successivement l'esprit de vitriol, l'esprit de vin et le sel volatil de vipères. Mes tentatives furent suivies du succès que j'espérais. L'esprit de vitriol précipita un *coagulum* qui égalait environ le sixième de toute la liqueur, et dont la consistance était glaireuse et peu tenace. L'esprit de vin, après avoir excité une grande effervescence dans la gelée, que son mélange parut rendre laiteuse, précipita aussi comme le vitriol un *coagulum*, mais beaucoup plus grand, beaucoup plus fort et beaucoup plus tenace que celui que l'acide minéral m'avait donné. Les mêmes effets se montrèrent, mais d'une manière plus marquée, dans le mélange du sel de vipères avec les sucs de la tumeur ; l'effervescence fut d'abord extrêmement violente, les humeurs parurent s'épaissir et blanchir beaucoup plus qu'avec l'esprit de vin, et presque dans le moment il se forma un *coagulum* égal, ou peu s'en faut, à tout le volume des liqueurs mêlées, mais d'une dureté et d'une tenacité si grandes, que je ne pouvais qu'avec peine y enfoncer une aiguille, que j'avais encore autant de peine à retirer. A ces phénomènes, je ne pouvais m'empêcher de reconnaître l'existence de la lymphe ; ces concrétions que donnait le mélange de l'esprit de vitriol, du sel de vipères et de l'esprit de vin, annonçaient évidemment la présence du suc albumineux, dont le propre est d'être épaissi dans le même degré que l'expérience venait de marquer. C'est ainsi qu'on voit les parties fibreuses du sang dans la palette prendre une consistance médiocre avec l'esprit de vitriol, une plus forte avec l'esprit de vin, laquelle est encore de beaucoup surpassée par celle que donne le sel de vipères. J'aurais pu, ce semble, m'en tenir à ces expériences ; néanmoins je n'étais pas content : la lymphe s'était bien fait découvrir par toutes les épreuves qu'on vient de voir ; mais il me paraissait toujours assez singulier que cette lymphe, qui faisait une bonne portion des sucs, ne donnât aucune concrétion filamenteuse telle qu'on en voit dans l'eau où l'on a saigné du pied, dans laquelle certainement la lymphe se trouve en une quantité beaucoup moindre.

Il est vrai que je ne devais attendre aucune de ces concrétions tandis que la chaleur tenait en fusion l'humeur gélatineuse et lymphatique ; par la même raison qu'on ne voit aucune concrétion semblable dans l'eau où l'on a saigné du pied tandis que cette eau se tient chaude ; mais pourquoi ce mélange des sucs gélatineux et lymphatiques ne permettait-il pas en se refroidissant, de même que l'eau, l'approche et l'agglutination des parties fibreuses ou albumineuses, pour former ces filaments blanchâtres qu'on aperçoit dans l'eau ? Je crus, après un peu de réflexion, en avoir saisi la vraie raison. La gelée fondue était à peine sortie du feu, qu'elle reprenait presque aussitôt sa consistance gélatineuse ; de sorte que les parties lymphatiques, enchaînées par les parties gélatineuses qui se figeaient, ne pouvaient point, malgré leur affinité, s'approcher et s'unir entre elles, pour former par leur union ces flocons lymphatiques qu'on voit dans l'eau où l'on a saigné. Cette raison me parut si plausible, que je crus pouvoir attendre la formation de ces flocons si je mêlais assez d'eau dans la gelée pour empêcher qu'elle ne reprît, du moins aussitôt, sa consistance gélatineuse. Suivant cette idée, après avoir fait fondre une certaine portion de gelée dans un vase cylindrique, je versai dessus le double d'eau froide ; j'eus le plaisir de voir dans l'instant bien plus que je n'avais espéré : à peine l'eau fut-elle mêlée, que les flocons se formèrent aussitôt et tombèrent comme une neige épaisse.

Je voulais avoir la satisfaction de tenir en mes mains la lymphe que je venais de voir enfin se séparer des sucs gélatineux, dans le dessein de faire sur cette humeur ainsi séparée les expériences qui peuvent le mieux constater sa nature. J'attendis donc à peu près demi-heure, dans le dessein de décanter la liqueur et retirer ensuite le sédiment lymphatique ; mais à la place de cette opération, je fus obligé d'en faire une autre. Les sucs, malgré la grande quantité d'eau que j'y avais mêlée, se figèrent de nouveau, reprirent la consistance de gelée, ce qui ne m'empêcha pas de séparer le sédiment blanchâtre et opaque qu'on pouvait voir au fond à travers la gelée, qui était partout, excepté vers ce fond, très claire et très-pellucide. Ayant séparé ce sédiment, qui était encore fort chargé de sucs gélatineux, je fis fondre ces sucs par la chaleur de mes mains en maniant les flocons lymphatiques, et j'eus alors une lymphe toute pure sur laquelle je fis les expériences suivantes. Je la mis dans l'esprit de vin, qui la durcit extrêmement ; je l'exposai au feu qui, loin de la fondre, la raccornit d'abord et ensuite la calcina.

Toutes ces expériences attestaient d'une manière si décisive l'existence de la lymphe, et son mélange dans le suc gélatineux, qu'il ne me restait plus, pour avoir un éclaircissement tel que je pouvais le souhaiter, qu'à déterminer du moins à peu près dans quelle proportion ces différents sucs étaient mêlés ; mais une partie des expériences que j'avais déjà faites, semblaient suffire pour me décider sur ce point.

La partie de la tumeur que j'avais exposée au feu dans la poêle, avait beaucoup diminué ; mais cette diminution, quelque grande qu'elle fût, n'allait au plus qu'aux quatre cinquièmes de son volume et de son poids ; de sorte que le résidu rissolé qui resta dans la poêle faisait un bon cinquième de toute la substance que j'avais mise en expérience. Or, certainement ce résidu n'était que la concrétion des sucs lymphatiques, si on en excepte toutefois les vaisseaux du périoste, qui évidemment ne sauraient entrer en ligne de compte, puisqu'enfin ils ne pouvaient être qu'une légère portion de ceux qui composent cette membrane si mince. On peut donc assurer qu'à raison de ce résidu, il y avait au moins un cinquième de sucs lymphatiques ; mais d'autre part, le suc gélatineux fondu dans le rissolement, avait entraîné une partie de la lymphe ; par conséquent, il y avait plus d'un cinquième de cette humeur dans les sucs qui formaient la tumeur.

Le résidu que m'avait laissé la cuisson dans l'eau chaude, joint au sédiment que m'avait donné, au moyen de l'eau froide, la gelée extraite par la même cuisson, me fournissait encore un calcul plus précis. Le résidu de la cuisson n'égalait à la vérité qu'un sixième ; mais aussi le sédiment dont j'ai parlé allait à son tour à peu près à une quantité égale, puisqu'il occupait, ou peu s'en faut, deux lignes dans le vase cylindrique, où je n'avais mis en expérience qu'environ un pouce de gelée fondue. Il est bien vrai que ce sédiment n'était pas entièrement lymphatique ; mais aussi, vraisemblablement, il s'en fallait beaucoup que toute la lymphe eût été précipitée par le mélange de l'eau froide ; car il est très-pro-

bable qu'une grande partie de cette humeur, intimement mêlée avec le suc gélatineux, y était demeurée suspendue : ainsi, toute compensation faite, prenant le sédiment lymphatique à peu près pour un sixième, y compris la partie de cette humeur albumineuse qui resta parmi le suc gélatineux, et ajoutant cette quantité au résidu de la cuisson que j'ai dit égaler aussi environ un sixième, on trouvera que les sucs lymphatiques allaient à peu près au tiers des sucs de toute la tumeur, de sorte qu'on peut assurer, du moins sans crainte d'une erreur sensible, qu'elle était formée de deux tiers de sucs gélatineux et d'un tiers de sucs lymphatiques.

Avant que de passer aux expériences que je tentai ensuite pour trouver les matières qui auraient été plus propres pour résoudre la tumeur, on me permettra de faire quelques réflexions sur celles que j'ai détaillées. Il est d'abord évident que si on s'en fût tenu à la première expérience, c'est-à-dire au raccornissement d'une partie de la tumeur par l'eau bouillante, ou bien au résultat que donna le mélange du sel de vipères avec le suc de la tumeur, il est certain que ces deux expériences ne déposant que pour l'existence de la seule lymphe, on n'aurait point reconnu d'autre humeur dans la tumeur. On peut faire la même remarque sur les expériences qui décelèrent les sucs gélatineux, c'est-à-dire sur la fusion des humeurs extraites par la chaleur et sur leur concrétion en forme de gelée par le froid. On peut assurer que si on eût commencé par cette dernière expérience et qu'on eût négligé les premières, on aurait cru que le suc gélatineux formait seul cette congestion ; cependant on voit combien il était important de reconnaître les différentes humeurs dont elle était réellement formée ; et de là il est aisé de conclure combien il est essentiel aussi, quand on veut pénétrer la véritable constitution des mixtes, de multiplier les épreuves et de ne point se contenter de ces expériences isolées qui, loin de nous faire saisir au juste le vrai, ne peuvent servir souvent qu'à nous jeter dans l'illusion, et cela d'autant plus sûrement, que ce qu'elles nous découvrent ou semblent nous découvrir, est toujours moitié erreur et moitié vérité.

La seconde remarque que nous ferons, c'est que nos expériences, malgré les premières apparences, assurent aux sucs gélatineux et lymphatiques leur caractère distinctif ; car si les sucs gélatineux ne se sont point fait reconnaître par leur fusion lorsqu'on s'est contenté de jeter un morceau de la tumeur dans l'eau bouillante, et si, d'autre part, aucune concrétion lymphatique n'a montré l'existence d'une humeur albumineuse, ni dans la fusion des sucs exprimés, ni dans leur concrétion en forme de gelée, on doit s'en prendre aux circonstances étrangères qui empêchaient ces effets, puisqu'on les a parfaitement obtenus dès qu'on a fait cesser ces circonstances. A-t-on séparé les parties lymphatiques des sucs gélatineux qui les tenaient divisées ? elles se sont réunies, ont pris une forme filamenteuse, et se sont raccornies au feu ; de même, dès qu'on a forcé les barrières opposées aux sucs gélatineux par l'endurcissement des sucs lymphatiques, on a vu les premiers se fondre et s'écouler aussitôt ; de sorte que nos expériences, loin de donner quelque atteinte au caractère qu'on assigne à ces sucs, confirment ce même caractère de la manière la moins équivoque. Je viens aux expériences que j'ai faites pour reconnaître les remèdes sur lesquels on aurait pu obtenir la résolution de la tumeur.

Il était naturel de penser que les remèdes capables de tenir en fusion les sucs gélatineux et de les fondre lorsqu'ils étaient figés en gelée, il était, dis-je, naturel de penser que les matières capables de produire ces effets étaient les plus propres à résoudre la tumeur. Je m'appliquai donc à rechercher quelles pouvaient être ces matières ; mais avant que de tenter mes épreuves sur les sucs exprimés, je voulus voir ce que ferait la simple eau chaude sur une partie de la tumeur qui me restait ; je pris donc cette partie de la tumeur que je jetai dans l'eau après l'avoir fait chauffer jusqu'à quelques degrés au-delà de la chaleur naturelle, c'est-à-dire jusqu'à un degré de chaleur que la main supportait facilement et qui suffisait pour fondre les sucs gélatineux, sans néanmoins endurcir les sucs lymphatiques. Je soutins l'eau dans le même point de chaleur pendant huit heures, et la partie de la tumeur que j'y avais mise en expérience y perdit près du dixième de son poids. Cet effet est d'autant plus remarquable, que les parties de l'eau dont le morceau de la tumeur devait s'être abreuvé pouvaient aussi faire une partie considérable du poids restant. A cette première expé-

rience, je fis succéder celle des matières qui me semblèrent pouvoir soutenir les sucs exprimés en fusion ; je n'eus garde d'attendre cet effet ni de l'esprit de vitriol, ni de l'esprit de vin, et moins encore du sel de vipères. On se souviendra que ces matières avaient précipité un *coagulum* plus ou moins grand ; mais je dois ajouter que le résidu de ces précipitations n'avait pas moins pris la consistance de gelée, si l'on en excepte toutefois le résidu que laissa le mélange du sel de vipères avec les sucs de la tumeur ; car ce résidu, qui était en très-petite quantité, demeura toujours très-liquide et très-clair. Mais loin que cette exception prouve pour la vertu résolutive de ce sel, les circonstances de l'expérience démontrent que ce n'est qu'à la force épaississante de ce sel même qu'on peut attribuer le phénomène en question. On doit se rappeler que le *coagulum* qu'il forma égalait presque le volume de la matière, et que la dureté de ce *coagulum* ne cédait presque point à celle de la gomme. Est-il extraordinaire que quelques parties aqueuses en aient été exprimées par la force de la coagulation, et que ces parties ainsi séparées des autres substances susceptibles de concrétion aient conservé leur liquidité ? Laissant donc à part les matières dont je viens de parler, je tournai d'abord mes regards sur les acides végétaux, et ensuite sur les sels neutres.

Ce ne fut pas sans raison que je préférai ces matières. La vertu fondante et résolutive du sel ammoniac, attestée par tant d'heureuses cures dans la pratique commune de la chirurgie, et les effets qu'opèrent sur le sang, conformément aux observations de M. *Quesnay*, soit les sels acescents qui ne sont pas acerbes, soit les acides ou aigrelets du genre végétal, soit la plupart des sels neutres, mais particulièrement le sel ammoniac, m'avertissaient à peu près de ce que je pouvais attendre du mélange de ces matières. Ayant donc fait fondre une partie de ma gelée, je la divisai en quatre portions que je mêlai chacune à part avec une égale quantité de vinaigre ordinaire, de vinaigre distillé, de sirop violat et de sel ammoniac ; l'effet commun de ces trois dernières matières fut de soutenir la liqueur en fusion ; le sel ammoniac surtout lui conserva une liqueur parfaite ; mais quant au vinaigre ordinaire, il n'empêcha pas l'humeur de reprendre une consistance gélatineuse un peu forte. Cet effet du vinaigre ordinaire, si différent de celui que venait de produire le vinaigre distillé, aurait de quoi surprendre, si je n'avertissais que j'avais employé dans mon expérience du vinaigre encore récent, et par conséquent chargé d'esprits ardents, comme son odeur encore vineuse le prouvait. Il est clair que cette liqueur, à raison de l'esprit inflammable, devait tenir de l'esprit de vin, et par conséquent produire les effets dont la ressemblance annonçait la présence du même principe.

L'effet de ces matières, qui venaient de tenir les sucs en fusion, formait, ce semble, un préjugé favorable en faveur de leur efficacité pour la résolution des tumeurs semblables à la nôtre; mais le préjugé devait être bien plus puissamment confirmé, si ces matières étaient non-seulement capables de soutenir la liquidité des sucs gélatineux fondus, mais encore de les liquéfier et les fondre lorsqu'ils étaient figés en gelée. Je me hâtai donc d'essayer quel serait l'effet du mélange de ces matières sur la gelée elle-même; mais, d'autre part, curieux de voir ce que feroient sur cette gelée non fondue les premières matières qui, mêlées avec les sucs lorsqu'ils étaient en fusion, en avait hâté la concrétion gélatineuse, je ne négligeai point aussi à éprouver l'effet de ces matières sur les sucs figés. Ayant donc divisé toute la gelée qui me restait en autant de portions que j'avais de matières dont je devais faire l'épreuve, je les mêlai, chacune à part, avec une portion de la gelée que j'avais divisée. Le mélange de l'acide minéral, celui de l'esprit de vin et du sel de vipères, firent voir l'effet qu'on pouvait naturellement présumer. Si l'esprit de vitriol ne durcit pas la gelée, il ne la ramollit pas non plus, du moins d'une manière sensible : les deux autres matières la raccornirent extrêmement; et cet effet se fit surtout remarquer dans la gelée sur laquelle j'avais versé ou sel de vipères. Quant aux autres mélanges, voici quels furent leurs effets: le vinaigre ordinaire et le sirop violat ne firent que ramollir la gelée; mais le vinaigre distillé et le sec ammoniac la fondirent totalement, avec cette différence, que le sel ammoniac produisit dans l'instant même cet effet, au lieu que le vinaigre distillé ne la fondit que peu à peu; encore faut-il remarquer que cet acide ne donna point aux sucs fondus une liquidité égale à celle qui se remar-

quait dans la gelée dissoute par le sel ammoniac. — J'aurais souhaité de pouvoir éprouver ce qu'aurait produit sur les sucs gélatineux figés, le mélange de bien d'autres matières, comme des différents sels neutres, des huiles savoneuses, du camphre, des décoctions, des sels ou des extraits des bois sudorifiques; particulièrement des sucs de *solanum lignosum*, de mélisse, de matricaire, de racines d'*enula-campana*, de bryone, de *sigillum Mariæ*, de *corona imperialis*, et d'autres que les expériences faites par l'auteur que nous avons cité semblent mettre au rang des remèdes dissolvants que nous cherchons, qu'on croit fort abondants et fort connus, et qui cependant le sont si peu; mais, ayant employé toute la gelée aux expériences précédentes, et n'en ayant pu extraire du reste de la tumeur, qui s'était putréfiée, tout ce que je pus faire fut d'essayer le sel commun et le sel de chicorée que j'avais sous la main, non sur la gelée pure, puisque je n'en avais plus, mais sur une portion de cette gelée claire-limpide, que m'avait donnée le mélange des sucs gélatineux avec le double d'eau froide, et que le seul hasard m'avait conservée. L'effet de chacun de ces sels fut de fondre assez promptement cette gelée claire; mais auraient-ils produit le même effet sur la gelée pure? C'est ce que je ne puis dire, et ce qu'à peine j'oserais présumer. Telles sont les expériences que j'ai faites, et que j'aurais souhaité de pousser plus loin, si les circonstances me l'eussent permis. J'en tirerai quelques conséquences, qui en sont, ce me semble, une suite assez naturelle : 1° les effets de l'esprit ardent et du sel de vipères prouvent que ce n'est point dans ces matières qu'il aurait fallu chercher des remèdes propres pour la résolution de la tumeur; et si tant de différents auteurs ont célébré ces matières comme des atténuants d'une efficacité souveraine, cela prouve uniquement qu'ils ont plus consulté leur imagination que l'expérience; 2° que si on eût pu efficacement tenter la résolution de la tumeur, c'eût été principalement par le bain d'eau chaude puissamment animé par un fort mélange de sel ammoniac, et dont l'action aurait été secondée par les remèdes généraux, et surtout par les purgatifs donnés à propos, dans l'intention d'entraîner au dehors les matières de la résolution; 3° qu'on aurait pu employer, et peut-être

15.

avec une assez grande utilité, les plantes fournies des sucs acidules ou acescents, surtout en rendant leur action plus efficace par l'addition du sel ammoniac, ou même des autres sels neutres ; 4° qu'entre les différents remèdes qu'on aurait pu employer dans tous les temps où la tumeur était curable, le sel ammoniac eût été préférable. La preuve de ce que nous avançons peut se tirer de ce que ce sel réunit ensemble deux vertus, celle de fondre plus efficacement que les autres matières les sucs épaissis dans les vaisseaux, et celle d'exciter puissamment le jeu des mêmes vaisseaux : avantages qu'on ne trouve point dans les acides végétaux, qui certainement affaiblissent ou brident, par leur action astringente, le mouvement organique de nos parties ; de sorte que quand les acides auraient, par rapport aux sucs, une vertu aussi fondante que le sel ammoniac, néanmoins ce sel devrait l'emporter toujours sur les acides, par cette seule raison que celui-là excite le jeu des vaisseaux, et qu'au contraire ceux-ci le gênent ou le brident par leur astriction. — Qu'on ne pense point que lorsque nous disons qu'on aurait pu tenter, peut-être avec succès, la résolution de la tumeur par les remèdes dont nous venons de parler, qu'on ne pense pas, dis-je, qu'à cause de l'efficacité que nous avons reconnue dans ces remèdes, nous croyions qu'on eût pu les appliquer utilement dans le dernier temps de la tumeur. Nous sommes persuadés, au contraire, que c'est sans aucun fruit qu'on aurait fait usage des remèdes les plus fondants. — Tel était sans doute l'affaiblissement de la chaleur naturelle dans la tumeur, que les sucs devaient y être nécessairement épaissis, ou peut-être même en partie figés : mais ce n'est pas cet état des sucs qui nous ferait regarder comme inutile l'application de tout remède dans le dernier temps de la maladie ; c'est l'état des vaisseaux dans lesquels la grandeur de l'engorgement avait dû anéantir, ou peu s'en faut, tout mouvement organique, sans compter le coup mortel porté au principe vital par la malignité des sucs qu'une stagnation aussi longue avait dû faire tomber dans une extrême dépravation. Mais si, d'une part, il est évident qu'on aurait tenté inutilement de rappeler à la vie des vaisseaux frappés à mort ; si, d'autre part, il est constant, ainsi que la physiologie nous l'apprend, que c'est par la seule action des vaisseaux que les sucs stagnants peuvent reprendre leur cours et être rendus au torrent de la circulation, à quoi eût-il servi d'entreprendre, dans le cas de notre observation, de procurer la fonte des humeurs épaissies, lorsque, par l'extinction du mouvement organique dans les vaisseaux, il n'était plus d'agent qui pût les pousser hors du lieu de leur stagnation ?

J'ai dit que les sucs avaient dû tomber dans une grande dépravation ; c'est la suite naturelle de leur long séjour dans la tumeur : mais si l'on demandait quelle était la perversion propre à chacun des sucs qui la formaient, c'est-à-dire au suc gélatineux et au suc lymphatique, il faudrait, pour résoudre la question, revenir aux faits dont nous avons déjà parlé. On se souviendra d'abord que la tumeur était suppurée en plusieurs points, et de plus, qu'une suppuration ichoreuse avait même entièrement carié l'os. Or, certainement toutes ces suppurations étaient putrides, et ne pouvaient manquer d'intéresser la lymphe, puisqu'il est sûr que le premier et le seul mouvement spontané dont elle soit susceptible, est celui de putréfaction. On sait qu'il n'en est pas de même des sucs gélatineux ; mais si, par le caractère des sels dont ils sont chargés, ils ont pu se soutenir contre les atteintes de la putréfaction, ils ont aussi contracter le genre de dépravation qui répond à la nature des sels acescents, c'est-à-dire qu'ils ont dû fermenter, du moins sourdement. Les faits prouvent ici ce que les connaissances de la théorie font présumer. Le suc gélatineux de la tumeur rougit le papier bleu et couvrit le cuivre de vert-de-gris, c'est-à-dire qu'il opéra les effets qui sont toujours produits par les acides développés, tels que sont ceux que donnent les fermentations acides, mais qui jamais ne le sont par les sels simplement acescents, tels que sont ceux des sucs gélatineux non fermentés. D'où suit incontestablement qu'il fallait, dans le cas de notre observation, que la fermentation eût donné aux sucs gélatineux de la tumeur un caractère d'acidité très-considérable. — Je crois qu'après ces éclaircissements, on ne pourra plus douter de la perversion des sucs de la tumeur. Ce qu'il y a de singulier, c'est que l'énormité de l'engorgement n'ait pas plus tôt entraîné la pourriture, mais on sait que les sels acescents, dont les sucs gélatineux sont chargés, sont naturellement antiputrides, et qu'ils le deviennent encore davantage par le nouveau degré d'acidité que leur donne la fermentation : on peut y ajouter le défaut d'accès de l'air sur ces sucs distribués et enfermés dans le tissu de la tumeur, et le peu de fluidité de ces mêmes sucs. Il n'est donc pas surprenant que, puisque les sucs gélatineux dominaient dans la tumeur en question, ils l'aient préservée, pendant un temps considérable, des atteintes de la putréfaction.

Ce que nous venons de dire ne pourrait-il point nous autoriser à tirer quelques conséquences que nous hasardons, moins parce que nous les croyons sûres, que parce qu'elles sont intéressantes en elles-mêmes et qu'elles font du moins sentir l'importance des observations qui pourraient ou en vérifier la justesse ou en démontrer la fausseté ? Nous disons donc que nous serions, ce semble, fondés à conclure de ce qui a été remarqué en dernier lieu : 1º que parmi les tumeurs formées par la congestion des sucs blancs, celles qui durent long-temps sans s'altérer quoique néanmoins elles ne soient pas sqhirreuses, sont probablement des congestions semblables à celle de notre observation, c'est-à-dire qu'elles sont dominamment formées de sucs gélatineux ; 2º que si, parmi la congestion des sucs blancs, il en est quelques-unes qui prennent un caractère sqhirreux, celles-ci, à la différence des premières, paraissent être dominamment formées, non de sucs gélatineux, mais de sucs lymphatiques : car le propre de la chaleur est d'endurcir l'humeur lymphatique, et de soutenir au contraire la liquidité des sucs gélatineux en les tenant en fusion, sans compter d'ailleurs que ces derniers sucs ne sont tout au plus susceptibles que d'une concrétion gélatineuse et non d'une concrétion sqhirreuse ; 3º que comme les concrétions sqhirreuses ne se font ordinairement que dans les glandes(1), il semble suivre de là que les sucs qui abreuvent ces organes sont plutôt lymphatiques que gélatineux ; 4º qu'il doit être infiniment plus dangereux de tenter la résolution des congestions lymphati-

ques un peu anciennes, que de tenter celles des engorgements formés par les sucs gélatineux, quoique ces engorgements ne soient pas plus récents (1). La raison de cette différence est qu'on risque de provoquer dans les congestions lymphatiques anciennes un mouvement de putréfaction, qui, comme nous l'avons remarqué, est le seul dont les sucs albumineux soient susceptibles (2) ; et qu'au contraire on n'a jamais à craindre qu'un pareil mouvement s'empare des sucs gélatineux.

———

PRÉCIS D'OBSERVATIONS SUR LES EXFOLIATIONS DES OS DU CRANE, *avec des remarques sur les moyens dont on se sert pour hâter l'exfoliation des os ou pour l'éviter;* par M. QUESNAY.

(I. *Cas. Opérations pour hâter l'exfoliation.*) Les exfoliations retardent quelquefois beaucoup la guérison des plaies de tête ; et les remèdes qu'on emploie ordinairement pour hâter ces exfoliations, ne réussissent pas toujours, ce qui a engagé les chirurgiens à tenter quelqu'autre moyen plus efficace ; ils

———

(1) On dit *ordinairement*, car il se peut faire des engorgements lymphatiques dans les parties charnues : l'observation tirée des éphémérides d'Allemagne, rapportée ci-devant, le prouve.

———

(1) D'ailleurs cette résolution est-elle possible dans ces tumeurs où la lymphe n'est point divisée par des sucs, et où elle est fort condensée par d'autres sucs? On ne connait point encore de dissolvant qui puisse mordre sur cette humeur épaissie : le sel ammoniac même ne peut la diviser. M. de la Peyronie envoya de Fontainebleau à M. Quesnay une tumeur d'une mamelle qu'il avait amputée ; cette tumeur était de même nature que celles qu'on a rapportées dans le premier de ces mémoires. M. Quesnay coupa quelques tranches de cette tumeur, les mit dans de l'eau salée de sel ammoniac, et dans du vinaigre saturé aussi du même sel, et il les trouva au bout de huit jours dans le même état qu'il les avait mises.

(2) Cependant la résolution qu'on peut tenter avec le sel ammoniac est moins dangereuse, parce que ce sel résiste puissamment à la pourriture. Peut-être aurait-on à craindre qu'il n'irritât la partie et n'excitât quelque inflammation suivie d'une suppuration qui favoriserait la pourriture ; il faut néanmoins remarquer que le sel ammoniac, quoique vif, n'est presque point inflammatoire.

ont trouvé, comme on va le voir dans l'observation suivante, qu'en certain cas on peut avancer beaucoup cette opération de la nature, en perçant plusieurs petits trous à la surface de l'os qui doit s'exfolier.

(I° *Observ. par* M. *Tursan.*) Un cocher, sujet à l'épilepsie, tomba de son siége, et se fit une contusion avec ecchymose à la partie supérieure et moyenne du pariétal droit. On n'aperçut au crâne, quand cette tumeur fut ouverte, qu'une légère impression sans fracture; mais les accidents qui étaient considérables, et qui persistaient, ne permirent pas de douter qu'il n'y eût épanchement sous le crâne, et qu'il ne fût nécessaire de trépaner. L'opération fut très-longue, parce que l'os était extraordinairement épais, très-dur et sans diploé : elle réussit cependant très-bien, à la réserve de l'exfoliation qu'on attendit en vain dans son temps ordinaire. Deux mois et demi se passèrent sans que la nature eût rien avancé de ce côté-là : ce retardement obligea d'avoir recours au trépan perforatif; mais le succès en paraissait douteux, parce que, dans le cas de cette observation, l'os s'était trouvé extrèmement dur et sans aucune apparence de diploé. M. Tursan se détermina néanmoins à faire plusieurs trous à la première table du crâne : cette tentative réussit mieux qu'il n'avait espéré; car il parut peu de jours après de petits mamelons charnus qui se montraient par ces trous. Cette chair naissante croissant de jour en jour, chassa peu à peu la lame qui devait partir par l'exfoliation qu'on avait tant attendue. — L'opération à laquelle M. Tursan a eu recours pour procurer l'exfoliation, est proposée par M. *Beloste* (1), mais dans des vues entièrement opposées; car c'est pour empêcher l'os de s'exfolier qu'il la conseille, c'est-à-dire qu'il la propose à la place de la rugine, que quelques-uns ont recommandée en pareil cas, et dans les mêmes vues; aussi ne prescrit-il cette opération que dans les plaies récentes, où l'os n'est point encore altéré : alors que l'on fait fournissent des chairs, qui peu à peu recouvrent l'os.

(II° *Observ. par* M. *Boutentuit.*) Cependant cette observation ne réussit pas toujours dans l'un ni dans l'autre cas, comme M. Boutentuit l'a remarqué. Un homme en tombant se fit une plaie presque ronde, d'un pouce et demi de diamètre, sur la partie supérieure et latérale du coronal : cet os fut découvert; on se proposa, pour hâter la cure de cette plaie, d'empêcher l'exfoliation de l'os, et d'avoir pour cet effet recours à l'expédient de M. Beloste. M. Boutentuit fit avec le trépan perforatif plusieurs petits trous assez profonds pour atteindre le diploé; et en attendant les petits bourgeons de chair qui devaient sortir par ces petits trous, il pansait la plaie avec le baume de Fioraventi, et avec l'eau vulnéraire : il continua ses pansements pendant un mois, sans qu'il parût rien par ces trous; il s'aperçut au contraire que l'os perdait sa couleur naturelle, et qu'il s'altérait de manière qu'il n'y avait plus à compter que sur l'exfoliation. M. Boutentuit laissa alors le malade sous la conduite de son chirurgien ordinaire, qui continua de le panser encore six semaines; ensuite on fit venir M. Boutentuit, qui trouva la plaie dans le même état par rapport à l'exfoliation. Il examina attentivement cette plaie, et il s'aperçut que les chairs des lèvres de la plaie avaient enclavé la pièce d'os qui devait s'exfolier; il la dégagea, et l'enleva sur-le-champ. Cette pièce avait environ un pouce et demi de diamètre, et son épaisseur comprenait presque toute celle de la table extérieure du crâne; les chairs qui se trouvèrent dessous étaient vermeilles, et recouvraient entièrement l'os. Rien ne s'opposa plus à la guérison de la plaie; elle fut achevée huit ou dix jours après l'exfoliation. — Cette observation nous est fournie fort à propos pour nous apprendre l'incertitude du succès de l'opération qu'on avait tentée, soit pour éviter l'exfoliation, soit pour l'avancer : néanmoins on ne peut pas en conclure que cette opération soit à rejeter, car son effet, dans l'un et dans l'autre cas, dépend des petits mamelons de chair qu'elle procure : or, ces petits bourgeons ne sont pas imaginaires; ils sont prouvés par l'observation de M. Tursan, par le témoignage de M. Beloste et d'autres praticiens; ces chairs peuvent même naître de la surface du crâne, sans qu'elle ait été percée. Fabrice de Hilden rapporte que dans une plaie où les téguments furent détachés du crâne, il releva le lambeau, et en recouvrit l'os autant qu'il lui fut possible; il mit promptement de la charpie sèche sur ce qui restait d'os découvert, et pansait cette plaie

_____

(1) Chirurg. d'hôp., p. 85.

les jours suivants avec beaucoup de précaution et de promptitude. On aperçut au bout de quelques jours de petites taches rouges, qui paraissaient comme autant de petites gouttes de sang : ces taches augmentèrent à vue d'œil, et fournirent une chair qui paraissait spongieuse, et qui couvrit l'os en peu de temps. Pour raffermir ensuite un peu cette chair, Fabrice saupoudra dessus une poudre dessicative ; par cette pratique, la plaie qui était fort considérable a été guérie dans l'espace d'un mois, sans que l'os découvert se soit exfolié. — Cependant la pratique de M. Boutentuit n'a pas eu le même succès : peut-être que s'il eût pansé la plaie très-rarement, comme le prescrit Beloste, l'os qui a pu se dessécher par l'accès de l'air, et par l'usage trop fréquent des remèdes spiritueux et dessicatifs, qui ont dû empêcher, par le dessèchement de l'os, l'issue des petits bourgeons charnus ; peut-être, dis-je, que la partie de l'os découverte n'aurait pas péri, et que l'opération aurait eu le succès qu'on en avait espéré. — Ce dessèchement de l'os a dû rendre aussi la même opération inutile pour procurer l'exfoliation ; car les bourgeons des chairs n'ayant pas poussé d'abord, on ne devait pas s'attendre qu'ils pousseraient dans la suite pour chasser la lame d'os qui devait s'exfolier : on pouvait penser au contraire que les trous qu'on avait faits d'abord, et qui ont été long-temps exposés à l'impression de l'air, ont dû retarder l'exfoliation, parce que par leur moyen l'air a pu dessécher l'os plus profondément. Il fallait donc, quand on n'a plus eu en vue que l'exfoliation, répéter l'opération, et ne pas s'en tenir à la première.

L'usage de la rugine peut encore avancer l'exfoliation, quand elle est retardée par l'épaisseur de la pièce d'os qui doit s'exfolier, et qui ne peut pas être aisément forcée par les chairs qui doivent la chasser ; on peut, dis-je, dans cette circonstance avoir recours à la rugine ; mais on ne doit s'en servir que quand l'os est visiblement altéré, et quand l'exfoliation est bien décidée ; car l'exfoliation ne se fait pas toujours, du moins sensiblement. Quand on s'aperçoit donc, par la couleur obscure ou jaunâtre de l'os, et par le retardement de l'exfoliation, que vraisemblablement cette opération de la nature sera considérable, on pourra l'accélérer par la rugine ; mais il ne faut pas attendre que la pièce d'os qui doit se séparer soit vacillante, non-seulement parce qu'alors, l'opération de la nature étant fort avancée, ce moyen serait inutile, mais encore parce qu'on s'exposerait à froisser les chairs de dessous en pesant sur cette pièce d'os, et en l'ébranlant rudement par l'action de la rugine. — Il y a des cas où la pièce d'os qui doit s'exfolier est si considérable, qu'on est obligé d'appliquer plusieurs couronnes de trépan, qui prennent les unes sur les autres, et qui pénètrent à proportion de l'épaisseur que l'on soupçonne que la pièce d'os altérée peut avoir. Ce moyen a lieu surtout aux grandes exfoliations qui arrivent aux gros os des différentes parties du corps. Ces couronnes de trépan font que la pièce d'os obéit plus facilement aux chairs qui naissent dessous, et l'exfoliation s'en fait beaucoup plus promptement.

(IIIᵉ Observ. par M. Petit.) On a quelquefois recours aussi au ciseau pour enlever par petites pièces la partie de l'os qui doit s'exfolier, et que la nature ne peut chasser. Une femme qui avait été trépanée, vint consulter M. Petit plus d'un an après l'opération ; l'exfoliation ne s'était faite que d'un côté du trou du trépan. Plusieurs chirurgiens avaient traité successivement cette femme, et s'étaient appliqués sans succès à procurer le reste de l'exfoliation. M. Petit trouva le côté de l'os qui ne s'était pas exfolié fort noir ; mais il ne vit pas encore de disposition à l'exfoliation : il se détermina à enlever, à plusieurs reprises, cette partie noire de l'os avec le ciseau et le maillet de plomb, et il reconnut la cause du retardement de cette exfoliation. La partie d'os qui devait quitter avait, du côté de l'os sain, une rainure dans laquelle le bord de cet os était engréné, et la pièce d'os était retenue en devant par le bord de la circonférence de l'os qui s'était exfolié et en partie reproduit ; ainsi, cette pièce d'os était de toute part trop fortement enclavée pour pouvoir se détacher d'elle-même ; et l'opération que fit M. Petit était absolument nécessaire : mais cette opération, et celle qui consiste, comme nous l'avons dit, à appliquer plusieurs couronnes de trépan, demandent la même attention que celle que nous avons dit qu'il faut avoir lorsqu'on se sert de la rugine ; car si les chairs commencent à séparer du corps de l'os la pièce qui doit s'exfolier, on doit craindre de les meurtrir en pratiquant ces opérations.

(II. *Cas. Les os ne s'exfolient pas toujours même après de longues suppurations.*) On n'est pas étonné de ce que les os ne s'exfolient pas dans les plaies qu'on ne laisse pas suppurer; mais on a de la peine à comprendre que quelquefois ils ne s'exfolient pas même dans les plaies avec perte de substance, qui suppurent long-temps. Les praticiens parlent beaucoup d'une exfoliation insensible qui se fait souvent en pareil cas; mais il y en a peu qui aient cru, ou qui aient observé que quelquefois il ne s'en fait point du tout.

(IV<sup>e</sup> *Observ. par M. de la Peyronie.*) M. de la Peyronie vient de traiter une plaie de tête, où l'os coronal était découvert de la grandeur d'un liard à sa partie supérieure latérale. l'exfoliation qui ne se faisait point, retardait beaucoup la guérison de cette plaie. M. de la Peyronie proposa l'opération dont on a parlé dans les deux premières observations; mais le mot de trépan effraya le malade. M. de la Peyronie qui ne voyait aucune disposition à l'exfoliation, et qui avait envie de voir ce qui en arriverait naturellement, ne s'attacha point à déterminer ce malade à cette opération; il l'assura au contraire qu'on pouvait s'en dispenser, et qu'il ne fallait que du temps, un temps même qui lui coûterait peu, parce qu'il pouvait déjà se regarder comme guéri; car cette petite plaie ne lui causait plus d'incommodité, il suffisait de la garnir d'un peu de charpie sans façon, et de la couvrir d'un emplâtre qu'on levait rarement. M. de la Peyronie, attentif à ce qui arriverait à l'os, l'examinait de temps en temps, et il remarqua que peu à peu la plaie diminuait, que les chairs s'avançaient insensiblement sur l'os, et qu'elles s'y attachaient fortement : le progrès de ces chairs fut à la vérité très-lent, car cette petite plaie fut plus de neuf mois à se fermer. M. de la Peyronie ne s'en inquiéta point, parce que tant qu'un os découvert ne tourne point à la carie, et que la plaie est sans conséquence, on peut attendre l'exfoliation sans inconvénient. Il y a une observation de Ruysch, où il paraît qu'en pareil cas l'os se revivifie quelquefois à mesure que les chairs s'approchent; car, dans la cure dont il parle, il se forma à l'os qui avait été long-temps exposé à l'air, et qui s'était noirci, un cercle blanc proche des chairs qui avançaient pour le couvrir. M. Rouhaut rapporte une observation semblable : on attendit, dit-il, en vain pendant six mois

l'exfoliation de l'os qui était découvert, et qui était noir comme de l'encre. M. Rouhaut, qui fut enfin chargé de panser le malade, supprima les bourdonnets qu'on mettait à force dans la plaie, et laissa revenir les chairs. Il se forma, comme dans le cas précédent, un cercle blanc à la circonférence de la plaie; ce cercle approchait de jour en jour du centre, à mesure que les chairs croissaient, et la plaie fut entièrement fermée en un mois, sans aucune apparence d'exfoliation. — Nous avons vu à l'article de la multiplicité des trépans, dans l'observation septième, communiquée par M. Chauvin, que l'os qui se trouva à nu intérieurement ne s'exfolia pas, du moins sensiblement, quoiqu'il eût été découvert dans une grande étendue, et qu'il eût été mouillé par les matières purulentes pendant tout le temps de la cure.

(V<sup>e</sup> *Observation de M. de la Peyronie sur le même sujet.*) La même chose arriva à un jeune homme que M. de la Peyronie trépana à Fontainebleau : il avait été blessé d'un coup de pied de cheval à la partie antérieure et supérieure du muscle temporal : M. de la Peyronie fut obligé d'emporter une partie de ce muscle pour découvrir la fracture dont une esquille assez considérable était entrée dans la substance du cerveau. On s'aperçut, pendant la cure, d'un écoulement de matières purulentes qui venaient d'un sinus placé sous l'os coronal; ce sinus s'étendait jusque sur l'os ethmoïde; les matières qui y croupissaient occasionaient un emphysème œdémateux qui s'étendait par tout le visage et même jusqu'aux mains. M. de la Peyronie crut qu'il serait obligé d'appliquer une couronne de trépan vers le milieu du front, au-delà du sinus sourcilier, pour procurer, par cette contre-ouverture, une issue facile aux matières qui croupissaient; cependant il jugea à propos de tenter auparavant les injections et une situation convenable, afin d'éviter cette opération, s'il était possible : cette tentative réussit; les matières se tarirent; l'os qui était découvert intérieurement, et touché par les matières purulentes qui venaient du sinus, ne s'exfolia point; les chairs qui partirent de la dure-mère et du cerveau s'y attachèrent et le regarnirent. — Ce qu'on a remarqué de plus étonnant par rapport à notre sujet, c'est que quelquefois il n'a point paru non plus se faire d'exfoliation à des os cariés : ces os se sont revêtus de chairs louables qui ont procuré une guérison parfaite. Fabrice de Hilden dit qu'il traita une petite fille d'un ulcère avec carie, venu à la suite d'une petite vérole ; cet ulcère se consolida parfaitement, sans qu'on se soit aperçu d'aucune exfoliation. Il n'est pas douteux cependant que la partie viciée de l'os n'ait été enlevée insensiblement par la suppuration. — Un bon praticien peut facilement distinguer les cas où il se fait une exfoliation insensible de ceux où il ne s'en fait point ; car, dans le dernier cas, ce sont les bords de la plaie qui viennent peu à peu recouvrir l'os, et la surface de cet os, qui n'est pas encore recouverte, reste unie jusqu'à ce que les bords des chairs se soient avancés pour la couvrir entièrement. Mais lorsque l'os s'exfolie, la chair sort de la surface de l'os même, et c'est cette chair qui chasse la superficie de l'os qui doit s'exfolier sensiblement ou insensiblement.

(*Résultat.*) Tous ces faits présentent aux jeunes chirurgiens différens objets. Ils y voient les opérations que l'art peut fournir pour aider les exfoliations difficiles ; ils y apprennent à ne pas attendre toujours une exfoliation, du moins une exfoliation sensible, et à ne pas tourmenter mal à propos la nature pour l'obtenir, à moins que la longueur du temps que l'os qui ne s'exfolie pas emploie à se recouvrir n'engageât à la procurer : ils sont enfin avertis qu'il pourrait paraître ne se pas faire d'exfoliation, parce que les chairs voisines semblent vouloir venir recouvrir l'os, tandis que ces chairs, en s'avançant sur ces os, engagent la pièce qui doit s'exfolier, comme on l'a vu dans l'observation de M. Boutentuit. Ainsi ces chairs deviennent alors un obstacle à l'exfoliation et retardent la guérison ; c'est pourquoi il faut considérer attentivement si les bords de la plaie qui avancent sur l'os s'y attachent à mesure. D'ailleurs, on sait que quand une lame d'os doit s'exfolier, les chairs qui poussent dessous cette lame l'ébranlent peu à peu et la rendent enfin vacillante ; alors l'exfoliation est clairement décidée, et il n'y a pas à hésiter à débrider les bords de la plaie, si ces bords engagent et retiennent la pièce d'os qui doit se séparer. On a vu dans la troisième observation, communiquée par M. Petit, une exfoliation empêchée par un obstacle qui n'est pas fort ordinaire et qui fait voir combien on doit être attentif, dans les exfoliations extraordinairement longues, à examiner si le retardement ne

dépend pas de quelque empêchement particulier qu'on n'aperçoit pas. Outre les opérations que nous avons indiquées pour avancer l'exfoliation, comme le trépan perforatif, les rugines, les couronnes de trépan, le ciseau, il est quelquefois nécessaire de recourir à un autre moyen ; car si la partie de l'os découverte s'altère et se carie, si une sanie putride l'abreuve et empêche la production des chairs par lesquelles l'exfoliation se peut faire, les remèdes dessicatifs, même la poudre d'euphorbe, ne suffisent pas toujours pour dessécher la carie ; on est obligé d'y appliquer le cautère actuel, qui est, en pareil cas, le moyen le plus efficace et le plus sûr pour arrêter la carie et hâter l'exfoliation.

---

DESCRIPTION D'UN NOUVEL ÉLÉVATOIRE, *avec des réflexions sur ceux qui ont été en usage jusqu'ici*; par M. PETIT.

Dans les plaies de tête avec fracas et enfonçure, on sait combien il est important de relever et de remettre en leur niveau les pièces d'os qui blessent ou compriment la dure-mère et le cerveau. On connaît aussi les différents instruments qui ont été imaginés par les praticiens pour exécuter cette opération, qui, dans un instant, peut changer le sort d'un blessé et le rappeler pour ainsi dire de la mort à la vie ; mais l'usage m'ayant fait découvrir dans ces intruments plusieurs défauts, j'ai cru qu'il serait utile de les faire connaître et de proposer en même temps un nouvel élévatoire où je crois les avoir évités. — Les instruments dont on s'est servi jusqu'à présent pour relever les os du crâne enfoncés sur la dure-mère, sont principalement l'*élévatoire ordinaire*, la *griffe* ou le *pied-de-griffon*, et le *triploïde* avec ou sans *tire-fond*, et quelquefois le *tire-fond* seul. — On ne peut faire usage des élévatoires, du pied-de-griffon ou de la griffe, qu'en s'en servant comme de leviers qui ont besoin d'un appui et d'une force mouvante. Personne n'ignore que cet appui se trouve dans la main de celui qui opère, ou sur le voisinage de l'os qu'il faut relever. — Dans le premier cas, je veux dire lorsque la main, qui est la force mouvante, sert en même temps d'appui au levier, le bout du pouce tient l'élévatoire appuyé sur le milieu du doigt indicateur : la longue branche du levier est enfermée dans la paume de la main par les autres doigts et par le thenar ; celui-ci appuyant sur l'extrémité de cette longue branche, lui communique toute la force qu'il reçoit de la main et que la main elle-même reçoit du bras, ce qui fait baisser la longue branche du levier et relever la petite branche qui est sous l'os enfoncé. — Je sais qu'en agissant ainsi l'on a beaucoup de force ; mais la main n'ayant pas la précision et la fermeté nécessaires, vacille, et le bout de l'élévatoire peut s'échapper : cet accident ébranlerait tout le crâne et causerait un étonnement ou une espèce de commotion qu'il faut absolument éviter. — Dans le second cas, c'est-à-dire lorsqu'on veut appuyer l'élévatoire, le pied-de-griffon ou tel autre levier sur l'os voisin de celui qu'il faut relever, j'avoue que le levier se trouve mieux affermi ; mais aussi on court risque d'enfoncer l'os sur lequel on l'appuie sans relever celui qui est enfoncé. — Le triploïde a beaucoup plus de force que les autres leviers, mais ce n'est pas en cela qu'il serait préférable : la résistance des os enfoncés n'est pas si grande qu'on ne puisse la vaincre avec des forces bien moins considérables que celle du triploïde. — Cet instrument a trois pieds ou trois branches comme un trépied ; on les appuie sur trois points un peu éloignés de la circonférence de la plaie, et comme d'ailleurs ces trois branches sont à distances équilatérales, c'est-à-dire égales, toute la plaie se trouve sous la voûte que forme ces trois branches.

La force mouvante est appliquée à un écrou qui engrène dans la vis du bout supérieur d'une tige ou d'un montant, dont la partie inférieure passe carrément au centre de la voûte ; cette portion inférieure du montant se recourbe à son extrémité en forme de crochet qu'on introduit sous l'os qu'on veut relever, de sorte qu'en tournant l'écrou à droite, la tige monte peu à peu à mesure que l'écrou suit les pas de la vis ; ainsi le crochet, en montant, relève la pièce enfoncée sous laquelle on l'a introduit, et cela avec toute la force dont une vis est capable. — Telle est la manière de se servir du triploïde seul ; mais il faut qu'il y ait un trou au crâne et que ce trou soit assez grand pour qu'on puisse introduire le crochet sous la pièce enfoncée ; c'est ce qui ne se trouve que lorsqu'il y a de grands fracas d'os avec perte de substance, ou bien lorsqu'on a déjà appliqué une cou-

ronne de trépan. Lorsqu'au contraire il n'y a pas moyen d'introduire le crochet du triploïde, on fait un trou avec le trépan perforatif sur la pièce d'os qu'on a dessein de relever ; on engage dans ce trou un tire-fond le moins long qu'il est possible, et, après avoir passé le crochet du triploïde dans l'anse de ce tire-fond, on tourne l'écrou, la tige remonte, elle élève en même temps le tire-fond et la pièce d'os enfoncée. Voilà les deux manières de se servir du triploïde, c'est-à-dire sans tire-fond ou avec le tire-fond. — Celui qui a inventé le triploïde a bien senti les défauts du pied-de-griffon et des élévatoires ordinaires. Il y a remédié par les trois branches, qui, ayant leur appui éloigné des os fracturés, ne courent point risque de les enfoncer, comme nous avons dit que pourraient faire les élévatoires lorsqu'on les appuie sur le bord de la fracture. Cette espèce de trépied étant fixe, son crochet bien engagé sous l'os ne peut s'échapper, comme fait souvent, ainsi que nous l'avons démontré, l'élévatoire, lorsqu'il n'a d'autre appui que le doigt indicateur de la main qui le meut ; mais, malgré tous ces avantages que nous donnons au triploïde sur les autres élévatoires, il faut convenir qu'il a beaucoup de défauts : — 1° Il est difficile de trouver trois points où l'on puisse l'appuyer sans causer de la douleur, et souvent même on n'en trouve pas un seul, parce que les environs de la plaie sont meurtris, gonflés ou douloureux ; — 2° il faut que cet instrument soit appliqué de manière que le sommet de la voûte se trouve directement vis-à-vis de l'os enfoncé, soit pour y placer le crochet seul, soit pour y engager le tire-fond ; d'ailleurs, si l'on n'a pas bien pris les mesures qu'il est nécessaire et assez difficile de prendre en pareil cas, on est obligé de détourner l'écrou pour chercher le point juste ; — 3° il ne suffit pas d'avoir trouvé ce point, il faut encore introduire le crochet de la tige sous l'os, ce qui est très-difficile ; car s'il s'en manque seulement une ligne qu'il ne puisse être introduit au lieu convenable, on est encore obligé de déplacer les trois branches ; — 4° on ne peut employer le crochet que dans le cas où il y a de grandes ouvertures au crâne, parce que ce crochet a une certaine longueur qui lui est nécessaire pour qu'il puisse avoir prise sous l'os enfoncé, et que cette longueur demande une ouverture plus grande que ce crochet n'est long, parce qu'il ne faut pas le faire entrer à force ; — 5° un des plus grands défauts du triploïde, c'est que, pour l'appliquer avec le tire-fond, on est obligé de faire auparavant un trou avec le perforatif sur l'os même qui est enfoncé, et qu'en faisant ce trou sur un os enfoncé, on risque de l'enfoncer davantage; — 6° cet instrument est si composé, qu'il ne peut guère être mis en usage que par ceux qui ont une grande dextérité ; et au contraire il serait à souhaiter que le manuel des opérations chirurgicales fût simplifié, afin qu'il pût être exercé dans les villages comme dans les grandes villes. Enfin, les plus grands praticiens de nos jours sont si persuadés de l'inutilité du triploïde, qu'il en est très-peu qui l'aient, si ce n'est pour orner leur arsenal.

Les réflexions que l'usage m'a donné lieu de faire sur les défauts des instruments dont nous venons de parler, m'ont engagé à construire un élévatoire par le moyen duquel on évitera le manuel long, difficile, dangereux et presque inséparable du triploïde, de la griffe et de tous les autres élévatoires qui ont été employés jusqu'ici.

On conviendra qu'il s'agit principalement, dans cette opération, de trouver sur le crâne un appui pour le levier, le plus près qu'il est possible de l'os qu'il faut relever, et qu'il faut que cet appui soit sur un plan solide pour soutenir, sans se rompre, l'effort qu'on fait pour relever l'enfoncure. — C'est dans ces vues que j'ai fait fabriquer une espèce de chevalet pour servir d'appui au levier, moyennant quoi la main du chirurgien n'en est plus que la force mouvante, et cette force n'a pas besoin d'être si grande, à beaucoup près, que lorsque la main se trouve en même temps l'appui du levier et la force qui le meut. — La manœuvre de cet instrument n'est ni aussi longue, ni aussi embarrassante que celle du triploïde; d'ailleurs, on peut lui donner autant de force que l'on veut, et il a de plus toute la justesse et la précision qui manquent, ou que nous avons dit être si difficile à trouver dans les autres instruments. Voici comment il est construit : — cet élévatoire est composé de deux parties principales, savoir : d'un levier et d'un chevalet qui lui sert d'appui. Le levier a environ huit pouces de longueur sur quatre à cinq lignes de largeur, et deux lignes d'épaisseur ; il est tout droit, si l'on en excepte une courbure qui est au bout destiné à faire la courte branche du levier ;

cet endroit est même un peu plus étroit plus mince et plus aplati que le reste, afin qu'on puisse le glisser et le conduire plus facilement sous l'os qu'on entreprend de relever; de plus, ce bout est taillé de plusieurs petites rainures transversales pour l'empêcher de glisser et de s'échapper de dessous l'os auquel on l'applique; au contraire, le dessous de ce bout et les bords qui le terminent sont arrondis et très-polis, afin qu'il ne puisse blesser la dure-mère. — L'autre bout de ce levier, que j'appelle la longue branche, est emmanché dans du bois exactement poli pour que la main qui le gouverne n'en soit point incommodée. La surface de dessous ce levier est percée de plusieurs trous dans le milieu de sa largeur et suivant sa longueur ; ces trous, qui sont taraudés, sont éloignés les uns des autres de deux ou trois lignes : ils servent à recevoir une vis qui borne et fixe le point d'appui du levier, et cette vis peut également se loger dans tous ces différents trous. Le nombre de ces trous, disposés comme nous l'avons dit, procure la facilité d'approcher ou d'éloigner l'appui, et par conséquent de donner au levier plus ou moins de force, ainsi qu'on le verra ci-après. — La seconde partie de cet élévatoire, et que je regarde comme l'essentielle, est un chevalet sur lequel ce levier doit s'appuyer ; il ressemble assez au chevalet qui soutient les cordes d'un violon, et mieux encore à celui dont les charpentiers et autres ouvriers ont coutume de se servir. — La partie de ce chevalet qui s'applique sur le crâne est arquée, afin qu'il n'appuie que par ses deux jambes ou extrémités. — On donne à ces deux jambes le plus de surface qu'il est possible, non-seulement pour rendre l'appui du levier plus stable, mais afin que l'effort que l'os doit soutenir soit partagé sur une plus grande étendue de sa surface. Ces extrémités sont garnies de chamois, tant pour les empêcher de glisser que pour qu'elles ne fissent aucune impression sur l'os. Enfin à la sommité du chevalet se trouve la vis dont nous venons de parler, laquelle, s'engrénant dans un des trous que nous avons dit être taraudés sous le levier, l'assujettit au chevalet; cet assujettissement est absolument nécessaire pour que le levier n'échappe jamais de dessus l'appui. — On sait que quand les ouvriers, sans avoir pris leurs mesures, font faire la bascule à leurs leviers, il arrive souvent que la résistance du fardeau repousse le levier de dessus l'appui et lui fait changer de place. On juge bien qu'un pareil inconvénient serait de très-grande conséquence dans notre opération : en effet, dans l'instant même qu'on fait l'élévation de la pièce d'os enfoncée, si la résistance de cette pièce venait à repousser le levier, alors le point d'appui changerait, et l'extrémité du levier s'échappant de dessous l'os qu'on veut relever, cet os retomberait sur la dure-mère et la frapperait avec d'autant plus de violence que l'échappement du levier serait plus subit. — Il a donc fallu assujettir le levier au chevalet ; mais il fallait en même temps que cet assujettissement fût tel qu'il pût permettre à ce levier de faire la bascule et de se mouvoir sur le chevalet, sans que celui-ci suivît ses mouvements ; c'est l'avantage que nous tirons de la charnière par laquelle cette vis tient à la sommité du chevalet, qui sans cela eût été obligé de suivre le levier dans tous ses mouvements.

Un autre avantage que nous tirons encore de cette vis, c'est qu'en observant de ne la point faire entrer jusqu'au fond du trou taraudé, les pas qui restent donnent du jeu au levier, et nous permettent de le tourner à droite et à gauche sur son appui comme sur un pivot ; au moyen de quoi l'on peut placer ce levier sous tous les différents endroits qui ont besoin d'être relevés, sans qu'on soit obligé pour cela de changer son appui de place. — Quant aux cas où il y aurait impossibilité de placer le point d'appui sur les os découverts, soit à raison du grand fracas ou brisement des pièces, soit à cause du peu d'étendue de la plaie, ou du gonflement des chairs qui en diminue encore la largeur, j'ai fait construire un second chevalet ; ce chevalet est beaucoup plus long, plus élevé ; on peut même dans le besoin lui donner encore plus d'étendue, pour faire appuyer ses deux branches au-delà des bords de la plaie, afin qu'ils n'en soient pas incommodés et que le chirurgien puisse exécuter sans aucun inconvénient tous les mouvements nécessaires pour relever les différentes pièces d'os enfoncées. — Au reste, j'ai fait faire la vis de ce second chevalet exactement conforme à celle du premier, afin qu'elle pût entrer dans les mêmes trous. — En prenant ces mesures, on peut faire fabriquer plusieurs chevalets de différentes grandeurs, pour s'en servir selon les différentes circonstances qui peuvent se rencontrer.

REMARQUES SUR LES PLAIES DU CERVEAU, *où l'on prouve par beaucoup d'observations que le cerveau est susceptible de plusieurs opérations qui peuvent dans beaucoup de cas sauver la vie aux malades, et où l'on examine quels sont les remèdes qui conviennent le mieux pour la cure des plaies de ce viscère*; par M. QUESNAY.

(*Plaies du cerveau guéries.*) Le cerveau est formé d'une substance si tendre, et ses fonctions sont en général si importantes à la vie, qu'il semble que le moindre choc, ou la moindre blessure, doive causer dans cette partie un désordre irréparable, et y attaquer la vie dans son principe. Cependant nous avons une infinité d'observations qui nous rassurent et qui nous font connaître que les plaies de ce viscère, surtout celles de la substance corticale et de la substance médullaire, se guérissent à peu près aussi facilement que celles de la plupart des autres viscères.

(I<sup>o</sup> *Observ.* par M. *Froumantin, chirurgien d'Angoulême.*) Un enfant de sept ans tomba de sept ou huit pieds de haut, et se fit une plaie très-considérable à la partie latérale droite du coronal, avec fracture et embarrure. Le sinus sourcilier fut compris dans cette fracture, qui s'étendait jusqu'à l'orbite. Il y avait quatre fragments qui étaient un peu enfoncés par leurs angles dans la substance du cerveau, et qui, après avoir été enlevés, laissèrent une ouverture qui dispensa du trépan. La dure-mère et la pie-mère furent contuses et déchirées de la grandeur d'un denier ; une petite portion de la substance du cerveau sortit par cet endroit déchiré. Il ne survint d'ailleurs aucun accident, malgré la conduite irrégulière de l'enfant, qui ne voulut ni garder le lit, ni aucun régime ; mais la grandeur de la plaie fit que cette cure dura six mois, au bout desquels l'enfant fut entièrement guéri. — Cette observation au reste n'a rien d'étonnant, elle ne peut servir qu'à confirmer beaucoup de faits semblables, rapportés par les auteurs. Bernard Suevus entre autres a ramassé dans son traité de *Inspectione vulnerum lethalium et sanabilium*, imprimé il y a plus d'un siècle, plusieurs guérisons de ce genre, prises chez les anciens. Avant Bernard Suevus, André de la Croix avait déjà fourni un ample catalogue de pareilles cures faites par les praticiens qui l'avaient précédé. Les observations qui suivent sont plus importantes que celle que je viens de rapporter ; on y voit sur le même sujet des cures très-intéressantes.

(II° *Observ. par M. Belair.*) Un petit garçon de huit ans fut frappé par un cheval au côté de la tête ; le pariétal fut blessé à la partie postérieure et supérieure. M. Belair, qui y fut appelé, tacha de replacer les pièces d'os ; mais le cerveau était tellement maltraité sous cette fracture, qu'à chaque mouvement qu'il faisait pour ajuster ces fragments, il sortait des morceaux de la substance corticale ; il en sortit même plus gros qu'un œuf de poule pendant le temps qu'il replaça ces pièces d'os. M. Belair, obligé de partir, laissa le blessé entre les mains du chirurgien du village, avec lequel il conféra sur la manière de conduire cette blessure, n'ayant cependant aucune espérance de guérison : aussi sa surprise fut-elle très-grande, lorsqu'il apprit l'année suivante que cet enfant était guéri ; il voulut le voir, et véritablement il le trouva en bon état ; on apercevait seulement à l'endroit de la blessure, un petit enfoncement à mettre une noix muscade, et des inégalités sur la cicatrice : l'esprit ne se ressentait aucunement de cet accident. — Les os qui s'étaient mal ajustés avaient sans doute laissé des intervalles qui ont tenu lieu de trépan, et qui ont donné issue aux matières qu'une si grande contusion a dû fournir ; il faut croire même que, si les pièces d'os n'avaient pas laissé entre elles des intervalles qui pussent procurer une issue suffisante aux matières que la suppuration devait produire, M. Belair, au lieu d'avoir ajusté ces fragments, auraient du moins ôté ceux qui auraient pu s'opposer à l'écoulement de ces matières ; car les suppurations extrêmes, dont le cerveau est susceptible, sont toujours fort à craindre, et demandent de la part du chirurgien beaucoup d'attention. Mais, quelque redoutables que soient ces grandes suppurations, elles ont eu souvent un heureux succès, et ont servi surtout à faire connaître davantage les forces de l'art. L'observation suivante marque assez les avantages qu'on peut attendre en pareil cas de la chirurgie.

(III° *Observ. par M. Bagieu.*) Un jeune homme de dix-sept ans, grand et robuste, fut blessé d'une balle de fusil : cette balle, qui était partie de bas en haut, lui perça la lèvre supérieure, de là elle passa dans la narine droite, et vint percer la voûte de l'orbite pour entrer dans le crâne, d'où elle sortit par le haut de la tête à la partie supérieure du coronal vers la suture sagittale ; elle fit à cet endroit une fracture qui s'étendait jusqu'au pariétal, et causa dans les téguments une grande plaie, avec perte de substance. Il survint un gonflement qui rendit la tête monstrueuse. On fit d'abord une incision à la plaie de l'orbite, d'où il sortit, à la levée du premier appareil, une portion des deux substances du cerveau, environ de la grosseur d'un petit œuf de poule ; l'œil était devenu fort gros, principalement la paupière supérieure, à laquelle on fit une incision pour donner issue au sang que l'on croyait y être épanché ; mais au lieu de sang, il sortit une esquille d'os et une portion des deux substances du cerveau, laquelle était à peu près égale au tiers de celle qui sortit la première fois. On pansait mollement ces plaies avec des plumasseaux trempés d'abord dans l'eau d'arquebusade, et quelques jours après dans un digestif animé d'esprit de vin ; les saignées tant du bras que du pied ne furent point oubliées : il sortit encore quelque petite portion du cerveau. Le quatrième jour, la suppuration de la substance de ce viscère commença à paraître par un écoulement de matières un peu fluides : dès le cinquième jour, cet écoulement fut fort considérable ; le sixième, la suppuration devint générale. Depuis les saignées, le blessé fut assez bien, à quelques faiblesses près, jusqu'au onzième jour ; le lendemain ces faiblesses devinrent plus considérables : le treizième les matières qui venaient du cerveau, et qui avaient coulé abondamment par la plaie d'en haut et par celle d'en bas, furent en partie retenues ; le malade tomba dans un assoupissement et un abattement universel. M. Bagieu, qui traitait ce blessé, examina de nouveau les plaies avec beaucoup d'attention : il aperçut à la plaie d'en haut une grande pièce d'os branlante qu'il tira sans peine ; mais le malade ne s'en trouva pas mieux, il fut même plus mal jusqu'au quinzième jour, où l'on crut qu'il périrait. M. Bagieu remarqua qu'en pressant la peau à l'endroit d'où il avait tiré la pièce d'os, il sortit du pus, ce qui lui fit soupçonner que les matières s'étaient accumulées en cet endroit : dans cette idée, il emporta la peau et quelques portions de la dure-mère,

qui retenaient ces matières. Cette opération rétablit l'écoulement des matières
de la suppuration : le pouls se releva,
la parole revint au malade le lendemain,
la suppuration tarit ensuite peu à peu.
Vers le dix-neuf, les chairs commencèrent à bourgeonner, et la plaie du sommet de la tête se regarnit en peu de temps :
il n'en fut pas de même de celle de la
paupière, car il survint un fungus considérable, occasioné par des esquilles
qui se détachaient de l'os voisin ; et,
malgré l'attention que l'on eut d'abord
de couper ce fungus et de le consumer,
il fallut prendre le parti d'attendre que
toutes ces esquilles fussent sorties : alors
on vint aisément à bout de détruire cette
excroissance ; la plaie fut bientôt fermée,
et le blessé entièrement guéri sans difformité.

On trouve dans Valeriola (1) une observation du même genre, excepté qu'il
ne paraissait pas que dans la cure on
eût eu d'aussi fâcheux accidents à combattre. Un soldat reçut un coup d'arme
à feu : la balle lui traversa la tête, en
allant de la tempe gauche à la tempe
droite ; mais le blessé demeura aveugle et
un peu sourd. Rhodius (2) rapporte aussi
l'histoire d'un soldat guéri d'un coup de
javeline qui avait passé entre les deux
yeux, et qui était sorti par le sommet
de la tête ; mais il est à remarquer qu'il
y a bien de la différence entre un coup
d'arme à feu, et un coup d'un instrument simplement perçant, puisque Wepfer (3) croit fondé, sur sa propre expérience, que personne ne peut échapper
d'un coup d'arme à feu, lorsqu'il pénètre
profondément dans la substance du cerveau ; cependant nous allons voir, en
parlant des plaies du cerveau avec corps
étrangers, qu'il y a des faits qui prouvent le contraire, aussi bien que ceux
que nous venons de rapporter, surtout
celui de M. Bagieu, lequel ne peut être
révoqué en doute, puisque cette cure
s'est passée sous les yeux de beaucoup de
chirurgiens des plus éclairés ; mais ce
qu'il y a de plus étonnant dans les plaies
du cerveau, c'est que la substance de ce
viscère, qui est si délicate et si molle,
puisse souffrir la présence de corps étrangers considérables, et de plus les retenir

(1) Liv. 4, obs. 10.
(2) Bonet, Biblioth. de chir. cent. 1,
obs. 72.
(3) Dissert. de apopl., 228 et 345.

pendant long-temps, sans qu'ils causent
d'accidents.

(IV.* Observ. par M. Maréchal.) Un
brigadier des armées du roi reçut un coup
de mousquet au-dessus du sourcil ; la
balle perça l'os, et se perdit dans le cerveau. Le blessé fut assez bien rétabli
pour retourner l'année suivante en campagne, où il mourut, suivant ce qu'on
rapporte, d'un coup de soleil : on lui
ouvrit la tête, on y trouva la balle entrée
de deux travers de doigt dans la substance
du cerveau, où elle était restée sans y
causer aucun désordre.

(V.* Observ. par M. de la Martinière.)
M. de la Martinière a présenté à l'académie un grenadier du régiment de
Montmorency, auquel il restait à la partie moyenne inférieure du coronal, entre
les deux sinus frontaux, un petit sinus
fistuleux, causé par un coup de fusil
dont la balle avait percé l'os sans s'être
fait une issue ; elle avait en entrant porté
du côté gauche contre le sinus sourcilier
qu'elle avait fracturé : la dure-mère fut
déchirée. Pendant la cure de cette plaie,
on tira plusieurs esquilles qui s'étaient
détachées de la table interne du coronal. On suivait facilement le trajet de la
balle avec la sonde le long du sinus ;
mais il fut impossible de la trouver. Le
blessé eut à plusieurs reprises divers accidents, comme la fièvre, des assoupissements, le délire, etc. On eut recours aux
saignées, et à tous les autres secours convenables, ce blessé parut hors de danger
dès le vingt septième jour, et alors les
recherches de la balle étant devenues
inutiles, on pensa à fermer la plaie. Le
malade a été guéri, à un petit sinus près,
qui pouvait bien dépendre du sinus sourcilier qui avait été fracturé. Ce soldat
est actuellement aux Invalides ; il ne lui
est arrivé depuis aucun accident qui ait
paru dépendre de la balle. Ces observations confirment beaucoup de faits de
cette nature, rapportés par plusieurs auteurs : par exemple, celui de Preussius,
touchant une balle qui entra par le
haut des narines dans le crâne, où elle
resta sans faire périr le malade. Fabrice de Hilden (1) a donné aussi l'histoire
d'une balle qui perça le coronal, et qui
se perdit dans la tête ; la cure fut considérable, à cause du fracas que cette balle
fit à l'os ; néanmoins elle fut heureusement terminée. Le malade mourut six

(1) Cent. 2, obs. 2.

mois après d'une maladie aiguë : on lui ouvrit le crâne pour chercher la balle, on la trouva vers la suture sagittale, entre le crâne et la dure-mère, sans que cette membrane fût endommagée. Veslingius (1) trouva dans le cerveau d'une femme qu'il disséquait publiquement un bout du stylet dont cette femme avait été frappée cinq ans auparavant, sans qu'il lui fût resté d'autre incommodité qu'une douleur de tête, toutes les fois qu'il devait pleuvoir. Zacutus (2) rapporte qu'un homme a eu dans le cerveau, pendant huit ans, la moitié d'un couteau sans en être incommodé. Jean-Dominique Sala a vu un homme qui avait reçu un coup d'épée dont il guérit parfaitement, quoique le bout de cette épée lui fût resté dans le cerveau, et qu'il l'eût gardé toute sa vie.

Nous avons d'ailleurs beaucoup de faits semblables arrivés de nos jours, et dont il ne nous est pas permis de douter. Telle est l'histoire rapportée par M. Anel (3) d'une balle qui cassa l'os coronal et entra dans le cerveau ; le blessé fut guéri, et la balle lui resta dans la tête pendant plusieurs années sans incommodité ; enfin il mourut subitement en jouant aux cartes. Les chirurgiens qui l'avaient traité de sa blessure lui ouvrirent la tête, et trouvèrent la balle sur la glande pinéale, avec du sang nouvellement extravasé qui était coagulé. Ce bout de flèche que M. Majault, chirurgien-major de l'hôpital de Douay, dit avoir resté quatre mois dans le cerveau d'un soldat, et qui en fut guéri, est un fait incontestable : M. Brisseau, médecin du même hôpital, qui a donné aussi l'histoire de cette blessure, M. de la Fosse, premier chirurgien de la reine, inspecteur général des hôpitaux, et d'autres personnes de l'art, en ont été témoins. — Il est souvent arrivé que des esquilles ou pièces d'os du crâne sont restées fort long-temps engagées et cachées dans la substance du cerveau. M. Manne en rapporte un exemple. L'esquille dont il parle resta un mois im-

planté dans le cerveau, sans causer aucun symptôme fâcheux. M. Fanton (1) a vu une portion de la lame inférieure de l'os du front qui était entrée dans la substance du cerveau d'un maçon, où elle resta plusieurs mois sans que le blessé discontinuât ses travaux.

(*Expériences faites sur le cerveau.*) Hartsoëker (2), pour s'assurer que les plaies du cerveau ne sont pas absolument mortelles, attacha par la tête pendant quelque temps un chien à une table avec un clou qui lui traversait le cerveau ; et quand l'animal fut détaché, on versa dans la plaie un peu de vin du Rhin, et elle fut bientôt guérie sans qu'il survînt aucun accident. Verdriez a donné une expérience à peu près semblable dans les Éphémérides d'Allemagne ; mais il n'en est pas tout-à-fait de même des plaies du cervelet, car on a remarqué qu'elles causent presque toujours la mort (3). Willis (4) dit qu'on peut couper tout le cerveau d'un chien sans que le mouvement du cœur ni celui de la respiration cessent, mais que ces mêmes mouvements finissent aussitôt qu'on donne atteinte au cervelet ; cependant nous avons plusieurs observations par lesquelles nous voyons qu'on a souvent trouvé le cervelet presque tout gangrené. M. de la Peyronie l'a trouvé tout détruit par une tumeur dure qui s'y était formée peu à peu, et qui avait grossi de façon qu'il ne restait plus du cervelet qu'une lame informe qui couvrait la tumeur. On trouve aussi quelques exemples de plaies du cervelet, où la substance de cette partie a été presque entièrement détruite, et l'on a vu les blessés survivre plusieurs jours à ces plaies. M. Goëlike a remarqué que proche le cerveau, les plaies de la moelle de l'épine sont absolument mortelles ; il poussa un couteau fort aigu entre la première et la seconde vertèbre du cou d'un chien ; cet animal entra aussitôt dans de terribles mouvements convulsifs, et périt. M. de la Peyronie ayant remarqué par beaucoup d'observations que le cervelet, les lobes du cerveau, des corps canelés, de la glande pinéale, etc., pris chacun en particulier, ne sont pas abso-

(1) Bonet, Bibl. de chir., cent. 1, obs. 75.

(2) Bonet, *ibid.*

(3) Manget, Biblioth. chirur. cranii fracturæ. On trouve aussi dans les *Transact. philos.* l'histoire d'une balle restée plusieurs années dans la substance du cerveau, ann. 1709, n. 310, art. 6.

(1) Manget, Bibliot. chir. cranii fracturæ.

(2) Goëlike, Hist. chir., p. 325.

(3) Alberti Jur. méd., p. t., p. 317, 43.

(4) De constant. animi, bibl. 4, cap. 1.

lument nécessaires à la vie, ni même aux facultés de l'ame, particulièrement à la connaissance et au jugement; il a été convaincu de la fausseté des différentes opinions qu'on a eues touchant le siége de l'ame, et il a reconnu par toutes les observations que la chirurgie et l'anatomie lui ont fournies, qu'au contraire le corps calleux ne peut être blessé que ces facultés ne soient troublées ou abolies; d'où il conclut avec évidence que le corps calleux est la partie du cerveau où l'ame exerce ses fonctions (1). La connaissance de tous ces faits présente d'ailleurs aux chirurgiens un point de vue particulier; car non-seulement les cures que nous venons de rapporter, mais beaucoup d'autres semblables, qui se trouvent dans les Observations, doivent les encourager à traiter les plaies de la substance du cerveau, quelque considérables qu'elles soient, avec toute l'attention possible, puisqu'on peut espérer de réussir; mais elles leur font apercevoir encore qu'ils peuvent tenter sur le cerveau même, particulièrement dans les cas désespérés, certaines opérations, que le danger dans lequel se trouve le malade permet, et que les indications prescrivent, comme l'unique secours que l'on puisse employer; qu'ils peuvent, par exemple, ouvrir des abcès dans la substance du cerveau; rechercher, lorsque les accidents le demandent, des corps étrangers que l'on croit retenus dans ce viscère; retrancher des portions de la substance du cerveau, lorsqu'elle est atteinte de mortification; emporter des fungus et des tumeurs carcinomateuses auxquelles le cerveau est sujet. On doit se rappeler ici le précis d'observations que nous avons rapportées sur la multiplicité de trépans, afin de remarquer qu'on peut faire au crâne les ouvertures nécessaires pour pratiquer facilement ces opérations.

( *Opérations dont le cerveau est susceptible.* ) Pour faire sentir la nécessité de ces différentes opérations, et pour exposer les circonstances qui peuvent les rendre plus ou moins possibles ou plus ou moins difficiles, nous allons rapporter quelques observations et faire quelques

remarques qui feront connaître les différents cas où ces entreprises peuvent être plus ou moins sûres. Commençons par les abcès cachés dans la substance du cerveau. — Il y a des cas dans les plaies de tête, où, après avoir ouvert le crâne, on est obligé d'ouvrir les membranes du cerveau, pour chercher la cause des accidents qui persistent après le trépan. Cette dernière opération ne suffit pas toujours; ces accidents sont souvent entretenus par une suppuration qui s'est faite dans la substance même du cerveau, et assez ordinairement vis-à-vis la fracture qui a obligé de trépaner. Cette suppuration forme des abcès qui ne se manifestent par aucun signe extérieur; on ne pourrait se déterminer que par des accidents pressants à ouvrir la substance du cerveau, dans la vue de donner issue aux matières de l'abcès que l'on soupçonne être la cause de ces accidents; mais l'incertitude du succès l'a toujours emporté sur ces conjectures. Dans la crainte de trop exposer leur réputation, les chirurgiens ont mieux aimé laisser périr le blessé, que de faire une telle tentative; cependant notre crainte d'ouvrir le cerveau peut être comparée à celle que les anciens avaient d'ouvrir la dure-mère: aujourd'hui l'on n'hésite plus à ouvrir cette membrane, et cette opération a sauvé la vie à une infinité de blessés. Peut-être que les praticiens qui nous suivront, seront surpris aussi de notre timidité à ouvrir la substance du cerveau: nous avons déja beaucoup de faits qui nous reprochent cette timidité, et qui nous excitent puissamment à risquer dans les cas désespérés l'opération que nous proposons.

( VIe *Observation par M. de la Peyronie.* Un enfant fit une chute sur le pariétal gauche, qui fut suivie d'accidents qui indiquèrent le trépan. Cette opération donna issue à un épanchement considérable qui s'était fait sur la dure-mère; du reste cette membrane se trouva en bon état, et les accidents disparurent jusqu'au vingt-huitième jour, qu'il survint des mouvements convulsifs, une paralysie incomplète du côté droit, un assoupissement et une perte de connaissance presque continuelle. M. de la Peyronie ouvrit la dure-mère, dans le soupçon qu'il y avait dessous quelque abcès qui causait ces accidents; car d'ailleurs il n'y avait aucuns signes particuliers qui l'en assurassent : aussi ne trouva-t-il rien sous cette membrane. Le

---

(1) M. de la Peyronie a donné sur ce sujet un mémoire à l'académie des sciences, qui a été lu à la rentrée publique du mercredi d'après la Quasimodo de l'année 1741.

péril pressant où était le blessé, lui ins-
pira d'ouvrir le cerveau même: l'entreprise parut trop hardie, on s'y opposa, et
l'enfant périt dans les convulsions. M. de
la Peyronie lui ouvrit la tête, où il trouva
en effet vis-à-vis l'ouverture du trépan un
abcès dans la substance du cerveau, qui
n'était qu'à trois ou quatre lignes de
profondeur; ainsi il n'est pas douteux,
par tous les exemples qu'on vient de
rapporter, qu'il n'y eût eu beaucoup à
espérer pour cet enfant, si M. de la Peyronie eût fait l'opération qu'il voulait
hazarder.

( VII<sup>e</sup> *Observation par M. Belair.* )
M. Belair rapporte un cas à peu près
semblable. Un homme âgé de vingt-neuf
ans reçut un coup de hallebarde qui pénétra dans le cerveau de la profondeur
d'un travers de doigt; les fonctions de
l'âme ne furent point troublées par cette
blessure, et le malade, sans être aidé de
personne, fit même beaucoup de chemin
après avoir reçu le coup. On tira plusieurs pièces de l'os percé et fracturé par
ce coup, et on pansa la plaie comme un
trépan. Quarante-quatre jours se passèrent sans accidents, le blessé se levait
tous les jours; mais au bout de ce temps-
là la fièvre le prit avec frisson, et il
mourut en vingt-quatre heures : on
trouva dans la substance corticale, vis-
à-vis la plaie, un petit abcès. La dure-
mère et la pie-mère étaient tendues et enflammées. — Il est souvent arrivé que la
dure-mère ayant été ouverte par le chirurgien, ou par le coup qui a fait la
plaie, la nature a elle-même satisfait aux
indications que nous offrent ces abcès.
L'observation suivante, et plusieurs autres que nous pourrions rapporter, où
l'on voit que la rupture de pareils abcès a
eu des suites heureuses, prouvent assez
que l'opération que nous proposons peut,
si elle découvre l'abcès, avoir souvent
une bonne réussite.

( VIII<sup>e</sup> *Observation par M. Petit.*
*Ouvertures des abcès au cerveau.* )
Un enfant de neuf ans tomba de sa hauteur sur l'angle d'une pierre carrée; il
perdit connaissance.

M. Petit, qui fut appelé à son secours,
trouva une plaie à deux ou trois travers
de doigt au-dessus de l'œil droit : elle
était assez grande pour qu'il pût y introduire le doigt; il sentit que l'os était
fracturé et enfoncé, ce qui l'obligea à
faire une incision cruciale assez grande
pour découvrir toute la fracture, et se
procurer un espace suffisant pour y

appliquer le trépan; il différa cette dernière opération au lendemain, à cause
de l'hémorrhagie : presque aussitôt qu'il
eut appliqué son appareil, la connaissance
revint au blessé; il fut saigné plusieurs
fois. M. Petit fit le trépan; il ne trouva
point de sang épanché sous le crâne; il
releva les pièces d'os enfoncées, enleva
celles qui étaient entièrement détachées,
et coupa toutes les inégalités qui auraient pu offenser la dure-mère. Il n'arriva pas d'accidents les premiers jours;
mais la nuit du cinq au six il survint un
peu de fièvre; le malade fut inquiet, un
peu brûlant et fort altéré, ce qui obligea
le matin à retourner à la saignée. Le soir,
la tête étant pesante et la fièvre ayant
augmenté, on fit une saignée du pied; le
lendemain la plaie était plus sèche qu'à
l'ordinaire, la dure-mère paraissait un
peu brune, faisant bosse, et résistant peu
au doigt lorsqu'on la touchait; d'où M.
Petit jugea qu'il y avait dessous quelque
liqueur épanchée. A peine eut-il ouvert
cette membrane avec une lancette, qu'il
sortit, d'un abcès qui s'était formé dans
la substance du cerveau, une cuillerée de
sérosité brune et fétide; il augmenta
l'ouverture autant qu'il lui fut possible.
Cette première évacuation ne dissipa pas
les accidents, le malade fut au contraire
fort agité la nuit suivante; il rêva, et
grinça même plusieurs fois des dents, son
pouls fut serré et incercadent; le matin
l'appareil se trouva néanmoins fort humide; l'assoupissement fut considérable
le soir et pendant toute la nuit : mais le
lendemain, qui était le onzième de la
blessure, tous ces formidables accidents
disparurent. M. Petit aperçut, en pansant le malade, la cause de ce changement
si subit, car il trouva l'appareil rempli
de pus fort fétide; il sortit dans la suite
quelques flocons de la substance du cerveau : les portions des membranes qui
étaient tombées en mortification se détachèrent, et la guérison du malade fut
parfaite au bout de deux mois. Nous rapporterons dans la suite une observation
de M. de la Peyronie, sur le même sujet,
dont le succès a été de même très-heureux.

( *Remarque.* ) On trouve dans les observations beaucoup d'abcès semblables;
cependant il est à propos de remarquer
que ces abcès ne se placent pas toujours
si avantageusement pour l'opération : car
quelquefois ils se trouvent près des ventricules, et quelquefois même à la partie
opposée au coup; ainsi, lorsque le coup

a porté à la partie supérieure de la tête, l'abcès peut se placer vers la base du crâne. Nous en avons un exemple dans Pigray (1) : cet abcès était fort petit, il ne fit périr le malade que six mois après la blessure. — Lorsque les abcès se forment à la partie opposée au coup, ils produisent ordinairement quelques accidents qui peuvent nous les faire soupçonner. Nous avons déjà vu, à l'article du trépan dans les cas douteux, que plusieurs praticiens se sont déterminés avec succès à trépaner à la partie opposée à la plaie. Si, lorsqu'on se détermine à trépaner à l'endroit où l'on soupçonne un contre-coup, on ne trouvait rien sous le crâne ni sous les membranes du cerveau, et que les accidents qui ont engagé à faire l'opération persistassent après le trépan, on peut conjecturer qu'il y a dans cet endroit un abcès caché dans la substance du cerveau. — Les accidents qui font juger qu'il y a eu un contre-coup, et sur lesquels on se décide pour le trépan, sont principalement une douleur fixe qui, quoiqu'elle ne se fasse point sentir à l'endroit du coup, paraît cependant en être une suite. S'il survient des frissons irréguliers, de la fièvre et d'autres accidents, on peut présumer qu'il s'est fait un abcès à l'endroit de cette douleur. — La paralysie qui arrive souvent en pareil cas, et qui se trouve ordinairement du côté opposé à l'endroit du cerveau où est la cause qui la produit, peut beaucoup contribuer avec la douleur à déterminer le siége de l'abcès ; car, si la paralysie occupe le bras, la jambe ou quelque autre partie du côté du coup, on est presque sûr que le mal est du côté opposé : nous avons cependant quelques exemples de paralysies dont la cause s'est trouvée dans le cerveau du même côté que ces paralysies ; mais on ne doit pas s'arrêter à ces cas particuliers, à moins qu'ils ne se montrent manifestement par eux-mêmes. Ainsi, lorsque la paralysie est accompagnée d'accidents pressants, on peut, dans le cas dont il s'agit, se déterminer à trépaner du côté opposé ; et si on ne découvre rien sous le crâne ni sous les membranes du cerveau, on peut hasarder quelques petites incisions dans la substance même de ce viscère, pour s'assurer s'il n'y a point dans la substance corticale, et même au-delà, quelque abcès qui soit la cause de ces ac-

cidents. Une telle incision n'est point à redouter pour la vie du malade : car, si l'incision rencontre l'abcès, elle peut sauver la vie ; et si elle ne l'atteint pas, cet abcès fera périr le malade indépendamment de l'incision. Elle n'est pas à redouter non plus par rapport à la douleur ; car, on a souvent observé que la propre substance du cerveau est insensible. — Les tumeurs carcinomateuses qui arrivent au cerveau, et qui sont toujours funestes au malade, ne méritent pas moins l'attention des chirurgiens, que les abcès dont nous venons de parler : car la douleur intolérable qu'elles causent, et qui ne finit qu'à la mort, rend ces tumeurs extrêmement cruelles ; et les tentatives que l'on fait pour y remédier sont d'autant plus inutiles, comme on va le voir dans l'observation suivante, que l'on ne découvre presque jamais cette maladie qu'après qu'elle a fait périr le malade.

(IXᵉ *Observation par M. Cochlan.*) Un homme fut affligé d'une violente et continuelle douleur de tête, qui survint après avoir reçu à cette partie un coup auquel on n'avait fait aucune attention : cette douleur, malgré les remèdes qu'on employa, persista jusqu'à la mort du malade, après laquelle on trouva une tumeur carcinomateuse de la grosseur d'un œuf de poule, qui s'était formée dans la substance du cerveau. Il y a plusieurs exemples de ces tumeurs terribles dans les auteurs (1) : il paraît cependant que l'extirpation de ces tumeurs ne doit pas être toujours impossible, surtout lorsqu'elles n'ont pas un volume trop considérable, et qu'elles sont placées à la surface du cerveau ; car le cerveau peut soutenir de pareilles opérations, puisqu'il résiste souvent à des plaies et à des gangrènes très-considérables. Ces tumeurs ne sont pas ordinairement d'un aussi gros volume que celle dont on vient de parler. Nous avons vu ci-devant, dans la vingtième observation, l'histoire d'une longue et cruelle douleur de tête, causée par deux tumeurs carcinomateuses qui n'étaient guère plus grosses qu'un pois chacune, et qui étaient attachées à la substance corticale du cerveau. Or, si dans une douleur de tête intolérable, et qui paraîtrait extrê-

(1) Liv. 4, chap. 9.

(1) Ephem. Dec. 2, an. 1, obs. 167. Bonet. Sepulcr. Plater., lib. 1. Fabr. de Hilden, op. chir., etc.

mement à craindre pour l'événement, on soupçonnait une pareille cause, ou si on venait à la découvrir, ne serait-il pas raisonnable de tenter l'extirpation de la tumeur, plutôt que de laisser mourir cruellement un malade, dans un cas où l'on peut tenter de le secourir par une opération qui est infiniment moins à craindre que la maladie? On peut penser des fungus qui arrivent au cerveau comme de ces tumeurs, par rapport à l'extirpation. — L'art nous offre la même ressource contre les gangrènes du cerveau ; mais malheureusement elles se trouvent souvent dans le cas des tumeurs dont on vient de parler, c'est-à-dire qu'on ne les découvre qu'après la mort.

( X⁰ *Observation par M. Sauré.* )
Une fille âgée de vingt-deux ans se frappa à la partie moyenne et supérieure de l'occipital contre un mur : ce coup ne fut pas suivi de symptômes considérables, et cette fille ne le déclara même que quelques jours après ; on lui conseilla la saignée et l'usage des vulnéraires, seulement par précaution. Elle fut pendant deux mois et demi sans sentir d'autre incommodité qu'un peu de douleur au derrière de la tête ; mais enfin la fièvre lui prit, avec des douleurs dans toute la tête et au bas-ventre. M. Sauré, qui fut appelé alors, examina la tête, et n'aperçut rien au dehors : il ordonna des fomentations, et retourna à la saignée. Ces douleurs disparurent en dix ou douze jours ; mais elles recommencèrent bientôt, et continuèrent jusqu'à la mort, qui arriva quatre mois après le coup. La tête fut ouverte ; on ne trouva point de fracture au crâne, ni d'épanchement sur les membranes du cerveau ; mais ces membranes étaient de couleur livide dans une étendue de trois travers de doigt : on s'aperçut, après les avoir levées, que la substance du cerveau était fort noire et gangrenée jusqu'à la profondeur de trois travers de doigt. On peut, dans les plaies de tête où le crâne est ouvert, ou lorsqu'une douleur violente et fixe à la suite d'un coup détermine à trépaner, s'apercevoir de ces gangrènes avant qu'elles aient fait tant de progrès, et alors on ne doit pas balancer à emporter toute la portion du cerveau qui est atteinte de mortification. Lambert, célèbre chirurgien de Marseille, donne (1) sur ce sujet une observation qui mérite

d'être rapportée : c'est une leçon très-instructive pour les chirurgiens.
Un laquais, âgé de quinze à seize ans, reçut un coup de pierre au milieu du pariétal droit ; le cerveau fut blessé, et le malade tomba le lendemain en convulsion du côté du coup, et en paralysie du côté opposé. Ces accidents furent accompagnés de fièvre, de délire et d'une diarrhée considérable. La substance du cerveau devint noire ; on y appliqua un médicament composé de deux portions d'esprit-de-vin, et une de miel rosat : le cerveau se gonfla, et sa consistance était plus molle qu'à l'ordinaire, ce qui engageait de couper tous les jours une partie de cette substance gangrenée qui sortait. Le dix-huitième jour, le blessé tomba de son lit : toute la substance du cerveau qui débordait l'ouverture de l'os, se détacha par cette chute, et se trouva dans l'appareil ; mais le gonflement continua à pousser dehors la substance du cerveau qui était noire, et on la retranchait à mesure tous les jours. Le trente-cinquième jour le malade but et s'enivra ; la substance du cerveau alors se gonfla davantage, et se porta considérablement en dehors : ce malade ivre glissa sa main sous l'appareil, empoigna toute la portion de cette substance, et l'arracha avec violence. On trouva le lendemain le cerveau en meilleur état, presque tout ce qui était corrompu était emporté, et on s'aperçut qu'on était proche du corps calleux. Une couleur vermeille succéda à la lividité ; toute la pourriture fut surmontée, et le malade guérit. La paralysie lui resta cependant, il devint même sujet à des mouvements épileptiques ; mais l'esprit se rétablit entièrement. — On peut donc, à l'exemple de ce malade, remplir entièrement l'indication qui se présente naturellement en pareil cas. Le chirurgien timide, qui ne coupait de cette gangrène que ce qui se présentait chaque jour hors du crâne, travaillait inutilement : la corruption qui se saisit facilement de la substance du cerveau lorsqu'elle est gangrenée, parce que cette substance est fort molle et fort humide, devait s'emparer de plus en plus de la partie morte qu'on laissait, et cette partie morte et corrompue qu'on laissait contribuait beaucoup à accélérer le progrès de la mortification ; ainsi, il y a bien de l'apparence que le malade aurait péri, s'il n'avait pas enlevé lui-même la cause de ce progrès, en arrachant presque toute la partie de son cerveau qui était

_____

(1) Comment. sur la carie, ch. 5.

16.

gangrenée. Nous avons cité ci-devant beaucoup d'observations qui prouvent que des corps étrangers peuvent rester long-temps dans le cerveau sans causer la mort du blessé; mais ces observations, en nous enseignant que la présence des corps étrangers dans ce viscère ne cause pas toujours la mort, doivent aussi nous porter non-seulement à tenter l'extraction de ces corps, qui tôt ou tard sont presque toujours funestes aux malades, mais encore à faire les recherches nécessaires pour les découvrir, lorsqu'on a lieu de soupçonner, par les accidents, par l'instrument qui a blessé, et par l'état de la fracture du crâne, qu'il y en ait qui soient retenus et cachés dans la substance de ce viscère.

(XIᵉ *Observ. par M. de Manteville.*) Une dame, âgée d'environ trente ans, alla voir tirer des boîtes; il en creva une, dont un éclat vint la frapper à la partie moyenne latérale droite du coronal : elle tomba à la renverse sur le pavé, sans mouvement, sans sentiment et sans pouls ; elle vomit, et la connaissance lui revint aussitôt après. Cet éclat lui avait fait une plaie contuse avec perte de substance ; il y avait fracture au crâne, avec des esquilles séparées ; M. de Manteville en tira trois, environ de la grandeur de l'ongle : toutes trois comprenaient les deux tables. Il y avait, outre cette plaie, une tumeur de la grosseur d'un œuf, avec fluctuation vers le derrière de la tête, sur la partie postérieure et inférieure du pariétal gauche. M. de Manteville, et M. Desportes qui fut appelé en consultation, décidèrent qu'il fallait ouvrir cette tumeur ; mais deux autres chirurgiens, que l'on consulta aussi, s'y opposèrent, et s'emparèrent de la malade, qui était alors sans accidents. Le neuvième jour la fièvre lui prit ; le délire survint, qui fut suivi d'un assoupissement léthargique, et enfin de la mort le douzième jour. Messieurs les chirurgiens du Châtelet en firent l'ouverture ; ils ne trouvèrent point d'épanchement, mais seulement une esquille dans la substance du cerveau vis-à-vis la plaie. On voit par là combien on doit être en garde contre les corps étrangers qui peuvent s'engager dans le cerveau, et surtout combien on doit être attentif, dans les fractures avec fracas, aux esquilles qui peuvent se perdre dans la substance de ce viscère.

(*Remarques sur le danger des plaies du cerveau.*) Le grand nombre de guéri-

sons que nous avons rapportées au commencement de cet article, pour faire connaître les ressources de la chirurgie dans les plaies, et dans d'autres maladies du cerveau, ne doivent pas aveugler les chirurgiens, et leur faire perdre de vue le danger qui accompagne les blessures du cerveau, négliger les grands ménagements que demande le traitement de ces plaies, et manquer de circonspection dans le pronostic que l'on en doit faire ; car on doit penser qu'il ne serait pas difficile d'inspirer par d'autres observations au moins autant de craintes que celles que nous avons rapportées donnent d'espérance : mais, comme il est ici plus facile d'effrayer que de rassurer, ce sera assez de rapporter l'observation suivante, pour contre-balancer celles qui pourraient faire naître trop d'assurance ; et elle nous donnera occasion de faire quelques remarques sur le jugement que l'on porte trop légèrement, dans certaines circonstances, par rapport aux plaies du cerveau.

(XIIᵉ *Observ. par M. Maréchal.*) Un homme, qui reçut un coup sur la tête, eut une esquille engagée dans la substance du cerveau, d'un travers de doigt de profondeur ; cette blessure attira aussitôt des accidents considérables. M. Maréchal enleva la partie d'os enfoncée ; il pansa le fond de la plaie avec le baume de Fioraventi, et le dehors avec un digestif. Le blessé fut saigné six fois ; il sortit gros comme un jaune d'œuf de la substance du cerveau. Les accidents se dissipèrent presque entièrement : le blessé parut passablement bien ; la fièvre était médiocre, et la plaie donnait de l'espérance. La suppuration entraînait toujours quelques portions de la substance du cerveau ; elles étaient d'une consistance plus molle que celle du morceau qui était sorti le premier. Il s'était fait un trou dans le cerveau à loger une balle de jeu de paume. Le neuvième jour, M. Maréchal porta son doigt très doucement au fond de cette plaie, pour examiner des chairs qui lui paraissaient mal conditionnées : il dit que le blessé entra aussitôt dans des convulsions si considérables, qu'il crut qu'il allait mourir. Les accidents causés par cette tentative se dissipèrent assez promptement ; mais l'état du malade n'en était pas moins fâcheux : ce blessé mourut le douzième jour. M. Maréchal a donné cette observation pour avertir les jeunes chirurgiens que le péril est si grand dans ces sortes de plaies avec perte de substance par une grande suppuration, qu'il n'en a traité aucune avec succès. Or une telle déclaration, faite par un chirurgien qui a autant pratiqué que M. Maréchal, mérite qu'on y fasse attention ; cependant elle ne doit pas trop nous effrayer, car les observations que nous avons rapportées, et une infinité d'autres que nous pourrions encore citer, nous permettent d'espérer avec raison un meilleur succès. — Il faut d'ailleurs faire attention que souvent le danger dépend plus des circonstances que de la blessure même ; le tempérament, le pays, les soins de ceux qui gouvernent les blessés, les événements qui peuvent exciter les passions, etc., décident souvent du sort du blessé. On a remarqué, par exemple, qu'à Montpellier, à Marseille et à Avignon, les plaies de tête guérissent plus facilement qu'à Florence et à Paris. A l'égard des passions, on a vu des blessés qu'un mouvement de colère a fait mourir incontinent ; l'arrivée inattendue d'une personne aimée ou haïe a souvent produit le même effet ; d'autres ont péri pour avoir manqué une seule fois à la continence, ou même par la seule entrevue de l'objet dont ils étaient passionnés. Le défaut de régime a souvent des suites aussi funestes. Il se trouve beaucoup d'autres singularités qui peuvent encore être très-nuisibles : Fabrice de Hilden rapporte qu'un de ses blessés mourut, parce qu'on avait fait trop de bruit auprès de lui, et que le père en fut même puni par une amende à laquelle il fut condamné. Les auteurs sont remplis d'observations dans lesquelles on attribue ainsi la mort arrivée à la suite des plaies de tête, aux seules circonstances qui l'ont précédée. — Il n'est pas douteux que toutes ces causes étrangères ne puissent souvent causer la perte des blessés ; mais on peut bien penser aussi que souvent, faute d'ouvrir les cadavres, on attribue à des causes apparentes ou extérieures, un mauvais succès qui réellement est l'effet de quelque cause cachée au-dedans ; par exemple, une esquille, un abcès placé dans l'intérieur du cerveau, ou une suppuration telle que celles qui se forment quelquefois à la suite des coups à la tête, dans divers viscères, particulièrement dans le foie ; une suppuration retenue, une gangrène, une inflammation, un épanchement. Or, si ces causes cachées font périr inopinément les blessés, lorsque quelque conjecture remarquable fournit au-de-

hors une cause apparente de cette mort imprévue, on ne manque pas d'attribuer à cette cause extérieure le funeste événement qui la suit, puisqu'il est la seule cause sensible qui paraisse l'avoir occasioné. Cependant l'expérience peut nous inspirer quelque doute sur ces causes extérieures, car il est certain qu'elles n'ont pas toujours de si mauvaises suites : les observateurs nous fournissent sur ce sujet beaucoup de faits, qui semblent même les rendre un peu suspectes. Salmuth (1) a entre autres rapporté qu'un homme, qui avait une plaie très-considérable au cerveau, guérit, quoiqu'il ne cessât point de s'enivrer, et d'être accompagné de filles gaillardes qui le divertissaient, du moins par leur gaîté et leurs conversations libres. Deux choses nous ont déterminé à citer cette observation, ou quelqu'autre semblable : 1° pour avoir occasion d'avertir les jeunes chirurgiens qui pourraient en trouver de pareilles dans les auteurs, de ne point se laisser prévenir par ces mauvais exemples, de crainte qu'ils ne se relâchent sur les précautions que l'on doit prendre pour éloigner tous ces dérangements : car, malgré ces observations, qui véritablement sont extraordinaires, il n'est pas douteux que de tels écarts sont capables de nous empêcher de réussir dans la cure de ces grandes plaies ; 2° nous avons eu en vue de les rendre attentifs à ne se pas laisser tromper sur la cause des événements fâcheux qui arrivent dans ces blessures, et que l'on attribue à des causes accidentelles et extérieures, tandis que quelquefois, faute d'examiner avec assez de soin une plaie et ses environs, on n'y aperçoit pas des causes auxquelles on pourrait peut-être remédier, et qui cependant enlèvent les blessés sans qu'on ait eu le moindre soupçon qu'elles existassent : nous pourrions citer beaucoup d'observations où l'ouverture des cadavres a découvert de telles causes cachées, qui n'ont été funestes aux malades que parce qu'elles ont été inconnues aux chirurgiens. — M. Maréchal nous a communiqué une observation qui nous fournit l'occasion de faire remarquer une méprise d'un autre genre, qui, à la vérité, est moins dangereuse que celles dont nous venons de parler, mais qui n'est guère moins

---

(1) Bonet, Biblioth. de chir., cent. 5, obs. 26.

honteuse pour le chirurgien qui y tombe, et qui est surpris dans son erreur. La substance du cerveau est si molle, que les matières que fournissent les plaies de tête, peuvent quelquefois avoir une couleur et une consistance semblables à celles de cette substance, et faire penser que la plaie pénètre dans le cerveau, lorsque ce viscère n'est aucunement offensé.

( XIII. *Observation par M. Maréchal.*) Un homme reçut un coup à la partie inférieure du front, qui lui fit une plaie pénétrante dans le sinus sourcilier; cette plaie fournit dès le second pansement des flocons de matières muqueuses blanchâtres, qu'un chirurgien prit pour des portions de la substance du cerveau. M. Maréchal reconnut que la plaie ne passait pas le sinus, et que ce chirurgien avait pris pour substance du cerveau les matières qui filtrent dans ce sinus. Ce sont sans doute de pareilles méprises qui ont fait dire à Muys et à Nuck que les plaies des sinus sourciliers en imposent tellement, qu'on croit souvent que le cerveau est considérablement blessé, lorsqu'il n'y a que la table extérieure du sinus qui soit cassée. La membrane qui tapisse le sinus peut recevoir par la respiration un mouvement qui imite celui des membranes du cerveau; ce qui peut encore aider à faire penser que ces plaies pénètrent toute l'épaisseur du crâne, lorsqu'elles ne pénètrent que jusqu'à la membrane de ce sinus. La plaie dont parle M. Maréchal fut très-promptement guérie. Cette dernière circonstance nous engage à finir par une petite remarque un peu étrangère à notre sujet, mais que nous ne devons pas passer; c'est que cette prompte guérison prouve évidemment que les plaies des sinus sourciliers ne sont pas elles-mêmes si rebelles ou si difficiles à refermer que le disent plusieurs auteurs, qui, en partie pour cette raison, défendent de trépaner sur ces sinus : d'ailleurs, il faut convenir que le lieu n'est pas convenable par lui-même pour cette opération; cependant, si quelque maladie de ces sinus mêmes (1), ou quelques autres circonstances l'exi-

geaient, la difficulté de refermer la plaie ne devrait point empêcher de trépaner sur cette partie.

( *Remarques sur le choix des remèdes propres aux plaies du cerveau.*) On voit par les observations des plus grands maîtres, qu'on est encore peu fixé sur les remèdes que l'on doit employer dans les plaies du cerveau, et qu'on a peu examiné quels sont ceux qui doivent y convenir le mieux; on n'y parle pas même des indications particulières qui peuvent se tirer de la propre substance de ce viscère. Les uns se sont servis de liqueurs vineuses, d'esprit-de-vin même; d'autres de baumes spiritueux, chargés tout ensemble d'huiles éthérées et d'huiles alcoolisées ou vineuses; quelques-uns ont mis en usage le miel ou le sirop de roses, quelques autres les teintures de myrrhe et d'aloès; on en trouve qui n'ont eu recours aux huiles éthérées seules, comme l'huile de térébenthine; il y en a qui ont employé l'huile d'olive, où l'on avait fait infuser le millepertuis ou quelque autre plante vulnéraire; on en voit qui s'en sont tenus à la seule charpie sèche. Aucun de ces praticiens ne rend raison de la préférence qu'il donne à un remède plutôt qu'à un autre. Il faut cependant convenir qu'on a regardé le cerveau comme une partie spermatique ou exsangue, et qu'on lui a rapporté les remèdes que l'on croit qui conviennent le mieux à ce genre de partie, surtout aux parties nerveuses; mais il y a un inconvénient auquel le cerveau est sujet, qui est très-facile à remarquer, et auquel on doit être attentif dans les plaies de ce viscère avec suppuration; c'est un gonflement de la substance de ce même viscère, qui est très-difficile à réprimer, et par lequel cette substance tend à s'échapper en suppuration. M. Maréchal et d'autres grands praticiens ont souvent remarqué cet inconvénient, et on s'est aperçu que l'esprit-de-vin, quoique employé souvent avec succès dans les plaies des nerfs, peut beaucoup y contribuer. M. de la Peyronie a donné sur ce sujet une observation, et des expériences qu'il a faites en conséquence; où l'on voit bien sensiblement les fâcheux effets de ce gonflement, et les remèdes qui sont préférables pour s'y opposer.

( XIV. *Observation par M. de la Peyronie.*) Un jeune homme de seize ou dix-sept ans fut frappé d'une pierre, qui lui fit une plaie avec fracture et esquilles au

---

. (1) Par exemple, dans les cas de cette céphalée dont parle Bartholin, qui était causée par des calculs retenus dans un de ces sinus. Il s'y trouve quelquefois aussi des vers qui causent la même maladie.

milieu de l'os pariétal gauche. On le trépana pour enlever les esquilles qui blessaient les membranes du cerveau ; il survint un abcès sous ces membranes : M.
de la Peyronie, qui perça cet abcès,
trouva que les matières s'étaient en partie glissées dans les anfractuosités du
cerveau, et qu'elles avaient fait impression sur la substance de ce viscère, car
il y remarqua déjà quelque apparence de
pourriture ; il jugea à propos d'employer
l'esprit-de-vin sur cette partie, comme
un remède propre à résister à la putréfaction ; mais au bout de deux jours il
survint un gonflement qui excédait l'ouverture du crâne en dehors, malgré l'appareil qui s'y opposait Ce gonflement fut
accompagné d'un dégorgement ou d'une
suppuration si prodigieuse, qu'elle fit
périr le blessé en peu de jours. Il semblait, par là quantité de matière qui était
sortie, que la moitié du cerveau s'était
échappée en forme de bouillie dans cette
suppuration. M. de la Peyronie ouvrit la
tête de ce jeune homme après la mort ; il
fut surpris de trouver que la déperdition
de la substance du cerveau ne répondait
pas à beaucoup près à ce qui paraissait en
être sorti ; il comprit de là que cette
substance n'avait pas à beaucoup près
fourni toute la matière de ces grandes
suppurations, et que les sucs qui l'abreu-
vaient, en avaient formé la plus grande
partie. — M. de la Peyronie, ayant remarqué plusieurs fois que l'esprit-de-vin
ne lui avait pas réussi dans ces gonfle-
ments, ou plutôt dans ces dégorgements
du cerveau, et qu'au contraire cette liqueur lui avait paru les exciter davantage, jugea à propos de faire les expériences suivantes pour s'éclaircir sur ses
doutes, et pour découvrir le genre de
remèdes plus propres à réprimer ce gonflement. Il mit une portion de cerveau
dans un vase avec de l'esprit-de-vin,
une autre portion avec du vin, une autre
avec le baume de Fioraventi, une autre
avec l'huile de térébenthine, et une autre
enfin avec le baume du Commandeur de
Perne. Celle qui avait été dans l'esprit-
de-vin, s'était raréfiée et considérablement attendrie ; elle se corrompit ensuite
plus promptement que les autres. Les
mêmes changements arrivèrent aussi à
celle qui était dans le vin, mais ils furent beaucoup moins considérables. La
portion qui avait été dans le baume de
Fioraventi, se trouva au contraire un peu
plus resserrée et raffermie. Ce dernier
effet fut encore plus remarquable dans

celles qui avaient été dans l'huile de térébenthine et dans le baume du Commandeur. — Ces expériences montrent
assez que les huiles essentielles balsamiques sont préférables aux huiles alcoolisées, pour réprimer les dégorgements du
cerveau, et pour les prévenir. M. de la
Peyronie a remarqué depuis que la pratique s'accorde en effet parfaitement avec
les expériences. — Le miel rosat est encore un remède fort usité dans les plaies
du cerveau, et il est autorisé depuis
long-temps par la pratique dans les cas
où il faut déterger, surtout lorsque la
suppuration est tenace et épaisse. Quelques praticiens l'ont regardé comme un
médicament trop chaud et trop âcre pour
cette partie. Scultet a combattu ce préjugé par l'expérience (1). M. de la Peyronie s'est servi de ce remède fort utilement dans les injections qu'il a faites
dans ce viscère ; c'est pourquoi il est à
propos que nous rappelions cette cure,
en nous bornant cependant à un récit
fort succinct, parce qu'elle est déjà rapportée par quelques auteurs.

Cette observation si fameuse, tant à
cause de la grandeur de la maladie qu'à
cause de la cure même, renferme l'histoire d'une plaie sur le pariétal gauche,
pour laquelle M. de la Peyronie ne fut
pas appelé d'abord ; il y avait plus d'un
mois que le blessé avait cette plaie, lorsqu'il le vit pour la première fois. Les
accidents qui étaient survenus depuis
quelques jours, et qui engagèrent à l'appeler, lui firent soupçonner un épanchement sous le crâne ; il examina l'os, et
découvrit une fracture avec embarrure :
le lendemain il appliqua deux couronnes
de trépan, et enleva les pièces d'os qui
blessaient la dure-mère. Cette opération
ne fit point cesser les accidents ; la dure-
mère était un peu molle et livide, ce qui
détermina M. de la Peyronie à ouvrir
cette membrane : il sortit dans l'instant
par l'ouverture qu'il fit environ une palette de pus mal conditionné, dans lequel on aperçut quelques flocons de la
substance du cerveau, et on reconnut que
la cavité où ce pus s'était trouvé s'étendait jusqu'au corps calleux, et qu'elle
était d'une grandeur à contenir un gros
œuf de poule. Les matières qui continuèrent de suppurer étaient fort grasses et
épaisses. M. de la Peyronie jugea à propos, pour les détremper et pour les en-

_____

(1) Arcen. de chir., p. 127.

lever, de faire des injections dans cette cavité avec le miel rosat délayé dans une décoction de plantes céphaliques ; cette cavité était si considérable qu'elle contenait jusqu'à quatre onces de la liqueur qu'on y injectait. A mesure que la cavité s'emplissait par l'injection, le malade perdait connaissance, et tombait enfin comme mort; et on lui rendait la vie aussitôt qu'on retirait la liqueur. Ces injections entraînaient avec les matières purulentes de petites portions de la substance du cerveau, qui s'en allaient en suppuration. Le grand avantage qui résultait des injections était d'empêcher ces matières de séjourner, et d'acquérir par le croupissement un caractère putride, qui aurait entretenu et augmenté ces suppurations jusqu'à la mort du malade ; au lieu que, par le moyen de ces injections, la suppuration prit un bon caractère, et le malade fut guéri en moins de deux mois. M. de la Peyronie a plusieurs fois employé en pareil cas les injections avec le même succès. Si les matières paraissaient atteintes d'une dissolution putride, et que la substance du cerveau eût beaucoup de part à cette dissolution, il faudrait ajouter à ces injections le baume du Commandeur, ou l'huile de térébenthine, ou quelques autres substances balsamiques spiritueuses. Il ne faut pas que les injections soient poussées avec force, ni qu'elles sortent par un siphon trop menu; il faut au contraire que le conduit par où elles sont chassées soit large, et terminé en forme d'arrosoir, afin que la liqueur s'étende davantage, qu'elle lave mieux, et fasse moins d'effort sur la substance du cerveau. Quand il n'y a ni ténacité ni dissolution dans les matières qui suppurent, on peut se servir de baume de Fioraventi seul, ou mêlé avec du miel rosat délayé dans quelque liqueur vulnéraire. Nous avons beaucoup d'observations où nous lisons que l'on s'en est servi avec succès dans les plaies du cerveau. Les injections qui se font entre le crâne et la dure-mère seulement demandent moins de circonspection; car nous voyons qu'en pareil cas Paré (1) s'est servi avec succès de décoctions de plantes détersives.

(1) Lib. 10, cap. 21.

## OBSERVATIONS avec des réflexions sur la cure des hernies avec gangrène; par M. DE LA PEYRONIE.

Les chirurgiens ont recours à différents moyens pour prévenir les suites funestes des hernies avec gangrène ; mais ce point de pratique n'est point réduit en méthode, chaque praticien est borné aux procédés que son génie lui inspire. Les auteurs qui décrivent le manuel des opérations, ne prévoient pas toutes les indications qui se présentent dans les cas extraordinaires, et n'aperçoivent pas non plus toutes les ressources que ces indications peuvent suggérer à l'opérateur ; de pareilles singularités ne peuvent d'abord se transmettre que par les praticiens mêmes qui les ont remarquées, et qui ont eu recours à des moyens particuliers qui leur ont réussi. En effet, sans les observations qui ont été communiquées à l'académie, et qu'on rapportera dans un autre mémoire, nous ignorerions presque entièrement les tentatives heureuses que plusieurs maîtres ont faites dans les hernies avec mortification, pour arrêter le progrès de la pourriture, retenir au dehors la partie gangrénée de l'intestin, et procurer l'adhérence nécessaire pour le succès de l'opération; ces tentatives nous seraient, pour la plupart, aussi inconnues que celles que les anciens chirurgiens ont pu faire avec les mêmes succès dans les mêmes circonstances; car il me semble que les procédés singuliers qui dépendent de l'intelligence de l'opérateur, doivent avoir été pratiqués, au moins en partie, par les grands chirurgiens qui nous ont précédés ; et que s'ils s'était formé, comme aujourd'hui, des sociétés qui se fussent chargées de recevoir les observations que chacun de ces maîtres pouvait donner, de faire usage de ces observations, et de les rendre publiques, nous verrions que l'ancienne chirurgie n'était pas aussi bornée qu'elle nous paraît. Quoi qu'il en soit, ces procédés, qui n'ont été connus que de ceux qui les ont pratiqués, ne peuvent être regardés que comme des découvertes privées et passagères, qui n'ont contribué en rien au progrès de notre art, puisqu'ils n'ont point été transmis à la postérité ; ainsi nous sommes en droit de mettre au rang des découvertes que nous fixons et que nous rendons publiques, beaucoup de points de pratique, qui peut-être sont fort anciens: tels sont, entr'autres, les différents moyens que nous avons imaginés pour assujétir, dans l'opération des hernies avec mortification, l'intestin gangrené, et pour procurer l'adhérence qui lui est nécessaire pour sa réunion. L'académie royale des sciences a parlé, en 1723, d'un moyen qui me réussit fort heureusement dans l'opération d'une hernie de ce genre: j'ai eu depuis recours au même procédé, avec un pareil succès, dans une maladie à peu près semblable; je crois devoir rapporter exactement l'histoire de la maladie et de l'opération, dont le détail n'a pas encore été donné. Je ferai ensuite quelques réflexions sur les attentions que le malade et le chirurgien doivent apporter dans ces hernies, et sur l'état dans lequel les parties malades doivent être pour que la cure puisse réussir.

(1e *Observation par l'auteur.*) Un homme de trente ans eut le testicule droit et le cordon spermatique fort pressés par une chute; le gonflement de ces parties, la douleur et la fièvre furent extrêmes: il guérit parfaitement, à la réserve de l'enflure du testicule et de son cordon, qui restèrent beaucoup plus gros que dans leur état naturel. Trois ans après l'intestin s'échappa à travers l'anneau du même côté: cette descente fut parfaitement retenue par un brayer, jusqu'à l'âge de soixante-un ans; alors, l'intestin commença à glisser sous le bandage: au bout de deux ans il se fit un étranglement, lequel, n'ayant pas été réduit, fut suivi, après les premiers accidents qui accompagnent ordinairement ces maladies, de *miserere*, et de la gangrène de l'intestin: dans peu de jours la gangrène se communiqua au sac herniaire, à la graisse et à la peau, de manière que toutes ces parties, ouvertes par la pourriture, donnaient jour aux matières stercorales, et elles y passaient comme à travers un arrosoir. La gangrène avait gagné aussi jusqu'au testicule et à son cordon, lesquels étaient restés malades et tuméfiés depuis le premier accident, dans lequel ces parties, comme on l'a dit, avaient été violemment froissées. Pour prévenir le désordre que devait causer la putréfaction, et qui pouvait être augmenté par les matières de toute espèce qui séjournaient dans la tumeur, j'ouvris cette tumeur depuis l'anneau jusqu'au bas du *scrotum*, et je trouvai l'anneau fort dilaté par les intestins et par le cordon du testicule. L'étranglement qui avait causé les accidents s'était relâché

par la gangrène de l'intestin: j'aperçus avec le doigt qu'elle s'étendait au-dessus du passage, ce qui m'engagea, pour y remédier, à le dilater. Je tirai hors du ventre l'intestin, que je trouvai gangrené plus de deux pouces au-dessus de l'anneau; il vint avec tant de facilité, que je vis bien qu'il n'était assujetti par aucune adhérence: j'emportai autant qu'il me fut possible, tout ce qui parut être gangrené, et hors d'espérance de pouvoir se ranimer. Pour me rendre maître des deux bouts flottants de l'intestin, qui auraient pu rentrer dans le ventre et y causer du désordre, je passai un fil avec une aiguille à travers le mésentère, et je fis un pli à cette partie pour rapprocher les deux bouts de l'intestin, et les assujettir vis-à-vis l'un de l'autre; ensuite je formai, en nouant le fil, une anse capable de retenir le paquet des parties que je voulais empêcher de rentrer trop avant dans la cavité du ventre, ce qui favorisa la sortie des matières stercorales, et de celles que fournissait la suppuration.

Le cordon et le testicule étant gangrenés, il fallut les emporter: je le fis, malgré la grosseur du cordon qui avait deux pouces de diamètre à l'endroit où je le liai; je ne pus pas le lier au-dessus de cette grosseur, parce qu'elle s'étendait trop avant dans le ventre. — Je séparai l'anse qui retenait le mésentère d'avec la ligature du cordon spermatique, pour éviter de les confondre dans la suite des pansements. J'arrosai la plaie d'esprit de térébenthine, et je continuai de m'en servir dans la suite des pansements, en imbibant de cette liqueur les bourdonnets et les plumasseaux, pour les appliquer sur les endroits où il restait encore quelque pourriture: c'est le remède le plus puissant que je connaisse contre toutes sortes de putréfactions; mais c'est surtout dans celle qui arrive au bas-ventre, où le séjour des matières stercorales la rend plus rapide et plus difficile à combattre, que ce remède est extrêmement avantageux, par l'efficacité et la promptitude avec laquelle il opère; ainsi, on ne saurait trop le recommander dans ces putréfactions. Je fis un léger appui sur la ligature du cordon, et je pansai mollement l'endroit de la plaie où les bouts de l'intestin étaient arrêtés: le reste de la plaie fut pensé à plat. — Bientôt après l'opération, les accidents diminuèrent, les écoulements furent libres et abondants: le vingt-cinquième jour de l'opération, la ligature du cordon spermatique s'étant un peu relâchée par la fonte du cordon, et un champignon qui paraissait carcinomateux, et qui était de la grosseur d'un œuf de poule, s'étant élevé en peu de temps au-dessous de la ligature, je coupai cette première ligature devenue inutile par son relâchement, j'en fis une nouvelle fort serrée, et j'emportai le champignon. Cette dernière ligature se sépara le huitième jour: alors le fil qui formait l'anse du mésentère se détacha aussi, et les deux bouts de l'intestin se trouvèrent collés à la face interne de l'anneau. Peu de jours après, les matières stercorales se partagèrent; il en coula peu par la plaie: le reste passa dans la partie inférieure du canal intestinal, et le malade n'alla plus à la selle que par les voies ordinaires, lorsqu'il se comportait sagement.

La plaie continua de se resserrer de jour en jour, mais plus ou moins, selon le degré de diète qu'observait le malade: s'il augmentait sa nourriture, la plaie se r'ouvrait, et rendait plus de suppuration et plus de matières stercorales; s'il se nourrissait moins, la plaie se rétrécissait, et fournissait moins de matières de toute espèce; enfin, il ne put guérir qu'au bout de quatre mois, et après s'être réduit, pendant environ trois semaines, à très-peu de nourriture légère et de facile digestion. — Six mois après que la plaie fut parfaitement guérie, le malade souffrit pendant quelques jours, vers le centre de la cicatrice, des douleurs piquantes: elles furent suivies d'un abcès de la grosseur d'une noisette, qui s'ouvrit sans le secours de l'art: il fournit du pus en petites quantité, quelques portions de matières stercorales fort détrempées, et un petit os pointu que le malade avait avalé, et qui sans doute a été la cause de cet abcès. Dans le cours de deux mois qu'on employa à fermer ce petit trou, il en sortait tantôt des vents, et tantôt de l'humidité; mais la cicatrice qui s'est formée a resté très-solide, et ne s'est point démentie depuis plusieurs années. — Cependant il est survenu peu à peu, à l'endroit de cette cicatrice, une nouvelle hernie de la grosseur et de la figure d'une pomme d'api, dont la base qui est vers l'anneau est très-large, à la différence des hernies ordinaires. Pour l'empêcher de grossir, le malade porte un bandage, dont l'écusson n'est qu'une plaque de bois plate et matelassée, mais sans cette saillie qu'ont les écussons des

bandages ordinaires. Cette nouvelle hernie n'est pas le seul accident qui soit survenu depuis le petit abcès dont nous venons de parler, car le malade est sujet à une colique pareille à peu près à celle dont il est parlé dans l'Histoire de l'académie royale des sciences, année 1723. Cette colique vient apparemment de l'obstacle que les matières stercorales trouvent à passer par le détroit de l'intestin un peu étranglé par la cicatrice: cet obstacle est encore augmenté par le coude que fait l'intestin, à l'endroit de son adhérence avec la face interne de l'anneau où il reste toujours collé. L'impression des excréments sur des chairs nouvelles et délicates, a pu aussi d'abord contribuer beaucoup à cet accident; on peut en effet regarder l'acrimonie de ces excréments comme une cause déterminante de ces coliques, puisque bientôt après que le malade les a ressenties, il est obligé d'aller à la selle. — Mais dans ce cas il arrive ordinairement qu'à mesure que l'on prend des aliments plus solides et en plus grande quantité, la cicatrice se relâche et s'étend, comme je l'ai observé plusieurs fois, le détroit de l'intestin s'élargit, les chairs perdent leur sensibilité, et les coliques deviennent beaucoup moins longues et beaucoup moins douloureuses.

Si, pour obtenir une cicatrice prompte et solide, il faut, comme nous l'avons dit, réduire le malade à très-peu de nourriture légère, on doit aussi, pour éviter les coliques, et pour ménager la cicatrice, n'augmenter les nourritures que peu à peu pendant long-temps; et il faut surtout se mettre à couvert des indigestions, qui, comme on va le remarquer dans l'observation suivante, sont extrêmement dangereuses dans ces cas.

(IIe Observation.) Une femme, âgée de 27 ans, portait une hernie crurale qui lui était venue depuis trois ans par les efforts d'un accouchement: il s'y fit un étranglement que la malade cacha pendant trois jours; mais enfin le vomissement et les autres symptômes l'obligèrent de déclarer la cause de tous ces accidents. On lui proposa l'opération; elle fut vingt-quatre heures à s'y déterminer, et on la fit alors, quoiqu'il parût qu'il y avait peu à espérer. — Dès que la peau et le sac furent ouverts, on trouva environ deux pouces d'intestin atteints de putréfaction, à travers lequel sortirent abondamment des matières stercorales très-fluides; après qu'il s'en fût échappé environ une pinte et demie, la malade, qui auparavant souffrait horriblement, se trouva soulagée; on nettoya le sac, et on le lava avec un mélange de vin et d'eau-de-vie; on se contenta d'appliquer sur l'intestin gangrené un plumasseau trempé dans l'esprit de térébenthine, on pansa mollement le reste de la plaie avec de la charpie sèche, et des compresses trempées dans le vin animé d'eau-de-vie. — Trois heures après, on aperçut que l'écoulement des matières avait mouillé et percé tout l'appareil; on fut obligé de le changer, et il fallut, pendant quinze jours, le renouveler quatre, cinq, et six fois par jour : au bout de ce temps-là tout l'intestin qui avait été étranglé et gangrené, se détacha par la suppuration. Quoique les matières de l'intestin continuassent de se vider par la plaie, les chairs étaient d'une bonne qualité : il s'établit une suppuration louable, et la cicatrice commença à se former. Au bout de quinze jours, une partie des matières stercorales prirent leur cours par la voie ordinaire, il n'en passa plus du tout par la plaie : un mois après elles y passèrent entièrement, et alors la cicatrice fut bientôt achevée. — Le régime très-sévère qu'avait observé la malade avait eu sans doute beaucoup de part à ce succès, lequel n'avait été ni troublé ni retardé par aucun accident; mais deux mois après cette guérison parfaite, la malade se donna quelques indigestions : elle eut des coliques très-vives; enfin elle se procura une indigestion des plus considérables, qui fut suivie de vomissements avec de grands efforts. Dans l'un de ces efforts, elle sentit une très-vive douleur aux environs de la cicatrice de la plaie qu'on lui avait faite pour sa hernie : le ventre devint de plus en plus douloureux; enfin, il se tendit prodigieusement, et la malade mourut le deuxième jour. On l'ouvrit; le ventre se trouva plein de matières stercorales fort fluides. L'épanchement commença vraisemblablement à se faire lorsque la malade ressentit une vive douleur aux environs de la cicatrice : il fut six heures à se faire; depuis ce temps-là elle ne rendit plus aucune matière par l'anus. On chercha l'ouverture de l'intestin, par laquelle avaient pu passer les matières épanchées; on la trouva à l'endroit du ligament de Fallope, où les deux portions du canal intestinal s'étaient collées et avaient établi leur communication. La portion inférieure s'était conservée en son entier, elle était restée

adhérente à la partie du péritoine qui tapissait le ligament; la portion supérieure était déchirée à l'endroit de l'attache qu'elle avait contractée avec le péritoine; l'ouverture, ou la déchirure, formait une espèce de bouche longue d'environ huit lignes, qui en avait deux ou trois de large : elle était fort affaissée.

(*Condition nécessaire pour la cure des hernies avec gangrène.*) Pour que la cure de ce genre de hernies puisse réussir, il faut que la gangrène de l'intestin se borne proche de l'anneau; car, si elle gagne intérieurement, elle pourra s'étendre le long du canal intestinal, infecter le mésentère, et causer la mort, ainsi que font presque toutes les gangrènes intérieures auxquelles on ne peut apporter aucun remède : il faut remarquer d'ailleurs que la branche supérieure de l'intestin étant pourrie, elle s'ouvrira et inondera l'abdomen de matières stercorales, que l'on sait être abondantes dans ces occasions, parce qu'elles s'y accumulent à cause de l'étranglement, ce qui suffit encore pour causer la mort : en voici un exemple.

(*III⁰ Observat.*) Un homme de 35 ans mourut d'une hernie dont l'étranglement s'était fait depuis dix jours; j'en fis faire l'ouverture, et je trouvai, au-dessous de l'étranglement, environ six pouces de l'intestin iléon gangrené, sans aucun épanchement dans le sac, qu'environ deux cuillerées d'une liqueur d'un rouge obscur, et d'une odeur fort cadavéreuse; la branche inférieure de l'iléon était gangrenée de la longueur de trois pouces, mais la gangrène de la branche supérieure s'étendait plus d'un pied dans le ventre. Environ trois pouces au-dessus de l'anneau, cette branche d'intestin était ouverte par quatre ou cinq trous occasionés par la pourriture; il y avait dans la capacité du ventre, quatre ou cinq pintes de liqueur épanchée, d'une odeur insupportable, noire, et de l'épaisseur d'un marc de café. Si on avait fait l'opération avant que la gangrène se fût emparée de l'intestin, ou du moins avant qu'elle eût gagné beaucoup au-dessus de l'anneau et que dans ce dernier cas on eût retenu les bouts de l'intestin, comme nous l'avons dit, on aurait pu se flatter de sauver la vie au malade. — Il est encore nécessaire, pour que les opérations des hernies dont il s'agit réussissent parfaitement, que non-seulement la gangrène n'ait point fait au-dessus de l'anneau, ou du passage de la descente, un tel progrès, qu'on ne puisse plus retirer assez les deux bouts de l'intestin pour retenir au dehors tout ce qui est tombé en mortification, mais il faut encore que chaque bout de l'intestin contracte au-delà de sa partie gangrenée, une adhérence à l'anneau ou proche de l'anneau, par laquelle ces bouts puissent se réunir, ou former une communication, pour que les matières passent de l'un dans l'autre, et suivent la route ordinaire. Or, on est quelquefois privé de cet avantage; car les moyens qu'on emploie pour faciliter cette adhérence ne réussissent pas toujours. Si, dans ces occasions, la partie de l'intestin qui est gangrenée se sépare naturellement de la partie saine, ou si on l'emporte par le secours du fer, sans prendre la précaution de retenir les deux portions de l'intestin, elles pourront rentrer toutes deux, ou une seule, par le ressort du mésentère auquel l'intestin est attaché, ou par quelque autre cause : et si ses deux portions rentrent faute d'adhérence, et qu'elles restent, pour ainsi dire, flottantes dans le ventre, la branche supérieure répandra dans l'abdomen des matières qui lui viennent de l'estomac, et cet épanchement fera périr le malade; car dans ce cas on aperçoit assez qu'il est difficile, ou presque impossible, que ces branches puissent s'assujettir pour se joindre bout à bout, en se collant à quelques parties voisines. Il est visible aussi que le même malheur doit encore arriver, quoique la portion inférieure de l'intestin reste adhérente, si la portion supérieure, comme nous l'avons dit, se perd dans la cavité du ventre.

Mais si la branche inférieure est retirée au dedans, et qu'elle ne puisse s'attacher avec la supérieure, l'inconvénient sera bien moins grand, pourvu que cette branche supérieure soit assujettie à l'anneau par une adhérence; car alors les matières stercorales passeront par l'anneau, et il se fera dans cet endroit un anus par lequel ces matières se videront pendant toute la vie : cependant on doit faire en sorte d'éviter ce dernier inconvénient, en retenant aussi la portion inférieure au bord de l'anneau, au lieu de la lier, ou de la laisser se retirer dans le ventre. Avec cette attention, on peut, comme nous l'avons vu par la première et la seconde observations, épargner à beaucoup de malades une incommodité rebutante qui dure autant que la vie.

DESCRIPTION D'UNE TUMEUR SQHIRREUSE TRÈS-COMPLIQUÉE, *placée sur la trachée-artère, près du sternum ; avec des remarques sur la nature et sur la cure de cette tumeur ; par M. PETIT.*

Une dame, âgée de quarante ans, bien réglée, et d'un tempérament assez robuste, fut attaquée d'une extinction de voix presque subitement, et sans cause apparente de la part de la saison, qui alors était tempérée. Elle eut recours aux boissons ordinaires, qu'elle prit chaudes et en quantité : elle observa un régime peu sévère, pendant huit ou dix jours qu'elle fut son médecin. Son indisposition continuant, elle eut recours à des personnes plus habiles qu'elle, qui la firent saigner des bras et des pieds, puis de la gorge; elle fut mise à la diète exacte, et prit les remèdes les mieux indiqués en apparence : cependant elle ne fut point soulagée. A la saison tempérée, succédèrent des chaleurs si considérables, que non-seulement la malade cessa de boire chaud, mais encore but à la glace; et dès le premier jour elle parla si bien, qu'elle ne pouvait se taire. Elle mit ce spécifique dans une réputation qui ne dura pas long-temps, car peu de jours après sa voix s'éteignit de nouveau, et la boisson chaude lui redonna la facilité de parler; mais à la vérité l'effet de l'eau chaude ne fut pas si prompt que celui qui avait suivi l'usage des eaux glacées. — Dans cet état je vis la malade pour la première fois; j'examinai sa bouche et son gosier, auxquels il y avait une légère phlogose : ce que je remarquai de plus, et dont elle ne se plaignait point, c'était un gonflement au-dessous de la glande thyroïde, près du *sternum*; gonflement qui formait une tumeur mollette, de la grosseur d'un petit œuf, mais de laquelle je ne craignis alors aucune suite fâcheuse, parce que la dame me dit l'avoir aperçue dans le même état que je la voyais, au sortir d'une couche qu'elle avait faite six années avant son extinction de voix. Je me contentai de lui prescrire les remèdes généraux, puis les eaux minérales ferrugineuses qui la soulagèrent : elle les quitta pour se mettre à l'usage du lait, qui fut suivi du retour et de l'augmentation de son mal. Quatre mois s'écoulèrent, pendant lesquels elle ne voulut faire d'autres remèdes que ceux

que son caprice et ses amis lui conseillèrent; ni les uns ni les autres ne la soulagèrent.

Elle me consulta de nouveau, et m'apprit que pendant deux mois elle avait eu
la fièvre quarte; que six semaines de
suite elle avait pris exactement, mais
sans succès, toutes sortes de fébrifuges,
et que la fièvre ne l'avait quittée que
quinze jours après avoir cessé l'usage de
tous remèdes. Sa tumeur, qui n'avait
point diminué de grosseur, était devenue
beaucoup plus dure, d'un rouge brun,
et assez douloureuse; la peau, qui avait
toujours été mobile, s'y était rendue adhérente, et dans un point d'une très-petite
étendue; il y avait une fluctuation assez
apparente. Quoique l'extinction de voix
fût moindre qu'elle n'avait été, je jugeai
que cette maladie serait dangereuse, à
moins qu'elle n'eût pour cause celle que
je soupçonnais, fondé sur la vie dérangée
de son mari, et sur quelques-unes des
maladies dont je savais qu'elle avait été
attaquée. — Après une exacte recherche, et une confidence sincère de la part
de l'un et de l'autre, mon doute fut
éclairci. Assuré que la cause était vénérienne, je conseillai les frictions mercurielles, ménagées comme l'exigeaient la
maladie, et même la malade qui n'était pas
facile à gouverner. Tout ce que je pus
dire pour appuyer mon sentiment ne fut
point capable de convaincre la malade.
Un charlatan avait promis de la guérir;
il fut écouté, s'en empara, et je fus cinq
ou six mois sans la voir : mais réduite à
un état déplorable, elle eut recours à
moi pour la troisième fois. Sa tumeur
était presque entièrement détruite, soit
par l'application des trochisques dont le
charlatan s'était servi, soit par la pourriture qui y était survenue : l'ulcère était
noir, fétide, et de la grandeur d'un écu;
trois cartilages de la trachée-artère en
bornaient le fond; la voix n'était point
revenue; une toux fréquente, des crachats purulents, l'insomnie, une fièvre
lente, et une maigreur considérable rendaient cette maladie beaucoup plus sé-
rieuse qu'elle ne l'avait été : cependant
j'eus le courage de proposer encore le
remède que l'on avait rejeté, et auquel
on consentit avec beaucoup de répugnance.

Les préparations ne furent pas si longues que je l'aurais désiré, parce que la
toux, qui devint insupportable, m'o-
bligea de les cesser pour administrer le
spécifique : les frictions furent de deux

gros, moitié graisse, moitié mercure; les
deux premières, données à trente-six
heures de distance l'une de l'autre, apai-
sèrent un peu la toux; la troisième friction fut éloignée de quarante-huit heures
de la seconde, parce que la bouche avait
déjà quelque odeur, et que la salivation
commençait à s'établir. Quoique la toux
fût plus supportable, elle était cependant
assez fréquente, et redoublait surtout
pendant le pansement de l'ulcère, et un
peu avant que de le panser. Les crachats
expulsés par la toux étaient beaucoup
plus puants que la salivation : cependant
l'ulcère commençait à se déterger, et
nous laissait voir presque à nu quatre ou
cinq lignes de la face externe d'un des
cartilages, et les bords d'un de ses deux
voisins. Je jugeai qu'ils s'exfolieraient,
du moins en partie; et j'en fus convaincu, lorsque je vis tomber en pourriture
les fibres charnues et membraneuses qui
remplissaient les intervalles, mais surtout lorsqu'une portion des membranes
qui les recouvraient intérieurement se
sépara, et sortit à plusieurs fois avec les
crachats : la malade en rendit un lambeau aussi épais et aussi grand qu'une
pièce de douze sous : il se sépara pendant que je la pansais, et sortit avec
beaucoup de peine, parce qu'après sa séparation, l'intervalle supérieur de l'anneau, qui s'en trouva un peu dégarni,
laissait passer une portion de l'air; et ce
ne fut qu'après avoir bouché ce trou avec
mon doigt, que tout l'air passant par la
glotte, eut la force de chasser ce lambeau avec le crachat qui l'enveloppait.
L'ouverture entre ces deux anneaux
augmenta en peu de temps; la séparation de la pourriture produisit le même
effet à l'intervalle de dessous, de sorte
que cet anneau isolé, et entièrement dégarni, devint sec : il s'en exfolia par la
suite une portion d'environ quatre à cinq
lignes de longueur, qui laissa une ouverture dans laquelle on aurait placé le
bout du doigt. Les bords des deux anneaux voisins ne s'exfolièrent point, ou
du moins leur exfoliation fut insensible.
— Dans les premiers pansements, pour
combattre la pourriture, je lavais l'ulcère avec la teinture d'aloès et la dissolution de camphre mêlés ensemble; mais
dans la suite, la trachée-artère étant ouverte, je n'appliquais cette lotion qu'avec
une fausse tente un peu exprimée, pour
éviter qu'il n'en coulât dans la bronche,
parce que ce remède, quoique utile contre la pourriture, aurait pu causer une

toux mortelle. De plus, comme je pouvais craindre que dans l'inspiration l'air n'entraînât au dedans quelque portion de l'appareil, je substituai aux bourdonnets et aux plumasseaux une seule pelotte de charpie mollette, enveloppée d'un linge très-fin dont je remplissais l'ulcère: je la trempais dans le styrax et le basilicum bien chauds, afin qu'elle en fût pénétrée : je la laissais même un peu refroidir et se figer, pour que rien ne s'en séparât; et, comme elle était encore assez molle, elle se moulait à l'ulcère d'autant mieux, qu'elle y était un peu pressée par un emplâtre de Nuremberg, qui, faisant le tour et demi du cou, la retenait en situation mieux que tout autre bandage n'aurait fait. Après que toute la pourriture fut détachée, la toux diminua de jour en jour, puis elle cessa entièrement, excepté au temps des pansements où elle était assez violente; mais elle cessait presque aussitôt que l'appareil était appliqué. Je me servais alors de mon dessicatif; et quand les chairs parurent grainues, je ne me servais plus que du pompholix fondu et bien chaud, dans lequel je trempais la pelotte, que je maintenais toujours avec l'espèce de bandage emplastique.

Le quinzième jour du flux de bouche, les évacuations qui commençaient à se ralentir, furent ranimées par une quatrième friction, puis par une cinquième toujours de deux gros. Enfin, parvenu au vingt-deuxième jour de la salivation, et au vingt-sixième de la première friction, je purgeai la malade pour la première fois. Elle avoit toujours eu le ventre libre; je la fis laver et changer de linge; elle fut purgée de jour à autre jusqu'au trente-deuxième jour. Je lui fis prendre le lait; sa convalescence fut heureuse : ses forces et son embonpoint revinrent, et elle aurait pu se passer de moi si son ulcère eût été guéri.—Quoiqu'il restât deux trous à la trachée-artère, l'un au-dessus et l'autre au-dessous du cartilage découvert, on pouvait dire, à la rigueur, que cet ulcère était guéri, puisqu'il ne rendait rien, et que toute sa circonférence était couverte d'une cicatrice très solide, laquelle joignait ensemble la peau et la membrane intérieure de la trachée - artère. Depuis quinze ou vingt jours, j'attendais avec patience que la nature procurât l'exfoliation de ce cartilage, lorsqu'on vint m'avertir qu'une toux opiniâtre et violente était survenue à la malade. Je la

trouvai dans un état fâcheux, duquel je sus la tirer aussitôt que j'en eus connu la cause. La portion du cartilage qui s'était exfoliée par l'un de ses bouts, avait passé dans la cavité de la trachée-artère, de manière que dans l'inspiration et dans l'expiration l'air le faisait mouvoir, comme le papier d'une vitre mal collé que le vent fait trémousser. Je le pris avec ma pince, j'essayai de le séparer entièrement de son autre bout, mais ses adhérences étaient encore trop fortes; je le liai avec un fil, non-seulement pour éviter le dernier accident, mais pour en prévenir un plus fâcheux, qui serait arrivé sans doute, si dans la séparation totale le morceau entier fût tombé dans la trachée - artère. Le fil avec lequel je le liai était fort long; il fut retenu par l'emplâtre circulaire, de manière qu'il gênait un peu le cartilage, et le tirait en dehors, tant pour l'empêcher de retomber dans la trachée-artère que pour accélérer sa séparation. —Trois jours après, l'exfoliation fut complète, et les bords de l'ouverture que laissait la perte de substance furent cicatrisés dans toute leur étendue. Cette ouverture était exactement ronde, et si grande, que lorsqu'elle n'était point bouchée, il ne passait que peu ou point d'air par la glotte, soit pour entrer dans la poitrine, soit pour en sortir; l'inspiration et l'expiration qui se faisaient par ce trou, étaient accompagnées d'un certain bruit désagréable, et qui donnait envie de tousser à ceux qui l'entendaient; mais ce bruit ne durait que jusqu'à ce que l'ouverture fût bouchée par l'appareil.—Comme les forces et l'embonpoint étaient parfaitement revenus, je ne songeai plus qu'à remédier au vice local qui subsistait, et dont la malade s'inquiétait extrêmement. On conçoit bien qu'il était impossible que la nature régénérât des chairs capables de boucher cette ouverture; et que tout ce qu'on pouvait attendre de l'art, était de construire un instrument dans le goût de l'obturateur du palais; c'est ce que je fis avec succès, par le moyen d'une pelotte de charpie mollette enveloppée de linge. Cette pelotte beaucoup plus petite que celle dont je m'étais servi dans les pansements de l'ulcère, fut trempée dans la cire et le blanc de baleine fondus ensemble et bien chauds, pour que toute la pelotte en fût pénétrée; l'ayant laissée refroidir suffisamment, mais encore molle, je l'appliquai sur la partie; elle s'y moula de manière que sans déborder dans l'intérieur de la trachée-artère, elle bouchait exactement le passage de l'air de ce côté-là. Comme dans tous les pansements l'emplâtre de Nuremberg avait réussi pour maintenir les pelottes, je le mis en usage pour assujettir celle-ci ; mais ayant causé un érysipèle autour du cou, je fis un bandage de toile, composé de deux chefs cousus à la pelotte, et qui, après avoir passé de devant en arrière, revenaient de derrière en devant se joindre et s'attacher à la pelotte. Au moyen de cet obturateur, la malade parlait comme si elle n'avait jamais été incommodée ; mais elle ne pouvait parler qu'avec cet instrument, parce que sans lui l'air ne passait point en assez grande quantité par la glotte. On était obligé de changer de pelotte tous les huit ou dix jours, mais plutôt pour la propreté extérieure du bandage, que pour celle de la pelotte, qu'on aurait pu laisser plus long-temps.

### REMARQUES.

Je n'ai point regardé la tumeur comme cause de l'extinction de voix, parce que la malade l'avait portée pendant six ans, sans que sa voix eût souffert aucun changement. On sait que dans le grand nombre de femmes qui ont de ces sortes de tumeurs, il y en a peu à qui l'extinction de voix soit survenue ; et s'il y en a eu quelqu'une, tant d'autres causes sont capables d'éteindre la voix, qu'on peut les soupçonner plutôt que la tumeur : nous voyons même de ces tumeurs portées à un degré excessif d'accroissement, qui non-seulement n'éteignent point la voix, mais même ne la changent en rien. De plus cette dame avait été indifféremment soulagée par l'eau chaude et par l'eau à la glace ; et quoique la tumeur fût détruite par la suppuration ou par la pourriture, son extinction de voix subsistait encore. — Les raisons que j'eus pour la condamner à passer par les remèdes furent, premièrement, les chaudespisses et les chancres que son mari lui avait communiqués en différents temps, et dont elle avait été traitée par les prétendus donneurs de spécifiques qui infectent Paris, et dont nous ne devrions pas nous plaindre, si nous n'avions égard qu'à nos intérêts. Des traitements de cette nature donnèrent, peu de temps après, des preuves de leur infidélité, par des pustules qui parurent par tout le corps, et que la malade traitait d'ébulli-

tion de sang ; ces pustules étaient cependant si bien caractérisées, que ceux de la profession ne pouvaient s'y méprendre. Ces preuves suffisaient sans doute pour condamner la malade ; mais supposons un moment qu'elles m'eussent été inconnues, je n'aurais eu pour lors que des soupçons, mais ils auraient été fondés sur l'extinction de voix, sur la fièvre quarte, et sur le caractère de la tumeur. — L'extinction de voix, comme tout le monde sait, accompagne trop souvent la vérole, pour ne pas faire attention aux rapports que l'une peut avoir avec l'autre, surtout quand cette extinction n'a point de cause marquée, qu'elle subsiste long-temps, qu'elle résiste aux remèdes les mieux indiqués, et qu'elle disparaît et revient presque indifféremment après l'usage des boissons prises chaudes ou glacées. Voyons si nous trouverons dans la fièvre quarte quelque chose qui fortifie ou qui affaiblisse nos soupçons. Ceux qui ont vu beaucoup de maladies vénériennes, savent que la fièvre quarte est quelquefois un symptôme de vérole, ou que du moins les vérolés sont sujets à cette espèce de fièvre plus qu'à toute autre fièvre intermittente ; j'en ai guéri plusieurs qui n'avaient d'autres symptômes de vérole que cette fièvre, entre autres un homme déjà sexagénaire, qui depuis l'âge de quarante ans avait presque toujours eu la fièvre quarte : il passa par les remèdes, fut parfaitement guéri de sa fièvre, et n'en a eu depuis aucun ressentiment. Ce qui me détermina à le traiter ainsi, fut que, quelque temps avant l'époque de sa fièvre, il avait eu des chancres et des poulains, et que les fébrifuges qu'il avait pris, selon les différentes méthodes des médecins de toutes les parties de l'Europe où il avait voyagé, n'avaient pu le délivrer de sa fièvre. — Je ne dis pas qu'il faille faire passer par ces remèdes tous ceux qui sont attaqués de la fièvre quarte ou de l'extinction de voix ; mais, puisque l'un et l'autre peuvent être symptômes de vérole, n'est-on pas dans l'obligation de faire des questions à ce sujet ? Oui sans doute, et souvent les réponses sont plus que suffisantes pour nous déterminer. Le succès m'a confirmé dans cette pensée ; et je croirais manquer à mon devoir, si, dans des cas semblables à ceux que je viens de rapporter, je ne faisais toutes les questions nécessaires pour découvrir si la fièvre quarte ou l'extinction de voix dépendent du virus vénérien, ou si elles en sont indépendantes. Ce que je dis de ces deux symptômes, se peut dire d'une infinité d'autres, comme de là toux, de la surdité, du polype du nez, de l'épilepsie, de l'ophthalmie, de la goutte-sereine, de la diarrhée, du flux hémorrhoïdal, des fistules, et de tant d'autres qui ont été souvent, et j'ose dire, trop légèrement regardés comme indépendants du virus. En effet, peut-on ne les pas regarder comme produits par cette cause, lorsque la salivation les guérit facilement et sans retour, après qu'ils ont résisté pendant des années entières à l'usage des remèdes qui paraissaient bien indiqués? La troisième chose sur laquelle j'aurais fondé mes soupçons de vérole, était le caractère de la tumeur ; ce n'est pas sur celui qu'elle a gardé les six premières années, mais sur celui qu'elle a montré avoir pendant les derniers mois de la maladie. Cette tumeur, qui avant était mollette, devient dure, douloureuse, adhérente à la peau ; elle en change la couleur, et l'on y trouve un petit point de fluctuation ; elle se présente aux yeux comme ces bubons vénériens dont le total est dur, pendant qu'une très-petite portion semble vouloir suppurer. Il est vrai que si je n'avais pas été prévenu par les deux premières circonstances, l'extinction de voix et la fièvre quarte, j'aurais pu regarder cette tumeur, qui n'avait pas les signes du scrofule, comme carcinomateuse ; mais l'application des caustiques, sans bon ni mauvais effet, me fit penser différemment sur sa nature. En effet, cette tumeur avait été impitoyablement corrodée pendant trois mois, sans avoir pris le caractère que prennent ordinairement les tumeurs carcinomateuses, lorsqu'elles sont irritées par de pareils topiques. Après toutes ces observations, on voit que quand je n'aurais pas été certain que cette dame avait la vérole, j'aurais eu du moins des raisons suffisantes pour le soupçonner ; c'est donc une délicatesse mal entendue que de n'oser faire des questions sur ce sujet à ceux qui ont des maladies qui peuvent être symptômes de vérole, mais surtout lorsque ces maladies ont été rebelles aux remèdes en apparence bien indiqués. — Il paraît extraordinaire que cette maladie se soit passée sans emphysème ; cependant il s'en présente une raison qui paraît naturelle, c'est la grandeur de l'ouverture de la trachée-artère, qui, laissant entrer et sortir l'air avec liberté,

ne lui donnait point occasion de s'introduire dans le tissu cellulaire des graisses ou des autres parties voisines. Cette raison, toute naturelle qu'elle paraît, n'est point cependant la seule que j'admettais: pour que l'air fasse emphysème, il ne suffit pas qu'il trouve de la difficulté, soit pour entrer dans la trachée-artère, soit pour en sortir ; il faut qu'il trouve les membranes cellulaires disposées à le recevoir. Plusieurs causes sont capables de boucher les cellules, même dans les plaies de la trachée-artère ; mais je ne parlerai ici que de la cause qui naturellement devait les boucher dans le cas qui fait le sujet de cette observation.

L'air n'a pu sortir de la trachée-artère que lorsqu'il y a eu une ouverture ; il n'a pu y avoir d'ouverture que par la séparation des lambeaux gangréneux ; les lambeaux gangréneux ne se sont séparés que par l'accroissement des chairs ; les chairs n'ont pu croître, sans, pour ainsi dire, coudre ou consolider les parois des cellules, ni les coudre sans les boucher : ainsi point d'emphysème, quand même l'ouverture de la trachée-artère aurait été plus petite. Une preuve même que ce n'est point la grandeur de cette ouverture qui a paré l'emphysème, c'est que cette ouverture n'a pas été grande dans les premiers jours. Il est bien vrai que si les cellules n'avaient pas été consolidées, la grandeur de l'ouverture aurait peut-être empêché l'emphysème ; mais l'ouverture étant petite dans les premiers instants de la séparation des escarres, quelle autre cause pouvait s'opposer à l'emphysème que la consolidation des cellules? — La dernière réflexion que j'ai faite sur cette observation, regarde l'exfoliation du cartilage ; heureusement qu'elle se fit en deux temps : j'eus celui de sauver la malade, qui peut-être serait morte, si le cartilage s'était séparé tout à la fois, puisqu'il serait tombé dans la trachée-artère. J'aurais prévenu le danger en liant ce cartilage aussitôt que je l'eus condamné à l'exfoliation ; c'est une faute dont je fais volontiers l'aveu, puisqu'elle peut être de quelque utilité pour les autres, ne fût-ce que pour réveiller leur prévoyance et leur attention.

MÉMOIRE *sur les pertes de sang qui
surviennent aux femmes grosses, sur
le moyen de les arrêter sans en venir à l'accouchement, et sur la méthode de procéder à l'accouchement,
dans les cas de nécessité, par une voie
plus douce et plus sûre que celle qu'on
a coutume d'employer; par M. Puzos.*

(*Causes des pertes de sang des femmes grosses.*) Les pertes de sang peuvent
arriver aux femmes enceintes dans tous les
termes de la grossesse ; cependant le commencement et la fin sont plus sujets à être
dérangés par cet accident que les autres
temps. — Les pertes qui surviennent au
commencement des grossesses ont différentes causes : des avortements, des *placenta* restés dans la matrice après la sortie du fœtus, des grossesses ébranlées
par quelque accident, des faux germes en
disposition d'être expulsés font communément ce désordre.

(*Le décollement du placenta.*) Les pertes qui arrivent à la fin des grossesses sont
presque toujours causées par le décollement de quelque partie du *placenta* ou
par sa séparation totale d'avec le fond
de la matrice.

(*L'avortement.*) L'avortement, ou la
sortie du fœtus avant sa maturité, est
toujours accompagné de perte de sang ;
elle est médiocre quand la matrice ne se
délivre que du fœtus, mais elle est très-
abondante quand cette partie travaille à
expulser le *placenta* resté après l'enfant.
— Le public accuse souvent d'ignorance
ceux qui, mandés pour ces sortes d'avortements, abandonnent l'arrière-faix au
gré de la nature, au lieu de chercher les
moyens de le tirer. Il ignore sans doute
qu'il n'est pas au pouvoir de l'art, dans
les accouchements au terme de deux ou
trois mois, d'obtenir la sortie de ce corps
qui peut séjourner dans la matrice par
différentes causes. — Le *placenta* reste
souvent dans la matrice, quand le cordon
trop faible ne permet pas de s'en servir
pour le tirer, et que les douleurs ne sont
point assez fortes pour en venir à bout ;
il est encore obligé d'y séjourner, lorsque l'ouverture qui a donné passage au
fœtus n'est pas suffisante pour le volume
que le *placenta* présente à l'orifice ; on est
enfin dans l'impossibilité de le tirer, dans
le cas où ce corps reste adhérent à la matrice après la sortie du fœtus ; il est donc
beaucoup mieux d'attendre que la nature

travaille à s'en délivrer, que d'employer
des efforts inutiles pour le faire venir.

(*Le placenta demeuré après l'enfant
devient un corps étranger à la matrice.*)
Le *placenta*, demeuré dans la matrice
après que le fœtus en est sorti, y cause
plus ou moins de désordre ; s'il est tout-
à-fait décollé et que la matrice ait eu la
force de l'engager dans l'orifice, la perte
qui peut avoir été violente jusqu'à ce
temps se modère par le déplacement
d'un corps qui, sans nourriture, se flétrit dans le lieu où il est abandonné et
permet à la partie de se contracter proportionnément à sa diminution. Cette
contraction modère la perte par l'application immédiate des parois de la matrice sur le corps étranger, et par le resserrement des vaisseaux qui suit nécessairement la contraction de ce viscère. —
Si le *placenta* est adhérent et que la circulation établie de la matrice à ce corps
lui fournisse de quoi se nourrir et profiter, la perte est très-légère, ce n'est même qu'une espèce de suintement ; mais,
aussitôt que la nature travaille à en faire
le décollement pour l'expulser, autant
de parties du *placenta* qui se détachent,
autant de sources ouvertes pour l'écoulement du sang ; cette perte devient encore plus forte quand il est tout-à-fait décollé, parce que le nombre prodigieux
de vaisseaux qu'il bouchait par son adhérence laisse couler le sang à profusion,
jusqu'à ce que la matrice se soit débarrassée de cette masse charnue, ou qu'en
se contractant elle l'ait mise à portée de
se flétrir et d'être tirée par le moyen de
l'art. — J'ai vu des femmes, en pareil
cas, perdre du sang en si grande quantité, qu'elles auraient été en danger de
périr sans le secours que je leur donnai.

(*Ire Observ.*) Une dame, rue Ste-Croix
de la Bretonnerie, étant accouchée fort
heureusement d'un fœtus de trois mois,
n'avait pu être délivrée par les raisons
dites ci-dessus ; il n'était survenu aucun
accident depuis que le fœtus était sorti,
jusqu'au huitième jour de la couche ;
mais ce même jour la perte de sang devint si violente, que la garde et les assistants commencèrent à craindre pour la
vie de la malade. J'y fus mandé : je
trouvai cette dame dans un froid humide
par toutes les extrémités ; sa pâleur et
des faiblesses fréquentes annonçaient la
quantité de sang qu'elle avait perdu et le
danger où elle était. L'ayant examinée, je
reconnus que les douleurs qu'elle avait
eues, et qui n'avaient cessé que par l'é-

puisement, avaient amené une portion du *placenta* à l'embouchure de l'orifice ; je saisis ce qui s'en présentait, j'ébranlai doucement la masse, je fis renaître des douleurs par différents mouvements ; ces nouvelles douleurs ranimèrent un peu la malade ; je lui fis faire usage du peu de forces qui lui restaient, et je l'engageai, par l'espérance d'être bientôt délivrée, à joindre ses efforts aux moyens que j'employais pour la débarrasser ; le peu qu'elle en fit fut suffisant, j'amenai le *placenta* bien entier ; la perte cessa presque sur-le-champ, et la malade se rétablit en assez peu de temps.

( *Le faux germe.*) La fausse grossesse ou le faux germe produit nécessairement la perte de sang, par la rupture subite du pédicule qui l'attache au fond de la matrice, et par les efforts que fait cette partie pour chasser ce corps étranger. — Ces pertes, quelquefois médiocres, quelquefois très-violentes, ne cèdent pour l'ordinaire ni à la saignée ni à aucun astringent ; il n'y a que l'expulsion du faux germe hors de la matrice, ou du moins son déplacement du fond de cette partie dans le col qui soit capable de les diminuer (1). Comme cet accouchement est plus l'affaire de la nature que celle de l'art, on doit porter son attention à faire prendre des nourritures légères, pour soutenir les forces et pour donner le temps aux douleurs et aux caillots de mettre le faux germe à portée de le pouvoir saisir quand la nature manque de force pour s'en délivrer, ou bien il faut l'abandonner à une espèce de suppuration par pourriture, lorsqu'on ne peut le pincer, et que la cessation des douleurs et de la perte fait juger que le faux germe ne peut avoir d'autre terminaison.

( II*e Observ.*) De toutes les femmes que j'ai secourues en pareille circonstance, je n'en ai pas vu de plus épuisées par la perte de sang que le furent deux dames de con-

dition dans la même année. Il s'écoula à chacune d'elles plus de six à sept livres de sang en moins de douze heures que le faux germe fut à tomber dans le col de la matrice, et à en être expulsé avec un peu d'aide. — J'aurais eu de quoi m'effrayer dans bien des occasions de cette espèce, si l'expérience ne m'avait fait éprouver qu'il est extrêmement rare de voir périr des femmes dans les pertes de sang causées par des faux germes ou par des avortements de fœtus au-dessous de quatre ou cinq mois, à moins que ces accouchements ne soient compliqués de quelque autre maladie plus dangereuse, ou que la malade ait manqué de secours. — Il n'en est pas de même des pertes de sang qui surviennent aux grossesses de sept, huit et neuf mois ; elles sont pour l'ordinaire moins grandes avant l'accouchement que celles des avortements dont je viens de parler ; mais, quoique moins considérables, elles n'ont que trop appris aux gens de l'art les suites dangereuses qui y sont attachées, et le péril imminent dans lequel sont les femmes qui, sans paraître avoir lieu de donner de l'inquiétude aux assistants, ne justifient que trop souvent, par leur mort peu de temps après l'accouchement, le fâcheux pronostic qu'on en avait fait. — Les pertes de sang sur la fin de la grossesse peuvent avoir différentes causes, mais la plus ordinaire est le décollement de quelque portion du *placenta* d'avec le fond de la matrice. Cette cause soupçonnée deviendrait presque toujours l'objet de l'accouchement de nécessité, si l'expérience n'avait fait connaître qu'on peut, avec des précautions et des remèdes, arrêter quelquefois une perte de sang produite par le décollement ; qu'on ne doit se déterminer à l'accouchement, que lorsque des moyens plus doux n'ont pu réussir ou que la perte de sang est accompagnée de douleurs, de faiblesse et de quelque dilatation à l'orifice de la matrice.

*Moyens pour remédier aux pertes de sang dans les grossesses avancées.* Les moyens qu'on doit employer avant que de procéder à un accouchement qui ne peut être que forcé, sont de fréquentes saignées, des médicaments propres à calmer l'effervescence du sang, des aliments doux et en petite quantité, la constance à garder le lit, des lavements d'eau pour éviter les efforts qu'on pourrait faire en allant à la selle. Ces sages précautions ont suspendu souvent, et quelquefois

___

(1) Il suffit souvent, pour que le sang s'arrête, que le faux germe soit tombé dans le col de la matrice, parce que cette partie s'allonge assez dans cette opération pour contenir les deux tiers du faux germe, et pour donner la liberté au corps de la matrice de se resserrer. J'ai vu quelquefois le col de la matrice avoir un doigt de longueur, et représenter une espèce de gaine dans ces circonstances.

ont fait cesser des pertes de sang accompagnées de petits caillots, non pas en soudant, pour ainsi dire, à l'intérieur de la matrice les portions du *placenta* séparées, mais en donnant le temps au sang arrêté à l'embouchure des vaisseaux de s'y cailleboter, et d'y former de petits bouchons moulés sur leur diamètre, capables d'arrêter le sang (1). — La perte arrêtée par un secours si faible et si susceptible de dérangement à la moindre imprudence, demande de grandes attentions de la part des femmes ; j'en ai vu d'assez sages pour ne manquer à rien de ce qui leur avait été prescrit, et dont les accouchements ont été très-heureux.

( IIIe *Observ.*) J'ai accouché, en 1741, une dame près de la place Vendôme, qui avait eu une perte de sang très-considérable vers le milieu de sa grossesse; cet accident était accompagné de douleurs et d'issue de caillots, qui sont des signes certains de l'accouchement. Non content d'avoir fait saigner la malade plusieurs fois, je passai un temps assez considérable auprès d'elle, dans l'attente d'un travail que je croyais ne devoir aller loin ; cependant, les douleurs s'étant affaiblies et la perte m'ayant paru diminuée, je la quittai, en la priant de garder exactement le lit et de ne se lever sur son séant pour aucun de ses besoins. Tout fut exécuté ponctuellement de sa part; les accidents diminuèrent peu à peu, et la perte cessa tout-à-fait au bout de quinze jours. La malade passa encore un mois dans son lit après la disparution du sang, et son appartement fut son unique séjour pendant le reste de sa grossesse. Elle accoucha enfin, dans le neuvième mois, d'un enfant qui se porte très-bien et qui la dédommage avantageusement des peines qu'elle s'est données pour sa conservation. Cet accident ne tourne pas toujours aussi heureusement, soit par l'imprudence des femmes qui abandonnent trop tôt les précautions prescrites, soit par l'insuffisance des moyens employés pour arrêter le sang, ou pour le conserver arrêté par les petits bouchons de sang dont

nous venons de parler. Il est très-ordinaire de voir reparaître la perte après une suspension de plusieurs jours, même de quelques semaines, et de s'apercevoir que le sang coule avec plus d'abondance qu'il ne faisait au premier accident (1).

( *Cas où il est nécessaire d'accoucher dans les pertes de sang.* ) Lorsque la perte de sang reparaît et ne cède plus aux moyens qui avaient été employés avec succès, que les caillots qui s'échappent de la matrice y excitent quelques douleurs et dilatent un peu l'orifice, qu'il se joint des faiblesses à l'écoulement de sang, et qu'il ne reste aucun doute sur le décollement de quelques parties du *placenta*, on doit se déterminer à l'accouchement, qui est pour lors de nécessité, et qu'il faut faire pour le peu qu'il y ait de la disposition ; parce que si l'on commettait cette opération à la nature, qui agit toujours avec lenteur dans la perte, on perdrait un temps précieux; la mère et l'enfant pourraient périr avant que l'accouchement fût terminé, et l'on aurait à se reprocher de ne s'être pas servi d'un moyen qui est recommandé par les meilleurs auteurs, et que l'usage autorise encore journellement; on est même d'autant plus attaché à ce moyen qu'il est facile à exécuter dans cette maladie, et que si l'on n'est pas assez heureux pour sauver la mère par cette opération forcée, on donne souvent un baptême certain à l'enfant, et quelquefois l'un et l'autre échappent à un si grand danger.

Ce secours, tel qu'il est, ayant encore de grands inconvénients, et ne nous mettant pas à l'abri du malheur de voir périr presque autant de mères et d'enfants que nous en échappons par cette opération tant recommandée, j'ai cru devoir chercher, dans les différentes façons de pratiquer ces accouchements de

_____

(1) Les preuves que les parties du *placenta* détachées de la matrice ne s'y soudent pas, quoique l'on soit parvenu à arrêter le sang, ce sont les retours fréquents de la perte dans le reste de la grossesse, et les caillots de sang trouvés dans le lieu du *placenta* décollé après l'accouchement.

(1) On présume que la répétition des pertes sur la fin de la grossesse augmente le décollement du *placenta*, sur ce que les premiers caillots, chassés de l'embouchure des vaisseaux, reçoivent de nouvelles couches du sang qui recommence à s'échapper, et que, devenus d'un plus gros volume, ils écartent davantage la paroi interne de la matrice d'avec le *placenta*; semblables à de petits c⁰ qui, plus ils sont multipliés en ⸱ ou en grosseur entre deux co⸱ les séparent l'un de l'aut⸱

nécessité, une méthode qui les rendît moins dangereux et qui pût épargner aux gens dévoués à cet art la douleur de voir périr si fréquemment des femmes une demi-heure ou une heure après des accouchements très-heureux en apparence jusqu'à ce moment. — Le succès a répondu à mes recherches ; je me flatte d'avoir trouvé un moyen qui, tenant un milieu entre l'accouchement naturel et l'accouchement forcé, remplit mieux que tout autre l'indication d'accoucher nécessairement et celle d'accoucher promptement.

Avant que de faire connaître l'avantage de cette méthode sur celle qui a été pratiquée de tous les temps, je crois qu'il est à propos de dire un mot sur la nécessité absolue d'accoucher dans la perte de sang lorsqu'elle est causée par la rupture de quelques-unes des adhérences du *placenta*, et sur le peu de succès qui résulte de l'accouchement forcé, quoique facilement et promptement terminé. — Pour démontrer la nécessité d'accoucher dans la perte de sang qui survient à des termes avancés de grossesse, quand cet accident n'a pu céder aux moyens dont nous avons parlé, il faut se représenter une prodigieuse quantité de sources ouvertes dans le fond de la matrice, par le décollement de quelques endroits du *placenta ;* ces sources qui ne peuvent tarir que par le resserrement et la contraction de la partie, donnent continuellement du sang tant que l'enfant est renfermé dans sa cavité, et que la nature travaille faiblement à l'en faire sortir ; on est donc obligé d'avoir recours à l'accouchement forcé, dans l'espérance de faciliter la contraction de la matrice en la débarrassant des corps qui la tenaient passivement dilatée, d'obtenir le resserrement des vaisseaux ouverts par le même moyen, enfin dans la vue de sauver la mère et l'enfant par une opération qui réussit à peu près autant qu'elle manque.

Si le salut des femmes attaquées de pertes dans la grossesse répondait toujours aux intentions de ceux qui se flattent de les sauver par une opération décidée nécessaire, ou que les preuves de cette nécessité pussent nous suffire pour être indifférents sur l'heureux ou le fâcheux événement qui doit suivre cette espèce d'accouchement, nous pourrions rester asservis à la pratique qui nous a été transmise, ou nous contenter, comme ont fait ceux qui nous ont précédés, du triste avantage de sauver quelques femmes d'un danger qui est encore funeste à beaucoup d'autres malgré nos soins ; mais comme il s'en faut beaucoup que d'aussi médiocres succès soient capables de faire oublier aux gens attachés aux progrès de leur art les malheurs inséparables de cette opération, et qu'en mon particulier je puisse dire que je ne me suis jamais cru dédommagé de la perte d'une femme par le salut d'une autre, j'ai saisi avec empressement le moyen qui m'a dispensé d'en venir à l'accouchement forcé ; et je m'y suis d'autant plus attaché, qu'il m'a réussi autant de fois que j'ai pu le mettre à exécution.

Ayant été souvent mandé pour secourir des femmes en perte de sang au moment d'accoucher, j'ai remarqué que celles qui avaient des douleurs assez fortes pour laisser agir la nature dans un travail qui promettait de la célérité, perdaient moins de sang que celles dont les douleurs étaient lentes ; que l'augmentation des douleurs devenait un moyen pour arrêter ou suspendre la perte avant la fin du travail, et j'ai éprouvé que ces femmes accouchaient très-heureusement et que rarement les suites funestes attachées à l'accouchement forcé venaient troubler le succès de ces opérations naturelles. — Ces heureux événements, dans des circonstances où l'art s'emploie quelquefois avec trop de précipitation, me firent penser qu'au lieu de recourir à l'accouchement forcé dans les cas même qui paraissent l'exiger davantage, de changer l'ordre de la nature en retournant l'enfant et de courir les risques attachés à une pareille violence, il n'était peut-être question, pour réussir, que de procurer des douleurs dans un accident où l'on n'en a pas ordinairement, ou de les faire augmenter lorsqu'elles sont trop faibles pour terminer l'accouchement d'une façon naturelle.

Cette réflexion fut bientôt justifiée par d'heureuses épreuves dont je donnerai l'histoire dans un moment ; et, dès-là, je fus persuadé que, quoiqu'il fût absolument nécessaire d'accoucher dans la perte de sang, cette opération ne devait pas toujours être brusquée ; qu'il était plus communément avantageux de n'employer l'art que pour s'approcher de l'ordre naturel quand cela était possible, puisque c'était le moyen qui réussissait le mieux.

Décidé sur le choix, il ne manquait plus à ma découverte que de trouver pourquoi l'accouchement forcé, quoique prompt et facile à faire, était plus dangereux que l'accouchement naturel auquel on aidait un peu, quoique plus long et plus pénible. La connaissance des fonctions de la matrice après l'accouchement n'a pas peu contribué à m'en faire découvrir la cause. On sait qu'aussitôt que l'enfant et le *placenta* sont sortis, dans l'un comme dans l'autre accouchement, la matrice verse en ce moment le sang à pleins tuyaux; qu'elle laisserait même couler tout celui du corps, si, par la pente naturelle qu'elle a vers la contraction, elle ne se resserrait considérablement sur elle-même, et si elle ne diminuait par proportion les ouvertures des vaisseaux par où le sang s'échappe; que si, par quelque cause que ce puisse être, la contraction de la matrice ne se fait pas au degré nécessaire pour comprimer les vaisseaux, le sang continue de couler en abondance, et la femme, tombant de faiblesse en faiblesse, périt peu après son accouchement. — Ce mécanisme avoué par l'anatomie et reconnu par l'expérience, mettons en parallèle ces deux espèces d'accouchements pour juger dans lequel des deux la contraction de la matrice doit se faire avec plus de sûreté, en supposant des sujets également affaiblis par la perte de sang.

(*Parallèle de l'accouchement naturel avec l'accouchement forcé.*) L'accouchement naturel est lorsque la matrice chasse peu à peu et par différents degrés de force l'enfant hors de sa cavité, et lorsqu'elle n'emploie pour cette opération que des douleurs naturelles, accompagnées des efforts qui en dépendent. — L'accouchement forcé, plus soumis à la volonté qu'aux lois de la nature, se fait sans attendre des douleurs et sans avoir obtenu une dilatation considérable de l'orifice; on achève avec la main l'écartement commencé par la perte; on entre assez précipitamment dans la matrice pour en tirer l'enfant et le *placenta* le plus promptement qu'il est possible.

Dans l'accouchement naturel, si les douleurs continuent et augmentent, et que l'enfant s'approche de l'orifice ou s'y engage, on est certain que la matrice est resserrée dans son fond proportionnément au progrès de l'enfant du côté de l'orifice; la preuve est que le resserrement ou la contraction du corps de la matrice est la cause immédiate de la douleur, de l'expulsion de l'enfant et de la dilatation de l'orifice. — Dans l'accouchement forcé, on est presque toujours certain de

tirer l'enfant de la matrice en fort peu de temps; mais on ne saurait l'être de sa contraction après l'accouchement, au degré où elle doit se faire pour arrêter le sang.

Par l'accouchement naturel, on a souvent la satisfaction de voir cesser la perte quand les douleurs portent, et qu'elles sont dans leur violence; la matrice, alors repliée sur l'enfant pour le faire avancer, est elle-même comprimée par la solidité des corps qu'elle renferme et qu'elle chasse de derrière en devant; cette double compression de la matrice sur l'enfant et de l'enfant contre la matrice doit boucher hermétiquement les ouvertures des vaisseaux qui se trouvent placés entre deux corps qui, non-seulement se touchent immédiatement, mais qui luttent continuellement l'un contre l'autre jusqu'à la fin de l'accouchement. — Par l'accouchement forcé, on met plus tôt la matrice en pouvoir de se contracter en la délivrant des corps qui la tenaient passivement dilatée; mais on ne peut lui communiquer des forces, ni diriger son resserrement par des degrés lents et mesurés à sa faiblesse; il faut au contraire que cette partie dépourvue de secours et d'appui, tant au dehors que dans sa cavité, se ramène par ses propres forces d'une étendue immense au point de resserrement où elle doit être pour étrécir le calibre des vaisseaux et diminuer l'effusion du sang; c'est-à-dire que la matrice, après cette opération, doit faire en un instant dix fois ou environ plus de chemin vers la contraction, qu'il ne s'en fait en une heure ou deux dans le travail opéré par la nature; or, comme il faut beaucoup de force pour exécuter une action si considérable, et que le sang perdu avant et pendant la violence de l'opération jette plutôt la matrice dans l'affaissement que dans la vigueur, il n'est pas surprenant de sentir couler le sang par des vaisseaux restés béants dans le fond d'une partie sans action, peut-être même aussi dilatée qu'avant l'accouchement, et de voir périr une femme peu de temps après une opération faite pour la sauver.

Ce parallèle, établi sur l'exacte vérité, montre sensiblement qu'on doit sauver presque toutes les femmes par l'accouchement naturel lorsqu'il y a possibilité de le pratiquer, et qu'il en doit réchapper bien moins par l'accouchement forcé, puisqu'il est susceptible de tant de risques. — Quelque avantage que paraisse avoir l'accouchement naturel sur celui qui se fait par violence, je ne conseillerais pas de le préférer, si l'on ne trouvait moyen de le dépouiller d'un inconvénient qui l'avait fait abandonner. C'est la lenteur avec laquelle cette opération naturelle a coutume de se terminer, lenteur qui, donnant le temps au sang de tout le corps de s'échapper, peut faire périr la mère et l'enfant avant la fin de l'accouchement; c'est ce qui avait engagé nos anciens à pratiquer l'accouchement forcé dans ces circonstances, et à employer plutôt un moyen douteux que de n'en employer aucun.

(*Moyen de remédier à la lenteur de l'accouchement naturel.*) Le moyen de remédier à la lenteur de l'accouchement naturel, est d'emprunter quelque chose de l'accouchement forcé; l'expérience m'en a souvent fait connaître la possibilité : il s'agit d'augmenter la dilitation de l'orifice avec le travail des doigts, dans le même ordre et avec autant de douceur que la nature a coutume de s'y employer dans les cas ordinaires. Il est rare que la perte de sang causée par le décollement de quelques portions du *placenta*, ne fasse ouvrir la matrice du plus au moins; la quantité de sang qui imbibe l'orifice, et les caillots qui s'y forment, sont comme autant de coins qui le dilatent et qui le disposent à fléchir sous le poids des corps renfermés : ce commencement de dilatation détermine l'accouchement, il s'y joint quelquefois de légères douleurs; mais, comme les faiblesses, même les évanouissements qui sont des accidents ordinaires à la perte, sont souvent des obstacles à la continuation de douleurs et à l'action de la matrice pour chasser l'enfant, on est obligé de les rappeler lorsqu'elles manquent, ou de les augmenter lorsqu'elles sont trop faibles. Pour cet effet, il faut introduire un ou plusieurs doigts dans l'orifice, avec lesquels on travaille à l'écarter par des degrés de force proportionnés à sa résistance. Cet écartement gradué, interrompu de temps en temps par des repos, fait naître des douleurs, il met la matrice en action, et l'un et l'autre font gonfler les membranes qui contiennent les eaux de l'enfant; l'attention pour lors doit être d'ouvrir les membranes le plus tôt qu'on le peut, pour procurer l'écoulement des eaux, parce que leur écoulement diminue déjà l'écartement de la matrice, qu'il fournit à cette partie le moyen de se contracter, et de s'emparer de l'espace qu'elles occupaient dans sa cavité. La matrice ainsi resserrée, et tendant à l'être davantage, presse l'enfant du fond vers son orifice; elle y excite de plus fortes douleurs, les efforts volontaires et involontaires s'y joignent. Les douleurs et les efforts mis à profit par la malade, secondés par l'action des doigts portés circulairement dans l'orifice pour l'écarter, réussissent pour l'ordinaire, et font avancer l'enfant; le sang qui s'échappait se trouve retenu dans les vaisseaux par la compression générale et par le resserrement de la partie : enfin, la nature et l'art concourant ensemble pour l'accouchement, il se fait pour l'ordinaire en assez peu de temps, et l'on a presque toujours la satisfaction de sauver la vie à la mère et à l'enfant, qu'ils auraient infailliblement perdue par l'accouchement simplement naturel, et qu'ils auraient extrêmement risquée par l'accouchement forcé. — Il est donc possible, dans beaucoup d'occasions, de ramener à l'opération naturelle un accouchement qui, à raison des accidents susdits, devait être terminé par l'opération forcée; mais comme ce moyen paraitrait peut-être plus fondé sur des raisons de théorie que sur celles de l'expérience, s'il n'était accompagné d'observations, j'en vais donner d'une nature à convaincre ceux qui pourraient encore penser différemment.

(*IVe Observation.*) Une dame grosse de neuf mois eut il y a quelques années une perte de sang assez considérable; elle en fut si effrayée, qu'elle me manda sur le champ. Les fréquents bâillements, et les faiblesses qui accompagnaient la perte, me firent craindre pour sa vie; je me déterminai à l'accoucher, quoiqu'il n'y eût aucune douleur, à cause de quelque préparation que j'y trouvais, et par l'appréhension que le retardement ne la mit dans un plus grand danger. La malade prit du côté spirituel les précautions qui doivent toujours précéder une opération si susceptible d'accidents. Comme elle achevait de donner les dernières marques de sa piété, il lui survint de légères douleurs; je les fis valoir et augmenter par le moyen que j'ai coutume d'employer; et à leur faveur je perçai les membranes qui contiennent les eaux : l'écoulement qui s'en fit aussitôt fortifia les douleurs, le travail s'avança, et je fus assez heureux pour délivrer cette dame d'un enfant vivant : son accouchement ne fut suivi d'aucun accident. — Je me suis comporté de la même façon à l'égard de plusieurs pauvres femmes, en qui je trouvais encore assez de force pour laisser opérer la nature, en l'aidant un peu, et toujours avec le même succès.

( Vᵉ *Observation.* ) Une dame, rue de la Vieille-Monnaie , fatiguée de longue main par plusieurs accouchements prématurés, se trouvait à la fin d'une grossesse qui, jusqu'au moment où je fus appelé, avait été très - heureuse : elle était baignée dans son sang lorsque j'arrivai chez elle à onze heures du soir ; elle était d'autant plus effrayée de son état, qu'elle ne sentait aucune douleur , et qu'elle s'apercevait que sa perte augmentait de moment à autre. Je n'étais, dans le fond, guère plus rassuré qu'elle , ayant toujours redouté l'événement de ces sortes de couches : cependant, après avoir examiné l'état des choses , pour me déterminer au parti le plus convenable, je m'aperçus qu'appuyant sur la dilatation qui se trouvait à l'orifice , à l'occasion de la perte, je faisais naître des douleurs ; je continuai des mouvements qui les firent augmenter, et je parvins à faire écouler les eaux : cette évacuation accéléra le travail ; l'accouchement se finit heureusement pour la mère et pour l'enfant, dans l'espace de trois quarts d'heure.

( VIᵉ *Observation.* ) En 1737, on me vint prier d'aller promptement à Maisons, village près de Charenton, pour une femme qui avait une perte de sang très-violente, et qui se trouvait sur la fin de sa grossesse. M'y étant rendu avec toute la diligence possible, je trouvai la malade dans des faiblesses presque continuelles ; je n'en revenais que pour dire, par des paroles entrecoupées, le danger où elle était. Comme elle avait été administrée, je n'eus plus qu'à examiner sa situation. Je trouvai la matrice dilatée de la grandeur d'une pièce de douze sous ; la malade avait très-peu de douleurs : le sang qu'elle avait perdu, et qu'elle perdait encore, joint à la dureté du cercle de l'orifice, me firent craindre de ne pouvoir employer ma méthode, et d'être obligé d'en venir à l'accouchement forcé , dont je craignais l'événement. Rassuré cependant par la bonté du sujet et par son courage, qui se ranima à mon arrivée, je travaillai à dilater l'orifice ; je le fis céder peu à peu, les douleurs devinrent plus fortes, et les membranes de l'enfant, qui étaient auparavant collées sur sa tête, se gonflèrent : ce ne fut néanmoins qu'après une heure de travail, tant sur l'orifice que sur les membranes, qu'il me fut possible de les percer et de faire écouler les eaux. Aussitôt que la matrice en fut débarrassée, elle commença à opérer des contractions plus fortes, qui firent approcher l'enfant, qui diminuèrent la perte, et qui produisirent des douleurs si efficaces, que la femme accoucha peu de temps après. Il est à propos de dire que je soutenais ses forces par des cuillerées de bouillon données fréquemment et alternativement , avec pareille quantité de vin d'Alicante : l'enfant vint vivant, la femme s'est très-bien portée depuis son accouchement.

(*Raisons de préférer l'accouchement naturel à l'accouchement forcé.*) En comparant les bons succès des accouchements dangereux que j'ai pu commettre à la nature, avec les funestes effets qui ne suivent que trop souvent les accouchements forcés, je n'hésite pas à donner la préférence à la voie naturelle, lorsque la situation de l'enfant permet de la suivre, puisque cette opération est la plus sûre et la plus conforme aux lois de l'accouchement. Ce parti fournit encore un avantage : c'est que si la mauvaise situation de l'enfant, ou des accidents trop pressans exigent d'accourcir le temps qu'il faut donner au travail de l'opération naturelle, ce qu'on a fait pour y parvenir sert de préparation, et dispose l'orifice à se prêter à une dilatation plus violente et plus prompte, et à rendre l'accouchement forcé moins douloureux. C'est ce qui arriva il y a quelques années à une pauvre femme, grosse de huit mois, qui était dans une perte de sang épouvantable, et qui avait des faiblesses si fréquentes, qu'il y avait lieu de craindre qu'elle ne pérît avant que d'être secourue.

( VIIᵉ *Observation.*) Ayant été mandé chez cette femme avec M. Gervais mon confrère ; le cas nous parut si grave, que nous ne jugeâmes pas à propos de travailler, qu'on n'eût satisfait le désir que la malade avait d'être administrée : j'allai à quelques pas delà pendant ce temps, laissant néanmoins auprès de la malade mon confrère expérimenté dans ces sortes d'accouchements. Étant revenu peu de temps après, je trouvai l'opération faite, et la femme en assez bon état. M. Gervais me dit, qu'ayant fait son possible pour appeler les douleurs, et pour écarter doucement l'orifice, il avait été gagné par une si grande abondance de sang, qu'il n'avait osé se fier aux efforts de la nature, qu'il avait profité du commencement de la dilatation pour pénétrer dans la matrice, et tirer l'enfant par l'accouchement forcé. Son opération ne laissa pas de réussir, quoiqu'il eût tenté auparavant la voie naturelle, ainsi qu'il me l'avait vu pratiquer plusieurs fois.

( VIII<sup>e</sup> *Observation.* ) En 1739, une dame grosse de sept mois, qui avait eu plusieurs enfants, dont elle était accouchée très-heureusement, se trouva d'une partie de souper au Pont-Tournant des Tuileries. Ayant déjà raisonnablement mangé, elle se sentit tout-à-coup assez mouillée pour avoir de l'inquiétude; elle sortit de table pour aller s'éclaircir, dans la chambre du Suisse, de la nature de l'écoulement; sa frayeur fut grande lorsqu'elle vit qu'elle rendait du sang, et que la perte augmentait à chaque instant. Il ne fut plus question que de regagner sa maison : on délibéra quelque temps sur les moyens de l'y transporter; le plus court fut celui dont on se servit, elle fut mise dans son carrosse à moitié couchée. Comme on ne put la garantir des secousses de la voiture, quoiqu'on la fît aller doucement, il coula tant de sang pendant la traite, que non-seulement ses jupes en furent pénétrées, mais le coussin du carrosse s'en sentit. Enfin étant arrivée chez elle, et portée dans son appartement pour être mise au lit, on vit tomber des caillots en la déshabillant, qui la conduisirent à des faiblesses dont je fus témoin presque aussitôt que les assistants, par la diligence qu'on avait faite pour m'avoir. Comme il s'était joint quelques douleurs à la perte, je trouvai la matrice dilatée de la grandeur d'une pièce de douze sous : c'était le cas de profiter de cette ouverture pour pratiquer l'accouchement forcé : mais, ayant mieux aimé tenter la voie naturelle, j'écartai peu à peu l'orifice; je fis augmenter les douleurs, et par ce moyen je déterminai les eaux à tendre les membranes qui les contiennent, et à les présenter à l'orifice en forme de tumeur; je les ouvris dès que j'en eus la possibilité : l'écoulement des eaux rendit les douleurs plus fortes; la matrice rapprochée, ou resserrée sur elle-même dans sa capacité, fit avancer l'enfant du côté de l'orifice, et dès-lors la perte diminua; la continuation du travail la fit cesser tout-à-fait; l'accouchement se fit une heure ou environ après l'écoulement des eaux. L'enfant était mort, mais la malade revint dans un état d'espérance qui ne nous a point trompé, puisqu'elle a été toujours de mieux en mieux, et qu'elle se porte aujourd'hui très-bien.

(IX<sup>e</sup> *Observation.*) Dans la même année, une dame attachée au commerce de diamants, qui était dans le sixième mois de sa grossesse, fut subitement inondée de sang dans son lit; elle était à la campagne à quatre lieues de Paris; j'y fus mandé. Ne trouvant aucune apparence d'accouchement, je la fis saigner devant moi; je prescrivis une seconde saignée pour le lendemain, ou pour le soir du même jour, si la perte l'exigeait : j'ordonnai à la malade de garder exactement le lit, de s'y donner le moins de mouvement qu'il lui serait possible, et de vivre d'un régime convenable à sa situation : la perte s'arrêta le lendemain. Elle reparut quinze jours après cette première cessation ; on saigna comme on avait fait ci-devant; les saignées eurent le même succès. Deux mois se passèrent sans accident, ce qui fit prendre à la malade la résolution de venir à Paris, pour y faire ses couches avec plus de tranquillité qu'elle n'aurait fait à la campagne. Je permis le voyage, pourvu qu'il fût fait en litière, ainsi que nous l'avions arrangé. Elle arriva chez elle sans accident, et se mit au lit dans le dessein d'y rester jusqu'au temps de son accouchement : mais à quelques jours de là la perte reparut; il s'y joignit même de petites douleurs, pour lesquelles je fus appelé. Après avoir examiné si ces accidents n'étaient pas le commencement du travail de l'enfantement, je trouvai la matrice assez dilatée pour me faire penser que l'accouchement se déterminait : je fis tirer trois palettes de sang; après quoi, les douleurs étant trop faibles pour les laisser agir d'elles-mêmes, je travaillai selon ma méthode, à aider la nature. L'orifice de la matrice extrêmement dur résista longtemps aux efforts gradués que je faisais pour l'écarter; il survenait de temps en temps des faiblesses, mais le retour des douleurs les faisait passer. A la fin je perçai les membranes, les eaux s'écoulèrent; les douleurs augmentèrent après leur écoulement : à mesure que le travail avançait, la perte diminuait, et la malade reprenait force et courage. Ce secours de sa part, et ce que je faisais de mon côté, finirent l'accouchement au bout de trois quarts d'heure; l'enfant vint vivant, et la mère revint dans sa santé ordinaire après un certain temps. — Il est bon d'avertir les jeunes chirurgiens, que les pertes de sang qui arrivent aux femmes depuis le sixième ou le septième mois de grossesse jusqu'au temps de l'accouchement, sont sujettes à récidive, quoique arrêtées par les saignées et par tous autres moyens employés à cet effet; la raison est que ces pertes étant plus communément causées par le décollement de quelque portion du *placenta*, que par des vaisseaux forcés dans quelque autre partie de la matrice, ne cessent que par des caillots arrêtés à l'embouchure des vaisseaux, et non pas par une espèce de soudure ou de recollement de parties divisées par accident. Ne pouvant donc se flatter que ces caillots, en forme de bouchons à l'extrémité des vaisseaux, puissent tenir long-temps contre des mouvements du corps, contre des efforts faits sans y penser, ou contre l'impétuosité du sang qui ne les chasse que trop souvent, il est de la prudence d'avertir, par un pronostic fait dès les premières attaques de la perte, de la possibilité de son retour malgré les précautions, du danger d'un pareil accident, et de la nécessité où l'on pourra se trouver de procéder à l'accouchement, soit par violence, soit par le travail de la nature, aidée de l'art, ainsi qu'il vient d'être démontré.

---

REMARQUES *sur différents vices de conformation de l'anus, que les enfants apportent en naissant;* par M. PETIT.

(*Défaut d'ouverture à l'anus.*) De tous les vices de conformation que les enfants apportent en naissant, les plus communs, après les taches ou marques à la peau, sont les excroissances, le bec de lièvre, l'imperforation de la vulve, de l'urètre et de l'anus. J'ai fait plusieurs observations sur ces différents sujets; mais une occasion toute récente m'ayant rappelé celle de l'anus, dont j'ai un assez grand nombre, j'ai cru devoir d'abord m'occuper de celle-ci, espérant par la suite donner toutes celles que j'ai faites sur les autres vices de conformation. Je ne rapporterai que ce que j'ai vu; ainsi, on ne s'étonnera pas s'il est quelques-uns de ces vices qui ne soient point compris dans l'énumération que j'en ferai. — Il y a des enfants qui viennent au monde sans ouverture à l'anus, et sans aucun vestige de cette ouverture; il y en a auxquels on reconnaît l'endroit précis de l'anus, et qui n'ont aucune ouverture; d'autres dans lesquels on peut introduire un stylet plus ou moins avant, comme deux, trois, quatre lignes, et même beaucoup davantage; et à ceux-là l'anus paraît très-bien formé, le vice de conformation étant plus ou moins avant dans l'intérieur: j'en ai vu à qui l'anus était ouvert dans la vessie; à d'autres il s'ouvrait dans la vulve, et d'autres auxquels, sans être ouvert, il formait une tumeur en manière de hernie.

(*Premier cas.*) Je commence ces observations par celles de l'anus clos, sans vestige ni marque extérieure.

(*Ire Observation.*) Un enfant nouveau-né me fut présenté par une pauvre femme: depuis trois jours qu'il était au monde, il ne s'était point encore vidé de son *meconium*; il avait le ventre très-dur et considérablement gonflé; les urines qui avaient coulé les deux premiers jours, ne coulaient plus; la respiration était très-gênée et entre-coupée; les efforts qu'il faisait inutilement pour aller à la selle étaient accompagnés de convulsions, et le sang qui était retenu dans toutes les veines par les violentes contractions des muscles, rendait toute la peau d'une couleur violette, brune et plombée; mais cette couleur disparaissait sitôt que les efforts convulsifs cessaient. Le pouls dans ces instants était petit, serré, et se perdait quelquefois entièrement, et toutes les extrémités étaient froides. J'examinai ce pauvre petit moribond; il n'y avait aucune marque ni vestige dans le lieu où doit être l'anus: cependant je m'orientai de façon que je crus pouvoir introduire utilement une lancette au lieu que je choisis dans l'espace qui se trouve entre l'extrémité du coccyx et le commencement du raphé: les tranchants de la lancette étant tournés vers l'un et l'autre, je l'enfonçai un peu obliquement de devant en arrière; je trouvais beaucoup de résistance, je veux dire, que je n'apercevais point cette obéissance que l'on trouve au bout de la lancette ou du bistouri, lorsqu'en ouvrant un abcès on arrive au foyer du pus; et comme je sentais toujours que ma lancette entrait dans le solide, j'en inclinai davantage la pointe, et je la dirigeai du côté du coccyx, pour m'approcher du *rectum*, et alors je sentis moins de résistance, parce que ma lancette entra dans le lieu où était la matière fécale, qui sortit en abondance, précédée de beaucoup de vents: l'enfant fut soulagé;

mais il mourut dans les convulsions qui le reprirent le lendemain, quoiqu'il eût évacué et les urines et le *meconium*. — Comme je n'étais pas tout-à-fait content de mon opération, je fis l'ouverture du cadavre, et j'observai d'abord que ce qui avait fait tant de résistance à l'introduction de la lancette, était la partie du boyau que le sphincter enveloppe : elle était fermée de manière qu'elle formait avec le sphincter contracté un corps rond et solide, de la longueur de sept à huit lignes. Comme je l'avais coupé assez irrégulièrement, malgré l'attention que j'avais eue de suivre la direction naturelle, j'attribuai cette coupure irrégulière, à ce que la partie large du boyau, qui était considérablement dilatée dans le temps de l'opération, avait poussé cette partie de l'anus sur le côté, et en avait changé la direction. Je ne trouvai cependant dans le voisinage aucun désordre auquel je pusse attribuer la mort de l'enfant ; de sorte que je suis sûr qu'il n'est point mort de l'opération : cependant, de tous les cas que j'ai allégués, celui-ci est des plus fâcheux, soit pour le malade, soit pour l'opérateur, comme je l'ai reconnu en différentes occasions, dans lesquelles je n'ai pas été plus heureux, ainsi qu'on verra par les observations suivantes.

(IIᵉ *Observation*.) Un autre enfant, dans le cas de celui dont je viens de rapporter l'histoire, fut opéré par deux chirurgiens, l'un desquels ayant fait une incision cruciale à la peau et à la graisse, tâcha, avec son doigt, de trouver le passage naturel, ou d'en faire un nouveau ; non-seulement il ne réussit pas, mais il dilacéra le voisinage du *rectum*, et le détacha d'avec une partie de l'os *sacrum*, à force de passer son doigt entre l'un et l'autre. Le second chirurgien, qui ne vit l'enfant que trois heures après cette première opération, fut fort étonné de ne pas reconnaître la maladie qu'on lui avait annoncée, et de trouver, au lieu d'une plaie, une tumeur noire de la grosseur d'une prune de Damas, qui passait à travers l'incision qu'on avait faite, et qui la cachait entièrement. L'opérateur trouvant de la mollesse à cette tumeur, y fit une ponction avec la lancette : le *meconium* sortit ; l'enfant fut soulagé, mais il fut languissant sept ou huit jours, et mourut. — A l'ouverture du cadavre, je trouvai toutes les parties du ventre, particulièrement celles du bassin, dans une disposition gangréneuse ; on avait

ouvert le *rectum* dans sa partie postérieure, à un travers de doigt au-dessus de l'endroit où cet intestin était clos ; je coupai la dernière vertèbre de l'os *sacrum*, pour n'avoir d'os que le coccyx, auquel l'anus est naturellement attaché. Comme l'enfant s'était vidé par l'ouverture faite au *rectum*, je soufflai dans cette ouverture, pour reconnaître à quel point ces parties avaient été dilatées par les matières retenues : je trouvai cette dilatation très-considérable. Ayant lavé le tout dans l'eau tiède, je coupai l'intestin en long pour voir distinctement en quoi consistait l'imperforation. J'essayai, mais inutilement, d'y passer des stylets de différentes grosseurs ; la résistance était invincible ; j'eus même beaucoup de peine d'en percer le centre de dedans en dehors, avec une aiguille assez fine et bien pointue : la peau fut moins dure à percer : je laissai l'aiguille ainsi passée, et j'emportai chez moi cette partie, avec tout ce qui pouvait me servir à connaître ce vice de conformation, et les opérations que l'on avait faites à dessein d'y remédier.

Voici ce que j'observai : 1º Que la première ouverture avait été faite entre le coccyx et la partie où aurait dû être l'anus. 2º Que l'intestin avait été entièrement détaché de l'os *sacrum*. 3º Que la tumeur noire était une espèce de hernie faite par la partie postérieure du *rectum*, qui, poussée par les matières fécales dans le temps des efforts que faisait l'enfant pour les jeter, s'était introduite avec elles dans l'incision, où elle trouvait moins de résistance que partout ailleurs. 4º Que toute la partie du boyau recouverte du sphincter était entièrement effacée, sans aucun vestige, disposition, ni apparence de cavité. — La première de ces observations semble peu essentielle, car l'on pourrait croire ne pas tomber dans cette faute quand on sait l'anatomie : cependant un anatomiste peut manquer dans cette opération, lorsqu'il s'attend de trouver les parties telles que la dissection les lui a montrées dans un sujet bien conformé, parce qu'il s'en faut bien que les parties se trouvent toujours dans cet état ; et c'est par cette raison que les plus grands anatomistes ne deviennent grands opérateurs qu'après avoir souvent disséqué les parties malades, surtout celles qui sont affligées de mauvaises conformations ; d'ailleurs un anatomiste qui n'a disséqué que des hommes, n'est pas en état d'opérer aussi sûrement sur les femmes , lorsqu'elles ont des maladies qui attaquent les parties qui distinguent le sexe. Il faut pour être sûr de son procédé, avoir disséqué les femmes, soit celles qui sont mortes grosses, en couche ou accouchées : enfin, ceux qui n'ont disséqué que des adultes peuvent se tromper dans les maladies des enfants nouveau-nés.—Le chirurgien qui chercha l'anus du petit enfant qui fait l'objet de cette observation, le chercha près du coccyx où il croyait qu'il était, mais il ne le rencontra pas, parce que les enfants qui sont dans le cas dont il s'agit ont la partie du boyau qui doit former l'anus beaucoup plus éloignée du coccyx que les adultes, non-seulement parce que le *rectum*, gonflé de matière fécale, repousse l'anus et l'éloigne du coccyx, mais encore parce que, dans l'état naturel, les enfants nouveau-nés ont l'anus plus éloigné du coccyx que les adultes, ou du moins il paraît l'être, parce qu'il y a une grande portion du coccyx, qui n'étant pas encore ossifiée, est molle et obéissante au toucher ; ce qui fait que l'anus, ou ce qui doit l'être, est plus éloigné de la partie osseuse du coccyx dans les enfants que dans les adultes. — La seconde observation que j'ai faite sur l'opération de cet enfant, c'est que le *rectum* était détaché de l'os *sacrum*, parce qu'apparemment on avait porté le doigt de côté et d'autre entre le *rectum* et l'os *sacrum*, dans l'espérance de percer dans la cavité du boyau : ce qui ne se peut faire qu'avec l'instrument tranchant ; car, en ne se servant que du doigt pour percer, on séparerait l'intestin de toutes les parties qui lui sont voisines, plutôt que de pénétrer dans sa cavité, à moins qu'il ne fût gangrené ou pourri.—On sent par la troisième observation , que la tumeur noire qui sortait par l'incision devait être regardée comme une hernie ; et qu'au lieu de l'ouvrir, on devait en faire la réduction : que si l'on y eût trouvé de la résistance, comme cela était possible, cette portion d'intestin pouvant se trouver étranglée par la petitesse de l'incision, il aurait fallu dans ce cas prolonger l'angle antérieur de la plaie jusqu'au raphé ; et, l'intestin étant replacé, on l'aurait ouvert le plus près qu'il eût été possible de l'extrémité qui doit former l'anus, au lieu qu'ayant été ouvert dans l'endroit même où la tumeur paraissait, il le fut un grand pouce au moins plus haut qu'il ne devait l'être. —La quatrième observation nous prouve

que les enfants qui n'ont aucune marque extérieure de l'anus, et en qui la nature a , pour ainsi dire, oublié la partie du *rectum* qui doit le former, se réchappent difficilement ; je ne veux pas dire qu'ils meurent tous, mais il est certain qu'on ne peut réparer ce vice de conformation : en effet, dans tous ces cas les intentions du chirurgien se réduisent à deux.

(*Deux indications à remplir.*) La première est de donner issue aux matières fécales, et cela est possible ; mais la deuxième, qui ne dépend pas du chirurgien, c'est de procurer cette issue de façon que les matières passent dans l'enceinte du muscle sphincter, s'il y en a , et que dans la suite ce muscle puisse, selon la volonté et le besoin, permettre ou s'opposer à la sortie des excréments, sans quoi l'enfant guéri aura nécessairement une issue involontaire de matières , ce qui est un mal plus fâcheux que la mort n'est à cet âge.—Pour peu que l'on réfléchisse sur l'état dans lequel j'ai dit que se trouve l'endroit du boyau qui doit former l'anus, on s'apercevra facilement de la difficulté, ou plutôt de l'impossibilité qu'il y a d'établir cette partie dans son état naturel ; car tout y paraît compacte et confondu sous la forme d'une corde dure, ce qui présente au chirurgien deux difficultés insurmontables ; la première est, que ne pouvant percer dans le centre de cette corde qui est très-menue, il ne peut en former l'anus ; et la seconde est, que quand même il pourrait la pénétrer exactement, il faudrait pouvoir la dilater, pour mettre le sphincter dans l'état de dilatation où il doit être. Ces deux choses ne pouvant s'exécuter, on ne peut pas remédier complètement au vice de conformation dont il s'agit ; cependant , pour éviter la mort de l'enfant, le chirurgien doit ouvrir dans le lieu qu'il estime le plus convenable à procurer l'évacuation des matières retenues, et c'est tout ce qu'il peut faire.

(IIIe *Observation.*) Il y a quelques jours qu'on m'apporta un enfant qui était dans le cas des deux dont je viens de parler, je veux dire qu'il n'avait en naissant aucune ouverture, aucune marque ni aucun vestige à l'endroit où doit être l'anus : on lui avait fait une incision qui n'intéressait que la peau et la graisse ; et d'ailleurs, comme elle était trop près du coccyx, l'opérateur ne trouva point ce qu'il cherchait : mais il n'eut pas la témérité d'enfoncer le bistouri plus avant dans un lieu qu'il ne connaissait pas, ni celle de porter son doigt au hasard, comme on avait fait à l'un de ceux dont je viens de parler. Il avait dit aux parents de l'enfant, que son incision serait suffisante, et que les matières perceraient d'elles-mêmes : ils furent un jour ou deux dans cette espérance ; mais, voyant que l'enfant tombait dans des convulsions, et qu'il avait le ventre extrêmement tendu et douloureux, ils me l'apportèrent. Malgré le triste état où je le trouvai, je lui fis l'opération. Instruit des difficultés que j'ai ci-devant rapportées, et de celles que j'ai toujours trouvées en pareil cas, je crus devoir prendre une route différente de celles que j'avais suivies jusqu'à ce jour ; mais comme je fis l'opération avec un instrument que tout le monde ne connaît pas encore, j'en donnerai la description, afin de faire mieux entendre la manière de s'en servir ; cet instrument rend l'opération plus douce, plus facile et plus sûre que tout autre. C'est un trois-quarts plus court que les trois-quarts ordinaires, mais il est beaucoup plus gros ; la canule n'a que douze ou quinze lignes de longueur ; le pavillon a environ un pouce de diamètre ; il a une fente dans son diamètre, depuis l'ouverture qui est au centre, jusqu'environ une ligne et demie près de la circonférence ; cette fente est assez longue et assez large pour permettre le passage d'une lancette à ouvrir les abcès. La canule est aussi fendue de deux côtés et dans le même sens, depuis le pavillon jusqu'environ à quatre lignes de son bout. Le poinçon de ce trois-quarts étant placé dans la canule, la surpasse de sept à huit lignes. Les trois faces, et par conséquent les trois angles, forment une pyramide plus longue que celle du trois-quarts ordinaire, ce qui le rend plus aigu, et le fait entrer dans la chair avec plus de facilité. — Ayant cet instrument dans la main droite, je cherchai l'espèce de corde que fait le sphincter, et je la reconnus très-facilement, lorsque j'eus mis mon doigt indicateur de la main gauche dans l'incision que l'on avait faite ; avec ce même doigt j'assujettis cette espèce de corde, autant qu'il est possible de le faire ; alors je plongeai le trois-quarts, et je le dirigeai vers le *rectum*, tant avec la main qui le poussait, qu'avec l'indicateur de l'autre main, qui, en le conduisant, tenait assujettie cette partie qui doit faire l'anus, et la présentait plus ou moins à la pointe du trois-quarts, pour tâcher de la percer dans son centre.

Ayant suffisamment enfoncé mon trois-quarts, je retirai le poinçon : aussitôt les vents et la matière fluide sortirent par la canule ; mais, pour donner issue aux matières les plus épaisses, j'agrandis l'ouverture avec une lancette assez large, que je passai dans la fente de la canule, qui, comme j'ai déjà dit, est disposée de manière que, sans la retirer, on peut y introduire une lancette ou un bistouri, et faire une incision aussi grande que l'on souhaite, sans courir le risque de blesser aucune partie, parce que la pointe de la lancette, gardant toujours le centre, est toujours cachée dans la canule. Je ne puis pas dire que j'ai réussi dans cette opération, puisque l'enfant est mort le lendemain ; je suis seulement assuré que s'il y a quelques moyens de sauver la vie à ces pauvres enfants par l'opération, ce ne peut être qu'en la faisant de la manière que je viens de décrire ; mais il sera toujours vrai que ce vice de conformation est celui auquel le chirurgien remédie le plus difficilement. — Il n'en est pas de même lorsqu'il y a quelque marque ou vestige de l'anus, quoiqu'il soit clos : cette marque est à la vérité quelquefois si légère, qu'elle met le chirurgien presque dans la même incertitude que dans les cas précédents ; cependant cette marque désigne au moins l'endroit où le chirurgien doit tenter la découverte de l'anus.

D'autres fois l'anus est intérieurement bien formé ; et alors, non-seulement on est assuré de l'endroit qu'on doit ouvrir, mais on a souvent peu de choses à faire pour procurer l'évacuation des matières, et former un anus nécessaire pour le temps présent, et commode pour l'avenir.

( IV⁰ *Observation.* ) Je fus appelé pour voir un enfant qui n'avait point encore été à la selle depuis deux jours qu'il était né ; il paraissait souffrir de violentes tranchées ; son ventre était fort tendu, gonflé et très-douloureux ; on avait essayé de lui donner des lavements, mais la liqueur sortait à mesure que la seringue se vidait, ce que l'on attribuait à toute autre cause qu'à celle que je reconnus. Lorsque je l'eus examiné, la première chose que je fis pour connaître l'espèce du mal, fut d'introduire dans l'anus une sonde à bouton et pliante ; elle entra de la longueur d'un pouce avec assez de facilité, mais je ne pus la pousser plus avant : j'introduisis mon petit doigt en suivant la sonde, et je sentis une membrane assez mince qui bouchait transversalement la cavité du *rectum* au-dessus du muscle sphincter : j'eusse bien voulu pouvoir introduire un bistouri, guidé par mon doigt; j'aurais coupé cette membrane ; mais la difficulté de placer l'un et l'autre dans un lieu si étroit, au risque de blesser ces parties, fit que je préférai le pharyngotome (auquel je n'avais pas encore ajouté la queue d'aronde, comme j'ai fait depuis, pour le rendre plus convenable à l'opération pour laquelle je l'ai imaginé) ; je préférai, dis-je, cet instrument sans queue d'aronde ; je le glissai le long de mon doigt ; puis, poussant son ressort pour faire sortir la lancette qu'il renferme, je coupai de cette membrane assez pour permettre le passage du doigt, avec lequel j'achevai facilement l'ouverture, parce que la membrane qui barrait le passage était, comme j'ai dit, mince et de peu de résistance. L'enfant alla sur le champ à la selle, et continua d'y aller pendant deux mois qu'il vécut : il ne mourut point de la maladie de l'anus ni de l'opération. Je ne puis pas dire si le sphincter faisait sa fonction, ou s'il l'aurait faite au cas qu'il eût vécu ; il y a cependant quelque apparence que l'anus aurait fait ses fonctions, parce que, toutes les fois que je portais mon doigt dans l'anus, ce que je faisais de temps en temps, je trouvais à peu près la même obéissance et la même distance que l'on trouve en mettant le doigt dans l'anus de ceux qui n'ont point eu cette maladie, et auxquels on n'a point fait cette même opération. J'aurais pu m'en assurer par la dissection, si j'avais été averti de sa mort. — Je crois que, dans cet enfant, tout vice local consistait dans la membrane que je coupai, et que le reste des parties jusqu'à la peau était dans leur état naturel. Il n'en est pas de même de ceux en qui il manque deux ou trois doigts de l'extrémité du *rectum :* on ne trouve à ceux-là ni trou à l'anus, ni canal dans lequel on puisse introduire le doigt. Je ne sais pas s'il est possible de trouver un canal qui n'ait une forme de boyau sans en avoir la tissure ; mais dans tous ceux que j'ai vus, à qui il manquait une portion considérable du *rectum,* non-seulement il n'y avait point de trou extérieur ni de canal, mais je n'y ai trouvé par la dissection aucun vestige de muscle à l'endroit du sphincter, ni de membrane depuis la peau jusqu'à la partie du boyau où résidaient les matières. Mais quel que soit ce canal, si j'en trou-

vais un organisé ou non, je n'hésiterais jamais de faire l'opération que je viens de dire, parce que, si cette portion du canal n'est pas un intestin, elle est au moins un passage, qui, étant ouvert dans son fond, permettra toujours l'évacuation des matières stercorales, pourvu qu'avec l'instrument on rencontre favorablement le bout de l'intestin qui les renferme. Je donnerai la suite de ces différents vices de conformation, qui sont en grand nombre.

(V⁰ *Observation.*) M. Engerran fut mandé le vingt mars 1740, pour voir un enfant né depuis quatre jours, qui rejetait tout ce qu'on lui faisait avaler, et qui ne rendait aucune matière par la voie des selles. M. Engerran jugea de-là que l'intestin *rectum* était fermé ; il examina l'enfant, et trouva à l'orifice du fondement un suppositoire de savon qu'il retira ; il introduisit à l'entrée de l'anus une sonde canelée : elle fut arrêtée par une espèce de bourrelet ou corps dur, qui la repoussait lorsque l'enfant faisait effort pour aller à la selle. M. Engerran reconnut par cette résistance que le *rectum* était fermé ; il glissa dans la canelure de la sonde un trois-quarts qui ouvrit une issue à beaucoup de *meconium* qui sortit aussitôt (1). M. Engerran agrandit, par le moyen d'une lancette assujettie dans sa châsse, l'ouverture faite par le trois-quarts ; l'enfant fut fort soulagé par cette opération, il continua d'aller tous les jours à la selle pendant environ un mois ; cependant il survint de nouveaux accidents, et l'enfant mourut.

M. Engerran l'ouvrit : il trouva à l'extrémité du *rectum* un nœud semblable à celui de l'ombilic d'un adulte ; ce nœud avait résisté au trois-quarts et à la lancette ; ces instruments n'avaient percé que la partie la plus mince du *rectum* au-dessus du nœud, de sorte que l'opération était imparfaite, parce que l'ouverture n'était pas suffisante pour laisser passer les matières les plus épaisses qui, étant retenues, causèrent la mort de l'enfant. — M. Engerran a compris de-là qu'il aurait été à propos de couper le nœud par le moyen d'un bistouri fait en forme de déchaussoir et conduit à la faveur d'un trois-quarts semblable à celui dont nous

---

(1) M. Heister dit qu'en 1714 il se servit en pareils cas du trois-quarts, mais que son opération ne réussit pas. *Ephém. d'Allem. Cent.* 3 et 4.

venons de parler ; cependant M. Engerran fait sur cette opération plusieurs remarques judicieuses. Il fait observer que
le déchaussoir qu'il propose ne peut servir que dans le cas où l'on serait sûr de
trouver le nœud qu'il faut couper, car on
doit comprendre que ce nœud, lorsqu'il
existe, peut n'être pas placé, par rapport
à l'ouverture que l'on fait, du même côté
où il l'a trouvé, et s'il le fallait chercher
devant ou derrière, à droite ou à gauche
de cette ouverture, on pourrait difficilement le rencontrer, et encore plus difficilement le saisir pour le couper ; il serait
plus sûr de faire une ouverture suffisante
pour le chercher avec le doigt, et lorsqu'on l'aurait découvert, le doigt conviendrait mieux que le trois-quarts pour
conduire le bistouri. Mais le trois-quarts
que nous avons décrit est fort commode
en pareil cas pour étendre l'ouverture
autant qu'il est nécessaire pour y introduire le doigt. M. Engerran ne pense
pas, à la vérité, que le succès de l'opération dépende de couper précisément le
nœud qui termine le *rectum*, parce qu'on
ne doit pas espérer qu'il se formera plutôt un anus avec ses parties organiques,
en faisant l'ouverture à l'endroit du nœud,
qu'à côté ; ainsi il semble que l'essentiel
de cette opération soit de faire une ouverture suffisante et placée favorablement
pour procurer l'écoulement entier des
matières, et d'entretenir cette ouverture.
Dans cette idée, notre trois-quarts est
encore l'instrument le plus convenable
pour faire cette ouverture et pour l'agrandir suffisamment. On doit juger, par la
résistance que le nœud a opposée aux
instruments dont M. Engerran se servit,
qu'il est souvent difficile, comme il le
remarque, de percer l'extrémité du *rectum* dans l'endroit où il est fermé, et où
il ne forme qu'un corps solide ; c'est sans
doute pour cette raison que Riolan dé-
sespère dans ce cas du succès de l'opération (1) ; cependant on trouve dans
Hilden (2), dans Saviard (3), dans la
bibliothèque de chirurgie de Manget (4),
etc., des exemples de pareilles opérations faites avec succès dans les cas où il
n'y avait extérieurement aucune apparence d'anus ; mais il faut convenir néanmoins que ces exemples sont fort rares.

(1) Enchirid. Anatom., lib. XI, cap.
XXXIII.
(2) Cent. I, obs., 73.
(3) Obs. 5.
(4) Tom. II, p. 500.

REMARQUES *sur les abcès qui arrivent au
fondement ; par M.* FAGET *l'aîné.*

( *Section du* rectum, *proche les releveurs de l'anus.* ) Il ne suffit pas toujours d'ouvrir les abcès du fondement où
le *rectum* est découvert ; il faut inciser
ou fendre cet intestin pour procurer sa
réunion avec les parties voisines ; sans
cette précaution, on n'obtient assez ordinairement qu'une fausse guérison, et
souvent la récidive de la maladie oblige,
comme on va le voir par l'observation
suivante, à recourir à des opérations beaucoup plus considérables que celles qu'on
a manqué de faire d'abord.

( *Observation.* ) Le 6 janvier 1739,
M. Gelé, âgé de trente-deux ans, fut attaqué, à Nantes, de douleurs vives au
fondement, que l'on attribua à des hémorrhoïdes internes. — Le 15 du même
mois, on aperçut une tumeur suppurée,
qui occupait le côté droit de la fesse, depuis le coccyx jusqu'à la partie moyenne
du périnée.

Le 17, un chirurgien de Nantes ouvrit
cette tumeur dans toute son étendue,
sans cependant toucher le *rectum* ; quinze
jours après il reparut un nouvel abcès
qui occupait tout le côté gauche. — Ce
second abcès fut encore ouvert par une
incision parallèle à la première ; ces deux
plaies se communiquaient sous la peau
qui s'attache au coccyx ; dans la suite,
l'ulcère parvint à faire presque le tour
du *rectum*, et s'étendit jusqu'à deux
pouces de profondeur, à l'exception du
côté du périnée, où la peau seule était
détachée.

Après cinq mois de pansement, l'ulcère fut regardé comme incurable par
les chirurgiens que le malade avait consultés dans son pays ; ce qui le détermina
à se transporter à Paris, où il arriva le 9
juin 1739. — J'examinai sa maladie avec
M. Boudou et mon frère. Nous convînmes qu'il fallait emporter environ un
pouce et demi de l'extrémité du *rectum*.
Je préparai le malade et lui fis cette opération de la façon suivante.

( *Opération.* ) Je perçai d'abord le
*rectum* de droite à gauche avec un gros
stylet avec lequel je fis l'anse. Je commençai à couper le lambeau de peau qui
tenait au coccyx, et je continuai tout le
long de l'attache des muscles releveurs
jusqu'à la partie moyenne du périnée,
où il y avait beaucoup de duretés et de
callosités que j'emportai ; je pansai la

plaie avec un gros bourdonnet et des lambeaux de linge trempés dans l'eau alumineuse, le tout soutenu de plusieurs compresses et d'un bandage convenable. — Je saignai le malade deux heures après; je fus même obligé de répéter la saignée le soir, parce qu'il survint une rétention d'urine produite par la tente et accompagnée de vives douleurs et de fièvre.— Le lendemain, le besoin pressant d'aller à la selle et les douleurs de la rétention d'urine nous obligèrent de panser le malade; nous fûmes même forcés de réitérer plusieurs fois les pansements dans la même journée, à cause d'un dévoiement qui survint et qui continua même pendant dix jours, malgré les purgatifs et l'usage des astringents.

Le 10, tous ces accidents cessèrent et la plaie changea de manière à ne plus exiger qu'un pansement par jour. Je faisais ce pansement avec un gros bourdonnet qui se terminait un peu en pointe et que je portais dans le *rectum*; je garnissais le fond de la plaie avec d'autres bourdonnets que je couvrais de plusieurs plumaceaux chargés d'un digestif fait avec parties égales de baume d'Arcœus, de suppuratif et d'huile d'hypéricum, auquel je fus obligé d'ajouter le styrax et le baume de Fioraventi, parce qu'il y avait plusieurs points de pourriture; je continuai à panser le malade de cette manière pendant près de six mois, dans la crainte que si j'en avais usé autrement, son anus ne se fût presque bouché; et, en effet, avec cette précaution, je l'ai conduit à une guérison parfaite. Ce qui est surtout remarquable, c'est que les fonctions qui dépendent de la partie sur laquelle il a fallu opérer, se font avec le nouvel anus qui s'est formé, comme elles se faisaient auparavant. Je rendrai raison de ces fonctions après avoir détaillé les motifs qui nous avaient engagés, M. Boudou, mon frère et moi, à faire l'opération que je viens de décrire. — On avait fait à Nantes, ainsi que je l'ai déjà dit, l'ouverture des deux abcès, l'un à droite et l'autre à gauche, au moyen de deux incisions de trois pouces chacune, sans prendre en même temps la précaution d'ouvrir le *rectum* jusqu'au fond d'aucun de ces abcès.

(*Raisons qui doivent engager à ouvrir l'intestin.*) Dans tous les cas où il se forme un abcès dans le voisinage du fondement, il est nécessaire, si cet abcès s'étend un peu dans les graisses et si l'intestin est découvert, d'ouvrir le *rectum* jusqu'au fond, comme si l'on faisait l'opération de la fistule; sans cette précaution, il se fait de nouvelles collections de matière, et la plaie ne pourrait manquer de devenir fistuleuse. On sait que la régénération des chairs se fait difficilement à la surface de tout intestin dépouillé de sa graisse; dans cette circonstance, le pus séjourne toujours entre le *rectum* et les graisses, sans que la matière puisse être expulsée par le rapprochement de ces parties, ce qui sera toujours un obstacle à la réunion de cette surface avec les graisses ou avec les chairs voisines. La compression à laquelle il serait naturel d'avoir recours deviendrait insuffisante; la partie du *rectum* tenue en contraction par ses fibres circulaires, s'éloignerait constamment de la face interne de la plaie, le pus y séjournerait et l'ulcère resterait fistuleux.

Le seul moyen d'éviter cet inconvénient est donc d'ouvrir le *rectum* et de couper le trousseau des fibres circulaires jusqu'au fond de cet abcès; cette incision empêche le séjour du pus entre l'intestin et les graisses, et elle procure de nouvelles chairs qui naissent de l'intestin même, lorsque la plaie de cette partie se régénère; et ces nouvelles chairs se joignant à celles que produisent les parties voisines, elles facilitent beaucoup la réunion de cet intestin avec les graisses et la peau. On doit, après avoir ouvert l'intestin, porter dans cette partie une tente fort mollette, plus ou moins au-delà de la section, suivant que la section sera plus ou moins profonde; par là on préviendra plusieurs accidents, et l'on pourra se flatter de parvenir à la guérison. — Si, conformément à ces maximes, on avait dès la première fois coupé l'intestin jusqu'au fond de l'abcès, qu'au moyen de cette incision on eût introduit un bourdonnet dans le fondement, ou seulement de longue charpie rassemblée en forme de mèche, et étendue entre les parties divisées de l'intestin, et que l'on eût continué de panser le malade méthodiquement, il y a tout lieu de croire que l'on n'aurait pas été obligé d'en venir à la seconde opération, et conséquemment nous n'aurions pas été dans la nécessité de faire la section du *rectum*. — On avait insinué au malade qu'après l'opération il rendrait les matières involontairement, surtout lorsqu'il aurait le dévoiement; je le rassurai de mon mieux, fondé sur le mécanisme de cet organe; cependant ses craintes ne cessèrent que vers la fin de

1779. Il se donna alors une indigestion si violente, qu'elle l'obligea d'aller à la selle vingt fois en six heures. Il me manda aussitôt, et m'assura qu'il retenait ses matières, quoique fluides, avec la même facilité qu'auparavant. — J'observai que le nouvel anus bordé de sa cicatrice, représentant un trou ovale, et de deux pouces de circonférence, était exactement bouché par trois replis de la membrane interne du *rectum*, lesquels formaient trois corps semblables à des cerises. — J'observai de plus que les releveurs du siége ne servaient pas seulement de suspensoirs, mais qu'ils faisaient encore les fonctions de sphincter, aidé du reste des fibres circulaires qui n'avaient pas été coupées, et des bords mêmes de la cicatrice. — J'observai encore que, lorsque M. Gelé voulait aller à la selle, l'ovale du nouvel anus s'augmentait à proportion que les matières descendaient du colon dans le *rectum*, et qu'elles s'approchaient de l'ouverture de l'anus : on voit disparaître alors les trois corps qui ont la forme de cerises, l'ovale devient rond pour permettre le passage des excréments ; et de temps en temps le trou rond redevient un peu ovale, pour partager ou couper les grosses matières à mesure qu'elles sortent, afin qu'elles puissent être chassées par portions et à différentes reprises. — Lorsque l'évacuation est finie, l'anus reprend entièrement sa figure ovale, et les trois corps en forme de cerises reparaissent, bouchent l'anus et empêchent l'accès de l'air extérieur. — Il m'a paru en général que les fonctions du nouvel anus s'exécutaient aussi bien qu'avant l'opération, quoiqu'elles ne se fassent plus par les mêmes parties ; car presque tout le sphincter, ou le plan des fibres circulaires qui entourent le *rectum*, a été amputé.

(*Mécanisme du nouvel anus.*) Suivant ces observations, il est facile de rendre raison du mécanisme par lequel ces fonctions s'exécutent. — Les releveurs sont, comme on le sait, une espèce de toile charnue, tendineuse et flottante, qui embrasse de tout côté le *rectum*, par lequel elle est traversée : ces muscles sont attachés par devant à la partie interne et moyenne du pubis ; ils jettent en passant quelques filets aux prostates, au col de la vessie, au bulbe de l'urètre ; ils continuent tout le long des parties latérales du bassin, et forment une espèce de tendon de chaque côté, en se confondant avec l'aponévrose qui couvre les muscles obturateurs internes ; ils viennent ensuite s'at-

tacher aux branches des os ischion, et de là, par une ligne tendineuse, au coccyx : de toute cette circonférence, ils vont embrasser le *rectum* à l'extrémité supérieure du sphincter, c'est-à-dire, environ à deux pouces de l'anus dans les grands sujets. — Cette construction bien conçue, on apercevra d'abord que les muscles releveurs doivent élever, par leur contraction, la partie du *rectum* à laquelle ils se trouvent attachés ; ils forment donc une espèce de plancher qui soutient les matières, dont l'écoulement est empêché par le resserrement du trou ovale du nouvel anus, et par le rapprochement exact des trois espèces de cerises que nous avons décrites. — On conçoit de même que les muscles venant à se relâcher, et les cerises disparaissant, le trou s'ouvrira et s'agrandira, de façon que les matières pourront être chassées, tant par leur propre poids, que par la contraction des muscles du bas-ventre et par la pression des intestins. — L'action par laquelle le nouvel anus partage les matières qui sortent, s'exécute par la contraction des parties des muscles releveurs qui s'attachent au coccyx et au pubis ; car, lorsque l'orifice est dilaté, ces muscles ne peuvent se contracter sans lui faire reprendre sa figure ovale ; et par ce resserrement, les côtés de l'ovale s'approchent avec assez de force pour couper les matières. — Le nouvel anus retient les matières fluides, et même des vents, parce que les muscles peuvent se contracter assez pour rapprocher et joindre si exactement les côtés de l'ovale, que ces côtés semblent faire les fonctions des lèvres qui ferment entièrement l'orifice de ce nouvel anus : dans ce cas, les urines cesseront nécessairement de couler ; car le sphincter de la vessie et les muscles érecteurs et accélérateurs ne pourront manquer d'être resserrés. — De cette théorie, et du succès de l'opération que nous avons décrite, on peut conclure, ce me semble, que la crainte de l'incontinence des excréments ne doit point empêcher de pousser la section du *rectum* jusqu'aux releveurs, dans tous les cas où la maladie pourra l'exiger, c'est-à-dire, jusqu'à la hauteur que nous avons à peu près déterminée pour les grands sujets, et qui dans les enfants est proportionnée à leur âge ou à leur grandeur. Peut-être que l'hémorrhagie pourrait inquiéter ceux qui n'ont pas encore pratiqué ces sortes d'opérations, mais la réussite de celle que je viens de rapporter doit suffire pour les rassurer.

OBSERVATIONS *sur les pierres enkystées et adhérentes à la vessie;* par M. HOUSTET.

Il se présente tant de cas différents dans les opérations les plus ordinaires, qu'il n'est presque pas possible que les opérateurs ne perdent de vue une partie de ceux qui sont un peu rares: ainsi il est nécessaire que les observations qui nous les rappellent de temps en temps servent à réveiller notre attention. On peut rapporter à ces cas les pierres enkystées et adhérentes à la vessie; en effet, on y pense si peu, qu'il semble qu'elles soient ignorées de la plupart des praticiens, et qu'il faille encore recourir aux preuves pour en constater l'existence (1): c'est pourquoi j'ai cru qu'il ne serait pas inutile de rapporter les observations suivantes, et d'y joindre le témoignage des auteurs les plus dignes de foi, pour montrer que ces pierres ont été remarquées dans tous les temps; je parlerai ensuite des opérations qu'on peut tenter, et de celles qu'on a tentées pour tirer ces pierres.

(Ire *Observation.*) Le sieur le Page, officier invalide, âgé de soixante-quinze ans, fort et d'un bon tempérament, me consulta, le 25 juin de l'année 1729, sur des douleurs très-vives qu'il ressentait dans la région du périnée. J'introduisis assez aisément ma sonde, jusqu'à ce qu'elle fût parvenue vers l'orifice de la vessie; alors mon instrument fut arrêté par un obstacle si considérable, que je me trouvai dans la nécessité de le diriger de plusieurs manières. — J'aperçus, par les différents tâtonnements que je faisais avec ma sonde, que le col de la vessie, qui était extrêmement serré, faisait tout l'obstacle; j'eus cependant le bonheur de le vaincre, et d'y sentir une pierre. Le malade désirait impatiemment qu'on en fît l'extraction; il fut au plus tôt préparé pour l'opération; je l'entrepris le septième juillet, en présence de M. Bouquot, chirurgien-major dudit hôtel, et de MM. Morand et Duverney. J'aperçus encore le même obstacle avec la sonde, et les mêmes procédés conduisirent mon instrument sur la pierre. — Après une incision

(1) Colot, Tollet et plusieurs autres fameux lithotomistes, ont nié l'existence de ces pierres, surtout des pierres adhérentes.

à la manière ordinaire, j'introduisis avec assez de peine les conducteurs mâle et femelle dans la vessie, et ensuite la tenette, avec laquelle je touchai distinctement la pierre. J'essayai de la charger, et je crus, par l'écartement des anneaux, l'avoir embrassée; mais en serrant la tenette, j'aperçus que ce que j'avais saisi était un corps mollasse, et non une pierre. Je fis de nouvelles recherches pour trouver la pierre, et le même corps mollasse s'engagea de nouveau dans les serres de la tenette. — Je résolus alors d'en faire l'extraction; et lorsque je l'eus tiré, j'aperçus que c'était une excroissance charnue. Je portai une seconde fois la tenette dans la vessie, et je tirai un autre corps étranger semblable au précédent. Ces corps étant ôtés, j'eus beaucoup de facilité à charger trois pierres, que je tirai à trois reprises différentes; mais le malade ayant beaucoup souffert dans cette longue opération, on ne put, malgré toutes les attentions nécessaires en pareil cas, prévenir plusieurs frissons qui parurent le lendemain, et qui furent suivis, les jours suivants, de fièvre ardente et de suppression des urines: le ventre se tendit le quatrième jour; le délire survint, et le malade mourut le cinquième de l'opération.

A l'ouverture du cadavre, nous remarquâmes que la vessie n'avait point sa figure naturelle; elle était plate, comme celle des femmes qui ont eu plusieurs enfants. Les vésicules séminales et leurs ouvertures étaient tellement desséchées, qu'on n'en pouvait rien exprimer. La cavité de la vessie était fort grande, son épaisseur très-considérable, son col fort étroit, et presque bouché par le gonflement de la prostate squirrheuse, qui, comme on peut le voir *AAAA*, (planche première, figure 1.) avait en dedans trois fois plus de saillie que dans l'état naturel. — Au-delà de la prostate, vers le fond de la vessie, nous aperçûmes un repli considérable en forme de croissant *B*, sous lequel il y avait une cavité dont l'entrée regardait la prostate : cette cavité, qui avait un pouce et demi de profondeur sur un pouce et demi de largeur, contenait une matière purulente.— On remarquait dans l'épaisseur du repli ou membrane en forme de croissant, plusieurs rides transversales *CC*, et plusieurs petits trous qui communiquaient dans la vessie. — Nous vîmes sur le bord du repli en forme de croissant, plusieurs déchirures aux endroits d'où les deux excroissances avaient été arrachées *D;* et comme ces excroissances occupaient l'orifice de la vessie avant leur extraction, il est à présumer qu'elles pouvaient en partie être cause de la résistance que l'on sentait en introduisant la sonde, aussi bien que de la sortie difficile des urines.

Les embouchures des uretères répondaient aux parties latérales de ce cul-desac, et s'ouvraient dans la vessie : le reste de l'intérieur de la vessie, depuis la cavité que je viens de décrire jusqu'à son fond, était parsemé de plusieurs embouchures qui conduisaient dans des cavités dont le fond était beaucoup plus large que l'entrée. Ces cavités ou cellules, de même que leurs embouchures, étaient de différentes grandeurs, figures, et irrégulièrement placées *EEEE.* Plusieurs de ces cellules ou loges contenaient des pierres ; j'en trouvai trois pareilles à celles que j'avais tirées dans l'opération, nichées chacune dans une cavité particulière, *FFF.* — Le fond de ces loges étant large, et leur entrée fort étroite, les pierres qu'elles contenaient ne pouvaient vraisemblablement montrer qu'une surface très-bornée ; d'où il est évident que ces pierres pouvaient bien à la vérité être touchées par la tenette, sans que pour cela il fût possible de les engager entre les serres de cet instrument. Mais ce qui surprendra les Lithotomistes, c'est que ces pierres ( quoique enfermées dans des cellules particulières, et éloignées les unes des autres) étaient cependant à pans; et leurs surfaces très-lisses ( voyez les pierres *GGGG* dans la figure 2ᵉ) ne laissent aucun lieu de douter que certaines pierres peuvent être exactement polies, sans un frottement immédiat contre d'autres pierres.

( II^e *Observation.* ) Je conserve actuellement une vessie desséchée, dans laquelle il y a trois poches séparées, dont les entrées sont étroites, pendant que le fond est fort large; l'on voit même encore dans une de ces poches une pierre si grosse, qu'il eût été impossible de la saisir dans le temps de l'opération, tant l'entrée de la poche est disproportionnée au volume de la pierre.

( III^e *Observation par M. Bouquot.* ) J'assistai le printemps dernier à une opération de la taille, que M. Bouquot, chirurgien major de l'hôtel royal des Invalides, fit à un homme de soixante ans, fort exténué. M. de la Peyronie, premier chirurgien du roi, MM. Guérin père,

Perron, Guérin fils, furent témoins de cette opération. M. Bouquot trouvant trop de difficultés à charger la pierre, M. de la Peyronie introduisit son doigt dans la vessie, et reconnut aussi l'impossibilité de l'extraction. M. Bouquot l'ayant aperçue ensuite, abandonna la pierre; le malade mourut quelques jours après. A l'ouverture de son cadavre, on trouva une pierre de la figure d'une poire et de la grosseur d'un petit œuf de poule : cette pierre était engagée dans une cavité en forme de chaton, située vers le haut de la vessie, sous la voûte des os pubis. Cette cavité avait ceci de particulier ; 1º qu'elle embrassait exactement la pierre dans presque toute son étendue; 2º que sa membrane interne fournissait des allongements qui s'enfonçaient dans des inégalités, ou sillons assez profondément creusés dans la pierre, de sorte que, par le moyen de ces prolongements, la membrane interne de cette cavité était si intimement liée avec la pierre, qu'on ne l'en séparait qu'avec peine. On aperçut enfin que cette cavité avait une ouverture qui regardait le fond de la vessie ; mais cette ouverture étant fort étroite, on ne pouvait toucher à nu qu'une très-petite portion de la pierre ; ce qui, joint à l'intime union de la membrane avec la pierre, mettait dans une impossibilité absolue de la déchatonner. — J'ai ouvert pour cela la vessie ( planche II, fig. 1. ), dans sa partie antérieure, depuis son col jusqu'à son fond, et j'ai détaché de la partie antérieure de la pierre *HH*, à droite et à gauche, la membrane *LL*, qui lui servait de cavité particulière. — La fig. 2 fait voir la pierre *MM*, hors de la vessie.

( IV^e *Observation par M. Amyand.* ) Le premier décembre 1739, un nègre d'environ quinze ans, mourut dans l'hôpital de Saint-George ; on lui avait fait le jour précédent l'opération de la taille latérale, pour l'extraction d'une pierre dont il avait eu les symptômes depuis plusieurs années, et dont on s'était convaincu par la sonde qui rapportait les coups que cet instrument y portait. Je n'ai pu être présent à cette opération, à laquelle MM. Cheselden, Paulet, Vilhie et Tauhiapre assistèrent. Chacun de ces messieurs sentit la pierre avec la sonde creuse, avant que M. Midelton procédât à l'opération, qui fut faite selon l'art; cependant, comme on ne put pas découvrir ni reconnaître la pierre dans la vessie avec la tenette, et qu'au doigt elle se faisait toujours sentir au travers d'une membrane, quelques personnes, peu versées dans la pratique, conclurent qu'on avait manqué la route, et que les instruments s'étaient fait chemin dans les dehors de la vessie, et ainsi on se détermina volontiers à en faire l'extraction par le petit appareil, d'autant plus qu'à la faveur des doigts introduits dans l'anus on poussait la pierre, et que la facilité qu'on avait à la sentir et à la porter en dehors en favorisait la pratique ; mais cette opération fut aussi infructueuse. Les curieux en grand nombre assistèrent à l'ouverture du cadavre ; on trouva dans la partie interne et postérieure latérale du fond de la vessie, un kyste osseux, gros comme une châtaigne, rempli d'une substance pierreuse qui formait un corps rond et dur, dont on entendait le bruit lorsqu'on le frappait avec le bout de la sonde ; ce corps était engagé dans la membrane interne de la vessie, dont il était recouvert par une base large qui s'élevait du fond de ce viscère, et qui portait sur le *rectum*, de manière que dans les déjections de l'anus et de la vessie, et dans certaines situations du corps, il bouchait l'entrée de l'urètre, et irritait cet orifice jusqu'à y causer les accidents dont on avait accusé une pierre dans la vessie.

( V<sup>e</sup> *Observation par M. de la Peyronie.*) M. de la Peyronie ouvrit un homme mort de la pierre : il trouva une loge où la pierre était contenue ; l'entrée de cette loge était fermée par une membrane qui couvrait exactement la pierre. Il s'aperçut, en passant le doigt sur l'endroit où cette pierre était enfermée, que la membrane qui la couvrait était mobile, qu'elle se levait facilement de bas en haut, et formait une espèce de rideau étendu sur le devant de la cellule ; il leva cette lame membraneuse et découvrit une cavité considérable, qui était la cellule où la pierre était placée. M. de la Peyronie examina cette lame avant que de la détacher, et remarqua qu'elle s'était produite au-dessus de la cellule à l'endroit d'une ride de la tunique interne de la vessie, par un pli qui s'était peu à peu étendu au point de former la membrane dont nous venons de parler. — On voit dans l'ouvrage de Colot, qu'ayant fait l'ouverture d'un homme qu'il avait taillé quelques années auparavant, il trouva que la vessie formait deux capacités en forme de calebasses. — En 1723, M. de la Peyronie fit l'incision au péri-

née, pour une rétention d'urine causée par un abcès gangreneux au col de la vessie d'un homme qui occupait une grande place.

(VI<sup>e</sup> *Observation*.) Quoique l'opération eût vidé cet abcès et que les urines eussent coulé abondamment, le malade mourut le troisième jour. On trouva la cause de sa mort dans un abcès qui régnait le long de l'uretère, depuis son ouverture dans la vessie jusqu'au rein droit. Les parties voisines étaient fort endommagées ; mais ce qui est digne de remarque, c'est qu'on trouva dans la vessie de cet homme quatre poches assez ressemblantes à celles qu'on a remarquées dans la vessie qui a donné occasion à ce mémoire ; elles en différaient néanmoins, en ce qu'au lieu de pierres, elles étaient pleines d'une matière purulente. Lorsque ces poches se vidaient, le malade rendait beaucoup de pus avec ses urines ; il était ensuite longtemps sans en rendre, et pour mieux dire, le pus ne recommençait à couler que lorsque ces cellules ou poches étaient remplies.

(VII<sup>e</sup> *Observation*.) Le 30 avril dernier, je fus mandé par M. Petit le fils pour assister à l'ouverture d'un cadavre où messieurs Dargeat, Le Dran et Sorbier furent témoins. On trouva dans le côté gauche de la vessie, proche l'endroit où l'uretère vient percer la membrane interne, une cellule dont l'entrée permettait à peine l'introduction du petit doigt, et dont le fond était cependant assez large pour contenir une très-grosse noix. Cette cellule ne renfermait ni pierre ni liqueur, et était très-distincte de l'uretère qui rampait derrière cette cellule.

( VIII<sup>e</sup> *Observation*.) J'ai trouvé, il y a quelques jours, à l'ouverture d'une dame morte d'une fièvre maligne, le rein gauche à moitié fondu, dans le bassinet duquel était une pierre triangulaire du poids de trois gros, enfermée dans un kyste particulier que j'ai fait voir à l'Académie. Cette dame ne s'était jamais plaint d'aucune douleur à cette région.

( IX<sup>e</sup> *Observation par M. Boudou.*) M. Boudou me fit voir, à l'ouverture d'un cadavre, une vessie dans laquelle il y avait, entre la prostate et l'insertion des uretères, une cellule dont l'entrée était moins large que le fond, et qui aurait pu contenir un œuf de pigeon.

(X<sup>e</sup> *Observation par M. Guérin.*) M. Guérin le père m'a montré, il y a quelques jours, la vessie d'un homme âgé de

18.

cinquante ans qu'il avait taillé l'année dernière ; il avait trouvé beaucoup de résistance à introduire la sonde jusque dans la vessie ; l'incision faite à l'ordinaire, il avait porté la tenette et tiré d'un seul coup deux lambeaux d'excroissances de chair fongueuses, et treize pierres figurées comme celle du malade dont j'ai fait mention, mais plus petites ; il fit usage des injections dans la vue d'amener une pierre qu'il avait touchée avec le bouton et qu'il n'avait pu charger, mais le malade mourut huit jours après. On trouva, à l'ouverture du cadavre, vingt-sept pierres pareilles aux précédentes, renfermées chacune dans des cellules particulières ; les unes présentant à l'embouchure de la cellule un de leurs angles, les autres une de leurs facettes. On observa encore qu'il y avait au côté droit de la vessie un lambeau d'excroissance, en forme de champignon, qui bouchait en partie l'orifice de la vessie. — Je crois que les cellules dont on vient de parler sont presque toujours la suite des rétentions d'urine, et qu'elles peuvent être regardées comme des hernies de la membrane interne de la vessie qui, dans sa dilatation, a permis le déplacement des fibres charnues.

(XIe *Observation par M. Duverney.*) Il se rencontre aussi dans plusieurs vessies des rides ou rugosités qui représentent assez la figure des colonnes charnues de l'intérieur des ventricules du cœur, et qui, selon toute apparence, sont des commencements de cellules ; les pierres peuvent s'y engager, y grossir et s'y former des loges plus ou moins grandes, selon qu'elles ont plus ou moins de volume. M. Duverney garde une de ces vessies, et il m'a assuré que le malade avait rendu un nombre prodigieux de pierres pendant le cours de sa vie. — Les vessies à cellules et à kystes sont plus communes qu'on ne le pense : en effet, les travaux assidus des chirurgiens à perfectionner l'opération de la taille et à reconnaître tous les cas différents qui la rendent plus ou moins difficile et plus ou moins sûre, ont donné lieu dans tous les temps à l'ouverture d'un très-grand nombre de personnes mortes de maladies de vessie ; et presque tous les grands praticiens qui nous ont précédés ont remarqué des vessies à cellules, à poches et à brides (1). — Si les pierres restent dans

les cellules, et qu'en grossissant elles dilatent assez le fond du sac pour que le

la vessie quatorze pierres, desquelles il y en avait de flottantes, d'autres qui avaient un kyste simple, et d'autres un kyste double, c'est-à-dire que les dernières étaient enveloppées de deux membranes bien distinctes. *Comment. ad cap.* 75, *Rhasis ad Almans.* — HOLLIER parle d'un marchand à qui, quoiqu'il eût tous les signes de la pierre, on ne put jamais s'en assurer par la sonde ; il mourut, et on lui trouva deux pierres enkystées chacune dans une enveloppe particulière, lesquelles pierres pesaient chacune deux onces et demie. *De Morb. intern.*, lib. 1, cap. 49. *Scholiograph.* — HORATIUS AUGENIUS dit avoir vu un homme à qui on avait tiré une pierre du poids de deux onces, qui était enveloppée d'un kyste. *Lib.* 4, *Epistol.* 2. — Le même auteur remarque que la plupart de ceux qui ont des pierres adhérentes au col de la vessie meurent à cause des violences que le col souffre lors de l'extraction ; il a observé que l'extraction des pierres attachées ailleurs n'était point si difficile. *Epistol.* 1, *lib.* 4. — SCHENKIUS fait mention d'un malade qui avait tous les signes de la pierre, excepté ceux que la sonde fournit ; il fut taillé, mais on ne trouva aucune pierre : il mourut, et à l'ouverture on trouva dans la vessie trente-deux pierres enveloppées chacune dans une poche particulière. Ces pierres remplissaient toute la cavité de la vessie, il ne restait qu'un passage à l'urine. Cette observation a été communiquée à l'auteur par Martin Holtsapfelle, docteur en médecine. *Obs. médicinal.*, lib. 3, *De vessia urinar. calcul.* — MERCURIAL dit qu'il est certain que la pierre s'insinue quelquefois et se cache dans des replis de la vessie, et qu'elle échappe souvent aux recherches de l'opérateur. *Consult.* 36. — On trouve aussi dans SCHENKIUS une observation à peu près de la même espèce, d'un homme qui, ayant tous les signes de la pierre, excepté le tact de la sonde, mourut : on trouva dans la vessie une pierre d'une grosseur énorme, qui était entourée d'une humeur épaisse, de sorte que la sonde allait heurter contre ce corps mou. Il n'y a, je crois, parmi les auteurs, soit Grecs, soit Latins, qu'Hollier qui rapporte un fait semblable. *Marcell. Donatus*, lib 4, cap. 30, *Hist. mirab. Med.* — ROUSSET, dans son livre de *Partu Cæsareo*, nie qu'il y ait des pierres enkystées, mais sans aucun fondement ; et il dit que ces pierres ne causeraient point de douleur, et que par conséquent elles ne demanderaient point

_____

(1) TONNAMIRA parle d'un homme qui mourut de la pierre ; on lui trouva ans

diamètre de la pierre devienne plus grand que celui de l'orifice de la cellule, alors la pierre ne pourra être tirée par des tenettes, et le chirurgien ferait mal de s'y

d'opération. Nous répondons à cela, que les pierres enkystées causent toujours de la douleur proportionnément à leur poids, à leur grosseur et à l'extension qu'elles causent ; il est certain néanmoins que pendant fort long-temps ces pierres sont moins douloureuses que les autres qui, quoique flottantes dans la cavité de la vessie, ne causent pas toujours de grandes douleurs. L'observation a fait voir d'ailleurs que les pierres, quoique enkystées, qui se trouvent situées vers le col de la vessie (et c'est là leur siége ordinaire) ne causent pas moins la rétention et l'ardeur de l'urine. — ARETÉE observe que si la pierre est attachée à la vessie, on s'en apercevra par les plaintes du malade ; car ces pierres ne sont point exemptes de causer de la douleur et un sentiment de poids, quoique pour l'ordinaire il n'y ait pas de rétention d'urine ; que si l'urine est retenue, les douleurs seront à la suite de la rétention. Lib. 4, cap. 4. — FERNEL rapporte qu'il y a certaines pierres adhérentes au fond de la vessie, et qui y sont comme suspendues, qui ne produisent presque point de symptômes ; il y a eu des malades qui en ont porté long-temps sans douleur. Pathol., lib. 6, cap. 13. — HOLLIER observe que la pierre est quelquefois libre et flottante dans la cavité de la vessie, et quelquefois qu'elle y est attachée, de sorte qu'on ne peut pas en faire l'extraction sans violence ; la fièvre et l'inflammation s'ensuivent, et la mort s'ensuit. Scholiogr. ad cap. 49, de morbis internis, lib. 1. — CARDAN, dans ses Interprétations sur Allemanus, observe que les pierres qu'il appelle attachées à la vessie augmentent plus lentement que celles qui sont flottantes, parce que la plus grande partie du sédiment de l'urine ne s'attache point à la pierre. Page 115. — AMBROISE PARÉ dit qu'il y a des pierres adhérentes aux parois de la vessie et recouvertes d'une membrane, et que si le chirurgien entreprend d'en faire l'extraction par le moyen des instruments qui ne peuvent s'empêcher de déchirer la vessie, il fera périr le malade par les accidents qui surviendront en conséquence. Lib. 17, cap. 56. — FONSECA dit qu'il est assez aisé de faire l'extraction d'une pierre flottante, mais qu'il n'en est pas de même si elle est adhérente, et qu'alors le danger est grand, à cause des déchirures qu'on est obligé de faire dans l'extraction, à la suite desquelles la mort survient ordinairement. Ces observations doivent attirer l'attention de ceux qui pratiquent cette opération. Lib. 2, cap. 15, de Calcul. — TULPIUS rapporte un exemple funeste d'une pierre enkystée dans la vessie., Obs. med. lib. 3, cap. 3. — DODONÉE rapporte qu'un pierreux, après avoir bu beaucoup de vin du Rhin, sentit de grandes douleurs à la suite desquelles il pissa du sang mêlé avec des fragments de pierres qui avaient des angles fort aigus, et qui ressemblaient à de petits morceaux de caillou. Bientôt la verge et le scrotum s'enflammèrent, et le troisième jour il parut auprès de la verge un endroit gangreneux, qui, étant ouvert, fournit une grande quantité de pus, d'où il sortit encore plusieurs autres fragments. La plaie se cicatrisa : mais quelque temps après, ayant tous les signes de pierre dans la vessie, VESALE lui fit l'opération, et il en tira cinq pierres, dont deux étaient adhérentes à la vessie et les trois autres paraissaient n'en avoir qu'une dans leur origine et être de ces fragments qui avaient causé les symptômes. — FABRICE DE HILDEN rapporte, après Gaspard Bauhin, que l'on trouva dans la vessie d'un homme mort des accidents du calcul, quelques grosses pierres renfermées dans un sac ou vésicule particulière, qui étaient adhérentes aux parois de la vessie, et qui n'avaient pu être aperçues ni par les doigts ni par la sonde. Le même auteur remarque prudemment que si on se fût arrêté seulement aux signes équivoques de l'existence de la pierre dans la vessie, et que l'on eût ensuite taillé le malade, on aurait saisi la pierre avec son enveloppe, comme il eût été aisé, et on l'aurait tirée au dehors : mais que serait-il arrivé, demande l'auteur? Certainement on ne pouvait attendre autre chose qu'une mort prompte, après de grandes douleurs dans la vessie, et inflammation de tous les viscères intérieurs. — PIERRE BLANDIN, médecin de Genève, rapporte qu'il a trouvé la vessie d'un homme comme séparée en deux sacs, et en chaque sac six pierres de la grosseur d'une noix de galle. Boneti Sepulchretum, lib. 3, sect. 23, Observat. — LAVAUGUYON recommande de ne point tirer les pierres adhérentes à la vessie, de crainte de déchirer les membranes de ce viscère. Opérat. de chirurgie, chap. XIII. — ISAAC CATTIER rapporte qu'il a trouvé dans la vessie de Challier, chirurgien mort des accidents du calcul, deux pierres, dont l'une, qui pesait deux onces, remplissait toute la cavité de la vessie. et l'autre plus petite était renfermée dans

opiniâtrer. On sent tous les désordres qui pourraient naître d'un pareil tiraillement : le meilleur moyen de les éviter est d'introduire doucement le doigt indicateur à la faveur du conducteur ou du gorgeret. On fait avec le doigt une douce dilatation, et la vessie étant affaissée par l'évacuation de l'urine, le fond s'approche du col, alors on a la facilité de toucher les parois intérieures de la vessie, d'observer le lieu où la pierre est enclavée, de reconnaître la grandeur de l'ouverture de la cellule, la figure et la grosseur de la pierre, après quoi l'on tâche de la déchatonner, s'il est possible, avec le doigt, et même avec l'instrument tranchant, si la situation de la pierre le permet. M. de Garengeot l'a pratiqué avec succès. — En 1723, M. Quesnay, mon confrère, qui était établi à Mante et qui désirait voir faire l'opération latérale, engagea M. de Garengeot à aller à Mante tailler le fils d'un vigneron, âgé de dix à onze ans.

( XIIᵉ *Observation de M. Garengeot.* ) M. Quesnay, qui avait préparé le malade à l'opération pendant deux mois, et qui l'avait sondé plusieurs fois, n'avait jamais touché la pierre qui était placée derrière l'os pubis qu'en glissant dessus avec la concavité de la sonde, dans le temps même que son bec entrait dans la vessie : cette pierre était toujours située de façon qu'il ne pouvait plus la sentir lorsqu'il était entré dans la cavité de la vessie, mais il s'apercevait bien que le bec de la sonde était dans une vessie fort large; il en était d'ailleurs assuré par la quantité d'urine qu'elle contenait, car il

tirait jusqu'à trois demi-setiers d'urine et même davantage, chaque fois qu'il le sondait. — M. de Garengeot, qui sonda le malade pour l'opération, s'aperçut aussi, dès que le bec de la sonde eut passé le bourrelet de la vessie, et à mesure qu'elle entrait dans la cavité de ce viscère, qu'il touchait en glissant une pierre placée derrière le pubis; mais lorsque la sonde fut fort avancée dans la vessie, il ne sentit plus la pierre, et il reconnut aussi que la vessie était fort large et qu'elle contenait beaucoup d'urine. Le lieu et la situation fixe de la pierre ne lui parurent pas favorables. — Il annonça alors à un médecin de la Faculté de Paris, établi dans cette ville, et à plusieurs chirurgiens qui étaient présents, que cette opération ne serait pas si prompte que celle qu'ils lui avaient vu faire l'année précédente, parce que la pierre paraissait retenue dans un endroit de la vessie, soit par quelque figure irrégulière de la pierre ou de la vessie, soit par des brides charnues ou peut-être par un sac particulier qui la suspendait et la tenait collée derrière le pubis. — « Ce sont là, » dit M. de Garengeot dans l'observation qu'il nous a communiquée et que je rapporte présentement, « ces sortes de pierres que les anciens » ont appelées *pierres adhérentes à la* » *vessie ;* ces adhérences qu'ils ont re- » connues par l'ouverture des cadavres, » adhérences que les modernes ont niées, » que j'avais niées moi-même dans la » première édition de mes opérations et » que j'aurais peut-être encore contes- » tées dans la seconde, si des exemples

---

la substance même, ou entre les deux membranes de la vessie. *Observat.* 3. — Paul Barbette dit à ce sujet que si la pierre placée entre les membranes de la vessie, ou si elle est attachée à sa surface interne, elle ne peut être ôtée par la section, sinon en causant la mort au malade. *OEuvres chirurg. et anatom.*, chap. XXVI. — Le docteur Charles Preston donne, dans les Transactions philosophiques, une observation sur une pierre adhérente à la vessie, et tirée avec succès; *ann.* 1696, 222, *art.* 3. — On trouve dans le Recueil des Observations des médecins de Berlin l'histoire d'une pierre renfermée dans une membrane, t. IV, p. 381. — Couillard rapporte plusieurs observations des pierres enkystées dans la vessie. (*Observations latro-chirurgiques, Obs.* 2, 3, 12.) Le même auteur traite aussi des pierres adhérentes, et propose,

pour les détacher, des injections émollientes faites avec le bouillon de tripes. (*Traité de la lithotomie*, 303.) Il parle encore des pierres qui, lorsqu'elles sont conduites par l'uretère des reins à la vessie, s'insinuent entre les membranes de cette partie. Pag. 73. — M. Litre donna, en 1702, un mémoire à l'Académie des sciences, sur ces pierres (dont parle Couillard) qui passent de l'uretère entre les membranes de la vessie. *Mém. de l'Académie des sciences*, 1702. — M. Heister rapporte l'histoire d'une vessie où l'on a trouvé plusieurs loges qui renfermaient des pierres. On peut voir dans ses Institutions de chirurgie ( pag. 1016 ) la figure de cette vessie. — On parle dans le *Commercium litterarium* d'une pierre qui était de même enveloppée dans une membrane. Pag. 402.

» fameux ne m'avaient instruit, à n'en
» pouvoir douter, de ces différentes ad-
» hérences. Parmi ces exemples, j'ai vu
» dans des recueils d'observations deux
» cas où l'on ne put tirer les pierres par
» l'opération : les malades moururent;
» on fit l'ouverture de leurs cadavres, et
» l'on trouva des pierres enveloppées
» d'un kyste particulier, adhérent à la
» vessie. Mais l'exemple qui me fit faire
» d'heureuses réflexions dans cette occa-
» sion, est le mémoire que M. Houstet a
» lu à l'Académie, et la vessie remplie
» de pierres enkystées qu'il nous y a fait
» voir. Dans une liste d'un grand nom-
» bre de pierres différemment adhérentes
» à la vessie qui faisait le sujet de son
» mémoire, il parla entr'autres d'un offi-
» cier des Invalides ( Observ. I. ), dont
» il apporta la vessie à l'Académie : nous
» vîmes qu'elle contenait encore trois
» pierres grosses comme des marrons qui
» étaient enfermées dans trois sacs parti-
» culiers; ces sacs avaient une base large
» qui paraissait continue à la membrane
» interne de la vessie ; ils se terminaient
» par une ouverture beaucoup plus
» étroite, figurée comme un bourrelet ou
» anneau, dans lequel un des angles de
» la pierre se présentait, de façon que la
» sonde pouvait la toucher à nu. »

Le souvenir de cet exemple fournit à
M. de Garengeot bien des idées non-seulement sur ce qui pouvait ainsi fixer la
pierre dans un endroit de la vessie du
malade qu'il venait de sonder, mais encore sur les moyens d'ouvrir le kyste ou
sac particulier, en cas qu'il en rencon-
trât un, et sur les manières de faire les
opérations nécessaires. — Après avoir
tiré un pronostic peu favorable et s'être
rappelé les difficultés qui semblaient devoir se rencontrer, il entreprit cependant l'opération. Lorsque le malade fut
placé et assujetti comme il convient, M.
de Garengeot introduisit la sonde canelée dans la vessie ; et quand elle fut entrée, il inclina l'extrémité qui porte la
platine vers l'aine droite, afin de diriger
la courbure de cet instrument vers la tubérosité de l'ischion. Cette manœuvre
est différente de celle qu'il prescrit dans
son *Traité de la taille*, où, comme MM.
Cheselden et Morand, il fait tenir la sonde par un aide-chirurgien qui doit être
dressé à cette manœuvre; mais pour peu
que cet aide oublie ce dont il est chargé,
la sonde se dérange, les bourrelets de la
vessie et de la prostate se trouvent dans
d'autres positions avec cet instrument, et

l'opérateur dérouté fait l'incision tout
différemment de ce qu'elle doit être, ce
qui a causé de grands accidents et la
mort. M. de Garengeot, persuadé qu'une
main étrangère ne peut pas dans ce cas
se conformer toujours exactement aux
vues de l'opérateur, tint lui-même avec la
main gauche ; il prit de la
main droite le bistouri destiné pour l'o-
pération et commença l'incision de la
peau et de la graisse à l'endroit où se
termine ordinairement l'incision qu'on
a coutume de faire quand on opère au
grand appareil, et il la conduisit obliquement jusqu'à la tubérosité de l'ischion.

Comme cette première incision se fait
d'un seul coup de bistouri, et qu'elle n'est
pas ordinairement assez profonde dans
son milieu, surtout chez les sujets gras,
M. de Garengeot donna un second coup
de bistouri dans cet endroit, qui est précisément l'espace que laissent entr'eux
les muscles *érecteur* et *accélérateur*, et
qui n'est rempli que par un tissu cellulaire et graisseux. — Sans quitter l'instrument tranchant, il porta le doigt du
milieu dans cette dernière division, pour
y toucher la partie membraneuse de l'u-
rètre, et la pointe de la glande prostate,
et pour sentir la cannelure de la sonde ;
ensuite il inclina la pointe de son bistouri
vers la partie membraneuse de l'urètre,
et la fit entrer jusque dans la cannelure
de la sonde : il coupa cette portion de
l'urètre, la pointe de la prostate ; et, en
couchant le bistouri pour tourner son
tranchant du côté de la tubérosité de l'ischion, il le conduisit le long de la cannelure de la sonde jusque dans la vessie,
afin de couper dans ce trajet l'intérieur
de la prostate, le bourrelet de la vessie
et même un peu de l'intérieur de son
corps. C'est dans la section de ces parties
que l'on aperçoit un grand avantage en
tenant soi-même la sonde. — M. de Garengeot retira ensuite un peu son bistouri pour
le faire tenir assujetti dans la cannelure
de la sonde par un aide-chirurgien, et il
conduisit la languette d'un gorgeret sur
cet instrument, de la même manière que
cela se pratique au grand appareil, afin
de le pousser de suite dans la vessie. —
Le gorgeret étant dans la vessie, M. de
Garengeot porta son doigt, au moyen de
la gouttière de cet instrument, et aperçut
derrière le pubis l'extrémité de deux pierres qui étaient de niveau. Cette facilité à
toucher ces pierres fit disparaître l'idée
des difficultés qu'il avait prévues, et il
ne pensa plus qu'à introduire une tenette

pour extraire ces pierres. Dès qu'il eut conduit cet instrument dans la vessie, il tira promptement une pierre de la grosseur d'une petite olive, et du poids d'un demi-gros : il voulut ensuite tirer la seconde ; mais, après l'avoir pincée sept à huit fois avec la tenette, sans avoir pu l'ébranler, il prit une tenette courbe, et la poussa très-avant, à dessein d'embrasser la pierre par le milieu de son corps. Au moindre effort qu'il fit pour tirer cette seconde pierre, il sentit beaucoup de résistance, et le malade fit un grand cri. M. de Garengeot, apercevant en même temps que le ventre s'enfonçait, jugea à propos de retirer la tenette sans forcer davantage.

Pour apercevoir ce qui pouvait ainsi fixer la pierre, et s'opposer à son extraction, il introduisit un doigt assez avant dans la vessie, et aperçut que la pierre était enveloppée d'un sac particulier, qui avait une ouverture à sa partie inférieure, par où la pointe de la pierre passait. En tournant l'extrémité de son doigt à la circonférence de cette ouverture, elle se logea dans l'espace qu'occupait la petite pierre avant qu'il l'eût tirée ; ce qui lui donna la liberté de sentir au mieux la résistance du sac. — M. de Garengeot dit que mon Mémoire lui revint alors à l'esprit, et lui suggéra un procédé qui lui réussit : il mit le doigt indicateur de la main gauche dans la vessie du malade ; il plaça son extrémité entre le bord du sac et la pierre qui y était renfermée, et conduisit ensuite un bistouri le long de ce doigt jusqu'à la pierre ; il appuya le tranchant de cet instrument, dirigé par le doigt, sur le bord du sac, et il aperçut qu'en appuyant ainsi le bistouri, il coupait une membrane qui résistait comme pourrait le faire du parchemin mouillé : après l'avoir coupée de bas en haut, presque selon toute sa longueur, il retira le bistouri pour détacher avec l'ongle du doigt indicateur de la main droite les lambeaux du sac, qu'il trouva un peu adhérents à la pierre, dont la surface postérieure qu'il découvrit était comme chagrinée (1) ; il introduisit ensuite une te-

nette dans la vessie, et tira, sans beaucoup d'effort, une pierre de la grosseur d'un œuf de poule, et du poids de seize gros et demi.

Comme cette opération fut longue et laborieuse, le malade fut très-incommodé pendant quinze jours. M. Quesnay, qui s'était chargé de le panser, y apporta beaucoup de soin et d'attention, et le guérit parfaitement. — Si on découvre par le secours du doigt qu'il y ait des obstacles insurmontables, il est de la prudence du chirurgien d'abandonner ces sortes de pierres, et de travailler à réunir l'incision, en la traitant comme une simple plaie ; supposé cependant qu'on n'ait pu par de fréquentes injections, et en procurant des suppurations abondantes, donner lieu au dégagement et à la sortie des pierres.—Il peut se trouver des vessies d'une telle grandeur, que le doigt ne pourrait pas parcourir tout l'intérieur, pour reconnaître la pierre nichée ; mais ces sortes de vessies sont fort rares. — Ce n'est pas seulement aux vessies à cellules que l'usage du doigt est nécessaire ; il l'est encore pour assurer l'impossibilité de tirer certaines pierres qui remplissent entièrement la vessie, et qu'on ne pourrait absolument tirer par aucune des ouvertures qu'on a coutume de faire au périnée, quelque grandes qu'elles fussent. C'est donc par le doigt qu'on connaîtra distinctement cette grosseur énorme, et qu'on se déterminera par la suite à les extraire par le haut appareil (1), seul et unique moyen pour soulager le malade : c'est par le moyen du doigt que plusieurs lithotomistes dirigent leur dilatation, et découvrent une ou plusieurs pierres qui échappent souvent à la tenette et au bouton. — M. Littre rapporte (2), qu'en disséquant le corps d'un jeune homme,

---

(1) COUILLARD, chirurgien français, qui vivait au commencement du siècle précédent, rapporte une opération à peu près semblable : il dit qu'il reconnut en sondant un malade que la pierre était enkystée ; que cependant il entreprit l'opération, s'étant déterminé à déchirer le kyste ; ce qu'il fit avec succès, et tira une

pierre grosse comme un œuf de poule ; le kyste fut chassé ensuite par la plaie, et on trouva deux cents petites pierres qui y étaient renfermées. (Observ. latro-chir., obs. 2.) Le succès de cette opération confirme la pratique de M. de Garengeot, d'autant plus que la manière dont Couillard pratiquait le grand appareil, ne paraît pas différer de l'opération qu'on appelle aujourd'hui appareil latéral, et que quelques-uns croient de nouvelle invention.

(1) Méthode inventée par FRANCO, et qui a réussi plusieurs fois.

(2) Mém. de l'académie royale des sciences. Ann. 1702.

il trouva deux pierres contenues entre les membranes de la vessie ; ces pierres, selon M. Littre, ayant percé l'uretère dans sa partie comprise entre les parois de la vessie, s'étaient introduites et avaient cheminé dans la substance de la vessie, depuis l'uretère jusqu'à l'endroit où elles s'étaient arrêtées, et avaient grossi en cet endroit. M. Littre, persuadé, avec raison, qu'il est permis de risquer à proportion de la grandeur du mal et de la difficulté d'y remédier, propose des moyens pour faciliter l'extraction de ces pierres : si la pierre enfermée, dit-il, dans les parois de la vessie n'est pas grosse, et qu'elle ne fasse point de bosse sensible dans sa cavité, le chirurgien portera sa sonde dans la vessie, et le doigt index dans le *rectum* aux hommes, et dans le vagin aux femmes ; il cherchera la pierre avec l'un et l'autre ; l'ayant trouvée, il la serrera de part et d'autre, et la tiendra ferme dans la même situation ; ensuite par différentes allées et venues de la sonde, il émincera et froissera légèrement la paroi de la vessie qui couvre la pierre par dedans, il la déchirera doucement, ou du moins donnera lieu à la vessie d'achever de la déchirer par ses fibres charnues, lorsqu'elles se contracteront pour en chasser l'urine. La pierre, par sa dureté et par ses inégalités, si sa surface est inégale, favorisera ce déchirement, de même que le pus, si les parties de la vessie qui ont été froissées suppurent. Lorsque les parties de la vessie qui couvrent par dedans la pierre seront déchirées, les fibres charnues de cet organe ne manqueront pas, assure l'auteur, de pousser peu à peu la pierre dans la cavité de la vessie, par leurs contractions réitérées, et le chirurgien pourra ensuite la tirer par l'opération ordinaire, quand les accidents, s'il en arrive, seront passés ; puis il guérira l'ulcère de la vessie avec les eaux vulnéraires, les eaux minérales, les injections détersives, etc. Enfin, si la pierre enfermée dans les parois de la vessie est fort grosse, et qu'elle forme une tumeur très-sensible à la surface interne de la vessie, M. Littre dit qu'on pourrait même faire l'incision ordinaire de la taille au périnée, porter des tenettes dans la cavité de la vessie, chercher la tumeur, l'embrasser, et la serrer doucement à plusieurs reprises, afin d'émincer et de déchirer les parties de la vessie qui couvrent la pierre intérieurement ; alors la pierre se dégagera, et on la tirera. —

Les chirurgiens sentiront aisément l'incertitude du succès des tentatives que M. Littre propose pour déplacer la pierre. La chirurgie a aujourd'hui un moyen beaucoup plus sûr dans le cas dont il s'agit, je veux dire lorsqu'il y a au-dessous de l'uretère une pierre enfermée entre les membranes de la vessie, et que l'on peut comme M. Littre le suppose, l'assujettir et la porter vers le périnée. La méthode de tailler de M. Foubert enseigne la voie qu'il faut tenir pour aller dégager cette pierre ; car en faisant l'incision dans l'endroit où ce chirurgien la fait, on pourra, lorsqu'on aura coupé la peau et une partie des graisses, sentir la tumeur que forme la pierre que le doigt qu'on est dans l'anus assujettit vis-à-vis l'incision ; on coupe ensuite le reste des parties qui couvrent cette pierre, et on la tire.

Il paraît que c'est par une pratique à peu près semblable qu'on tira une pierre qui était étroitement adhérente à la vessie, et dont Riedlinus nous donne l'histoire. Un enfant d'onze ans, travaillé depuis sept ans des douleurs de la pierre, fut mis entre les mains d'un lithotomiste, qui, voulant tirer cette pierre par l'opération du petit appareil, fit son possible pour la conduire au périnée avec les doigts qui étaient dans l'anus ; mais, n'ayant pu en venir à bout, il fut obligé de laisser le malade, qui rendit aussitôt des urines sanglantes ; il voulut ensuite tenter cette opération par les injections pour dégager cette pierre ; mais, comme l'enfant ne voulut point absolument les souffrir, l'opérateur essaya de nouveau d'approcher la pierre du raphé, et il réussit : il fit son incision sur la pierre, il la découvrit, et la tira fort aisément. Cette pierre pesait environ sept gros, elle avait la figure et la grosseur d'un œuf de pigeon ; mais ce qui parut fort singulier, c'est qu'il y avait à l'une de ses extrémités une membrane assez épaisse, qui était fermement adhérente : nous ne doutâmes point, dit l'auteur, que ce ne fût une partie des tuniques de la vessie, tant par l'examen de cette membrane même, que par la difficulté que l'opérateur trouva à approcher la pierre du périnée ; cependant, malgré le déchirement de la tunique interne de la vessie, qui donnait lieu de craindre des accidents fâcheux, le malade se leva dès le cinquième jour, et fut entièrement guéri le douzième. On peut inférer de cette observation, que la voie qu'on a choisie pour tirer cette pierre est beaucoup plus sûre et beaucoup moins dangereuse que celle que propose M. Littre.

— Riedlinus dit que l'opérateur avait dessein de tenter les injections, pour dégager la pierre, mais que le malade ne voulut pas les souffrir. Ce moyen, qui réussit ordinairement dans les cas où il se trouve beaucoup de petites pierres, ou de fragments dans la capacité de la vessie, paraît fort insuffisant lorsqu'il s'agit de détacher une pierre adhérente ou enkystée. M. Guérin, comme on l'a vu dans la neuvième observation, l'a employé inutilement; cependant M. le Dran y a eu recours avec succès, pour dégager une pierre arrêtée à l'extrémité de l'uretère; mais on remarquera que M. le Dran avait distingué certaines circonstances dans ce cas, qui faisaient espérer quelques avantages de ce genre de remède.

( XIII<sup>e</sup> *Observation par M. le Dran.*) Un bourgeois de Rouen avait été taillé dès l'âge de huit ans : on lui avait ôté de la vessie une pierre assez grosse, et plusieurs petites étaient sorties par la plaie dans la suite des pansements; il lui était resté une petite fistule, par laquelle il ne sortait que quelques gouttes d'urine. A 18 ans il fut taillé pour la seconde fois, et alors la pierre n'était que dans l'uretère; on la sentait même en appuyant le doigt au périnée : quelques années après il sortit encore par la fistule une très-petite pierre, après avoir séjourné quelque temps sous la peau. M. le Dran observe en passant que cet homme n'a jamais eu de douleurs de néphrétique; d'où on peut conclure, dit-il, que si ces douleurs forment un préjugé pour la présence d'une pierre dans la vessie, leur défaut ne doit pas faire un préjugé contraire. — En octobre 1732 (c'était 20 années après la seconde taille), le malade commença à sentir quelques douleurs au moindre effort qu'il faisait, soit pour aller à la selle, soit pour uriner. Ces douleurs légères, qui n'étaient, à proprement parler, qu'une espèce de malaise, ne se faisaient pas sentir avec les dernières gouttes de l'urine, comme lorsque la pierre pose sur le col de la vessie. Elles durèrent deux mois; au bout de ce temps, il sentit en s'asseyant une très-vive douleur dans la région de la vessie au côté gauche; il eut au même instant une envie d'uriner, il souffrit beaucoup en urinant, et l'urine se trouva teinte de sang.—Depuis ce moment, qui

était le 15 de décembre, jusqu'au 15 janvier que M. le Dran tailla le malade, il ne parut point de sang dans les urines, mais ce malade sentait toujours une légère douleur dans le même endroit : au côté gauche il lui paraissait, disait-il, que quelque chose était placé en travers. Il gardait son urine tant qu'il le voulait, preuve que la vessie était saine; pour uriner, il était obligé de se coucher sur le côté droit, ne pouvant rendre une goutte d'urine lorsqu'il était couché sur le côté gauche, ni même debout, et il ne rendait les dernières gouttes qu'avec des douleurs inouïes, comme s'il avait eu dans la vessie une grosse pierre; cependant celle qui causait ces accidents était presque toute entière enchâssée dans l'uretère, comme la suite l'a fait connaître.

Le malade, fatigué de douleurs, se fit transporter à Paris. M. le Dran le sonda plusieurs fois avec des sondes de différentes courbures, et dans des altitudes différentes, c'est-à-dire tantôt debout et tantôt couché, sans sentir de pierre; enfin, il la sentit assez distinctement pour ne pas douter de son existence; mais comme il ne la frappait que légèrement, et que d'ailleurs M. le Dran avait introduit la sonde plusieurs fois sans rien sentir, il crut que ce n'était qu'une très-petite pierre, et il ne présuma point encore qu'elle fût enchâssée dans l'uretère comme elle y était. — M. le Dran ayant préparé le malade à l'opération, il la fit; et la tenette étant dans la vessie, il ne trouva point la pierre : l'ayant retirée, il porta le bouton, et après quelques recherches, il retrouva le point pierreux qu'il avait senti avec la sonde; point fixe, et qu'il ne put faire changer de place. M. le Dran conduisit sur le bouton une autre tenette vers cet endroit, mais ce fut inutilement; il prit le parti de mettre une canule dans la plaie pour la tenir ouverte, et fit coucher le malade, espérant que la pierre qu'il croyait petite se mettrait à portée d'être prise plus facilement, ou qu'elle sortirait avec les urines. — L'opération ne fut suivie d'aucun nouvel accident, mais ceux qui dépendaient de la présence de la pierre subsistèrent; cependant la plaie fut bientôt en pleine suppuration. Alors M. le Dran fit des injections émollientes dans la vessie, à l'aide d'une sonde à femme, introduite par la plaie; et vers le douzième jour il trouva dans l'appareil une très-petite pierre ; mais , ayant encore introduit la sonde , il retrouva au même endroit le point pierreux qu'il avait senti plusieurs fois.

Nous ne devons pas oublier de placer ici une remarque utile que M. le Dran a faite sur ce sujet. « J'ai souvent » observé , dit-il , et d'autres l'ont observé comme moi, que dans les vessies » qui ont souffert, non dans toutes, mais » dans la plupart, il se fait à l'endroit » où elles sont collées sur le *rectum* , un » peu plus haut que leur orifice , il se » fait , dis-je , une espèce de crispation » ou tension dans les fibres aponévroti- » ques qui vont de l'insertion d'un des » uretères à l'insertion de l'autre uretère: » ces fibres tendues font une espèce de » ligament ou de traverse un peu sail- » lante , placée à un pouce ou deux de » l'orifice , selon que la vessie est plus » ou moins racornie, ce qui semble la » partager en deux cavités inégales , » l'une petite et antérieure, l'autre plus » grande et postérieure, supposant le » malade couché. Quoique la vessie du » malade dont il s'agit n'eût point souf- » fert, et qu'elle ne fût pas racornie, il » s'était fait une pareille tension d'un » uretère à l'autre, parce que l'un d'eux » souffrait de la présence de la pierre » qui y était presque toute enchâssée ; et » je ne sentais le point pierreux que der- » rière cette espèce de traverse dont nous » avons parlé , à cinq grands pouces de » distance de l'entrée de la plaie ; il fal- » lait même, pour le sentir, que le bec de » la sonde à femme fût tourné du côté » gauche vers le *rectum.* »

Ces circonstances, jointes à la fixité de ce point pierreux qui ne changeait point de place, firent entrevoir à M. le Dran que la pierre était enchâssée dans l'ure- tère , et que les injections émollientes pourraient procurer un relâchement qui faciliterait le dégagement de cette pierre: on en fit pendant un mois ; elles ramol- lirent en effet l'embouchure de l'uretère, et firent suppurer l'espèce de chaton où était la pierre ; car la liqueur sortait sou- vent chargée de petites portions filamen- teuses.—Pendant ce temps , M. le Dran eut soin d'empêcher par différents moyens que la plaie ne devint trop étroite , et il porta à plusieurs reprises de petites te- nettes jusque dans la vessie, mais sans pouvoir prendre la pierre , parce que , pour les ouvrir, il fallait que le clou qui joint les mords se trouvât au détroit formé par le ligament, et alors les mords

s'étendaient au-delà du point pierreux qu'il voulait saisir. M. le Dran manda en consultation M. Boudou , qui recon- nut comme lui l'impossibilité de saisir cette pierre.

Les parois de la vessie se rappro- chèrent peu à peu, parce que l'urine s'écoulait facilement ; peut-être que ce fut par ce resserrement que la pierre fit enfin un peu plus de saillie dans la vessie ; car, au bout de six semaines de l'opération, M. le Dran la toucha avec une sonde droite, ce qu'il n'avait pas encore pu faire. Alors il porta , non des tenettes, mais des pincettes semblables à celles dont nous nous servons dans nos pansements , et d'une longueur propor- tionnée à l'éloignement où était la pierre; il la pinça par le bout, et la tira sans aucune résistance. M. le Dran fut sur- pris de la trouver longue de deux pouces , faite comme un cornichon, grosse comme une petite fève par le bout que la pincette avait saisi , et grosse comme le pouce par l'autre extré- mité. Le bout de la pierre qui était en- châssé, était du double plus gros que ce- lui qu'on sentait dans la vessie. M. le Dran dit qu'il aurait été surpris de la fa- cilité avec laquelle elle sortit, s'il n'eût été persuadé que le chaton a suppuré, comme l'intérieur d'une vessie fatiguée de la présence d'une pierre inégale suppure presque toujours. Depuis ce jour le ma- lade n'a pas senti la moindre douleur ; sa plaie , à l'aide des pansements métho- diques, s'est fermée et parfaitement ci- catrisée. — On trouve quelquefois des pierres enfermées dans des kystes vari- queux, dont les vaisseaux s'insèrent dans les porosités ou dans les inégalités de la surface de la pierre. L'extraction de ces pierres est fort dangereuse, et même quelquefois absolument mortelle , par l'hémorrhagie qui suit l'opération.

(XIV*Observation sur M. de la Peyro- nie.* ) En 1731, M. de la Peyronie fit à l'Hô- tel-Dieu de Paris, à un homme d'environ trente ans, l'opération de la taille : après avoir fait l'ouverture de l'uretère et du col de la vessie, il introduisit la tenette, et chargea facilement la pierre ; mais dans le mouvement qu'il fit pour tirer ce corps étranger, il fut arrêté par un obstacle qu'il ne pouvait attribuer au col de la vessie ; il l'avait assez ouvert pour permettre librement la sortie d'une pierre beaucoup plus grosse que celle qu'il te- nait embrassée avec la tenette.

M. de la Peyronie crut que la pierre

pouvait être retenue par quelque adhérence aux membranes de la vessie.
Pour détacher doucement les adhérences
qu'il avait lieu de soupçonner, il tourna
successivement de droite à gauche, et de
gauche à droite, la tenette dans laquelle
la pierre était assujettie. — Après deux
ou trois de ces mouvemens, dans lesquels
il avait senti quelque résistance, il aperçut que la pierre était assez mobile pour
qu'on pût la tirer sans obstacle : il la
tira en effet avec facilité. Le malade ne
perdit pas durant l'opération plus de
sang qu'à l'ordinaire ; il fut porté dans
son lit sans accidents ; la plaie fut pansée
à plat, c'est-à-dire qu'on ne mit rien
dedans, et qu'on se contenta d'y appliquer simplement un appareil extérieur.
Sur l'inspection de la pierre et de quelques bouts de vaisseaux déchirés, qui
formaient comme une espèce de frange
attachée à cette pierre, M. de la Peyronie augura mal du succès de l'opération.
La pierre pesait deux onces six gros ; elle
était longue de deux pouces, sur un
pouce six lignes de largeur, et elle avait
l'épaisseur de douze lignes ; par sa figure
elle ressemblait à une calebasse, dont
la panse inférieure est plus grosse que
la supérieure ; cette pierre était sanglante, et paraissait sortir d'une cellule
particulière de la vessie. Il y a apparence que la membrane qui bornait l'entrée de cette cellule serrait la pierre à
l'endroit qui séparait les deux panses ;
c'est ce qui avait sans doute contribué à
retenir plus fortement la pierre dans son
kyste : en effet, on apercevait aisément
dans l'enfoncement du milieu les traces
d'une adhérence que le sac avait contractée avec cette pierre par ses vaisseaux, qui étaient insérés dans des cavités noires et profondes, que l'on peut
voir dans les figures 1, 2, 3 et 4, planche 3.—Ces cavités avaient deux ou trois
lignes de profondeur, et étaient plus
larges dans leur fond qu'à leur entrée ;
elles avaient été formées apparemment
par les dernières couches qui avaient
augmenté le volume de la pierre, depuis
que les vaisseaux sanguins qui occupaient
ces cavités s'étaient attachés à la surface
raboteuse de cette pierre. La couleur
noire de l'intérieur de ces cavités venait
vraisemblablement du sang qui y avait
séjourné. — Les tenettes saisirent la
pierre par le bout qui excédait le sac ;
on y voit encore l'impression des dents
de l'instrument.—Lorsque M. de la Peyronie eut remarqué les bouts des vais-

seaux rompus qui étaient restés attachés
à la pierre, il douta fort, comme nous
l'avons dit, du succès de l'opération : et
ce fut avec raison, car quelques heures
après que le malade eut été pansé, on
s'aperçut d'une hémorrhagie qui naissait
de l'intérieur de la vessie, et que rien ne
put arrêter ; elle venait des vaisseaux
qui avaient été déchirés lorsqu'on avait
détaché la pierre de sa niche. La région
hypogastrique s'éleva, s'étendit, le pouls
s'affaiblit, les extrémités devinrent froides, et le malade mourut environ dix-
huit heures après l'opération. On trouva
la vessie et la loge de la pierre prodigieusement dilatées et pleines de sang
caillé.

L'hémorrhagie fut mortelle ici, par la
grande perte du sang qu'on ne put arrêter ; mais, comme le remarque M. de la
Peyronie, elle peut aussi dans d'autres
cas être mortelle, quoiqu'elle ne soit
pas fort considérable. Il suffit, pour faire
périr le malade, que le sang soit retenu
dans la vessie, ou qu'il s'infiltre par la
plaie dans le tissu cellulaire, et qu'il y
croupisse et s'y corrompe ; ainsi on doit,
lorsqu'on a à craindre une pareille hémorrhagie, avec croupissement du sang
épanché, préparer au sang, par le moyen
d'une canule, une voie libre par la plaie,
et employer quelque injection légèrement astringente, pour arrêter l'hémorrhagie, et laver la vessie s'il est besoin. — Pour ce qui est de cette espèce
d'hémorrhagie, on peut faire des essais ;
mais il est bien à craindre que toutes les
tentatives ne prouvent qu'ils sont in-
fructueux. La singularité du cas, la dilatation extraordinaire des vaisseaux,
leur enfoncement dans la substance de
la pierre, leur déchirement frangé, l'é-
loignement et la profondeur de la cellule
qui renferme la pierre, n'offrent que
des difficultés qui paraissent insurmontables.

L'hémorrhagie n'est pas l'accident le
plus à craindre, lorsqu'on entreprend de
dégager une pierre enkystée avec le seul
secours de la tenette : il y a un autre
danger à éviter, qui est plus ordinaire :
ce sont les suites funestes auxquelles le
malade est exposé par les tentatives et les
efforts que l'on fait pour tirer ces pierres, lorsqu'elles sont fortement retenues
par le kyste. L'opérateur prudent, qui
trouve trop de résistance, ne tâche point
de la vaincre, il s'arrête ; mais, malgré
cette retenue, il n'a quelquefois pas
moins le déplaisir de voir périr le mala-

de : les efforts les plus modérés peuvent être suivis d'inflammation, de gangrène, ou d'autres accidents mortels.

(XVᵉ *Observation par M. Boudou.*) Le 10 octobre 1741 il se présenta à l'Hôtel-Dieu de Paris un garçon âgé de 23 ans, qui disait souffrir depuis dix ans de violentes douleurs particulièrement lorsqu'il travaillait ou qu'il se fatiguait à marcher; ses urines se trouvaient très-fréquemment teintes de sang, et les douleurs augmentaient lorsqu'il avait envie de les rendre, et même après avoir uriné. Le malade ayant pris quelque repos, M. Boudou, chirurgien-major de l'hôpital, le sonda, et reconnut qu'il y avait une pierre au côté droit de la vessie. — Après l'usage des remèdes généraux et particuliers convenables à son état, M. Boudou se détermina à le tailler le dix-neuvième jour du même mois, par le grand appareil (1) : l'incision faite à l'ordinaire, il porta dans la vessie, à la faveur d'un conducteur, une tenette, et toucha la pierre qui lui parut fixe ; il saisit avec la tenette la portion de cette pierre qui pouvait être pincée ; mais au lieu d'obéir aux efforts qu'il fit pour la tirer, elle se brisa, et il ne put retirer que la portion comprise entre les serres ou les pinces de la tenette. Ayant de nouveau introduit la tenette, il sentit l'autre portion de la pierre, mais il lui fut impossible de l'embrasser ou la saisir avec la tenette, quelque mouvement qu'il fît pour cela ; car, lorsqu'il touchait la pierre avec les pinces de la tenette, et qu'il voulait les rapprocher , il s'apercevait qu'au lieu de saisir la pierre, il pinçait quelque chose qui lui paraissait être les parois de la vessie les plus voisines de la pierre, ce qui le porta à croire que cette portion de pierre se trouvait renfermée dans quelque cellule particulière formée par la vessie. Il déclara son sentiment aux assistants, et jugea qu'il ne convenait point de fatiguer le malade en s'obstinant de faire des efforts inutiles pour tirer cette pierre. — Le malade ayant été porté dans son lit, et s'étant reposé quelque temps, il le pansa ; mais ses douleurs ne cessèrent point, elles augmentèrent même la nuit, et il mourut le lendemain. — L'ouverture du cadavre fit connaître que M. Boudou ne s'était pas trompé dans le jugement qu'il avait

porté sur l'état de la pierre ; on la trouva en effet renfermée dans un sac ou chaton membraneux et proportionné au volume de cette pierre, qui n'excédait point celui d'une très-grosse mûre ; elle ressemblait par sa figure et par sa couleur à une truffe d'une consistance très-dure ; sa surface était hérissée de plusieurs pointes, qui vraisemblablement causaient par leur picottement les douleurs cruelles dont le malade était tourmenté. L'expérience néanmoins fait voir, comme le remarque M. Boudou, que les pierres chatonnées causent, en général, moins de douleurs que les pierres qui sont flottantes dans la vessie : aussi est-il très-rare, dit-il , de voir à la surface de ces pierres hérissée de pointes, comme l'était celle dont il parle , et qu'on peut voir dans la planche 3, figures 6 et 7, avec les fragments de cette même pierre. — Le kyste qui la renfermait était placé au côté droit de la vessie, un peu au-dessus de l'orifice de l'uretère. M. Boudou ayant comparé ce qu'il avait tiré de cette pierre avec la portion renfermée dans le chaton, jugea qu'il n'en avait tiré que le tiers ; on aperçut aussi par l'ouverture de la vessie, une inflammation qui s'était emparée de presque tout l'intérieur de ce viscère.

( XVIᵉ *Observation par le même auteur.*) Ce cas n'est pas le seul, dit M. Boudou, que la pratique lui ait fourni sur le même sujet, c'est-à-dire sur les pierres enkystées, ou plutôt chatonnées ; car toutes les surfaces de ces pierres ne sont point entièrement renfermées dans les poches qui les retiennent. Ce chirurgien dit qu'il fut consulté en 1737, par un homme âgé de trente-trois ans, qui ressentait des douleurs semblables à celles qui marquent l'existence d'une pierre dans la vessie. Le malade dit qu'il avait été tourmenté de ces douleurs depuis son bas âge jusqu'à trente ans, et qu'elles avaient disparu, de manière qu'il s'en crut entièrement délivré ; dans cette idée, il n'hésita pas de se marier, mais au bout de trois ans de son mariage ses douleurs se renouvelèrent, et les ayant éprouvées l'espace de deux ans, il se détermina à venir des Indes à Paris pour se faire faire l'opération, espérant que, par son moyen, il pourrait être délivré de ses douleurs. — Il arriva à Paris dans les grandes chaleurs du mois de juin, et s'étant adressé à M. Boudou, ce chirurgien le sonda, et reconnut qu'il avait la pierre ; il convint avec M. Du-

_____

(1) Dans lequel on ouvre le col de la vessie jusque dans cette cavité.

moulin, que le malade avait choisi pour son médecin, de mettre en usage les remèdes généraux, et même les bains; ces préparations durèrent trois mois, ce qui parut nécessaire, tant par rapport aux grandes chaleurs de la saison, qu'eu égard aux fatigues et aux douleurs que le malade ressentait. — Mais M. Boudou ayant sondé de nouveau le malade, reconnut que la pierre était placée aussi au côté droit de la vessie, au même endroit où il l'avait sentie la première fois. Quelques jours après l'ayant encore sondé, et ayant reconnu la même chose, il dit à M. Dumoulin qu'il pensait que la pierre que le malade avait dans la vessie n'était point flottante, mais qu'elle était fixe dans un même lieu, et qu'il était persuadé qu'elle était renfermée dans quelque poche particulière formée par l'intérieur de la vessie, et que par conséquent l'opération serait inutile. — Il ne put néanmoins résister aux instances que lui fit le malade pour l'opérer, dans l'espérance qu'il avait de pouvoir se délivrer, par le moyen de l'opération, des douleurs qui le tourmentaient; mais elle n'eut d'autre succès que celui que M. Boudou avait prédit : lorsqu'il eut ouvert la vessie, et qu'il eut introduit la tenette, à l'aide du conducteur, il toucha la pierre au même endroit qu'il l'avait sentie avec la sonde; mais il lui fut impossible de la tirer, et le malade mourut trois ou quatre jours après. On ouvrit le cadavre, et on trouva que la pierre était chatonnée, et que la cavité qui la renfermait avait été formée par toutes les membranes de la vessie, qui s'étaient usées à un tel point, à l'endroit de cette poche, que la pierre n'était plus soutenue que par la portion du péritoine qui couvre la partie postérieure de ce viscère, et sans lequel elle fût tombée dans le bassin; ce qui serait peut-être arrivé, si le malade avait été plus longtemps sans qu'on lui eût fait l'opération: le volume de cette pierre approchait de celui d'un œuf de poule un peu aplati.

---

MÉMOIRE *sur quelques obstacles qui s'opposent à l'éjaculation naturelle de la semence;* par M. DE LA PEYRONIE.

Le vice d'éjaculation dont nous allons parler est de deux espèces : l'un consiste dans un dérangement des vaisseaux éjaculatoires, qui ordinairement est irréparable ; l'autre dépend de tumeurs ou de duretés qui se forment dans les corps caverneux, et qui affaiblissent et empêchent l'action des organes destinés à chasser la semence. Ces tumeurs sont très-difficiles à détruire ; les remèdes les plus puissants qu'on emploie ordinairement contre les tumeurs dures, ne produisent presque jamais aucun effet sur celles-ci.

(I*re* *Observation par l'auteur sur un vice d'éjaculation causé par le dérangement des vaisseaux éjaculatoires, qui n'a pu être guéri.*) Un homme de trente ans, qui s'était marié étant à l'âge de vingt-six ans, avait eu de sa femme, plus jeune que lui de deux ans, trois enfants dans le cours de quatre années de mariage; il prit alors d'une autre femme une gonorrhée qui fut extrêmement négligée de sa part, à cause de plusieurs voyages qu'il fut obligé de faire, et de plus fort maltraitée par plusieurs aventuriers auxquels il se confia successivement pendant deux ans, sans recevoir aucun soulagement de leurs remèdes. Les principaux accidents qu'il eut dans le cours de cette maladie, furent des suppressions et ardeurs d'urine, et des écoulements très-abondants de matières, tantôt vertes, tantôt jaunes, et très-souvent sanglantes. L'écoulement de ces matières fut supprimé par une course que le malade fit à cheval, et qui lui causa un dépôt considérable sur le testicule droit. — Ce fut alors que je commençai à le traiter. Je lui prescrivis un régime, des bouillons, des tisanes, et d'autres remèdes rafraîchissants et adoucissants ; il prit des bains; je lui fis donner ensuite des frictions mercurielles ; le lait et les eaux de Forges terminèrent la cure. Au bout de quatre mois de ce nouveau traitement, il parut guéri parfaitement, et il commença alors à se rapprocher de sa femme, dont il s'était séparé depuis le commencement de sa maladie ; il continua de vivre avec elle comme auparavant. Au bout de deux ans, sa femme n'étant pas encore devenue enceinte, elle qui, au commencement de son mariage, le devenait facilement, il en fut inquiet ; il me fit part de sa peine, et de quelques accidents qui lui étaient restés depuis la guérison de sa chaudepisse. — 1° Dans l'éjaculation, la semence n'était pas dardée par l'ouverture du gland comme ci-devant. 2° Cette liqueur retenue dans le canal de l'urètre n'en sortait qu'en forme de bave, et à mesure que l'érection diminuait ; mais elle sortait avec plus d'abondance lorsqu'on pressait la verge ou l'urètre. 3° L'espèce de frémissement et la sensation que l'on éprouve dans le commencement de l'éjaculation ( c'est-à-dire au moment que la semence s'échappe des vaisseaux éjaculatoires ), avaient la même vivacité qu'auparavant; mais ni ce frémissement ni cette sensation ne se soutenaient aussi long-temps. — Je crus qu'on devait attribuer la stérilité de la femme aux obstacles qui retenaient la semence de l'homme, et qui empêchaient qu'elle ne fût éjaculée *per subsultus*, et qu'elle n'arrivât pendant l'érection jusqu'à l'orifice de la matrice. — Les urines sortaient facilement et à plein canal ; on ne pouvait par conséquent avoir aucun soupçon d'étranglement dans l'urètre, ni d'aucune de ces maladies qu'on appelle carnosités ; car, aux trois accidents près que je viens de rapporter, le mari ne sentait pas le moindre dérangement dans aucune de ses fonctions.

Lorsqu'il fut instruit de ce que je soupçonnais pouvoir être la cause de la stérilité de sa femme, il ne fut occupé que des moyens d'y remédier. Mais était-il possible de s'assurer bien positivement du lieu où était le dérangement qui s'opposait à l'éjaculation de la semence, et de l'espèce de ce dérangement ? D'ailleurs, n'y a-t-il pas certains vices des solides capables de s'opposer au cours naturel de la semence, lesquels, quoique parfaitement connus, sont pourtant incurables ? Ces motifs m'empêchèrent de lui conseiller aucun remède ; il en chercha ailleurs. Et où n'en offre-t-on pas pour les maux les moins connus et les plus incurables ? Il en prit de toutes mains pendant long-temps, et toujours sans succès ; il mourut au bout de cinq ou six ans, d'une maladie aiguë absolument indépendante de son incommodité, qui fut toujours la même jusqu'à la mort. — Je saisis avec empressement l'occasion de chercher la cause qui, depuis la guérison de la gonorrhée, s'était opposée à l'éjaculation ordinaire de la semence. — J'ouvris l'urètre par le dos, c'est-à-dire par la partie supérieure de la verge, en séparant les corps caverneux l'un de l'autre, depuis l'ouverture du gland jusqu'à la vessie. Cette ouverture me fit découvrir une cicatrice sur l'éminence de la portion du *veru-montanum* qui regarde la vessie. Les brides de cette cicatrice avaient changé la direction des

vaisseaux éjaculatoires, de manière que leurs ouvertures, au lieu d'être dirigées, comme elles le sont naturellement, vers le bout de la verge, l'étaient dans le sens contraire, c'est-à-dire vers le col de la vessie ; de sorte qu'il fallait nécessairement, eu égard au contour de ces canaux, et à la position de leurs ouvertures, que dans l'éjaculation la semence, qui naturellement est dirigée vers le bout du gland, fût réfléchie vers le côté droit du col de la vessie. Pour m'en assurer, je fis des injections par les vaisseaux déférents dans les vésicules séminaires. L'injection, après avoir rempli ces deux réservoirs, suivit le contour des vaisseaux éjaculatoires, et rejaillit contre le côté droit du col de la vessie, route bien différente de celle qui tient le jet de la liqueur qu'on injecte dans ces parties lorsqu'elles sont dans leur état naturel ; car alors, comme il a été dit, le jet de la liqueur est dirigé vers le bout de la verge.

Il eût fallu, pour rétablir le cours naturel de la semence, détruire les brides de la cicatrice qui avaient déplacé les vaisseaux éjaculatoires, et qui avaient tourné leurs ouvertures à contre-sens ; il eût fallu rétablir la direction de ces vaisseaux, pour que la semence fût dardée dans l'urètre suivant la direction de la verge ; mais était-il possible par de simples remèdes, ou par quelque opération chirurgicale, de redresser ces tuyaux et de retourner ces ouvertures ? pouvait-on même connaître la singularité de ce dérangement par quelqu'autre voie que par l'ouverture du cadavre ? — Cette observation, qui justifie l'impossibilité qu'il y a de lever certains obstacles qui s'opposent à l'éjaculation naturelle de la semence, prouve aussi que la direction du cours de cette liqueur est une condition nécessaire pour en favoriser l'éjaculation ; mais cette condition n'est pas la seule. On sait de quel secours est le tissu de divers plans de fibres musculeuses, situées autour des racines, et même autour d'une partie de la longueur de la verge, pour presser les glandes et les vaisseaux de la semence, pour la verser dans l'urètre, et enfin pour la faire sortir en jet du conduit de la verge. — La souplesse et le ressort des vaisseaux, des cellules et des fibres qui entrent dans la composition des corps caverneux, sont encore une condition nécessaire pour l'éjaculation. — La description de tous ces muscles, et le mécanisme de leurs mouvements et de leur action, qui appartiennent à l'économie animale, ne sont pas l'objet de ce Mémoire. Nous devons remarquer seulement que ces organes singuliers sont sujets à des tumeurs dures qui ressemblent à des espèces de nœuds ou de ganglions, qui s'étendent quelquefois en forme de chapelets d'un bout jusqu'à l'autre de ces deux corps. Lorsque cela arrive, la verge n'est point droite dans l'érection, elle est au contraire pleine de bosses qui la courbent et la défigurent; si l'érection est très-forte, elle est quelquefois accompagnée de douleur; et, quoiqu'il se fasse une effusion de la semence par les vaisseaux éjaculatoires, aussi vive, et peut-être aussi sensible que dans l'état naturel, la semence n'est point éjaculée par la verge, elle sort en forme de bave par l'ouverture du gland; et cette bave, pour ainsi dire, ne commence à paraître que long-temps après qu'on a senti l'impression de l'éjaculation intérieure qui appartient aux vaisseaux éjaculatoires, parce que la liqueur n'est poussée que faiblement vers le gland, par l'impuissance ou le défaut d'action des organes qui opèrent cette fonction.

( II<sup>e</sup> *Observ. par l'auteur sur un vice d'éjaculation causé par des tumeurs dures, formées dans les corps caverneux.*) Un homme de quarante-huit ans, qui était dans ce cas, vint me consulter, après avoir été trois ans entre les mains de médecins et de chirurgiens de réputation, qui avaient épuisé sur lui tous les remèdes intérieurs et extérieurs que l'on a accoutumé d'employer dans les tumeurs dures et indolentes. Tout avait été mis en œuvre sans le moindre succès, les seuls remèdes mercuriels n'avaient pas été employés. Quoique le malade n'eût eu qu'une seule et légère chaude-pisse dans sa jeunesse, et qu'il assurât qu'elle avait été traitée et guérie dans le cours d'un mois par un habile homme, je crus que ces duretés pouvaient être vénériennes, ou que, sans qu'elles le fussent, elles pourraient céder au mercure comme à un puissant résolutif; mais j'eus alors pour ce remède plus de confiance qu'il n'en méritait. — A la suite d'un long régime, des bains, et autres remèdes préparatoires, je lui prescrivis les frictions : on les donna dans toutes les règles ; le malade eut un flux de bouche abondant ; il reçut une grande quantité de mercure, et il resta dans l'usage du remède aussi long-temps que ceux qu'on guérit tous les jours avec les plus grands succès des véroles les plus rebelles et les plus invété-

rées. — Au sortir de ce traitement, il se mit à l'usage du lait ; sa santé, qui avait été un peu altérée par le remède, fut dans deux mois parfaitement rétablie ; mais les duretés de la verge restèrent telles qu'elles étaient auparavant, et firent même par la suite quelques progrès. — Voilà donc encore un exemple d'un vice d'éjaculation, lequel dépend des corps caverneux ; ce vice, comme dans le cas précédent, s'opposait à l'éjaculation, et de plus, à une érection parfaite ; il n'a cédé à aucun des remèdes qu'on a employés. — J'ai vu un très-grand nombre de personnes qui avaient de ces espèces de duretés dans différentes parties des corps caverneux, mais je n'en ai point trouvé d'aussi considérables que celles que je viens de décrire. — Je n'ai jamais vu que ces duretés s'opposassent au cours libre de l'urine, excepté dans de fortes érections : à la vérité, une forte érection peut elle seule empêcher l'urine de couler ; mais ces tumeurs causent toujours quelque changement dans les érections de la verge, et dans les éjaculations extérieures de la semence.

Il paraît naturel que les étranglements de l'urètre qui gênent le cours des urines, soient aussi un obstacle à l'éjaculation de la semence, puisque c'est une route commune à ces deux liqueurs ; cependant il arrive quelquefois que des personnes attaquées de rétention d'urine par des étranglements de l'urètre, éjaculent la semence par l'ouverture du gland avec une liberté entière. Dans ce dernier cas, il faut nécessairement que l'étranglement soit placé à la naissance de l'urètre vers le col de la vessie, et que les ouvertures des vaisseaux éjaculatoires soient libres ; car, si les étranglements de l'urètre sont en-deçà de ces ouvertures, l'obstacle doit être commun à l'urine et à la semence.— Si une des tumeurs dures du corps caverneux est située vers le milieu du corps caverneux droit, la verge, au lieu de se dresser en ligne droite, décrira un arc dont la courbure sera du côté droit ; si la dureté est du côté gauche, la courbure sera de même du côté de la dureté. — Si le ganglion, le chapelet, ou la dureté, est dans la partie des corps caverneux qui regarde le périnée, la verge se courbera en bas ; et elle se courbera en haut, si la dureté est à la partie du corps caverneux qui répond à l'os pubis. — La courbure est toujours du côté où est la maladie ; en voici vraisemblablement la raison : l'érection dépend de la dilatation ou du gon flement des cellules des deux corps caverneux ; s'ils se gonflent également, l'un des deux corps caverneux ne l'emportant pas sur l'autre, ils concourront également à la même action, et l'érection devra se faire en ligne droite ; mais, si une dureté ou un desséchement dans quelque portion de l'un des deux corps caverneux empêche la dilatation des cellules de cette portion, le corps caverneux sera dans cet endroit bridé, durci ou desséché ; il s'y fera un renfoncement qui sera le centre de la courbure. Cette maladie, qui n'est point rare parmi les hommes d'un âge avancé, surtout parmi ceux qui se sont trop abandonnés à la vivacité de leur tempérament, est aussi quelquefois la suite d'une maladie vénérienne, comme on va le voir. J'ai vu un grand nombre de personnes, lesquelles, avec des accidents véroliques non équivoques, avaient en même temps de pareilles duretés : les ayant traitées par les frictions mercurielles, j'ai observé que tous les accidents véroliques se sont dissipés, les malades ont été parfaitement guéris ; mais ils ne l'ont pas été des duretés du corps caverneux, lesquelles, pour l'ordinaire, sont restées dans le même état où elles étaient avant le traitement.

La résistance que ces duretés opposent au spécifique me fait penser que par rapport à la guérison, on pourrait les mettre au rang de certains restes de maladies vénériennes, tels que sont ces dartres, ces douleurs vagues ou fixes, et ces écoulements ou gonorrhées qui résistent aux frictions mercurielles et à tout autre spécifique de la vérole, et qui, lorsqu'elles sont curables, ne guérissent ensuite que par d'autres remèdes appropriés à chacune de ces maladies particulières. Les frictions enlèvent le virus vénérien, qui, pendant qu'il existe, empêche que ces maladies ne puissent être guéries par les remèdes qui leur sont propres. C'est en vain qu'on les attaquerait avant que le virus soit éteint; mais le virus étant détruit, ces remèdes peuvent produire leur effet et dissiper ces affections. Si ce que j'ai déjà observé dans trois occasions se trouve confirmé par une suite d'observations, j'ai lieu de croire que les eaux de Baréges sont peut-être le véritable spécifique de ces duretés, et que les tumeurs de ce genre, que j'ai regardées comme incurables, parce qu'elles n'avaient point cédé à tous les remèdes qu'on avait tentés, n'auraient peut-être pas résisté à ces eaux ; ces sortes de duretés, que j'ai traitées, ont ordinairement résisté à tout, excepté à ces eaux — Ces duretés ne sont ni douloureuses, ni dangereuses ; mais, comme nous l'avons dit, elles gênent l'érection, empêchent l'éjaculation, et sont par-là des causes de stérilité. Ne sont-ce pas d'assez grands inconvénients pour nous obliger d'en chercher et d'en publier le remède ?

( IIIᵉ *Observ. par l'Auteur sur un vice d'éjaculation causé par des tumeurs dures, formées dans les corps caverneux, guéri par les eaux de Baréges.*) J'ai travaillé long-temps sans le trouver ; c'est inutilement que j'ai employé les émollients et les résolutifs de toutes les espèces. Le seul qui ait quelquefois, mais très-rarement, procuré quelque soulagement, c'est le mercure, surtout en frictions. A force de voir un grand nombre de personnes auxquelles j'avais conseillé des remèdes pour cette maladie se rebuter de les continuer, je me rebutai moi-même d'ordonner aux nouveaux malades qui me consultaient les remèdes dont je m'étais si souvent servi sans succès. Quoique j'eusse inutilement mis en usage les eaux de Balaruc, celles de Bourbon et de Bourbonne, j'imaginai pourtant que celles de Baréges pourraient être plus efficaces, et je trouvai une occasion favorable d'en faire l'essai.

Un homme de soixante ans, qui avait besoin des eaux de Baréges pour une ancienne blessure, me consulta aussi pour des duretés pareilles à celles dont je viens de parler : elles étaient situées à l'endroit où les racines du corps caverneux vont se réunir vers le pubis pour former la verge. Ces duretés, dont on ne pouvait connaître exactement l'étendue à cause de leur profondeur, s'étendaient un bon pouce en-deçà de l'union des os pubis, et gênaient en cet endroit le corps caverneux, au point que, dans l'érection, la verge décrivait un arc courbé vers la partie supérieure du pubis. Dans les fortes érections, il y avait des moments où le malade sentait vers la dureté un tiraillement douloureux. Outre ce vice d'érection, les duretés empêchaient l'éjaculation, la semence dardait intérieurement, ainsi que chez l'homme qui fait le sujet de la première observation, elle ne sortait de l'urèthre qu'en bavant, et après que l'érection avait un peu diminué. — Pendant que le malade guérissait, par le secours des eaux, de son ancienne blessure, il prit la douche sur la dureté dont nous avons parlé ; et on s'aperçut que durant le cours d'une

saison de ces eaux, la dureté avait diminué considérablement. Cette première
marque de succès engagea le malade à
suivre le même remède ; les douches réitérées durant la saison suivante achevèrent de fondre cette dureté, les érections
reprirent leur ancienne forme, et la semence son éjaculation naturelle.

(IVᵉ et Vᵉ *Observations par l'auteur, sur le même vice, guéri par le
même remède.*) Cet exemple me détermina à conseiller les eaux de Baréges à
deux autres personnes attaquées du même
mal ; elles n'avaient jamais eu aucune
maladie vénérienne : les eaux ont opéré
sur ces deux malades une guérison parfaite.

(VIᵉ *Observation par l'auteur, sur
le même vice guéri par le même remède*) Ces succès étant parvenus à la
connaissance d'un homme de cinquante-
cinq ans, qui, avec de pareilles duretés
à la verge, avait des accidents dépendants
d'anciennes maladies vénériennes qu'il
avait eues dans sa première jeunesse, il
se détermina de son propre mouvement à
aller aux mêmes eaux pour les duretés de
la verge : il y prit la douche inutilement ;
les duretés et les autres accidents vénériens augmentèrent, au point qu'il fallut,
trois mois après son retour de Baréges,
lui donner des frictions mercurielles.
Tous les accidents vénériens, hors les
duretés, furent parfaitement guéris par
le mercure. Après que le malade fut entièrement rétabli, je lui conseillai de retourner à Baréges ; il prit encore la douche, et en revint parfaitement guéri des
duretés qui avaient résisté à ce même remède pendant que le sang était infecté
du virus vénérien.

(II. *Genre de vices d'éjaculation
causé par des tumeurs dures formées
dans les corps caverneux.*) J'ai cru que
cette dernière observation pouvait m'autoriser, comme je l'ai déjà avancé, à mettre certaines duretés du corps caverneux
au rang de ces maladies, lesquelles, quoique vénériennes, ne cèdent point au mercure seul, mais qui guérissent par des
remèdes particuliers, lorsque le sang a
été purifié par le mercure, et qui au contraire résistent à ces mêmes remèdes lorsqu'ils sont administrés pendant que le
sang est infecté du virus vénérien.

## SUR LE MÊME SUJET ; par M. PÉTIT.

(*Vice d'éjaculation causé par le rétrécissement de l'urèthre, guéri par le
moyen d'une incision faite à cette partie.*) J'ai été consulté plusieurs fois par
des personnes qui ne se plaignaient d'autres maladies que de celle de ne point éjaculer la matière séminale par l'urèthre
dans le temps du coït ; de manière que,
quoiqu'ils eussent presque toutes les sensations et tous les mouvements qui accompagnent naturellement l'éjaculation,
il ne sortait rien, et le bout de la verge
se trouvait sec.

(Iʳᵉ *Observation par l'auteur.*) Je ne
sus quel conseil donner au premier qui
me consulta ; mais je ne lui déclarai point
mon ignorance, soit pour ne pas perdre
sa confiance, soit pour me donner le loi-
sir d'examiner une maladie qui était alors
toute nouvelle pour moi. Je me contentai
de lui ordonner de vivre plus régulièrement qu'il ne faisait. J'allai le visiter le
lendemain matin : ses urines me parurent
très-bien conditionnées ; il eut envie d'u-
riner, et il en fit la fonction en ma présence ; j'observai que l'urine arrivait lentement, que les premières gouttes coulaient le long du gland, et que deux jets
d'urine, partant de l'ouverture, décrivaient une double spirale à contre-sens
l'une de l'autre, puis une simple courbe, et
qu'ensuite la force expulsive diminuant,
les urines décrivaient une seconde fois les
spirales, et finissaient en coulant le long
du bout de la verge, ainsi qu'elles avaient
commencé. — Ce jour-là, je reconnus
seulement qu'il y avait un rétrécissement
dans le canal de l'urèthre, et je le jugeai
être près du col de la vessie, parce que
le malade sentait que les urines ne trouvaient de résistance qu'en ce lieu. Cette
remarque suffisait bien pour rendre raison de la sortie irrégulière de ses urines,
maladie dont il ne se plaignait pas, mais
elle ne m'apprenait par la cause du mal
pour lequel il me consultait. Le lendemain je ne trouvai rien de plus dans les
urines que le malade avait rendues pendant la nuit ; il me dit qu'il avait senti
une pollution nocturne ; je le fis pisser :
l'urine fut beaucoup plus de temps à paraître, et l'irrégularité de sa sortie fut
plus grande qu'elle ne l'avait été la veille;
c'est ce qui arrivait ordinairement la première fois que le malade urinait après l'é-
jaculation ; il me dit même que lorsque
l'envie d'uriner le pressait immédiatement après le coït, les urines ne pou-

vaient passer, ce qui l'obligeait d'attendre quelque temps. Cette nouvelle observation me découvrait quelque chose de plus que les premières; mais j'eus bientôt dévoilé le reste du mystère, lorsque, examinant les urines qu'il venait de rendre, j'y trouvai une cuillerée de matière glaireuse que je séparai, et que je reconnus être de la semence, qui, au lieu d'avoir suivi le canal de l'urèthre pour s'éjaculer au dehors, était entrée dans la vessie, d'où elle n'était sortie qu'avec l'urine. Ces faits n'avaient point été observés par le malade; il était dans l'erreur de croire rendre sa semence par l'anus, parce qu'il sortait souvent des glaires mêlées avec les matières stercorales; mais, quoique la chose ne soit pas impossible, j'avais lieu de penser autrement, parce que, pendant plusieurs jours que j'observai, il ne me parut rien de semblable dans ses excréments, et que, quand même il aurait paru quelque matière glaireuse, ceux qui n'urinent pas facilement font des efforts accompagnés d'une espèce de ténesme qui exprime des glandes du *rectum* une matière blanche et glaireuse qui peut en imposer; mais de plus, la semence qui sortait avec les urines était si peu changée qu'on ne pouvait s'y méprendre. — Il me restait cependant quelques difficultés sur ce que les urines, quoique gênées dans leur passage, avaient leurs cours assez libre, et que la semence, qui ne pouvait sortir dans le temps de l'éjaculation, sortait conjointement avec les urines, quoiqu'elle ne fût liquéfiée ni dispersée dans ce fluide. —Après avoir réfléchi sur ce phénomène, je jugeai que, malgré le rétrécissement du canal, l'urine pouvait bien passer à cause de sa fluidité et de la gradation volontaire des forces qui la poussent; mais que la semence, qui est visqueuse, et poussée avec la vitesse et la force involontaire qui fait l'éjaculation, trouvait en ce lieu rétréci un obstacle d'autant plus difficile à vaincre que l'instant de l'éjaculation, où toutes ces parties sont tendues et gonflées, était celui dans lequel les urines mêmes ne pouvaient passer; de sorte que je ne m'étonnai plus de ce que la semence ainsi poussée, au lieu de suivre la route ordinaire, était obligée de réfléchir et d'entrer dans la vessie : je conçus de plus que si la semence sortait ensuite avec les urines, quoiqu'elle n'eût rien perdu de sa consistance, c'était parce qu'au lieu d'être poussée avec la vitesse et la force involontaire qui fait l'éjaculation, elle suivait la douce et volontaire impulsion communiquée aux urines, ce qui lui donnait le temps de se mouler à l'angustie du canal; et elle sortait d'autant mieux, que, quand le malade urinait, ces parties n'étaient plus tendues comme elles le sont au temps de l'éjaculation.

J'observai encore que la semence qui était entrée dans la vessie ne sortait pas totalement la première fois que le malade urinait après l'éjaculation; il en paraissait souvent la seconde et même la troisième fois, et toujours sans avoir changé de couleur ni de consistance; mais ensuite les urines sortaient naturelles et pures jusqu'à ce que le malade éjaculât, et alors la semence y reparaissait de la même manière qu'il a été dit. — Après avoir réitéré les mêmes observations, je ne doutai plus de la cause immédiate de cette maladie : je fis les questions que je crus nécessaires pour en découvrir les causes premières. Le malade n'avait eu de maladies vénériennes qu'une seule chaude-pisse, de laquelle il avait été parfaitement traité, et n'avait ressenti d'autre incommodité que celle dont il se plaignait alors, à laquelle dans le commencement il avait si peu fait d'attention qu'il ne se souvenait pas si elle était survenue immédiatement après la guérison de sa chaude-pisse, ou long-temps après; il n'était pas même assuré si, depuis sa chaude-pisse, il avait éjaculé naturellement. — N'ayant aucun soupçon de maladie vénérienne, je ne fis d'attention qu'au vice local, qui consistait dans une cicatrice difforme et crispée, placée au lieu que j'ai dit. — J'en fus assuré lorsque je voulus le sonder, parce que mes tentatives furent vaines; l'obstacle était invincible; j'essayai même inutilement les bougies, et prêt à prendre un autre parti, le malade fut obligé de retourner en province : je le perdis de vue. S'étant marié, et désirant avoir des enfants, il revint me trouver deux ans après, résolu de faire tout ce que je jugerais à propos. Il me dit depuis son départ de Paris on lui avait fait user de bougies, et que deux fois elles lui avaient causé des rétentions d'urine si considérables qu'il ne voulait point en user davantage : c'est ce qui me détermina à lui faire une incision semblable à celle de la lithotomie. Je m'y déterminai d'autant plus volontiers que j'espérais moins des bougies que de l'opération. Celle-ci détruit sans retour le vice local; et les bougies, si elles sont corrosives, causent de fâcheux accidents; et si elles ne le sont point, elles ne dilatent le canal de l'urèthre que pour un temps, et la même disposition au rétrécissement subsiste; d'ailleurs, pendant l'usage que notre malade en avait fait, il avait toujours été impossible de les passer au-delà de l'obstacle : cette dernière circonstance n'était pas favorable pour faire l'opération, qui est très-difficile lorsqu'on ne peut pas introduire une sonde cannelée jusque dans la vessie.

Après avoir préparé mon malade, je pris le temps que la vessie était pleine d'urine; je poussai la sonde cannelée jusqu'au lieu de l'obstacle; je coupai la peau et les graisses de la longueur de deux pouces; je plongeai mon bistouri dans la cannelure de la sonde, et je la suivis jusqu'au bout, qui, n'étant point fermé, me donna la facilité de passer un trois-quarts cannelé jusque dans la vessie : en baissant la main, et prenant le contour des os pubis, j'y arrivai sans danger, et les urines parurent quand j'eus tiré le poinçon du trois-quarts. Après avoir retiré la sonde cannelée, la cannelure du trois-quarts me servit à conduire mon bistouri assez avant pour couper entièrement la partie du canal qui était rétrécie; j'eus alors la facilité d'introduire une petite canule dans la vessie, et je la laissai jusqu'à ce que le canal eût suffisamment suppuré; alors, ayant ôté la canule, j'introduisis par la verge dans la vessie une sonde en *S*, par laquelle s'écoulaient les urines, et sur laquelle se forma la cicatrice. Le malade fut parfaitement guéri en un mois, tant de l'opération que des indispositions pour lesquelles je l'avais faite. J'ai pratiqué la même opération à peu près dans les mêmes circonstances, et avec le même succès. Tous ceux à qui j'ai fait la boutonnière à l'occasion de la rétention d'urine ont recouvré la liberté du canal, lorsque l'obstacle s'est trouvé compris dans l'incision.

(II<sup>e</sup> *Observation par l'auteur, sur la même maladie, avec une rétention d'urine guérie par la même opération.*) Il n'y a pas long-temps que pour une rétention totale des urines, j'en fis une où j'eus le bonheur de trouver le vrai chemin des urines, sans être guidé par la sonde cannelée; je suivis la même méthode, et non-seulement le malade guérit promptement de l'opération, mais il fut délivré des deux indispositions qui ont beaucoup de rapport à celles qui font le sujet principal de ce Mémoire. — Depuis quinze ans, à la suite d'une chaude-pisse qui avait été fâcheuse par le gonflement des hémorrhoïdes et des vaisseaux voisins, ce malade n'urinait qu'avec peine, et d'un jet d'urine si menu qu'il était très-long-temps à vider sa vessie, et par impatience il ne la vidait pas toujours : il avait tant de peine à éjaculer que lorsque sa semence arrivait à l'obstacle, elle lui causait une espèce de douleur, et ne sortait par la verge qu'après que le plaisir était presque passé : depuis l'opération il urine à très-gros jet; sa semence sort promptement et librement, et ce qu'il sentait de douloureux en éjaculant s'est changé en plaisir.

( *Rétrécissement de l'urèthre, guéri par le moyen des bougies légèrement corrosives.*) Il y a un grand nombre de personnes qui, après des chaudes-pisses, n'éjaculent, ou, pour mieux dire, ne rendent leur semence par la verge que long-temps après le plaisir passé : si à ceux-là elle n'entre point dans la vessie, c'est parce que le rétrécissement est près du gland, et que depuis le *veru montanum* jusqu'à l'obstacle, il se trouve assez d'espace pour contenir la semence jusqu'à ce que l'érection cesse; car c'est alors que la semence sort. Il y en a à qui le rétrécissement est si considérable qu'il se passe plus d'un quart-d'heure avant que leur semence soit entièrement écoulée. J'en ai soulagé, et même guéri plusieurs par le moyen des bougies faites de linge ciré, et frottées de poudre de sabine très-fine, et en petite quantité; par ce moyen, on fait suppurer le lieu où le canal est rétréci; et lorsqu'on croit avoir détruit l'obstacle, on achève la cure avec les bougies simples faites avec l'emplâtre de céruse brûlée, de charpie ou de Nuremberg. — On voit par ces observations, que les défauts d'éjaculation de cette espèce sont plus ou moins considérables, selon que le rétrécissement du canal est plus ou moins grand, ou plus ou moins éloigné du *veru montanum*. — On trouve dans les Mémoires de la société d'Edimbourg ( tome I. ) une observation sur un vice d'éjaculation qui était causé par trop de vigueur, et qui a été guéri par un régime rafraîchissant et humectant.

---

SUR UN OEIL ÉRAILLÉ; par M. LE DRAN.

(*Observation par l'auteur.*) Un jeune homme avoit eu à l'âge de huit ans une fistule lacrymale, dont on lui avait fait l'opération dans sa province. Cette opération n'avait pas été faite selon les règles de l'art, car les deux paupières, qui, dans l'état naturel, se réunissent au grand angle de l'œil, étaient restées à cet angle écartées l'une de l'autre de six à sept lignes. Les larmes coulaient le long de la joue, et la paupière inférieure était renversée du côté du grand angle: ainsi, le point lacrymal qui est à cette paupière était resserré, et peut-être même que les deux point lacrymaux étaient inutiles. — Six ans après, une autre difformité se joignit à cette première: il se forma dans le tissu cellulaire qui est entre la conjonctive et à la paupière inférieure une tumeur dure, qui s'accrut peu à peu, et qui dans l'espace de trois ou quatre ans devint grosse comme une olive. C'est en cet état que le jeune homme me fut amené au mois de juillet 1739; il avait alors dix-huit à dix-neuf ans. La tumeur, qui était dans l'épaisseur de la paupière, s'étendait depuis la moitié de cette paupière jusqu'au grand angle de l'œil, où elle paraissait confondue avec la caroncule; elle remplissait l'espace que l'écartement des paupières laissait entre elles. Elle excédait un peu le rebord de la paupière, qui par-là s'était renversée beaucoup plus encore qu'elle ne l'était avant la naissance de cette tumeur, Le tout ensemble faisait une difformité si grande que le jeune homme n'osait presque se montrer. — Ma première attention fut d'emporter la tumeur qui était dans l'épaisseur de la paupière. Je préparai le malade par une saignée, et par quelques jours de diète. Pour opérer, je le plaçai sur une chaise à dos, et je fis assujettir la tête par un aide-chirurgien; alors j'accrochai la tumeur avec une érigne pour l'assujettir, et je la séparai de la conjonctive avec une lancette ronde, bien tranchante et fixée dans sa châsse: je la détachai ensuite de la paupière avec la même lancette, et je l'emportai, ne laissant qu'un peu de chair fongueuse, qui me paraissait être confondue avec la caroncule. — Cela ne saigna que quelques minutes, parce que je fis laver la plaie avec une légère eau alumineuse. Pendant les trois premiers jours, je fis pour tout pansement bassiner souvent l'œil avec l'eau de guimauve, et par la suite on l'humecta de même avec une légère eau de couperose. En dix ou douze jours la plaie fut entièrement guérie. Pendant ce temps, la paupière, mise à son aise, se releva et se resserra un peu par elle-même; et la cicatrice qui se fit entre la conjonctive et cette paupière la resserra encore. Ainsi, elle ne resta renversée que du côté du grand angle, depuis l'ancienne cicatrice jusqu'à quatre ou cinq lignes en-deçà du point lacrymal. Ce renversement, comme on l'a dit, venait de la manière dont la première opération avait été faite. Quoique toute la difformité ne fût pas effacée, je fus deux mois sans y toucher, pour laisser raffermir la cicatrice. — Au bout de ce temps, je crus devoir achever ce que j'avais commencé. Mon intention était de couper le petit bord de l'une et de l'autre paupière, depuis les points lacrymaux jusques par-delà l'ancienne cicatrice; d'enlever toute la cicatrice, et même le peu que j'avais laissé de chair fongueuse sur la caroncule qui est au grand angle; en un mot, j'avais dessein de rendre saignant tout cet espace, pour en procurer une prompte réunion par la suture. — Je fis asseoir le malade sur une chaise à dos, placée au grand jour, la tête assujettie par un aide-chirurgien. — Je pris et fixai avec une petite pincette le bord renversé de la paupière, et commençant mon incision tout auprès du point lacrymal, je la continuai jusque sur le côté du nez, ne prenant tout au plus qu'une ligne ou deux de l'épaisseur des parties; j'en fis de même à la paupière supérieure, terminant l'incision sur le côté du nez, à l'endroit où finissait la première. J'enlevai de même toute la surface de l'espace qui était entre les deux incisions, et je fis par ce moyen une plaie triangulaire, dont chaque face avait sept à huit lignes depuis un angle jusqu'à l'autre. — Il fallait ménager l'étoffe, et n'ôter, pour ainsi dire, que la superficie du tout: ainsi je devais être sûr de chaque coup de bistouri que je donnais, pour n'en couper ni trop ni trop peu. Cependant, dès que cela saignait un peu, une seule goutte de sang me cachait ce que je devais couper; alors j'interrompais l'opération, j'appuyais légèrement sur la plaie un linge sec, et quand elle ne saignait plus, je continuais à couper: ainsi, l'opération ne fut pas promptement faite, mais le malade était patient, et il voulait guérir.

Dès que l'opération fut finie, j'approchai les lèvres de la plaie l'une de l'autre, et je les assujettis avec deux points de suture. J'en fis un à deux lignes ou environ des points lacrymaux, et l'autre entre ce premier point et l'angle de la plaie. — Je plaçai au-dessus et au-dessous des points de suture, pour soutenir la peau, deux petits rouleaux de linge garnis d'emplâtre qui les attachait à la peau; ces rouleaux furent maintenus dans leur place avec plusieurs languettes de linge garnies d'emplâtre, qui faisaient une suture sèche. — Je fis coucher le malade sur le même côté, afin que, s'il était possible, les larmes s'écoulassent par le petit angle de l'œil, et qu'elles ne mouillassent pas la plaie. Avec cette précaution, je me flattais de procurer une prompte réunion de tout ce que j'avais assujetti avec la suture; mais il n'y eut que le fond qui se réunit en partie; les lèvres extérieures ne se réunirent point, et au bout de deux jours je vis qu'il y avait une légère suppuration. J'ôtai les languettes d'emplâtre, qui, étant humectées, ne tenaient que fort peu, et j'en mis d'autres; je continuai ainsi à renouveler ma suture sèche dès que les emplâtres commençaient à s'humecter; et, voyant au bout de huit jours que les fils de la suture étaient lâches, je les ôtai. Je continuai pendant trois semaines le même pansement, qui consistait seulement à renouveler la suture sèche, de manière qu'elle tînt les lèvres de la plaie exactement rapprochées; et au bout de ce temps, la cicatrice les a réunies de manière qu'on n'y voit qu'une simple raie. La paupière n'est plus renversée, ayant été relevée par le premier point de suture, et soutenue par la cicatrice. — Par ces deux opérations, la difformité a été corrigée, de manière qu'il faut y regarder avec attention pour en apercevoir les vestiges.

---

*Précis d'observations sur les corps étrangers arrêtés dans l'œsophage, avec des remarques sur les moyens qu'on a employés ou que l'on peut employer pour les enfoncer ou pour les retirer; par M. Hevin.*

Parmi les différents corps étrangers qui s'arrêtent dans l'œsophage, il y en a qui peuvent être chassés dans l'estomac, et qui peuvent ensuite passer aisément par les premières voies: telles sont les substances qui peuvent être amollies, atténuées ou digérées dans l'estomac; tels sont aussi les corps durs et indissolubles dont la forme et le volume peuvent leur faciliter le passage par la voie des intestins: ainsi, lorsqu'il est plus facile de pousser ces corps que de les retirer, on peut se déterminer à les enfoncer dans l'estomac. Il y en a d'autres qui, par leur dureté, et par leur figure angulaire, inégale ou tranchante, sont capables de piquer, de déchirer ou de couper les parties qu'ils touchent, et qui pour cette raison doivent toujours être retirés, s'il est possible, pour éviter le désordre qu'ils pourraient causer si on leur faisait prendre une autre voie. Cependant on est quelquefois contraint, malgré ce danger, de les enfoncer dans l'estomac, parce qu'on ne peut pas les retirer, et que leur présence dans l'œsophage met la vie du malade dans un péril éminent. Enfin, il y a des corps avalés ou arrêtés dans l'œsophage qu'il est impossible de retirer, et qui ne peuvent, lorsqu'ils sont enfoncés dans l'estomac, être rejetés par les voies naturelles. Ce dernier cas est quelquefois suivi d'accidents très-fâcheux, dans lesquels la chirurgie peut encore être d'une grande ressource.

PREMIER CAS. — LES CORPS ÉTRANGERS ARRÊTÉS DANS L'ŒSOPHAGE, QUI PEUVENT ÊTRE POUSSÉS DANS L'ESTOMAC.

Les corps étrangers qui peuvent, sans qu'il en arrive d'accidents, être chassés par les premières voies, sont principalement les petits os qui n'ont ni pointes ni inégalités capables de blesser l'estomac ou les intestins, des portions de substances cartilagineuses, de petites pièces de monnaie ou de jetons d'or, d'argent, et même de cuivre, des balles de plomb, de petites boules de verre ou de cristal, des noyaux qui ont une surface égale, des morceaux de chair, de fruits, de croûte de pain, etc. Les observateurs sont remplis d'exemples de différents corps de ce genre qui se sont engagés dans l'œsophage, où ils ont causé de fâcheux accidents, dont les malades ont été délivrés sans aucune suite fâcheuse, lorsque ces corps ont été chassés dans l'estomac.

(I^re *Observation par M. Perrotin.*)
M. Perrotin a communiqué à l'Académie une observation dans laquelle il rapporte qu'un homme qui n'avait plus de dents avala une grosse croûte de pain dur, qui s'arrêta à la partie inférieure de l'œsophage, où elle bouchait si exactement le passage aux aliments solides et liquides qu'il les rejetait aussitôt qu'il les avait pris; cette croûte ne put être ébranlée par les efforts violents que le

malade faisait pour rendre les aliments qu'il avalait, ni par ceux qui étaient occasionnés par l'irritation que causait la croûte. Ce ne fut qu'au bout de trente heures que le malade se détermina à aller chez M. Perrotin chercher du secours. Ce chirurgien, instruit de toutes ces circonstances, prit une bougie pareille à celles dont se servent les commis aux aides pour faire leurs visites dans les caves; il l'introduisit dans l'œsophage, après l'avoir trempée dans l'huile, et enfonça le corps étranger très-facilement dans l'estomac.

(*Morceaux de chair engagés dans l'œsophage.*) Les personnes avides sont souvent exposées aux mêmes accidents, en avalant des morceaux de chair qui ne sont pas suffisamment mâchés. Ambroise Paré (1) semble s'égayer à nous raconter l'histoire d'un compagnon tailleur qui pensa être suffoqué par un morceau de boyau qu'il n'avait pas voulu se donner le temps de mâcher, afin de tirer une meilleure part d'un plat de trippes qu'il mangeait avec ses camarades; le morceau s'arrêta au milieu de l'œsophage; Paré le poussa promptement dans l'estomac par le moyen d'un porreau et de quelques coups de poing sur le dos. Forestus (2) rapporte une histoire à peu près semblable; mais les accidents, quoique fâcheux, ne furent pas si pressants. Une fille avala sans mâcher des boyaux de bœuf durs et tenaces, qui lui bouchèrent l'œsophage, de façon qu'elle fut trois jours sans pouvoir rien faire passer dans son estomac. Schenckius (3) a vu aussi deux personnes qui pensèrent être suffoquées par de gros morceaux de viande dure et enfumée, qu'elles avaient avalés avec précipitation.

(*Morceau de cuir arrêté dans l'œsophage, et chassé par en bas.*) Le cuir, surtout le cuir souple, peut encore être mis au rang des corps étrangers qui de leur nature ne sont pas nuisibles, et que l'on peut enfoncer dans l'estomac sans en craindre les suites : c'est le parti que prit Fabrice de Hilden (4), pour délivrer un cordonnier de Cologne, d'un morceau de cuir que cet artisan avait avalé en riant, et qui allait l'étouffer si Fabrice n'eût au plus tôt débarrassé l'œsophage. Il se servit d'une sonde courbe d'argent pour enfoncer ce corps étranger dans l'estomac. Ce morceau de cuir ne sortit par l'anus que plus de six mois après. — On conçoit bien que des morceaux de fruits gros et solides qui ne sont pas assez mâchés peuvent aussi s'engager aisément dans l'œsophage.

(*Morceaux de fruits arrêtés dans l'œsophage.*) En effet, Schenckius (1) rapporte qu'une femme grosse mangea avec beaucoup d'avidité, et presque sans mâcher, des pommes vertes très-dures, dont quelques portions s'arrêtèrent un peu au-dessous du pharynx, et la mirent dans un extrême danger de suffocation. On voit dans M. de la Motte (2) qu'une nourrice eut l'imprudence de donner une dragée à sucer à un enfant de six jours; l'amande s'engagea dans le gosier, et causa des accidents qui firent craindre beaucoup pour la vie de l'enfant.

(*Corps étrangers du genre des aliments, arrêtés dans l'œsophage, et qui ont causé la mort.*) Tous les différents corps du genre des aliments dont nous venons de parler, et qui s'arrêtent dans l'œsophage, ne sont ordinairement dangereux que par leur volume, mais ils n'en sont pas moins redoutables; car il y en a qui effectivement sont si gros qu'ils peuvent causer très-promptement la mort.

(*II.e Observation par M. le Dran, sur un gros morceau de viande qui suffoqua la personne dans l'instant.*) M. le Dran nous a fait part d'une observation où il dit qu'un homme avala un morceau un peu gros d'une éclanche de mouton qui s'arrêta dans l'œsophage; cet homme se retira de la compagnie pour tâcher de le rejeter; ceux qui étaient présents ne s'étaient point aperçus de l'accident, ils crurent qu'il était sorti pour satisfaire à quelques besoins ordinaires; il resta sans secours et fut étouffé. La compagnie, étonnée de ce qu'il ne revenait point, commença à s'inquiéter; on fut le chercher, et on le trouva mort appuyé contre un mur. — Fabricius Hildanus (3) donne sur ce sujet deux observations remarquables; il parle dans l'une d'un enfant qui fut suffoqué par un morceau de gâteau, et dans l'autre, d'un homme qui avala en déjeûnant un morceau de couenne de jambon grillée, et saupoudrée de mie de pain, de sel et de poivre; ce morceau de

---

(1) Lib. I, cap. II.
(2) Lib. XV, obs. 28.
(3) Lib. II, obs. 4.
(4) Cent. I, obs. 31.

(1) Lib. III, obs. 4.
(2) Tom. IV, obs. 332.
(3) Cent. I, obs. 35.

chair s'engagea dans le pharynx, et causa aussitôt de vives douleurs, des frissons, des convulsions, enfin la mort. Le même accident arriva à un jeune homme dont parle Beckerus(1): il voulut avaler sans le mâcher un très-gros morceau de viande; ce morceau s'arrêta à la partie supérieure du gosier, et le suffoqua sur-le-champ. — Il y a beaucoup de personnes qui s'exposent volontairement au danger, et qui ont le sort de cet homme qui, au rapport de Wierus (2), entreprit d'avaler un œuf entier : l'œuf s'arrêta dans l'œsophage, et comprima si fort la trachée-artère que ce téméraire fut suffoqué dans le moment. — Il semble, lorsque l'on consulte les observateurs, que les fruits qui s'embarrassent dans l'œsophage soient, à cause de leur solidité sans doute, plus dangereux que les autres sortes d'aliments. En effet, on comprend facilement que quand ils s'engagent fortement dans l'œsophage, ils doivent comprimer la trachée-artère, et intercepter entièrement la respiration.

(IIIe *Observation par M. Puzos.*) M. Puzos nous a rapporté qu'un enfant à qui on avait indiscrètement donné une châtaigne voulut l'avaler toute entière: elle s'arrêta dans le gosier; les accidents furent si pressants dans le moment qu'il fut impossible de le secourir assez tôt, et de lui sauver la vie. — Un jeune garçon fut étouffé aussi par une poire qu'il avait jetée en l'air pour la recevoir dans la bouche (3). Une femme mourut subitement d'une poire crue qu'elle avala sans mâcher (4). Un musicien qui chantait fut étranglé par une figue que quelque imprudent lui jeta de loin dans la bouche (5). — Nous avons remarqué que les corps durs qui ont un volume et une figure qui leur permettent de passer facilement par le canal intestinal sont peu à craindre lorsqu'ils sont arrivés dans l'estomac, quoiqu'ils aient passé difficilement par l'œsophage; nous en avons en effet tous les jours des exemples. Fabrice de Hilden (6) rapporte qu'un jeune homme

avala un petit os qui s'engagea dans l'œsophage, causa des convulsions très-violentes et aurait peut-être suffoqué ce jeune homme, si Fabrice n'eût fait descendre promptement le corps étranger dans l'estomac. Helwigius (1) donne l'histoire d'un enfant de trois ans qui, en jouant avec des pièces d'argent, en avala deux ou trois, qu'il rendit quelques jours après sans avoir paru être incommodé en aucune façon. Il en a vu un autre qui avait avalé une petite clef, et de petites boules de verre, de figure oblongue et lisses, qui sortirent par la voie des selles, sans avoir causé aucun accident. Forestus (2) rapporte aussi qu'un particulier avala trois pièces de monnaie, qui furent entraînées le troisième jour avec les matières stercorales. Nous voyons dans Galien (3) un fait qui paraît moins remarquable, et qu'il n'a cependant pas jugé à propos de passer sous silence : il dit qu'une personne avala une pièce de monnaie qui passa dans l'estomac, et sortit facilement par en bas. On parle aussi dans les Ephémérides d'Allemagne ( 4 ) d'un enfant qui avala un florin sans qu'il en soit arrivé rien de fâcheux. Il y a dans les mêmes mémoires (5) un exemple de ces corps étrangers qui paraîtra peut-être un peu plus extraordinaire. Un enfant avala un anneau d'or, qui resta sept semaines dans l'estomac : il le rendit enfin par la voie des selles; et, malgré un temps si considérable, l'enfant n'en fut pas incommodé.

(*Fragment de pièce de monnaie qui s'est arrêté dans l'œsophage.*) La moitié d'une pièce de monnaie un peu grande, qui fut avalée par un enfant de douze ans, a mérité avec raison toute l'attention de Wedelius (6), parce que ce fragment pouvait, par ses angles ou par ses inégalités, attirer des accidents fâcheux : en effet, il en causa d'assez considérables tant qu'il resta engagé dans l'œsophage. Un chirurgien ayant essayé en vain de le tirer par en haut, prit enfin le parti de l'enfoncer dans l'estomac, ce qu'il ne fit pas sans peine; l'enfant fut aussitôt guéri, et ne ressentit depuis aucun mal.

(1) Boneti Med. Sep. de OEsoph. affectib., lib. III, sect. 1, cap. x.

(2) De præstig. dæmon., lib. IV, cap. II.

(3) Sueton. et Schenckius, lib. II, de Suffoc., ob. 1.

(4) Rhodius, Cent. II, obs. 50.

(5) Triphon. in 1. Græcor. Epigram. Item Varinus et Schenckius, lib. II, obs. 1.

(6) Cent. 1, obs. 36.

(1) Boneti, Med. Sept., lib. III, sect. 1, de OEsoph. affectib., cap. x.

(2) Lib. XV, obs. Schol. ad obs. 28.

(3) Lib. III, de Facult. Natur. 4.

(4) Ann. 8, cent. 3 et 4, obs. 121.

(5) Dec. 2, ann. 10, obs. 6.

(6) Boneti Med. Sept., lib. III, OEsoph. affectib., sect 1, cap. IX.

L'observation de Meek'ren (1) sur un enfant de cinq ans, qui avala une lame de métal assez large, et de figure très-irrégulière, ne paraît pas non plus indifférente ; car un corps étranger de cette forme pouvait produire de mauvais effets; cependant la santé de cet enfant n'en fut point dérangée, on ne s'aperçut pas même de la sortie du corps étranger. On peut en voir la figure dans l'ouvrage de l'auteur.

(*Morceaux de plomb avalés*.) On est moins étonné de trouver dans les observateurs beaucoup d'exemples de morceaux de plomb avalés sans avoir causé de désordres : on regarde même les balles de plomb comme un remède familier dans le *miserere*: à la vérité cette pratique est souvent dangereuse; mais, quoique nous pensions désavantageusement de ce prétendu remède, nous sommes persuadé que si ces balles sont nuisibles alors, c'est moins par elles-mêmes que par l'état des parties malades qui les retiennent, et qui en sont blessées : ainsi, ces corps doivent être bien moins suspects dans les autres cas Forestus (2) dit que son frère Théodore Forestus, étant enfant, avala une balle de plomb aplatie, et qu'il la rendit le troisième jour sans en avoir reçu aucune incommodité. Un enfant de cinq ans avala un cachet de plomb assez large, qui servait à marquer les pièces de draps; Wedelius (3) qui rapporte ce fait, dit que ce corps étranger causa une grande douleur jusqu'à ce qu'il fût tombé dans l'estomac; ensuite cet accident cessa entièrement.

(IV° *Observation par* M. Benomont.) Le fait suivant, qui nous a été communiqué par M. Benomont, doit encore nous rassurer sur ce genre de corps étrangers. Une jeune demoiselle de quatorze ans avala en badinant un morceau de plomb qu'elle tenait dans sa bouche ( c'était un de ces plombs que l'on met dans les bottes des manches des robes de femme); il était de la largeur d'une pièce de vingt-quatre sous, et de l'épaisseur de près de trois écus; il pesait plus de deux onces. Ce corps passa avec peine par l'œsophage, à cause de son volume. La demoiselle se plaignit ensuite à M. Benomont de quel-

ques pesanteurs dans la région de l'estomac ; ce chirurgien lui ordonna de prendre de temps en temps un peu d'huile d'amandes douces, et quelques bols de beurre frais : le corps étranger fut rejeté le sixième jour par la voie des selles.

(*Morceaux de cuivre avalés*.) Quoique le cuivre soit plus redoutable que le plomb, comme nous le remarquerons ailleurs à cause de la rouille ou vert-de-gris qu'il peut contracter par son séjour dans les viscères ; cependant il ne cause souvent aucun désordre ; quelquefois sa malignité se manifeste par des accidents assez fâcheux, qui, à la fin, se dissipent sans retour, et sans laisser les moindres marques d'une mauvaise impression. Un homme avala deux pièces de monnaie de cuivre, qui s'arrêtèrent dans l'œsophage, et lui causèrent pendant cinq semaines une grande douleur, un crachement de sang, et une difficulté d'avaler les aliments solides : ces accidents cessèrent entièrement lorsque ces pièces de monnaie furent tombées dans l'estomac ; néanmoins elles y restèrent pendant six mois, et enfin elles furent rejetées par le vomissement (1). — Un enfant de trois ans, dont parle Widmarkler (2), fut encore plus heureux ; car, ayant avalé deux chaînons d'airain, chacun d'un pouce de diamètre, il en fut quitte pour quelques douleurs que ces chaînons lui causèrent en passant dans l'œsophage, et qui disparurent aussitôt que ces corps furent descendus dans l'estomac; et on n'a pas même su quand ils ont été rejetés. — On voit même, par quelques exemples, que ces corps peuvent demeurer fort longtemps dans les premières voies sans causer aucun désordre sensible. Nous venons de donner l'histoire d'un homme qui a gardé dans son estomac pendant six mois deux pièces de monnaie de cuivre qu'il avait avalées. L'observation suivante est plus surprenante. Un enfant de huit ans rendit par l'anus un jeton de cuivre qu'il avait avalé un an auparavant. Amatus Lusitanus (3) dit que ce jeton n'avait causé à l'enfant aucune incommodité.

(*Pièce d'or qui s'est arrêtée dans l'œsophage, et qui y a causé des accidents*.) Ce fait est véritablement remarquable, parce que ce jeton était de cui-

---

(1) Obs. Med. Chirurg. posthum., cap. 13.
(2) Obs. Med., lib. XV. Schol. ad obs. 28.
(3) Boneti Med. Septent. de Œsoph. affectib., lib. III, sect. I, cap. IX.

(1) A. Joh. Muleni Thomæ Barthol.
(2) Boneti Med. Sep. de Œsoph. affectib., lib. III, sect. I, cap. 9.
(3) Cent. 2, curat. 69.

vre; il semble que s'il eût été d'or, on en serait moins surpris; cependant Hoechstetterus (1) rapporte qu'un jeune homme qui avait mal aux dents mit dans sa bouche un ducat d'or de Portugal, dans l'idée où il était que l'or a la vertu d'apaiser les douleurs de dents; il s'endormit, et avala ce ducat sans s'en apercevoir; à son reveil, il ne trouva point cette pièce dans sa bouche: il ne pût se persuader d'abord qu'il l'eût avalée; mais quelque mois après sa voix devint rauque, et il tomba dans un amaigrissement qui l'obligea d'avoir recours aux médecins et aux chirurgiens; mais ils ne purent sentir cette pièce, ni avec les doigts, ni avec les instruments; elle sortit au bout de deux ans par la bouche; une de ses faces était blanche comme si on l'eût frotté de vif-argent ou mercure.

(*Monnaies de cuivre avalées, et rendues fort promptement par la voie des selles.*) Il paraît cependant qu'un aussi long séjour de ces pièces de monnaie dépend plutôt de quelques circonstances extraordinaires que de la difficulté que ces corps peuvent avoir à sortir de l'estomac par le pylore, et à parcourir le canal intestinal. Cette remarque est appuyée par un très-grand nombre d'observations, et entre autres par celle que l'on trouve dans M. de la Motte (2). Un enfant avait avalé trois liards qui s'engagèrent dans l'œsophage: ce chirurgien les fit tomber dans l'estomac par le moyen d'un porreau, et ils furent rejetés dès le lendemain.

(*Moyens dont on se sert pour enfoncer dans l'estomac les corps arrêtés dans l'œsophage.*) L'industrie a suggéré de tous temps différents moyens pour débarrasser l'œsophage des corps étrangers que l'on croit pouvoir pousser sans danger dans l'estomac; car nous voyons que les anciens et les modernes se sont servis, les uns de porreaux et de bougies trempées dans l'huile, d'une sonde courbe d'argent ou de plomb, d'un filet de fer ou de laiton plié et trempé dans le plomb fondu, pour former à l'extrémité de ce fer une espèce de petit maillet; les autres font avaler au malade de gros morceaux de quelque aliment, comme une tige de laitue, un navet, un morceau de biscuit, une croûte ou une mie de pain tendre sans les mâcher, une figue sèche retour-

née, des prunes dont on a ôté le noyau, et que l'on a dépouillées de leur pellicule; il y en a même qui se servent d'une balle de plomb, ou d'un gros grain de chapelet attaché à une cordelette, d'un morceau de chair de bœuf, ou d'un petit morceau d'éponge neuve, grosse comme une noisette, trempée dans l'huile ou dans quelque sirop, ou enduite de miel ou de térébenthine, et liée bien sûrement par le bout d'un gros fil. Toutes ces matières, poussées par l'action organique de l'œsophage, entraînent souvent avec elles le corps étranger dans l'estomac.

(*Remarque sur l'usage de l'éponge attachée à un fil.*) Plusieurs praticiens désapprouvent l'usage de l'éponge employée comme on vient de le dire, parce qu'il est fort difficile qu'un petit morceau d'éponge fort léger, attaché simplement au bout d'un fil, puisse forcer l'obstacle que peut opposer un corps qui ferme le passage de l'œsophage.

(*Réflexion sur les morceaux d'aliments que l'on fait avaler pour débarrasser l'œsophage.*) Il semble que l'on peut faire une réflexion qui n'est pas moins importante sur les gros morceaux d'aliments qu'on fait avaler aux malades; car, lorsque l'œsophage est engagé par un corps considérable qui suffoque le malade, ces morceaux contribueront, s'ils manquent d'enfoncer ce corps, à faire périr plus promptement le malade.

(*Sur l'usage du porreau.*) Le porreau, qui se trouve facilement par-tout, et en tout temps, est un moyen fort commode et fort usité pour enfoncer les corps étrangers qui sont peu avancés dans l'œsophage; cependant quelques auteurs le regardent comme peu sûr, parce que ce légume peut se casser en se pliant pour s'accommoder à la figure du pharynx; les mouvements violents de l'œsophage peuvent même contribuer aussi à cet inconvénient.

(*Sur l'usage de la bougie.*) Fabrice d'Aquapendente (1) préfère à tous les moyens dont nous avons parlé la bougie graissée d'huile; mais il faut avoir l'attention, lorsque l'on veut s'en servir, de la faire chauffer un peu pour lui donner une consistance qui lui fasse prendre aisément la figure nécessaire pour entrer sans violence dans le canal de l'œsophage: on doit surtout avoir cette attention dans

---

(1) Dec. 6, cap. x.
(2) Obs. chirurg., tom. IV, obs. 332.

---

(1) Operat. chirurg., cap. XXXVI.

l'hiver, et observer que, dans cette saison, le froid peut durcir promptement la cire, et que dans ce cas la bougie devenant trop raide, pourrait blesser l'œsophage, et retarder, par les irritations qu'elle causerait dans cette partie le succès de l'opération : le meilleur moyen pour donner à la bougie la consistance et la souplesse convenables est de la ramollir un peu dans de l'eau, ou dans de l'huile chaude.

(*Sonde de plomb.*) Albucasis (1) se servait pour pousser les corps étrangers dans l'estomac d'une petite tige de plomb assez menue pour être fort flexible, et qui apparemment devait avoir vers son extrémité quelque grosseur ou bouton pour appuyer sur les corps engagés dans l'œsophage. Rhasis se servait aussi de la tige de plomb.

(*Sonde d'argent ou d'acier à bouton.*) Verduc (2) propose un instrument en quelque façon semblable, fait d'argent ou d'acier flexible, de la grosseur d'une plume à écrire, et à peu près d'un pied et demi de longueur, dont les deux bouts se terminent en un bouton un peu conoïde, de la grosseur d'une petite noix.

(*Sonde courbe d'argent.*) Nous avons vu que Fabrice de Hilden se servait avec succès, dans ces occasions, d'une sonde ou gros stylet d'argent courbe ; il avait encore recours à divers autres instruments, soit pour retirer les corps engagés qui n'occupaient qu'en partie le passage de l'œsophage, soit pour les repousser quand ils engageaient entièrement ce canal : Hilden en a même un dont il attribue l'invention à Gautier Herman Ryff, célèbre médecin-chirurgien à Strasbourg, et qu'il a lui-même réformé ; mais il restait toujours à cet instrument le défaut d'être d'une matière inflexible. M. Petit, comme nous le verrons ailleurs, en a inventé un qui a tous les avantages, et même plusieurs autres, sans avoir le défaut que nous venons de remarquer. Nous aurons lieu de parler encore par la suite de plusieurs autres moyens qui ont été employés avec succès pour enfoncer dans l'estomac les corps étrangers qui sont fort avancés dans le canal de l'œsophage.

## REMARQUES SUR LE PREMIER CAS.

Quoique nous soyons convaincu par une expérience journalière que les différens corps étrangers dont nous venons de parler peuvent être enfoncés dans l'estomac sans qu'il en arrive aucun accident, il est cependant important d'avertir les jeunes chirurgiens que cette voie n'est pas toujours la plus sûre, car nous voyons dans les observateurs que quelquefois ces corps s'arrêtent dans l'estomac ou dans les intestins, et qu'ils causent beaucoup de désordres et même la mort. — Il y a des morceaux d'aliments qui passent facilement jusque dans l'estomac, et qui, étant ensuite rejetés par le vomissement, s'engagent dans l'œsophage : cet accident arrive lorsque ces morceaux d'aliments sont d'une substance spongieuse qui peut se gonfler facilement. Houllier (1) dit qu'une fille qui s'était rempli l'estomac à l'excès, de poumons de bœuf, eut en conséquence des pesanteurs à la région épigastrique, des nausées fréquentes, et enfin un vomissement considérable, par lequel un morceau du poumon qu'elle avait mangé fut poussé dans l'œsophage où il s'arrêta ; il causa à la malade de fâcheux symptômes, qui persistèrent jusqu'à ce qu'elle fût délivrée de ce corps étranger, qu'elle rejeta par la bouche avec des efforts très-violents.

On conçoit facilement qu'il n'aurait pas été à propos, dans ce cas, de repousser le morceau de poumon dans l'estomac, parce qu'il n'aurait peut-être pas pu sortir par le pylore, et que la personne aurait encore été exposée au même accident ; car de semblables morceaux, quoique retenus fort long-temps dans l'estomac, ne peuvent quelquefois en être chassés que par le vomissement, et avec beaucoup de danger pour la personne qui les a rejetés. Le même auteur (2) que nous venons de citer certifie ce fait par une observation qui mérite d'ailleurs beaucoup d'attention, parce que si des morceaux de viande restent quelquefois aussi long-temps dans l'estomac, ils peuvent, en se pourrissant, causer et entretenir des maladies très-fâcheuses, dont il est difficile de décou-

---

(1) Chirurg. franç. de D'ALECHAMP, chap. XXXII.

(2) Operat. chirurg., cap. XXV.

(1) Scholiogr. ad cap. 33, lib. 1, de Morb. intern.

(2) Perioel. 8, ad lib. 8. Galen, Comp. Phram. part.

vrir le principe. Une fille mangea précipitamment une grande quantité de poumon de veau ; elle eut ensuite à peu près les mêmes symptômes que la précédente , je veux dire , des pesanteurs , des angoisses , des faiblesses et des envies fréquentes de vomir ; ces accidents durèrent fort long-tems ; mais ce qu'il y a de singulier, c'est que cette fille jeta, en vomissant, un morceau de poumon de veau qu'elle avait mangé quatre mois auparavant ( car elle n'en avait pas mangé depuis) : ce morceau s'engagea dans l'œsophage , et fut près de la suffoquer : heureusement un effort violent ébranla ce corps étranger et en facilita la sortie par la bouche. On doit donc apercevoir qu'on ne peut débarrasser l'œsophage de tels corps avec sûreté que par l'extraction. — Quelquefois les morceaux d'aliments qui s'arrêtent dans l'œsophage ou dans l'estomac ne sont pas seulement dangereux par leur volume, mais encore par les mauvaises qualités qu'ils contractent en se corrompant par leur séjour dans les premières voies. Donatus (1) a vu un cas de cette espèce. Un homme avala goulument un morceau de viande tendineuse, qui s'arrêta dans l'œsophage et intercepta presque entièrement le passage de l'air et des aliments les plus liquides ; ce corps étranger ne put être enfoncé ni retiré par aucun moyen , il se corrompit , et tomba au bout de sept jours dans l'estomac : le malade fut délivré des angoisses où il était, mais il ne put éviter la mort, qui arriva le quatorzième jour, et que l'on attribua à l'inflammation et à la longue diète qui le jeta dans une prostration totale des forces ; mais la présence du corps corrompu a eu vraisemblablement plus de part à cet abattement extrême et à la mort que la diète. — Ces corps dont le volume est considérable, méritent surtout une attention particulière lorsqu'ils sont formés d'une matière qui ne peut absolument ni se dissoudre ni se digérer dans l'estomac : ainsi, un chirurgien qui aurait été appelé dans les deux cas suivans , et qui aurait enfoncé les corps qui ont bouché l'œsophage et interdit la respiration, aurait pris un parti beaucoup moins sûr que s'il les eût tirés. Habicot (2) fut mandé par la cour pour

faire la visite d'un prisonnier que l'on avait trouvé mort dans la conciergerie ; ce chirurgien dit qu'il trouva dans la gorge un gros nœud de linge qui pressait fortement l'épiglotte, et dans lequel il y avait un anneau. — L'autre cas est rapporté par Meeck'ren (1). Ce chirurgien , appelé de même pour ouvrir une femme que l'on croyait avoir été empoisonnée commença par visiter les parties de la bouche et de la gorge, par le moyen d'un *speculum oris*, et il aperçut aussitôt un gros morceau de liége recouvert d'une lame d'argent. Meeck'ren reconnut que ce corps était un instrument que l'on nomme obturateur du palais : cette femme avait souffert une grande perte de substance au palais, et elle se servait depuis long-temps de cet instrument ; le liége s'était apparemment usé ou pourri ; l'instrument sorti du trou tomba dans le gosier et comprima tellement le larynx qu'il suffoqua cette femme avant qu'elle pût recevoir aucun secours.

On aperçoit assez le danger qu'il y a d'enfoncer des corps de cette nature et d'un volume si considérable ; car on doit craindre qu'après les avoir chassés dans l'estomac , ils ne puissent en sortir. En effet , on a vu des corps d'un volume beaucoup plus petit qui ont été retenus dans ce viscère, et qui ont causé la mort. Kerchring (2) dit qu'un enfant de cinq ans mourut pour avoir avalé une très-petite pièce de monnaie qui bouchait entièrement le pylore. Le même accident arriva à un autre enfant et eut les mêmes suites ; cet enfant mourut après des vomissements violens ; la pièce de monnaie se trouva engagée aussi dans le pylore (3). Les adultes sont exposés au même danger ; on en trouve plusieurs exemples dans les auteurs (4). Cependant il paraît étonnant qu'une seule pièce de monnaie puisse produire des effets si funestes, lorsque nous remarquons dans les observateurs , qu'un voyageur, craignant d'être volé par les chemins, avala sans aucun accident six ducats , et qu'il les rejeta quelques jours après par le

_____

(1) Histor. mirab. , lib. 3, cap. 8.
(2) Question chirurgicale sur la Bronchotomie, chap. 11.

_____

(1) Obs. méd. chirurg. , cap. 22.
(2) In Spinileg. Anatom. , obs. 1.
(3) Ephemerid. Germ. , cent. 3 et 4, obs. 124.
(4) Wedelius Boneti, Med. septentr. de Œsoph. affect. , lib. 3 , sect. 1 . cap. 9. Fabr. Hild. cent. , obs. 35. Ephemerid., an. 4, cent. 10, obs. 82.

moyen d'un lavement qui les entraîna (1); qu'un autre rendit avec autant de facilité neuf louis d'or qu'il avait avalés (2); que deux autres personnes qui avaient avalé chacune un rouleau de cent louis d'or en furent quittes pour les tranchées ou coliques, qui à la vérité furent assez violentes, et qui durèrent jusqu'à ce que ces corps étrangers fussent sortis, et que les malades les rejetèrent peu à peu par le secours de quelques lavements (3). Ces faits sont fort instructifs et fort intéressants; mais il semble qu'on y est plus attentif encore lorsqu'ils sont arrivés à des personnes remarquables. L'Académie royale des Inscriptions n'a pas oublié d'en rapporter un du même genre, dans l'Éloge de M. Vaillant, docteur en médecine et célèbre antiquaire. Après avoir été pris par un corsaire et retenu à Alger en captivité pendant quatre mois et demi, ce médecin fut, en revenant en France, poursuivi par un autre corsaire de Tunis : à la vue de ce nouveau malheur, il avala, afin de ne pas tout perdre, comme il avait fait dans le premier vaisseau, quinze médailles d'or qu'il avait sur lui. M. Vaillant échappa à la poursuite du corsaire, et son premier soin fut de chercher les moyens de se décharger du fardeau qu'il avait confié à son estomac. Comme la nature ne semblait pas disposée à l'en soulager, il craignit pour sa vie, et il assembla sur ce sujet la faculté de médecine. Chaque médecin proposa un remède différent, et le malade, ne sachant lequel il devait préférer, s'abandonna entièrement à la nature et la laissa maîtresse de son sort. Elle agit heureusement, et elle lui avait rendu plus de la moitié de son dépôt, lorsqu'il arriva à Lyon, où il en traita avec un curieux de cette ville, avec une promesse de lui fournir les autres dès qu'il les aurait en son pouvoir. Le soir même il fut en état d'exécuter son traité.

Il faut remarquer néanmoins que des corps durs, quoique d'un fort petit volume, peuvent par leur nombre, en se rassemblant dans un même lieu, devenir funestes : tel fut cet amas de noyaux

dont parle Binnigerus (1). Un particulier avait dans l'hypogastre une tumeur fort dure; il se plaignait continuellement de vives douleurs dans l'abdomen : il ressentait des mouvements et des borborygmes fréquents dans les intestins; il mourut enfin, n'ayant pu prendre pendant trois ans qu'un peu d'aliments liquides. L'observateur trouva, à l'ouverture du cadavre, le colon sphacélé et ouvert : cet intestin était distendu par un amas de noyaux de prunes et de cerises qui pesait plus de trois livres; on trouva aussi dans cet intestin quarante balles de plomb, que cet homme avait avalées en différents temps, dans l'intention de se soulager. On rapporte aussi dans les Éphémérides (2), qu'un homme mourut après une longue constipation, occasionnée par une collection de noyaux de cerises qu'il avait avalés quelque temps auparavant. Stalpart-Vanderwiel (3) a vu un homme qui, en pareil cas, a été plus heureux : il avait avalé une assez grande quantité de noyaux de cerises, qu'il ne rendit que plus de six mois après, sans en avoir ressenti la moindre incommodité. — On a peu reconnu de mauvais effets des balles de plomb avalées; cependant nous lisons dans les Éphémérides d'Allemagne (4) qu'un homme qui avait seulement avalé des grains de plomb eut ensuite des douleurs d'estomac fort vives et semblables à celles qui arrivent aux artisans qui sont journellement occupés à employer du plomb dans leurs ouvrages, et quelquefois aussi à ceux qui prennent par la bouche des alimens ou des remèdes où entrent la litharge, le sucre de Saturne ou quelque autre préparation de plomb. On ne put apaiser ces douleurs par aucun remède; cependant il y a peu d'exemples de pareils accidents arrivés dans le cas que nous venons de rapporter, car on a quelquefois remarqué, par l'ouverture des corps de plusieurs personnes qui avaient mangé beaucoup de gibier pendant leur vie, qu'il s'était amassé dans les cellules des intestins, et particulièrement dans l'appendice du cæcum, une grande quantité de grains de plomb, sans que ces personnes en eus-

(1) D. Mich. Mangeti biblioth. chirurg. de deglut. vitiis.
(2) Ephem., cent. 10, obs. 34.
(3) Petr. Boreli, cent. 4. Histor. 25, et Joh. Mich. Fehrius, in cent. 5. Epist. medic. Barth. 69.

(1) Cent. 2, obs. 20.
(2) Myrrhen., dec. 3, ann. 9 et 10, obs. 211.
(5) Cent. 1, obs. 64.
(4) Ann. 8, cent. 9, obs. 17.

sent ressenti la moindre incommodité.
on comprend plus facilement la cause
des accidents (1) arrivés à une fille qui
avait coupé par petits morceaux plusieurs
lames de plomb, qui les avait avalés, et
à laquelle ils causèrent des douleurs très-
vives à la région de l'estomac, des faiblesses, des angoisses, une constipation
opiniâtre et la mort. Il est assez visible
que la figure angulaire des petits morceaux de plomb coupés avait eu plus de
part à ces désordres que la malignité du
métal.

Les bagues dont les pierres ont des
angles saillants et vifs, et les bagues
elles-mêmes, qui ont souvent aussi des
reliefs avec des inégalités, peuvent gratter et irriter les parties qu'elles touchent
et occasionner de fâcheux accidents. Zacutus Lusitanus (2) dit qu'un homme
avala en badinant un anneau d'or travaillé en relief, et orné d'une petite tête
ciselée : cet anneau causa un flux dysentérique opiniâtre qui ne cessa que lorsque le malade eut rejeté ce corps étranger, quoique l'on eût mis en usage pendant tout ce temps les remèdes huileux
et lubréfiants, secondés de quelques purgatifs que l'on réitéra plusieurs fois (3).
Stalpart-Vanderwel (4) a vu des effets
encore plus funestes causés par une
bague arrêtée dans l'œsophage d'un enfant de deux ans. Il survint une extrême
difficulté d'avaler, accompagnée d'angoisses et de douleurs violentes : les parents firent inutilement beaucoup de tentatives et d'efforts pour tirer cette bague;
les accidents persévérèrent, et l'enfant
mourut au bout de six semaines : on l'ouvrit et on trouva la bague engagée dans
l'œsophage. Il est aisé de conclure de ces
observations que l'on doit toujours s'attacher, autant qu'il est possible, à retirer les différents corps étrangers dont
on vient de voir les mauvais effets, parce
que, quand on peut y réussir, on est
délivré de toute crainte; au lieu que,
quand on les enfonce, on n'est pas absolument sûr de l'événement : on doit
même, dans les jugemens que l'on porte
dans ce dernier cas, ne pas perdre entièrement de vue les accidents que ces

corps, lorsqu'ils sont passés dans l'estomac, peuvent occasionner.

SECOND CAS. — LES CORPS ÉTRANGERS QUI
SONT ARRÊTÉS DANS L'OESOPHAGE ET QUI
DOIVENT EN ÊTRE RETIRÉS.

Si les corps qui peuvent être enfoncés
dans l'estomac avec le moins de danger
produisent quelquefois des effets aussi
fâcheux que ceux que nous venons d'exposer, combien à plus forte raison doit-on
craindre les désordres que peuvent causer
les corps durs qui s'arrêtent dans l'œsophage, et qui, par leurs figures angu-
laires, inégales ou tranchantes, sont capables de piquer, de couper ou de déchirer les parties qu'ils touchent ! et
combien aussi doit-on être attentif au
danger qu'il y aurait de débarrasser
l'œsophage en chassant ces corps dans
l'estomac? Nous devons rapporter à cette
classe de corps étrangers les aiguilles et
les épingles, les noyaux aigus de différents fruits, les morceaux irréguliers de
verre ou de pierre, les lames ou fragments de fer, d'acier ou d'autre métal,
les épines, les épis de blé, de grosses
arêtes de poissons, les portions d'os qui
peuvent blesser par leurs inégalités ou
par leurs pointes, et autres corps de
même genre.

(V° *Observation, par M. Mesnier.*)
M. Mesnier fut mandé pour voir une
femme qui, en mangeant sa soupe,
avait avalé un éclat d'os de bœuf, long
d'un travers de pouce, large d'un doigt
dans le milieu, pointu aux deux bouts
et épais d'un demi-travers de doigt.
Cette portion d'os s'engagea au côté droit
du pharynx et elle y causa une grande
douleur. M. Mesnier tâcha de déplacer
cet os par le moyen d'une olive de plomb,
arrêtée au bout d'un gros fil de fer : il
passa cet instrument à diverses reprises
dans l'œsophage; tous ses efforts procurèrent seulement un dérangement de
l'os, qui fit cesser presque entièrement
la douleur, à la réserve d'un picotement
que cette femme ressentit pendant quatre
mois lorsqu'elle avalait quelque aliment;
il survint par la suite une fièvre continue, une difficulté de respirer, une douleur vive tout le long du côté droit de
l'œsophage, avec un bruit ou grésillonnement d'air dans le gosier : la malade
était dans un péril éminent. M. Mesnier
la saigna trois fois et lui fit prendre les
remèdes indiqués dans une inflammation
de poitrine. Lorsque les accidents fu-

<hr/>

(1) Obs. 5, lib. 1, cap. 28,
(2) Lib. 2, de Medic. princip. histor.
84.
(3) Ce fait est aussi rapporté par Ætius.
Tetrab. 3, ferm. 1, cap. 46, et par Galien, lib. 3, de Facultat., nat. 4.
(4) Cent. 1, obs. 22,

rent un peu calmés, elle cracha du pus sans tousser, et elle recouvra peu à peu la santé. Il lui resta seulement ce bruit ou grésillonnement dont nous avons parlé, et un peu de douleur à la gorge ; du reste, elle avalait facilement toute sorte d'aliments. Enfin, au bout de dix mois, cette femme rejeta l'os en éternuant et en toussant avec beaucoup de violence. M. Mesnier vit cet os fort peu de temps après qu'il fut sorti ; il était rongé, il sentait mauvais et était encore mouillé de pus : il ordonna à la malade un gargarisme détersif qui termina la cure. — Fabricius Hildanus (1) rapporte une observation où l'on voit que des accidents semblables furent de même causés par un os arrêté dans le gosier ; on fit en vain plusieurs tentatives pour le retirer ou pour l'enfoncer dans l'estomac. Cet os, qui avait plusieurs angles aigus, excita de vives douleurs avec une inflammation au cou, accompagnée de fièvre, de délire, de convulsions et d'une grande difficulté d'avaler et de respirer : tous ces accidents furent suivis d'un abcès dans le gosier ; l'os sortit avec le pus par la bouche le septième jour, et la femme fut guérie. Le même auteur (2) parle encore d'un homme qui pensa être suffoqué par un osselet fort épais et de figure triangulaire, qu'il avait avalé, et qui s'arrêta dans l'œsophage vers la première vertèbre du dos : ce petit os causa de très-grandes douleurs. On essaya de débarrasser l'œsophage avec un porreau, mais on ne put réussir. Hildanus dit que le lendemain il retira cet os avec un instrument de son invention dont nous parlerons bientôt. — Les observateurs ont souvent remarqué que les os qui s'engagent dans l'œsophage se débarrassent à la fin, parce que la carie ou la pourriture qui, comme on l'a vu ci-devant dans la cinquième observation, s'empare de ces os, détruit les pointes qui sont entrées dans les chairs.

Fabrice d'Aquapendente (3) dit qu'on fit beaucoup de tentatives pour tirer un os qui s'était engagé dans l'œsophage, et qu'on ne put pas réussir, parce que cet os, qui était très-fourchu, s'était fortement engagé par ses pointes : cet os s'humecta, s'attendrit, et enfin il se brisa en plusieurs petites pièces par les efforts que la femme fit pour le chasser ; et elle le rejeta en toussant. — On est si exposé à avaler ce genre de corps étrangers, que les observateurs sont remplis d'exemples qui montrent le danger qui naît de la présence des os arrêtés dans l'œsophage. Gockel (1) fait une peinture effrayante des accidents fâcheux arrivés par un os qu'un homme avait avalé. On voit dans le même observateur (2) un cas encore plus funeste, car l'os fit périr le malade. Un autre homme, qui avait avalé une dent de cochon, eut un sort moins malheureux ; mais il fut réduit pendant longtemps dans un triste état. Bartholin, qui rapporte ce fait (3), dit que le malade tomba dans le marasme, et que, pendant deux ans que cet os resta dans son corps, il fut tourmenté par de très-vives douleurs dans les hypochondres. — Les os les plus sujets à s'engager dans l'œsophage sont les arêtes de poissons, et lorsqu'elles sont grosses elles causent souvent de funestes effets : on en voit un exemple remarquable dans les Mémoires de l'Académie royale des sciences (4), et les auteurs rapportent beaucoup d'observations qui prouveraient la même chose s'il était nécessaire ; cependant nous en donnerons ici quelques-unes pour faire remarquer les désordres différents que ces arêtes peuvent produire.

(VIᵉ Observation par l'auteur.) Une femme qui mangeait de la morue avala une arête assez grosse, qui passa dans le gosier presque sans causer de douleur ; elle sentit seulement pendant deux jours un léger picotement lorsqu'elle avalait des aliments solides ; mais le troisième jour la douleur devint plus vive, elle fut suivie de fièvre et de difficulté d'avaler, même les aliments liquides ; plusieurs saignées que l'on fit coup sur coup les premiers jours n'empêchèrent pas le progrès des accidents ; ils ne finirent que par une suppuration au pharynx qui dégagea le corps étranger : la malade le rejeta par la bouche, avec une assez grande quantité de pus, le septième jour. — Dodonée (5) dit aussi qu'il a vu plusieurs fois de très-grandes inflammations et des abcès occasionnés par des arêtes de poissons, arrêtées dans le canal de l'œsophage. On trouve dans Platerus (6) un cas beau-

(1) Cent. 1, obs. 32.
(2) Cent. 1, obs. 36.
(3) Operat. chirurgic., cap. 39.

(1) Cent. 1, cons. 30.
(2) Dec. 5, obs. 6.
(3) Ephemer., dec. 1, an. 2, obs. 74.
(4) Année 1716, pag. 183.
(5) Observat. medicin., cap. 17.
(6) Pr. tom. 1, pag. 427.

coup plus malheureux. Un enfant qui mangeait d'une carpe avala quelques grosses arêtes qui s'implantèrent dans la paroi de l'œsophage et y causèrent de très-vives douleurs, avec une tumeur inflammatoire qui suffoqua l'enfant. — Les aiguilles et les épingles paraissent moins dangereuses que les os dont nous venons de parler, parce que, n'étant aiguës que par une de leurs extrémités, et qu'étant formées d'une matière pesante, elles tendent naturellement à se tourner, dans leurs mouvements, de manière que leur extrémité la plus chargée de matière est ordinairement entraînée la première dans l'œsophage par sa pesanteur : or, quand elles peuvent prendre cette détermination, les parties par où elles passent sont peu exposées à en être blessées. Il arrive même souvent que lorsqu'elles s'engagent par leurs pointes, elles ne causent presque point d'accidents, surtout lorsqu'elles sont petites et que les parties où elles s'arrêtent sont peu sensibles et peu capables de leur opposer de la résistance : ces petits corps, fort aigus et très-polis, se percent insensiblement une voie, comme nous le remarquerons ailleurs, et cheminent à travers nos parties, principalement dans le tissu des graisses, sans causer de douleurs ni d'autres mauvais effets; mais les circonstances ne sont pas toujours si favorables. — Une femme avala deux épingles qui s'arrêtèrent à différents endroits de l'œsophage et de l'estomac. Wierus (1) dit que cette femme eut de vives douleurs, des tranchées et des coliques, et que ces épingles furent rejetées quelque temps après par l'anus. — On trouve dans les actes de Berlin (2) l'histoire d'un vomissement de sang fort opiniâtre occasionné par des épingles que la personne avait avalées. Segerus (3) parle d'un jeune homme qui, pour donner des marques de son attachement à une demoiselle, avala trois aiguilles; ce témoignage lui coûta un peu cher : ces aiguilles lui causèrent de fréquentes lipothymies, qui étaient quelquefois accompagnées de mouvements convulsifs, et ce ne fut qu'au bout d'un an que ce jeune homme rejeta ces corps étrangers par en bas et qu'il fut délivré des accidents qu'ils occasionnaient. Le même auteur rapporte

dans cette observation qu'un homme qui avala deux grosses aiguilles eut quelques douleurs assez violentes dans l'estomac; mais ces aiguilles furent chassées par les selles six jours après.

Les aiguilles et les épingles sont plus redoutables lorsqu'elles sont fort grosses, car alors elles causent souvent des accidents très-funestes. Fabricius Hildanus (1) dit qu'une jeune jeune fille qui avait avalé par mégarde une assez grosse épingle, la rendit le quatorzième jour par l'anus : cette épingle resta trois jours dans l'estomac sans produire aucun désordre; mais, depuis le troisième jour, elle causa, jusqu'à ce qu'elle fut sortie, des douleurs insupportables à cette fille vers la région du pylore; il survint une fièvre ardente accompagnée de frénésie et de convulsions horribles; la malade ne fut délivrée de ces accidents que lorsqu'elle eut rejeté ce corps étranger. — Une demoiselle (2) de dix-huit ans avait avalé des épingles qu'elle tenait dans sa bouche; elle sentit quelques jours après de grandes douleurs dans divers endroits de la circonférence du ventre; une partie de ces épingles fut entraînée par la voie des selles; les autres percèrent les intestins et sortirent en différents endroits de l'abdomen; les douleurs furent suivies de dysenterie, avec des tranchées violentes, des syncopes et des convulsions fréquentes; la demoiselle tomba dans une maigreur effroyable et mourut au bout de trois semaines. — Une aiguille de fer qu'un homme avait avalée eut des effets aussi funestes. Schenckius (3) dit qu'elle perça peu à peu les membranes de l'estomac, qu'elle pénétra dans la propre substance du foie, et fit périr le malade tabide. Forestus (4) rapporte l'histoire d'une jeune fille qui n'eut pas un sort plus heureux : elle avait avalé une grosse aiguille qui s'arrêta dans le gosier; on essaya en vain de la tirer, la malade tomba dans la consomption, et elle mourut peu de temps après. — On trouve dans le même auteur un fait qui peut avoir quelque rapport avec les précédents : il dit (5) qu'un barbier de village, qui examinait

---

(1) Schenckii, lib. 3, obs. 4.
(2) Volum. 1, pag. 55.
(3) Boneti Medic. septentr., lib. 5, de Œsoph. affectib., sect. 1, cap. 8.

(1) Cent. 1, obs. 54.
(2) Bayle, Nouvelles de la République des Lettres, octobre 1685, art. 10.
(3) Nereti Nerutii, Med. Florent., observ. Schenckii, lib. 5, obs. 10.
(4) Lib. 15, obs. 27.
(5) Lib. 15. Schol. ad obs. 23.

avec une sonde de fer le gosier d'une femme, laissa tomber cette sonde dans l'œsophage. Ce barbier fit en vain plusieurs tentatives pour la retirer; elle tomba dans l'estomac et occasiona une maigreur extrême qui fit périr la malade deux ans après. — Il nous reste encore à citer quelques exemples des funestes effets que produisent diverses autres espèces de corps étrangers, comme noyaux de fruits aigus, fragments de pipes, de verre et de lames d'épées, morceaux de bois, couteaux. — Un enfant qui jouait avec des coquilles de noix en avala quelques fragments qui le suffoquèrent. Raigerus (1), qui rapporte cette observation, dit aussi qu'il a vu le même accident arriver à un autre enfant par un noyau de prune. Ainsi nous ne devons pas être surpris de trouver dans Schenkius (2) qu'un noyau de pêche, qu'un homme avait avalé, ait causé des accidents très-considérables. — Nous avons plusieurs exemples des suites fâcheuses occasionées par des morceaux de tuyaux de pipes, qui se sont cassés dans la bouche. Un homme qui fumait tomba le visage contre terre; sa pipe se cassa; un fragment du tuyau s'engagea dans le fond de la gorge, et causa une grande hémorrhagie; il survint une inflammation avec une tumeur extérieure qui suppura au-dessous de l'oreille. Muys (3) ouvrit l'abcès, et trouva le morceau de pipe qui avait produit tous ces accidents. Stalpart Vanderwiel (4) conservait chez lui un morceau de tuyau de pipe, long d'un tiers de doigt, qui avait été l'instrument de la mort d'un homme. Cet homme tomba, comme le précédent, le visage contre terre lorsqu'il fumait; le tuyau de sa pipe se cassa; un fragment entra avec force dans les muscles du cou. On fit plusieurs tentatives pour le retirer, on ne put y réussir. Ce morceau de pipe excita de très-vives douleurs, une tumeur avec inflammation, une fièvre violente, et de grandes angoisses: ces accidents causèrent la mort du malade le troisième jour. — On doit cependant faire attention que, dans ces deux cas, la violence avec laquelle ces corps ont été enfoncés dans les chairs, et la plaie qu'ils y ont faite,

ont dû être la principale cause des fâcheux effets qu'ils ont produits.

(VIe *Observation*, par M. *Honde*.)

M. Honde nous a communiqué un exemple de ces corps étrangers engagés de force dans le gosier, où il survint des accidents assez considérables, mais dont les suites furent moins fâcheuses. Une femme de soixante-six ans, qui dévidait une fusée de fil, était assise sur une selle à trois pieds, qui se renversa pendant qu'elle tenait son fuseau à la bouche; cette femme tomba le visage contre terre; le fuseau se cassa; un des bouts entra avec violence dans le fond de la gorge et pénétra fort avant dans les muscles du cou: la plaie que ce corps étranger causa fut suivie d'une légère hémorrhagie; la malade ressentit sur-le-champ des douleurs très-aiguës; elle ne respirait qu'avec beaucoup de difficulté. On la transporta à l'hôpital: M. Honde examina le gosier, où il découvrit une très-petite plaie qui saignait encore, mais il n'aperçut point le corps étranger; la malade lui fit entendre par signes (car elle ne pouvait parler) qu'un fragment de son fuseau lui était entré dans le cou, au-delà du gosier. M. Honde, en touchant le derrière du cou, sentit le corps étranger sous les téguments, à la partie moyenne du cou et latérale gauche de la troisième vertèbre, en comptant de bas en haut. Les accidents qui étaient fort pressants déterminèrent ce chirurgien à faire promptement l'extraction de ce morceau de fuseau; il manda plusieurs chirurgiens en consultation: il fit en leur présence une incision longitudinale et découvrit le corps étranger qu'il retira avec des pincettes; il le saisit par un petit crochet de fil d'archal qui était à l'extrémité du fuseau et qui avait pénétré le premier dans les chairs. Ce corps étranger, joint avec le fil de fer, avait trois pouces de longueur. Dès que l'opération fut faite, les douleurs diminuèrent considérablement, la respiration devint beaucoup plus libre; la malade recouvra l'usage de la parole. L'incision fut pansée comme une plaie simple. M. Honde fit faire plusieurs saignées à cette malade et lui ordonna un gargarisme vulnéraire détersif; il ne survint ni fièvre ni aucun autre accident; les fibres divisées des muscles du cou se rapprochèrent, et la malade fut guérie de ses deux plaies le huitième jour. — On conçoit facilement que des fragments de verre, ou d'autres corps de même genre qui sont d'une figure irrégulière, ne peuvent pas

(1) Boneti Medic. septentr. de OEsoph. affectib., lib. 3, sect. 1, cap. 7.
(2) Lib. 3, obs. 4.
(3) Prax. chir. ration., dec. 3, obs. 6.
(4) Cent. 1, obs. 21.

être avalés sans danger. Cardan (1), Bartholin (2), Francus de Frankenau (3), Cæsalpin (4), Platerus (5) et autres, donnent diverses observations des désordres causés par des morceaux de verre avalés. Ces corps sont si pernicieux, que le diamant pulvérisé, qu'on appelle vulgairement *la poudre de succession*, passe pour un des plus cruels poisons : on dit qu'elle déchire et corrode peu à peu, par les inégalités tranchantes de ses particules, les parties sur lesquelles elle porte; on attribue la même malignité au cristal et même au verre. — Nous lisons dans Fabrice de Hilden (6) que des gardes du roi, après avoir fait une grande débauche de vin, brisèrent leurs verres avec les dents, en avalèrent les fragments et périrent tous peu de temps après. Cardan (7) rapporte qu'une folle mêla du verre pilé avec des pois; deux personnes qui en mangèrent devinrent hydropiques. Le même auteur dit encore (8) qu'il a vu plusieurs religieuses qui avaient mangé du verre et qui en périrent après avoir eu des accidents énormes. Zacutus Lusitanus (9) assure qu'un homme qui avait avalé trois diamants brutes, mourut étique après un flux dysentérique très-opiniâtre.

On sera peut-être surpris de ce que nous donnons quelques exemples des désordres que peuvent causer des fragments de lames d'épées, de couteaux et d'autres instruments semblables, lorsqu'ils sont avalés; aussi ne les rapportons-nous pas pour apprendre que de pareils instruments, reçus intérieurement, sont dangereux; mais nous croyons qu'ils seront utiles pour faire remarquer la diversité des accidents que causent des corps si nuisibles, et pour exposer ces accidents tels qu'ils sont arrivés réellement. D'ailleurs ces exemples peuvent faire apercevoir aux jeunes chirurgiens combien ils doivent être en garde contre une multi-

tude d'histoires, où l'on dit que des corps semblables ont été avalés sans avoir causé d'accidents. En effet, ils verront par les observations que nous allons rapporter que quand même ces histoires seraient vraies, elles ne doivent jamais les rassurer sur le danger où se trouvent ceux qui ont eu le malheur d'avaler de ces instruments meurtriers. — Un maniaque avala volontairement divers corps étrangers, entre autres des clous, des morceaux de bois, des cailloux, des lames de couteaux qu'il brisait entre ses dents : au bout d'un temps, il commença à ressentir des douleurs très-aiguës et des angoisses dans toutes les parties intérieures. Ces accidents furent suivis d'un crachement de sang, d'une difficulté de respirer et d'une fièvre très-ardente; il sentait entre autres une douleur très-vive dans l'aine droite, où il y avait une tumeur fort apparente à l'extérieur; enfin il mourut dans le marasme après une diarrhée très-longue. Rothius (1) dit que le malade lui-même lui avait recommandé gaîment qu'on l'ouvrît après sa mort; il fut ouvert en effet : on trouva tous les viscères du bas-ventre en suppuration; il y avait dans l'aine droite, au commencement du colon, une grande collection de pus et un fragment de lame de couteau; on en trouva une autre portion plus longue et plus aiguë dans le *rectum*, près de l'anus (2).

Langius (3) rapporte qu'un paysan qui avait avalé un morceau de bois oblong et pointu, quatre lames de couteaux et deux morceaux de fer de figure irrégulière, aigus et dentelés, fut tourmenté de si cruelles douleurs dans les hypocondres, qu'elles l'obligèrent de se tuer lui-même. On l'ouvrit et on retrouva ces différents corps étrangers retenus dans son estomac. — Il n'est pas surprenant que tant d'instruments si nuisibles puissent occasioner de si grands tourments; car, comme on n'en peut douter, un seul suffit pour donner la mort. Walruts (5) dit qu'on

(1) Lib. 2, Contradict. medic., tr. 5, contradict. 9.

(2) Cent. 5, histor. 66.

(3) Satyr. medic., Satyr. 16. de hyalophagis, p. 302, 522, 523.

(4) Lib. 5, cap. 29, apud Zacchiam.

(5) Pr., tom. II, cap. 11.

(6) Mangeti Biblioth. chirurg. de ventric. morb., pag. 123, tom. IV.

(7) Contr. med., lib. 2, tr. 5, contr. 10.

(8) Lib. 1, de Venen., cap. 1.

(9) Prax. admir., libr. 2, obs. 18.

(1) Miscell. curios., an. 1672, obs. 179.

(2) Cette observation est aussi rapportée par Burkhardus, Miscell. curios. ann. 1672, obs. 178; et par Binningerus, cent. 5, obs. 7. On la trouve encore décrite fort au long dans Koning. Boneti Med. sept. de imo ventre, lib. 5, sect. 1, cap. 17; et dans le Sepulcretum Boneti Anatom. pract., lib. 5, sect. 14.

(3) Lib. 1, epistol. 38.

(4) Ephemerid., cent. 9 et 10, p. 157.

fît l'ouverture du corps d'une femme pour chercher la cause de sa mort : on la découvrit dans l'estomac, où il y avait un couteau dont la lame avait environ quatre pouces [de longueur; elle avait percé l'estomac à trois doigts de l'orifice supérieur; la pointe sortait d'un pouce et demi de long par l'ouverture qu'elle avait faite. — Nous aurons occasion dans la suite de rapporter beaucoup d'exem-, ples de couteaux, de ciseaux, de lames d'épées et d'autres instruments sembla- bles qui ont été avalés, et qui se sont percé des issues en différentes parties du ventre.

*Moyens que l'on peut employer pour tirer les corps étrangers arrêtés dans l'œsophage.*— Il est ordinairement beau- coup plus difficile de retirer les corps étrangers arrêtés dans l'œsophage, que de les enfoncer, et il est fort important de connaître tous les différents moyens dont on s'est servi et dont on peut se servir pour l'extraction de ces corps, car souvent un instrument qu'on aura mis en usage avec succès dans un cas ne réus- sira pas dans un autre. — Ces différents moyens peuvent se réduire à quatre clas- ses ; nous rapporterons à la première les doigts et les pincettes ; à la seconde, les diverses espèces de crochets et d'anneaux; à la troisième les anneaux; à la quatriè- me, les différentes manières de se servir de l'éponge; et à la cinquième, les re- mèdes qui peuvent, en excitant le vomis- sement, la toux, l'éternuement, etc., pro- curer la sortie de ces corps.

*(Premier moyen : les doigts et les pinces.)* Lorsque les corps étrangers ne sont pas engagés fort loin dans l'œso- phage et qu'on peut les toucher, on doit se servir des doigts ou des pincettes pré- férablement à tout autre instrument. M. de la Motte (1) a eu plusieurs fois re- cours, en pareil cas, à ces moyens avec succès. Une épine de la longueur de deux pouces s'était embarrée dans la gorge d'une femme. M. de la Motte tou- cha facilement cette épine avec ses doigts, et crut qu'il n'aurait pas besoin d'autres instruments pour la tirer ; cependant il trouva beaucoup de difficulté, parce que cette épine était engagée par les deux bouts; il fut obligé de la pousser d'un côté pour dégager l'autre, et ensuite il la tira aisément avec ses doigts. Un la- quais qui avait une mâchoire de brochet,

d'une moyenne grandeur, arrêtée dans la gorge, vint trouver le même chirurgien; l'os était enfoncé de manière que M. de la Motte crut qu'il serait obligé d'employer le bec-de-corbin pour enlever ce corps étranger ; mais l'ayant saisi fermement avec les doigts, il l'enleva en le tirant avec beaucoup de force. M. de la Motte rapporte encore qu'il fut appelé pour se- courir une jeune demoiselle qui avait un demi-écu retenu dans le gosier; il s'aper- çut, en touchant avec ses doigts, que cette pièce était fortement engagée. En effet, il ne put d'abord ni la retirer, ni l'enfoncer; cependant il la déplaça et l'em- porta ensuite avec ses doigts ; mais ce ne fut que fort difficilement et avec une grande violence.— Si les corps étrangers, quoique peu enfoncés, sont hors de la portée des doigts, ou si les doigts ne suf- fisent pas pour les tirer, il faut avoir re- cours à des pincettes, surtout à des pin- cettes courbes : ces instruments sont très- avantageux en pareil cas. — Un particu- lier avala une pièce d'os assez longue et aiguë par ses deux extrémités : cet os s'en- gagea au haut de l'œsophage; on fit plu- sieurs tentatives pour le repousser dans l'estomac par le moyen d'un porreau, mais on ne put y réussir.

*(VIIIᵉ Observation communiquée par M. de la Borde.)* On appela M. de la Borde; ce chirurgien examina le gosier; il ne put découvrir le corps étranger, il y introduisit un poireau pour s'assurer de la situation de ce corps ; il le sentit au bas du pharynx : il voulut tenter de le déplacer avec le poireau ; mais, voyant qu'il était fortement engagé dans cette partie, il jugea à propos d'essayer de le retirer. Pour cet effet, il glissa des pin- ces jusqu'à l'endroit où l'os était arrêté, il le saisit avec les serres de cet instru- ment, il fit divers mouvements à droite et à gauche pour les dégager ; enfin, après avoir fait plusieurs demi-tours en différents sens avec son instrument, il re- tira l'os. Mais le malade souffrit beaucoup dans cette opération ; il survint une hé- morrhagie assez considérable qui fut sans doute causée par le déchirement que les extrémités pointues de l'os avaient fait à la paroi de l'œsophage. — Lach- mund (1) se servit aussi avec beaucoup de succès des pinces pour tirer un mor- ceau de boulon de fer qu'un enfant avait

(1) Tom. 4, obs. 332.

(1) Boneti Medicin. septentr., lib. 3; de Œsophag. affectib., sect. 1, cap. 22.

avalé et qui s'était arrêté dans le gosier. On avait tenté inutilement pendant trois jours différents moyens pour tirer ce corps étranger ; on avait même eu recours à un émétique violent, mais sans succès. Lachmund s'avisa enfin d'introduire dans la gorge des pinces courbes qu'il enfonça avec beaucoup de difficulté jusqu'au corps étranger ; et lorsqu'il fut à portée de le saisir, il l'engagea fortement dans les serres de la pince et l'enleva.

(*Second moyen : les crochets.*) Lorsqu'on ne peut pas atteindre avec les doigts ni avec les pinces les corps étrangers, il faut tenter les autres moyens dont nous avons parlé ; le crochet ou hameçon paraît un de ceux qui convient le mieux, lorsque ces corps ont assez de prise, et surtout lorsqu'ils ne sont point arrêtés fort loin dans l'œsophage ; il peut même quelquefois réussir aussi, lorsque le corps est descendu fort bas ; les Mémoires d'Édimbourg en donnent une preuve dans une observation que nous rappellerons, après que nous aurons rapporté quelques exemples de l'usage de cet instrument dans des cas plus ordinaires.

(*IX^e Observation par M. Perrotin.*) M. Perrotin dit, dans une observation qu'il a communiquée à l'Académie, qu'un homme vint le prier de le délivrer d'un os qu'il avait avalé avec une cuillerée de soupe, et qui lui était resté dans l'œsophage ; cet os l'empêchait de parler et lui causait beaucoup de douleurs. M. Perrotin fit placer le malade sur une chaise, la tête renversée ; il porta son doigt dans le pharynx aussi avant qu'il lui fut possible, mais il ne put sentir le corps étranger ; il introduisit une sonde courbe d'argent dans l'œsophage et l'enfonça jusqu'à l'os ; il fit inutilement plusieurs efforts avec cet instrument pour le pousser dans l'estomac ; il eut encore recours à d'autres moyens, mais l'os opposa une telle résistance, que M. Perrotin renonça au parti qu'il avait pris d'enfoncer ce corps étranger. Il en choisit un autre qui était bien préférable, ce fut de le retirer : dans ce dessein, il forma avec un fil de fer une espèce de crochet, il le glissa à côté de l'os assez avant pour pouvoir ensuite, en le retirant, engager cet os dans le crochet ; lorsqu'il l'eut saisi, il recommanda qu'on tînt la tête du malade bien assujettie, il tira doucement et fermement son crochet et enleva l'os. — M. Perrotin fut bien

surpris de la grosseur de l'os ; c'était une vertèbre tout entière du cou d'un mouton. Sans doute que M. Perrotin ne fut point fâché de ce que ses premières tentatives ne lui avaient point réussi ; car il y aurait eu à craindre qu'un os si considérable ne se fût arrêté dans l'œsophage, vis-à-vis l'anneau du diaphragme, ou qu'étant tombé dans l'estomac, il n'eût pu passer par le pylore ou par le canal des intestins grêles ; du moins est-il presque certain qu'il aurait été arrêté par le sphincter de l'anus, et qu'il aurait pu exposer le malade à de fâcheux accidents.

(*X^e Observation par M. Perrotin.*) M. Perrotin dit qu'il fit, comme dans le cas dont nous venons de parler, beaucoup de tentatives pour enfoncer une grosse arête de morue qui s'était fortement engagée par les deux bouts dans l'œsophage ; et que n'ayant pu réussir, il eut recours à l'instrument dont il s'était si bien trouvé précédemment. Il fit avec un fil de fer un peu faible un crochet semblable au précédent ; mais l'arête tant de résistance que son crochet se redressa par deux fois : cette circonstance l'obligea d'en faire fabriquer un autre plus fort par l'ouvrier ; il engagea avec ce dernier crochet le corps étranger par son milieu ; et quoiqu'il le tira fort doucement, il causa beaucoup de douleur à la malade et une effusion de sang. Quand ce corps fut tiré, M. Perrotin jugea, par les extrémités de l'arête qui étaient teintes de sang, qu'elles avaient entré fort avant dans les chairs ; il en attribue avec raison la cause aux efforts que la malade fit pour s'en débarrasser, surtout à des frictions que le mari de cette femme lui avait faites à la gorge, dans le dessein de faire avancer le corps étranger. — Les avantages du crochet auquel M. Perrotin a eu recours dans les deux cas dont nous venons de parler, sont établis par beaucoup d'observations où l'on voit que cet instrument a été employé avec beaucoup de succès. Rivière (1) dit que l'on avait essayé en vain de faire sortir par le vomissement un os de cochon, couvert d'une chair gluante, qui s'était embarrassé dans l'œsophage. Un chirurgien fit, avec un fil de fer assez long, une espèce de crochet ou d'hameçon ; il l'introduisit fort avant dans l'œsophage, et en le retirant, il accrocha l'os qui lui fit

---

(1) Cent. 5, obs. 71.

beaucoup de résistance, mais il l'entraîna en le tirant avec force. — Il est aisé de remarquer, malgré ces succès, qu'il y a du danger à se servir de crochets formés comme ceux dont on vient de parler, parce que le bout aigu d'un pareil instrument peut accrocher et déchirer les parois de l'œsophage. M. Petit, chirurgien de Nevers, a envoyé à l'Académie une observation dans laquelle on voit que cet accident est effectivement arrivé.

( XI<sup>e</sup> *Observation par M. Petit.* ) Un curé du diocèse de Nevers avait avalé un os avec ses aliments ; cet os, qui apparemment était pointu, s'arrêta dans le gosier. Comme il n'y avait personne dans le pays à qui le malade pût s'adresser, l'inquiétude et la douleur l'obligèrent d'envoyer à une petite ville voisine chercher du secours : il tomba entre les mains d'une personne peu versée dans la chirurgie, qui entreprit de tirer cet os par le moyen d'un fil de fer courbé par le bout, en manière de crochet ; il l'enfonça dans la gorge : il sentit ensuite, en voulant retirer cet instrument, une résistance qui lui fit croire qu'il avait accroché le corps étranger : il retira avec effort le fil de fer ; mais, au lieu de l'os, il arracha un morceau de chair, ou plutôt une partie de la paroi de l'œsophage. La plaie causée par cet instrument eut des suites très-fâcheuses , le malade fut retenu au lit pendant plus d'une année, et n'a jamais été parfaitement guéri. L'os, qui était resté dans la même situation qu'auparavant, entretint une très-grande difficulté d'avaler ; il se déplaça après quelques semaines, et tomba insensiblement dans l'estomac. M. Petit remarque judicieusement, après plusieurs autres observateurs, que ce déplacement est ordinairement procuré avec le temps, comme nous l'avons déjà dit , par la carie ou pourriture qui détruit les pointes ou aspérités par lesquelles l'os est retenu. — On peut aisément éviter l'accident dont nous venons de parler, en formant un crochet qui ait à son extrémité un petit bouton ovale ou arrondi qui suffise seulement pour l'empêcher de piquer ou d'accrocher la paroi de l'œsophage. En effet, je remarquai il y a quelques jours, dans les mémoires de la société d'Édimbourg (1), que M. Stedman, chirurgien à Kinroff, s'est servi d'un crochet pareil

pour retirer un os considérable engagé, comme nous l'avons déjà remarqué , à la partie inférieure de l'œsophage. Un jeune homme avait avalé précipitamment un grand fragment d'os d'une tête de vache, dans une cuillerée de potage ; il fit de grands efforts pour l'obliger de descendre dans l'estomac , et il fut presque étranglé avant qu'elle fût parvenue jusqu'à environ un pouce et demi au-dessus du cartilage xiphoïde, où il ressentait vers le côté gauche de la poitrine la douleur la plus aiguë. L'auteur de l'observation, qui vit alors le malade, fait quelques réflexions sur l'insuffisance des moyens ordinaires dans cette occasion, et sur les inconvénients qu'il y aurait eu à entreprendre d'enfoncer cet os qui était arrêté à l'endroit où l'œsophage est resserré par l'anneau du diaphragme ; il se détermina à faire construire promptement un crochet avec une verge d'acier flexible qu'il fit terminer par un petit bouton arrondi. M. Stedman introduisit cet instrument dans l'œsophage jusqu'au-dessous de l'endroit où le malade sentait de la douleur ; il dit qu'il fut obligé d'introduire jusqu'à quinze fois ce crochet, en le tournant de divers sens, pour engager l'os et le faire remonter ; enfin il le saisit et l'enleva. Cette extraction fut suivie de quelque effusion de sang ; cependant le malade n'eut ensuite d'autres accidents que ceux qui pouvaient dépendre de l'irritation causée par l'os et par les diverses tentatives faites avec l'instrument. La figure de l'os et celle du crochet sont représentées dans les Mémoires que nous avons cités (1). — Fabricius Hildanus se servait d'un crochet aplati et fort large par le bout, en sorte que cette extrémité, dont le bord décrivait une ligne un peu courbe, formait en quelque sorte une espèce de grattoir, avec lequel ce chirurgien détachait les petits corps aigus qui s'étaient engagés dans la paroi de l'œsophage. Il dit (2) qu'on lui amena une jeune fille qui avait une épingle de médiocre longueur engagée en travers dans le pharynx vers la racine de la langue, et qu'il tâcha inutilement de l'accrocher avec l'ongle ; il ne put la tirer qu'avec le crochet mousse que nous venons de décrire. On trouve la figure de cet instrument dans les observations de Fabrice de Hilden (3).

(1) Tome I, planche 3 , fig. 1 et 2.
(2) Cent. 6 , obs. 54.
(3) Table 13 , fig. 7.

(1) Tome I, art. 16.

Quoique nous ayons remarqué qu'il est dangereux de se servir de crochets qui aient le bec pointu, il y a cependant des cas où de pareils crochets peuvent être utiles; c'est surtout lorsque les corps sont fort gros et d'une substance peu ferme dans laquelle le crochet puisse entrer, et assez tenace pour qu'il puisse s'y engager sûrement : tel était ce gros nœud de linge dont nous avons déjà parlé : tels peuvent être aussi de gros morceaux de chair membraneuse et coriace, etc. ; mais il faut que ce crochet ne soit pas trop courbé, afin que sa pointe puisse être portée plus facilement dans le corps étranger. — Pour éviter les inconvéniens de la pointe du crochet dans les cas dont nous avons parlé plus haut, M. Petit en a imaginé un qui est formé d'une tige ou stylet d'argent flexible, ou de deux fils d'argent tournés l'un sur l'autre en spirale; l'extrémité est recourbée et forme un petit anneau propre à engager le corps étranger. — Stalpart Vanderwiel (1) rapporte après Nuck le succès d'un instrument de même genre. Un soldat, en prenant du bouillon, avala en même temps un gros os de figure très-irrégulière ; il tâcha de se faire vomir, mais inutilement, quoiqu'il prît beaucoup d'huile : cette huile fit descendre l'os beaucoup plus bas ; ce déplacement du corps étranger mit le malade dans un danger imminent de suffocation pendant l'espace d'une heure. Le chirurgien qui fut appelé pour le secourir manquait d'instrumens; le malade en fit un lui-même avec un gros fil de fer qu'il plia en deux, et il entrelaça les deux branches, excepté vers l'endroit de la courbure, où il forma une espèce d'anneau de figure ovale assez grand pour engager l'os ; il introduisit lui-même cet instrument dans son œsophage, et il fut assez heureux à la sixième reprise, et après cinq quarts-d'heure que l'accident était arrivé, d'accrocher l'os qu'il tira avec beaucoup d'efforts et de douleur ; car cet os déchira l'œsophage, causa des vomissemens bilieux et une hémorrhagie assez considérable. — M. Petit a encore inventé, dans les mêmes vues, un instrument dont le succès est beaucoup plus sûr, à cause de la multiplicité d'anneaux dont il est fourni, lesquels peuvent les uns ou les autres se présenter du côté du corps étranger et l'engager. Cet ins-

trument est formé d'une tige d'argent flexible ou de baleine, à l'extrémité de laquelle sont attachés plusieurs petits anneaux, de manière qu'ils puissent se mouvoir librement en différens sens, et se présenter de tous côtés à la surface de la paroi de l'œsophage.

( XII<sup>e</sup> *Observation par M. de la Haye.* ) M. de la Haye s'est servi d'un moyen à peu près équivalent pour tirer une épingle qui était arrêtée dans le gosier d'une femme. On avait fait plusieurs tentatives pour extraire ce corps étranger, mais on n'avait pu réussir, et les différens moyens dont on s'était servi avaient considérablement augmenté la douleur que cette femme ressentait. M. de la Haye dit qu'il se trouva fort embarrassé sur le choix de l'instrument qu'il devait mettre en usage, parce qu'on en avait déjà tenté inutilement de plusieurs sortes; il en imagina enfin un particulier qui lui réussit. Il prit un stylet d'argent long et très-flexible ( c'était celui de la plus longue de ses algalies ); il passa, dans l'anneau qui termine ce stylet, plusieurs brins de filasse assez fine ; il forma plusieurs lacs de toute la longueur de cette filasse ; il introduisit ce stylet dans l'œsophage; lorsqu'il l'eut placé au-delà du corps étranger, il le retira doucement, en lui faisant faire des demi-tours à droite et à gauche, afin d'engager l'épingle dans le paquet de lacs formés par la filasse, et ce procédé ingénieux lui réussit fort heureusement. — On voit en effet que l'instrument dont s'est servi M. de la Haye doit être très-convenable, surtout lorsqu'il s'agit de tirer de petits corps, tels que des arêtes, des aiguilles et des épingles qui barrent l'œsophage; car l'anneau du stylet, quoique garni d'une touffe de filasse, occupe peu d'espace, et il est par conséquent très-facile de l'introduire dans l'œsophage, et de le faire passer à côté du corps étranger, sans craindre de déplacer et d'enfoncer ce corps, comme cela peut arriver avec l'éponge. Cet instrument a encore un avantage, qui est que, lorsqu'on retire le stylet, le faisceau de filasse qui rebrousse et se ramasse, forme un plus gros volume; elle touche mollement de tous les côtés la paroi de l'œsophage; et par ce moyen, en la tournant de divers sens, elle peut engager les corps petits et lisses arrêtés dans ce canal, et les entraîner avec elle au dehors. — Il faut observer, lorsqu'on se sert de cet instrument, de faire au stylet, à l'extrémité que l'on doit tenir, un

---

(1) Cent. 2, part. 1, schol. in obs. 21.

second anneau ou crochet, afin que ce corps, qui est très-lisse et menu, ne puisse pas échapper des doigts et tomber dans l'œsophage. Ce n'est pas sans quelque fondement que je fais cette réflexion; car il est souvent arrivé que des stylets et des sondes ont glissé des mains des chirurgiens, soit en sondant des plaies pénétrantes dans les capacités, soit en portant ces instruments dans le gosier, comme il est arrivé dans le dernier cas à ce barbier de village qui, en examinant avec une sonde le gosier d'une femme, la laissa glisser dans l'œsophage; ce corps, qui avait huit doigts de long, tomba dans l'estomac et causa des accidents très-fâcheux qui firent périr la malade.

(XIIIᵉ *Observation par feu M. Maréchal.*) Feu M. Maréchal suppléa aux instruments dont nous venons de parler par un autre qui se trouva à sa main, et qui était beaucoup plus simple, mais moins sûr, lequel cependant lui réussit fort bien. Un homme venait d'avaler une très-grosse arête de morue qui lui était restée dans le gosier. M. Maréchal, qui était près de monter à cheval et qui n'avait pour secourir cet homme d'autre instrument qu'un fouet de baleine qu'il tenait à la main, fit une anse avec la corde du bout de ce fouet; il trempa cette anse dans l'huile et l'introduisit dans l'œsophage au-delà du corps étranger; il engagea l'arête dans l'anse de la corde et la retira fort promptement.

(*Quatrième moyen: les différentes manières d'employer l'éponge.*) Nous avons rapporté à la quatrième classe des moyens qu'on emploie pour retirer les corps étrangers, les différentes manières de se servir de l'éponge: ce genre de moyen convient principalement dans les cas où les corps étrangers n'occupent pas beaucoup le canal de l'œsophage; car pour réussir, il est nécessaire que l'éponge puisse glisser à côté du corps et être poussée au-delà, afin qu'elle puisse l'entraîner lorsqu'on la retire; ainsi on doit toujours se régler, autant qu'on le peut, sur la grosseur du corps étranger, pour donner au morceau d'éponge un volume qui puisse lui permettre de passer sans faire beaucoup d'efforts sur ce corps; il faut d'ailleurs avoir l'attention d'employer de l'éponge bien sèche, suivant la remarque de quelques auteurs (1),

(1) Platérus, Boneti, Polyath., lib. 4, cap. 3.

et de la laisser quelque temps dans l'œsophage, lorsqu'elle est passée au-delà du corps étranger, si le malade peut la supporter, afin qu'elle puisse assez se gonfler par l'humidité pour remplir le diamètre de l'œsophage: on comprend assez combien cette précaution est utile pour assurer le succès de l'opération.

(XIVᵉ *Observation par M. Brouillard.*) M. Brouillard dit, dans une observation dont il a fait part à l'Académie, qu'un paysan, en mangeant sa soupe avec un peu trop d'avidité, avala une grosse épingle qui s'arrêta dans l'œsophage: elle causa aussitôt une grande douleur qui fut suivie d'inflammation et de fièvre. On eut recours à un chirurgien du voisinage qui se servit sans succès de la bougie et d'autres moyens pour faire descendre ce corps étranger dans l'estomac. M. Brouillard fut appelé; il conjectura, par tous les moyens qu'on avait tentés, que cette épingle était placée de manière qu'on ne pouvait pas l'enfoncer dans l'estomac, et qu'il fallait au contraire essayer de la retirer. Pour cet effet, il prit un morceau d'éponge de la longueur de deux pouces et de la grosseur du doigt, il le lia par le milieu avec un gros fil ciré et fort long; il sépara les deux bouts de ce fil, il en passa un dans le canal d'une grosse sonde de plomb, et plaça l'autre extérieurement le long de cette sonde; il assujettit exactement, en tirant ces fils, le morceau d'éponge contre l'extrémité de la sonde; il trempa cette éponge dans de l'huile d'amandes douces, et l'enfonça dans l'œsophage à la faveur de la sonde. Lorsqu'il fut assuré, par un signe que lui fit le paysan, qu'elle était entrée au-delà du corps étranger, il tint l'éponge en place par le moyen du fil qui était libre; il retira la sonde, il réunit les fils, il les entortilla autour de sa main, et il tira fortement l'éponge qui entraîna l'épingle. Cette opération fut douloureuse au malade; il semblait qu'il allait étouffer dans le moment de l'extraction; mais la promptitude avec laquelle l'opération fut faite, le délivra très-vite du danger où il était: il rendit beaucoup de sang par la bouche, mais quelques saignées dissipèrent en très-peu de temps tous les accidents.

(*Réflexion de M. Courtois.*) Cette observation paraît susceptible de quelques réflexions; car il semble que la sonde de plomb, que M. Brouillard a employée, a moins d'avantages que la baleine dont on se sert ordinairement en pareil cas; mais peut-être que M. Brouillard ne s'est servi de la sonde de plomb que parce que la baleine lui manquait ; cependant il est toujours bon de remarquer que la baleine est beaucoup plus sûre que la sonde de plomb, parce qu'elle est plus flexible : on ne trouve point dans la sonde de plomb ce même avantage, parce qu'elle n'a ni cette force ni cette souplesse élastique qui peut s'accommoder au canal de l'œsophage, dans les différents mouvements ou dans les différents efforts, sans se fausser, en prenant une mauvaise figure qu'elle garde, ou peut-être même sans se casser, comme il est quelquefois arrivé en effet que de semblables sondes se sont cassées dans la vessie, quoiqu'elles n'y soient point exposées à des mouvements aussi violents.

(*Remarques sur l'usage de l'éponge.*) Nous pouvons remarquer de plus que l'huile ne paraît pas convenir pour enduire l'éponge, parce qu'elle peut empêcher que cette éponge ne s'imbibe de l'humidité qu'elle peut trouver dans l'œsophage, ou qu'on peut lui procurer après qu'elle est entrée, en faisant avaler, s'il est possible, de l'eau au malade, comme on l'a quelquefois fait effectivement, et comme quelques auteurs le recommandent (1). — On doit faire encore beaucoup d'attention à la manière d'attacher l'éponge, parce qu'en entourant l'éponge avec le fil qui la serre, ce fil empêche qu'elle ne s'imbibe et ne se gonfle ; il vaudrait mieux qu'on la pénétrât avec le fil seulement en quelques endroits pour l'assujettir, aussi sûrement qu'il est nécessaire, à l'extrémité de la tige dont on se sert. — Je crois d'ailleurs que, pour tirer un plus grand avantage du gonflement de l'éponge, et pour en faire entrer un plus gros morceau et l'introduire plus facilement, il serait à propos de l'enfermer, de manière qu'on puisse la restreindre sous un très-petit volume, et la remettre en liberté, lorsqu'elle sera passée au-delà du corps étranger : on peut espérer alors que l'éponge, qui peut reprendre un volume au moins trois fois plus gros que celui sous lequel elle est entrée, pourra plus sûrement enlever ce corps. L'enveloppe qui pourrait convenir et dont le chirurgien est assez ordinairement fourni, est un petit morceau de cannepin très-fin et un

peu mouillé : on appliquera cette petite peau avec adresse sur l'éponge bien sèche et bien serrée avec les doigts ; on comprendra dans ce cannepin un ou deux fils assez longs et très-forts, dont on relèvera les bouts, de manière qu'ils embrassent librement cette petite peau, et on leur fera faire une circonvolution autour de la tige qui porte l'éponge ; et lorsque cette éponge sera suffisamment entrée dans l'œsophage, au-dessous du corps étranger, on retirera le fil pour déchirer ou pour déplacer simplement le cannepin et mettre l'éponge en liberté ; on peut encore, si on le juge à propos ou s'il est possible, faire avaler ensuite un pot d'eau au malade, pour que l'éponge puisse se gonfler davantage, et qu'en la retirant elle entraîne plus sûrement avec elle le corps étranger ; mais dans ce cas, il me paraît qu'un fil de fer, de laiton ou d'argent flexible, comme s'en sont servis plusieurs praticiens (1), ou une seconde creuse employée, comme a fait M. Brouillard, conviendrait mieux que tout autre instrument qui pourrait empêcher la déglutition de l'eau. — On peut, au lieu de cannepin, se servir pour couvrir l'éponge d'un ruban de soie fort mince et d'une largeur suffisante ; on fera avec ce ruban un tour et demi ou deux tours fort serrés sur l'éponge, et un troisième autour de la tige ; on assujettira fermement avec le doigt le bout du ruban sur le fil de fer, de crainte qu'il ne se relâche ; lorsque l'on aura introduit l'éponge dans l'œsophage et qu'elle sera passée au-dessous du corps étranger, on détournera promptement le ruban de dessus la tige, et ensuite on le tirera assez fortement pour le déplacer de dessus l'éponge, et on achèvera l'opération, comme nous l'avons dit.

Le ruban peut encore avoir un avantage, surtout lorsqu'il s'agira de petits corps, comme d'épingles, d'aiguilles, etc., qui piquent les parois de l'œsophage ; car le mouvement qu'on lui fera faire en le détournant dessous la tige et de dessus l'éponge, peut dégager ou arracher ces corps et les faire tomber sur l'éponge qui les entraînera ensuite. Si l'on manque la

(1) Platerus, Boneti, Polyath., lib. 4, cap. 3.

(1) Job a Mecckren., Obs. med. chirurg., cap. 35 ; Mangeti, Biblioth. chirurg. de guttur. affectib.; Fabric. Hild., cent. 1, obs. 36; Wendelius, Boneti, Medicin. septentr., cap 9, lib. 3, de Œsoph. affectib. Raigerus idem., ap. 7.

première fois d'entraîner le corps étranger, on recommencera avec une éponge un peu plus grosse la même tentative; on pourra même, s'il est nécessaire, la répéter une troisième fois et davantage, en se servant chaque fois d'une plus grosse éponge. Ces tentatives réitérées ne doivent pas étonner; nous avons vu ci-devant beaucoup d'exemples où l'on a été obligé avec les autres instruments d'employer beaucoup de temps et de recommencer plusieurs fois la même manœuvre. — Il faut toujours, autant qu'il est possible, se servir d'éponge neuve, parce que celle qui a été mouillée plusieurs fois se durcit et est bien moins propre à être resserrée sous un plus petit volume; au lieu que celle qui est neuve est fort souple et peut se restreindre très-aisément. Cependant si l'on manquait d'éponge neuve, il faudrait, pour rassouplir celle qui se trouverait endurcie, la bien mouiller et ensuite l'exprimer fortement. — Presque tous les auteurs qui ont écrit sur le sujet que nous traitons, prescrivent une manière de se servir de l'éponge, qui paraîtrait convenir assez dans les cas où l'on a dessein de faire prendre de l'eau au malade, pour occasioner le gonflement de l'éponge dont nous venons de parler. Cette manière consiste à attacher seulement l'éponge à un fil assez fort; mais je ne crois pas qu'il soit possible, à moins qu'on ne se serve du moyen qu'a employé M. Brouillard [1], de faire avaler cette éponge à ceux qui ont l'œsophage embarrassé et irrité par un corps angulaire ou aigu, et de le faire descendre au-dessous du corps étranger. — Le cas de mouiller l'éponge pour la gonfler (précaution que je crois assez inutile lorsqu'on se sert de l'éponge, comme nous l'avons dit), ce cas, dis-je, doit tout au plus avoir lieu lorsque le corps étranger est d'un volume à pouvoir faire assez d'obstacle au retour de l'éponge pour être déplacé et enlevé; car, lorsque le corps étranger est petit et lisse comme sont les aiguilles, les épingles, etc., l'éponge mouillée glisserait plus facilement sur ces corps que l'éponge sèche, et c'est dans cette circonstance que notre manière de se servir de l'éponge doit être fort avantageuse. — Pour assurer davantage le succès de l'éponge, on peut, par le moyen de quatre branches de baleine, la tenir plus fortement dilatée. Pour cet

effet, on fendra en quatre le bout de la baleine où l'éponge doit être attachée; on écartera les quatre petites branches, et on les tiendra dans cet état par le moyen d'un fil de laiton ou d'une cordelette ou gros fil qu'on entrelacera entre ces branches, proche de l'endroit où elles se réunissent. On fera quatre tours dans l'éponge pour placer ces quatre branches, et on y attachera l'éponge avec un fil qui sera tenu à chacune des branches par une petite hoche ou échancrure qu'on aura eu soin d'y faire. On resserrera ces branches et l'éponge, comme nous l'avons dit, pour les introduire dans l'œsophage jusqu'au-dessous du corps étranger, et on les mettra ensuite en liberté, afin que les branches qui étaient contraintes s'écartent d'elles-mêmes par leur ressort et tiennent fortement l'éponge dilatée; il faut cependant avoir attention que ces branches ne soient point trop raides, afin qu'elles ne puissent pas, par leur écartement, blesser l'œsophage. On peut de plus, lorsqu'il s'agit de tirer des épingles, des arêtes ou d'autres corps semblables, attacher à la baleine plusieurs anses de fil de différentes longueurs qu'on joindra l'un à l'autre et qui descendront autour de l'éponge. On les enfermera avec l'éponge lorsqu'on voudra introduire l'instrument dans l'œsophage. Si on a besoin pour faciliter cette introduction que l'éponge et les branches de la baleine puissent se resserrer sous un fort petit volume, il faut alors se servir d'éponge la plus commune et la plus grossière, c'est-à-dire de celle qui est la plus lâche et qui a de plus grands pores; car on peut resserrer cette espèce d'éponge au moins au huitième de son volume; mais dans ce cas, il faut que les branches de la baleine soient un peu plus fortes pour assurer l'effet de cette éponge, qui, par elle-même, n'est pas capable d'une grande résistance. — Vanhorne [1] et la plupart des praticiens modernes préfèrent, pour les raisons que nous avons détaillées ailleurs, la tige de baleine pour conduire le morceau d'éponge dans l'œsophage. Cet instrument est, à ce que l'on croit, de l'invention de Willisius: cet auteur l'imagina pour le cas suivant [2]. — Un particulier était sujet depuis long-temps à rejeter presque tous les aliments, tant

---

[1] Voyez ci-dessus pag. 312.

[1] Spongiâ ossiculo balenæ per satis flexili alligatâ. Micro Techné., S. 20.

[2] Pharm. rat., part. 1, sect. 2, cap. 1.

solides que liquides, peu de temps après les avoir avalés : on lui fit différents remèdes qui furent inutiles ; pressé par la faim, le malade mangeait jusqu'à ce que son œsophage fût rempli jusqu'au pharynx ; mais l'orifice supérieur de l'estomac ne pouvant donner passage aux aliments qu'il venait de prendre, il était obligé de les rendre bientôt après. Willisius, à qui le malade s'adressa, conjectura qu'il y avait ou paralysie de la partie inférieure de l'œsophage, ou une tumeur qui comprimait ou bouchait ce canal. Comme le malade était à la veille de mourir d'inanition, Willisius eut recours à un expédient qui lui réussit : il forma une tige de baleine longue et assez grêle pour être fort flexible ; il attacha au bout de cette tige un petit morceau d'éponge lié bien sûrement par le moyen d'un gros fil. Aussitôt que le malade avait pris quelque aliment, il introduisait lui-même cet instrument dans son œsophage, et, par ce moyen, il forçait l'obstacle qui se trouvait à l'orifice supérieur de l'estomac et facilitait le passage des aliments dans la cavité de ce viscère : il y avait déjà seize ans que le malade se servait avec succès de cet expédient, lorsque Willisius écrivait cette observation et il s'en servait encore actuellement. On trouve un fait pareil dans les observations de Stalpart Vander Wiel (1). — Sampsonius (2), ainsi qu'il nous soit permis de le dire en passant, voulut aussi employer la tige de baleine dans un cas presque semblable, mais ce fut sans succès. Une femme qui avait depuis long-temps une grande difficulté d'avaler, vint le trouver ; ce praticien, pour découvrir la cause de cette maladie, introduisit dans l'œsophage une tige de baleine longue et flexible : il trouva dans ce canal un obstacle que cet intrument ne put vaincre, quoiqu'il répétât plusieurs fois le même moyen et qu'il y employât assez de force : la malade mourut de faim peu de mois après. Sampsonius l'ouvrit : il trouva tout le canal de l'œsophage cartilagineux depuis la région des clavicules jusqu'à l'estomac ; le diamètre de ce canal pouvait à peine permettre l'introduction d'une soie de porc. — On peut voir la figure de l'instrument de Willisius dans la chirurgie de M. Heister (1).

Pusieurs praticiens se servent d'un cathéter auquel ils attachent bien sûrement l'éponge, pour tirer les corps qui ne sont pas engagés fort loin dans l'œsophage. Ce moyen pourrait être dégoûtant à ceux qui feraient attention à l'usage ordinaire de cet instrument : pour prévenir ce dégoût, on couvrira le cathéter avec une bandelette ou un ruban mince qui le cachera et qui l'empêchera de toucher immédiatement aucune partie. — Cet instrument, comme nous l'avons remarqué plus haut, ne peut servir que dans les cas où les corps étrangers sont peu enfoncés dans l'œsophage. C'est pourquoi Fabrice de Hilden, qui se servait volontiers de cet instrument, a été obligé de s'attacher à celui qu'il dit qu'on attribue à Gautier Hermann Ryff (2), célèbre médecin-chirurgien à Strasbourg, et qu'on peut cependant rapporter à Arculanus : il est vrai que l'instrument d'Arculanus était de plomb, et que celui de Ryff était de cuivre. Fabrice de Hilden a perfectionné cet instrument de cuivre, qui a depuis été généralement adopté. Cet instrument est une canule de cuivre ou d'argent courbée, grosse comme une plume de cygne, longue d'un pied et demi ou environ, percée de divers trous dans toute sa longueur, et garnie à son extrémité d'une petite éponge neuve qui y est attachée bien ferme. Fabrice (3) a ajouté à cet instrument plusieurs perfections très-essentielles. 1º La canule, telle que Ryff l'avait inventée, finissait en quelque façon en pointe ; ainsi elle pouvait être portée dans la glotte et peut-être suffoquer le malade, qui s'agite beaucoup dans ces occasions, ou du moins elle pouvait irriter ou blesser les membranes de la bouche ou de l'œsophage. Fabrice fit construire la sienne mousse par le bout. 2º Ryff ne mettait point d'éponge à l'extrémité de son instrument : Fabrice y en mit une, parce qu'il reconnut les avantages de cette éponge pour faciliter l'introduction de la canule dans le pharynx par dessus l'épiglotte, et surtout pour repousser ou pour retirer plus sûrement les corps étrangers arrêtés dans l'œsophage. 3º Enfin l'instrument de Ryff était

(1) Cent. 2, part. 1, obs. 27.
(2) Miscell. curios. ann. 1613, obs. 170, et Boneti, Med. septentr., lib. 3, de Œsoph. affection., sect. 1, cap. 1.

(1) Tabul. 21, fig. 10.
(2) Chirurg. magn. Gualtheri. Ryff. Ling. Germanic. conscript.
(3) Cent. 1, obs. 56.

creux et d'ailleurs trop faible par rapport à la quantité de trous dont il est percé : il arriva à Fabrice, qui s'en servait pour déplacer un os dans l'œsophage, que le malade, qui avait de violentes convulsions, vint à serrer fortement les dents et écrasa l'instrument ; il pouvait même arriver qu'en pareil cas, comme le remarque fort bien Fabrice, il se fût cassé, et que la portion engagée dans l'œsophage glissât jusque dans l'estomac et eût causé de fâcheux accidents. Ces considérations engagèrent ce grand chirurgien, pour rendre cet instrument plus fort, de faire mettre dans le creux de la canule un gros stylet de cuivre ou de laiton bien attaché et plombé aux deux extrémités, de façon cependant que ce stylet, quoique un peu gros, ne bouchât pas les trous de la canule, dont l'usage est de recevoir et d'accrocher, pour ainsi dire, les corps étrangers petits et pointus. On peut voir la figure de l'instrument corrigé d'Hildanus, dans les observations propres de l'auteur (1), dans l'Arsenal de chirurgie de Scultet (2) et dans la Bibliothèque de chirurgie de Manget (3).

Malgré le succès avec lequel Fabricius Hildanus, et la plupart des praticiens qui l'ont suivi, se servaient de cet instrument, soit pour retirer les corps étrangers qui n'engageaient qu'une partie de l'œsophage, soit pour enfoncer dans l'estomac ceux qui bouchaient tout-à-fait ce canal, il restait néanmoins toujours à cet instrument le défaut d'être d'une matière inflexible et de ne pouvoir point, par cette raison, servir lorsque les corps sont arrêtés dans la partie inférieure de l'œsophage. Cette imperfection a engagé M. Petit à inventer un autre instrument qui peut servir dans tous les cas. Il est aussi formé d'une canule d'argent et d'un morceau d'éponge attaché à son extrémité ; mais cette canule s'accommode facilement à la figure de la partie dans laquelle on l'introduit, parce qu'elle est faite d'un fil d'argent tourné en spirale, qui la rend flexible dans toute sa longueur. Lorsque l'on veut se servir de cet instrument, on met dans la canule un brin de baleine proportionné à sa longueur et à son diamètre, afin de lui donner toute la force qui lui est nécessaire pour l'usage auquel l'instrument est destiné ; cette baleine est plus longue que la canule, et l'extrémité qui n'entre pas dans cette canule est plus grosse, afin qu'elle puisse servir de manche : la baleine ainsi adaptée est retenue en place dans la canule par deux petits crochets qui sont au dernier fil de cette canule et qui s'engrènent dans deux rainures qui sont au manche de la baleine. — Il y a une remarque essentielle à faire au sujet de l'éponge qui est attachée à l'extrémité des deux derniers instruments dont nous venons de parler, je veux dire l'instrument d'Hildanus et celui de M. Petit. On a coutume de laisser ces instruments munis de l'éponge pour s'en servir dans le besoin. Il peut en résulter deux inconvénients : le premier est que l'éponge ayant été mouillée, se durcit : dans cet état elle ne peut pas se resserrer facilement sous un très-petit volume, quand on veut la contraindre pour l'introduire facilement, ni se dilater et s'étendre beaucoup, quand on la met en liberté pour qu'elle puisse, par l'augmentation de son volume, entraîner plus sûrement le corps que l'on veut retirer. — Le second inconvénient, qui mérite encore plus d'attention que le premier, c'est que le fil qui attache l'éponge à la canule se pourrit lorsqu'il a été mouillé plusieurs fois et qu'il n'a pas séché promptement ; ainsi il peut se casser dans le temps de l'opération et laisser tomber l'éponge dans l'estomac. Le moyen de prévenir cet inconvénient, si l'on veut laisser l'instrument monté de son éponge sans craindre la pourriture du fil qui la retient, serait de se servir d'un fil de laiton ou d'argent qui perce l'éponge par les deux bouts dans toute sa longueur et qui la retienne fermement assujettie à la canule. — Il est encore fort à propos de faire observer aux jeunes chirurgiens que lorsque l'on porte dans la gorge quelque instrument propre pour retirer ou pour repousser quelque corps engagé dans l'œsophage, il ne faut l'introduire qu'avec beaucoup de précautions, de crainte de le faire entrer dans la glotte et peut-être de suffoquer le malade, qui s'agite pour l'ordinaire beaucoup dans ces opérations. Méeck'ren (1) assure que cet accident arriva dans son temps à un chirurgien peu versé dans l'anatomie, et qu'il eut des suites très-funestes. Pour éviter cet

---

(1) Tab. 13, fig. 5.
(2) Fig., etc.
(3) Tabl. 28, fig. 5.

(1) Observ. med. chirurg. posthum., cap. 13.

inconvénient il faut conduire doucement et adroitement l'instrument le long de la base de la langue et par dessus l'épiglotte, en le portant vers la partie postérieure et inférieure du pharynx et le faire passer dans l'œsophage ; on le glissera peu à peu le long de ce canal, en appuyant légèrement du côté des vertèbres, jusqu'à ce que l'on soit parvenu jusqu'au corps étranger que l'on veut déplacer. Lorsque l'instrument est suffisamment entré, il faut jeter la tige un peu de côté pour laisser l'épiglotte libre et ne la point gêner dans ses mouvements. Il faut d'ailleurs avoir attention, lorsqu'on se sert d'une tige de baleine, de tenir cette tige la plus menue qu'il est possible, c'est-à-dire en lui laissant cependant la force qui lui est nécessaire pour conduire l'éponge dans l'œsophage.

Nous ne parlerons point ici de plusieurs autres moyens qui servent ordinairement à enfoncer les corps étrangers, et qui quelquefois les ont retirés, comme nous verrons ailleurs : tels sont le poireau, la bougie, etc. , parce que, lorsque l'indication de retirer ces corps est déterminée, et que l'on veut éviter le danger de les enfoncer, nous ne croyons pas qu'il convienne de recourir à ces moyens équivoques. — Cependant, lorsque, dans un cas pressant, on se trouve privé des instruments destinés uniquement à retirer les corps étrangers, on peut employer les moyens que l'on a sous la main : le hasard fait souvent que l'on réussit. Les coups de poing sur le cou ou sur le dos, que quelques auteurs recommandent dans ces occasions, produisent quelquefois de bons effets.

(XV<sup>e</sup> *Observation par l'auteur.*) Une jeune fille avala, par mégarde, une grosse épingle, qui s'arrêta un peu au-dessous du pharynx, et causa des douleurs assez vives : cette jeune fille cria pour avertir sa mère, et elle lui fit entendre par des signes (car elle ne pouvait parler) qu'elle avait un corps étranger dans le gosier. La mère lui donna un grand coup avec la main entre les épaules, qui chassa l'épingle dans la bouche, et la malade fut délivrée sur-le-champ de ce corps qui l'incommodait extrêmement. — Lorsque tous les moyens mécaniques dont nous venons de parler n'ont pu réussir pour retirer les corps arrêtés dans l'œsophage, on a encore une ressource qui peut réussir, surtout, comme le remarquent plusieurs praticiens, lorsque l'estomac se

trouve un peu rempli d'aliments. Ce dernier moyen consiste à procurer le vomissement, soit en mettant le doigt ou une barbe de plume dans le gosier, soit en faisant avaler de l'huile ou un émétique ordinaire.

(*Le vomissement.*) Gruelingius (1) dit qu'un jeune homme étant à un festin, mangea des choux rouges ; un petit os qui s'y trouva caché s'arrêta dans l'œsophage. L'auteur, qui était de la compagnie, dit qu'il s'aperçut aussitôt de l'accident, et qu'il frappa fortement sur le cou du jeune homme, comme font, dit-il, les nourrices, quand leurs enfants ont avalé quelques morceaux qui s'arrêtent dans leur gosier ; mais ce procédé ne lui réussit pas, et le jeune homme resta dans cet état jusqu'au lendemain. Gruelingius, qui apparemment avait réfléchi pendant la nuit aux moyens qu'il pourrait employer, examina le matin la gorge du malade, pour voir s'il ne pourrait point apercevoir l'os et le tirer, mais il ne put le découvrir : il lui fit avaler diverses choses liquides et empâtantes, pour entraîner ce corps étranger dans l'estomac ; mais toutes ces tentatives furent inutiles : il se détermina enfin à lui donner un vomitif, qui fit rejeter l'os.

(XVI<sup>e</sup> *Observation communiquée à l'Académie par M. Mogniot.*) L'œsophage est quelquefois si embarrassé qu'il n'est pas possible au malade d'avaler un vomitif. M. Mogniot s'est servi avec succès, en pareil cas, d'un lavement de tabac pour procurer le vomissement. Un homme qui n'avait presque plus de dents, avala un très-gros morceau de poumon d'agneau qui s'arrêta à la partie moyenne de l'œsophage, où il bouchait exactement le passage aux aliments liquides, que le malade rejetait aussitôt qu'il les prenait. Un chirurgien qui fut appelé se servit inutilement de tous les moyens ordinaires pour déplacer ce corps étranger, comme des doigts, du poireau, de la bougie, etc. ; il lui fit prendre l'émétique, mais il ne put passer dans l'estomac, parce que le passage, comme nous l'avons dit, était entièrement fermé par ce corps spongieux. M. Mogniot, à qui on eut recours le troisième jour, trouva le malade près de suffoquer ; il avait le visage noir et fort tuméfié, les yeux, pour ainsi dire, hors

---

(1) Cent. 12, obs. 20.

de la tête; il tombait dans des syncopes fréquentes, qui étaient suivies de mouvements convulsifs. M. Mogniot, voyant le malade dans cette extrémité, et faisant attention au peu de succès qu'avaient eu les différents moyens qu'on avait employés, ne jugea pas à propos de les réitérer : il imagina de faire donner au malade en lavement, la décoction d'une once de tabac en corde; ce remède procura un vomissement violent, qui fit rejeter le corps étranger, qui allait causer la mort au malade, sans ce prompt secours. — Les remèdes dont nous parlons peuvent encore avoir lieu pour chasser les corps étrangers qui sont entrés dans la trachée-artère. Lorsqu'un corps, même du plus petit volume, passe dans le larynx, il arrive dans l'instant des accidents très-considérables; le malade sent une douleur aiguë et piquante, il ne parle qu'avec beaucoup de peine, et sa voix est rauque; la respiration est gênée au point que le malade est dans un péril éminent de suffocation. Mais le premier accident qui survient est toujours une toux vive et fréquente, et d'autres mouvements violents qui facilitent quelquefois la sortie du corps étranger, surtout s'il n'est pas glissé fort avant dans le larynx; les observateurs nous en fournissent assez d'exemples (1).

(*L'éternuement, la toux, etc., pour faciliter la sortie des corps qui se sont glissés dans la trachée-artère.*) La plupart des auteurs, tant anciens que modernes, conseillent, pour procurer la sortie de ces corps, d'exciter l'éternuement, de provoquer la toux et même le vomissement, de frapper plusieurs fois les malades sur le cou ou sur le dos. Ætius (2) propose de faire boire au malade des liqueurs aigres, et de lui souffler dans le nez un sternutatoire. Quelques autres praticiens anciens recommandent aussi dans ce cas l'usage des choses aigres, capables d'agacer les fibres du gosier et de provoquer la toux. — Fabricius Hildanus (3) dit, contre le sentiment commun, et avec beaucoup de

raison, ce me semble, qu'on doit s'abstenir de médicaments aigres qui peuvent exciter la toux; car, dit ce praticien, la toux vient assez d'elle-même dans ce cas, et les choses aigres qui resserrent la trachée-artère et l'œsophage, s'opposent par conséquent à la sortie du corps étranger. Hildanus veut au contraire que l'on fasse prendre promptement au malade de l'huile d'amandes douces et des sirops lubréfiants, tels que ceux de réglisse, de guimauve, etc. Il conseille aussi de souffler dans les narines un peu de poivre ou de poudre d'euphorbe et d'ellébore blanc, pour exciter l'éternuement. — On trouve en effet dans les observateurs quelques exemples du succès que les médicaments expectorants, sternutatoires et vomitifs ont quelquefois eu dans ces occasions. — Hagendorn (1) rapporte qu'une fille qui mangeait des prunes en avala un noyau, qui malheureusement glissa dans la trachée-artère : cette fille fut dans le moment en un danger pressant de suffocation; sa voix était faible et rauque; elle rendit beaucoup de phlegmes teints de sang. On eut recours sur-le-champ aux remèdes huileux et expectorants, et même aux vomitifs, mais sans aucun succès; enfin on lui administra un remède très-âcre et stimulant qui excita une toux fort violente, et facilita la sortie du noyau de prune hors de la trachée-artère. — Ried inus (2) donne aussi l'histoire d'un jeune homme à qui l'on jeta d'assez loin dans la bouche un pois qui glissa dans le larynx. Ce pois causa aussitôt au jeune homme une difficulté de respirer très-grande, et une toux des plus vives; on lui donna sur-le-champ une bonne dose d'huile qui le fit vomir et procura l'expulsion du pois. — Le même auteur (3) parle encore d'un enfant qui avala un petit os : cet os passa dans la trachée-artère. Riedlinus arriva assez à temps pour donner du secours à cet enfant : il lui souffla avec force dans le nez de la poudre de muguet; cette poudre lui causa des éternuements violents qui chassèrent le petit os. — Muys (4) et Verduc (5) prescri-

(1) Osvald. Gabelchover, Obs. Schenk., lib. 11., obs. 1. Donat., Histor. mirab. medic., lib. 3, cap. 7. Bonet., Med. sept., lib. 2, de oris affect., sect. 9, cap. 2. Sennert, Prax., lib. 2, p. 2, cap. 1, p. m. 142.

(2) Chirurg. Franç. Dalechamps, chap. 52, annot.

(3) Cent. 1, obs. 36.

(1) Boneti, Med. sep., lib. 2, de oris affect., sect. 9, cap. 2.

(2) Boneti, Med. sept., lib. 7. Paralelpom. ad lib. 2, sect. 7, obs. 1.

(3) *Idem* Scholion.

(4) Obs. chir., dec. 7, obs. 9.

(5) Pathol. chirurg., tom. II, cap. 25.

vent aussi de provoquer l'éternuement et même le vomissement; ce dernier, à son ordinaire, n'oublie pas l'usage des remèdes diaphorétiques et volatils; il les croit propres dans cette occasion, pour déterminer les esprits animaux à couler en abondance dans les muscles du larynx, afin de chasser les corps étrangers qui y sont arrêtés. Verduc (1) propose aussi de faire avaler au malade de l'huile d'amandes douces et des bols de beurre frais : ces médicaments, dit cet auteur, pourront être de quelque utilité, parce qu'en adoucissant et lubréfiant les passages, le corps étranger pourra en sortir plus facilement dans les efforts que le malade fera pour le rejeter; mais si ces remèdes huileux et onctueux ne suffisent pas, il conseille d'avoir promptement recours aux émétiques, pour exciter des efforts plus violents et plus répétés. Les liniments gras et les onctions faites sur le cou, le long de la trachée-artère, peuvent aussi, selon le même auteur, être avantageuses pour ramollir les muscles et les cartilages, et pour faciliter la sortie des corps qui sont prêts de faire périr les malades par suffocation.

TROISIÈME CAS. — DES CORPS QU'IL FAUDRAIT RETIRER, ET QU'ON EST OBLIGÉ D'ENFONCER.

Les corps étrangers dont nous venons de parler se trouvent quelquefois arrêtés si profondément dans l'œsophage, ou tellement engagés dans ses parois, qu'on ne peut les retirer; et souvent ces corps causent des accidents extrêmement pressants qui obligent de les enfoncer : il est vrai que c'est une fâcheuse ressource; mais, quelque danger qu'il y ait à craindre en prenant ce dernier parti, on peut néanmoins espérer qu'il n'aura pas des suites aussi fâcheuses que les funestes effets que ces corps entretiennent par leur présence dans l'œsophage. Cette espérance n'est pas sans fondement; nous trouvons dans les auteurs des observations sans nombre, où l'on voit en effet que des corps étrangers fort dangereux ont été reçus dans l'estomac, et ont enfilé la voie des intestins, sans avoir causé la mort, ni même des désordres fort remarquables. — La plupart des exemples que nous avons rapportés dans l'article précédent, pour représenter, par les faits

mêmes, les accidents que nous avons à craindre de la part de ces corps étrangers, doivent, au lieu de nous effrayer, servir à nous rassurer dans les cas dont il s'agit présentement; car on a dû remarquer que les effets de plusieurs de ces corps se bornent assez ordinairement à des irritations, à des douleurs, à des suppurations, ou à quelques autres accidents qui durent plus ou moins long-temps, et qui enfin cessent entièrement aussitôt que le corps qui les produit est rejeté.

Pour mettre nos lecteurs en état de juger du degré de confiance que de semblables observations doivent inspirer, nous allons appuyer ces exemples par un grand nombre d'autres qui peuvent encore plus autoriser les chirurgiens à prendre le parti que nous proposons; mais par ce grand nombre de faits que nous promettons, joints à ceux que nous avons déja rapportés, ne nous exposerons-nous pas à surcharger d'observations la matière que nous traitons? Ne suffirait-il pas de les supposer, et de donner seulement la doctrine qui doit en résulter? Peut-être aurais-je suivi cette dernière idée, si je n'eusse su que l'Académie rejette avec raison toute doctrine séparée de faits qui doivent la constater : on est en effet si convaincu que la plupart de ceux qui écrivent sur la théorie ou sur la pratique de notre art, ne consultent que leur raison, ou tout au plus leur propre expérience, que l'on doit toujours craindre qu'ils ne nous trompent par des idées séduisantes qui les auront trompés eux-mêmes, ou par des préceptes généraux qu'ils auront fondés sur quelques faits particuliers qu'ils ont observés. Il faut donc que tous les points de théorie ou de pratique que nous traitons, paraissent avec tous les faits qui peuvent servir à les approfondir, à les déterminer et à les prouver, afin que nos lecteurs puissent juger, par les matériaux que nous rassemblons et que nous employons, de la solidité de notre travail : peut-être qu'après les avoir examinés, ils en tireront un plus grand avantage que nous n'avons fait nous-mêmes, mais toujours profiteront-ils de nos efforts et de nos recherches. — L'expérience qui rend savant dans l'art de guérir, c'est-à-dire, qui instruit des différentes maladies et des moyens d'y remédier, et que nous distinguons ici de l'habitude des sens et des mains qui rend habile à discerner et à exécuter; cette expérience si instructive ne peut s'acquérir complètement que

_____

(1) *Idem.*, cap. 26.

par l'histoire des faits de pratique appliqués aux différents cas que ces faits eux-mêmes nous font distinguer. Ne pensons donc pas qu'un long exercice puisse nous la procurer; il n'y a que le vulgaire qui doive être la dupe de cette idée, du moins il n'y a que ceux qui ignorent ce que c'est qu'expérience dans les arts savants et fort étendus, qui puissent penser si grossièrement de celle que nous avons à acquérir. Il est facile, ce nous semble, à ceux qui ont quelques connaissances de l'art de guérir, d'apercevoir que le chirurgien le plus occupé, qui se borne à l'expérience que sa pratique peut lui procurer, consume tous ses jours à apprendre seulement une petite partie des choses qui sont écrites depuis plusieurs siècles, et dont il pouvait s'instruire amplement et en bien moins de temps, par l'histoire des faits de pratique que nous ont laissés ceux qui nous ont précédés dans l'exercice de notre art.

Il est vrai que cette étude ne peut être facile qu'autant que ces faits sont rassemblés et rangés dans un ordre qui fait apercevoir ce qu'ils ont de remarquable. On comprend assez en effet que les observations sont alors beaucoup plus lumineuses que quand elles sont dispersées et confondues dans les écrits des auteurs, et beaucoup plus instructives aussi que les faits qui passent successivement, et qui se présentent seul à seul dans le cours de la pratique d'un particulier. Tout praticien peut à la vérité remarquer quelques faits extraordinaires, acquérir par l'exercice de son art quelques connaissances intéressantes, inventer quelques moyens particuliers dont on n'a point encore parlé; et ce sont ces mêmes nouveautés qui enrichissent peu à peu l'art de guérir. Mais cette expérience propre à chacun n'est qu'un point, en comparaison de l'expérience générale qui s'est formée par le concours des découvertes et des observations qui nous ont été transmises par une multitude de praticiens qui ont vécu en différents temps et différents lieux. Nous ne pouvons donc acquérir sûrement et complètement cette expérience, que par l'histoire des faits; mais l'assemblage et l'arrangement des observations demandent beaucoup d'attention pour les placer avantageusement, et beaucoup de retenue pour ne pas accumuler inutilement, dans les cas communs, celles qui ont trop de ressemblance et qui ne peuvent, ni par leurs circonstances, ni par leur nombre, augmenter nos connaissances. Cependant, il est quelquefois très-utile de les rassembler : c'est ce que nous devons faire, surtout lorsqu'il s'agit de déterminer, par les exemples plus ou moins abondants qui se trouvent dans les observateurs, si un cas est fréquent ou s'il est rare. Il faut observer néanmoins que ce sont les faits les moins ordinaires qui sont recueillis avec plus d'exactitude; car il est inutile de rapporter ceux qui se rencontrent journellement dans la pratique, et sur lesquels les dogmes et les préceptes communs de l'art sont établis; ainsi on doit regarder comme rares les faits mêmes sur lesquels on nous a donné le plus d'observations : mais entre les faits rares et remarquables, ce sont ceux qui sont les moins rares qui, sans doute, se trouvent en plus grand nombre dans les observateurs : or, c'est par là que nous pouvons juger de l'étendue du cas que nous allons examiner. Les faits qui peuvent nous la faire connaître ne sont pas assez communs pour avoir été négligés par les auteurs : nous pourrons donc savoir par ces faits, s'il est souvent arrivé que des corps étrangers, qui nous paraissent fort dangereux, aient été avalés sans avoir causé la mort, ni même des accidents fort considérables : ainsi il est nécessaire de rechercher sur ce cas les observations qui sont dispersées dans les auteurs, et de les rapporter, afin que nos lecteurs puissent connaître par ces exemples, et par ceux qu'ils ont vus dans l'article précédent, combien on peut se rassurer sur les funestes effets que l'on a à craindre de ces corps, lorsqu'on est obligé de les enfoncer.

Plater (1) dit qu'une femme avait avalé en différents temps plusieurs os de pattes de poules, et qu'après quelques violentes douleurs de colique elle les rendit par l'anus; il n'a point paru depuis que ces os eussent laissé aucune mauvaise impression sur les parties où ils avaient passé. Un enfant de trois ans avala un petit os, et dans l'instant il fut pris d'une toux si violente, qu'il était près d'étrangler; il vomit beaucoup, il rendit par le nez et par la bouche une très-grande quantité de phlegmes; cependant il avalait facilement tout ce qu'on lui donnait. Raygerus (2) fut appelé pour voir cet enfant;

---

(1) Observ., lib. 3, pag. 899.
(2) Bonet., Medecin. septentr., lib. 3, de Œsoph. affect., sect. 1, cap. 7.

il regarda sa maladie plutôt comme un catharre suffoquant, que comme l'effet de l'os que l'enfant avait avalé : le troisième jour les plus grands accidents se calmèrent, il ne lui resta que la toux et un enrouement; néanmoins il avalait plus aisément les aliments mous et liquides que les solides, et il vomissait deux ou trois fois par jour; enfin, le quatorzième jour cet enfant, après avoir pris un bouillon, eut un vomissement considérable par lequel il rejeta un petit os du *sternum* d'un veau : tous les accidents cessèrent sur-le-champ. La facilité que cet enfant avait à avaler des aliments, et la cessation du vomissement et des autres symptômes, lorsque l'os fut rejeté, prouvent assez que cet os était descendu jusque dans l'estomac, et que les accidents dépendaient du corps étranger, et non pas d'un catharre suffoquant, comme l'avait pensé Raygerus; mais la nature saisit elle-même les véritables indications, et prit le parti le plus sûr. — Nous avons mis les gros noyaux de fruits, comme ceux d'abricots, de grosses prunes, et surtout les noyaux de pêches, au rang des corps qu'on ne peut guère avaler sans danger; nous en avons vu effectivement de funestes effets, mais heureusement ces corps ne sont pas toujours si malfaisants. Schenkius (1) fait le détail des accidents qui arrivèrent à un homme qui avait avalé un noyau de pêche; ces accidents furent à la vérité fort considérables, mais enfin le malade en fut délivré sans aucunes suites fâcheuses. On conçoit facilement que ces corps peuvent même ne causer aucun accident, si leur bout qui n'a pas de pointe, se présente toujours le premier, lorsqu'ils cheminent dans les premiers voies : c'est pourquoi nous ne devons pas être surpris de ce que souvent ces corps n'en causent point en effet, du moins après qu'ils sont descendus dans l'estomac.

(XVIIᵉ *Observation; par M. Engerran, sur un noyau de pêche repoussé dans l'estomac avec le doigt.*) M. Engerran nous en fournit un exemple dans une observation qu'il a communiquée à l'Académie. Il fut appelé pour secourir un enfant de cinq ans qui avait avalé un noyau de pêche, et qui était dans un très-grand danger par rapport aux accidents que causait ce noyau qui était arrêté dans le pharynx. M. Engerran introduisit le doigt dans le gosier, et toucha le corps étranger; mais ne voyant pas qu'il fût possible d'en faire l'extraction par la bouche, il appuya dessus, et le fit tomber dans l'estomac : l'enfant fut délivré aussitôt du péril imminent où il était, et ne ressentit plus ensuite aucune incommodité; le noyau sortit quelque temps après par le fondement. Quoique la plupart des noyaux des autres fruits nous paraissent moins dangereux, ils ont cependant occasioné quelquefois de terribles effets; mais ils causent rarement la mort. Rœflerus (1) rapporte qu'une jeune fille avala un noyau de prune; le chirurgien qui fut appelé pour la secourir, introduisit dans l'œsophage une bougie graissée d'huile, et repoussa par ce moyen le corps étranger; cette fille, qui était sujette à tousser depuis long-temps, eut par la suite une toux beaucoup plus vive; cependant elle ne sentait pas beaucoup de douleurs, mais elle rendait de temps en temps des crachats sanguinolents et purulents; elle avait des accès de fièvre quelquefois irréguliers, et quelquefois réglés en tierce; il lui survint une grande difficulté de respirer, accompagnée d'enrouement, et même de convulsions. Ces accidents, quoique très considérables, cessèrent enfin par la sortie du noyau qu'elle rejeta en toussant; elle rendit en même temps beaucoup de sang et de pus. Nous donnerons dans la suite plusieurs exemples de ces noyaux avalés qui ne sont point sortis par les voies ordinaires, et qui cependant n'ont pas produit de si grands accidents que ceux qui sont rapportés dans l'observation de Rœflerus. — On peut penser des épingles et des aiguilles à peu près comme des noyaux qui ont des pointes; car il est aisé de comprendre, comme nous l'avons déja remarqué, que quand ces petits corps ne présentent pas la pointe la première, ils peuvent parcourir le canal intestinal sans causer aucun désordre remarquable. Une jeune fille de dix-huit ans avala une grosse épingle; la pointe s'engagea dans l'œsophage, et causa de cruelles douleurs qui augmentaient extrèmement lorsque la malade voulait avaler des aliments solides. Le chirurgien qui fut appelé, tâcha inutilement de retirer cette épingle, ou de l'enfoncer dans l'estomac par le moyen d'une éponge

(1) Observ. med., lib 3, obs. 4.

(1) Bonet., Med. sept., lib. 3, de Œsophag. affect., sect. 1, cap. 12.

imbue de miel, et attachée à un fil de fer recourbé : il employa aussi sans succès les boissons huileuses et mucilagineuses, et les vomitifs; les accidents persistèrent pendant plus d'un an dans la même force. Wedelius (1) qui vit alors la malade, la délivra de ce corps étranger et des accidents qu'il causait ; il se servit d'une bougie ointe d'huile d'amandes douces qu'il porta plusieurs fois dans l'œsophage ; enfin il parvint à enfoncer l'épingle dans l'estomac, et depuis elle ne causa aucun dérangement dans la santé de cette fille. — Cependant nous avons vu dans l'article précédent que les épingles et les aiguilles, surtout celles qui sont grosses, ont quelquefois produit de fâcheux accidents, comme des douleurs vives, des tranchées et des coliques ; des angoisses, des lipothymies, des convulsions accompagnées de fièvres ardentes, de frénésie, etc. Wierus, Segerius, Fabrice de Hilden et d'autres nous en ont fourni plusieurs exemples. On donne, dans les Actes des médecins de Berlin, l'histoire d'un vomissement de sang opiniâtre occasionné par des épingles avalées : à la vérité ces accidents, quoique très-graves, ont cessé dès que les corps étrangers ont été rejetés; ce qui est arrivé, comme nous l'avons dit, aux uns plus tôt, et aux autres plus tard. — Quelque effrayants que soient tous les différents accidents que nous avons vu que les épingles et les aiguilles ont quelquefois causés, nous devons être en partie rassurés par beaucoup de faits contraires; car on trouve dans les observateurs des exemples sans nombre d'aiguilles, d'épingles, de petits clous, etc., qui ont été avalés, et qui ont suivi le canal intestinal, et sont sortis par la voie des selles, sans avoir causé aucune incommodité. On peut consulter sur ce cas Riedlinus (2), le *Commercium Litterarium* (3), les Actes de Leipsick (4), les Ephémérides d'Allemagne (5), etc.

Lorsque les aiguilles, les épingles et d'autres petits corps aigus qui cheminent dans les premières voies, présentent leur pointe la première, ils produisent des accidents qui varient à l'infini : cette variété, comme on l'a déjà dit, dépend de la sensibilité des parties qui sont piquées, de la manière dont ces corps s'engagent dans ces parties, de leur état fixe, ou de leurs différents déplacements, quelquefois aussi de leur marche à travers le tissu même des parties, de la lésion des fonctions qu'ils empêchent, ou qu'ils dérangent, etc.; en sorte que depuis la mort qu'ils causent quelquefois, jusqu'aux moindres effets auxquels ils se bornent souvent, on voit une gradation d'accidents dont le détail serait trop étendu. Nous nous contenterons de donner quelques exemples, qui suffiront pour montrer ce que l'on peut penser en général sur le danger que l'on a à craindre, lorsqu'on est obligé d'enfoncer ces corps dans l'estomac. — Riedlinus (1) nous donne à ce sujet une observation assez singulière. Une dame qui était à table, se servait d'une fourchette dont une des dents était prête à se casser ; elle n'était encore qu'au commencement de son repas, lorsqu'elle porta avec cette fourchette un morceau de viande dans sa bouche : mais quel fut son étonnement, lorsqu'en la retirant de sa bouche, après avoir avalé le morceau, elle vit qu'il manquait une dent à sa fourchette ! Elle eut une grande frayeur de cet incident, surtout lorsqu'elle commença à sentir presque dans l'instant une douleur dans le gosier : cette douleur continua d'augmenter, elle se communiqua même à l'estomac où le corps étranger était apparemment descendu ; cette dame demeura quelques moments incertaine si elle continuerait de manger, ou si elle essayerait de se faire vomir ; elle prit le parti de poursuivre son repas ; sa douleur parut diminuer à mesure qu'elle mangeait ; cependant l'inquiétude qu'elle eut sur l'événement, fit qu'elle consulta Riedlinus. Ce praticien, dans la vue de faciliter la descente et le passage du corps étranger de l'estomac dans les intestins, ordonna à cette dame de prendre très-souvent de l'huile d'amandes douces : ce seul remède, continué pendant quelques jours, fit cesser les douleurs qu'elle ressentait, ce qui lui fit juger qu'elle avait rendu la dent de sa fourchette avec les matières stercorales. — Fabricius Hildanus (2) dit

---

(1) Bonet., Med. sept., lib. 3, de œsophag. affect., sect. 1, cap. 9.
(2) Lineæ Med., ann. 6, obs. 6.
(3) Pag. 228.
(4) Ann, 1694, januar., pag. 2.
(5) Dec. 1, ann. 3, obs. 141; dec. 3, ann. 5 et 6. App. dec. 2, ann. 3, obs. 59.

(1) Lineæ Medic., ann. 3. januar., obs. 5.
(2) Cent. 6, obs. 36.

qu'une dame avala par mégarde en se coiffant plusieurs épingles qu'elle tenait dans sa bouche ; elle se sentit dans l'instant des douleurs aiguës dans l'œsophage, qui furent calmées par quelques remèdes qu'on lui fit ; cependant il lui resta toujours une douleur fixe dans l'œsophage, surtout lorsqu'elle avalait des aliments solides ; elle sentait aussi, principalement après le repas, des douleurs piquantes au fond de l'estomac, et en quelques endroits du ventre : ces accidents durèrent fort long-temps ; car cette dame n'en fut délivrée que par la sortie des épingles, qu'elle ne rejeta que six ans après qu'elle les eut avalées. — Il n'y a que l'expérience seule qui puisse nous apprendre que plusieurs corps étrangers de cette nature puissent séjourner si long-temps dans les premières voies, et n'y causer que des accidents si peu considérables ; c'est pourquoi l'observation suivante m'a paru mériter attention. Une fille de dix ans rendit dans l'espace de douze ou quinze jours, par la voie des selles, plus de cinquante aiguilles de différentes longueurs qu'elle avait avalées cinq ou six ans auparavant. Pinet (1), qui rapporte ce fait, dit qu'elle ressentit seulement pendant ce temps-là quelques douleurs interrompues à l'estomac et au ventre ; elle souffrit davantage lorsqu'elle rendit ces aiguilles, parce qu'elles lui causèrent des tranchées fort violentes ; leur sortie était même accompagnée de quelques gouttes de sang : mais quand elle les eut toutes évacuées, ces accidents disparurent entièrement. — Les corps aigus qu'on avale sont souvent rejetés par la voie des urines ; c'est un fait auquel on doit être fort attentif, à cause des accidents que ces corps peuvent causer dans les organes par lesquels ils passent. Pour en juger, et pour connaître combien ce cas est ordinaire, nous allons en rapporter divers exemples : Jules-César Claudinus (2) dit qu'un enfant de sept ans avala, en jouant, une aiguille à tête, longue de plus de deux travers de doigt, et que pendant les deux premières années (car cette aiguille resta cinq ans dans son corps) cet enfant eut de grandes douleurs dans les reins et dans la vessie ; il rendit à diverses fois de petites pierres et du sable, des vers

vivants, et même une matière noirâtre et de très-mauvaise odeur ; enfin cet enfant fut pris d'une difficulté très-grande d'uriner, et il tomba dans une rétention presque totale des urines : dans les grands efforts qu'il faisait pour pisser, il aperçut à la sortie de l'urètre un petit corps pointu qu'il tira lui-même. On fut bien surpris de voir que c'était l'aiguille qu'il avait avalée cinq ans auparavant ; elle était incrustée d'une matière gypseuse et pierreuse de couleur cendrée ; elle représentait assez par sa figure et par son volume le noyau d'une grosse olive.

On voit dans cette observation une suite d'accidents qui devraient faire appréhender extrêmement que ces sortes de corps étrangers ne prissent cette route, quand on est forcé de les faire tomber dans l'estomac ; mais voici d'autres observations qui peuvent modérer notre crainte. Diemerbroek (1) dit que sa femme avala une moyenne épingle qui se trouva dans ses aliments, et qu'elle la rendit trois jours après avec ses urines, sans avoir ressenti la moindre douleur. Langius (2) rapporte aussi qu'une jeune fille avala cinq aiguilles, et qu'elle les rejeta au bout de trois jours par l'urètre. Le fait qui suit est encore plus remarquable : une fille avala par mégarde, en dormant, une grosse aiguille à tête dont elle se servait la nuit pour tenir ses cheveux proprement arrangés ; elle rendit cette aiguille dix mois après par la voie des urines. Benedictus (3), qui nous donne ce fait, dit que cette fille n'avait été incommodée en aucune manière. — Que ces corps menus et piquants puissent s'ouvrir insensiblement un passage et entrer dans la vessie, on en est fort surpris ; mais on a vu des os et des noyaux de fruits qui ont pris aussi la même voie ; à la vérité ce n'a pas été sans avoir causé presque toujours des douleurs violentes et d'autres accidents. On trouve dans les Observations de Plater (4), qu'un homme rendit par l'urètre plusieurs petits osselets qu'il avait avalés en mangeant ; ces os, par leurs inégalités, causèrent au *rectum* une inflammation qui fut suivie de suppuration et de perte de substance de cet intestin ;

(1) Zodiac. Medic. Gall., april. 1680, observ. 5.
(2) Respons. Med. 40.

(1) Libr. anatom, cap. CLXXIII.
(2) Libr. II, epistol. 40.
(3) Libr. II, cap. IX.
(4) Tom. III, lib. II, c. X, de mixtione, etc., 16.

les petits os passèrent par cette ouverture dans la vessie, et furent rendus avec les urines. Bartholin (1) et Borel (2) rapportent deux cas à peu près semblables.

Bartholin (3) parle aussi d'un homme qui avala un noyau de prune de Damas ; il eut quelques temps après une rétention d'urine qui dura pendant quatre jours, et qui était accompagnée d'une douleur vive dans la région lombaire droite ; on traita cette maladie comme une colique néphrétique ; le quatrième jour le noyau de prune sortit par l'urètre, et les urines coulèrent en même temps avec une très-grande abondance. On trouve dans les Ephémérides (4) un cas à peu près semblable d'un homme qui avait avalé plusieurs noyaux de prunes qu'il rendit quelque temps après par la même voie.

Nous ne parlons point d'un noyau de pêche qu'on dit, dans les mêmes Mémoires (5), qui sortit aussi par l'urètre, de crainte de paraître trop crédules ; cependant, pour ne pas contredire personne, on peut supposer qu'un des plus petits noyaux de pêche et un canal de l'urètre des plus grands se sont rencontrés ; en effet, c'est toujours par de pareilles combinaisons que le hasard est le père des phénomènes les plus merveilleux et les plus extraordinaires. — Je crois qu'il est inutile de rapporter un plus grand nombre d'exemples de corps étrangers rendus par les urines. Ceux qui seront curieux d'en voir davantage, peuvent consulter Stalpart Wander Wiel (6), Bartholin (7), Mizaldus (8), Thônerus (9), Bonet (10), les Ephémérides (11), etc. — Le passage de ces corps qui pénètrent des premières voies dans la vessie, semble facile à expliquer. L'anatomie nous montre qu'ils peuvent s'y percer en plusieurs endroits des routes dont le trajet est fort court ; mais il est difficile de fixer en quelle partie des intestins ces corps sont plus fa-

cilement déterminés à s'ouvrir un passage ; cependant ceux qui ont envie d'expliquer ce phénomène, passent par dessus cette difficulté et décident. Le cas dont il s'agit leur présente des vraisemblances trop séduisantes pour ne pas s'y abandonner. Jules-César Claudinus (1) croit que ces corps percent l'intestin *ileum* à l'endroit où il touche le fond de la vessie près l'os pubis, ou bien l'intestin *colon* à la partie qui passe derrière la vessie, dans la cavité de l'os *sacrum*; mais nous avons vu dans les observations de Plater, de Bartholin et de Borel, rapportées ci-devant, que les corps étrangers dont ils parlent se firent un passage par le *rectum* pour entrer dans la vessie.

Les aiguilles et les épingles qui sont plusieurs années à pénétrer jusque dans la vessie, ne favorisent pas non plus l'opinion de Claudinus ; car il ne paraît pas que ces corps prennent alors la voie la plus courte. On voit assez par là combien les explications les plus prévenantes et les mieux fondées en conjectures sont incertaines et inutiles, et combien les gens sages ont raison de les dédaigner lorsqu'elles ne sont pas prouvées décisivement par les faits. Je ne nie pas cependant que ces corps puissent passer par les endroits que nous marque Claudinus ; mais ce n'est pas assez : cette possibilité n'établit ni ne détermine la réalité d'une chose qui peut arriver et qui arrive en effet différemment. — Quoique les fragments de verre, de cristal et d'autres matières semblables, lorsqu'elles sont avalées, causent presque toujours, comme nous l'avons vu ailleurs, des accidents mortels, nous trouvons néanmoins dans les auteurs un assez grand nombre d'observations qui prouvent que ces substances sont quelquefois reçues, et qu'elles passent par les premières voies sans que les malades en ressentent de mauvais effets. On trouve dans Amatus Lusitanus (2) une histoire fort détaillée d'un homme qui mangeait avec plaisir du cuir, des fragments de verre et des tessons de cruche sans en être incommodé. Cardan (3) parle d'un autre qui avalait impunément des clous, des morceaux de verre et de cruches cassées et d'autres corps durs semblables. Fabricius Hildanus (4)

(1) Ephem., obs. 75, ann. 2.
(2) Cent. ii, obs. 5.
(3) Act. Haffn., volum. v, cap. cv.
(4) Dec. 3, ann. 2, obs. 150.
(5) Dec. 3, ann. 2, obs. 150.
(6) Cent. ii, obs. 18.
(7) Act. Haffn., volum. v, cap. cv.
(8) Cent. i, aphor. 5.
(9) Lib. iii, obs. 2.
(10) Medic. Septentr., lib. iii, sect. xxix, cap. xxv, et seq.
(11) Dec. 2, ann. 1, obs. 142 et 168.

(1) Respons. Medicin., 40.
(2) Schol. Cent. ii, curat. 69.
(3) Lib. viii, de rer. variet., cap. 40.
(4) Cent. v, obs. 2.

21.

assure qu'il a connu trois personnes très-robustes, accoutumées dès leur jeunesse à la débauche, qui brisèrent un jour dans un festin plusieurs verres à boire entre leurs dents, et qui les dévorèrent avec tant d'avidité, que le sang leur sortait de toutes les parties de la bouche; ces personnes n'eurent cependant pas le moindre dérangement dans leur santé, et parvinrent toutes trois à un âge fort avancé; on peut voir encore plusieurs faits semblables dans Borel (1), Aldrovandus (2), Franck de Frankenau (3) et autres.

La poudre de diamants est plus dangereuse que les diamants mêmes. Il ne paraît pas, en effet, que les diamants puissent être nuisibles lorsqu'ils ne sont point fournis d'angles ou d'aspérités pointues capables de piquer ou de déchirer nos parties, car ce n'est en effet que par l'inégalité de leur surface qu'ils peuvent blesser; c'est pourquoi il n'est point étonnant de trouver dans les observateurs que des diamants ont produit de funestes accidents à ceux qui les ont avalés (4), et que d'autres n'ont causé aucun mauvais effet (5). On est beaucoup plus frappé de l'observation de Cardan (6); cet auteur assure qu'il a vu un homme qui avala plusieurs pointes de diamants, et qui n'en fut point du tout incommodé. Il y a apparence que ces pointes de diamants n'étaient pas fort aiguës ou qu'elles se sont trouvées enveloppées par des aliments pâteux et compactes qui les ont empêchées d'agir sur les parois de l'estomac, et ensuite dans beaucoup de matières stercorales qui en ont préservé les intestins. — Il y a certains corps étrangers qui, par leur volume, leur dureté et leur forme, doivent être regardés comme fort dangereux, et qui ont cependant été avalés sans avoir causé la mort; il y en a même qui ont passé par les premières voies et qui ont été rendus par les selles sans avoir produit d'accidents remarquables.

( XVII<sup>e</sup> *Observation par M. Rivals,*

sur une boucle de soulier avalée par un enfant de cinq ans. ) M. Rivals nous en donne un exemple dans une observation dont il a fait part à l'académie. Ce chirurgien fut mandé dans le cloître Sainte-Opportune pour voir une petite fille âgée de cinq ans; cet enfant venait d'avaler en badinant la boucle de son soulier; cette boucle était de tombac, la chape et l'ardillon de fer. M. Rivals la trouva sans connaissance; elle avait des mouvements convulsifs violents dans toutes les parties du corps et surtout à la région de l'estomac. Il fit avaler sur-le-champ à la malade deux grands verres d'huile d'olives dans le dessein de la faire vomir et peut-être de lui faire rejeter le corps étranger; l'huile ne produisant point d'effet, il lui fit prendre trois grains de tartre stibié en trois prises; ce remède la fit beaucoup vomir. Environ une heure après l'action de l'émétique, la connaissance revint à la malade, mais elle se plaignait d'une douleur très-piquante à la région de l'estomac. M. Rivals lui fit quelques saignées, et l'on continua pendant trois semaines l'huile d'amandes douces jusqu'à une demi-livre par jour; elle observa pendant tout ce temps un régime fort exact; elle avait de temps en temps, quoiqu'elle ne prît que des aliments très-légers, des coliques violentes d'estomac; on la soulageait par les remèdes huileux. — Deux ans se passèrent dans cet état: il survint ensuite une tumeur très-douloureuse, de quatre grands travers de doigts de circonférence, dans l'hypochondre droit, tirant vers la région épigastrique. M. Rivals réitéra les saignées et fit appliquer sur la tumeur des cataplasmes anodins et émollients; après avoir continué ces cataplasmes pendant quinze jours, la malade se trouva soulagée des douleurs qu'elle sentait à l'estomac; la tumeur disparut à la faveur d'un cours de ventre qui donna issue à une grande quantité de matières purulentes; le ventre, qui était tendu, reprit son état naturel; en un mot, tous les accidents cessèrent. La malade prit quelques doux minoratifs de manne et d'huile d'amandes douces. Quoiqu'on ait eu grand soin de visiter les matières du ventre, on ne s'est point aperçu qu'elle ait rejeté la boucle. M. Rivals a vu depuis, pendant seize ou dix-huit ans, cette jeune fille; elle était en embonpoint et jouissait d'une santé parfaite.

( XVIII<sup>e</sup> *Observation par M. Puzos sur le même sujet.* ) M. Puzos nous a

---

(1) Cent. 1, obs. 52 et 69.
(2) Histor. Manstror., sect. ccxvii.
(3) Satyr. Medic. 16, de hyalophag.
(4) Zacut. Lusitan. Prax. adm., libr. ii, obs. 18.
(5) Ephem. Dec. 3, ann. 9, obs. 97; Toxicol. nostr., libr. i, sect. xlv.
(6) Contrad. Med., libr. ii, tr. 5, contrad.

rapporté un cas de même genre, mais les suites en furent moins fâcheuses. Un jeune écolier de dix ou douze ans avala en jouant la boucle de son soulier ; elle ne descendit qu'avec peine dans l'estomac. Le jeune homme fut fort effrayé de cet accident, mais il fut bientôt délivré de son inquiétude ; car dès le lendemain la boucle sortit par la voie des selles, sans lui avoir causé la moindre douleur. — Le fait suivant, qui est rapporté dans les Ephémérides (1), n'est pas moins étonnant. Mackius dit qu'un enfant de quatre ans avala, en badinant, le couvercle d'une petite boîte de fer-blanc, de la largeur d'une pièce de vingt-quatre sous ; ce corps s'arrêta dans le gosier et excita de très-vives douleurs. Un chirurgien essaya de le pousser dans l'estomac avec différents instruments, mais il ne put le déplacer ; toutes ses tentatives ne servirent qu'à augmenter les douleurs et le danger de suffocation où était l'enfant. On tâcha de lui faire boire diverses liqueurs chaudes et froides, telles que de l'eau, de la bière, de l'huile ; mais l'enfant, qui ne pouvait rien avaler, les rejetait aussitôt. Une demi-heure après, on tenta de nouveau de lui faire prendre un grand verre d'huile d'olive ; il l'avala, et, par le moyen de cette huile, le couvercle de fer-blanc descendit dans l'estomac. Les douleurs qu'il excita dans son passage furent si aiguës, que l'enfant tomba dans une syncope qui fut suivie de mouvements convulsifs ; ces accidents se calmèrent néanmoins très-promptement ; il ne lui resta que la difficulté d'avaler, qui persista pendant quelque temps. Le cinquième jour, l'enfant voulant aller à la selle, le couvercle, qui était dentelé et coupant par ses bords, se présenta à l'orifice de l'anus et causa à l'enfant de violentes douleurs qui l'obligèrent de pousser des cris aigus. Il essaya de le tirer lui-même ; sa mère, qui accourut à ses cris, saisit avec les doigts ce couvercle et elle le tira. L'enfant rendit aussitôt une assez grande quantité de matières sanglantes qui continuèrent de couler pendant quelques jours avec beaucoup de douleurs ; on fit dans le *rectum* des injections anodines et détersives qui remédièrent au déchirement que le corps étranger avait fait à l'anus.

Plusieurs observateurs célèbres rap-

portent l'histoire d'une flûte de quatre pouces de long qui fut avalée et qui causa quelques fâcheux effets ; cependant on trouvera que la personne à qui l'accident est arrivé, a été traitée bien favorablement pour un corps étranger redoutable par sa grandeur. Un jeune homme qui jouait de la flûte reçut d'un de ses camarades un soufflet qui lui enfonça cet instrument dans le gosier, de manière qu'on ne put le retirer assez tôt pour l'empêcher de glisser dans l'œsophage ; il s'y engagea pendant un peu de temps et ensuite il tomba dans l'estomac où on le sentait du côté droit, à travers les téguments du ventre. Cette flûte causa pendant trois jours de vives douleurs au malade, et l'empêcha de boire, de manger et de dormir ; mais enfin elle enfila la voie des intestins, et le jeune homme fut assez heureux pour la rendre par l'anus. Cette histoire est rapportée fort au long dans Olaüs Wormius (1), dans Stalpart Vander-Wiel (2) et dans Bartholin (3), avec la figure de la flûte représentée dans sa grandeur naturelle.—Nous lisons dans Forestus (4) une observation qui a beaucoup de rapport avec celle dont nous venons de parler. Un homme avala un morceau de bois épais et long d'un doigt, qui sortit aussi par la voie des selles ; mais il resta pendant plus d'un an dans les premières voies.

On trouve dans les Actes des médecins de Berlin (5) une histoire encore beaucoup plus singulière que les précédentes. On fit la dissection du cadavre d'un criminel qui venait d'être pendu ; cet homme avait avalé, environ deux mois auparavant, sans que l'on s'en fût aperçu, sept morceaux de bois, dans le dessein apparemment de se causer la mort. Ces morceaux de bois, qui avaient été rompus irrégulièrement, avaient des pointes capables de percer et de déchirer les parties ; un de ces morceaux de bois avait quatre pouces et demi de longueur, et trois quarts de pouce de largeur ; cependant cet homme était en bonne santé avant son supplice ; on apprit seulement, par des informations exactes, qu'il s'était plaint quelque temps auparavant

---

(1) Dec. 2, annot. 10, obs. 106.

(1) Musæi, libr. vi. cap. ix.
(2) Cent. i, schol. in obs. 21.
(3) Cent. i, histor. 69.
(4) Obs. Medic., libr. xv, schol. ad O.
(5) Decad. 2, volum. iv, obs. 11, pag. 79.

d'avoir senti de fortes douleurs dans la
région épigastrique. On trouva dans son
estomac les sept morceaux de bois les
uns sur les autres, la plupart du côté
droit, et on ne remarqua point qu'ils
eussent fait la moindre impression sur
cette partie. — Les tours d'adresse ou les
prestiges des mains peuvent en imposer
aux observateurs les plus attentifs, et
nous devons craindre que les merveilles
que l'on nous raconte des *cultrivores* ou
de ceux qui s'exercent volontairement à
avaler des couteaux, des ciseaux, des
portions de lames d'épées, etc., ne soient
en effet que de pures illusions; c'est
pourquoi il est très-sage de prendre toutes
les mesures nécessaires pour ne pas y
être trompé. Fyzon (1) donne l'histoire
d'un baladin nommé Sichard, qui avala,
en présence de plusieurs seigneurs anglais, une lame d'épée longue d'une
aune, qu'il brisa auparavant en plusieurs
morceaux; quelque temps après il avala,
devant le roi d'Angleterre, deux couteaux et un rasoir; le roi, qui soupçonnait quelque fraude, ordonna qu'on lui
liât les mains derrière le dos, et il lui mit
lui-même un des couteaux dans la bouche; ces instruments furent rejetés trois
jours après par le fondement.

Ce même Sichard avala, outre un
grand nombre de corps étrangers, tels
que des cailloux, des pièces de monnaie
de cuivre et d'argent, des clefs, des bâ-
tons; il avala, dis-je, deux couteaux en
présence de plusieurs personnes : l'un
de ces couteaux était enfermé dans une
gaine, et avait neuf travers de doigt de
longueur; il les rendit au bout de neuf
jours par l'anus. Cet homme n'eut pour
tout accident, depuis qu'il eut avalé ces
deux couteaux, que quelques douleurs
lancinantes suivies de nausées, et d'un
vomissement de sérosités ichoreuses et
de couleur rougeâtre. — Le merveilleux
est l'écueil des savants et des ignorants;
les uns, déterminés à ne rien croire
aveuglément, nient tous les faits qu'ils
ne peuvent comprendre; les autres, qui
admirent tout, et qui ne connaissent
point l'impossible, croient tout sans discernement : conduits de part et d'autre
par des préjugés différents, ils donnent
dans des extrémités opposées; une crédulité aveugle embrasse les erreurs les
plus grossières, et une défiance outrée

rejette décisivement beaucoup de vérités
de fait constatées par un témoignage capable du moins d'ébranler les esprits
exempts de prévention. Que peut-on raisonnablement opposer aux preuves qui
certifient le fait que nous venons de rapporter, et qui établissent du moins la
possibilité de beaucoup d'autres, dont la
réalité est attestée par des auteurs qui
d'ailleurs méritent toute notre confiance ?

Ambroise Paré (1) dit qu'un bouffon
avala la pointe d'une épée tranchante,
de la longueur de trois doigts ou environ;
que douze jours après il la rejeta par le
siége, mais qu'elle produisit des accidents
assez grands, et qu'il la rendit difficilement et avec des douleurs très-violentes. — Monutus (2) rapporte un fait à
peu près semblable; il est vrai que la
longueur du morceau de lame d'épée,
qui était de neuf pouces, le rend encore
plus remarquable. — Forestus (3), qui
apparemment regardait la rouille de fer
comme un poison, paraît moins étonné
de ce qu'un homme qui avait avalé le
bout de la lame d'un couteau pointu,
l'ait rejeté par la voie des selles, que de
ce que ce fer, qui devait se rouiller, n'eût
pas causé par sa rouille de fâcheux accidents. — Après tous ces faits, on ne sera
presque point surpris que des ciseaux,
des fourchettes, etc., puissent parcourir
le canal intestinal, et sortir enfin par
l'anus; car ces corps aigus ne doivent
point paraître si dangereux que les instruments tranchants dont nous venons
de parler; il n'y a qu'une de leurs extrémités qui soit redoutable par ces pointes :
ainsi on peut appliquer à ce genre de
corps la même remarque que nous avons
faite à l'égard de plusieurs autres corps
qui sont pointus par un bout seulement,
et qui peuvent, lorsqu'ils présentent l'autre bout le premier, passer par les premières voies sans causer la mort, ni
même de grands accidents; mais il y a à
observer que le volume seul d'une paire
de ciseaux, et celui d'une fourchette,
paraissent suffire pour rendre ces corps
fort dangereux. — Cependant Langius
(4) rapporte qu'un épileptique avala,
dans un accès de sa maladie, des ciseaux
très-aigus de quatre pouces de long, et

---

F (1) Boneti. Medic. Septent., lib. III,
de œsoph. affect., sect. I, cap. XIX.

(1) Lib. XXV, cap. XVI.
(2) Libr. I, tom. III, anasc. morb.
(3) Libr. XV, Schol. ad. observ. 28.
(4) Zodiac. Medic. Gall, Julli. 1680,
observ. 8.

de plus de deux pouces de large, qu'on lui avait fourrés entre les dents, pour empêcher qu'il ne se mordît la langue, et que ces ciseaux furent rejetés le neuvième jour par en bas ; le malade ne ressentit pendant tout ce temps-là aucune incommodité ; il continua de boire et de manger comme à son ordinaire, et n'usa pour tous remèdes que d'un peu d'huile d'olives par intervalles. On trouve dans les Éphémérides d'Allemagne (1) plusieurs cas de cette espèce, et à peu près semblables. — Le Journal des Savants a donné en 1716 l'histoire d'une fourchette avalée qui resta quatorze ou quinze mois dans le corps : elle causa différents accidents, et sortit enfin par le fondement ; feu M. le Gendre, premier chirurgien du roi d'Espagne, et membre de l'Académie, qui avait communiqué ce fait, nous en a envoyé un détail fort circonstancié.

(XIX<sup>e</sup> *Observation, par feu M. le Gendre, sur une fourchette avalée, et sortie par l'anus quinze mois après.*) Un officier espagnol, dit-il, avala, le 27 mars 1714, une fourchette de table, dont il se servait pour se nettoyer, avec l'extrémité du manche, la racine de la langue ; cette fourchette, qui lui échappa dans ce moment, se glissa dans l'œsophage, et tomba par son propre poids dans l'estomac. Ce fut dans ce viscère que les premiers accidents qu'elle causa se firent sentir ; le malade souffrait une douleur sourde, accompagnée de pesanteur ; ces premiers symptômes durèrent pendant un mois : il se plaignit ensuite d'une envie de vomir, et d'une douleur plus sensible à l'estomac ; il paraît que ce fut dans le temps de ces derniers accidents que la fourchette se présenta à diverses reprises au passage du *duodenum*, car la pesanteur se fit sentir dans la suite plus profondément et d'une manière plus obscure. — La douleur continua quelque temps en différents endroits du ventre ; le malade avait quelquefois des envies de vomir, et dans d'autres temps des épreintes et des ténesmes suivis de quelques déjections ; il lui survint ensuite une douleur fixe et considérable dans la région iliaque gauche ; cette douleur dura deux mois, avec différents accidents qui dépendaient de la lésion de la partie du canal intestinal où

la fourchette se trouvait embarrassée, et que l'on pouvait juger être l'iléon. Entre ces accidents, il y en eut un qui inquiéta plus que les autres ; ce furent quelques filets de sang qui parurent dans les selles du malade, et qui donnèrent lieu de craindre à M. le Gendre, qui le voyait pour lors, que les dents de la fourchette ne se fussent engagées dans les membranes des intestins ; mais deux mois après, le corps étranger changea de situation, et ne causa, pendant beaucoup de temps, que des douleurs supportables : elles se firent ensuite sentir vivement dans la région iliaque droite ; ce qui fit soupçonner que le corps étranger était arrêté dans le *cœcum*. La fièvre devint considérable, le pouls était petit, les déjections étaient mêlées de sang et de diverses matières ; aucun remède ne put calmer un moment ces accidents ; le malade devint abattu, décharné, et fut réduit à l'extrémité ; enfin la fièvre et les autres accidents se dissipèrent, cependant le pouls resta serré et petit. — Le malade reprit alors de l'embonpoint, et il se trouva peu de temps après dans son état naturel, à quelques douleurs passagères près, qui répondaient du lombe droit au gauche. Il demeura trois mois dans cet état ; et souffrait si peu, qu'il crut que la fourchette était dissoute, comme on le lui avait fait accroire pour le consoler ; mais le vingt juin 1715, il ressentit de vives douleurs qui lui répondaient dans l'aine gauche ; elles étaient accompagnées de dévoiement, et de déjections de matières glaireuses, bilieuses et purulentes. Ces derniers accidents persistèrent jusqu'au vingt-cinq, qui fut le jour que le malade rendit, presque sans douleurs, le corps étranger par la voie des selles. — La fourchette, qui était d'argent, sortit noire et raboteuse dans toute son étendue, et comme chagrinée ; elle avait perdu beaucoup de son poids. — L'histoire de cette fourchette me rappelle une observation qui se trouve dans Plater (1), sur une cuiller qu'un homme ivre qui mangeait du lait avala ; on lui donna un coup qui enfonça la cuiller dans le gosier : elle tomba aussitôt dans l'estomac, et causa peu de temps après beaucoup de douleurs et de tranchées dans le ventre : cette cuiller sortit dès le lendemain par l'anus ; à la vérité, ce fut avec beaucoup de peine. — Toutes ces observations, et beaucoup

---

(1) Dec. 2, ann. 8, obs. 103 ; et dec. 2, ann. 4, obs. 23.

(1) Cent. III, libr. II, cap. VI.

d'autres que nous rapporterons sous des points de vue différents, doivent suffire pour nous faire apercevoir qu'en général il y a incomparablement moins de danger à enfoncer dans l'estomac les corps nuisibles qui s'arrêtent dans l'œsophage, et qui y causent des accidents mortels, que d'abandonner à la violence de ces accidents les personnes qu'ils mettent dans un extrême danger ; et qu'ainsi on ne doit pas hésiter à les tirer d'un état si pressant, en les exposant à un péril qui n'est pas plus redoutable, et dont ils peuvent échapper.

(*Moyens que l'on peut préférer pour enfoncer les corps étrangers dans le cas présent.*) Nous sommes entrés dans le détail des différents moyens que les praticiens, tant anciens que modernes, ont mis en usage dans le premier cas pour enfoncer les corps étrangers dans l'estomac : il nous reste à parler de ceux qui paraissent préférables dans les cas dont il s'agit présentement.

( XX<sup>e</sup> *Observation, par M. Petit, chirurgien à Nevers, sur un os repoussé dans l'estomac avec un petit maillet de plomb.*) M. Petit, chirurgien à Nevers, entreprit inutilement de retirer un os qu'un paysan avait avalé, et qui s'était fortement engagé dans l'œsophage; il prit le parti de l'enfoncer dans l'estomac; il se servit d'abord d'un porreau, mais sans succès, parce que l'os était arrêté au milieu de l'œsophage où le porreau ne pouvait atteindre : le malade souffrait beaucoup, et était fort effrayé : en effet, la couleur violette de son visage donnait lieu de craindre qu'il n'étouffât. M. Petit imagina un instrument qui lui réussit, il fit fondre un peu de plomb, et prit un gros fil de fer bien long, qu'il courba par un bout en forme d'anneau; il le mit dans le plomb fondu, et lorsqu'il vit que le plomb était refroidi, il donna au plomb et au fil de fer une figure convenable; il introduisit dans l'œsophage cette espèce de maillet, poussa fortement le corps étranger, et le fit tomber dans l'estomac. Le malade fut entièrement délivré de tous les accidents, mais il souffrit beaucoup dans le temps de l'opération.

Les avantages du maillet de plomb dont s'est servi dans cette occasion M. Petit, sont confirmés par diverses observations, et entr'autres par celle que rapporte Saviard (1), après Antoine

maître Jean, chirurgien d'un mérite très-connu. Un homme, mangeant sa soupe fort à la hâte, avala, sans s'en apercevoir, un os qui était caché entre des choux : cet os, garni d'aspérités s'arrêta au milieu de l'œsophage, de façon qu'il ne pouvait avancer ni reculer : le malade avait des envies de vomir si violentes, qu'il était en danger de suffoquer dans les efforts qu'il faisait inutilement pour rejeter ce corps étranger. Maître Jean essaya, avec un porreau et avec une bougie, de repousser cet os dans l'estomac; mais ces moyens n'avaient pas assez de force pour ébranler le corps étranger : pendant ces tentatives les accidents augmentèrent beaucoup, et le danger devint très-pressant. Maître Jean s'avisa d'employer le maillet de plomb ; cet instrument lui réussit d'abord pour déplacer l'os, et pour le pousser aussi loin que la longueur de la tige de fil de fer put lui permettre; mais, comme cette tige n'était point assez longue pour le faire descendre jusque dans l'estomac, il fut obligé de former un autre instrument semblable, mais plus long, avec lequel il acheva d'enfoncer cet os : tous les accidents cessèrent aussitôt que l'opération fut finie. — Nous devons joindre au maillet de plomb l'olive du même métal, arrêtée au bout d'un gros fil de fer. On a vu ci-devant, dans la cinquième observation de M. Mesnier, que ce chirurgien s'en est servi pour repousser dans l'estomac un os arrêté dans le canal de l'œsophage. — Nous pouvons aussi rapporter à ce même genre d'instruments celui d'Albucasis et de Verduc, et la sonde ou l'algalie, parce que ces instruments peuvent être employés de la même manière dans le même cas. — L'instrument attribué à Willisius, ou l'éponge attachée au bout d'une tige de baleine et toutes les autres manières de se servir de l'éponge pour pousser dans l'estomac les corps étrangers arrêtés dans l'œsophage, peuvent convenir aussi dans le cas présent. M. Heister (1) s'est servi en effet avec succès de l'éponge montée sur une tige de baleine, pour repousser un os de la largeur du pouce, qu'un paysan avait avalé : cet os s'était arrêté dans l'œsophage : on avait essayé depuis vingt-quatre heures différents moyens pour le retirer, sans avoir pu y réussir.

_____

(1) Observ. Chirurg., obs. 65.

(1) Instit. Chirurg., part. II, sect. III, cap. XCII.

(XXIe *Observation, par M. Quesnay, sur un os repoussé avec l'éponge montée sur une tige de baleine, et renfermée dans un boyau de mouton.*) M. Quesnay a employé en pareil cas , fort avantageusement, l'éponge et la tige de baleine enfermées dans un boyau de mouton. Une grande portion de l'os de la cuisse d'un poulet s'était arrêtée dans l'œsophage, si bas, qu'il n'était pas possible de la retirer ; ce fut à la campagne que cet accident arriva. M. Quesnay trouva chez le malade de l'éponge et un morceau de baleine plat , mal poli , fort flexible et assez long : il envoya chez le boucher du village chercher un boyau de mouton ; il en prit une portion plus d'une fois plus longue que la baleine ; il attacha un morceau d'éponge au bout de cette baleine, et enferma l'une et l'autre dans le boyau ; il releva la portion qui restait du boyau le long de celle qui enfermait la baleine. Ce boyau , qui était souple et fort onctueux, fournit à la baleine une enveloppe très-mollette et coulante, qui facilita beaucoup l'opération , et la rendit fort supportable au malade : l'os se présenta sept ou huit jours après au fondement, où il causait de grandes douleurs ; on envoya chercher M. Quesnay qui le tira.

(XXIIe *Observation, par M. Tostain, sur un os repoussé dans l'estomac par de petits morceaux d'éponge secs.*) M. Tostain, chirurgien de Saint-Lo, a communiqué à l'Académie un moyen singulier auquel il a eu recours dans une occasion semblable. Un homme qui mangeait de la soupe avala un os triangulaire , dont les angles étaient armés de pointes très-aiguës ; cet os s'arrêta dans l'œsophage, près de l'orifice supérieur de l'estomac ; le malade ressentait des douleurs très-vives, et il tombait dans des convulsions violentes et presque continuelles. M. Tostain, de concert avec M. Diguet, aussi chirurgien de Saint-Lo, employa pour déplacer cet os le blanc de porreau, qui ne lui réussit point. Il essaya de procurer le vomissement en faisant avaler au malade une grande quantité d'eau tiède ; il espérait que les secousses du vomissement feraient changer la situation du corps étranger, mais ces tentatives furent encore inutiles. M. Tostain et son confrère étaient fort embarrassés sur le parti qu'il y avait à prendre dans cette occasion ; enfin ils convinrent de faire avaler au malade de petits morceaux d'éponge bien séchée

sur la pelle du feu ; et par-dessus cette éponge , ils lui firent boire beaucoup d'eau , qui fut arrêtée par l'os et les morceaux d'éponge qui lui fermaient le passage. M. Tostain dit que dans l'instant il y eut une grande diminution dans les douleurs et les convulsions. Il juge que ce soulagement du malade était arrivé par le gonflement de l'éponge, qui dilata les parois de l'œsophage, et dégagea les pointes de l'os qui piquaient les fibres nerveuses de ce canal ; cet os et les morceaux d'éponge furent presque dans le même moment entraînés dans l'estomac par le poids de l'eau : cet homme eut ensuite pendant quelque temps des douleurs sourdes dans l'estomac ; à ces faibles douleurs succédèrent de violentes coliques qui durèrent pendant un mois et demi. Nous parlerons de la sortie de l'os, lorsque nous examinerons les moyens que l'art peut fournir pour procurer ou faciliter l'expulsion de ces corps. Une réflexion naturellement au sujet de cette observation. L'éponge tombée dans l'estomac n'étant point de nature à être digérée, pouvait , si elle n'avait pas été hachée fort menu, se gonfler de plus en plus , acquérir beaucoup de volume, et causer de fâcheux accidents ; car dans cet état ne pouvait-elle pas boucher, du moins en partie, le pylore, ou s'arrêter à la valvule du *cæcum*, et empêcher le passage, soit du chyle , soit des excréments , et s'opposer aussi à la sortie du corps étranger ? Ne serait-il pas à propos, pour éviter plus sûrement ce danger , de se servir d'un seul morceau d'éponge assez gros, et de l'attacher avec un gros fil ciré, ou avec un petit ruban, pour pouvoir le retirer après que le corps étranger serait descendu dans l'estomac ? — Les entreprises que l'on a faites pour pousser dans l'estomac les corps arrêtés dans l'œsophage, ont quelquefois réussi beaucoup plus avantageusement qu'on n'aurait osé l'espérer ; car , au lieu de les enfoncer, on les a retirés. On ne doutera pas que le hasard n'ait eu beaucoup de part à ce succès ; mais on ne pourra refuser de l'attribuer aussi aux moyens dont on s'est servi, et de convenir que ces moyens sont quelquefois préférables à d'autres.

(XXIIIe *Observation, par M. Foubert, sur un os retiré avec la bougie.*) Une dame avala une portion de l'os de la cuisse d'un poulet ; cet os était à peu près de la figure et de la longueur d'une plume taillée en curedent; il s'arrêta à un pouce et demi environ au-delà du pharynx; il causa dans l'instant de très-vives douleurs. Cette dame, pour avoir du secours au plus tôt, alla chez plusieurs chirurgiens qu'elle ne trouva point; enfin elle arriva chez M. Foubert, qui, heureusement pour elle, était chez lui, car elle était prête à suffoquer. — M. Foubert fit chauffer promptement une bougie, qu'on appelle bougie *de Saint-Côme*, pour la ramollir : il la trempa dans l'huile, il l'introduisit dans l'œsophage, à dessein de repousser cet os dans l'estomac; mais la pièce d'os, qui était très-aiguë, s'engagea par une de ses extrémités dans la cire, et fut tirée avec la bougie.

(XXIVᵉ *Observation, par M. le Dran, sur un os retiré avec le porreau.*) M. le Dran a réussi en pareil cas avec le porreau, pour retirer un os très-aigu qui était resté engagé dans l'œsophage d'un particulier. On avait .... inutilement divers moyens pour déplacer ce corps étranger. M. le Dran ayant toujours intention de retirer cet os, s'il était possible, ou de l'enfoncer s'il y était forcé, prit dans cette double intention un porreau assez menu, qu'il introduisit dans l'œsophage : lorsqu'il l'eut enfoncé au-delà du corps étranger, il le retira à lui en le tordant dans un même sens: il sentit qu'il avait déjà un peu ramené l'os du côté du pharynx : il répéta une seconde fois la même tentative; et, après avoir contourné le porreau dans un sens opposé, il le retira promptement du gosier, et l'os suivit le porreau. M. le Dran délivra par ce procédé le malade, non-seulement du danger présent où il était, mais encore des accidents que l'os, qui était très-aigu, aurait pu causer par la suite dans les premières voies, s'il eût été repoussé dans l'estomac.

(*Remarque sur l'usage de la bougie et du porreau.*) Il est cependant à propos de faire observer aux jeunes chirurgiens, que dans ces cas-là même, c'est-à-dire lorsqu'il s'agit de petits corps capables de résistance, et qu'on n'a pas assez de temps pour essayer de les retirer avec les instruments dont nous avons parlé, il vaut toujours beaucoup mieux, dans ces cas extrêmes, se servir de la bougie suffisamment ramollie, que du porreau, parce que ce dernier peut se casser lorsqu'on le tord pour engager le corps. La bougie n'est pas susceptible de cet inconvénient; et la cire, qui est

ramollie et tenace, peut engager et entraîner plus sûrement le corps étranger. — On peut ajouter encore à tous les moyens que nous venons de proposer pour retirer ou pour repousser les corps étrangers arrêtés dans l'œsophage, l'instrument appelé par les Anglais *provendor*, balai, houssoir ou vergettes de l'estomac; cet instrument est de deux sortes : le premier est une petite tige de baleine, à l'extrémité de laquelle sont attachés de petits morceaux de linge ébarbé. Les médecins anglais se servaient de cet instrument qu'ils introduisaient jusque dans l'estomac, en lui faisant faire divers mouvements de côté et d'autre pour nettoyer ce viscère, et provoquer le vomissement. — Le second instrument est composé d'un petit faisceau de soies de cochon, les plus molles et les plus souples, attachées à une tige de fil de fer ou de laiton flexible, que l'on peut couvrir d'un petit ruban de soie ou de fil. M. Heister (1), qui en donne la description, .... dit que cet instrument peut servir, non-seulement pour débarrasser l'œsophage des corps étrangers qui y sont arrêtés, mais même, au rapport de plusieurs célèbres médecins, pour balayer l'estomac, et pour le nettoyer en provoquant le vomissement. Voici, selon M. Heister, la manière de s'en servir. — On fait, dit ce savant auteur, avaler au malade que l'on veut purger un verre d'eau chaude, ou même plutôt un peu d'esprit de vin, pour fondre et résoudre plus facilement les mucosités glaireuses qui séjournent dans l'estomac; on trempe le petit balai dans quelque liqueur convenable; on l'introduit dans l'œsophage par le moyen de la tige de fil de fer ou de laiton, et on le conduit doucement et avec précaution jusque dans l'estomac; on lui fait faire des mouvements en divers sens de haut en bas, et de bas en haut, comme on fait au piston d'une seringue; puis on retire tout-à-fait l'instrument; le malade rejette la liqueur qu'il a bue, et les humeurs que le balai a détachées des parois de l'estomac. — Les médecins qui se servent de cet instrument, recommandent de réitérer cette opération de temps en temps; ils prétendent que ce remède qu'ils regardent comme excellent, et supérieur à tous les purgatifs, est capable seul de conduire

_____

(1) Instit. Chirurg., part. II, sect. III, cap. C.

les hommes à une extrême vieillesse, si on le répète d'abord toutes les semaines, puis tous les quinze jours, et enfin régulièrement tous les mois; mais, dit M. Heister, quel que soit ce remède, je crois qu'on trouverait peu d'exemples de cures heureuses opérées par son moyen; en effet, qui est-ce qui n'aurait pas horreur de se servir de cet instrument, par la crainte des douleurs, de la lésion des parties, et peut-être même de la suffocation?

M. Houstet, membre de l'Académie, nous a assuré qu'il a vu en Allemagne un homme qui s'en servait pour gagner de quoi vivre; il s'introduisait cet instrument, pour de l'argent, dans l'œsophage, et de là dans l'estomac; il le tournait en diverses manières dans son estomac, comme font les cabaretiers lorsqu'ils rincent leurs bouteilles avec leur goupillon; cet homme le retirait ensuite, et rejetait par le vomissement la liqueur qu'il buvait auparavant. — Il est fort possible que cet instrument, qui a été inventé pour balayer l'estomac, et pour le nettoyer en procurant le vomissement, puisse dans l'occasion, comme le remarque M. Heister, servir, soit en l'introduisant dans l'œsophage pour repousser quelques corps étrangers arrêtés dans ce canal, soit même en le retirant pour les ramener au dehors : d'ailleurs la sortie de ces corps peut être procurée aussi par le vomissement qu'il excite.—Cet instrument peut de plus avoir dans le cas présent un usage particulier; c'est lorsqu'un corps enfoncé dans l'estomac y est retenu parce qu'il se présente mal à l'orifice du pylore, et qu'il s'y arrête, comme nous l'avons vu dans plusieurs observations que nous avons rapportées : le balai peut alors servir à déplacer ce corps, afin qu'il prenne, s'il est possible, une détermination plus favorable pour enfiler la voie des intestins, ou pour sortir par le vomissement. — Il faut remarquer que ce genre d'instruments n'est pas d'une invention fort nouvelle; on en trouve la description dans plusieurs auteurs, en particulier dans Bartholin (1), et dans le petit livre appelé *Sorberiana*. Wedelius et Teichmeyerus ont aussi fait quelques remarques sur son usage; et on peut voir la figure des deux espèces de vergettes de l'estomac dans Rons-

seus (1), et dans les Instituts de chirurgie de M. Heister (2). — On comprendra aisément que, lorsqu'il s'agit d'enfoncer un corps qui peut opposer beaucoup de résistance, il faut que la tige de l'instrument ne soit ni trop fragile ni trop pliante; ainsi une bougie fort amollie, une baleine fort faible, un porreau, une tige de plomb, un fil de fer qui paraît brûlé, ou qui est rongé par la rouille, ou une tige de bois fragile, ne conviennent point en pareil cas; cependant on est souvent obligé de se servir de ce qui se trouve sous la main. Plater (3) propose alors une grosse tige de bois de bouleau, avec quoi on fait les balais, parce qu'on en trouve partout, et que ce bois se plie aisément sans se casser, s'il est frais : on peut, dit-il, s'il est sec, le faire tremper dans de la lessive chaude pour le ramollir, et on l'oindra d'huile; mais les balais de bouleau, tels qu'on les fait aujourd'hui dans ces pays-ci, sont formés de branches trop menues et trop faibles pour réussir, par leur moyen, à enfoncer un corps étranger engagé dans l'œsophage; ainsi ce secours domestique nous manque. Mais on peut, si c'est à la campagne, avoir recours à quelque buisson ou à quelques arbrisseaux voisins, dont le bois soit pliant et difficile à rompre, pour y cueillir une tige qui ait la grosseur et la longueur convenables. Si c'est à la ville, la baleine n'y manque pas; et si on ne trouvait pas d'éponge, on pourrait faire au bout de cette baleine un bouton avec du linge un peu usé, bien attaché à cette baleine. — L'état pressant où se trouvent les personnes dont l'œsophage est embarrassé par un corps étranger, oblige souvent à réitérer beaucoup de fois des tentatives qui, par leur irritation, augmentent fort le danger. M. Pascal nous a fait part d'une observation qui montre la nécessité qu'il y a quelquefois d'interrompre ces tentatives, et de s'attacher à remédier au plus tôt aux accidents qu'elles ont occasionnés.

(XXVII° *Observation, par M. Pascal, sur le danger occasionné par les tentatives trop répétées pour repousser un os arrêté dans l'œsophage.*) Un particulier avala une pièce d'os un peu grosse d'une côtelette de mouton; il sur-

---

(1) Epistolar., cent. II, pag. 53; et cent. v, histor. 26.

(1) Epistolar. Medic. 47.
(2) Tabul. 21, fig. 11.
(3) Prax. Med., cap. VI.

vint dans l'instant au malade des accidents très-graves : plusieurs chirurgiens
essayèrent de retirer cette pièce d'os, ou
de la repousser dans l'estomac par le
moyen du porreau et de quelques autres
instruments; mais tous leurs efforts furent inutiles, ils ne purent parvenir à la
déplacer. M. Pascal fut mandé alors; il
trouva le malade dans un état extrême;
il ne respirait qu'avec beaucoup de difficulté, et il était près de suffoquer. Ce
chirurgien, qui présuma avec raison que
ces accidents avaient été occasionnés par
les tentatives trop répétées, qui avaient
attiré une inflammation à l'œsophage,
eut promptement recours à la saignée,
qu'il réitéra plusieurs fois de suite ; les
accidents se calmèrent, le malade sentait
seulement une douleur fixe et constante
à la partie moyenne de l'œsophage, où
le corps étranger était arrêté. M. Pascal
crut qu'il pouvait alors employer avec
sûreté quelque moyen pour enfoncer
l'os ; il prit une tige de baleine assez
longue, il la garnit tout du long d'une
bandelette de linge bien fin et bien doux,
il l'introduisit dans l'œsophage, et repoussa assez aisément l'os dans l'estomac;
le malade fut guéri, à la réserve de
quelques petites douleurs et picotemen's
qu'il ressentit pendant quelque temps
au lieu que l'os occupait ; il ne s'est
point aperçu de la sortie de l'os. — Il
est fort ordinaire que ceux qui ont eu
pendant quelque temps un corps étranger arrêté dans l'œsophage, se plaignent
de sentir par la suite une douleur à la
partie où ce corps était engagé; cette
douleur, qui continue quelquefois assez
long-temps, fait croire à la plupart que
le corps étranger n'est pas sorti de l'œ-
sophage, quoiqu'elle ne soit qu'une suite
de l'irritation que ce corps a causée par
son séjour dans ce canal : cette remarque
doit rendre les jeunes chirurgiens attentifs à ne pas trop répéter inutilement des
tentatives, pour enlever une casse qui
ne subsiste plus. — Fabrice de Hilden
(1) nous fournit un exemple funeste des
désordres qu'on peut causer en s'opiniâ-
trant imprudemment à vouloir, en pareil
cas, débarrasser l'œsophage des corps
étrangers qu'on y croit engagés. Un jeune
homme avala un petit os; il essaya en
vain de le rejeter, en s'excitant à vomir;
il ne se détermina à aller chercher du
secours que le soir du jour suivant. Il

s'adressa à Fabrice de Hilden; ce chirurgien se servit du cathéter qu'il introduisit dans l'œsophage, pour découvrir
le lieu où l'os était arrêté; il ne put le
sentir; il dit qu'il s'aperçut seulement
d'un certain détroit dans l'œsophage à
côté du larynx où le malade sentait une
douleur sourde; il mit ensuite en usage
l'instrument garni d'éponge, mais il ne
réussit pas mieux qu'avec le cathéter;
il sentit avec cette canule le même resserrement de l'œsophage, lequel, comme
le pense judicieusement l'auteur, prove-
nait de l'irritation et de l'inflammation
causées par l'os. Fabrice né voulut plus
tenter aucun moyen, de crainte d'irriter
de plus en plus la partie, et d'attirer de
plus grands accidents ; il prescrivit au
malade les remèdes indiqués dans les
inflammations; mais ce jeune homme im-
patient s'adressa à un chirurgien de village, peu versé dans son art, qui, par
l'introduction réitérée de divers instruments dans l'œsophage, irrita tellement
la partie, que les accidents devinrent
beaucoup plus violents; la déglutition
fut entièrement empêchée, il survint un
gonflement et une tension considérable à
la gorge; la respiration était très-gênée.
Fabrice, qui fut appelé de nouveau, employa inutilement tous les remèdes les
mieux indiqués dans un cas semblable;
les accidents augmentèrent de plus en
plus, et le malade mourut le neuvième
jour. — A l'ouverture de son cadavre,
on trouva l'œsophage et toutes les parties
de la gorge sphacélées, surtout à l'endroit
où l'os était arrêté d'abord; l'inflammation avait gagné même jusqu'aux poumons, que l'on trouva tout livides ; mais
on ne put découvrir l'os', ni dans l'œsophage, ni dans l'estomac : il y a lieu de
présumer, comme le pense Fabrice de
Hilden, que cet os était sorti par les
efforts que le malade fit pour le rejeter,
ou bien qu'il avait été enfoncé par les
instruments dont on s'était servi.

Il est parlé dans les Ephémérides d'Allemagne (1) d'un cas à peu près semblable, et qui eut des suites aussi funestes.
Un homme avala un os de figure très-
irrégulière, qui s'engagea fortement
dans la paroi de l'œsophage: un barbier
employa, pour déplacer cet os, un bâton
de sarment sec, et de la grosseur du
doigt, qu'il introduisit avec force dans

---

(1) Cent. v, obs. 55.

(1) Bec. 3, ann. 1, append. ad. obs.
155, p. 129.

l'œsophage ; il le retira et le repoussa à diverses reprises avec beaucoup de violence, et il parvint enfin à enfoncer l'os dans l'estomac ; mais le malade, délivré du danger présent, ne fut pas à l'abri des accidents qui survinrent en conséquence des rudes tentatives que le barbier avait faites pour repousser ce corps étranger ; l'inflexibilité, le volume, et peut-être même les aspérités de l'instrument dont il s'était servi, jointes aux efforts violents et réitérés qu'il avait été obligé de faire pour déplacer l'os, occasionnèrent une inflammation qui fut suivie de gangrène à l'œsophage : on essaya en vain de parer les accidents par les saignées, les boissons humectantes et adoucissantes, et autres remèdes antiphlogistiques ; le gonflement inflammatoire devint si considérable, que le malade fut suffoqué. — On voit par ces exemples, que quand on a poussé les tentatives aussi loin que la prudence peut le permettre, et que l'on n'a pu réussir, il vaut mieux, comme Fabrice d'Aquapendente (1) le conseille après Paul et Léonides, abandonner tout à la nature et au temps, que d'exposer le malade à des accidents aussi funestes que ceux que nous avons décrits, en s'obstinant par de nouvelles entreprises à déplacer le corps étranger.

( *Remèdes auxquels on peut avoir recours lorsqu'on n'a pu réussir à dégager l'œsophage avec les instruments.* ) L'art peut quelquefois, dans ces circonstances, aider à la nature par des remèdes intérieurs et extérieurs. Plusieurs praticiens prescrivent aux malades des boissons un peu mucilagineuses et émollientes, et d'autres remèdes onctueux et relâchants, propres à détacher et à faire glisser le corps étranger : c'est la pratique de Guy de Chauliac (2) ; il ordonne les bouillons visqueux et mucilagineux, les gargarismes de vin cuit ou de décoction de figues sèches, les onctions sur la gorge avec les huiles de violette, d'amandes douces, ou le beurre chaud ; il a même souvent réussi à déplacer les corps arrêtés, en provoquant tous les jours le vomissement avec une drachme de graine de nasitort ou cresson, broyée dans de l'eau tiède. — Ces re-

mèdes me paraissent mieux indiqués que les gargarismes d'huile avec l'eau salée et le vinaigre de thym, que Bayrus (1) conseille dans ces occasions, et que les gargarismes d'hydromel qu'Aétius (2) recommande en pareil cas : ce dernier prescrit aussi de nourrir le malade avec des bouillons clairs, de l'orge mondé, et de lui faire avaler de temps en temps de la mie de pain trempée dans l'hydromel chaud. Ses topiques sont un peu mieux choisis ; il ordonne d'appliquer sur le cou de la laine abreuvée d'huile chaude, ou le cataplasme relâchant et suppuratif fait avec la farine de lin cuite dans l'hydromel : par ces remèdes, continue l'auteur, la partie suppure intérieurement, et le corps ébranlé tombe avec ce qu'on avale. — L'usage de ce genre de cataplasme est fort ancien : Paul Eginète (3) le recommande d'après Léonides, et conseille d'appliquer autour de la gorge des cataplasmes maturatifs, tels que celui de farine d'orge cuite avec de l'eau et de l'huile, afin, dit cet auteur, qu'il fasse venir en suppuration la partie où le corps étranger est arrêté, et que ce corps tombe ensuite de lui-même dans l'estomac. — Cette pratique a été suivie depuis par les grands maîtres. Fabrice d'Aquapendente (4) employait de même les cataplasmes émollients, les onctions d'huile d'amandes douces sur la gorge, et les gargarismes de vin cuit ; et on attend, poursuit cet auteur, que le petit os, en quelque façon rongé et suppuré, soit jeté au dehors. Fabrice de Hilden (5) faisait frotter le cou avec les huiles de lis, d'aneth ou d'amandes douces ; il appliquait aussi sur cette partie les cataplasmes émolients et maturatifs, et faisait user au malade d'un looch miellé et mucilagineux ; il avait souvent recours aussi aux injections d'huile ou de décoction émolliente dans l'œsophage.

Riedlinus (6) rapporte qu'il mit en usage avec succès les injections dans l'œsophage, pour faire descendre un corps

(1) Operat. Chirurg., part. II, cap. XXXIX.

(2) Chirurg. Franc. Dalechamps, cap. XXXII.

(1) Enchyrid. seu *Veni mecum*, libr. VIII, cap. V.

(2) Chirurg. Franc. Dalechamps, chap. XXXII.

(3) Idem.

(4) Operat. Chirurg., part. II, cap. XXXIX.

(5) Cent. I, obs. 32 ; et cent. V, obs. 35.

(6) Lin. Medic., ann. 2, octobr. articul. 3.

étranger dans l'estomac. Une femme avala un très-gros morceau de viande cartilagineuse, qui s'arrêta à la partie moyenne de l'œsophage, où il bouchait entièrement le passage aux aliments solides et liquides ; ces derniers ressortaient par le nez aussitôt qu'ils étaient avalés. Un chirurgien essaya d'enfoncer ce morceau de viande dans l'estomac, avec une éponge attachée à un fil de fer qu'il introduisit assez profondément dans l'œsophage, mais il ne put réussir à le repousser jusque dans l'estomac. Riedlinus, qui fut appelé, conseilla d'injecter avec force dans l'œsophage, par le moyen d'un siphon, une décoction émolliente ; ces injections, répétées deux ou trois fois, achevèrent de faire tomber le morceau de viande dans l'estomac. — Les gargarismes et les loochs me paraissent fort inutiles ici ; mais les anciens étendaient l'usage de ces remèdes bien au-delà des parties qu'ils peuvent toucher, c'est pourquoi il n'est pas étonnant qu'ils les prescrivent dans le cas présent. Nous ne pensons pas des autres remèdes relâchants qu'ils ordonnent, tant intérieurement qu'extérieurement, comme des loochs ; car on voit manifestement que ces remèdes peuvent être d'un grand secours, soit pour calmer les accidents et débarrasser l'œsophage par le relâchement qu'ils causent dans les parties enflammées, soit pour dégager le corps étranger par la suppuration qu'ils peuvent procurer, et même par la pourriture du corps étranger (s'il est corruptible) qui est fort accélérée par cette suppuration.

Les indications que présentent les corps qu'il faut enfoncer dans l'estomac ou retirer de l'œsophage sont si claires, et la façon d'agir des secours que l'on peut employer pour y satisfaire est si facile à comprendre, que nous n'aurions pas cru que la crédulité eût pu produire, pour le déplacement de ces corps, des moyens mystérieux ; néanmoins Gahrliep en propose un dans les Ephémérides d'Allemagne (1) qui, avec raison, lui paraît à lui-même bien singulier et bien incompréhensible ; cependant il ne le trouve pas moins digne de toute sa confiance. Pour moi, je ne sais s'il me sera seulement permis de rapporter ici le fait historiquement ; mais l'assurance avec laquelle l'auteur parle du succès de ce remède, déterminera peut-être encore quel-

_____

(1) Dec. 2, ann. 10, obs. 79.

qu'un à en faire l'essai. — Un homme mangeait d'un poisson nommé brème ; une moyenne arête de ce poisson s'arrêta dans le pharynx et lui causa de vives douleurs accompagnées des angoisses ordinaires en pareil cas. Tous ceux qui étaient à table avec lui firent les uns après les autres diverses tentatives pour la retirer ; mais ils ne purent y réussir. Un d'entre eux dit qu'il savait un moyen qui leur paraîtrait peut-être ridicule, mais qui cependant était très-sûr, fort aisé, et qu'il l'avait éprouvé plusieurs fois avec succès ; ce moyen était de prendre une des grosses arêtes des côtes du même poisson qui avait fourni l'arête qui causait le mal, et de la placer debout, la pointe fichée précisément entre les cheveux du front, de manière qu'elle touchât la peau même. Tous les convives se mirent à rire de cet expédient prétendu certain ; le malade lui-même, qui avait besoin d'un prompt secours, le regarda comme un conte de vieille. Celui qui avait proposé le remède fait des instances, et demande qu'on lui laisse prouver par l'expérience la réalité ou la fausseté de ce qu'il avançait ; le malade le lui accorde plutôt par complaisance que par l'espoir d'un prompt secours ; mais qu'arrive-t-il ? Presque dans le moment que l'arête fut posée entre les cheveux, le malade se mit à éclater de rire ; on lui demande ce qui lui cause cette joie ; il répond que l'arête se remue et se déplace de son gosier, et quelques instants après il assure qu'il ne sent plus le moindre mal, qu'il ne sait et qu'il ne peut concevoir même ce qu'est devenue l'arête. Tous les assistants marquèrent aussi leur joie par des ris, mais encore plus leur étonnement par la stupéfaction dans laquelle les jeta un succès si prompt, et si impossible en apparence. — Peut-être, continue Gahrliep en finissant son observation, que ceux qui liront ce fait en riront de même ; pour moi je le sais d'un témoin oculaire, qui est un homme très-digne de foi ; et de plus je l'ai éprouvé depuis peu, avec le même succès, sur mon propre fils à qui ce même accident était arrivé. L'auteur avoue de bonne foi que dans ce fait il ne conçoit point le rapport de la cause avec l'effet ; il tâche cependant de l'expliquer par la sympathie qui peut avoir lieu entre l'arête engagée dans le gosier et celle dont on se sert pour exécuter le secret. — Il me resterait peut-être encore, pour terminer tout ce qui a quelque rapport aux différents moyens qui peuvent être employés pour retirer ou pour enfoncer les corps étrangers arrêtés dans l'œsophage, à dire un mot de l'application des ventouses à la circonférence du cou, que quelques anciens praticiens (1) recommandent pour élargir, disent-ils, et pour dilater les conduits, et pour ôter les empêchements de la déglutition, c'est-à-dire, sans doute, pour faciliter le déplacement des corps étrangers; mais il est si facile aujourd'hui d'apercevoir l'inutilité de ce moyen, que je ne dois pas en parler.

(*Différents moyens qu'on peut employer pour faciliter la sortie des corps étrangers avalés ou enfoncés dans l'estomac.*) Lorsque les corps étrangers qui étaient retenus dans l'œsophage, sont une fois parvenus dans l'estomac, soit naturellement, soit par quelqu'un des moyens que nous avons proposés, les malades se trouvent délivrés du danger pressant où ils étaient; mais on a à craindre que ces corps ne blessent l'estomac ou les intestins, et ne causent beaucoup de désordres, et même la mort : c'est pour prévenir ces fâcheux effets, que les praticiens ont prescrit différents remèdes appropriés à l'espèce ou à la matière des corps étrangers qui étaient passés dans l'estomac. — Nous lisons que Fabrice de Hilden (2) fut appelé pour voir une dame qui avait avalé plusieurs épingles; ces corps aigus lui causaient des douleurs piquantes à la partie inférieure de l'œsophage, au fond de l'estomac et en quelques endroits du ventre : ce chirurgien ordonna à la malade de se purger par intervalles avec quelque remède lénitif, pour essayer par ce moyen de déplacer les épingles et de les entraîner; il lui fit user en même temps d'un électuaire fait avec le sucre et l'huile d'amandes douces, dont elle prenait deux ou trois fois le jour, surtout avant ses repas, afin d'adoucir les douleurs par le secours de l'huile, et avec le sucre qui est un excellent balsamique, de déterger et consolider les petites ulcérations que les épingles avaient pu produire; cette dame se servit pendant quelques mois de ces remèdes avec beaucoup de succès. — Le même praticien (3) employa, pour remé-

dier aux accidents que causait une épingle qu'une fille avait avalée, les bouillons fort gras et les coulis d'orge, auxquels il faisait ajouter du beurre frais et de l'huile d'amandes douces; la malade prenait pour toute boisson du lait d'amandes, et elle fut purgée doucement : cette fille se trouva fort bien de ces remèdes, elle rendit l'épingle le quatrième jour. — Ettmuller (1), pour soulager ceux qui ont le malheur d'avaler des aiguilles, des épingles, des arêtes, du verre ou d'autres corps aigus qui sont arrêtés dans l'estomac, propose, dans la vue d'entraîner ces corps par le canal intestinal, l'usage des bouillies, et de crèmes épaisses de riz, d'orge, de millet, ou des panades. L'auteur fait observer qu'il est à propos que les malades s'abstiennent de boire après ces aliments, afin que les corps étrangers se trouvent enveloppés et comme empâtés par ces substances visqueuses et épaisses, et qu'ils soient plus facilement chassés par la voie des selles. — Segerus (2) se servit avec succès, pour un homme qui avait avalé deux grosses aiguilles, de la crème d'orge, des pruneaux laxatifs, et de toutes sortes d'aliments gras et mucilagineux, qu'il fit suivre de quelques purgatifs doux; ces remèdes, si on en juge par le succès, furent très-avantageux, car ces deux aiguilles sortirent par la voie des selles au bout de six jours. — Nous avons vu ailleurs que Méeck'ren (3) fut appelé pour secourir un enfant qui venait d'avaler une lame de métal d'une figure très-irrégulière, et armée de plusieurs pointes; ce chirurgien employa inutilement toutes sortes de moyens pour déplacer ce corps étranger; enfin cette lame glissa dans l'estomac, par les efforts réitérés que fit l'enfant pour avaler ce qu'on lui présentait. Méeck'ren lui prescrivit pour boisson ordinaire une décoction d'orge, à laquelle on ajoutait un peu de sirop de violette et de guimauve. Depuis que cette lame fut tombée dans l'estomac, l'enfant n'eut aucune incommodité, quoiqu'on ne se soit point aperçu qu'il l'ait rejetée : l'auteur croit naïvement que cette lame a été dissoute dans l'estomac par le secours de ces seuls remèdes qui, selon lui,

(1) Guy de Chauliac, Aurelianus, Arétée, Arculanus, Mesué, Platerus, Severinus, Medic. effic., cap. IX, n. 1876, 77 et 78.

(2) Cent. VI, obs. 36.

(3) Cent. I, obs. 34.

(1) Colleg. practic., libr. I.

(2) Boneti Medic. Sept., lib. III, de œsophag. affectib., sect. I, cap. VIII.

(3) Observ. Med. Chirurg. posthum., cap. XIII.

sont légèrement acides. — Nous ne parlerons point ici de l'aimant que Serapion (1) et Montuus (2) recommandent de faire prendre intérieurement à ceux qui ont avalé des aiguilles et d'autres morceaux de fer ou d'acier; car il ne paraît pas que l'usage intérieur de cette pierre puisse être d'aucune utilité; quoique ce dernier croie avoir guéri par le moyen de l'aimant un homme qui avait, dit-il, avalé imprudemment une clef de fer assez grosse. — Les pièces de cuivre avalées peuvent, comme nous l'avons déja remarqué, causer avec le temps des accidents fâcheux, par la rouille ou vert-de-gris que ce métal contracte. Wedelius (3) rapporte qu'une femme avala par mégarde une pièce de monnaie de cuivre assez grande; cette femme eut des douleurs et des pesanteurs d'estomac qu'elle ressentait lorsque ce viscère était vide d'aliments, surtout le matin; de plus, elle avait continuellement dans la bouche un goût incommode de cuivre. Wedelius lui ordonna d'user d'aliments gras et lubréfians; il lui faisait prendre deux fois par jour, depuis six jusqu'à neuf gouttes d'esprit de sel rectifié : ce remède, dit l'auteur, fit diminuer insensiblement le goût cuivreux de la bouche, aussi bien que les douleurs gravatives que la malade ressentait. L'auteur termine son observation en disant que les esprits acides ne sont pas en état de nuire à l'estomac autant qu'on se l'imagine, et que dans le cas dont il s'agit, ces remèdes ayant, dit-il, la vertu de dissoudre la partie vitriolique de l'argent et du cuivre, ils diminuent par conséquent le volume et le poids de ces métaux, et facilitent à ces substances le passage par le pylore et le canal intestinal. — Le même auteur que je viens de citer nous fournit encore un exemple (4) des précautions que l'on prit pour prévenir les accidents que pouvait causer un morceau de plomb qu'un enfant avait avalé : nous avons vu dans cette observation, qui a été rapportée ailleurs, que le cachet de plomb, qui était fort large et épais, ne causa à l'enfant d'autres accidents que des douleurs assez vives le long de l'œsophage. Quoique ces accidents disparurent aussitôt que ce

corps fut descendu dans l'estomac, les parents ne laissèrent pas que d'être fort effrayés, et craignirent quelque fâcheux événement. Ils eurent recours à Balthazar Glassius qui ordonna de faire prendre à l'enfant du vinaigre distillé : ce menstrue acide procura la dissolution de ce lingot de plomb, et le changea apparemment, comme le conjecture l'auteur, en sel de Saturne; car on ne s'aperçut point de la sortie de ce corps étranger par l'anus. — Il y a cependant une réflexion à faire sur ces deux dernières observations : il paraît assez possible que les esprits acides minéraux et végétaux dissolvent les particules métalliques de l'argent, du cuivre et du plomb, retenues dans les premières voies; mais ne doit-on pas craindre les mauvais effets que peuvent produire sur ces parties les matières qui résultent de la dissolution du cuivre et du plomb? Car on sait que le vert-de-gris, pris intérieurement, produit des douleurs et des coliques violentes, accompagnées de ténesme, des érosions et des ulcérations à l'estomac et aux intestins, des nausées et des vomissements énormes, suivis quelquefois de mouvements spasmodiques, de difficulté de respirer, et souvent même de suffocation. — Le sel de Saturne peut aussi, lorsqu'il est pris à une dose un peu forte, occasionner de funestes accidents, comme de cruelles coliques et des pesanteurs d'estomac, suppression des urines et constipation du ventre, tremblement des membres, et même des gangrènes intérieures; il y en a des exemples très-remarquables. Je crois qu'on devrait du moins penser à évacuer, avec des minoratifs ou lénitifs onctueux et huileux, ces poisons, à mesure que la dissolution les produirait et faire prendre du lait et d'autres aliments adoucissants et lubréfians, pour défendre les parties de leur impression. C'est dans cette vue, sans doute, que Wedelius accompagnait d'aliments gras l'usage de l'esprit acide de sel, quoique ces remèdes paraissent ne devoir pas aller ensemble, parce que ces substances grasses pouvaient empêcher l'effet du dissolvant; mais l'intention dans laquelle il les prescrivait devait l'emporter sur l'inconvénient que nous venons de remarquer.

(*De l'extraction des corps étrangers arrêtés à l'anus.*) Les corps étrangers qu'on a repoussés dans l'estomac, et qui enfilent le canal intestinal, s'arrêtent souvent à l'anus, où ils causent de la

---

(1) Schenkius, lib. III, cap. x.
(2) Chirurg., cap. xix.
(3) Boneti Medicin. Septentr.; lib. III, de œsophag. affect., sect. I, cap. ix.
(4) Idem.

douleur, de l'inflammation, etc. Les chirurgiens qui sont appelés, et qui découvrent la cause du mal, y remédient sur-le-champ par l'extraction de ces corps.

(XXVIII<sup>e</sup> Observation, par M. Quesnay, sur un os retiré de l'anus avec des pinces.) Nous avons rapporté l'histoire d'un os qui s'était arrêté au bas de l'œsophage, que M. Quesnay poussa dans l'estomac, et qui se présenta quelque temps après vers l'orifice du *rectum* : le malade, pressé par les douleurs, appela M. Quesnay qui pouvait deviner aisément la cause du mal ; il introduisit son doigt dans l'anus, et trouva l'os qui était placé de travers un peu obliquement, et engagé par son extrémité inférieure dans la paroi du *rectum* ; il glissa sur son doigt des pinces, et saisit cet os le plus près qu'il put de l'extrémité supérieure ; il le remonta plus haut, afin de dégager l'extrémité inférieure qui était entrée dans la paroi du *rectum* ; ensuite il quitta l'os pour le reprendre plus bas, et il le tira sans causer aucune douleur.

(XXIX<sup>e</sup> Observation, par M. Faget, sur le même sujet.) M. Faget fut appelé aussi pour voir un homme qui se plaignait de douleurs très-vives dans le fondement ; il avait tous les symptômes d'une inflammation du bas-ventre, la tension et les douleurs étaient considérables dans la région de la vessie, et tous ces accidents étaient accompagnés de rétention d'urine : on avait fait promptement au malade sept ou huit saignées ; il avait été baigné, et on lui appliquait sur le ventre et au fondement des fomentations et des cataplasmes émolliens. M. Faget, qui vit alors pour la première fois le malade, porta son doigt dans le *rectum* : en passant au-delà des muscles releveurs de l'anus, il sentit un corps dur qui était fortement adhérent à l'intestin dans lequel il était situé presque en travers ; il introduisit des pinces avec lesquelles il saisit le corps étranger ; il lui fit faire la culbute en le portant du côté du coccix, de crainte de blesser la vessie qui était fort pleine d'urine (1), et il le tira assez aisément ; c'était un os de mouton de la

grosseur d'une plume à écrire, de la longueur de dix-sept lignes, et pointu par les deux extrémités : le malade avait avalé cet os huit jours auparavant, en mangeant de la viande hachée.

(XXX<sup>e</sup> Observation, par M. Tostain, sur le même sujet. — Nous avons vu ci-devant l'observation que M. Tostain nous a communiquée, sur un os qu'il fit descendre dans l'estomac par le moyen de petits morceaux d'éponge qu'il fit avaler au malade, et de beaucoup d'eau qu'il lui fit boire après. Cet os, et peut-être l'éponge, causèrent d'abord des douleurs sourdes d'estomac, ensuite de violentes coliques pendant un mois dans le trajet des intestins : ainsi le corps étranger marquait par-là le chemin qu'il faisait ; enfin, au bout de ce temps, les hémorrhoïdes, auxquelles cet homme était sujet depuis quelques années, l'incommodèrent plus qu'à l'ordinaire ; il consulta M. Tostain qui le visita. Au lieu des hémorrhoïdes, il trouva l'os qui avait percé par une de ses pointes l'intestin et les chairs, et même la peau ; le corps de l'os était dans l'intestin, et quelques autres pointes s'étaient aussi engagées dans les côtés du *rectum*. M. Tostain fut obligé, pour dégager une de ces pointes, de faire une petite incision à la paroi de l'intestin ; il tira ensuite cet os avec beaucoup de facilité. Depuis que ce corps étranger fut tiré, le malade ne ressentit plus aucune douleur d'estomac ni de colique ; il fut guéri parfaitement le huitième jour. — On trouve dans Saviard (1) une observation à peu près semblable : ce chirurgien fut mandé pour voir un particulier qui ressentait quelques douleurs à l'anus, et qui craignait d'avoir une fistule. Saviard examina toute la circonférence du fondement, où il ne remarqua ni rougeur ni tumeur, mais il s'aperçut d'une petite dureté très-profonde dans l'anus ; il y introduisit son doigt index, avec lequel il sentit cet os ; il prit un bec de corbin qu'il glissa le long de son doigt jusqu'à ce corps ; il le pinça dans le dessein d'en faire l'extraction, mais ce corps était retenu par des pointes qui s'étaient engagées dans les rides du *rectum*. Saviard fut, comme M. Tostain, obligé, pour tirer le corps étranger, d'inciser auparavant l'intestin dans les endroits où ce corps se trouvait arrêté par ses pointes ; le malade fut guéri, très-

___

(1) Si les accidents eussent été moins pressants, M. Faget aurait commencé par sonder le malade pour vider la vessie, qui était en danger d'être blessée par la pointe de l'os.

(1) Observ. chirurg., observ. 66.

promptement après l'opération, par le secours de quelques injections vulnéraires qu'on lui fit dans le *rectum*. — Severinus (1) dit qu'on doit recourir aux ventouses pour attirer les corps engagés dans le fondement: mais que pouvait-il attendre d'un tel secours dans un cas où le doigt et les instruments mêmes seraient insuffisants? — Nous verrons dans la suite que ces corps occasionnent souvent au fondement des maladies très-considérables, qu'on préviendrait quelquefois, si on était plus attentif à ce genre de causes : on se contente assez ordinairement d'examiner extérieurement la partie malade, et d'appliquer des remèdes qui ne peuvent arrêter le progrès du mal; enfin on découvre la cause, mais souvent ce n'est qu'après qu'elle a produit beaucoup de désordres : cependant Méeck'ren (2) rapporte un cas où le malade fut secouru plus promptement ; à la vérité, il en fut plus redevable au hasard qu'à l'attention de ce chirurgien. — Une mâchoire de turbot assez longue s'arrête dans le *rectum*, excite de très-vives douleurs dans cette partie : il survient une fièvre fort ardente, et suppression des matières du ventre ; le malade soupçonne que ce sont des hémorrhoïdes internes qui lui causent tous ces accidents : il appelle Méeck'ren, qui n'aperçoit à la partie ni tumeur, ni inflammation. Ce praticien prescrit des saignées, des liniments anodins, des clystères et des cataplasmes émollients: l'apothicaire sent, en donnant un lavement, qu'un corps dur résiste au canon de la seringue. Méeck'ren est informé de cette circonstance ; il introduit son doigt dans l'anus, et découvre l'os situé en travers dans le *rectum*, et engagé par ses extrémités dans les parois de cet intestin : il le tira avec ses doigts, mais cette opération fut fort difficile et très-douloureuse. Les accidents se calmèrent après l'extraction de ce corps étranger, et le malade fut bientôt guéri par des injections détersives qu'on lui fit dans l'anus : le malade se souvint d'avoir avalé cet os huit jours auparavant. Ce corps lui avait causé des douleurs et des coliques assez violentes dans tout le trajet du canal intestinal. On peut voir la figure de cette mâchoire dans l'ouvrage de l'auteur (3).

On voit dans le même auteur (1) que Tholinx trouva en pareil cas le moyen d'épargner des douleurs au malade, et de rendre l'extraction d'un corps étranger semblable plus facile. C'était, comme dans le cas précédent, une mâchoire de poisson, située en travers dans le *rectum* : ce chirurgien la coupa en deux avec des ciseaux, et en tira ensuite les deux morceaux avec beaucoup de facilité. Nous lisons, dans une observation rapportée dans les Ephémérides (2), que l'on suivit la même pratique avec un égal succès pour retirer une mâchoire de brochet qui était restée engagée dans le même endroit. — Marchettis (3) rapporte un fait qui ne paraîtra pas entièrement étranger à notre sujet, si on le considère du côté de l'indication qu'il y avait à remplir ; mais il fallut encore plus d'adresse et plus d'industrie que dans les cas précédents, pour éviter les douleurs en retirant le corps étranger qui était engagé dans le fondement. Des étudiants avaient projeté de jouer quelque mauvais tour à une fille publique ; ils s'avisèrent de lui mettre dans l'anus une queue de cochon qui était gelée; ils en coupèrent les poils un peu court, afin qu'ils fussent plus piquants et plus raides ; ils la trempèrent dans l'huile, et l'introduisirent par l'extrémité la plus grosse et avec force dans le fondement de cette fille, à la réserve de la longueur d'environ trois doigts, qui resta à l'extérieur de l'anus. On fit diverses tentatives pour l'ôter; mais comme elle ne pouvait être tirée qu'à contre-poils, les soies entraient dans les membranes du *rectum*, et causaient à cette fille des douleurs inexprimables : pour les apaiser, on fit prendre à la malade divers remèdes huileux par la bouche, et on tâcha de dilater l'anus avec un *speculum*, assez pour retirer cette queue sans violence ; mais on ne put réussir. Il survint des accidents énormes, un vomissement violent, une constipation opiniâtre, une fièvre très-ardente et des douleurs très-vives dans tout l'abdomen, le sixième jour on eut recours à Marchettis. Ce praticien, instruit de tout ce qu'on avait fait, inventa un procédé fort simple, mais fort ingénieux : il prit un roseau creux, long

---

(1) Med. effic., cap. IX, n. 1895.
(2) Observ. Med. chirurg., cap. XXXVI.
(3) Pag. 160, Obs. Med. chirurg., cap. XXXVI.

(1) Idem.
(2) Dec. 3, ann. 2, obs. 8.
(3) Observ. Medic. chirurg. rarior, syllog. de fistul. ani, cap. VII.

d'environ deux pieds ; il le prépara par une de ses extrémités, de manière qu'il pût l'introduire facilement dans l'anus, et enfermer entièrement la queue de cochon dans ce roseau, pour la tirer ensuite sans causer de douleur. Dans ce dessein, il attacha à cette queue, par le bout qui était hors du fondement, un gros fil ciré, et le passa dans le roseau ; il poussa d'une main cette espèce de canule dans le *rectum*, et il retenait de l'autre le fil, pour ne pas repousser la queue en enfonçant le roseau dans le fondement : il parvint à enfermer entièrement cette queue dans la cavité du roseau, et délivra promptement la malade, tant du danger de la mort que de l'état cruel où elle se trouvait ; elle rendit sur-le-champ une très-grande quantité de matières stercorales qui avaient été retenues pendant six jours par le corps étranger (1).

Zacutus (2) donne l'histoire d'un corps étranger d'une nature bien différente, qui était entré dans l'anus : c'était une sangsue qu'on avait voulu appliquer sur des hémorrhoïdes, qui se glissa dans le *rectum*. Zacutus ordonna d'injecter le jus d'oignon dans l'anus ; ce remède fit sortir la sangsue presque morte. Cet auteur croit qu'on pourrait tirer le même avantage de la fiente de bœuf et du *castoreum* ; mais je pense que de l'eau fort salée, ou bien une décoction de tabac, injectée doucement et en petite quantité à la fois, serait préférable en pareil cas.

QUATRIÈME CAS. — LES CORPS ÉTRANGERS AVALÉS, QUI NE PEUVENT ÊTRE RETIRÉS NI REJETÉS PAR LES VOIES NATURELLES.

(*Corps étrangers qui se percent un passage à travers les parties.*) Le fond de cette quatrième partie ne sera encore formé que d'exemples : la pratique qu'il renferme ne peut être exposée exactement que par les faits, parce qu'elle est aussi variée que les faits le sont eux-mêmes. Quelquefois c'est la nature elle seule qui s'est délivrée d'une manière

inopinée des corps étrangers qu'elle n'a pu chasser par les voies ordinaires ; quelquefois l'art est entré dans ses vues, et a concouru avec elle à l'expulsion de ces corps ; quelquefois l'art seul, par des entreprises extraordinaires, en a tenté l'extraction avec succès. Pour examiner ces différents cas, il faut envisager toutes les circonstances, ou toutes les singularités qui déterminent et règlent les opérations de la nature et de l'art. Or, peut-on entrer sûrement dans ce détail sans le secours des exemples, sans rapporter les faits mêmes qui renferment ces circonstances ? Il ne suffit pas dans un mémoire fondamental, où l'on ne doit parler que d'après l'expérience, de se proposer des cas, de prononcer, d'établir des préceptes : les lecteurs doivent y trouver toutes les connaissances sur lesquelles l'auteur a dû appuyer ses décisions, et sur lesquelles ils doivent, indépendamment de ces idées, se décider eux-mêmes avec évidence. — Les chirurgiens sages et instruits ne règlent pas leur pratique, dans les cas extraordinaires, sur les suppositions et sur les conjectures d'autrui ; éclairés par les faits qu'ils ont trouvés dans les observateurs, ils sont attentifs dans ces cas aux démarches de la nature, et ils ne se conduisent que par des indications réelles qu'ils tirent eux-mêmes de la cause et de l'état du mal qu'ils ont à combattre. Il y a à la vérité, dans presque tous les cas, certaines indications générales qui sont si faciles à saisir, qu'il n'est pas nécessaire de les rendre remarquables par des exemples ; il y en a une, surtout dans le cas que nous examinons présentement, qui se présente si clairement, qu'elle n'échapperait pas même à ceux qui ne sont point chirurgiens. La plupart des observations que nous allons rapporter, semblent se borner à des abcès causés par des corps étrangers qui s'y trouvent renfermés. Or, qui est-ce qui découvrira un corps étranger dans un abcès, et qui ne se décidera pas aisément sur le parti qu'il faut prendre par rapport à ce corps ? Aussi n'est-ce pas simplement cette indication que nous avons en vue en rapportant divers exemples d'abcès de ce genre ; notre dessein est de faire apercevoir les différents cas où ces abcès arrivent, les différents corps qui les causent le plus ordinairement, les divers accidents qui les précèdent, qui les accompagnent ou qui les suivent, les parties qui y sont le plus exposées, les cas où l'on peut les prévoir,

(1) Le roseau creux dont se sert Marchettis en cette occasion, a quelque rapport avec les canules dont Paul Æginette (libr. VI, cap. LXXXVIII) et la plupart des anciens chirurgiens se servaient pour retirer des plaies les flèches barbelées, pour éviter la dilacération des parties.

(2) De Med. princip. Histor, lib. I, obs. VII.

les différentes indications particulières qui résultent de cette variété, etc. Ce sont toutes ces connaissances nécessaires pour arriver à la perfection de l'art dans chaque point de pratique, qui sont ici notre principal objet, et qu'on ne peut acquérir que par le secours des faits. — Lorsque la forme des corps étrangers, ou quelques autres circonstances les arrêtent de manière qu'on ne peut les retirer, et qu'ils ne peuvent être chassés par les voies ordinaires, ils pénètrent les parties en s'y perçant des passages, ou en y excitant des inflammations suivies de gangrène, ou d'abcès qui leur ouvrent des chemins par lesquels ils sont poussés hors du corps; d'autres fois, ces corps s'arrêtent et se fixent en quelque partie des premières voies, où ils causent souvent un tel désordre, que si les malades sont privés de secours, leur perte est assurée. Nous parlerons d'abord des corps qui se détournent des routes naturelles, et qui se percent un passage à travers les parties; ensuite nous examinerons quels sont les secours que l'art peut fournir, lorsque ces corps sont retenus dans les premières voies, et y causent des accidents pressants.

(*Abcès causés par des corps étrangers arrêtés dans l'œsophage.*) Quoique l'œsophage soit la partie où ces corps s'engagent le plus ordinairement, elle doit être la moins exposée à leur séjour, du moins à un séjour assez long pour y causer des suppurations et des abcès, parce qu'ils y sont à portée d'être enlevés ou enfoncés par le secours des mains et des instruments; cependant il y a bien des cas où il n'est pas possible d'y réussir: nous en trouvons beaucoup d'exemples dans les observateurs. Un petit os très-aigu s'engagea dans le gosier d'un particulier; on tenta inutilement toutes sortes de moyens pour le déplacer: cet os causa une grande douleur, qui fut suivie d'une inflammation et d'une tumeur qui paraissait extérieurement au cou. Platerus (1) y fit appliquer un cataplasme maturatif; l'abcès se forma, on l'ouvrit, et l'os sortit avec le pus. Forestus (2) rapporte une observation pareille d'après Arculanus. — Les os les plus sujets à s'engager dans l'œsophage sont, comme nous l'avons déjà remarqué, les arêtes de poissons, parce que ces os,

qui la plupart sont fort aigus, pénètrent facilement les parois de ce canal: en effet, ils s'y engagent quelquefois tellement, qu'il n'est pas possible de les retirer. Fabricius Hildanus (1) et Houllier (2) donnent chacun une observation sur une grosse arête retenue dans le gosier, et qui causa de grandes douleurs, un enrouement, une extrême difficulté d'avaler et de respirer; tous ces accidents furent suivis d'abcès extérieurs au cou, qui donnèrent issue au corps étranger, avec cette différence seulement que, dans le cas dont parle Houllier, l'abcès se forma très-promptement, et que, dans celui que rapporte Fabricius, l'abcès fut long-temps à se former: les accidents que nous avons détaillés parurent d'abord, et se terminèrent par une tumeur dure et indolente qui ressemblait assez à un stéatome. Hildanus la fit abcéder au bout de deux ans par l'usage des suppuratifs; Glandorpe en fit l'ouverture, et l'arête s'échappa avec le pus. — Les corps longs, polis et aigus, comme les épingles et les aiguilles qui se percent facilement des routes insensibles à travers les parties, ne sont pas si sujets que les arêtes à former des abcès qui leur procurent une sortie; on voit au contraire qu'ils pénètrent quelquefois peu à peu, sans produire d'abcès, jusqu'à l'extérieur du cou.

(XXXI<sup>e</sup> *Observation, par M. Rivals, sur une aiguille tirée par incision du cou.*) Une demoiselle, en faisant un mouvement de la tête, sentit subitement une douleur fort vive à la partie moyenne et latérale droite du cou, où il s'était formé depuis quelques jours une petite tumeur, qui était sans dureté et sans inflammation, et à peu près de la largeur d'un liard: les cris de la demoiselle étonnèrent toutes les personnes avec qui elle était; on crut qu'elle s'était dérangé quelque vertèbre du cou. M. Rivals fut appelé pour lui donner du secours; il examina la tumeur: ce n'était qu'une petite élévation qui lui parut être formée par un corps étranger qui soulevait la peau, et il se détermina d'abord à en faire l'extraction; il ouvrit cette petite tumeur avec une lancette, et en tira une aiguille longue de quinze lignes au moins, qui était enfoncée horizontalement dans les muscles; elle ne s'y était point rouillée,

(1) Libr. iv, obs. 13.
(2) Libr. xv, schol. ad observ. 28.

(1) Cent. i, obs. 33.
(2) Libr. propr. Obs. 2.

la tête était enveloppée d'un peloton de graisse de la grosseur d'un pois : cette petite opération délivra sur-le-champ la malade de la douleur que lui causait ce corps étranger, et trois jours après la plaie fut entièrement guérie. — M. Rivals, avant que de faire l'incision, examina avec attention l'extérieur de la tumeur pour voir s'il n'y pourrait point découvrir quelque vestige du passage de ce corps étranger, mais il n'aperçut rien qui pût donner lieu de penser que ce corps fût entré par dehors ; d'où il soupçonna, surtout lorsqu'il eut reconnu que c'était une aiguille, qu'elle avait été avalée, et qu'elle avait pénétré dans les chairs par l'œsophage : la malade se ressouvint en effet qu'elle avait avalé une aiguille cinq ou six ans auparavant. — Une autre aiguille s'engagea aussi dans l'œsophage, perça les chairs et se fraya insensiblement un chemin au côté du cou : elle vint se placer un mois après derrière l'oreille droite. Rejes, qui s'en aperçut, fit une légère incision à la peau, et retira avec de petites pinces l'aiguille qui se présentait par la pointe. — Quoique de semblables opérations soient clairement indiquées, il n'est pas inutile d'en rapporter des exemples pour instruire les jeunes praticiens qui ne sont point encore assez versés dans l'exercice de leur art pour prévoir ces cas, et qui sont trop timides pour recourir au plus tôt à ces opérations : ces exemples auraient montré à celui dont parle Verduc (1) le parti qu'il devait prendre pour une femme qui avait avalé une aiguille : cette aiguille s'arrêta dans la gorge vers les amygdales ; elle y demeura neuf ans entiers sans causer de grandes incommodités ; on la sentait facilement à travers la peau du cou. Cette femme craignit que cette aiguille ne changeât de place, et ne vînt à l'étrangler ; elle consulta à Spa un chirurgien peu expérimenté, qui n'osa faire une incision pour tirer le corps étranger. Un charlatan fut plus entreprenant ; il ouvrit la peau à l'endroit où l'aiguille était arrêtée ; il dilata la plaie ; et, pour ajouter apparemment un peu de merveilleux à son opération, il plaça sur l'aiguille un morceau de pierre d'aimant ; il ne leva cet appareil que huit jours après, et, en tirant la pierre d'aimant, il tira aussi l'ai-

guille qui s'y était attachée. — Peut-être, dit Verduc, que cet empirique voulut imiter par ce procédé la femme de Fabricius Hildanus, qui se servit d'une pierre d'aimant pour attirer une écaille d'acier qui était entrée dans l'œil : Verduc aurait pu lui donner plutôt pour modèle Kerckring (1), qui a tenu la même pratique précisément dans le cas dont il s'agit. Une fille avait avalé une aiguille, qui perça la paroi de l'œsophage, et s'implanta dans les parties musculeuses du cou. Kerckring fit extérieurement une incision sur le corps étranger, et y mit un petit morceau d'aimant qui attira l'aiguille. — Les corps étrangers, surtout les épingles et les aiguilles, cheminent quelquefois fort loin dans les chairs et dans les graisses, avant que de s'arrêter dans une partie et de se procurer extérieurement une issue ; c'est pourquoi il convient de lui ouvrir un passage aussitôt qu'on peut les sentir en quelque endroit vers la peau, de crainte qu'ils ne se portent sur quelques viscères, et n'y causent quelques désordres, et même la mort.

(XXXIIe *Observation, par M. Petit, sur une épingle tirée par une incision à l'épaule.*) Une demoiselle vint prier M. Petit de la délivrer d'un corps étranger qui lui était resté dans le gosier en avalant une cuillerée de soupe : M. Petit fit inutilement plusieurs tentatives pour retirer ce corps ; le lendemain la demoiselle le sentit plus bas au dessous du cartilage thyroïde : il se servit d'un porreau, d'un manche de fouet de corde, d'une baleine, etc. pour tâcher de l'enfoncer ; mais tous ces moyens ne purent lui réussir. Il paraît cependant qu'ils le déplacèrent du moins un peu ; car elle avalait plus facilement, et ne souffrait qu'une douleur très-légère : encore ne la sentait-elle que lorsqu'elle faisait de violentes inspirations, comme lorsqu'elle toussait, crachait, éternuait ou vomissait. Plus d'un an après, le corps étranger se fit sentir proche la jointure des clavicules avec le *sternum.* M. Petit remarqua, par le toucher, que ce corps était situé de travers ; il sentait ses deux extrémités, l'une du côté droit, et plus près de la peau, l'autre du côté gauche, et plus profondément. Le mois suivant, M. Petit ne sentit plus l'extrémité qui était du côté gauche, et celle qu'il avait sentie au

(1) Camp. Elys. jucund., quæst. LXIII, sect. 1, p. 1175.
(2) Operat. chirurg., cap. xxv.

(1) Observ. anatom., obs. 44.

côté droit s'était si fort approchée de la peau, qu'elle la soulevait, et formait par-là une élévation assez visible lorsqu'elle tournait le cou du côté opposé. Trois mois après, M. Petit trouva que le corps étranger s'était avancé dans la graisse sous la peau qui couvrait le moignon de l'épaule : il proposa à la demoiselle de lui tirer ce corps, elle s'y détermina ; il fit une petite incision avec une lancette, découvrit une épingle qu'il tira ; elle était toute noire, excepté la tête où il y avait quelques points de vert-de-gris. — M. Petit fit paraître à cette occasion une courte dissertation (1), où il fait voir d'une manière fort satisfaisante comment ces corps aigus cheminent dans le tissu de nos parties, et il rapporte dans cette dissertation un fait sur le même sujet, qui est remarquable.

(XXXIIIᵉ *Observation, par M. Petit, sur une épingle trouvée dans le mésentère.*) Il dit qu'il a ouvert le cadavre d'une femme pendue, dans lequel il trouva une épingle placée au mésentère, à trois travers de doigt de l'attache des intestins ; cette épingle n'y était sans doute parvenue qu'après avoir percé le boyau dans l'endroit où il s'attache au mésentère.

(XXXIVᵉ XXXVᵉ et XXXVIᵉ *Observations, par MM. Rivals et Le Dran père et fils, sur les épingles trouvées dans diverses parties sous la peau.*) Si M. Petit n'eût pas retiré par incision l'épingle de l'épaule de cette demoiselle, elle aurait pu faire plus de chemin : M. Rivals nous a assuré qu'il en a tiré à une dame trois ou quatre qui avaient pénétré jusqu'au côté. M. Le Dran le père a trouvé, au milieu du bras d'un homme, une épingle qui avait été avalée depuis plusieurs années. M. Le Dran le fils en a découvert une à côté d'une des veines du bras, en faisant une saignée. Rondelest (2) en a trouvé une aussi dans un abcès au bras, qui était toute rouillée. Saviard (3) a tiré une aiguille qui était placée dans le muscle deltoïde ; mais ces sortes de corps étrangers parviennent quelquefois beaucoup plus loin.

(XXXVIIᵉ *Observation, par M. Petit, sur le même sujet.*) M. Petit a touché

une épingle qui était parvenue jusqu'au pied, à la racine du doigt du milieu ; il observe qu'il ne serait pas étonnant que cette épingle tournât la pointe, et remontât le long de la jambe et de la cuisse, parce que la pointe fraye toujours le chemin, et que les parties voisines font toujours effort pour la pousser.—Moinichen (1) rapporte qu'une femme qui avait avalé une aiguille, n'en eut aucune incommodité pendant quatre ans : vers ce temps, elle sentit une douleur piquante au dedans de la jambe, où il se manifesta une petite tumeur ; on y appliqua un emplâtre de diachylon, et le troisième jour le chirurgien tira cette aiguille avec des pincettes, par la pointe qui perçait la peau. On trouve une observation semblable dans Bartholin (2). Rodericus à Castro (3) nous fournit un cas plus surprenant. Un enfant de six ans avala une aiguille, qui sortit naturellement par la jambe, plus de dix-huit ans après. —On voit assez, par ces observations, avec quelle facilité ces corps se transportent d'une partie à l'autre, et combien il est prudent de les tirer aussitôt qu'on les aperçoit, parce qu'ils peuvent ne pas toujours prendre des routes si favorables. Nous avons vu en effet qu'une aiguille avalée, qui a pénétré à travers les membranes de l'estomac dans la propre substance du foie, a causé la mort (4). Feu M. Arnaud et Saviard (5) ont trouvé de grosses épingles qui avaient été se placer dans les testicules, et y avaient occasionné des tumeurs carcinomateuses. On voit encore un exemple de même genre dans les œuvres de Bayle (6). Un homme se plaignit pendant fort long-temps d'une douleur très-aiguë au bas-ventre dans la région hypogastrique ; il lui survint en cette partie une tumeur inflammatoire accompagnée d'une fièvre aiguë. Cette tumeur s'abcéda ; on en fit l'ouverture cinq ou six travers de doigt au-dessous de l'ombilic ; il sortit une très-grande quantité de pus fort fétide, qui continua de couler en abondance pendant plusieurs

---

(1) Voyez le Mercure de France, novembre 1721.
(2) In libr. de aquatil, cap. de cancr. fluviat.
(3) Observ. chirurg., obs. 67.

(1) Obs. Med. chirurg., obs. 21.
(2) Cent. vi, histor. 99.
(3) Libr. iv, de morb. mulier, cap. vi.
(4) Schenckius observ. Med. chirurg., libr. iii, obs. 10.
(5) Obs. chirurg., obs. 56, et Journal des Savants, novembre 1691.
(6) Nouvelles de la République des Lettres, janvier 1695, art. 5.

mois. On s'aperçut vers ce temps-là que les urines sortaient avec le pus par la plaie, ce qui fit soupçonner que l'uretère ou la vessie avait été excorié par la matière ; enfin le malade tomba dans le marasme par la longueur de la suppuration, et il mourut. On trouva, à l'ouverture de son cadavre, l'uretère du côté de l'abcès tout ulcéré, et rempli de matières purulentes ; mais on fut bien surpris d'y découvrir une épingle attachée dans sa propre substance. Nous voyons un fait à peu près semblable dans Blanchard (1). Il est souvent arrivé aussi que divers corps étrangers, entre autres des épingles et des aiguilles, ont percé la vessie, et y ont fait naître des pierres, en servant de base ou de noyau aux matières qui se pétrifient (2).

(*Corps étrangers entrés dans la trachée-artère.*) Les observateurs fournissent beaucoup d'exemples d'épis de chiendent, de blé, d'orge, et d'autres grains de cette espèce, qui se sont ouvert des issues par des abcès arrivés à diverses parties de la circonférence de la poitrine. La situation de ces abcès, en certains endroits de la poitrine éloignés de l'œsophage, a fait croire à quelques praticiens que les corps étrangers n'avaient point enfilé la route de l'œsophage, mais qu'ils avaient glissé dans la trachée-artère, et qu'ils avaient été conduits par les ramifications des bronches jusqu'à la surface du poumon, où ils avaient excité une inflammation suivie d'un abcès qui avait pénétré entre les côtes à la faveur de l'adhérence que la surface du poumon enflammée avait contractée avec la plèvre. — On aura de la peine à adopter cette explication, lorsqu'on se rappellera que ce sont des épis de blé et d'orge qui parcourent les routes dont nous venons de parler. Présumera-t-on que quelqu'un

puisse avaler un épi, sans distinguer s'il lui est entré dans le gosier ou dans le larynx ? Un corps de ce volume peut-il être reçu dans la trachée-artère, sans causer sur-le-champ les plus terribles accidents, et la mort ? Les ramifications des bronches peuvent-elles fournir à un tel corps une route qu'il puisse parcourir jusqu'à la surface du poumon ? Pourquoi supposer tant de choses qui paraissent impossibles, pour éviter la difficulté que l'on a de comprendre comment ces corps étrangers peuvent, en passant par l'œsophage, aller former des abcès dans des endroits éloignés de ce canal ? Cette difficulté est-elle insurmontable ? Il me semble qu'elle ne doit pas arrêter des esprits entreprenants qui osent pénétrer jusque dans les voies secrètes que suit la nature dans ses opérations les plus cachées. — La situation de l'œsophage, le long et à côté des vertèbres du dos, leur fera facilement apercevoir comment un corps étranger arrêté dans l'œsophage peut, en excitant une inflammation, occasioner une suppuration qui lui perce un passage à travers les membranes de l'œsophage et de la plèvre jusque dans le tissu des graisses, et qui lui creuse dans ce tissu une route qui se termine plus ou moins loin par un abcès extérieur ; ils appuieront cette explication de tant d'exemples ou de faits qui y ont rapport, qu'ils nous forceront peut-être de penser comme eux.

( XXXVIII^e *Observation*, *par M. Labath*, *sur un épi de* gramen *tiré d'un abcès au-dessous du mamelon.*) M. Labath nous a communiqué une observation sur un abcès de ce genre, laquelle semble, par les accidents qui y sont détaillés, nous assurer que quelquefois ces corps passent effectivement par le poumon. Il dit que des jeunes gens s'amusaient ensemble à se placer chacun un épi de *gramen* sur la langue, pour essayer s'ils pourraient prononcer certains mots sans avaler l'épi. Deux de ces jeunes gens l'avaient placé les barbes les premières, et la queue en dehors, et dès qu'ils voulurent parler ils l'avalèrent ; mais ils n'en furent pas incommodés. Un troisième, âgé d'environ seize ans, le plaça dans un sens opposé ; à peine le jeune homme eut-il achevé de prononcer les deux ou trois paroles dont ils étaient convenus, que l'épi glissa dans la gorge. Le jeune homme perdit sur-le-champ la parole, et il respirait avec tant de difficulté, qu'on crut qu'il allait suffoquer ; il demeura dans cet état pendant quel-

(1) Anatom. Prætic., cent. 1, obs. 42.
(2) Binninger, cent. 1, obs. 20. Moinichen, observ. Med. chirurg., obs. 22. Tulpius Obs., libr. 111, cap. 1X. Hildanus oper., pag. 710. Trans. Phil. Lister, ann. 1685, n. 168, art. 3, idem. Molyneux, ann. 1700, n. 260, art. 3. Ephemerid., cent. 1 et 11, obs. 94 ; et Dec. 3, ann. 5 et 6, obs. 253. Alex. Bened., lib. 11. Anat., cap. xx11. Paré, lib. xx1v, cap. x1x. Jo. Matth. Hess. quæst. annex., cas. 1, Observ. Medic. J. R. Camerar. memor., cent. v11, part. x. André Brown. Observat. de médecine d'Édimbourg, tom. 1v, art. 16.

ques minutes. Ses camarades tâchèrent, par des secousses et par d'autres efforts, de lui faire rejeter l'épi ; leurs tentatives ne produisirent pas précisément l'effet qu'ils se proposaient, mais elles ne furent pas inutiles : elles firent descendre l'épi, et tirèrent du moins le jeune homme du danger pressant où il était ; cependant la respiration demeura assez gênée. Le lendemain, le malade fut saisi d'une fièvre violente qui commença par un grand frisson, et qui fut bientôt suivie d'une toux importune, d'un crachement de sang, d'un point de côté et d'une grande difficulté de respirer. On traita cette maladie comme une pleurésie ; le jeune homme fut saigné neuf fois en deux jours sans aucun soulagement ; on le mit à une diète très-exacte, et on lui prescrivit une tisane vulnéraire. — Le septième jour de la maladie, on aperçut une tumeur grosse comme un œuf entre la sixième et la septième des vraies côtes, en comptant de haut en bas, à trois travers de doigt au-dessous du mamelon gauche ; cette tumeur était accompagnée d'une douleur très-aiguë : on y appliqua des cataplasmes émollients et maturatifs, et sur la fin l'emplâtre de diachylon. La tumeur s'abcéda, et s'ouvrit d'elle-même le treizième jour. La mère du malade leva l'emplâtre, il sortit une grande quantité de pus très-fétide : l'écoulement de matière cessa tout-à-coup ; cette femme aperçut à l'orifice de l'ulcère un corps qu'elle tira : c'était l'épi de *gramen*, dont le pédicule était sorti hors de l'ulcère de deux ou trois lignes. Cet épi était tout entier, fétide, blanc, et comme à demi calciné : on termina la cure par l'usage des bouillons vulnéraires, de quelques purgatifs doux, et du lait d'ânesse coupé avec l'eau de chaux. — La mère du jeune homme porta sur-le-champ l'épi à M. de Lalaurie, médecin, qui avait conduit la maladie ; ce médecin l'envoya avec l'observation à l'Académie royale des sciences de Montpellier, qui lui accorda des lettres de correspondant. — Les désordres que cet épi a causés ne nous déterminent point à croire qu'il ait enfilé exactement une des ramifications des bronches, supposé qu'il ait passé par le poumon, comme le pense M. Labath, ni qu'il ait été conduit par cette voie à la surface de ce viscère ; il semble qu'il aurait dû plutôt pénétrer à travers la substance même du poumon. Non-seulement les bronches deviennent bientôt, en se ramifiant, insuffisantes pour four-

nir une route à un corps semblable, mais de plus, l'engorgement du poumon, qui a été causé aussi par l'inflammation dans tout le trajet de l'épi, et qui a comprimé les vaisseaux bronchiques, a dû lui fermer entièrement le passage par ces vaisseaux. — On pourrait même douter que l'épi ait passé réellement par le poumon ; car cet épi aura pu d'abord s'engager en partie dans le gosier, et par son extrémité garnie de barbes rudes et dentelées il pouvait irriter violemment le larynx, et causer les accidents qui sont d'abord arrivés. L'inflammation qu'il aura causée ensuite dans l'œsophage aura pu se communiquer au poumon, et occasionner tous les accidents ordinaires aux inflammations de ce viscère : nous en avons vu ci-devant plusieurs exemples.

(XXXIX<sup>e</sup> *Observation, par M. Le Beuf.*) L'observation suivante, qui a été envoyée à l'Académie par M. Le Beuf, paraît, lorsqu'on fait attention à la situation de l'abcès, assez conforme à ces idées. Un enfant de six mois avala un épi de blé avec lequel il badinait ; cet épi causa des accidents à peu près semblables à ceux qui sont arrivés dans le cas précédent. La toux violente qui survint aussitôt à cet enfant, ne pouvait pas favoriser la descente de cet épi, parce que ses barbes étaient disposées dans un sens qui pouvait plutôt le faire remonter. Ce corps étranger suscita à la partie postérieure de la poitrine une inflammation considérable, qui fut suivie, vers la cinquième des vraies côtes, d'un abcès au dos, où l'on trouva l'épi de blé. — M. Le Beuf croit que cet épi a passé par la trachée-artère ; son sentiment est du moins autorisé par le suffrage de plusieurs auteurs, qui rapportent des faits semblables. Ambroise Paré (1) dit qu'un jeune écolier avala un épi barbu de *gramen*, et que cet épi, après avoir causé divers accidents fâcheux, sortit quelque temps après tout entier par l'intervalle des côtes : le malade fut traité par Fernel. *Il me semble*, dit Paré, *que c'était forfait à la nature d'avoir chassé cet épi de la substance du poumon, après avoir percé la plèvre et les muscles intercostaux.*

Ledelius (2) nous fournit une observa-

---

(1) Libr. xxv, cap. xvi.
(2) Boneti Medic. Septent., lib. iii, de œsoph. affect., sect. i, cap. xv. Ephemerid., ann. 9 et 10, déc. 1, obs. 107.

tion qui paraît si décisive, que je ne crois pas qu'on puisse, dans certains cas, rejeter absolument cette opinion. Une petite fille d'un an avala un épi de froment qu'elle tenait dans sa bouche; cet enfant eut dans l'instant une toux violente, à laquelle se joignit une grande difficulté de respirer; en un mot elle était sur le point d'être suffoquée. On appela un chirurgien, qui examina le gosier et l'œsophage où il ne trouva rien d'étranger; il administra inutilement divers remèdes. Le quinzième jour, la malade rendit par le vomissement du pus fort fétide; il se déclara le même jour une tumeur au côté droit vers les côtes supérieures. Le chirurgien y sentit une fluctuation; il ouvrit cette tumeur; et tira l'épi de froment qui se présenta d'abord, et qui fut suivi d'une grande quantité de pus : l'enfant continua de vomir, pendant toute la cure, des matières purulentes; et quoiqu'il y eût, dit l'auteur, une ouverture à la plèvre, ce qui se connaissait par le sifflement de l'air qui sortait par la plaie, l'enfant fut guéri parfaitement en cinq semaines. — Helmontius (1), Polisius (2), Paullinus (3), les Actes de Leipsick (4), et les Éphémérides (5) fournissent beaucoup d'observations sur le même sujet.

(*Corps étrangers arrêtés dans l'estomac, et qui sont sortis par des abcès extérieurs.*) On pensera peut-être que les corps étrangers qui se détournent des voies naturelles, ou qui causent quelques désordres après être descendus dans l'estomac ou dans les intestins, ne dépendent pas du sujet que nous avons entrepris de traiter, lequel semble se borner aux corps étrangers engagés dans l'œsophage. Mais si on fait attention que souvent ces dérangements ou désordres sont causés par des corps qui ont été poussés dans l'estomac, et qu'un chirurgien ne conduirait pas une cure à sa fin s'il abandonnait un malade à des accidents qui seraient les suites de son opération, et contre lesquels son ministère serait nécessaire, on s'apercevra alors aisément

que nous ne satisferions pas pleinement à notre objet, si nous manquions d'examiner les secours que la chirurgie peut fournir dans ces circonstances. Nous entrerons non-seulement dans le détail des corps étrangers qui se sont arrêtés dans l'œsophage, qui ont été poussés dans l'estomac, et qui se sont pratiqué des issues à travers les chairs, mais encore de ceux qui, sans s'être arrêtés dans l'œsophage, ont passé dans le ventricule, et qui sont de même sortis par des passages qu'ils se sont ouverts à travers le tissu des parties, parce que les indications qu'ils présentent sont les mêmes de part et d'autre, et que les exemples qu'on en trouve dans les observateurs sont également instructifs par rapport à notre sujet. — Il semble que lorsque des aiguilles et des épingles sont arrivées dans l'estomac, elles devraient être facilement enveloppées et entraînées par les aliments dans les intestins; cependant il arrive souvent qu'elles se percent des passages à travers les parois de ce viscère. Benivenius (1) dit qu'une femme avala une grosse aiguille de cuivre, qui resta pendant deux ans dans son estomac, et lui causa des douleurs très-vives et presque continuelles : ces douleurs jetèrent la malade dans un marasme et dans un épuisement extrême. Les médecins lui avaient en vain administré pendant long-temps une grande quantité de remèdes; enfin l'aiguille parut extérieurement à la région épigastrique, par un petit trou qu'elle avait fait à l'estomac et aux téguments. La malade fut délivrée de ses douleurs aussitôt qu'on eut retiré ce corps étranger, et sa santé se rétablit très-promptement. — On lit dans les Actes des médecins de Berlin (2) l'histoire d'une petite fille de six ou sept ans qui avait une tumeur dure et assez grosse au-dessous de la région épigastrique. Cette petite fille était sujette depuis très-long-temps à des douleurs aiguës dans cette partie, et à des coliques assez violentes que l'on attribuait à des vers : on lui fit prendre divers remèdes anthelmintiques, qui ne lui apportèrent aucun soulagement; enfin on eut recours à un chirurgien qui appliqua sur la tumeur des cataplasmes maturatifs qui déterminèrent la suppuration. Il ouvrit cette tu-

(1) Tract. de inject. mat., sect. VII, pag. 477.
(2) Boneti Med. Sept., libr. VI, de affect. extern., sect. I. obs. 6.
(3) Idem, obs. 5.
(4) Ann. 1710. Mart., pag. 137.
(5) Dec. 1, ann. 8, obs. 81; dec. 2, ann. 1, obs. 144, cent. I et II. Append.

(1) De abdit. morb. et sanat. causis, cap. XX.
(2) Dec. 1, volum. VI, pag. 73.

meur, et il aperçut le troisième jour de l'opération, en pansant la malade, un corps dur qu'il tira avec des pinces : c'était une épingle qui était toute couverte de vert-de-gris. — Dans un autre cas rapporté par Dorstenius (1) l'épingle se fit, sans causer presque aucune douleur, un passage au-dessous du cartilage xiphoïde. On a vu le même effet arriver par une grosse arête de poisson, mais ce ne fut pas sans douleurs (2). Cette arête en causa au contraire de très-vives pendant fort long-temps vers la région épigastrique : elle perça peu à peu les tuniques de l'estomac, et fut enfin tirée par l'ouverture d'un abcès qui se forma à la région de ce viscère. — On ne doutera pas que des couteaux et autres instruments de même genre ne doivent tenir le premier rang entre les corps étrangers les plus propres à s'ouvrir des passages à travers le tissu des membranes de l'estomac et les parties voisines : aussi n'en manquons-nous pas d'exemples. En 1691, auprès de Halles dans le duché de Magdebourg, quelques paysans voulurent apprendre à un de leurs camarades un tour d'adresse, qui consistait à prendre avec la bouche, étant assis sur un banc, et en se renversant, un couteau fiché en terre sous le banc, et à se remettre ensuite dans la première situation sans toucher la terre avec les mains. Ce jeune paysan réussit si mal dans l'essai qu'il fit, qu'après avoir retiré de terre le couteau, et le tenant dans sa bouche, il tomba à la renverse avec le banc; le couteau lui tomba dans le gosier : ses camarades, effrayés de l'accident, essayèrent en vain de le retirer. Le jeune paysan à force de boire de l'eau, de la bière, de l'huile, le fit descendre dans son estomac. Wesenerus (3), qui a donné cette observation, dit que le jeune homme sentit d'abord une douleur très-aiguë dans l'hypochondre gauche sous les fausses côtes ; cette douleur disparaissait et revenait par intervalles. Il se fit dans cette partie, environ un an et demi après, une tumeur inflammatoire qui s'abcéda : un chirurgien l'ouvrit, et en retira le couteau qui se présentait par la pointe ; il survint peu

d'accidents, et la cure de l'abcès fut terminée assez promptement. — On trouve plusieurs faits semblables dans divers observateurs. Il est parlé, dans les Transactions Philosophiques de la Société royale de Londres (1), d'un Allemand qui avait avalé un couteau ; ce couteau resta dix-sept mois dans son estomac, et il en sortit enfin par un abcès qui se forma dans l'hypochondre gauche. — Nous pouvons rappeler ici trois faits fort connus qui sont arrivés en 1679, dans un village de la vallée de Montmorency aux environs de Paris (2). Un vigneron âgé de soixante et cinq ans, d'un tempérament fort et robuste, et qui avait la raison entièrement troublée, avala, sans que personne s'en aperçût, l'affiloir ou fusil d'un chaircutier (c'est un instrument d'acier assez long, que les bouchers et les chaircutiers ont toujours pendu à leur ceinture pour aiguiser leurs couteaux). Il ne donna aucune marque de douleur après l'avoir avalé. Au bout de cinq ou six mois, il lui survint à l'hypochondre droit un abcès considérable, où le fusil se trouva avec beaucoup de matière : on le tira adroitement, la plaie fut guérie en huit jours. — Cet accident fut suivi d'un autre aussi fâcheux : le même homme trouva par hasard le pied d'une marmite de fer, il le porta à sa bouche, et l'avala ; il ne se plaignit encore de rien, malgré les impressions douloureuses que devait faire dans l'estomac un corps dur d'une forme si irrégulière. Il arriva la même chose qu'à la première fois; six mois après, il se forma un abcès dans l'hypochondre gauche, par lequel le corps étranger sortit ; cet abcès fut guéri aussi fort promptement. — Ce ne fut pas encore la dernière extravagance de cette espèce que fit ce pauvre vigneron ; il avala peu de temps après sa guérison un couteau de poche avec sa gaine. Ce couteau sortit au bout de quelques mois par un abcès qui se fit un peu au-dessus et à côté des vertèbres des lombes ; la gaine s'était pourrie ; et le couteau, qui se présentait la pointe la première, perça l'abcès, pendant que cet homme était courbé labourant la terre.

(*Corps étrangers qui ont percé les intestins, et qui sont sortis par des*

---

(1) Ephem., lec. 2, ann. 5, obs. 59 ; et Bonesii, Méd.Sept., lib. vii, Paraleip.
(2) Ephemerid., dec. 2, ann. 7, obs. 79.
(3) Act. Leypsiens., ann. 1692, pag. 502.

---

(1) Ann. 1696, n. 217, art. 2.
(2) Zodiac. Med. Gall. Blegny, mai 1679, obs. 2, et Verduc Pathol. chir., Tom. ii, p. 30.

*abcès extérieurs.*) Les couteaux avalés ne percent pas toujours l'estomac ; ils enfilent le canal intestinal, et sont quelquefois chassés, comme nous l'avons vu ailleurs, par la voie des selles, sans causer aucun désordre considérable ; mais souvent ils percent ce canal, et sortent par des abcès qu'ils causent en divers endroits du ventre. Paré (1) dit que deux voleurs firent avaler de force à un berger un couteau long d'un demi-pied, dont le manche était de corne. Ce couteau demeura pendant six mois dans le corps de ce berger, et lui causa plusieurs accidents fâcheux, entre autres des douleurs très-vives en différentes parties du ventre : le malade tomba par la suite dans le marasme ; enfin il se forma un abcès dans l'aine. Guillemet, chirurgien de Sommières près Montpellier, en fit l'ouverture, et retira le couteau qui se présenta à la plaie : le berger fut guéri très-promptement. — Fabrice de Hilden (2) rapporte aussi, d'après Wierus, un cas qui est assez semblable. Un berger mit par force un couteau émoussé dans la gorge d'un de ses camarades, et il le contraignit de l'avaler ; ce couteau ne sortit qu'au bout de deux ans par un abcès qui se forma aussi dans l'aine. — On peut rapporter à ce genre de corps étrangers les trois morceaux de fer aigus, et d'une figure irrégulière, qui furent avalés, dit Bartholin (3), par un homme furieux, et qui sortirent par un abcès qui survint, dix mois après, à la partie postérieure du bas-ventre. — On ne sera pas surpris, après avoir vu différentes observations que nous avons déjà rapportées sur les épingles et sur les aiguilles qui s'ouvrent des issues à travers les parties du corps, de ce que ces corps étrangers percent quelquefois le canal intestinal, et se portent vers les parties intérieures du ventre ; cependant on trouve dans cet assemblage d'observations une variété qui mérite attention, on y voit que quelquefois ces épingles et ces aiguilles traversent le tissu des parties, et sortent par la voie des urines sans causer d'accidents ; que quelquefois elles s'encroûtent et forment des pierres dans la vessie ; que d'autres fois elles s'implantent dans quel-

que viscère, et produisent de fâcheux effets ; que souvent elles parcourent successivement différentes parties du corps, sans causer aucun désordre remarquable ; que quelquefois elles se percent insensiblement un passage jusqu'au dehors, sans produire d'autres dérangements dans les parties qu'elles traversent que la petite ouverture par laquelle elles sortent ; que d'autres fois elles occasionnent au contraire des tumeurs et des abcès considérables à l'extérieur. Nous avons déjà vu quelques exemples de ce dernier cas, lorsque nous avons parlé des épingles et des aiguilles qui percent l'œsophage ou l'estomac, et qui se portent vers le dehors : on ne doit pas douter qu'elles ne puissent produire aussi quelquefois le même effet lorsqu'elles percent les intestins, et qu'elles arrivent aux parties extérieures du ventre.

(XL.e *Observation, communiquée à l'Académie par M. de la Haye, sur une grosse épingle tirée d'un abcès à l'aine.*)

M. de la Haye a vu effectivement, dans l'hôpital de la marine de Rochefort, un malade à qui il survint, à la suite d'une fluxion de poitrine, un abcès de la grosseur d'un œuf de poule au pli de l'aine droite. M. de la Haye ouvrit la tumeur, et en examinant avec son doigt dans le foyer de l'abcès s'il n'y avait point de brides à couper, il trouva une épingle assez grosse et longue d'un doigt, qu'il tira sur-le-champ : le malade se souvint d'avoir avalé cette épingle peu de temps avant son entrée dans l'hôpital ; il ne survint aucun accident, et l'ulcère fut bientôt guéri. — On trouve un fait semblable dans Ruysch (1) ; mais les accidents occasionnés par le corps étranger furent beaucoup plus considérables. Une jeune fille avala une épingle en badinant ; il lui survint quelque temps après à l'aine une tumeur dure et inflammatoire, accompagnée de fièvre et de vives douleurs ; le chirurgien qui vit la malade, fit appliquer sur la tumeur les topiques suppuratifs ; lorsque la matière fut faite, il ouvrit la tumeur avec la lancette. Cette opération procura une issue à l'épingle qui était toute rouillée, et à une grande quantité de pus mêlé de matières stercorales : cette circonstance fit craindre pour la vie de la malade ; mais l'adhérence que l'intestin avait sans doute contractée avec le péritoine, empêcha, dit l'auteur,

(1) Libr. xxv. cap. xvi ; et Schenkius, Obs. Med., lib. iii, obs. 7.
(2) Cent. i, obs. 54 ; et cent. v, obs. 75.
(3) Cent. vi, histor. 99.

(1) Obs. chirurg., obs. 55.

les matières de s'épancher dans le ventre; leur passage par la plaie se ferma, et la cure de cet abcès se termina heureusement. — Il n'est pas difficile de comprendre qu'une alène sans manche puisse se faire un chemin à travers les parties ; mais on conçoit avec peine comment un corps inflexible, si long et si aigu a pu prendre dans l'estomac la direction nécessaire pour s'insinuer dans l'orifice inférieure de ce viscère, et se glisser dans les intestins. Diemerbrœck (1) en rapporte cependant un exemple avec quelques circonstances qui, à la vérité, en facilitent l'intelligence ; l'histoire de ce fait est d'ailleurs instructive pour la pratique. — Un enfant qui badinait avec le fer d'une alène, l'avala sans que l'on s'en aperçût ; il se plaignit de douleurs dans le ventre ; il n'avait point de fièvre ; il mangeait comme auparavant ; le ventre était libre : cependant il devint un peu élevé, et l'enfant maigrit de plus en plus ; il se frottait sans cesse le nez ; il dormait peu, et faisait des songes effrayants qui le réveillaient de temps en temps. Diemerbrœck fut consulté ; il crut d'abord que ces accidents étaient entretenus par des vers : dans cette pensée, il ordonna inutilement les remèdes qu'il crut les plus convenables pour détruire cette cause. Les douleurs du ventre augmentèrent à un point, qu'on craignit que les cris que l'enfant faisait ne lui causassent une descente ; on tâta avec soin le ventre du malade, et l'on sentit sous les téguments, entre l'ombilic et le pubis, un peu à gauche, quelque chose de pointu et de solide qui perçait presque la peau : on crut que c'était quelque petit os que l'enfant avait avalé ; on se détermina à faire une ouverture pour découvrir le corps étranger, et on fut fort surpris quand on aperçut le fer d'une grosse alène de cordonnier, avec un peu de poix et de fil qui tenait à la partie de ce fer qui se met dans le manche : on tira promptement l'alène, et l'enfant s'est bien porté depuis. — Diemerbrœck, après bien des réflexions, regarde ce phénomène comme un maléfice causé par l'opération du démon ; car, ajoute-t-il, comment cet instrument aurait-il pu parvenir à la peau sans percer les intestins, le péritoine et les muscles de l'abdomen, si l'enfant l'eût avalé naturellement ? Ce n'est pas là, ce semble, ce qui devait le plus embarrasser ce praticien, surtout s'il eût eu du moins connaissance d'une partie des observations que nous avons rapportées ; car il aurait vu que cette alène pouvait, comme beaucoup d'autres corps dont nous avons parlé, s'ouvrir un passage à travers ces parties. La plus grande difficulté est, ce me semble, de comprendre comment un corps de cette forme aura pu, comme nous l'avons remarqué, passer de l'estomac dans les intestins sans s'engager par l'une de ses pointes au bord du pylore : cependant je crois qu'il est assez naturel de penser que le fil qui aura d'abord passé avec les aliments par cet orifice aura dirigé l'alène, et l'aura entraînée dans les intestins. — Il est assez visible que les os qui ont des pointes ou des angles, et qui enfilent le canal intestinal, peuvent de même se frayer des routes à travers les parties, et causer des abcès ; aussi les exemples que nous allons rapporter doivent-ils moins servir à constater ce fait, qu'à réveiller l'attention des chirurgiens sur ce point de pratique, lorsqu'il leur arrivera, dans l'exercice de leur art, quelque cas où il y ait lieu de soupçonner une pareille cause. — Garmannus (1) a vu une dame qui, en mangeant une aile de poularde, avala une pièce d'os triangulaire ; quoique cet os eût passé sans peine avec les autres aliments dans l'estomac, elle craignait qu'il ne lui causât dans la suite quelque accident. On visitait exactement les selles, mais la pièce d'os ne s'y trouva point ; enfin cette dame, ne se sentant incommodée en aucune manière, se rassura, et ne pensa plus à cet os. Trois mois après, il lui survint une petite tumeur au-dessous de la région ombilicale ; cette tumeur ressemblait assez à un furoncle, cependant elle ne lui causait pas de vives douleurs, mais seulement un prurit très-incommode : elle se termina par suppuration. On l'ouvrit, et l'on y trouva la pièce d'os toute entière ; ce petit abcès fut guéri ensuite très-promptement. — Le même effet arriva par une mâchoire de poisson ; l'abcès se forma à la partie postérieure et inférieure des lombes ; il fut suivi d'un ulcère fort considérable dans lequel on trouva l'os. Ce corps étranger qui avait été avalé, quelque temps avant que de produire le dé-

---

(1) Mercure de France, mois de juin et juillet 1721.

(1) Ephemerid., dec. 2, ann. 10, obs. 185.

pôt, causa de vives douleurs dans tout le trajet du canal intestinal (1). — Borrichius (2) rapporte fort au long l'histoire d'un homme à qui il retira en diverses fois, et par différents abcès qui se formèrent à la partie postérieure des lombes près de l'os *sacrum*, plusieurs vertèbres de poissons que cet homme avait avalées fort long-temps auparavant. La nature a ordinairement fort avancé l'ouvrage, lorsque l'art peut dans ces cas lui prêter du secours; cependant le ministère du chirurgien est presque toujours nécessaire pour terminer la cure, et ces abcès ont souvent des suites fâcheuses qu'il préviendrait, s'il était possible de découvrir plus tôt la cause du mal, et si le malade se soumettait tout d'abord aux opérations qu'il faut faire.

(XLI<sup>e</sup> *Observation, communiquée à l'Académie par M. de Garengeot, sur une arête de poisson tirée d'un abcès à l'aine droite.*) Un homme avala une arête de poisson qui descendit dans son estomac sans lui causer beaucoup de douleurs; mais quelque temps après, il sentit des élancements fort vifs autour de l'ombilic, principalement du côté droit : ces élancements durèrent plus d'un mois, et il se forma dans cet endroit une tumeur qui disparut par l'application de quelques cataplasmes. Un mois après, il lui vint à l'aine droite un abcès qui perça de lui-même : un chirurgien, que le malade appela alors, voulut dilater l'ouverture de cet abcès, qui était trop petite pour procurer aux matières une issue suffisante; le malade ne put se résoudre à cette petite opération, et le chirurgien se contenta de le penser avec de l'éponge préparée, pour dilater l'orifice de l'ulcère. Le quatrième jour de ces pansements il vit, en retirant le morceau d'éponge, un corps dur qui se présentait à l'ouverture; il le tira avec ses pincettes : c'était une arête de poisson de la longueur du doigt. Ce chirurgien aperçut dans les pansements suivants que le pus que l'abcès fournissait en abondance venait du côté de l'ombilic; il insista de nouveau pour faire une dilatation; mais le malade s'y opposant toujours, il l'abandonna, et l'ulcère resta fistuleux. — Environ quatre ans après, le malade appela un autre

chirurgien qui examina la maladie, et se fit instruire du passé; le peu de courage qu'il reconnut dans son malade, et l'état du mal le déterminèrent à demander M. de Garengeot en consultation. Ce consultant introduisit dans le trou fistuleux, qui était placé au-dessus de l'épine antérieure et supérieure droite de l'os des îles, un stylet qu'il conduisit facilement jusqu'à la racine de la verge et il reconnut, tant avec le stylet qu'avec les doigts, que la glande de l'aine droite était gonflée et squirrheuse. M. de Garengeot déclara au malade que le seul moyen de le guérir radicalement était d'ouvrir la fistule dans toute sa longueur, c'est-à-dire depuis le trou fistuleux jusqu'à la racine de la verge, et qu'il fallait saisir la glande de l'aine avec une érigne, la disséquer, et l'emporter entièrement. — Quelques jours après, le chirurgien fit l'opération en présence de M. de Garengeot : la glande était de la grosseur d'une aveline, et d'une dureté squirrheuse; l'ulcère fut cicatrisé environ un mois après. Il est à présumer, conclut M. de Garengeot, que l'arête a attiré une inflammation à quelque endroit de l'*ileum*; que cette inflammation aura occasionné l'adhérence de cet intestin avec le péritoine dans la région ombilicale; que, par le moyen de la suppuration qui est survenue, l'arête aura passé de l'intestin dans les graisses, et qu'elle sera ensuite descendue insensiblement dans l'aine droite, en suivant la route de la matière qui se fit jour dans cette partie. — Si on eût soupçonné que la tumeur qui parut d'abord à l'ombilic était causée par un corps étranger, on aurait pensé à l'ouvrir pour tirer ce corps, et par cette opération, on aurait prévenu le second abcès qui a dégénéré en fistule, et qui n'a été guéri, après bien du temps, que par une opération plus considérable que n'aurait été la première que le chirurgien avait proposée.—Riedlinus (1) rapporte un cas où l'art aurait pu prévenir des accidents encore beaucoup plus fâcheux, si le malade eût moins attendu à demander du secours, parce que la tumeur aurait sans doute décidé de bonne heure le chirurgien sur le parti qu'il y avait à prendre. Un paysan fut attaqué de coliques et de tranchées violentes, suivies d'une constipation opiniâtre; il eut recours inutilement aux

(1) Méeck'ren, Observ. Med. chir., cap. xxxvi.

(2) Bonet. Med. Sept., lib. v, de trunc. affect., sect. ii, obs. 15.

(1) Lineæ Med., ann. 4, august., art. 9.

clystères, et mêmes à des purgatifs réitérés : ces remèdes ne diminuèrent en aucune façon ses douleurs. Il y avait déja trois semaines que sa maladie avait commencé, lorsqu'il se détermina à faire venir un chirurgien : le malade était dans des sueurs froides, et dans des faiblesses presque continuelles : son ventre ne s'était point ouvert depuis le commencement de la maladie. Le chirurgien trouva à la région lombaire droite une tumeur considérable ; il soupçonna qu'il y avait une collection de matières stercorales dans la tumeur, et une gangrène aux intestins, et il regarda dès lors la maladie comme désespérée ; ce chirurgien représenta néanmoins aux assistants qu'il y avait encore une ressource, qui était d'ouvrir la tumeur du ventre ; le malade y consentit, et l'opération fut faite : il sortit par l'incision une très-grande quantité de matières stercorales ; le chirurgien aperçut, en nettoyant la plaie, un corps blanc qu'il tira avec des pincettes ; c'était une grosse arête de poisson de la longueur du doigt : le malade se souvint d'avoir avalé cette arête la veille du jour que sa maladie avait commencé. Les matières stercorales coulèrent pendant deux mois par la plaie ; cet écoulement cessa peu à peu, et le malade guérit parfaitement. — Les corps aigus et tranchants, tels que ceux dont on vient de parler, ne sont pas les seuls qui se percent, par le moyen des suppurations qu'ils occasionnent, des routes qui les conduisent vers les parties extérieures ; car les noyaux de fruits se sont souvent ouvert aussi de pareilles issues : il est vrai qu'ils se ramassent quelquefois, comme nous l'avons remarqué, dans les cellules des intestins, et causent la mort, et que d'autres fois ils ne produisent que de violentes douleurs de colique, des constipations opiniâtres, et d'autres accidents fâcheux, mais qui se terminent par l'évacuation : il est plusieurs fois arrivé aussi que ces corps ont occasionné une inflammation qui a dégénéré en un abcès extérieur, par lequel ces corps sont sortis avec les matières de la suppuration. Eggerdes (1) rapporte une observation où l'on voit que la nature se délivra elle-même, par cette dernière voie, de ces corps, sans avoir tiré aucun secours de l'art. — Un paysan mangea avec beaucoup d'avidité une grande quantité de cerises avec leurs noyaux ; cet homme tomba dans une si grande constipation, qu'on ne put par aucuns moyens lui procurer la liberté du ventre. L'art ne pouvant lui donner du secours, ces noyaux s'ouvrirent eux-mêmes dans l'aine droite un passage à travers les membranes des intestins et les téguments du ventre ; ils sortirent avec impétuosité, et l'ouverture qui leur avait donné issue, se ferma naturellement, sans être pansée par aucun chirurgien. — On trouve un fait à peu près semblable dans les Transactions philosophiques de la Société royale de Londres (1). Une femme avala une assez grande quantité de noyaux de prunes ; ces corps étrangers, tant par leur volume que par leur forme aiguë, causèrent des accidents très-considérables ; la malade eut des coliques violentes, suivies d'une longue constipation ; enfin ils produisirent une tumeur très-grosse à la région ombilicale : cette tumeur vint à suppuration ; elle s'ouvrit, et les noyaux sortirent.

( *Corps étrangers qui s'arrêtent au fondement, et y occasionnent des abcès.* ) Nous avons vu dans la troisième partie de ce mémoire que les corps étrangers parcourent quelquefois tout le canal intestinal, et s'arrêtent au sphincter de l'anus, et que quand on s'aperçoit d'abord de la présence de ces corps arrêtés, on les tire avant qu'ils causent dans la partie où ils sont retenus des désordres considérables ; mais souvent on ne les découvre qu'après qu'ils ont fait naître des inflammations suivies d'abcès ou de gangrène, qui exigent de la part du chirurgien beaucoup d'attention et de capacité. — On lit dans les Observations de M. Le Dran (2) que M. Destendau, chirurgien à la Haye, fut mandé par un homme âgé de cinquante ans, qui était attaqué depuis huit ou neuf mois d'une fistule à l'anus : ce malade était épuisé, et devenu presque étique, tant par les douleurs qu'il avait ressenties, que par une fièvre lente qui ne le quittait point. Le chirurgien examina et sonda la fistule ; il reconnut qu'elle avait son entrée extérieure à deux pouces de l'anus à la fesse droite, et que sa sortie perçait le sphincter du *rectum* aussi haut que le doigt index

---

(1) Miscellan. Curios., dec. 3, ann. 4, obs. 13.

(1) Greenhill, ann. 1700, n. 265, articul. 1.

(2) Tom. ii, observ. 86.

pouvait aller. Il prépara le malade à l'opération qu'il lui fit quelques jours après, à la manière ordinaire. Comme ce chirurgien portait le doigt dans la plaie pour examiner s'il avait suffisamment débridé et scarifié les parois de la fistule, il sentit au fond de cette plaie, vers le col de la vessie, un corps dur et pointu qui y était engagé ; il fit une incision sur ce corps étranger pour le découvrir, et il le tira avec des pinces : c'était une lame d'os pointue par les deux bouts, longue de deux travers de doigts, un peu plus large et plus épaisse qu'une grosse lame de canif. Le malade avait avalé cet os sans s'en être aperçu ; mais il se souvint que quelque temps avant que sa fistule se déclarât, il avait senti en se courbant une douleur très-vive dans le fondement. Ce fut sans doute alors, continue l'observateur, que l'os occasionna une inflammation suivie d'un abcès qui dégénéra en fistule.

(XLIIᵉ *Observation, par M. de la Peyronnie, sur une pièce d'os tirée d'un abcès gangréneux au fondement.*) M. de la Peyronnie nous a fait part d'une observation à peu près semblable ; mais les accidents furent encore plus considérables. Un homme qui mangeait de la soupe avala une pièce d'os de bœuf, qui se trouva cachée entre des choux ; ce corps causa beaucoup de douleurs dans son trajet depuis l'œsophage jusqu'à l'estomac ; il demeura dix jours dans la cavité de ce viscère, où il excita des tranchées et des coliques violentes ; il causa ensuite les mêmes accidents pendant tout le temps qu'il fut à parcourir toutes les circonvolutions du canal intestinal ; enfin cette pièce d'os parvint jusqu'au *rectum*. Des douleurs très-vives se déclarèrent d'abord en cette partie ; ces douleurs furent suivies d'une irritation considérable; l'inflammation survint, et l'engorgement fut porté à un tel degré, qu'il se forma en très-peu de temps un dépôt gangréneux fort étendu qui occupait toute la circonférence du fondement et une partie des fesses. Le malade, réduit dans ce fâcheux état, eut recours à M. de la Peyronnie, qui jugea que l'indication la plus pressante était d'ouvrir l'abcès : il ne fut pas plutôt arrivé au foyer de la matière, qu'il sentit le corps étranger ; il reconnut, lorsqu'il l'eut tiré, que c'était une pièce d'os de bœuf : cet os était pointu par ses extrémités ; il avait dix-sept lignes de longueur, sur six ou sept lignes de largeur. M. de la Peyronnie enleva les chairs

gangrénées ; l'ulcère se détergea et se remplit en peu de temps, et le malade guérit parfaitement.

(XLIIIᵉ et XLIVᵉ *Observations, par M. Petit, sur un os de poulet tiré d'un abcès gangréneux au fondement, et sur une aiguille tirée par une incision à la même partie.*) Ces cas se rencontrent très-souvent dans la pratique : M. Petit dit qu'il lui est arrivé plusieurs fois de retirer des corps étrangers par des abcès à la circonférence de l'anus. Il nous a parlé entre autres d'un petit os de poulet qu'il trouva dans un abcès gangréneux au fondement, et d'une aiguille qui causa pendant six mois à une demoiselle de très-vives douleurs près de l'anus, toutes les fois qu'elle allait à la selle. M. Petit visita la malade, et reconnut le corps étranger sous la peau, environ à un pouce du fondement : il fit, deux jours après, une incision à cette partie pour le tirer. — Stalpart Vander-Viel (1) rapporte aussi qu'un homme avala une mâchoire de poisson, qui s'arrêta pendant quelques moments dans l'œsophage, et qui ne descendit dans l'estomac qu'après lui avoir causé des douleurs très-violentes. Sept mois après il lui survint un abcès à la marge de l'anus ; le chirurgien qui en fit l'ouverture y trouva le corps étranger. — Nous lisons dans les Éphémérides (2) qu'une personne avala un morceau de bois assez long, qui était aigu par l'une de ses extrémités : ce corps étranger descendit avec assez de facilité, et presque sans causer de douleurs, le long du canal intestinal jusqu'au *rectum* ; mais il s'arrêta dans cet intestin, pénétra insensiblement à travers ses membranes dans le corps graisseux qui les avoisine, et y causa un abcès aux environs du coccix : ce morceau de bois fut tiré par une ouverture que l'on fit pour donner issue à la matière.

(XLVᵉ *Observation, par M. Febvrier, sur un os de poulet, tiré d'un abcès à l'anus.*) Quelquefois les corps étrangers qui s'arrêtent au fondement, percent non-seulement le *rectum*, mais de plus ils s'écartent fort loin dans les graisses et dans les chairs voisines. M. Febvrier fut appelé par une dame qui se plaignait de sentir au fondement des douleurs très-vives, qu'elle croyait occasionnées par des hémorrhoïdes auxquelles elle était su-

(1) Cent. ii, part. i, obs. 21.
(2) Dec. 2, ann. 2, obs. 39.

jette depuis très-long-temps. Cette dame ne voulut point se laisser visiter ; M. Febvrier la saigna, lui ordonna le régime, et les remèdes, tant intérieurs que topiques, nécessaires en pareil cas : le lendemain la malade se sentit soulagée ; il lui restait cependant une douleur assez aiguë à la fesse, où il y avait une dureté très-considérable qui la détermina à permettre qu'on examinât sa maladie. M. Febvrier trouva à la fesse gauche, à trois travers de doigts de la marge de l'anus, une tumeur très-dure et fort enflammée ; il y fit appliquer des cataplasmes émollients et maturatifs, l'abcès se perça de lui-même dans la nuit, et fournit beaucoup de pus : il y avait néanmoins encore beaucoup de dureté et d'inflammation. M. Febvrier introduisit dans la petite ouverture qui s'était faite, une sonde cannelée, pour découvrir le foyer de l'abcès ; il jugea à propos de dilater sur-le-champ le sinus. Après avoir donné le premier coup de bistouri, il porta le doigt index de la gauche dans la plaie, où il rencontra un corps dur qu'il tira ; c'était une portion de l'os de la cuisse d'un poulet, que la dame se souvint d'avoir avalé quelques jours auparavant ; cet os, qui était long d'un pouce et demi ou environ, avait à l'une de ses extrémités une pointe très-aiguë. M. Febvrier dit que le *rectum* ne se trouva point découvert, et que le passage que l'os s'était ouvert à travers cet intestin, s'était fermé ; c'est pourquoi il n'étendit pas plus loin son opération : la malade fut parfaitement guérie le trente-cinquième jour.

(XLVIᵉ *Observation, par M. Dubois, sur un éclat d'un pot de grès tiré d'un abcès gangréneux à la fesse.*) Le fait qui suit n'est pas de moindre importance que celui que nous venons de rapporter ; il nous a été communiqué par M. Dubois. Un homme âgé de soixante-neuf ans fut attaqué d'une inflammation érysipélateuse qui occupait les deux fesses, et s'étendait même jusqu'à l'os *sacrum*, et sur les bourses : M. Dubois fit plusieurs saignées coup sur coup ; le lendemain il trouva l'inflammation fort diminuée, mais il aperçut à la fesse droite, à un demi-pied de la marge de l'anus, une tache gangréneuse large comme une pièce de vingt-quatre sous. M. Dubois porta une sonde cannelée dans le milieu de cette eschare ; la sonde entra facilement jusqu'à la profondeur de quatre travers de doigt dans les graisses de cette partie

qui étaient sphacélées ; il sentit à l'extrémité de sa sonde une résistance qui lui fit présumer qu'il y avait en cet endroit un corps étranger. M. Dubois fit une ouverture suffisante pour découvrir ce corps ; il prit de longues pinces à ressort, et les introduisit le long de la cannelure de sa sonde jusqu'au corps étranger qu'il saisit et qu'il tira aussitôt ; il porta ensuite sa sonde du côté du *rectum* jusque dans cet intestin qui était percé ; elle pénétra à quatre travers de doigt au-dessus du sphincter de l'anus. Le corps qui s'était frayé là un passage, s'était acheminé dans le tissu des graisses, et s'était éloigné de plus d'un demi-pied de l'orifice du fondement : ce corps étranger avait au moins six lignes de circonférence sur deux lignes d'épaisseur ; c'était l'éclat d'un pot de grès, qui avait plusieurs angles aigus et tranchants : le malade se souvint d'avoir avalé ce morceau de grès fort long-temps auparavant. — La mortification s'était étendue également aux deux fesses ; M. Dubois enleva en différents jours les chairs gangrénées : il fendit d'abord le *rectum* dans une étendue très-considérable, sans que le malade sentît la moindre douleur ; il coupa ensuite cet intestin dans tout son diamètre, jusqu'à la hauteur de près de quatre travers de doigts où la gangrène avait déjà pénétré. Ces opérations furent longues et assez laborieuses, à cause de la grande quantité de chairs sphacélées qu'il fallut enlever. — Le malade eut des accidents très-considérables à soutenir ; il fut saisi d'une fièvre violente et continue, dont les redoublements étaient annoncés tous les soirs par de longs frissons, suivis de délire, et il lui survint un grand dévoiement ; tous ces accidents persistèrent dans la même violence jusqu'au vingt-huitième jour : alors les eschares gangréneuses commencèrent à se séparer ; une suppuration louable et abondante s'établit, et tous les accidents diminuèrent insensiblement. — M. Dubois avait soin de mettre à l'orifice du *rectum* une grosse et longue tente, bien assujettie par des compresses graduées, pour tenir l'intestin dilaté, de crainte que la perte de substance que cette partie avait soufferte dans toute sa circonférence, n'y occasionnât un resserrement qui aurait pu empêcher par la suite l'évacuation des excréments : le malade fut guéri parfaitement de cette terrible maladie au bout de quatre mois.

SUITE DU QUATRIÈME CAS. — CORPS ÉTRAN-
GERS QUI SONT ARRÊTÉS DANS LES PRE-
MIÈRES VOIES, ET QU'IL FAUT TIRER PAR
INCISION.

Si dans le sujet que nous traitons il y a
plusieurs cas où la nature est le principal
agent, il y en a beaucoup d'autres où
elle est entièrement impuissante, et où
les malades ne peuvent trouver de ressource que dans l'art. Les trois premières
parties de ce mémoire en renferment une
infinité d'exemples ; nous allons encore
en rapporter ici plusieurs, où l'on verra
que la chirurgie, après avoir tenté en
vain les secours ordinaires, présente encore d'autres moyens qui, quoique extrêmes et peut-être peu certains, ne doivent pas être rejetés dans des cas désespérés. — Il y a quelquefois des corps
étrangers qui sont tellement engagés dans
le pharynx ou dans l'œsophage, qu'on ne
peut, par aucune des opérations, ni par
aucun des remèdes que nous avons proposés, les retirer ni les enfoncer : quelquefois ces corps produisent des accidents très-pressants ; et si le malade est
privé alors de secours, sa perte est assurée. Ce cas arrive surtout lorsque le
corps étranger est d'un volume considérable, et qu'il comprime la trachée-
artère, au point que le malade est dans
un danger éminent de suffocation. —
Habicot, chirurgien juré en l'université
de Paris, propose dans cette extrémité de
faire la bronchotomie. « Il faut, dit-il (1),
» faire cette opération à ceux qui auraient
» avalé quelque chose qui étouperait le
» larynx par compression, comme à celui
» qui un jour des Rois avalant un osselet
» d'éclanche de mouton demeurant au
» pharynx, étouffa en la présence des
» médecins et chirurgiens, sans le se-
» courir de ce remède. » Cette opération peut encore avoir un autre usage,
dont Habicot ne parle point, qui est
d'ouvrir une voie par laquelle on peut
tirer les corps étrangers qui se glissent et
s'engagent dans la trachée-artère. — La
possibilité de la bronchotomie a principalement été établie par les anciens et les
modernes, sur la facilité avec laquelle
certaines plaies, même les plus compliquées de la trachée-artère, ont été guéries. Il y a peu d'observateurs qui ne
nous en aient laissé des exemples re-

marquables et assez connus (1) ; cependant nous en rapporterons encore quelques-uns qui ont été communiqués à l'A-
cadémie, et qui peuvent contribuer,
avec ces autorités, à prouver la certitude
de cette opération.

(XLVII<sup>e</sup> *Observation, par M. Pascal, sur une plaie au larynx.*) Un
homme fort et robuste, âgé de quarante-
cinq ans, fut atteint d'une fièvre ardente
avec délire, pour laquelle on le saigna
plusieurs fois des bras et des pieds ; il se
leva sans qu'on s'en aperçût, et prit un
rasoir avec lequel il se fit une plaie à la
partie antérieure de la gorge ; cette plaie
s'étendait transversalement depuis la jugulaire externe du côté droit, jusqu'à la
jugulaire du côté opposé : le larynx était
ouvert en deux endroits, et à peu près
dans la même direction : le blessé s'était
donné deux coups de rasoir, l'un à la
partie supérieure du larynx, et l'autre à
la partie inférieure, précisément entre
le cartilage thyroïde et le cricoïde ; de
sorte qu'une portion du cartilage thyroïde, coupée haut et bas, était presque
séparée du reste de ce cartilage ; elle
était poussée sur la plaie des téguments
par l'air qui sortait du larynx avec une
impétuosité et un sifflement fort considérable : ce morceau de cartilage ballot-
tait et suivait les mouvements que l'air
lui imprimait ; l'hémorrhagie était considérable, et le blessé avait entièrement
perdu l'usage de la parole. — On eut
recours sur-le-champ à M. Pascal : sa
première intention fut de tenter la réunion de la plaie ; il remit dans son lieu la
portion divisée et presque séparée du
cartilage thyroïde, il rapprocha les lèvres de la plaie, et les retint en place
par quelques points de suture entrecoupée, et par un bandage qui tenait le men-

_____

(1) Question chirurgicale sur la bronchotomie, chap. XVI.

(1) Paré, lib. X, cap. XXX et XXXI.
Tulpius, Obs. Med., lib. I, cap. L. Pla-
centinus, lib. 2. Chirurg., cap. VII. Bar-
tholin, Cent. V, histor. 89. Welschius,
Syllog. Obs. et Cur. Med. Obs. 63. Rum-
lerus, Obs. 80. Marchettis. Anat., cap. XI.
Timæus, Respons. Med. 14. Riverius,
Obs. 5, ab Ozia Aimar. commun. Dona-
tus, lib. III, de Med. histor. mirab., cap.
VI. Albucasis, lib. II, cap. XLIII. Dionis,
Oper. chirurg. demonst. 5. Habicot,
Question chirurg. sur la bronchot. ; cap.
XII. Garengeot, Oper. de chirurg., tom.
II, chap. VIII, obs. 12. Ephémerid., déc.
2, ann. 8. Sennert, lib. I, pract., part. I,
cap. XXIV, quæst. 5.

ton approché de la poitrine, pour favoriser de toutes manières la réunion des
parties divisées. Le blessé fut saigné
quatre fois pendant la nuit ; il rendit par
la bouche beaucoup de caillots de sang,
que l'on avait soin de faire sortir de
temps en temps avec de fausses tentes de
linge ; on ne lui fit prendre aucune nourriture pendant trois jours : il recouvra
peu à peu la parole. M. Pascal ne leva
son appareil que le troisième jour, en
présence de MM. Belissant et Froment,
qui avaient été mandés en consultation ;
il trouva beaucoup de dureté et un gonflement emphysémateux à tout le col,
qui gênaient beaucoup la respiration ;
la plaie des téguments avait fourni une
assez abondante suppuration. Ces accidents déterminèrent à couper les points
de suture sur-le-champ : on pansa la
plaie simplement avec un digestif animé
de baume de Fioraventi. Il survint ce
jour-là une légère hémorrhagie, fournie
par un rameau de la jugulaire, qui fut
promptement arrêtée par le moyen de la
ligature. M. Pascal continua les mêmes
pansements deux fois par jour ; il ne survint dans la suite aucun accident, mais
la plaie ne fut entièrement réunie qu'au
bout de trois mois, parce que le blessé,
dont l'esprit était toujours aliéné, faisait
des mouvements et des contorsions violentes, et arrachait même très-souvent
son appareil.

(XLVIII<sup>e</sup> *Observation communiquée
par M. Alary.*) M. Alary nous a communiqué un fait à peu près pareil, dont la
cure fut très-prompte, quoiqu'il y eût
une assez grande déperdition de substance. La plaie était longue de quatre
travers de doigts, et large à mettre un
doigt : elle était accompagnée d'une hémorrhagie très-considérable ; une partie
du sang tombait dans la trachée-artère, et excitait une toux continuelle qui
mettait le blessé en un danger prochain
de suffocation. La perte de la parole
et l'air qui sortait avec sifflement par la
plaie firent assez juger à M. Alary que
la trachée-artère était ouverte ; mais, pour
s'en rendre plus certain, il lava la plaie
avec du vin tiède, et il aperçut distinctement une division entre le cartilage
thyroïde et le cricoïde. Ce chirurgien
examina cette plaie avec plus d'attention,
et il reconnut qu'elle n'était pas l'effet
d'un seul coup, mais de plusieurs, dont
le premier avait été porté en travers au-
dessus du larynx ; ce premier coup n'intéressait que les téguments : deux autres

avaient été donnés obliquement sur les
cartilages thyroïde et cricoïde, en se
croisant l'un l'autre. M. Alary retira de
la plaie une portion de l'aile du thyroïde,
qui était entièrement coupée ; il y avait
une autre portion qui tenait encore un
peu au corps de ce cartilage ; la peau
était comme mâchée et découpée fort irrégulièrement par le tranchant grossier
du couteau qui avait fait la plaie. — M.
Alary rappliqua la portion presque séparée du thyroïde, il rapprocha les téguments, fit quatre points de suture entrecoupée, par lesquels il ne comprit que la
peau et les muscles : il n'avait d'autre
dessein, en rapprochant toutes ces parties, que de s'opposer à l'accès de l'air
extérieur dans la trachée-artère, car il
ne crut pas que cette plaie, dont les
chairs étaient fort déchirées et fort contuses, pût se réunir sans suppuration ;
d'ailleurs il n'était pas sûr que la pièce
du cartilage thyroïde qu'il avait rappli-
quée pût se recoller : tout l'appareil fut
contenu par un bandage qui, tenant la
tête penchée en devant, tendait à maintenir les parties divisées proche les unes
des autres. Lorsque le blessé fut pansé,
il commença à parler fort distinctement ;
mais sa respiration était fort gênée, et il
avait une toux fréquente qui lui fit rejeter peu à peu tout le sang qui s'était
glissé dans la trachée-artère : plusieurs
saignées copieuses, et faites coup sur
coup, calmèrent cet accident, et mirent
le malade dans une grande tranquillité.

La plaie, comme M. Alary l'avait
prévu, fournit des suppurations abondantes par les intervalles des points de
suture, et surtout vers l'endroit du larynx d'où la pièce du cartilage thyroïde,
qui était presque entièrement coupée,
devait se détacher. Il y avait à la lèvre inférieure de la plaie une dilacération qui
formait une poche ou sac, dans lequel
les matières purulentes séjournaient ;
cette cavité s'étendait jusqu'à la partie
supérieure du *sternum*. M. Alary fit des
injections pour entraîner les matières
qui y séjournaient, et il procura le recollement des parois de ce sac par l'application de plusieurs compresses expul-
sives. Le huitième jour, il coupa les points
de suture ; la plaie était bien réunie,
excepté à l'endroit de la portion du cartilage qui avait été replacée ; cette portion se sépara, et sortit le seizième jour.
La suppuration diminua, et la plaie fut
entièrement fermée au bout de trois se-

maines, par une cicatrice ferme et adhérente aux cartilages du larynx.

(XLIX<sup>e</sup> *Observation, par M. Bouquot.*) Un soldat de l'hôtel royal des Invalides se fit à la gorge, avec un mauvais couteau, une plaie encore plus considérable que celles dont nous venons
de parler. Le chirurgien qui était de
garde le trouva en syncope; son premier soin fut de se rendre maître du
sang qui coulait en abondance. Dès que
l'hémorrhagie fut arrêtée et l'appareil
appliqué, la connaissance revint au blessé, mais le pouls resta très-petit et très-
faible pendant toute la nuit. Le matin,
M. Bouquot leva l'appareil, en présence
de M. Perron; il trouva au larynx une
grande plaie située entre les cartilages
thyroïde et cricoïde; il y avait une autre
petite plaie pénétrante à la partie inférieure de la trachée-artère : l'air sortait
de ces deux plaies avec un bruit et un
sifflement qui se faisait entendre de très-
loin; il remarqua encore sur le thyroïde
une incision assez profonde qui avait été
faite par un autre coup de couteau : la
peau et les muscles étaient tout déchirés
à la circonférence de la plaie; il y avait
surtout une dilacération qui s'étendait
en bas jusqu'au *sternum*, et qui paraissait l'ouvrage des doigts; le muscle sterno-
mastoïdien du côté droit était coupé en
partie, de manière que la carotide du
même côté se trouvait presque à nu. —
L'extrême faiblesse dans laquelle le blessé
était empêcha M. Bouquot de tenter
pour lors la suture, il pansa simplement
la plaie : dans la journée, le malade reprit un peu de force, la fièvre s'alluma
sur le soir, et la gorge se gonfla considérablement; le blessé entra dans des agitations extraordinaires, qui le tourmentèrent si cruellement qu'il ne fut pas
possible de le contenir dans une situation convenable; on lui fit cinq saignées,
qui, avec le secours des cataplasmes,
dissipèrent le gonflement de la gorge :
la fièvre se calma au bout de quatre jours,
et le malade devint plus tranquille. M.
Bouquot profita de ce calme pour faire
seulement un point de suture qu'il jugea
nécessaire, non pas pour attacher ensemble les lèvres de la plaie, mais simplement pour retenir en place le cartilage
cricoïde. Il passe une aiguille courbe,
enfilée d'un double fil ciré, sous la partie
antérieure du cartilage cricoïde, pour
l'embrasser et le suspendre à la lèvre
supérieure de la plaie des téguments
dans sa partie moyenne : par le moyen

de cette suture, le cartilage cricoïde, qui
s'était éloigné du thyroïde au point de
laisser une ouverture d'un pouce de largeur dans le larynx, fut relevé jusqu'au
thyroïde, et les deux extrémités divisées
de la membrane qui unit le cricoïde au
thyroïde furent mises à portée de pouvoir se réunir. M. Bouquot seconda
cette suture par l'application d'un bandage qui assujettissait les parties divisées. — La suture subsista pendant six
jours; elle eut, à peu de chose près, le
succès qu'on en attendait, malgré les
agitations continuelles où était le malade
et le peu de régime qu'il observa; la
plaie du larynx se trouva presque entièrement réunie le sixième jour, de sorte
qu'il ne resta qu'une très-petite ouverture transversale qui fut fermée le quinzième jour. La guérison de la plaie de la
trachée-artère avait devancé celle du larynx; il ne restait plus que la plaie des
téguments, qui fut entièrement cicatrisée
le quarantième jour. — Si la guérison
des plaies de la trachée-artère suffit pour
faire entrevoir la possibilité de la bronchotomie, combien à plus forte raison la
réussite de cette opération, qui a été effectivement pratiquée en diverses occasions (1), ne doit-elle pas nous autoriser
à la proposer dans un cas où elle est la
seule ressource qui nous reste pour sauver la vie d'un malade?

(L<sup>e</sup> *Observation, communiquée à l'A-
cadémie par M. Virgili, sur une bronchotomie faite avec succès.*) M. Virgili
nous a communiqué une observation sur
une esquinancie, pour laquelle il fut
obligé de recourir à la bronchotomie,
qui, malgré de fâcheux accidents, eut
un succès heureux : à la vérité il fallait
un chirurgien aussi intrépide et aussi
entreprenant que l'a été M. Virgili, dans
cette occasion, pour réussir et pour faire
connaître d'où peut dépendre quelquefois en pareil cas le succès de l'opération. Un soldat espagnol, du régiment
de Cantabrie, âgé de vingt-trois ans, fut

(1) Horstius, epistol. 10. Obs. anat.
Rodius, Diss. de Acia. cap. x. Bartholin,
Cent. i, epistol. 81. Blasius, Comm. in
syntagm. anat. Veslingius, cap. xi. Fye-
nus, Tract. 3, de præcip. artis chirurg.
controvers., cap. iii. Fontanus, Obs. rarior. analect., cap. iii, quæst. 5. Casserius,
Tract. de vocis audit usque organ., p.
199. Moreau, epistol. de Laring. Habicot,
Quest. chirurg. sur la bronchot, chap.
xi et xii.

attaqué d'une inflammation au larynx et au pharynx, qui fit un tel progrès, que dès le second jour le malade se trouva dans un extrême danger; il avait les yeux étincelants et le visage livide, il criait seulement du gosier comme un homme qui suffoquait, il était prêt à s'arracher la gorge avec les mains. On le saigna en même temps du bras et du pied. M. Virgili trouva les accidents si pressants, qu'il jugea qu'il n'y avait d'autre moyen pour lui sauver la vie que de lui faire sur le champ l'opération de la bronchotomie. — Le gonflement du col était trop considérable pour pouvoir faire sûrement une simple ponction à la trachée-artère avec la lancette : cette circonstance détermina M. Virgili à faire une incision longitudinale aux téguments avec le bistouri ; il sépara ensuite les muscles sterno-hyoïdiens, et ouvrit transversalement la trachée-artère entre deux anneaux ; mais cette ouverture ne fut pas plus tôt faite, que le sang qui sortait des petits vaisseaux ouverts, et qui tomba dans la trachée-artère, excita une toux convulsive si violente, que la canule qu'on introduisit dans la plaie ne put être retenue en situation, quoiqu'on la remit plusieurs fois en place. — Cependant le malade ne respirait que très-peu ou point du tout, car tous les muscles de la partie entraient tellement en convulsion, que l'ouverture de la trachée-artère ne se trouvait plus parallèle à l'incision extérieure que dans certains mouvements ; de plus, le sang qui continuait de couler dans la trachée-artère augmentait beaucoup le danger. M. Virgili, voyant l'extrémité où était réduit le malade, crut qu'on pouvait tout risquer ; il se détermina à fendre la trachée-artère en long jusqu'au sixième anneau cartilagineux ; il eut en effet la satisfaction de voir que, dès l'instant qu'il eut fait cette seconde opération, le malade respira avec plus de facilité, et le pouls qu'on ne sentait presque point commença à reparaître. M. Virgili fit situer le malade la tête penchée hors du lit, la face vers la terre, afin d'empêcher le sang de glisser dans la trachée-artère ; il mit dans la plaie une plaque de plomb percée de plusieurs trous, et garnie de deux ailes repliées, et figurée à peu près comme celle que Belloste a imaginée pour le trépan ; il assujettit cette plaque par une bande qui servait à maintenir les lèvres de la plaie ; la bande était assez large pour couvrir toute la plaie ; de sorte que l'air que le malade respirait

passait à travers le tissu de cette bande, qui, en retardant un peu son entrée, lui faisait perdre un peu de sa froideur avant que de passer dans la trachée-artère et dans les bronches. — L'hémorrhagie s'arrêta d'elle-même en très-peu de temps; on donna au malade une potion cordiale pour ranimer le pouls et pour rétablir le mouvement du sang, que l'hémorrhagie et le défaut de respiration avaient presque intercepté. Le lendemain de l'opération le malade n'avait que très-peu de fièvre, et il avalait assez facilement les liquides. M. Virgili présumait que l'inflammation était considérablement diminuée, et que le malade pourrait en conséquence respirer sans le secours de la plaie : pour s'en assurer, il ôta la plaque, et rapprocha les lèvres de l'incision ; le malade respira aisément par la bouche. M. Virgili tenta de procurer la réunion de la plaie par le moyen du bandage unissant ; mais, comme ce bandage n'assujettissait pas assez exactement les lèvres de la division, il y fit trois points de suture entrecoupée ; il pansa la plaie avec le baume du Commandeur, et elle fut parfaitement cicatrisée en peu de jours. La fièvre et les autres accidents cessèrent peu à peu ; il ne resta au malade qu'une toux violente, que M. Virgili croit avoir été causée par l'embarras qui se fit dans les bronches au temps de l'esquinancie : la voix resta aussi considérablement affaiblie. — Si une opération si considérable a été faite avec tant de succès dans une partie enflammée, ne doit-elle pas réussir beaucoup plus sûrement encore quand il n'est pas nécessaire de l'étendre autant que dans le cas précédent, et quand on la pratique dans une partie saine, dont les fonctions sont seulement interdites par la présence d'un corps étranger ? Il me paraît donc qu'on ne doit pas être fort surpris du succès que cette opération a eu lorsqu'elle a été entreprise dans ces dernières circonstances.

Un garçon âgé de quatorze ans, de Noisy près de Villepreux (1), qui avait ouï dire que l'or avalé ne faisait point de mal, voulut avaler neuf pistoles enveloppées dans un linge, pour les dérober à la connaissance des voleurs ; mais ce paquet, qui était trop gros, ne put passer le détroit du pharynx ; il s'engagea dans cette partie de manière qu'on ne put le

--------

(1) Habicot, Quest. chirurgic, sur la bronchotomie, chap. XI.

retirer ni l'enfoncer dans l'estomac. Ce jeune garçon était sur le point de suffoquer par la compression que ce paquet causait à la trachée-artère ; son cou et son visage étaient enflés et si noirs qu'il en était méconnaissable. Habicot, chez qui on porta le malade, essaya par divers moyens de déplacer ce corps étranger, mais il ne put y parvenir. Ce chirurgien, voyant le malade dans un danger évident d'être suffoqué, lui fit la bronchotomie ; cette opération ne fut pas plus tôt faite, que le gonflement et la lividité du cou et de la face se dissipèrent. Habicot fit descendre le paquet d'or dans l'estomac par le moyen d'une sonde de plomb, le jeune garçon rendit huit ou dix mois après par l'anus ses neuf pistoles, à diverses reprises ; il guérit parfaitement et très-promptement de la plaie de la trachée-artère. — La bronchotomie est non-seulement nécessaire pour faire respirer un malade, comme dans le cas dont on vient de parler, mais encore pour tirer les corps étrangers qui se glissent et s'engagent dans le larynx, où le danger est beaucoup plus pressant (1) que lorsqu'ils sont descendus plus bas dans la trachée-artère (2). Nous avons vu dans la seconde partie de ce mémoire, qu'on doit d'abord avoir recours aux expectorants, aux émétiques et aux sternutatoires, pour procurer l'expulsion de ces corps, et nous avons rapporté diverses observations qui montrent le succès de cette pratique.

---

(1) Blanchard., Anat. pract. Cent. 2, Observ. 40. — Bartholin, Cent. 1, histor. 11. Alex. Bened. in prœm., lib. vii, de curand. morb. Schenkius, lib. xi, Observ. 1. Donatus histor. Med. mirab., lib. iii, cap. vii. Camerar. Norimberg. Med. memor. Cent. 15, part. 19 et seq. Bened., Anat., lib. iii, cap. xviii. Fulgos, lib. ix, cap. xii. Plinius, lib vii, cap. vii et volat., lib. xiii, et Anthrop., cap. iii. Valer. Max., lib. ix, cap. xii. Act. Leips. ann. 1690 et 1726. Ephemerid., Dec. 1, ann. 2, Observ. 153. Dec. 2, an. 4, Obs. 159. Boneti, Med. Septent., lib. ii, de oris affect., sect. ix, cap. ii.

(2) Bartholin, Cent. 2, histor. 27. Stalp. Vand. Viel., Cent. 1, Observ. 25. Alex. Bened. anat., lib. iii, cap. xviii. Tulpius, lib. ii, cap. vii. Sennert. Prax., lib. ii, pag. 2, cap. i, p. 142. Ephemerid., Dec. 1, ann. 3, Obs. 5. Manget. Biblioth. script. Med., pag. 406. Bonet., Med. Sept., lib. ii, de oris affect., sect. ix, cap. ii.

Verduc (1) croit qu'on peut aussi se servir des doigts ou de petites pinces ; mais ces derniers moyens ne peuvent tout au plus avoir lieu, ce semble, que lorsque le corps n'est pas entré tout-à-fait dans le larynx, et qu'il est arrêté directement dans l'isthme du gosier, je veux dire entre l'épiglotte et la glotte ; autrement il n'y aurait point de sûreté à se servir de ces instruments.

(*Opération de la bronchotomie pour tirer les corps étrangers.*) Lorsque tous ces différents moyens ne peuvent réussir, et que le danger est extrême, il ne reste plus d'autre ressource que l'opération de la bronchotomie. Verduc (2) fait observer qu'il est à propos alors de faire l'ouverture beaucoup plus grande que pour une simple bronchotomie, afin que l'on puisse retirer plus facilement le corps étranger. Willis (3) paraît avoir été le premier qui, en pareil cas, ait imaginé de faire l'opération de la bronchotomie. Un petit os s'arrêta dans la trachée-artère et y causa dans l'instant des douleurs très-aiguës : l'enfant ne respirait qu'avec une extrême difficulté ; il y avait une toux véhémente, et il indiquait lui-même avec son doigt le lieu où l'os était arrêté vers le milieu du cou. On tenta inutilement divers moyens pour procurer la sortie de cet os. Willis, qui voyait que l'enfant allait être suffoqué, proposa de lui faire la bronchotomie ; les consultants s'y opposèrent, et l'enfant mourut. Willis fit l'opération après la mort en présence de ceux qui s'y étaient opposés, et il tira fort aisément par l'incision de la trachée-artère un petit os long et de figure triangulaire. Il y a tant d'observations qui, comme nous l'avons vu, prouvent la sûreté de cette opération, qu'on ne peut s'empêcher d'imputer la mort de l'enfant à la timidité de ces consultants. — Verduc (4) assure que cette opération a été faite avec succès de son temps par un chirurgien qui eut l'adresse, dit-il, de découvrir la trachée-artère, de faire une ouverture assez grande entre les membranes qui joignent les cartilages les uns aux autres, et de retirer par cette ouverture un petit os : la plaie de la trachée-artère guérit ensuite en très-peu

---

(1) Pathol. chirurg., tom. ii, cap. xxv.
(2) Idem, cap. xxvi.
(3) Pharm. rat., part. ii, sect. i, cap. iii.
(4) Patholog. chirurg., tom. ii, cap. xxvi.

de temps. « Sans cette opération prompte » et hardie, continue Verduc, il n'y » avait que la mort à attendre : que cela » serve d'avertissement dans une pareille » occasion, et que l'on ne soit pas assez » lâche et si peu hardi que de laisser » mourir un malade sans secours ; car » dans la nécessité on peut tout ha- » sarder. » — M. Heister (1), en parlant de la bronchotomie, met aussi au rang des causes qui peuvent l'exiger le pas- sage des corps étrangers dans la trachée- artère, lorsqu'il y a un danger pressant de suffocation. Cet auteur fait la même remarque que Verduc au sujet de cette opération, quand on la pratique pour ex- traire quelque corps de la trachée-artère, qu'il faut que l'ouverture soit plus grande que pour une bronchotomie ordinaire : il recommande de faire à l'extérieur une incision de trois ou quatre travers de doigts de longueur, et, lorsqu'on a dé- couvert la trachée-artère, de couper transversalement trois ou quatre des an- neaux cartilagineux de ce canal, puis de faire en sorte de tirer très-adroitement le corps étranger avec une petite sonde, un petit crochet ou érigne, ou bien avec des pinces droites ou courbes. — Un morceau de champignon qui s'était glissé dans la trachée-artère obligea M. Heister de faire la bronchotomie, et par le moyen de cette opération il tira le corps étran- ger. Cet habile praticien dit que M. Rau ouvrit aussi la trachée-artère pour retirer une fève qu'une personne avait avalée, et qui avait glissé dans le larynx. — La bronchotomie proposée et pratiquée par Habicot, comme nous l'avons vu plus haut, dans le cas d'un corps étranger qui comprimait la trachée-artère au point d'étouffer le malade, ne va pas immédia- tement et directement à enlever la cause du mal : cette opération ne tend précisé- ment qu'à prévenir la suffocation et la mort, en procurant au malade la respira- tion qui est interceptée par le corps étranger.

(*Opération de la pharyngotomie, pour tirer les corps étrangers.*) Ver- duc (2) paraît encore plus hardi que Ha- bicot dans cette extrémité où le malade est sur le point de suffoquer par quelque corps étranger, qui, par son volume,

comprime excessivement la trachée-ar- tère. Si le corps étranger, dit cet auteur, ne peut être déplacé de l'œsophage par tous les moyens différents que nous ve- nons de proposer, et que le malade soit en danger d'être étranglé, je crois qu'on pourra fort bien hasarder l'opération de la pharyngotomie en faisant une incision à l'œsophage, pour en retirer le corps étranger. On fera, continue-t-il, la même chose qu'à la bronchotomie ; il faudra d'abord séparer les muscles bronchiques, pour aller d'une main adroite chercher l'œsophage, et y faire une incision lon- gitudinale à l'endroit où le corps étran- ger est arrêté. J'avoue, poursuit encore le même auteur, que cette opération est difficile et que le remède est extrême et dangereux ; mais ces cas doivent nous porter à faire des efforts et des entrepri- ses extraordinaires, surtout quand nous sommes autorisés par des faits qui nous promettent un heureux succès. Cette opération aurait été, par exemple, la seule ressource à laquelle on aurait pu recourir tout d'abord dans les cas pres- sants dont nous avons donné plusieurs exemples (1), où l'on voit que les malades ont péri avant qu'on ait eu le temps de débarrasser l'œsophage : tel pouvait être aussi celui que nous a rapporté M. Le Dran (2), supposé qu'on eût eu connais- sance de l'état du malade, et qu'on n'eût pu, sans augmenter le péril de la suffo- cation, tâcher d'enfoncer dans l'estomac le morceau de viande que l'on trouva après la mort arrêté au haut de l'œso- phage. — La guérison des plaies consi- dérables de l'œsophage semble nous assurer assez de la réussite de l'opération dont il s'agit. Les observateurs fournis- sent en effet beaucoup d'exemples de plaies où l'œsophage a été ouvert, et qui ont été guéries parfaitement (3). J'ajou- terai à ces faits deux observations fort remarquables sur ce sujet, qui ont été communiquées à l'Académie.

(LI° *Observation, par M. de Garen-*

---

(1) Instit. chirurg., part. II, sect. III, cap. CII, art. 2.
(2) Pathol. chirurg., tom. II, cap. XXVII.

---

(1) Tome II, pag. 355 et 356.
(2) Ibid., p. 354, Obs 2.
(3) Dionis, Oper. chirurg. comment. par M. La Faye, Demonstr. 5. Paré, lib. X, cap. XXX et XXXI. Habicot, Quest. chirurg. sur la bronchot., cap. XII. Pi- gray, Prax. chirurg., lib. IV, cap. XII. Munic, Prax. chirurg., lib. II, cap. XX, art. 5. Schenkius, Obs. med, lib. III. Garengeot, Oper. de chirurg., tom. II, chap. VIII, Obs. 13.

geot, *sur une plaie du larynx et de l'œ-*
*sophage.*) M. de Garengeot fut appelé
pour voir un homme qui s'était fait avec
un rasoir une grande plaie transversale
de huit travers de doigts de longueur
entre les cartilages thyroïde et cricoïde;
la partie supérieure de la trachée-artère
fut entièrement coupée, l'œsophage fut
divisé dans plus de la moitié de son diamètre, tous les muscles de la partie antérieure du cou et la veine jugulaire externe gauche furent aussi totalement
coupés. La section de tous ces muscles
faisait que la tête du blessé était fort renversée en arrière, et que les lèvres de
la plaie étaient très-éloignées l'une de
l'autre. — M. de Garengeot ne jugea pas
à propos de faire de suture à la plaie; il
crut qu'un simple bandage unissant suffirait pour en procurer la réunion; pour
cet effet, il prit une longue bande roulée
à deux globes; il appliqua le milieu de
cette bande sur le sommet de la tête qu'on
avait soin de tenir penchée en devant;
il croisa alternativement les deux chefs
de la bande sur la poitrine et entre les
épaules. Ce bandage, ainsi appliqué et
serré suffisamment, contenait la tête du
blessé inclinée en devant, de manière
qu'il ne pouvait la redresser : les pansements suivants furent très-simples, ils
ne consistaient qu'en un long plumasseau
couvert de baume d'Arcæus, et contenu
par un emplâtre de cérat de diapalme :
ces pansements furent réitérés de deux
jours en deux jours; on continua l'application du bandage unissant pendant toute
la cure : il ne survint que très-peu d'accidents, et la guérison du blessé fut parfaite le dix-huitième jour.

(LII<sup>e</sup> *Observation*, *par M. Ponce-*
*nard.*) M. Poncenard nous a communiqué un exemple semblable, où la guérison fut aussi prompte. Des voleurs atta-
quèrent un homme dans un bois, et lui
coupèrent la gorge : la trachée-artère fut
totalement divisée entre les cartilages
thyroïde et cricoïde; la partie supérieure
de l'œsophage fut presque tout-à-fait
coupée; car il ne restait que la portion
postérieure de ce canal qui est collée sur
les vertèbres du cou : les muscles exter-
no-hyoïdiens ou bronchiques, un des
muscles externo-mastoïdiens, les jugulaires externes, et quelques autres vaisseaux, furent aussi entièrement coupés,
de sorte que cette énorme plaie, qui pénétrait presque jusqu'aux vertèbres, avait
environ dix travers de doigts de largeur.
La tête du blessé se jetait si fort en ar-

rière, que les deux extrémités de la trachée-artère étaient éloignées de cinq
grands travers de doigts; les lèvres de
la plaie étaient très-gonflées et pleines
d'écume. — M. Poncenard, qui fut appelé, commença par faire prendre un
bouillon au blessé, qui était extrêmement
affaibli par la grande hémorrhagie; il fit
passer ce bouillon dans l'estomac par le
moyen d'un entonnoir qu'il introduisit
dans l'œsophage par la plaie. Ensuite,
malgré l'opposition de plusieurs chirurgiens qui étaient présents, il fit aux téguments du cou trois points de suture entrecoupée, deux à chaque côté de la gorge,
et un autre sur les cartilages thyroïde et
cricoïde; il couvrit le tout d'un grand
emplâtre d'André de la Croix, et il eut
soin d'assujettir la tête fort penchée en
devant, par le moyen d'un bandage convenable. M. Poncenard dit qu'il ne pansa
cette plaie que de cinq jours en cinq
jours, et qu'elle fut parfaitement guérie
le vingtième jour. — De telles guérisons
ne doivent-elles pas suffire pour nous
déterminer, dans un danger pressant
causé par la présence d'un corps étranger
arrêté dans l'œsophage, à recourir à la
pharyngotomie pour tirer ce corps, lorsqu'on n'a pu le déplacer par aucun autre
moyen? Verduc le chirurgien [1] dit que
des praticiens sincères lui ont assuré qu'ils
avaient fait en pareil cas cette opération
avec un heureux succès.

(*Opération de la gastrotomie pour*
*tirer les corps étrangers.*) Les corps
étrangers que l'on avale passent quelquefois avec assez de facilité par l'œsophage jusques dans l'estomac; mais souvent ces corps, soit par leur volume trop
gros, soit par quelque autre circonstance
particulière, ne peuvent enfiler la voie
du pylore pour entrer dans les intestins.
Nous avons rapporté plus haut plusieurs
exemples des funestes effets que ces corps
produisent alors, surtout quand ils sont
durs, aigus ou tranchants; ce cas est
encore un de ceux où les chirurgiens
doivent avoir le courage de pratiquer
des opérations très-effrayantes, quand
même le succès en serait douteux. Il faut
s'ouvrir un passage à l'endroit où le corps
étranger se fait sentir, soit au toucher,
soit par la douleur fixe qu'il cause, pour
aller chercher dans l'estomac même le

_____

(1) Abrég. compl. de la chirurg. de
Guy de Chauliac, chap. sing., art. l'Ex-
crese.

corps qui y est enfermé, et qui va causer la mort. — Les guérisons sans nombre que nous voyons tous les jours, et que nous trouvons dans les observateurs (1) de plaies considérables de l'estomac, nous autorisent encore à proposer cette opération : en effet, si des blessures faites en diverses parties de ce viscère par des instruments piquants, tranchants et contondants et même par des armes à feu n'ont point fait périr les malades, et si elles ont été au contraire parfaitement guéries, pourquoi n'espérerait-on pas un succès aussi heureux d'une ouverture faite avec art par un instrument bien tranchant ? Comparez l'état désespéré du malade avec le danger qu'on peut craindre d'une telle opération, et vous conviendrez aisément que cette opération, malgré toute la crainte qu'elle peut inspirer, est encore, dans cette extrémité, une ressource qui laisse beaucoup d'espérance. Nous n'entrerons pas ici dans le détail des guérisons de plaies de l'estomac qui peuvent appuyer cette décision, et qui se trouvent dans les auteurs ; elles sont assez connues pour que du moins on ne puisse pas douter qu'elles soient en grand nombre : nous nous contenterons d'en rapporter quelques-unes qui ont été communiquées à l'Académie.

(LIII<sup>e</sup> *Observation, par M. Coghlan, chirurgien major de l'hôpital de Belle-Isle, sur un coup d'épée à l'estomac.*) Un homme qui venait de recevoir un coup d'épée vint prier M. Coghlan de le panser. La plaie était située dans l'épigastre, à trois travers de doigts au des-

sous et à côté du cartilage xiphoïde ; il n'y avait ni gonflement, ni dureté aux environs de la plaie ; cependant la situation de cette plaie, et sa direction, firent présumer à M. Coghlan que le foie pouvait être blessé ; pour s'en assurer, il se mit en devoir de la sonder, mais il n'en eut pas le temps, parce qu'il prit au malade une envie de vomir : il rejeta environ trois palettes de sang mêlé d'aliments et de bière qu'il avait pris peu de temps avant que d'être blessé. Ce vomissement fut suivi d'un autre, par lequel le malade rendit plein un pot de chambre de sang tout pur ; ces deux évacuations parurent le soulager de la douleur et du poids qu'il sentait à la région épigastrique. — M. Coghlan fit coucher le blessé ; et comme il était près de le saigner, il fut interrompu par une faiblesse qui survint, et qui fut suivie d'un vomissement de sang pareil au précédent : ce vomissement recommença quatre fois en deux heures, à distances égales, sans compter la première où le sang était mêlé d'aliments, et le malade rejeta chacune de ces quatre fois à peu près la même quantité de sang. Ces vomissements étaient accompagnés de sueurs, d'horripilations, de frissons, et étaient suivis d'une altération insupportable ; les extrémités devenaient froides, le pouls était convulsif, souvent imperceptible : tous ces accidents, qui manifestaient que l'estomac était percé, et que quelque vaisseau considérable était ouvert, firent porter à M. Coghlan un pronostic très-fâcheux. L'état d'affaissement où le blessé était réduit ne permettait point de le saigner : ce chirurgien lui fit prendre deux gros d'alun dissous dans de l'eau à chaque fois qu'il vomissait ; et, pour boisson ordinaire, il usa d'une infusion vulnéraire. Le vomissement de sang liquide, ou plutôt l'hémorrhagie, s'arrêta à la troisième prise de la dissolution d'alun ; le blessé continua cependant l'usage de ce styptique de demi-heure en demi-heure, à la quantité de demi-gros chaque fois ; il alla à la selle, et rendit des matières liées comme dans l'état naturel ; les faiblesses et les sueurs froides continuèrent pendant toute la nuit, et il vomit encore un peu de sang qui était resté dans l'estomac, et qui s'y était coagulé. — Le lendemain son pouls se réveilla un peu : M. Coghlan le saigna trois fois dans la journée ; il ne lui fit prendre pour toute nourriture qu'environ deux onces de bouillon de trois heures en trois heures : il continua encore ce jour-là, et

(1) Albucasis, lib. II. Meth. med., cap. DIII. Christoph. à Vega, Comm. ad aph. Matth. cent., quæst. med. XXI. Matth. Cornax., epist. respons. ad D. Ægid. de Hertoge Med. Doct. Fallopius, De vuln., cap. XII. Jul. Alex., Annot. ad lib. VI, cap. IV, therap. Galen. Schenkius, lib. III, Obs. 122. Diemerbr., Anat., lib. I, cap. VI: Bern. Suevus, De insp. vuln. Sennert., Prax., lib. III, sect. I, cap. XV. Bohnius, De renunc. vuln. lethal. Manget. Biblioth. Chirurg. Stalp. Vand. Viel. Cent. 1, Obs. 39. Jacob. OEtheus libr. Obs. propr. Joann. Franc. Hildesius. Med. Cameuicenus. Schultet. Obs., pag. 100. Barthol., Cent. 1, Hist. 24. Wolsius, Obs. Chir. med., Obs. 27. Felix Platerus. Le Dran, Obs. chir., tom. II, Obs. 89. Ephem., dec. 2, ann. 1, Obs. 26 ; et dec. 1, ann. 10, Obs. 131. Zod. Med. Gall. Blegny, octob. 1680, Obs. 2.

le suivant, l'usage de l'alun dissous. M. Coghlan évalue la quantité d'alun que le blessé a pris à deux onces et demie, et celle du sang qu'il a rendu par le vomissement à douze livres, dont la qualité et la couleur dénotaient que c'était un sang veineux. Tous les accidents disparurent peu à peu, et le malade fut rétabli le dix-septième jour. Voici le détail d'une autre plaie fort considérable à la même partie, et qui néanmoins n'a pas été accompagnée d'accidents si considérables.

(LIV° *Observation, par M. Lesséré, sur un coup de couteau à l'estomac.*) Un homme reçut un coup de couteau qui lui fit une plaie longitudinale de plus de quatre travers de doigts au milieu de l'épigastre, directement sur la ligne blanche. Cette plaie commençait au-dessous du cartilage xiphoïde; elle décrivait une ligne perpendiculaire, et allait se terminer vers la région ombilicale; il sortait par la plaie une portion de l'épiploon de la grosseur de deux œufs; et qui était même déjà altérée; l'estomac sortait aussi de la grosseur de la moitié du poing, quoiqu'il fût ouvert à sa partie antérieure et moyenne par une plaie assez large pour permettre aisément l'introduction du doigt. M. Lesséré, qui fut appelé en consultation dans la journée par le chirurgien du lieu, qui avait pansé le blessé en premier appareil, vit à son arrivée sortir par la plaie un bouillon que le malade venait d'avaler: le blessé était néanmoins sans fièvre, et n'avait que très-peu d'accidents. M. Lesséré dit qu'il commença par faire la ligature de la portion de l'épiploon qui était altérée, et qu'il la sépara au-dessous de la ligature: il voulut ensuite tenter de réduire l'estomac; mais à la moindre compression que ce chirurgien faisait sur ce viscère, le malade paraissait prêt à suffoquer; il se vit obligé d'abandonner à la nature le soin de la guérison; il couvrit simplement la plaie d'un linge trempé dans le vin chaud; il fit faire plusieurs saignées au blessé, et il le réduisit à un régime très-rigoureux. — Le troisième jour de la blessure, on fit venir un autre chirurgien, qui, dans l'intention d'empêcher la sortie des aliments par la plaie, voulut pratiquer la suture à l'estomac; mais les fils déchirèrent les portions de ce viscère qui se trouvèrent comprises dans l'anse. Le chirurgien ordinaire du blessé, voyant le peu de succès qu'avaient eu les différentes tentatives que l'on avait faites pour réduire l'estomac

dans le ventre, et pour prévenir l'issue des aliments, se contenta, comme M. Lesséré, de couvrir simplement la plaie: il se servit d'un plumasseau imbibé de baume du Commandeur, qu'il appliqua sur la plaie de l'estomac, et celle des téguments fut pansée avec le miel rosat; l'on eut soin de faire souvent sur toutes les parties voisines des embrocations avec le vin chaud et l'huile rosat. Par ces pansements simples, les téguments se relâchèrent, les parties sorties rentrèrent dans la capacité, les aliments cessèrent peu à peu de sortir par la plaie de l'estomac, qui se cicatrisa insensiblement, et le malade fut parfaitement guéri deux mois après.

(LV° *Observation, par M. Carterat.*) Parmi les exemples des plaies d'estomac qui marquent la possibilité de la guérison de ces plaies, on en trouvera peu, je crois, qui nous en assurent plus que celui que nous allons rapporter. M. Carterat, qui nous l'a communiqué, dit qu'un paysan qui sortait de table reçut un coup de couteau qui lui fit une plaie à la partie supérieure et moyenne de la région épigastrique, deux pouces au-dessous du cartilage xiphoïde; l'instrument avait coupé la ligne blanche obliquement, et avait ouvert l'estomac dans sa partie supérieure: les aliments que le blessé avait pris sortirent aussitôt par la plaie. La grandeur de la plaie des téguments permit à M. Carterat de tirer l'estomac en dehors pour y faire la suture du pelletier, de manière apparemment qu'il sut éviter les inconvénients de cette suture. Après avoir fait rentrer ce viscère dans le bas-ventre, il pratiqua la gastroraphie à la plaie des téguments, et il appliqua un appareil convenable. — M. Carterat ordonna au blessé de se tenir couché sur le ventre, pour permettre l'issue des liquides qui pouvaient s'épancher; il lui fit faire plusieurs saignées coup sur coup; il fixa son régime à deux onces de bouillon quatre fois le jour, et à une tisane vulnéraire en petites doses, et il prescrivit des lavements et des fomentations émollientes, pour prévenir la tension et l'inflammation. M. Carterat trouva le lendemain la plaie des téguments presque entièrement réunie; mais ce qui est le plus étonnant, c'est que le malade n'eut pendant cette cure ni fièvre, ni aucun autre accident: il n'observa pas même la diète qui lui avait été prescrite, et le quatrième jour de sa blessure il sortit pour retourner à son travail. — Ces faits, et tous ceux que nous nous sommes contentés de citer, suffisent sans doute pour prouver la possibilité de l'opération que nous proposons de faire à l'estomac, dans un danger pressant, pour en retirer les corps étrangers; mais il y a de plus dans les auteurs des observations où l'on voit que cette opération a été réellement pratiquée avec un heureux succès. En voici un exemple qui a été fort connu, et qui est rapporté dans le même temps par plusieurs auteurs (1).

Un paysan prussien, qui sentait quelques douleurs d'estomac, s'enfonça fort avant dans le gosier un manche de couteau pour s'exciter à vomir; ce couteau, qu'il ne tenait que par le bout de la lame, lui échappa des doigts, et glissa dans l'œsophage où il resta pendant quelque temps, et causa beaucoup de douleurs à ce paysan. Effrayé du danger où il se trouvait, il voulut essayer de faire sortir ce couteau en se faisant tenir la tête en bas; mais, voyant que cette tentative était inutile, il but beaucoup de bière qui fit descendre ce couteau dans son estomac. — Ce paysan fut encore plus inquiet de son état; il consulta tous les médecins et chirurgiens de Konigsberg: le résultat de ces consultations fut que, pour prévenir les accidents fâcheux auxquels il était exposé, il fallait faire une incision aux téguments du ventre et à l'estomac, pour retirer le corps étranger. Le malade était jeune, et résolu de tout souffrir pour se délivrer du péril où il était; il fut, dit-on, préparé à l'opération par une douce purgation, et par l'usage des remèdes huileux et balsamiques : on lui appliqua à la région de l'estomac un emplâtre d'aimant, et l'on choisit Daniel Schwaben, chirurgien lithotomiste, pour faire cette opération : ce fut environ un mois et demi après que l'accident fut arrivé. — On lia le malade sur une planche, on marqua avec de l'encre le lieu où devait se faire l'incision : ce fut du côté de l'hypocondre gauche. On fit une ouverture longitudinale de l'étendue de deux doigts; on ouvrit d'abord la peau, les muscles et le péritoine. L'estomac ne se présenta pas lorsque cette incision fut faite, parce qu'il était fort affaissé; le chirurgien l'accrocha avec une

aiguille courbe, et le tira vers lui; le couteau s'approcha aussi, et on en apercevait facilement la pointe à travers les membranes de l'estomac : il fit une incision à l'endroit où elle paraissait, et retira promptement ce couteau qui avait dix pouces de longueur. — Ceux qui rapportent cette histoire disent qu'aussitôt que le couteau fut tiré, les bords de la plaie de l'estomac se rapprochèrent exactement; qu'on réunit la plaie des téguments avec cinq chevilles ou agrafes; qu'on y fit couler quelques gouttes de baume d'Espagne, et qu'on appliqua dessus un défensif. Le malade observa un régime fort sévère; il usa de boissons vulnéraires et balsamiques et de quelques lavements anodins et émollients; il ne lui survint presque point d'accidents, et il fut parfaitement guéri en très-peu de temps. On garde le couteau dans la bibliothèque électorale de Konigsberg, où l'on voit aussi le portrait du paysan à qui l'accident est arrivé.

Cet exemple n'est pas unique, on en trouve plusieurs dans les observateurs. Crollius (1) dit avoir vu à Prague un paysan qui, en jouant dans un cabaret, avala un couteau de neuf pouces de long; la pointe s'était tournée un peu au-dessus du fond de l'estomac du côté gauche, et le manche vers l'épine du dos. Deux mois après ce funeste accident, ce couteau fut retiré avec succès par une incision qui fut faite à l'estomac par Floriau Mathis, premier chirurgien de l'empereur. Le malade fut rétabli fort promptement, sans qu'il lui restât la moindre incommodité. — On rapporte dans les Éphémérides d'Allemagne (2), qu'une femme prussienne eut aussi le malheur d'avaler un couteau de la longueur de sept pouces, qu'elle s'était introduit dans le gosier pour se faire vomir : la pointe, par laquelle elle tenait ce couteau, lui glissa des doigts, et il resta piqué au haut du palais : elle voulut en vain le retirer; il s'enfonça de plus en plus dans l'œsophage, et tomba dans l'estomac, où il demeura trois jours sans lui causer presque aucune douleur : elle ressentit ensuite une douleur piquante; et, peu de temps après, la pointe du couteau se fit apercevoir au toucher du côté gauche. Les douleurs qui augmentaient de plus en plus déterminèrent cette femme à chercher du secours; elle

---

(1) Histoire de Prusse, part. II, chap. II. Cluverus Epitom. Histoire, lib. XI. Append. Ephemerid. Beckerus, Dec. 2, ann. 5 et 8, Obs. 167.

(1) In præf. Chym. regal. Basil. Ephemerid., dec. 2, ann. 10, Obs. 1.

(2) Idem, Cent. 9, ann. 1720.

s'adressa au docteur Hubner à Rastembourg, qui, après une mûre délibération, et assuré par un grand nombre d'exemples de plaies d'estomac heureusement guéries, et par quelques opérations semblables qui avaient déjà réussi plusieurs fois, lui fit le onzième jour une incision à l'hypocondre gauche, vis-à-vis la pointe du couteau ; il trouva que ce couteau avait déjà percé l'estomac, et qu'il avait excité une légère suppuration à la plaie de ce viscère. Ce praticien tira le couteau avec de petites pinces ; la guérison de la malade fut très-prompte.

Tous ces exemples doivent donc encourager les chirurgiens à faire en pareil cas la même opération ; cependant, on doit remarquer que le succès a dû dépendre beaucoup de la partie de l'estomac où on l'a pratiquée ; car il n'est pas douteux qu'il serait fort dangereux d'ouvrir l'estomac à sa partie supérieure ou à son fond, à cause des vaisseaux qui règnent le long de la grande et de la petite courbure de ce viscère. Il faut encore faire attention aux différentes situations que prennent ces courbures lorsque l'estomac est plein ou vide ; car, lorsqu'il est plein, on sait que son fond, ou sa grande courbure, se présente en devant, et que sa petite courbure se porte en arrière ; et que, lorsqu'il est vide, ce viscère se ramasse, et que par conséquent les vaisseaux des deux courbures se trouvent peu éloignés les uns des autres. Je crois qu'il serait à propos, pour éviter les inconvénients qui se trouvent dans ces deux cas, de ne pas faire l'opération lorsque l'estomac est fort plein, ni lorsqu'il est entièrement vidé ; il faudrait donc qu'il ne fût que médiocrement rempli, car alors son fond ne se présente pas assez pour s'exposer à ouvrir les vaisseaux qui y règnent, et les côtés de ce viscère offrent une étendue plus grande que lorsque l'estomac se trouve vide ; c'est pourquoi, si l'estomac se trouvait vide, on pourrait faire prendre au malade une quantité de boisson suffisante pour étendre médiocrement l'estomac ; on ferait l'ouverture des téguments afin de découvrir ce viscère ; on pourrait même commencer à le percer avec un trois quarts cannelé, pour donner issue à la liqueur, et, à la faveur de la cannelure du trois quarts, on dilaterait la plaie d'un côté ou de l'autre, c'est-à-dire qu'on éviterait de porter l'instrument vers la partie supérieure de l'estomac ou vers son fond, dans la crainte de toucher aux vaisseaux.

L'attention du chirurgien dans la cure de ces opérations, et des plaies de l'estomac, doit presque entièrement se tourner du côté de la diète, parce que l'écoulement des aliments par la plaie, et le travail de la digestion, sont de grands obstacles à la réunion de ces plaies. Nous avons vu, dans quelques-unes des observations précédentes, que l'on se contentait de donner aux blessés pour toute nourriture la quantité de deux onces de bouillon ou de gelée en vingt-quatre heures ; et pour boisson ordinaire, une infusion vulnéraire et balsamique, mais en très-petites doses à la fois. Il y a des praticiens qui, avec raison, n'approuvent pas les aliments entièrement liquides, parce qu'ils s'échappent trop facilement par la plaie, et l'entretiennent ouverte ; ils préfèrent quelque peu de gelée, ou bien quelques jaunes d'œuf par jour : un peu de ces aliments porte plus de nourriture qu'une plus grande quantité d'aliments liquides, et sont moins propres à s'écouler par la plaie. La précaution me paraîtrait encore plus sûre, si on retranchait entièrement les aliments pendant un ou deux jours, qui est à peu près le temps que la nature emploie à l'agglutination des plaies qui se réunissent par réunion ; on peut recourir, s'il est nécessaire, pendant ce petit intervalle de temps, à des lavements nourrissants ; il y a une multitude d'exemples qui prouvent que des personnes ont été nourries par cette voie pendant un temps assez considérable ; la réunion des plaies, lorsqu'elle se fait par simple consolidation, est si prompte, que les malades peuvent fort bien se passer de nourriture pendant le temps qu'elle se fait. Ce que nous avons le plus à craindre dans ces premiers jours, c'est l'inflammation qui, par la suppuration qu'elle produit, peut détruire l'agglutination, et rouvrir la plaie. Or, la saignée devient très-nécessaire pour la prévenir ; mais l'usage des boissons humectantes, qui est très-propre aussi à s'opposer à cet accident, est retranché dans ce cas ; c'est pourquoi on doit, pour y suppléer, recourir aux lavements ; et dans cette vue, je préférerais les plus émollients et les plus humectants à ceux qui seraient les plus nourrissants.

( *Opération de l'entérotomie pour tirer les corps étrangers.* ) Nous avons vu ci-devant plusieurs exemples de corps étrangers arrêtés dans les intestins en des endroits où ils se trouvaient placés vers l'extérieur, de manière qu'il aurait été

facile de les tirer par une opération semblable à celles qui ont été pratiquées à
l'estomac pour la même intention. Ces
corps ont causé des douleurs fixes et
cruelles, et d'autres accidents qui ont été
suivis de la mort ; il y a eu des cas même
où ces corps, quoique retenus dans les intestins, formaient au dehors des tumeurs
fort remarquables; cependant je n'ai
point trouvé qu'aucun praticien ait osé
alors faire une incision aux téguments et
à l'intestin pour tirer ces corps. Nous
avons beaucoup de faits qui, par analogie,
semblent établir assez clairement la possibilité de cette opération. Combien de
fois la nature, comme nous l'avons vu,
ne l'a-t-elle pas faite elle-même? On me
dira peut-être, et avec raison, que la nature fait doucement et lentement des opérations que nous ne pourrions pratiquer
sans un extrême danger, et même quelquefois sans causer certainement la mort.
—L'analogie est une des sources qui contribuent le plus à l'accroissement des arts,
mais son application a des lois bien ri-
goureuses. Quelque ressemblance qu'une
chose ait avec une autre, il s'y trouve
toujours quelques disconvenances auxquelles on doit être fort attentif ; c'est
pourquoi la comparaison est un guide
peu sûr lorsqu'on le suit inconsidérément,
surtout dans les sciences ; mais dans les
arts il peut moins égarer, parce que l'on
voit plus clairement les différents rapports sur lesquels on doit se décider. En
effet, on voit, en y apportant un peu
d'attention, que la nature, qui s'ouvre
par la suppuration une voie à travers la
substance des parties, agit autrement que
le chirurgien qui fait la même opération
avec un instrument tranchant: la suppuration, surtout la suppuration purulente,
s'établit dans le tissu cellulaire qui se
trouve partout dans la texture de presque
toutes les parties; elle détruit, elle macè-
re quelques plans de fibres, quelques lames membraneuses, et peu à peu elle les
perce dans les endroits les plus faibles ;
elle ménage ordinairement les nerfs, les
veines et les artères qui sont un peu considérables : l'instrument tranchant au
contraire coupe tout ce qui se présente à
lui, et l'artiste qui le dirige ne peut pas
toujours éviter qu'il ne rencontre des parties qui ne peuvent être coupées sans danger, et que la suppuration épargnerait.
—Nous n'avons donc pas prétendu abuser de l'analogie, lorsque nous avons remarqué qu'il paraît que l'on aurait pu
imiter la nature, en procurant, comme

elle a fait plusieurs fois, une issue aux
corps étrangers arrêtés dans les intestins;
néanmoins il semble que la nature aurait
pu, par les exemples qu'elle en a donnés,
suggérer du moins aux chirurgiens entreprenants l'idée d'une opération qui
pourrait encore donner quelque espérance, dans des cas où, faute de recourir à
ce remède extrême, la mort est inévitable;
mais nous ne croyons pas qu'on puisse,
sur ces exemples seuls, se déterminer
avec assez de certitude ; il faut d'autres
faits qui ressemblent plus en toutes manières à l'opération dont il s'agit : or,
l'expérience nous en fournit assez dans la
guérison des plaies des intestins. On peut
consulter sur ce sujet les observateurs (1).
Nous nous contenterons de rapporter ici
un exemple de ces cures heureuses qui
nous a été communiqué par M. Froumantin.

(LVI⸰ *Observation, par M. Froumantin, sur une plaie à l'intestin.*) Un soldat reçut un coup d'épée à un travers de
doigt au-dessous de l'ombilic ; l'ouverture
extérieure était si petite, qu'on regarda
cette plaie comme très-simple, quoique
le blessé se plaignît toujours de sentir
des douleurs très-vives dans le bas-ventre, et qu'il ne pût se tenir dans d'autre
situation que couché sur le dos. M. Froumantin, qui vit le blessé le dixième jour,
s'aperçut qu'il sortait par la plaie une
matière grisâtre très-fluide, et d'une
odeur fort fétide : il jugea que l'intestin
était ouvert. La plaie extérieure était si
petite, que l'on pouvait à peine y introduire le plus petit stylet : M. Froumantin
se détermina, du sentiment de plusieurs
chirurgiens qui étaient présents, à la dilater, pour donner une issue plus facile
aux matières qui croupissaient. A peine
M. Froumantin eut-il fait cette dilatation,
qu'il sortit gros comme une petite noix
de matières stercorales assez dures ; il
trouva l'intestin collé au péritoine ; il

(1) Fallopius, Libell. de vuln., cap.
LVII., Albucasis, Meth. med., lib. II, cap.
LVIII. Paré, lib. x, cap. xxxv. Vidus Vi-
dius, Comm. in libr. Hippocratis de vuln.
Hollerius, Comm. ad aph. 18. Hipp., lib.
VI ; et Obs. 17, libr. propr. Jacotius,
Comm. 3, ad aph. 17, lib. I, sect. III.
Coac. Hippoc., pag. 1002. Tulpius, Obs.
med., libr. III, cap. xx. Heurnius, Comm.,
sect. VI, aph. 18. Rumlerus, Obs. 39.
Vigierus, Chir., libr. II, cap. xxvI. Cat-
tier, Observ. 5. Chabert, Obs. chirurg.
pratiq., Obs. 96.

pansa la plaie à plat, de crainte de détacher les adhérences de l'intestin : le malade n'eut depuis cette opération aucun accident ; les matières cessèrent peu à peu de couler par la plaie, et le blessé fut parfaitement guéri le dix-neuvième jour. — Ces exemples ne suffisent-ils pas pour nous prouver qu'on peut ouvrir avec succès l'intestin pour en tirer les corps étrangers, non-seulement dans les cas pressants que nous avons remarqués, mais encore dans d'autres qui peuvent se trouver moins rarement dans la pratique ? C'est lorsqu'il se trouve des corps étrangers dans les hernies. Or, ce cas est assez ordinaire ; car ces corps qui passent dans la portion d'intestin qui forme la hernie, en sortent difficilement à cause du détroit du passage, et parce que l'action organique de cette portion d'intestin est gênée.

(LVII⁰ *Observation, par M. Petit, sur une patte de mauviette tirée d'une hernie inguinale.*) M. Petit nous a rapporté qu'un homme incommodé d'une hernie qui rentrait avec facilité, eut des vomissements très-violents, et ressentit des douleurs très-vives à l'endroit de sa descente. Cet homme voulut réduire lui-même sa hernie comme à l'ordinaire, mais il ne put réussir : M. Petit lui conseilla l'opération, mais il n'y consentit que lorsqu'il fut si mal, qu'on n'osait plus l'entreprendre, de crainte de le voir périr dans l'opération même. Cependant la charité, plus forte que la crainte, détermina M. Petit à la lui faire ; on trouva l'intestin percé par une patte de mauviette, que le malade avait avalée quelque temps auparavant.

(LVIII⁰ *Observation, par M. de Boismortier sur un épi d'orge tiré d'une exomphale.*) M. de Boismortier rapporte aussi, dans une observation qu'il a communiquée à l'Académie, qu'il trouva dans une exomphale, dont il faisait l'opération, un épi d'orge de la longueur du petit doigt, et encore garni de tous ses calices ; cet épi était sorti par une portion de l'intestin compris dans la hernie, et qui était tombée en mortification. — On trouve dans les Mémoires de l'Académie royale des sciences (1) un cas où précisément il aurait fallu faire l'opération que nous proposons, si la gangrène n'y avait pas suppléé. M. Farcy, chirurgien à la Flèche, fut appelé pour voir un portefaix

qui avait depuis huit ans une hernie inguinale incomplète qu'il faisait rentrer facilement ; cette hernie avait augmenté beaucoup et presque subitement : le malade était dans les accidents d'un étranglement. M. Farcy n'osa tenter de faire la réduction de la hernie, à cause d'une grande dureté qu'il trouvait à la tumeur, et qui était telle qu'elle lui semblait osseuse. Ce chirurgien fit plusieurs saignées les premiers jours ; il ordonna des lavements, et appliqua sur la hernie des cataplasmes émollients, qu'il continua pendant quatre jours : ces topiques ne ramollirent point la tumeur. — M. Farcy proposa l'opération du bubonocèle, mais le malade ne voulut pas d'abord s'y résoudre ; il ne s'y détermina que lorsqu'il survint à cette hernie une espèce de suppuration. M. Farcy ouvrit la tumeur ; il sortit du sac herniaire un pus mal digéré et d'une odeur insupportable : l'intestin iléon se trouva tout pourri. M. Farcy fut fort étonné d'en tirer de petits os qu'il reconnut pour des os de pied de mouton ; il en tira jusqu'à seize en deux ou trois fois ; le portefaix les avait avalés la veille de son accident. M. Farcy coupa quatre travers de doigts de l'intestin gangrené, et retint au dehors une autre portion du même intestin presque égale et gangrenée aussi, qui se sépara naturellement. Les matières stercorales coulèrent pendant quelque temps par la plaie ; elles reprirent ensuite leur route, et le malade fut entièrement guéri le trente-troisième jour sans fistule : il se remit au travail comme s'il n'eût jamais été incommodé. — De pareils faits ont été remarqués par d'autres praticiens : Schroeckius (1) dit qu'il tira d'une hernie inguinale abcédée et gangrenée plusieurs petits os de diverses figures et grosseurs, dont l'un était garni de quelques angles et aspérités. Winglerus (2) faisant l'ouverture du cadavre d'une personne qui était morte d'une hernie, reconnut que cette hernie avait été formée par le *cœcum*, et il trouva plusieurs petits os de poulet qui avaient été retenus dans la hernie par la valvule de cet intestin.

(*Cas où l'opération de l'entérotomie paraît surtout nécessaire et facile.*) On voit par ces faits qu'il y a plusieurs cas

(1) Année 1722.

(1) Mangeti, Biblioth. chirurg., tom. II, de hern., p. 597.
(2) Boneti, Med. Sept. Libr. v, de imo ventr., sect. xv, cap. vii.

où il serait nécessaire d'ouvrir dans les hernies de l'intestin pour tirer les corps étrangers; car, supposé qu'un chirurgien trouve, en faisant l'opération du bubonocèle, un os, ou quelque autre corps qui fût la cause des accidents, et qui empêchât de remettre l'intestin en liberté, laisserait-il son opération imparfaite? Attendra-t-il que la gangrène procure à ce corps une issue? Cette voie est-elle plus sûre que l'incision que l'on peut faire; et les accidents permettent-ils toujours de différer (1)? — Je suppose même qu'on pût dilater suffisamment l'anneau pour réduire l'intestin avec le corps étranger, et que le corps étranger ne fût point tellement engagé par l'inflammation de l'intestin, qu'on n'eût pas à craindre qu'il bouchât, après l'avoir reporté dans le ventre, le passage des matières, et n'entretînt une espèce d'étranglement: ne peut-il pas se trouver encore d'autres circonstances qui peuvent empêcher de réduire la hernie? Telles seraient, par exemple, les anciennes adhérences qu'on ne pourrait pas détacher : ne serait-on pas encore obligé dans ce cas d'ouvrir l'intestin, pour tirer le corps étranger qui entretient les accidents?

Le succès de pareilles opérations que M. Arnaud a faites dans les mêmes circonstances, pour donner, comme on le dira ailleurs, issue à des matières endurcies contenues dans l'intestin, et qui en empêchaient la réduction, ne nous permettent plus aujourd'hui de priver les malades d'un secours si essentiel.

---

OBSERVATIONS SUR LES BECS-DE-LIÈVRE VENUS DE NAISSANCE, *où l'on expose les moyens de corriger cette espèce de difformité*; par M. DE LA FAYE.

(1re *Observation*, *par l'auteur.*) En 1773, l'on me fit voir un jeune enfant de quatre ans, né avec un bec-de-lièvre d'une espèce singulière. La lèvre supérieure, toute la voûte du palais, et la luette même étaient partagées en deux; chacun des rebords de la lèvre paraissait former, vers la partie inférieure, un ma-

melon qui se gonflait lorsque cet enfant riait. — Le rebord des lèvres entourait ces mamelons, et allait se terminer à chaque aile du nez; une petite bride, ou plutôt un petit filet attachait intérieurement chaque partie de la lèvre à la gencive, près du rebord de la division des os maxillaires; ainsi les deux parties de la lèvre laissaient entre elles un intervalle considérable : il était de douze lignes, quand l'enfant était tranquille, et de seize, quand il riait ou quand il pleurait. — On voyait au milieu de cette espace une partie des os maxillaires, d'où sortaient les deux dents incisives enchâssées dans leurs alvéoles, et recouvertes de leurs gencives. Cette portion, qui était isolée et branlante, formait, par rapport au reste de la mâchoire, une saillie d'environ cinq lignes, que j'appellerai éminence osseuse. Un petit morceau de chair de figure ronde, attaché vers l'extrémité du nez, et qui paraissait être une partie de ce qui manquait à la lèvre, pendait devant cette éminence. Cette espèce de bouton de chair ne recouvrait qu'en partie les dents, et augmentait considérablement la difformité de l'enfant, surtout quand il ouvrait la bouche, ce qui est bien représenté par la figure 2. — Deux espaces qui étaient entre l'éminence osseuse et les deux parties de la lèvre, séparaient antérieurement en trois les os maxillaires, et se rendaient dans un seul espace qui partageait en deux toute la voûte osseuse du palais, la cloison charnue de la luette: cet espace laissait voir le dedans du nez et la cloison du nez, qui le partageait en deux dans toute la voûte du palais. On peut juger par cette description, non-seulement que cet enfant était très-difforme, mais encore qu'il n'avait été élevé qu'avec beaucoup de peine, et qu'il ne pouvait pas former de sons articulés.

La mère, que j'interrogeai sur ce qui lui était arrivé pendant sa grossesse, me dit qu'elle avait été frappée à la vue de la tête d'une raie; mais le peu de ressemblance qui se trouve entre la tête de cet animal et un bec-de-lièvre ne favorise pas plus les conjectures de ceux qui rapportent la cause de ces espèces de difformité à la mauvaise conformation du fœtus dans l'œuf, que le sentiment de ceux qui l'attribuent à l'imagination de la mère. — Manget (1), Anton. de

---

(1) Il n'est pas nécessaire de dire ici, que si l'on était obligé d'ouvrir l'intestin, il faudrait le retenir dehors jusqu'à ce que la plaie fût refermée, pour éviter l'épanchement qui pourrait arriver si on le replaçait dans le ventre.

(1) Biblioth. chirurg. de labior. morb., t. III.

Heydes (1), Henr. Volgnadius (2), Bartholin (3), Nuck (4), Job Ludov. Hannemannus (5), nous ont donné la description de cette espèce de bec-de-lièvre. Daniel Lud (6). Van-Harne (7) et Franco (8), ont dit quelque chose de la manière d'y remédier ; le premier rapporte que l'on coupa à un enfant, qui avait ce défaut, l'éminence osseuse, pour lui procurer la facilité de téter, et qu'on appliqua un cautère actuel pour arrêter l'hémorrhagie. Cette opération, entreprise dans un âge trop tendre, ne fut, comme l'on voit, que fort imparfaite; les deux autres prescrivent de couper l'éminence osseuse avec des tenailles incisives, dont on voit la figure dans l'arsenal de chirurgie de Scultet, et de corriger le reste de la difformité de la manière qu'on le pratique aux becs-de-lièvre ordinaires; ce qu'ils disent être très-difficile, *hic casus sane difficilis est*, dit Van-Horne (9). — L'approbation de M. de la Peyronie, à qui je communiquai le plan de l'opération que je me proposai de faire sur le sujet qui fait la matière de cette observation, me rassura contre la crainte que m'inspirait cette difficulté. Je disposai d'abord cet enfant par les remèdes généraux : quelques auteurs prétendent que cette précaution est inutile, du moins elle n'est pas blâmable. — Le 13 mai 1733, je lui fis l'opération de la manière suivante, en présence de M. de la Peyronie, et de MM. Petit, Malaval, Morand, Pibrac, Verdier, Caumont, Houstet, etc. Je séparai avec un bistouri le bouton de chair d'avec l'éminence osseuse que je coupai avec des ciseaux dont les branches sont fort longues, et dont les lames sont faites comme celles des cisoires ; je coupai le bouton de chair à droite et à gauche pour lui donner une figure angulaire. Je divisai les deux brides qui attachaient les deux parties de la lèvre à la gencive, et qui m'auraient empêché d'unir ces parties. Je coupai environ deux lignes du rebord de ces parties, dont l'artère rendit beaucoup de sang;

ce qui ne m'embarrassa pas, parce que l'hémorrhagie cesse dès que ces sortes de plaies sont unies. Je fis la suture entortillée, avec le secours d'un aide qui rapprochait avec ses mains les deux joues vers la division ; je fis passer les deux épingles le plus près que je pus de la membrane interne de la lèvre, pour favoriser l'union des parties intérieures ; je passai la première près du nez, et je l'entortillai avec un ruban fait de deux ou trois brins de fil ciré, sous lequel j'engageai le bouton de chair qu'il ne me fut pas possible de traverser ; je passai la seconde fort près du rebord de la lèvre, et je l'entortillai avec un autre ruban de fil, pour pouvoir ôter séparément les fils et les épingles. Les épingles dont je me servis sont des épingles d'Allemagne, flexibles, longues et menues, et qui sont préférables pour cela aux épingles d'or, d'argent et d'acier, et à celles qu'on appelle à lardoire.

Lorsque l'écartement des deux parties de la lèvre est fort grande, Celse (1), Guillemeau (2), Thevenin (3), etc., conseillent, pour en faciliter le rapprochement, de faire à chaque joue une incision en forme de croissant; quelques autres prescrivent même de faire en ce cas des incisions dans l'intérieur de la bouche : mais, outre que les incisions des joues produisent une difformité par leurs cicatrices, je les crois inutiles, ainsi que celles de l'intérieur de la bouche; car la peau prête d'elle-même autant qu'il le faut pour rapprocher les deux parties de la lèvre, quelque éloignées qu'elles soient : s'il s'y rencontrait quelque obstacle, il viendrait du nez, et cet obstacle ne serait pas levé par les incisions faites à la joue, ni par celles que l'on ferait dans la bouche. — Plus les deux parties de la lèvre sur laquelle j'opérais laissaient d'intervalle entre elles, plus je devais craindre leurs efforts sur les épingles: ainsi il fallait que l'appareil aidât les épingles à leur résister ; car c'est souvent de là que dépend le succès de ces opérations. Je fis croiser sous le nez deux bandelettes de linge, dont j'appliquai les extrémités, qui étaient couvertes d'emplâtre d'André de la Croix, sur les joues, pour les tenir rapprochées. — Pour em-

---

(1) Observ. med. Cent. Obs. 42.
(2) Epher. germ., ann. 2, Obs. 25.
(3) Acta Haffniensia, Obs. 13.
(4) Operat. et experiment. chir. experiment. 22.
(5) Med. sept., lib. i, sect. v, cap. 6.
(6) Med. sept., lib. ii, sect. i, cap. 1.
(7) Microtechné, sect. ii, part. 1, § 9.
(8) Traité des hernies, chap. 118.
(9) Microtechné, sect. ii, part. i, § 9.

(1) Medicin., lib. vii, cap. 8.
(2) Traité cinquième des opérations, cap. 11.
(3) Opérat. de chirurg., chap. 13.

pêcher la transpiration des joues de détacher ces emplâtres, et pour diminuer l'effet de l'action des muscles des lèvres, je mis sur chaque joue deux compresses épaisses, que je soutins un peu ferme par le moyen d'une petite bande que je posai de cette manière : j'en appliquai le milieu à la nuque du cou ; j'en fis venir chaque chef de derrière en devant sur chaque compresse, et les fis croiser sous le nez ; je fis repasser les chefs sur les compresses, et je les attachai au bonnet que j'avais ajusté sur la tête de l'enfant. Comme le mouvement de la mâchoire inférieure pouvait causer quelque désordre, j'appliquai sous le montant une fronde dont j'attachai les chefs au bonnet ; ce qui ne permettait à la mâchoire de s'abaisser qu'autant qu'il le fallait pour que l'enfant pût prendre un bouillon, de la tisane et de la gelée.

Quelques auteurs conseillent de se servir d'une plaque de plomb pour soutenir la lèvre, lorsque le sujet sur lequel on fait l'opération n'a point de dents derrière l'endroit où les lèvres sont rapprochées. Si cette plaque était de quelque utilité j'aurais dû m'en servir, puisque j'avais coupé la partie antérieure de la mâchoire du sujet dont je parle ; mais la longueur des épingles dont je me servis pour faire la suture me dispensa de recourir à ce moyen. Les deux bouts de ces épingles étaient soutenus par les extrémités des deux parties de la mâchoire dont j'avais coupé le milieu.—L'enfant, qui était tombé en faiblesse pendant l'opération, en revint bientôt, et passa tranquillement la nuit. Un peu de fièvre qui lui survint le lendemain m'obligea de le saigner : j'observai que ses pleurs et ses cris n'occasionnaient de mouvements considérables que dans le gosier, parce que le bandage tenait tout en situation. —Je levai l'appareil le second jour ; je trouvai que le bouton de chair s'était échappé de dessous les fils, et je ne pus l'y rajuster ; j'appliquai un appareil semblable au premier, que je ne levai que le quatrième jour. Le septième jour, je pansai cet enfant pour la troisième fois, et je tirai l'épingle inférieure qui vacillait : deux jours après j'ôtai la deuxième, et je trouvai la lèvre parfaitement réunie ; mais comme la réunion n'était pas encore assez solide pour résister à l'action des parties, je remis le même appareil pour quelques jours. Je trouvai la plaie que j'avais faite en coupant l'éminence osseuse parfaitement guérie.—L'enfant est

donc infiniment moins difforme qu'il n'était avant l'opération, et sa vue n'a plus rien de choquant. Ce n'est pas là le seul avantage qu'il en a retiré ; il parle distinctement, quoiqu'un peu du nez, défaut qu'il n'aurait plus si son palais était entièrement refermé. Je l'ai vu quatre ans après l'opération, et l'espace de la voûte du palais était déjà diminué ; il y a par conséquent lieu d'espérer que peu à peu les os se rapprocheront au point qu'il n'y en aura plus, et peut-être la nature a-t-elle déjà fait ce rapprochement.

(IIe *Observation.*) Quelque temps après cette opération, un jeune garçon de quinze ans, qui avait un bec-de-lièvre, vint me trouver avec son père ; ce bec-de-lièvre était pour le moins aussi difforme que celui dont je viens de parler : il est vrai que les os maxillaires ne faisaient point de saillie, mais le nez était fort large : un bouton de chair qui était attaché vers le bout, et qui paraissait être une portion de la lèvre, ne recouvrait les deux dents incisives qu'imparfaitement ; toute la voûte du palais était partagée, et l'intervalle d'une des parties de la lèvre à l'autre était fort grand. — Le père de ce jeune garçon me dit que sa femme, qui est morte à présent, avait eu dans sa grossesse l'imagination frappée à la vue d'un lion ; ce qui ne jette pas plus de lumière sur la cause et l'origine de ces espèces de difformités, que le récit que me fit la mère de l'enfant dont j'ai parlé dans la première observation. — Quoique j'eusse lu dans Juncker (1) que ces espèces de becs-de-lièvre où la lèvre est fendue dans deux endroits ne se guérissent presque jamais, (*duobus in locis quando fissum est labium, vix unquam malum curatur*, dit-il), le succès de l'opération sur l'enfant de quatre ans fut si parfait, que je ne doutai point de pouvoir corriger la difformité de ce jeune garçon, par une opération à peu près semblable à celle que j'ai décrite dans l'observation précédente: je la fis en présence de MM. Verdier, Caumont, Houstet et Debiat. Je n'emportai aucune partie de la mâchoire, parce qu'il n'y avait point de saillie ; je coupai les bords de la division de la lèvre au-delà de la circonférence de chaque mamelon ; je coupai du bord du bouton pour en former un angle aigu ; je traversai avec la pre-

(1) Conspect. chirurg.

mière épingle, non-seulement les deux parties de la lèvre, mais encore le bouton de chair, pour qu'il remplît l'intervalle angulaire qui se trouverait entre les deux parties, après que je les aurais rapprochées ; j'appliquai ensuite un appareil semblable à celui que j'ai décrit dans la première observation. — On saigna ce jeune garçon quelque temps après l'opération, et on réitéra la saignée le lendemain, parce qu'il lui était survenu de la fièvre ; je le fis tenir couché sur le dos, afin que le mucus du nez, qui tombait en quantité sur l'appareil, pût prendre route par la bouche. — Le cinquième jour de l'opération j'avais laissé tout en bon état, et je comptais même ôter le lendemain les épingles ; mais une inadvertance du père fit perdre en un instant tout le fruit de cette opération ; du tabac qu'il rapait auprès du lit de son fils fit éternuer quinze ou vingt fois de suite avec violence ce jeune garçon. Le lendemain, à la levée de l'appareil, je trouvai un désordre auquel je ne m'attendais pas ; une des épingles était tombée, l'autre ne tenait que d'un côté ; elles avaient déchiré les endroits où je les avais passées, et avaient emporté gros comme un pois de la substance de la lèvre du côté droit. Les deux parties de la lèvre, que j'avais exactement rapprochées du bouton de chair, en étaient séparées, et étaient seulement restées unies l'une à l'autre par en bas. Comme la lèvre et le bouton étaient gonflés et en suppuration, je différai au lendemain de réparer ce désordre, et je me flattai de procurer la réunion des deux parties de la lèvre au bouton sans le couper de nouveau ; je fis deux points de suture entrecoupée, qui tenaient la lèvre unie aux parties latérales du bouton, et non à sa partie inférieure. Pour suppléer à ce que ces deux points de suture ne pouvaient faire, je me servis de deux emplâtres agglutinatifs, larges d'un côté, et étroits de l'autre ; j'en appliquai la partie la plus large dans les joues, de façon que leur partie étroite, à chaque angle de laquelle était attaché un ruban fait de plusieurs brins de fil ciré, se trouvait près de chaque commissure. Je fis passer sous la lèvre les deux rubans inférieurs, et je les nouai ensemble ; je nouai ensuite les deux rubans supérieurs, et je les attachai au bonnet, de manière qu'en tirant les emplâtres ils faisaient lever les rubans inférieurs, qui rapprochaient par ce moyen du bouton la partie de la lèvre que les points de suture n'y avaient point

réunie ; je me procurai par cette espèce de suture sèche l'avantage de panser la plaie sans rien défaire ; j'appliquai le reste de l'appareil de même que je l'avais fait à l'enfant de quatre ans, et vingt jours après, le tout fut parfaitement guéri: la cicatrice a la forme d'un Y. La difformité de ce jeune garçon est si bien corrigée, qu'il ne paraît presque pas qu'on lui ait fait cette opération.

(IIIᵉ *Observation.*) En 1735, j'ai été présent à une semblable opération que M. La Chaud fit à un garçon de trente ans, dont le bec-de-lièvre était pareil à celui qui fait le sujet de la précédente observation. Il ne survint aucun accident pendant la cure, et quinze jours après ce garçon se trouva parfaitement guéri ; il ne lui est resté aucune difformité extérieure. — Verduc (1) et La Charrière (2) conseillent de se servir d'un *serre-tête* pour rapprocher, en comprimant les joues, les chairs divisées, et pour les retenir rapprochées ? c'est une espèce de cercle d'acier un peu élastique, dont les dames se servent. Ces auteurs disent qu'il faut faire passer cette espèce de bandage par-dessus la tête, et en appliquer les deux extrémités sur les joues ; mais cet instrument, qui ne fait qu'appuyer sur les joues, ne peut presque point servir à rapprocher les chairs de la lèvre, et sa figure circulaire, qui l'empêche d'embrasser partout la tête exactement, rend ce cercle fort vacillant et fort incommode.

(IVᵉ *Observation, par M. Quesnay.*) M. Quesnay préfère un morceau de baleine plate, large et souple ; il le passe par derrière la nuque du cou, et fait venir les bouts sur la lèvre : il l'applique exactement partout avec les mains, et coupe chaque bout vis-à-vis l'aile du nez, afin que ces bouts laissent entr'eux une distance d'environ un pouce. Lorsque ces mesures sont bien prises, il relève la baleine de sa place, pour y attacher à chaque bout un grand emplâtre d'André de la Croix, et il remet ensuite la baleine en place ; de manière que les emplâtres n'avancent que fort peu sur la lèvre, c'est-à-dire, qu'elles ne passent presque pas le plis de la joue ; ainsi les bouts de baleine, qui ne débordent point les emplâtres, ne s'étendent pas sur la lèvre aussi loin que la longueur de la baleine

---

(1) Opérat. de Chirurg. chap. xxiii.
(2) Opérat. de Chirurg. chap. v et vi.

peut le permettre ; mais il applique en-suite sur cette baleine une bande qui est fendue par un de ses bouts pour passer l'autre bout, afin de la croiser sur la lè-vre ; et en serrant cette bande, la baleine s'applique exactement autour de la tête : ses bouts s'avancent sur la lèvre ; ils en-traînent les emplâtres, les emplâtres tirent les chairs, et les portent vers l'endroit divisé. La baleine ainsi assujettie entre-tient fermement les chairs rapprochées, jusqu'à ce que la plaie soit parfaitement réunie. C'est de cette manière que M. Quesnay guérit un bec-de-lièvre dont les bords étaient extrêmement écartés : une des aiguilles avait manqué, et avait laissé à la partie inférieure de la plaie un dé-chirement qui empêchait qu'on pût y ap-pliquer, ou du moins que très-difficile-ment, une autre aiguille. M. Quesnay y suppléa parfaitement par le moyen de la baleine et des emplâtres. Après les avoir appliqués, il fit assujettir la baleine par un aide, qui la poussait avec ses mains de derrière en devant, pour faire avancer les chairs vers l'endroit de la division ; il plaça entre la gencive et la lèvre un petit morceau de linge bien fin et bien doux ; il ajusta les bords de la plaie vis-à-vis l'un de l'autre ; il appliqua pour les contenir un petit emplâtre agglutinatif fort mince qui débordait la lèvre, afin de la replier par dedans la bouche entre la lèvre et la gencive, et d'enfermer la so-lution de continuité, surtout à l'extrémi-té de la lèvre ; il mit extérieurement sur l'emplâtre une petite compresse peu épaisse et fort mollette ; et enfin il ap-pliqua le bandage pour assujettir exacte-ment ce petit appareil et la baleine : le succès de cette pratique fut très-heureux et très-prompt.

(V<sup>e</sup> *Observation, par M. Gerard.*) On fit voir à M. Gerard en 1719 une demoi-selle de province, âgée d'environ neuf ans, née avec un bec-de-lièvre qui la rendait d'une difformité affreuse : non-seulement la lèvre supérieure était divi-sée, mais les os qui forment la voûte du palais étaient, depuis la partie antérieure jusqu'à la cloison charnue, si considéra-blement écartés, que l'on pouvait placer le petit doigt dans l'intervalle qu'ils lais-saient entr'eux. Les deux dents incisives, dont les racines étaient fort écartées, et les extrémités proche l'une de l'autre, s'a-vançaient hors la bouche, et soulevaient les deux portions de la lèvre. Les parents de cette demoiselle ne l'avaient jamais entendue prononcer un seul mot ; elle

avalait fort difficilement, et les liquides passaient par le nez lorsqu'elle buvait sans attention. — Les mauvais succès de plusieurs tentatives qu'on fit en provin-ce pour remédier à sa difformité, enga-gèrent ses parents à l'amener à Paris. M. Gerard, après un mûr examen, crut qu'il fallait commencer par ôter les deux dents qui formaient une saillie ; il jugea que ces dents avaient fait manquer les premières opérations, et que si on les laissait elles empêcheraient l'approche des os maxillaires ; il n'assura pas que ce rapprochement se ferait, parce que l'art ne pouvait pas le procurer, et qu'il ne dépendait que de la nature ; il fit espérer seulement aux parents que leur fille, au moyen de l'union des deux lèvres, pro-noncerait au moins quelques paroles. — Après avoir fait ôter les deux dents, il prépara cette demoiselle par quelques remèdes généraux, et fit l'opération de la manière suivante. Il sépara des gencives les deux parties de la lèvre qui y étaient adhérentes ; il en coupa les bords, il les rapprocha, et il fit la suture entortillée. Leur écartement avant la réunion était si considérable, que M. Gerard crut de-voir prendre toutes les précautions ima-ginables pour les maintenir rapprochées : il appliqua sur chaque joue un emplâtre agglutinatif, qui avait à son extrémité, du côté des commissures, deux rubans, par le moyen desquels il tint les deux joues rapprochées en nouant ensemble les deux rubans supérieurs, de même que les deux rubans inférieurs, et il appliqua l'appareil ordinaire par-dessus le tout. — Cette jeune demoiselle eut après l'opéra-tion une fort grosse fièvre, qui céda ce-pendant aux saignées et aux boissons cal-mantes ; ce qui prouve que les prépara-tions ne sont pas absolument inutiles. M. Gerard leva l'appareil le quatrième jour ; il trouva le tout en bon état, et re-mit un appareil semblable à celui qu'il avait ôté. Il fit le second pansement le sixième jour ; il trouva les deux aiguilles entièrement séparées de la lèvre, et col-lées au plumasseau qu'on avait mis sur la plaie ; les deux portions de la lèvre étaient néanmoins réunies parfaitement, il ne restait qu'une petite plaie extérieu-re, qui parfaitement cicatrisée le sei-zième jour : enfin le dix-huitième cette demoiselle s'en retourna dans sa pro-vince.

M. Gerard attribua la séparation des aiguilles à plusieurs causes : il croit qu'elles ont resté trop long-temps, et que le grand écartement des deux portions de la lèvre avait empêché de les faire passer dans cette lèvre aussi avant qu'il le fallait, et avait obligé à serrer un peu trop le fil. — Dès le sixième jour de l'opération, cette jeune demoiselle, impatiente de ce qu'on ne l'entendait pas par signes, avait parlé pour la première fois; elle avait demandé à boire avec une espèce de colère, et elle a depuis continué à prononcer quelques mots fort distinctement. La mère, qui est revenue à Paris au bout de deux ans, a dit à M. Gérard que sa fille prononçait alors sans difficulté tous les mots de la langue, que la boisson ne passait plus par le nez, et que les os du palais étaient presque entièrement rapprochés. Dix ans après, la demoiselle est venue elle-même confirmer à M. Gérard le rapport de sa mère; la difformité était si parfaitement corrigée, que M. Gérard eut peine à la reconnaître; la cicatrice de la lèvre ne paraissait presque pas, et les os du palais étaient si bien rapprochés, qu'on n'apercevait aucune trace de division. — Quant au rapprochement des os maxillaires, la même chose est vraisemblablement arrivée à l'enfant dont j'ai parlé dans la première observation; car lorsque je le vis quatre ans après l'opération, ce rapprochement était avancé : j'ai fait la même remarque sur celui qui fait le sujet de la seconde observation; car, deux ans après l'opération, l'écartement des os du palais était fort diminué : la même chose n'est point arrivée à celui dont j'ai parlé dans la troisième observation; ce qui doit faire présumer que l'union des parties molles contribue, quand on la procure de bonne heure, au rétablissement des parties dures. Serait-ce que l'air, qui touche celles-ci sans être modifié, causerait quelque desséchement aux fibres osseuses, et empêcherait par là leur allongement, et par conséquent le rapprochement des os? Ce qui est certain, c'est qu'il est avantageux pour ce rapprochement, de faire l'opération lorsque le sujet est encore dans un âge tendre.

(VIe et VIIe Observations, par M. de la Peyronie et par M. de la Faye.) M. de la Peyronie a vu à Compiègne un enfant avec une difformité semblable à celle du sujet de la première observation. J'en ai vu, il y a quelque temps, un de deux mois qui avait la lèvre supérieure divisée vis-à-vis une des ailes du nez, et la voûte du palais aussi divisée du même

côté jusqu'à la luette : comme cet enfant, qui est mort à présent, avait une portion de la lèvre supérieure plus grande que l'autre, il tétait facilement, au lieu que les autres dont j'ai parlé n'ont pas eu cet avantage; mais on y a suppléé en les nourrissant avec du lait de vache qu'on leur donnait dans une cuillère. — Les becs-de-lièvre où la division se borne à la lèvre seulement, sont bien plus communs que les autres, mais l'on ne trouve pas moins de variétés entre eux; quelquefois la lèvre est divisée en trois parties, de manière qu'il y a une division au-dessous de chaque aile du nez, et une portion de la lèvre dessous le nez; la lèvre est communément divisée dans un seul endroit et dans toute sa hauteur, vis-à-vis la colonne du nez, ou vis-à-vis une des ailes : il est rare que la division n'aille pas depuis le bas jusqu'en haut, et encore plus rare qu'elle se trouve à la lèvre inférieure.

---

## Observations sur une fistule au périnée, par M. Petit.

( État de la maladie. ) Un homme âgé de quarante-cinq ans fut attaqué d'une rétention d'urine qu'il négligea pendant quelque temps, parce que cette rétention n'était pas totale. Comme il urinait assez pour soulager sa vessie des pressantes envies d'uriner, il ne tombait point dans les accidents fâcheux que causent les urines qui sont entièrement retenues. Cet homme ne faisant rien pour guérir une maladie dont il ne prévoyait point toutes les suites, tomba dans la rétention complète, et alors il eut recours aux chirurgiens de sa province, qui le sondèrent pendant cinq ou six semaines. Ils cessèrent de le sonder lorsqu'il commença de pouvoir uriner sans sonde, comme il faisait avant ce dernier accident, c'est-à-dire peu à la fois et par regorgement; sans doute, puisque la région de la vessie, où il y avait élévation, tension et douleur, s'abaissait, devenait un peu plus molle et moins douloureuse à proportion de ce qu'il urinait. Ses urines, d'ailleurs, étaient boueuses, et elles avaient l'odeur de marée; preuves certaines qu'elles séjournaient dans la vessie. Après avoir été plus de deux mois dans cet état, il lui parut tout-à-coup une tumeur qui occupait l'urètre depuis l'anus jusqu'au *scrotum*;

24.

ses urines furent une seconde fois entièrement retenues. On essaya en vain de le sonder ; la douleur et la tension de l'hypogastre survinrent et augmentèrent brusquement ; la tumeur du périnée s'étendit dans les bourses, dans les aines, sous la peau qui couvre le pubis et la verge : le progrès en fut si rapide, qu'en deux fois vingt-quatre heures il survint une suppuration gangréneuse ; on ouvrit en plusieurs endroits du périnée, des bourses et des aines ; bientôt après, ces parties se dégorgèrent, les urines coulèrent en abondance, mais involontairement ; la suppuration s'établit, les eschares et les lambeaux gangréneux se séparèrent, et la réunion se fit partout, excepté dans la plaie du périnée, qui, étant continuellement inondée d'urine, resta fistuleuse. Les callosités qui y survinrent furent si considérables, que les chirurgiens du lieu firent une seconde opération qui n'eut pas plus de succès que la première.

Le récit que je viens de faire est l'extrait d'un très-long mémoire sur lequel on demandait mon avis : je conseillai au malade de profiter de la belle saison dont on jouissait alors pour se rendre à Paris. Il y vint dans l'état que je viens de dire ; je le sondai, et j'observai que la partie antérieure de l'anus était aussi dure que les environs de la fistule, quoique l'ouverture fistuleuse extérieure en fût éloignée de plus de deux pouces. La dureté, dans laquelle était comprise la prostate, s'étendait si loin, qu'avec mon doigt introduit dans l'anus, je n'en pouvais trouver les bornes. Après cet examen, j'interrogeai le malade, et, de ses réponses, je conclus qu'avant que d'attaquer le vice local, il y avait une cause intérieure à combattre. A mesure que je détruisais cette cause par une salivation convenable, les duretés du voisinage de la fistule se dissipèrent, et celle dont la prostate était le centre fut réduite à si peu de chose, que, ne la regardant plus comme un obstacle à la guérison, je fis l'opération que j'avais méditée, et dont voici le manuel. — J'introduisis une sonde cannelée dans la vessie ; puis, avec un petit bistouri en forme de lithotome, que j'enfonçai dans le trou extérieur de la fistule, je coupai environ un pouce de sinus fistuleux, sans entamer le canal de l'urètre ; et, du même mouvement, en continuant de couper, mais plus profondément, mon bistouri entra dans la cannelure de la sonde, qui me servit à conti-

nuer l'incision jusque dans la prostate, où je croyais que devait être le trou interne de la fistule ; ensuite, à la faveur du gorgeret, j'introduisis une canule assez grosse, au moyen de laquelle je fis des injections jusqu'à ce que la suppuration fût bien établie, et que la vessie fût mondifiée ; alors, je retirai la canule, et je passai, par la verge, dans la vessie, une sonde creuse courbée en *S*. Cette sonde donna d'abord passage à la plus grande partie des urines, qui, peu à peu, et à mesure que la plaie se fermait, n'eurent point d'autre route pour s'écouler. Ainsi la plaie, n'étant plus mouillée par les urines, fut bientôt réunie, et le malade parfaitement guéri.

( *Réflexion.* ) Je n'aurais jamais guéri cette fistule, si je n'avais détruit le virus vénérien avant que de faire l'opération ; cela ne demande point de preuve, tout le monde en conviendra ; mais cette troisième opération aurait été aussi infructueuse que les deux premières, si je n'avais porté mon incision au-delà du col de la vessie. En effet, l'expérience nous apprend que par l'opération on ne guérit point les fistules, et surtout celles du périnée, si l'on se contente d'ouvrir l'extérieur, et qu'il faut que l'orifice interne de la fistule soit compris dans l'incision : par conséquent, puisque la fistule de notre malade avait son ouverture interne au-delà du sphincter, il fallait nécessairement porter l'incision jusque et compris le col de la vessie — Je ne pouvais douter que le trou intérieur de la fistule ne fût au-delà du sphincter, parce que, lorsqu'il est en-deçà, l'urine ne peut sortir par la fistule qu'après être entrée dans l'urètre, et elle n'y entre que par les efforts que le malade fait quand il veut uriner. Notre malade, au contraire, sans être averti du besoin d'uriner, et sans faire aucun effort, rendait presque toutes ses urines par le trou de sa fistule, sans en rendre par la verge ; ou, s'il en rendait, c'était toujours volontairement, et quand il était excité par le résidu des urines ; car le trou de sa fistule était si petit, que, malgré l'écoulement involontaire et continuel des urines, sa vessie se remplissait une ou deux fois par jour ; de sorte qu'à chaque fois il rendait un verre d'urine par la verge, et à plein canal, surtout lorsqu'avec le doigt il bouchait le trou de la fistule près le bord de l'anus. Ce trou était aussi plus petit que le canal de l'urètre, puisque, quand il urinait sans le boucher, il rendait beaucoup plus d'urine par la verge que par la fistule. Je crois avoir démontré que le trou interne de cette fistule était au-delà du sphincter, et par conséquent que l'incision devait s'étendre jusque-là. — Si l'on guérit quelquefois des fistules au périnée par l'usage des bougies et sans opération, ce ne sont point celles qui ont leur ouverture interne au-delà du sphincter, par des raisons que je ne rapporte point ici. — Je conclus de cette observation, que les fistules au périnée du genre de celle-ci sont difficiles à guérir, et qu'elles seront toujours incurables si l'on ne commence par détruire le virus vénérien, qui est la cause première, et que l'opération sera toujours infructueuse quand le trou interne de la fistule n'aura pas été compris dans l'incision.

Recherches sur l'opération césarienne, par M. Simon.

Plusieurs observations qui ont été communiquées à l'Académie sur l'accouchement césarien qui a réussi sur la femme vivante, et particulièrement un exemple heureux de cette opération pratiquée depuis peu à Paris en présence des plus habiles accoucheurs de cette ville et de plusieurs autres chirurgiens, m'ont engagé à faire des recherches sur cette matière ; j'ai cru que ce travail ne serait pas inutile, parce que la plupart des chirurgiens paraissent douter encore aujourd'hui de la possibilité de cette opération. — Je diviserai cet ouvrage en deux parties ; dans la première, je rapporterai l'origine de l'opération césarienne, les différentes disputes qu'elle a occasionnées, les autorités et les faits qui font juger du succès qu'on peut en attendre ; dans la seconde partie, j'examinerai les cas où cette opération doit être pratiquée.

PREMIÈRE PARTIE. — PREUVES QUI ÉTABLISSENT LA POSSIBILITÉ DE L'OPÉRATION CÉSARIENNE.

Il y a des cas où l'accouchement par les voies ordinaires est impossible, et sans les ressources que l'art peut procurer, la mort de la mère et de l'enfant est certaine. Pour suppléer à la nature dans ces circonstances, les chirurgiens ont cru qu'on pouvait faire au ventre et à la matrice une incision suffisante pour tirer l'enfant, et c'est cette incision qu'on a appelée opération césarienne. — Il y a

en général deux cas où cette opération est nécessaire ; le premier, lorsque la mort de la mère arrive avant l'accouchement ; le second, lorsque l'accouchement par les voies naturelles est impossible, quoique la mère soit vivante.

Il paraît, si nous en croyons Pline (1), qu'il y a long-temps que cette opération a été pratiquée, du moins dans le premier cas : *Auspicatius*, dit-il, *enecta parente gignuntur sicut* Scipio Africanus *prior natus*, primusque Cæsarum *a cæso matris utero dictus*. — Cet endroit de Pline a été interprété différemment par les auteurs : plusieurs ont dit (2) qu'il devait s'entendre de Jules César, premier empereur de Rome, et ils assurent qu'il fallut faire une incision pour tirer César hors du ventre de sa mère ; mais Bayle n'hésite pas de dire que c'est un mensonge déjà réfuté avant lui par Zonaras (3). — Il est évident que Bayle a eu raison de s'élever contre l'application que ces auteurs ont faite du texte de Pline, *auspicatius enecta parente gignuntur*, à Jules César ; car, comme il le dit, sa mère Aurelia avait pris un très-grand soin de son éducation. Elle mourut pendant que son fils faisait la guerre aux Gaulois : mais Aurelia n'a-t-elle pas pu survivre à l'opération ? Cette remarque ne paraît donc pas détruire absolument l'opinion de ceux qui ont soutenu que César a été tiré du ventre de sa mère par incision ; elle prouve seulement que ce n'est pas de César dont Pline a parlé. Cependant quelques-uns croient que l'opération césarienne a pris son nom de César ; mais, selon Pline, on doit penser que César aurait plutôt pris le sien de l'opération même ; car, parlant de ceux qui naquirent au moyen de cette opération, il dit qu'ils furent nommés *Cæsares aut Cæsones, a cæso matris utero*. — Si l'on voulait s'arrêter aux conjectures qui naissent naturellement du nom de l'empereur César, et de la remarque que fait Bayle, il semble qu'on pourrait en conclure qu'effectivement l'opération césarienne était dès-lors pratiquée sur la femme vivante ; mais ces conjectures ne

_____

(1) Neuvième chapitre du septième livre de l'Hist. Nat.
(2) Servius, Cédrénus, Malala, Suidas, Glycas, Constantin Manassé, l'auteur de la Chronique d'Alexandrie, etc.
(3) Voyez le Dictionnaire de Bayle, au mot *César*, dern. édit.

sont point décisives, et nous ne voyons point avec certitude que, dans ces temps reculés, on ait osé y avoir recours pour sauver la vie de la mère et de l'enfant : on peut remarquer, au contraire, que dans ces derniers siècles même, on a beaucoup douté du succès de cette opération. Cependant je me propose de faire voir dans ce mémoire qu'on peut en retirer plus d'avantages que lorsqu'elle se pratique dans le premier cas, car lorsqu'on la fait après que la mère est morte, elle est non-seulement inutile à la mère, mais aussi presque toujours à l'enfant ; au lieu que je prouverai, par beaucoup d'expériences, que cette opération étant faite dans le second cas, a sauvé la vie à beaucoup de mères et à beaucoup d'enfants. — Je n'ai point vu dans les auteurs qu'on ait eu recours à l'opération césarienne avant le commencement du seizième siècle ; la première que nous y trouvons est celle qui est rapportée par Bauhin, et qu'il attribue à un châtreur qui la pratiqua sur sa femme (1). L'an 1500, dit cet auteur, Elisabeth Alespachin, femme de Jacques Nufer, châtreur du village de Siergershensen, paroisse d'Hauthuville, mandement de Gorliebane en Turgavie, étant grosse de son premier enfant, et sentant depuis quelques jours des douleurs pour accoucher, fit venir plusieurs sages-femmes pour la soulager ; elles firent beaucoup de tentatives pour procurer l'accouchement, mais elles furent inutiles. Comme elle ressentait des douleurs fort vives, et qu'il ne lui restait aucune espérance de soulagement, son mari lui dit que si elle voulait avoir confiance en lui, il entreprendrait une opération qui, avec la grâce de Dieu, pourrait réussir ; cette femme lui répondit qu'elle était dans la résolution de tout souffrir. Comme l'affaire était délicate, le mari fut demander au président de Fravenselden la permission d'entreprendre cette opération ; ce juge fit d'abord quelques difficultés ; mais étant informé de l'état de la femme et de la bonne volonté du mari, il consentit qu'on fît l'opération qui lui avait été proposée. Le mari étant retourné chez lui, dit aux sages-femmes que celles qui seraient assez courageuses pour lui aider pouvaient rester dans la chambre, mais que les plus timides eussent à se retirer. Après avoir

imploré le secours divin, il coucha sa femme sur une table, il lui fit une incision au ventre, entra d'abord dans la matrice, tira aussitôt l'enfant, et ensuite fit plusieurs points de suture au ventre. La plaie se réunit fort heureusement, sans qu'il arrivât à cette femme aucun accident. Quelques années après cette opération, elle accoucha de deux enfants, dont l'un, nommé Jean Nufer, a été juge de Siergershensen, et vivait encore en 1583.

François Rousset, qui vivait vers la fin du seizième siècle, est le premier des auteurs que j'ai trouvé qui se soit attaché à établir, par la raison et l'expérience, l'opération césarienne sur la femme vivante. Pour en donner une idée exacte, nous entrerons dans le détail des raisons qu'il allègue en faveur de cette opération, et nous rapporterons ensuite les exemples qui les appuient. — Rousset publia en 1581, sur cette matière, un ouvrage qui ne laisse rien à désirer (1). — Dans la première partie de son livre, il fonde, 1° la nécessité et l'utilité de l'opération césarienne sur le danger éminent où se trouvent la mère et l'enfant dans le cas où l'accouchement paraît impossible par les voies naturelles ; il n'est pas nécessaire que nous nous étendions sur cette raison, on en sent toute la force. Il établit 2° la possibilité de cette opération par des expériences de divers genres, qui prouvent que les plaies des parties qu'il faut diviser dans cette section ne sont point mortelles. — Il entre 3° dans le détail de plusieurs accidents qui sont incomparablement plus redoutables que l'opération qu'il propose, et qui même peuvent être pour la plupart évités par cette opération ; il prouve par là combien elle est nécessaire et possible. — Il réduit ces accidents en cinq classes. — Dans la première, il parle des femmes qui sont devenues grosses, dont les enfants morts et corrompus ont causé à la matrice une pourriture qui a fait périr ces femmes, lesquelles auraient pu être sauvées si elles avaient été secourues par l'opération. — Dans la seconde, il fait voir,

(1) Gaspari Bauhini, Appendix ad Roussetum.

(1) Ce livre a pour titre *Traité nouveau de l'Hysterotomotokie* ou *Enfantement Césarien*, qui est l'extraction de l'enfant par incision latérale du ventre et matrice de la femme grosse ne pouvant autrement accoucher, et ce, sans préjudicier à la vie de l'un et de l'autre, ni empêcher la fécondité maternelle par après. *Paris*, 1581.

par plusieurs histoires d'abcès à la matrice, qui ont été ouverts avec succès par le cautère actuel, que cette opération peut réussir. — Dans la troisième, il fait mention de plusieurs ulcères de la matrice qui ont causé la chute de l'enfant dans le ventre, et, par la suite, des abcès à l'hypogastre, qui ont été ouverts sans danger pour la mère. — Dans la quatrième, il parle de plusieurs amputations de la matrice, faites par l'instrument tranchant, le cautère ou la ligature, auxquelles les femmes ont survécu. — Dans la cinquième, enfin, il prouve qu'une femme peut concevoir après cette opération, et il confirme ce qu'il avance par plusieurs exemples. — Rousset établit dans la seconde partie de son ouvrage la sûreté de l'opération césarienne, sur le succès qu'elle a eu en plusieurs occasions. Pour assurer ce succès, il parle d'abord des observations qui lui ont été communiquées par des gens dignes de foi, et ensuite des opérations qu'il a conseillé de pratiquer. — Ces observations se réduisent à sept. — Dans la première, on y voit l'histoire de la femme d'un nommé Godard, demeurant au Mesnil, paroisse de Milly en Gâtinois, à qui on fit six fois l'opération, les enfants étant toujours vivants; à la septième fois, cette femme périt, ne pouvant avoir de secours, à cause de la mort du chirurgien qui l'accouchait par cette opération. — Dans la seconde, Ambroise le Noir et Gilles-le-Brun, chirurgiens, certifient avoir fait trois fois cette opération à une pauvre femme, près de Mérinville en Beauce. Rousset voulut voir le temps et le lieu de l'incision; mais il apprit qu'elle était morte depuis peu de temps de la peste, qui affligeait alors ce pays. — La troisième consiste dans une lettre écrite à notre auteur par Aliboux, médecin à Sens, dans laquelle il lui marque que Jean Desmarais, chirurgien à la Chastre en Berry, avait pratiqué l'opération césarienne sur sa femme, et que par la suite elle était accouchée naturellement d'une fille, qui depuis fut mariée à un grainetier. — La quatrième n'est que le récit simple d'une semblable opération, communiqué à Laurent Colot, fameux lithotomiste de Paris, par Pelion, médecin à Angers.

L'observation qui suit celle que je viens de rapporter parle d'une autre opération qui a eu le même succès que les précédentes. — Dans la sixième, Rousset dit qu'il avait vu à l'hôpital de Châtillon, avec Denis Armenaut, mé-

decin de Gian, une femme qui avait au côté droit du ventre une hernie accompagnée d'une cicatrice fort longue, et qu'ayant demandé à cette femme quelle était la cause de cette cicatrice, elle leur avait répondu qu'elle était la suite d'une incision qu'on avait été obligé de lui faire pour l'accoucher, et que l'enfant qu'on lui avait tiré par cette incision avait sept ans lorsqu'elle leur fit ce récit. — Il rapporte enfin dans la septième observation, qu'en 1556, une femme qui était depuis quatre jours dans les douleurs de l'accouchement lui fit demander ce qu'il pensait de son état, et quels étaient les secours qu'on pouvait lui donner; il lui conseilla l'opération, qui fut faite avec succès; qu'un an et demi après son mari mourut; qu'elle se maria de nouveau, et accoucha par la suite d'une fille par les voies ordinaires. — Quelque temps avant l'impression du livre de Rousset, Ambroise Paré donna au public ses ouvrages sur la chirurgie; on trouve dans ce livre, à l'occasion même d'une opération césarienne qui avait réussi, une critique fort vive contre cette opération. Voici comme Paré s'exprime [1] :

« Or, je m'émerveille comme d'autres » veulent affermer avoir vu des femmes » auxquelles pour extraire leurs enfants, » l'on aurait incisé le ventre non-seulement une fois, mais plusieurs; car telle » chose pour raison n'est du tout impossible à croire, entendu que pour » donner issue à l'enfant, il faudrait faire » une grande plaie au muscle de l'épigastre et pareillement à la matrice, » laquelle étant imbue d'une grande » quantité de sang, et y faisant une division si grande, il y aurait une très-grande hémorrhagie dont la mort s'en-suivrait; davantage après avoir consolidé la plaie, la cicatrice ne permettrait pas à la matrice de se dilater pour » porter l'enfant : il y a encore d'autres » accidents qui en pourraient advenir, et » le pis une mort subite à la mère; et » partant, je ne conseillerai jamais de » faire telle œuvre où il y a si grand péril » sans nul espoir en parlant humainement. Toutefois on m'a assuré qu'un » nommé Maître Vincent, chirurgien » d'Hericy près Fontainebleau, a fait » cette périlleuse opération avec heu-

(1) Traité de la Génération, chap. XXXVIII.

» reuse issue ; la femme que l'on dit
» avoir été incisée, et ledit Maître Vin-
» cent sont encore aujourd'hui vivants :
» tant de gens d'honneur, dignes de
» foi, me l'ont affermé, jusqu'à même
» à me dire avoir vu faire l'opération et
» extraire l'enfant, que je ne veux ni
» ose les mécroire ; mais cela étant, j'ose
» bien dire que c'est un vrai miracle de
» nature, etc. »

L'opération dont parle Ambroise Paré
est rapportée par Schenckius dans un
détail plus circonstancié : il dit que le
chirurgien qui opéra n'était point d'Hericy, mais de Nemours ; que la femme se
nommait Nicole Beranger, et que l'opération fut faite en 1542. Il ajoute que le
chirurgien tira du ventre de cette femme
un enfant corrompu, et que le peu d'espérance qu'il avait de sauver la mère
l'avait engagé à ne faire que quelques
points de suture à la peau, de sorte qu'il
survint à cette femme une hernie ventrale qu'elle était obligée de soutenir
avec un bandage. Schenckius dit ensuite
qu'étant dans le pays, il vit cette femme
qui, deux ans après l'opération, était
accouchée d'une fille par les voies ordinaires, et par la suite d'un fils qui était
forgeron, et qu'elle demeurait au village
d'Ivry, où elle exerçait le métier de
sage-femme. — Il paraît que Paré n'a
pas toujours été si opposé à l'opération
césarienne ; car, dans la première édition
du livre de Rousset, on trouve une approbation de de Monanteuil, professeur
du roi pour les mathématiques, et doyen
de la Faculté de médecine en l'Université de Paris, où ce médecin fait l'éloge
de l'ouvrage de Rousset, et immédiatement au-dessous de cette approbation on
lit : *J'atteste ce que dessus.* Ambroise
Paré.

En 1582, Gaspard Bauhin traduisit en
latin le livre de Rousset (1), et il ajouta
par la suite à cet ouvrage un recueil
d'observations sur cette opération pratiquée avec un heureux succès (2). La plupart de ces observations furent envoyées
à Bauhin par Albosius et Saguyerus ;

d'autres ont été tirées des ouvrages de
*Mauritius Cordæus* et de *Felix Plater* ;
il y en a plusieurs nouvelles communiquées par Rousset : nous aurons occasion de rapporter ces dernières, en parlant de son ouvrage latin sur l'opération
césarienne. — Bauhin dit à la suite de sa
traduction que cette opération fut faite à
une femme nommée Élisabeth Turgois,
et que cette femme accoucha par la suite
de quatre enfants par les voies ordinaires. — En 1690, Rousset fit imprimer
un dialogue apologétique sur l'opération
césarienne (1). — Dans cet ouvrage,
notre auteur rapporte toutes les objections que lui firent ses adversaires ; il
prend même à tâche de les exposer dans
tout leur jour, ce qui lui donne occasion
d'éclaircir et de fortifier sa façon de penser sur l'opération césarienne. Il a jugé
à propos de faire connaître les sources
où il avait puisé ses connaissances et ses
lumières touchant la médecine ; il y parle
des savants dont le commerce paraît lui
avoir été familier : son poème, s'il avait
été moins long, aurait pu lui mériter un
rang distingué parmi nos meilleurs poè-
tes latins, et l'objet qu'il s'était proposé
n'en aurait aucunement souffert. Il y
rend aux anciens toute la justice qu'ils
peuvent attendre de ceux qui les ont
approfondis et médités ; mais il va au devant de la timide admiration qui, se bornant à respecter ces premiers maîtres,
néglige de faire usage de leurs connaissances pour en acquérir de nouvelles ; il
prouve même, par des découvertes heureuses et inconnues à ces grands hommes, que le génie de la médecine ne
s'était pas épuisé en leur faveur ; et, s'il
avait vécu de nos jours, personne n'i-
gnore que ses preuves n'eussent été plus
complètes. Rien ne paraît plus simple
et plus solide que son raisonnement touchant la nécessité de l'opération césarienne ; rien n'est plus clair et plus précis que les instructions qu'il donne : il
décrit l'opération avec une grande netteté, et rapporte en sa faveur les raisons
les plus capables de rassurer les esprits ;
enfin, dans cet ouvrage, on voit Rousset, avec toute la confiance que donne
une bonne cause, et avec les sentiments d'un homme véritablement animé
du désir du bien public, ne rien négliger

---

(1) Ce livre est intitulé, *Exsectio fœtús
vivi ex matre vivâ, sine alterutrius vitæ periculo et absque fœcunditatis ablatione*, à
*Francisco Rossetto gallicè conscripta*, à
Gasp. Bauhino *latinè reddita et variis his-
toriis aucta*. Basil. 1582.
(2) Sous le titre d'*Appendix ad Rosse-
tum.*

(1) *Dialogus apologeticus pro Cæsareo
partu, in malevoli cujusdam Pseudoprotei
dicteria.* Paris. 1590.

de tout ce qui est capable d'accréditer cette opération, et d'encourager à la pratiquer. — Ce dialogue lui attira à diverses reprises des critiques fort vives de la part de Marchant, chirurgien juré de Paris, qui donna un ouvrage contre Rousset, sous le titre de Déclamation (1). — Dans la première partie de cet ouvrage, Marchant combat l'opération césarienne avec les mêmes armes dont s'était servi Paré, et rejette la première observation de Rousset comme fausse, et contraire à toutes les lois de l'économie animale; il passe ensuite à l'histoire de la femme de Châtillon, et fait voir que la cicatrice que Rousset remarque au ventre de cette femme n'était pas une preuve suffisante pour croire qu'on lui eût fait l'opération césarienne. « Combien, dit-il, ne voit-on pas de » cicatrices de plaies accidentelles et » d'abcès au ventre, qui pourraient faire » croire que ce serait une suite de l'o- » pération césarienne? Les habiles chi- » rurgiens, continue Marchant, toujours » zélés pour le bien public et pour le » soulagement des malades, ont saisi » avec empressement votre nouveau sys- » tème, et ont voulu eux-mêmes être » convaincus de sa vérité. Guillemeau » fut le premier qui trouva l'occasion de » faire l'opération césarienne à une » femme qui souffrait depuis plusieurs » jours des douleurs cruelles, sans espé- » rance de pouvoir accoucher; il opéra » en présence d'Ambroise Paré et de » plusieurs autres chirurgiens de l'Hô- » tel-Dieu de cette ville, mais la ma- » lade mourut cinq jours après. Paré, » Carbonet, Brunet et Viard ne fu- » rent pas plus heureux dans plusieurs » autres occasions qui se présentè- » rent. »
Marchant finit la première partie de son ouvrage par l'énumération de toutes les causes qui peuvent s'opposer à l'accouchement, et sans envisager quantité de cas où l'accouchement naturel est réellement impossible, il prétend faire voir qu'un accoucheur prudent et habile peut surmonter toutes ces difficultés, sans avoir recours à l'opération césarienne, qui, selon lui, a toujours des suites très-funestes. — Dans la seconde partie, le zèle de Marchant l'emporte :

ce n'est plus simplement par des raisons qu'il combat Rousset; il s'abandonne à toute sa vivacité; il n'épargne pas même les termes injurieux, et cet ouvrage finit par plusieurs poèmes satiriques adressés à Rousset (1), dans lesquels on aperçoit une critique peu convenable à des gens lettrés. Au reste, on remarque dans les ouvrages de Marchant beaucoup d'érudition, de netteté dans le style, de précision; et ceux qui ont lu les disputes dont je viens de parler ont dû reconnaître le profond savoir et l'habileté de ce chirurgien. — On trouve à la suite de ces satires une lettre écrite à Rousset par Guillemeau (2), dans laquelle il expose les raisons qui l'ont engagé à combattre l'opération césarienne dans ses ouvrages; cette lettre est écrite en des termes un peu plus ménagés que ceux dont s'était servi Marchant, et on y aperçoit même le caractère d'un ami : Guillemeau fait en sorte de détourner Rousset d'approuver et d'écrire en faveur d'une pratique qui avait si peu réussi entre les mains des plus habiles chirurgiens de ce temps; cependant Rousset, toujours pénétré de la bonté de sa cause, répondit la même année à Marchant avec beaucoup d'érudition (3), et employa l'observation comme le moyen le plus sûr pour réfuter solidement ses adversaires : on voit la preuve de ce que j'avance en lisant une observation tirée de l'édition latine de Rousset, qui finit par ces termes : *Hæc, anno Domini* 1573, *diligenter observavi, et in adversariis meis annotavi.*
Il y a toute apparence que ce furent les déclamations de Marchant, et quelques mauvais succès qu'eut alors l'opération césarienne, qui empêchèrent qu'on ne continuât de la pratiquer, car Guillemeau dit expressément dans ses ouvrages (4) : « Ce qui détermina M. » Paré à se désister et rétracter de cette

____

(1) *In* Francisci Rosseti *Apologiam* Jacobi Marchant, *Regis et Parisiensis Chirurgi, Declamatio.*

(1) Le premier est intitulé, *In* Francisci Rosseti *librum de Cæsareo partu* Jacobi Marchant *carmen*; le second, *Ejusdem pro Regio Chirurgorum Parisiensium Collegio*; le troisième, *Tumulus Cæsarei partûs*; et le quatrième, Jacobi Marchand *carmen in* Franscisci Rosseti *ostentum.*
(2) Jacob. Guillemæus, *Regis et Paris. Chirurgus*, Franc. Rosseto *salutem dat.*
(3) Francisci Rosseti *responsio ad* Jacobi Marchant *Declamationes.*
(4) Livre quatrième de sa Chirurgie, chap. 28.

» opération, aussi bien que le collége » des chirurgiens, et la plus saine partie » de la Faculté de médecine de Paris, » dans la question qui fut agitée par » feu M. Marchant dans ses deux décla- » mations qu'il fit, lorsqu'il eut l'hon- » neur de passer maître chirurgien de » Paris. » — Nous voyons dans ces dis- putes, que les faits semblent déposer pour et contre l'opération : ceux que rap- porte Rousset montrent bien qu'elle peut être pratiquée avec succès, et qu'elle a effectivement réussi ; mais ceux que les adversaires de Rousset lui opposent prouvent du moins que cette opération ne se pratique pas sans danger ; et c'est sans doute ce qui a fait qu'elle n'a pas été mise au rang des opérations généra- lement adoptées comme une ressource de la chirurgie. En effet, ce n'est point assez que quelques observations nous assurent de la réussite d'une opération aussi effrayante ; il faut qu'une expérience plus suivie nous montre jusqu'à quel de- gré cette opération est sûre ou dange- reuse, afin de pouvoir l'admettre ou la rejeter ; c'est pourquoi Rousset, pour constater de plus en plus les avantages de l'opération césarienne, et pour ras- surer les esprits ébranlés par les disputes dont j'ai parlé, étendit considérable- ment ses recherches sur cette opération, et donna en 1590 une édition latine de son livre, beaucoup plus ample que la première (1). Outre de nouvelles rai- sons très-solides qu'il ajoute à celles que nous avons déjà détaillées, il donne en- core d'autres exemples de succès que nous croyons qu'il est à propos de rap- porter.

Le premier est l'histoire d'une femme du village d'Ambedoye près Saint-Bris- son, sur laquelle on pratiqua en 1576 l'opération césarienne ; l'enfant que l'on tira par l'incision était mort et corrom- pu ; quelque temps après, cette femme devint grosse, et accoucha d'un enfant, vivant par les voies ordinaires. — Le se- cond est tiré d'une lettre écrite à Rous- set par Vertunianus, médecin de Poi- tiers, dans laquelle il lui marque qu'une femme des environs de cette ville était accouchée de la même manière, et avait été parfaitement guérie. — Il s'agit dans le troisième d'une femme dont l'enfant était mort dans la matrice depuis fort

long-temps, et qu'on ne put accoucher par les voies ordinaires, par la difficulté qu'on trouva à saisir l'enfant, quoiqu'on eût mis en usage le crochet et les autres moyens dont on se sert dans de pareilles circonstances. Comme cette femme était dans un état qui faisait tout craindre pour sa vie, les chirurgiens conclurent pour l'opération césarienne. Aussitôt que la matrice fut ouverte, il sortit une grande quantité de matière fétide ; la mère ressentit beaucoup de douleurs dans le temps de l'extraction de l'enfant, parce que l'ouverture des muscles et de la matrice n'était pas suffisante pour son passage ; cependant il n'arriva aucun ac- cident, l'hémorrhagie fut médiocre ; il sortit avec les vidanges beaucoup de ma- tière purulente, et cinq semaines après cette femme fut en état de sortir ; depuis cette opération, elle accoucha fort heu- reusement de cinq enfants. — On voit par le quatrième que le jour de la Pen- tecôte de l'année 1580, cette opération fut pratiquée avec succès sur une femme de la vallée d'Aillant, par un chirurgien nommé Jacotin, demeurant au bourg Saint-Maurice Tyraureille. Rousset dit ensuite qu'il avait vu la femme guérie ; que ce chirurgien lui avait dit qu'il s'é- tait servi de ce même moyen dans deux occasions différentes, et qu'il avait été assez heureux pour réussir. — Le cin- quième et dernier consiste dans l'his- toire d'une semblable opération faite avec succès en 1528 à la femme d'un la- boureur du village d'Ouinville ; Rousset ajoute que le chirurgien qui opéra était dans des dispositions qui devaient rendre l'opération peu sûre ; d'où il remarque que si elle a réussi dans ces circonstan- ces, son succès doit être encore plus certain lorsqu'elle sera faite par un chi- rurgien plus en état d'agir avec toute la connaissance et la dextérité qu'exige une opération aussi importante. *Hæc femina secta fuit à* Joanne Luca *tunc parum sobrio ; cui tunc bene poto si hoc non male successit, quid ei non est sperandum, qui sobrius et mentis compos arte duce eo accedet?*

Scipio Mercuri, chirurgien de Rome, publia en 1604 une dissertation sur les accouchements (1), dans laquelle il donne des observations sur les succès

---

(1) *Cœsarei partûs assertio historiolog.* Paris, 1590.

(1) Cette dissertation est intitulée, *la Commare Oruçoglitrice,* imprimée à Ve- nise.

avantageux de l'opération césarienne, et conseille de ne jamais négliger de la mettre en usage dans les cas où l'accouchement se trouve impossible. Cet auteur rapporte dans cet ouvrage qu'étant près de Toulouse, dans une ville appelée Château-Neuf, il avait vu deux femmes à qui on avait fait cette opération ; qu'une des deux avait eu d'autres enfants par la suite, et lui montra une cicatrice au ventre de la longueur d'un demi-pied; il ajoute ensuite, par hyperbole, que de son temps cette opération était autant en usage en France que la saignée en Italie pour les maux de tête. — Les observations de Schenckius font mention d'une lettre d'Albosius, dans laquelle il dit avoir traité une femme à qui on avait fait l'opération césarienne, qui eut un heureux succès. — Au rapport de Roonhuisen, chirurgien d'Amsterdam (1), Sonnius, médecin de Bruge, pratiqua sept fois cette opération sur sa femme. — Olaus Rudrekius, célèbre médecin de Suède, sauva la vie de sa femme par cette opération, qu'il fit lui-même (2).

Thomas Bartholin rapporte (3) que, dans le temps qu'il était à Paris, il avait connu la femme d'un chirurgien, sur laquelle on avait pratiqué cinq fois cette opération. — On trouve dans l'ouvrage de Théophile Renaud, sur l'opération césarienne, trois observations de cette opération faite avec succès (4). Dans la première, cet auteur rapporte le témoignage d'un fameux chirurgien nommé Louis Panthot, qui assure qu'au mois d'avril 1627 une femme du village de Messemy, proche de Lyon, après avoir souffert pendant plusieurs jours les douleurs les plus cruelles sans pouvoir accoucher, fut enfin heureusement délivrée par l'opération césarienne, et que son enfant avait été baptisé. — Dans la seconde, Théophile Renaud dit qu'un jésuite avait vu à la Flèche une femme qui certifiait qu'on lui avait fait trois fois l'opération; et que la chose ne pouvait être révoquée en doute, parce que le jésuite connaissait aussi le chirurgien qui avait opéré.

— La troisième est l'extrait d'une lettre de M. Pellaire, médecin de la Maurienne, province de Savoie, dans lequel on voit que cette opération a été faite six fois avec succès sur une femme de la ville d'Auçois.

En 1692, Saviard fit insérer dans le Journal des Savants la relation d'un pansement qu'il avait fait à l'Hôtel-Dieu, d'une hernie ventrale arrivée à une femme de Château-Thierry, à la suite d'une incision qu'on avait été obligé de lui faire au ventre, il y avait quatorze ans, pour tirer un enfant dont elle n'avait pu accoucher par les voies ordinaires ; cette femme mourut, et son corps ayant été ouvert en présence de plusieurs chirurgiens, on trouva une cicatrice à la matrice, qui en occupait toute l'épaisseur, et qui répondait à celle des téguments. — Saviard ajouta à cette relation que le chirurgien qui avait opéré avait été obligé de prendre la fuite par les mauvais traitements dont les parents de la femme le menaçaient ; mais Saviard n'a pas connu le vrai motif de la fuite de ce chirurgien, car nous lisons dans le Journal du mois de juin 1693, qu'elle n'était fondée que sur ce qu'étant calviniste, il avait jugé à propos de se soustraire de bonne heure, comme firent beaucoup d'autres protestants, aux poursuites que l'on commençait à faire contre ceux de la religion prétendue réformée. — On trouve dans le même journal deux observations communiquées par M. Jobert, médecin de la ville de Château-Thierry, au sujet de deux opérations césariennes faites dans la même ville sur la même femme, à vingt mois l'une de l'autre; cette femme guérit fort heureusement. M. Jobert ajoute que l'enfant qui avait été tiré par la première incision vivait encore, et qu'il avait au menton la cicatrice d'une petite plaie faite à la mâchoire inférieure par l'instrument dont le chirurgien s'était servi pour opérer. — En 1693, une femme fut long-temps dans les douleurs de l'accouchement, et la sage-femme fut obligée, pour sauver la mère, de mettre en usage l'accouchement de force : cette pratique fut suivie de très-grands accidents, car il survint peu de temps après à la malade un ulcère dans le vagin, et une incontinence d'urine : cette femme eut recours à des charlatans pour trouver du soulagement, mais leur manœuvre lui devint très-funeste; non-seulement ils ne la guérirent point, mais il survint dans le vagin une tumeur d'un volume si considéra-

---

(1) *In libro Observ. de morbis mul.* c. 1.
(2) *Vid. Colloquia Menstrua* Tenzelii, germanico idiomate quondam edita, sub titulo Monathliche Unterredungen, an. 1689.
(3) *In Hist. Anat. Cent.* 2. *Hist.* 8.
(4) *De ortu infantium contra naturam per sectionem Cæsaream*, autore Theoph. Renaudo, Societ. Jesu Theolog. Lugd. 1637.

ble, qu'elle occupait presque toute sa cavité. Malgré cette incommodité, cette femme devint grosse, et eut recours dans le temps des douleurs à Lankisch, médecin de Zittaw, ville de la Haute-Lusace en Allemagne ; Lankisch conseilla l'opération césarienne, qui fut faite avec succès pour la mère (1). — Vaterus (2) fait mention d'une semblable opération, qui eut des suites aussi heureuses ; la femme sur laquelle on la pratiqua avait tout l'intérieur du vagin si rempli de callosités à la suite d'un ulcère dans cette partie, qu'on n'y introduisait qu'avec peine l'extrémité du petit doigt. — En 1707, M. Ruleau, chirurgien de Saintes, publia une dissertation sur la possibilité et la nécessité de l'opération césarienne ; il y rappelle presque toutes les raisons de Rousset, pour prouver combien cette opération est nécessaire, et il parle d'une opération césarienne qu'il a faite, et qui a eu le succès le plus heureux. La femme qui fait le sujet de cette observation souffrait depuis cinq jours des douleurs cruelles, sans espérance de soulagement. M. Ruleau, en touchant cette femme, remarqua que les os du bassin étaient si mal conformés, qu'il était impossible d'introduire les deux poignets pour faciliter l'accouchement. Après une sage délibération, ce chirurgien se détermina à l'opération césarienne ; il n'y eut point d'hémorrhagie, les vidanges sortirent par la plaie, et la malade guérit fort heureusement.

M. de la Motte rapporte, dans son ouvrage sur les accouchements, une observation semblable. — Une pauvre femme d'Infreville, village près de Vallognes, souffrait depuis trois jours des douleurs pour accoucher, et l'enfant présentait le bras. La sage-femme qui entreprit de l'accoucher arracha le bras de l'enfant. Un chirurgien du Pont-l'Abbé fut appelé, et trouvant beaucoup de difficulté à faire l'accouchement, il fit l'opération césarienne, tira un enfant mort, et fit quelques points de suture à la peau du ventre. La guérison de cette pauvre femme fut, pour ainsi dire, abandonnée à la nature, car le chirurgien ne la voyait que fort rarement, et laissait à son mari quelques remèdes pour la panser. La pourriture survint à la plaie, ce qui fut

sans doute une suite du peu de méthode que l'on observait dans les pansements ; mais, malgré cet accident, la malade guérit.

(*Observations communiquées à l'Académie de chirurgie.*) L'Académie de chirurgie, qui prend toujours de sages précautions pour s'assurer des faits, fit venir de Guise en 1739 une femme à qui on avait fait l'opération césarienne, et dont voici l'histoire.—Magdelaine Gourdain, femme de Charles Megret, demeurant à la Gaudette, hameau de la paroisse de la Neuville-le-Dorent, près de Guise, après avoir été trois jours en travail, et la sage-femme n'ayant pu l'accoucher, appela le chirurgien du lieu pour la secourir ; il fit toutes les tentatives nécessaires pour accoucher cette femme, mais elles n'eurent aucun succès ; la malade sentant qu'il n'y avait d'autres ressources que dans l'accouchement de force, et voyant le danger où elle et son enfant étaient exposés, pria le chirurgien de lui ouvrir le ventre (1) ; ce chirurgien, étonné d'une telle demande, et n'ayant d'ailleurs jamais entendu parler de cette façon d'accoucher, refusa de faire cette opération, mais pressé par les prières du mari et de la femme, il se détermina ; il fit d'abord une incision longitudinale à la peau et aux muscles, à trois travers de doigts de l'ombilic : d'abord que cette première incision fut faite, les intestins se présentèrent, mais le chirurgien eut recours au mari pour les assujettir en mettant sa main dessus ; il fit ensuite à la matrice une incision suffisante pour y introduire le doigt ; alors, sentant le mouvement de l'enfant, il acheva avec ses ciseaux d'agrandir l'incision de la matrice ; il tira l'enfant et délivra la femme. Les plaies de la peau et des muscles furent réunies par le moyen de quelques points de suture ; on appliqua ensuite sur le ventre de la malade un onguent fait avec le beurre frais et la suie de cheminée ; trois jours après cette opération, les sutures se rompirent, le chirurgien voulut

_____

(1) *Acta erudit. Lips. ann.* 1695.
(2) *In dissert. de partu Cæsareo, Vitebergæ editâ anno* 1695.

(1) C'est cette femme qui m'a dicté l'observation dont il s'agit ; je lui ai demandé pourquoi elle avait prié son chirurgien de lui faire une incision au ventre ; elle m'a répondu ingénument qu'elle avait entendu dire que les femmes de qualité accouchaient de cette façon : je n'ai aperçu aucun vice de conformation qui pût avoir déterminé à l'opération.

en substituer d'autres, mais la malade s'y opposa, parce qu'elle avait ressenti beaucoup de douleurs lorsqu'on fit les premières, et qu'on s'était servi pour cela d'une grosse aiguille à coudre. Les vidanges sortirent par la plaie, qui parut livide pendant plusieurs jours; et ensuite étant devenue vermeille, elle fut entièrement cicatrisée au bout de trois semaines. Cette femme ne fut point en danger pendant tout le temps de sa maladie; elle nourrit elle-même son enfant. Depuis cette opération, elle a eu quatre enfants par les voies ordinaires; trois sont morts avant que de venir au monde, et le quatrième vivait encore lorsque cette femme vint à Paris. — Ce fait ne peut être révoqué en doute, car le chirurgien qui a opéré son fils, le curé et plusieurs habitants de la Neuville-le-Dorent ont donné leur certificat pour en constater la vérité. M. de la Peyronie a eu occasion de s'assurer par lui-même du succès de l'opération césarienne, comme on va le voir par les observations qui suivent.

(IIe Observation, communiquée par M. de la Peyronie.) Une femme de vingt-cinq ans, qui était accouchée heureusement et sans secours une première fois, ne pouvant accoucher une seconde, étant à terme, et après un long travail, envoya chercher M. l'Amiral le père, chirurgien de Marigny, qui lui ouvrit la partie latérale gauche de l'hypogastre, et tira un enfant avec le délivre; la mère fut guérie par un pansement très-simple en quinze jours; l'enfant vit encore.

(IIIe Observation, donnée par le même.) Quelques années après cette opération, la même femme étant enceinte et à terme, les douleurs de l'accouchement furent fort vives, longues et sans succès: elle eut recours au même chirurgien pour l'accoucher, ce qu'il fit par l'opération césarienne qui réussit encore. Dans un voyage que fit M. de la Peyronie à Marigny il y a quatorze ans, M. l'Amiral lui fit voir cette femme, il trouva la cicatrice encore fraîche; il n'y avait qu'un mois que l'opération avait été faite.

(IVe Observation, envoyée par M. Urban, médecin et chirurgien à Saint-Hubert en Ardennes.) M. Urban, médecin et chirurgien de M. l'abbé de Saint-Hubert dans les Ardennes, a communiqué à l'Académie de chirurgie les observations suivantes. — Il y a, dit M. Urban, à Bure, à deux lieues de la paroisse d'Icy,

un chirurgien nommé de Thise, qui a fait avec succès depuis huit ou dix ans l'opération césarienne à trois femmes; ces faits sont incontestables, car, outre qu'ils ont été connus de tous les habitants du pays, ils ont été attestés par des témoins dignes de foi. La première de ces femmes est du duché de Luxembourg: elle a été parfaitement guérie, et a eu d'autres enfants par la suite. La seconde était de Rochefort dans le pays de Liége; elle mourut d'une colique deux ans après l'opération, et la troisième est d'Ave, duché de Bouillon; on lui fit l'opération il y a un an et demi, la guérison fut longue, parce qu'il survint à la malade une toux si violente, que les points de suture se rompirent plusieurs fois. MM. Oconnor et Cosquet, médecin et chirurgien de l'hôpital de Givet sous Charlemont, ont vu la première de ces femmes. M. Feriol, membre de notre compagnie, étant dans le pays de Liége, a eu l'occasion de voir et d'examiner la femme du duché de Luxembourg: il marque dans une lettre qu'il adresse à M. Houstet, datée du 7 septembre 1711, « qu'il était » survenu à cette femme, huit mois après » l'opération, une hernie ventrale de la » grosseur de la forme d'un chapeau; que » cette tumeur occupait toute la région » ombilicale droite; que l'enfant avait » vécu trois mois et demi, et que la ma-» lade avait été guérie au bout de trois » semaines; cette femme a eu trois en-» fants depuis l'opération. »

(Ve Observation, communiquée par M. de la Faye.) M. Brou, chirurgien de Beuville-le-Comte, ne pouvant accoucher Marie la Roche, femme de Jean Sébastien Boudet, cabaretier dudit lieu, lui fit l'opération césarienne en présence du mari et même du curé de ce village; il tira par cette incision une fille qui est actuellement âgée de dix-huit ans. M. Brou fit à la peau et aux muscles plusieurs points de suture qui se rompirent quelques jours après, néanmoins la plaie se cicatrisa très-heureusement par la suite. Quelque temps après cette opération, M. de la Faye, étant dans le pays, demanda à voir cette femme; il trouva le long des muscles droits du côté droit une très-grande cicatrice qui avait donné occasion à une hernie considérable; il remarqua que cette hernie avait treize pouces quatre lignes d'étendue selon sa longueur, dix pouces cinq lignes selon sa largeur, que la cicatrice avait huit pouces deux lignes de longueur, et que la distance du nombril à la cicatrice était de cinq pouces.

(VI<sup>e</sup> *Observation, envoyée par M. Noyer, chirurgien d'Isserteaux.*) M. Noyer, chirurgien du village d'Isserteaux, diocèse de Clermont en Auvergne, a envoyé cette année à l'Académie de chirurgie la relation d'une opération césarienne qu'il a faite avec succès, le 17 avril de l'année 1726, à Marie Espirat, âgée de trente-cinq ans, et femme de Pierre Moulheaus, habitant du village de Bouzis, paroisse d'Isserteaux ; il tira, par l'incision, un enfant mort depuis quelques jours ; il fit plusieurs points de suture, et dix-sept jours après la cicatrice fut faite. Cette femme devint grosse par la suite, les douleurs furent vives, et durèrent long-temps ; elle fit appeler M. Noyer pour lui faire une nouvelle opération ; mais comme il était absent, il ne put la secourir, elle mourut dans les douleurs, sans pouvoir accoucher. Cette femme avait déjà accouché heureusement trois fois avant cette opération. A cette relation sont joints les certificats du curé de la paroisse, de trois habitants dudit lieu, de M. le comte de Montmorin, de son aumônier, et de M. Chamerlat, médecin qui demeure près du village d'Isserteaux.

On trouve dans l'histoire de l'Académie royale des sciences de l'année 1730, la relation d'une opération césarienne faite au bourg de la Tour de Tresme, bailliage de Gruyère, dans le canton de Fribourg. « En 1725, madame Flandrin, » sage-femme de la ville de Bulle, fut appelée pour accoucher Marguerite Fran- » çois, âgée de quarante-huit ans, et » grosse de son premier enfant ; la tête » de l'enfant se présentait au passage, qui » se trouvait trop étroit. La sage-femme » ayant fait inutilement pendant un » jour et une nuit toutes les tentatives » possibles, consulta M. Michel, méde- » cin de cette ville, qui ordonna de son » côté tout ce qui pouvait aider à causer » des épreintes et à fortifier la mère. » Rien ne réussit. Le quatrième jour de » ce cruel travail, l'enfant ayant été on- » doyé sous condition, M. Michel fut » d'avis que la sage-femme le tirât avec » un crochet, ou que, si elle ne le pou- » vait point, elle le fit reculer pour le » tirer par pièces. Ces terribles expé- » dients lui avaient réussi en quelques » autres occasions, mais dans celle-ci » elle les tenta sans succès ; enfin, il ne » lui restait plus que le plus terrible de

» tous, l'opération césarienne, qui fut » résolue le septième jour. La sage- » femme la fit avec tant de dextérité et » de courage, que la malade fut déli- » vrée sans aucun accident ; deux mois » après, elle alla remercier M. Michel, » et a toujours joui ensuite d'une parfaite » santé. » —M. Helvétius, qui a communiqué à l'Académie des sciences cette observation, a produit en même temps une lettre de M. Michel, et un témoignage par devant notaire de gens qui ont vu la chose.

(VII<sup>e</sup> *Observation, communiquée à l'Académie par M. de Presseux, médecin de Spa.*) Marguerite de Storheaux, femme de M. de Presseux, médecin de la ville de Spa, devint grosse pour la première fois à l'âge de trente-cinq ans ; cette dame n'eut d'autre accident, pendant tout le temps de la grossesse, qu'une chute qu'elle fit quelques jours avant ses couches : depuis cette chute, elle urina très-souvent et peu à la fois. Le moment des douleurs de l'accouchement étant venu, on appela une sage-femme de la ville, qui dit à M. de Presseux que l'enfant se présentait bien, et qu'il y avait tout lieu d'espérer un accouchement heureux. Les douleurs continuèrent pendant deux heures, et procurèrent l'écoulement des eaux. M. de Presseux, voyant que sa femme souffrait beaucoup, et que l'accouchement ne se terminait point, voulut s'assurer lui-même de l'état de sa femme ; il fut fort surpris de trouver l'enfant qui présentait le derrière. Il envoya dans le moment à Liége prier M. de Blierre, chirurgien et accoucheur de cette ville, de venir promptement secourir sa femme. Ce chirurgien arriva le lendemain, et travailla pendant dix-huit heures, conjointement avec le mari, à retourner l'enfant, qui pour lors était mort. Comme il leur fut impossible de faire changer de situation à cet enfant, et que d'ailleurs la malade était dans un état qui faisait tout craindre pour sa vie, M. de Blierre proposa l'opération césarienne, comme le seul secours qu'on pouvait lui donner. Le mari s'opposa d'abord à cette opération, et pria ce chirurgien de faire plutôt l'accouchement de force. M. de Blierre répondit qu'il ne pouvait le faire, parce qu'il n'avait point apporté avec lui d'instrument propre à cela. Comme la malade était extrêmement faible, et qu'il y avait tout à craindre, M. de Presseux consentit à l'opération. Le chirurgien fit d'abord une incision longitudinale à la peau, aux muscles et au péritoine. La vessie, qui était extra-ordinairement tendue par l'urine retenue, couvrait pour ainsi dire la matrice ; et, comme le volume de la vessie empêchait M. de Bierre de pouvoir ouvrir aisément la matrice pour en tirer l'enfant, il fit une ponction à côté du fond de la vessie, et par ce moyen il la vida entièrement de toute l'urine qu'elle contenait : alors la matrice étant bien découverte, il l'ouvrit, en tira l'enfant, et fit quelques points de suture à la peau et aux muscles. Cette opération ne fut suivie d'aucune hémor-rhagie ; les vidanges sortirent par le vagin, elles furent en moindre quantité qu'à l'ordinaire, et pendant les huit premiers jours il s'y mêla du pus. La fièvre survint quelques jours après l'opération, mais elle fut dissipée au moyen du régime et des autres remèdes propres à calmer cet accident. Au bout de trois semaines, le chirurgien coupa les points de suture : il vit sortir un peu de matière fécale par un endroit de la plaie qui n'était pas entièrement fermé ; il appliqua sur l'endroit d'où coulaient ces matières quelque remède capable d'accélérer la cicatrice, ce qui produisit un très-bon effet, car un mois après l'opération la plaie fut entièrement cicatrisée. La malade qui fait le sujet de cette observation supporta l'opération avec beaucoup de courage ; elle ne voulut pas même permettre qu'on la tînt ; elle se plaignit seulement du peu de promptitude avec laquelle le chirurgien opérait, en lui disant, dans le temps qu'il coupait la peau et les muscles, *votre couteau ne coupe pas bien*. Cette opération césarienne fut faite le premier jour de l'année 1738, et, le 24 décembre 1740, cette dame accoucha fort heureusement, par les voies ordinaires, d'une fille qui avec la mère se porte très-bien.

Un récit si uniforme de tant de faits semblables ennuierait peut-être, si je le poussais plus loin ; cependant on me permettra de n'en pas passer un sous silence qui nous a frappé en quelque sorte plus que tous les autres, parce qu'il s'est passé sous nos yeux.

(VIIIe *Observation, par M. Soumain.*) Au mois d'avril de l'année 1740, M. Soumain fut mandé rue Guénégaud pour y voir mademoiselle Desmoulins, âgée de trente-sept ans, et grosse au terme de sept mois. Dans cette première visite, cette femme fit paraître beaucoup d'inquiétude sur l'événement de sa gros-sesse, avec d'autant plus de raison qu'elle savait être mal conformée dans toutes les parties de son corps, et que cette mauvaise conformation avait commencé dès son enfance (1). La promesse que lui fit M. Soumain de la voir souvent et de l'accoucher parut la tranquilliser. Dans les différentes visites que ce chirurgien fit à cette femme, il eut occasion de reconnaître les vices de conformation : en l'examinant avec attention, il s'aperçut que tous ses os avaient une figure contre nature, principalement la partie inférieure de l'épine et l'os du pubis, qui étaient tellement rapprochés l'un de l'autre, qu'il n'y avait entre eux que deux pouces de distance. Cet examen scrupuleux fit sentir à M. Soumain combien les suites de cette grossesse pouvaient être fâcheuses, et l'engagea à songer aux moyens qu'il emploierait pour sauver cette femme et son enfant. — Le mercredi septième jour du mois de juin, les douleurs commencèrent à se faire sentir ; les membranes se rompirent, et les eaux s'écoulèrent. M. Soumain fut mandé, et ayant examiné l'état du travail, il ne trouva aucune disposition à l'accouchement. Depuis le mercredi jusqu'au samedi suivant, les choses furent toujours dans le même état ; ces douleurs et l'écoulement des eaux n'opérèrent qu'une dilatation médiocre de l'orifice de la matrice, et cette dilatation n'eut d'autre utilité que de faire reconnaître plus précisément à M. Soumain l'impossibilité de la sortie de l'enfant. — D'abord qu'il fut assuré que l'étroitesse du bassin et sa figure irrégulière étaient un obstacle invincible qui s'opposait à l'accouchement, il se détermina à l'opération césarienne, tout autre moyen lui paraissant impraticable dans le cas dont il s'agissait. Avant que de procéder à cette opération, il appela en consultation MM. Bourgeois, Puzos, Souchay, Verdier, Gervais, Grégoire, Iard Chauvin et La Fitte ; ces messieurs touchèrent la malade, et étant certains de l'impossibilité de l'accouchement, furent de l'avis de M. Soumain. — On fit coucher la malade sur le bord de son lit, la tête et la poitrine étant un peu plus élevées que le reste du corps : comme il y avait une dureté squirreuse à l'épiploon du côté droit, on choisit le côté gauche

_____

(1) La femme qui fait le sujet de cette observation n'a que trois pieds un pouce de hauteur.

pour le lieu de l'incision, d'autant que ce côté était plus gros et plus élevé par la position oblique de l'enfant, et que cette élévation se trouvait précisément dans l'endroit qu'il convenait d'ouvrir; alors M. Soumain fit une incision à la peau, à la graisse, aux muscles et au péritoine : d'abord que cette incision fut faite, une portion des intestins se présenta; elle fut retenue et couverte par la main d'un des consultants : on aperçut alors la matrice. Comme les eaux de l'enfant étaient entièrement écoulées pendant le travail, et que la matrice était pour ainsi dire collée aux membranes, M. Soumain l'ouvrit avec beaucoup de précaution, de peur de blesser l'enfant; il aperçut, dans l'incision qu'il venait de faire, un point blanc d'où il sortait quelques gouttes d'une liqueur blanche : ce qui lui fit connaître qu'il avait coupé toute l'épaisseur de la matrice, et vraisemblablement les membranes qui contenaient l'enfant. Il acheva d'ouvrir la matrice et les membranes par une incision à peu près égale à celle qu'il avait faite aux parties contenantes du ventre; alors l'enfant parut à découvert : il présentait la partie inférieure du dos et la partie supérieure des fesses. M. Soumain prit beaucoup de précautions pour tirer l'enfant, d'autant plus que les lèvres de la plaie de la matrice étaient si exactement collées sur ses parties, qu'il eut de la peine à introduire ses doigts pour le saisir. D'abord que l'extraction fut faite, il lia le cordon; et, aidé par M. Puzos, il délivra la femme. Lorsque l'arrière-faix fut détaché, M. Soumain replaça dans le ventre la portion d'intestin dont nous avons parlé, et, après avoir rapproché les lèvres de la plaie, fit quelques points de suture aux muscles et à la peau, et appliqua un appareil convenable. Il faut remarquer que l'hémorrhagie qui suivit le détachement du placenta ne fut pas considérable; car, en examinant les linges qui étaient placés dans le lit de la malade, on remarqua que la quantité de sang qu'elle avait perdu pendant l'opération, n'excédait point la quantité qu'en perdent plusieurs femmes dans des accouchements naturels et des plus heureux.

Quelques jours après cette opération la suppuration s'établit, le pus devint louable, les vidanges sortirent par la plaie, et quarante-sept jours après cette femme fut en état de sortir et d'aller à l'église. L'enfant avait vingt pouces de longueur; il a vécu dix jours, et on a appris qu'il n'était mort que faute de quelques secours que la nourrice négligea de lui procurer. — Je ne parlerai pas ici de beaucoup d'auteurs qui ont écrit en faveur de l'opération césarienne, parce que les raisons qu'ils allèguent pour la soutenir ne sont au fond que celles de Rousset; je me suis principalement attaché à rechercher les faits qui peuvent le plus nous décider par rapport à cette opération, et j'en ai trouvé une assez grande quantité dans les auteurs, pour en établir la sûreté; il n'en est pas de même de la seconde partie que je me propose de traiter, parce que tous ceux qui ont parlé de l'opération césarienne se sont fort peu étendus sur les cas où elle doit être nécessairement pratiquée; c'est le détail de ces cas, qui a été négligé, que j'ai eu principalement en vue lorsque j'ai entrepris de travailler sur cette matière; et je ferai tous mes efforts dans un autre mémoire pour satisfaire à cette seconde partie.

---

#### NOUVELLE MÉTHODE DE TIRER LA PIERRE DE LA VESSIE, par M. FOUBERT.

(*Des différentes méthodes de tailler.*) L'opération de la taille se fait, ou au corps de la vessie sans toucher à l'urètre ni au col, ou à l'urètre et au col même de la vessie : celles qui se pratiquent au corps se font ou à la partie inférieure de la vessie, entre le col et l'urètre, ou à sa partie supérieure, c'est-à-dire à son fond. C'est celle que nous pratiquons à la partie inférieure du corps de la vessie que nous nous proposons de décrire dans ce mémoire; mais nous parlerons d'abord des autres, afin de mieux faire connaître en quoi ces différentes opérations diffèrent entre elles. — Celle qui se pratique au fond de la vessie est connue sous le nom de haut appareil. Pour la faire, on remplit la vessie d'eau tiède, jusqu'à ce qu'elle fasse une tumeur au-dessus du pubis; cette tumeur indique au chirurgien l'endroit où il peut ouvrir la vessie pour tirer la pierre. — Cette opération ne se pratique que très-rarement, pour plusieurs raisons : la première, parce que l'injection qu'on est obligé de faire pour remplir la vessie est fort douloureuse, et que les malades, par leurs cris et la contraction du ventre, font sortir l'injection. — La seconde, parce que, dans cette opération, l'ouverture n'est pas placée aussi favorablement que dans les autres méthodes, pour procurer, quand la vessie est malade, l'écoulement de la suppuration qui doit arriver. — La troisième, parce que l'urine, qui, au lieu de sortir par les voies naturelles pendant le cours de la cure, prend la route de la plaie, s'infiltre souvent dans le tissu cellulaire, et produit des suppurations gangréneuses.

La quatrième, parce que, quand il y a plusieurs petites pierres, ou une pierre extrêmement fragile qui s'écrase en plusieurs fragments dans l'opération, il est très-difficile de tirer ces petites pierres ou ces fragments, et l'urine ni les injections ne peuvent pas les entraîner; il n'y a qu'un cas où il semble que cette opération puisse être de quelque ressource; c'est lorsque la pierre est d'une telle grosseur, qu'on ne prévoit pas pouvoir la tirer par les autres méthodes. — On reproche à cette opération un cinquième inconvénient; c'est que, quand les vessies sont malades, qu'elles se sont resserrées et racornies, elles ne peuvent pas recevoir une quantité de liqueur suffisante pour étendre cet organe autant qu'il est nécessaire pour pratiquer l'opération. Cet inconvénient est véritablement fondé; car je crois en effet qu'il n'est pas possible que la vessie puisse se

prêter sur-le-champ à l'effort d'une telle injection : cependant cet inconvénient n'est pas inévitable; car j'ai remarqué qu'il n'y a point de vessie qui ne prête peu à peu, et qui ne s'étende autant qu'on le peut souhaiter, en prenant les précautions que nous exposerons dans la suite. — Les opérations qui se pratiquent à l'urètre et au col de la vessie, se font dans l'endroit le plus étroit de l'espace compris dans l'angle que forment les os pubis; et elles ne peuvent, comme on le sait, ouvrir aux pierres un peu grosses un passage suffisant; il est nécessaire que la pierre elle-même, et les intruments qui servent à la tirer, dilatent ou agrandissent l'ouverture en déchirant ces parties : cependant, c'est à ce genre d'opération que presque tous les chirurgiens se sont fixés. — Avant qu'on eût découvert le grand appareil, on ne pratiquait que le petit appareil : cette opération a ses avantages, comme nous le remarquerons; mais elle ne peut être pratiquée que sur les enfants, ou lorsque la pierre est engagée dans l'urètre ou dans le col de la vessie. — Celse est le premier auteur qui nous ait donné une description exacte de cette opération; nous allons la rapporter ici, afin qu'on connaisse précisément en quoi consiste cette ancienne méthode.

Un homme robuste et entendu, dit cet auteur, (1), s'assied sur un siége élevé, et ayant couché l'enfant sur le dos, lui met d'abord ses cuisses sur les genoux; ensuite, lui ayant plié les jambes, il les lui fait écarter avec soin, lui place les mains sur ses jarrets, les lui fait étendre de toutes ses forces, et en même temps les assujettit lui-même en cette situation. Si néanmoins le malade est trop vigoureux pour être contenu par une seule personne, deux hommes robustes s'asseient sur deux siéges joints ensemble, et tellement attachés qu'ils ne puissent s'écarter : alors le malade est situé de la même manière que je viens de le dire sur les genoux de ces deux hommes, dont l'un lui écarte la jambe gauche, et l'autre la droite, selon qu'ils sont placés, tandis que lui-même embrasse fortement ses jarrets.

Mais, soit qu'il n'y ait qu'un homme qui tienne le malade, ou que deux fassent cette même fonction, les épaules du malade sont soutenues par leur poi-

« Homo prævalens et peritus in sedili » alto considit, supinumque eum et aver- » sum, super genua sua coxis ejus col- » locatis comprehendit; reductisque ejus » cruribus, ipsum quoque jubet, mani- » bus ad suos poplites datis, eos, quam » maxime possit, attrahere; simulque ipse » sic eos continet. Quod si robustius » corpus ejus est qui curator, duobus » sedilibus junctis, duo valentes insi- » dunt; quorum et sedilia et interiora » crura inter se deligantur, ne diduci » possint. Tum is super duorum genua » eodem modo collocatur; atque alter, » pro ut consedit, sinistrum crus ejus, » alter dextrum, simulque ipse poplites » suos attrahit.

» Sive autem unus, sive duo conti- » nent, super humeros ejus suis pectori- » bus incumbunt. Ex quibus evenit, ut

(1) Lib. VII, cap. XXVI.

trine, ce qui fait que la partie d'entre les îles qui est au-dessus du pubis, est tendue sans aucunes rides, et que la vessie occupant pour lors un moindre espace, on peut saisir la pierre avec plus de facilité; de plus, on place encore à droite et à gauche deux hommes vigoureux, qui soutiennent et empêchent de chanceler celui ou ceux qui tiennent l'enfant : ensuite l'opérateur, de qui les ongles sont bien coupés, introduit dans l'anus du malade, le plus doucement qu'il lui est possible, l'index et le doigt du milieu de la main gauche, après les avoir trempés dans l'huile, tandis qu'il applique légèrement les doigts de la main droite sur la région hypogastrique, de peur que les doigts venant à heurter violemment la pierre, la vessie ne se trouvât blessée. Mais il ne s'agit pas ici, comme dans la plupart des autres opérations, de travailler avec promptitude : il faut principalement s'attacher à opérer avec sûreté; car lorsque la vessie est une fois blessée, il s'ensuit souvent des tiraillements et distensions des nerfs, qui mettent le malade en danger de mort. D'abord il faut chercher la pierre vers le col de la vessie; et lorsqu'elle s'y trouve, l'opération en est moins laborieuse; c'est ce qui m'a fait dire qu'il ne fallait en venir à l'opération que lorsqu'on est assuré, par des signes certains, que la pierre est ainsi placée. Mais si la pierre ne se trouve pas vers le col de la vessie, ou qu'elle soit placée plus avant, il faut d'un côté pousser les doigts de la main gauche jusqu'au fond de la vessie, tandis que la main droite continue d'appuyer sur l'hypogastre, jusqu'à ce que la pierre y soit parvenue. La pierre une fois trouvée, ce qui ne peut manquer d'arriver en suivant la méthode prescrite, il faut la faire descendre avec d'autant plus de précaution, qu'elle est plus ou moins petite ou plus ou moins polie, de peur qu'elle n'échappe, et qu'on ne soit obligé de trop fatiguer la vessie; c'est pourquoi la main droite posée au-delà de la pierre, s'oppose toujours à son retour en arrière, pendant que les deux doigts de la main gauche la poussent en bas jusqu'à ce qu'elle soit arrivée au col de la vessie, vers lequel, si la pierre est de figure oblongue, elle doit être poussée de façon qu'elle ne sorte point par l'une de ses extrémités; si elle est plate, de manière qu'elle sorte transversalement; la quarrée doit être placée sur deux de ses angles; et celle qui est plus grosse

» inter ilia sinus super pubem sine ullis » rugis sit extentus, et in angustum com- » pulsa vesica, facilius calculus capi pos- » sit. Præter hæc etiamnum a lateribus » duo valentes objiciuntur, qui cir- » cumstantes, labare vel unum vel duos, » qui puerum continent, non sinunt. » Medicus deinde, diligenter unguibus » circumcisis, sinistræ manus duos digi- » tos, indicem et medium, leniter prius » unctos oleo, simul in anum ejus de- » mittit, dextræque digitos super imum » abdomen leniter imponit, ne, si utrin- » que digiti circa calculum vehementer » concurrerint, vesicam lædat. Neque » vero festinanter in hac re, ut in ple- » risque, agendum est, sed ita ut quam » maxime id tuto fiat; nam læsa vesica » nervorum distractiones cum periculo » mortis excitat. Ac primum circa cervi- » cem quæritur calculus, ubi repertus, » minore negotio expellitur. Et ideo dixi, » ne curandum quidem, nisi cum hoc in- » diciis suis cognitum est. Si vero aut » ibi non fuit, aut recessit retro, digiti » ad ultimam vesicam dantur; paulatim- » que dextra quoque manus ejus ultra » translata subsequitur. Atque ubi re- » pertus est calculus (qui necesse est » in manus incidat) eo curiosius deduci- » tur, quo minor leviorque est; ne ef- » fugiat, id est ne sæpius agitanda ve- » sica sit. Ergo ultra calculum dextra » semper manus ei se opponit; sinistra » eum compellit deorsum digitis, donec » ad cervicem pervenitur; in quam, si » oblongus est, sic compellendus est, ut » ne pronus exeat; si planus, sic ut » transversus sit; si quadratus, ut duo- » bus angulis sedeat : si altera parte ple- » nior, sic ut prius ea, qua, tenuior sit, » evadat. In rotundo nihil interesse, ex » ipsa figura patet; nisi, si levior altera » parte est, ut ea antecedat.

par un de ses bouts, doit sortir par celle de ses extrémités qui est la moins considérable : à l'égard de la pierre de figure ronde, on sait qu'il importe peu de quelle manière elle se présente ; si néanmoins elle se trouvait plus polie par une de ses parties, cette partie la plus lisse doit passer la première.

Lorsque la pierre est une fois descendue au col de la vessie, il faut faire à la peau, vers l'anus, une incision en forme de croissant qui pénètre jusqu'au col de la vessie, et dont les extrémités regardent un peu la cuisse ; ensuite il faut encore faire dans la partie la plus étroite de cette première ouverture, et sous la peau, une seconde incision transversale qui ouvre le col de la vessie, jusqu'à ce que le conduit de l'urine soit assez dilaté pour que la grandeur de la plaie surpasse celle de la pierre : car ceux qui, par la crainte de la fistule que les Grecs appellent οὐρορ-ρυάδα ne font qu'une petite ouverture, tombent, et même avec plus de danger, dans l'inconvénient qu'ils prétendent éviter, parce que la pierre venant à être tirée avec violence, elle se fait elle-même le chemin qu'on ne lui a pas fait suffisant ; et il y a même d'autant plus à craindre, suivant la figure et les aspérités de la pierre : de-là peuvent naître en effet des hémorrhagies et des tiraillements et divulsions dans les nerfs ; et si le malade est assez heureux pour échapper à la mort, il lui reste une fistule qui est beaucoup plus considérable par le déchirement du col, qu'elle ne l'aurait été si on y avait fait une incision suffisante.

L'ouverture une fois faite, on découvre la pierre, dont le corps et la figure sont souvent très-différents ; c'est pourquoi si elle est petite, on la pousse d'un côté avec les doigts, tandis qu'on la tire de l'autre. Mais si elle se trouve d'un volume considérable, il faut introduire par-dessus la partie supérieure un crochet fait exprès pour cela ; ce crochet est mince en son extrémité, et figuré en espèce de demi-cercle, applati et mousse, poli du côté qui touche les parois de la plaie, et inégal de celui qui saisit la pierre. Cet instrument doit être plus long que plus court ; car avec un crochet court on n'aurait pas la même force pour tirer la pierre. Dès qu'on l'a introduit, il faut l'incliner à droite et à gauche pour mieux saisir la pierre, et s'en rendre le maître, parce que, dans le même instant qu'on l'a bien saisie, on penche aussitôt

» Cum jam eo venit, ut super vesicæ » cervicem sit, juxta anum, incidi » cutis plaga lunata usque ad cervi- » cem vesicæ debet, cornibus ad coxas » spectantibus paululum : deinde ea » parte, qua strictior ima plaga est, » etiamnum sub cute, altera transversa » plaga facienda est, qua cervix aperia- » tur; donec urinæ iter pateat sic, ut » plaga paulo major quam calculus sit. » Nam qui metu fistulæ, (quam illo loco » οὐρορρυάδα Græci vocant), parum pate- » faciunt cum majore periculo eodem » revolvuntur : quia calculus iter, cum » vi promitur, facit nisi accipit, idque » etiam perniciosius est, si figura quo- » que calculi, vel aspritudo aliquid eo » contulit. Ex quo et sanguinis profu- » sio, et distentio nervorum fieri potest. » Quæ si quis evasit, multo tamen poten- » tiorem fistulam habiturus est rupta » cervice, quam habuisset, incisa.

» Cum via patefacta est, in conspectum » calculus venit, in cujus corpore mul- » tum discrimen est. Ideo si exiguus » est, digitis ab altera parte propelli, » ab altera protrahi potest. Si ma- » jor, injiciendus à superiore ei parte » uncus est, ejus rei causa factus. Is est » ad extremum tenuis, in semi-circuli » speciem retusæ latitudinis; ab exteriori » parte levis, qua corpori jungitur ; ab » interiori asper, qua calculum attingit. » Isque longior potius esse debet, nam » brevior extrahendi vim non habet. Ubi » injectus est, in utrumque latus incli- » nandus est, ut appareat calculus, et » teneatur; quia si apprehensus est ille » simul inclinatur. Idque eo nomine

25.

le crochet. Il est nécessaire de prendre toutes ces précautions, de peur qu'en voulant retirer le crochet, la pierre ne s'échappe au dedans, et que l'instrument ne heurte contre les lèvres de la plaie, ce qui serait cause des inconvénients dont j'ai déjà parlé.

Quand on est sûr qu'on tient suffisamment la pierre, il faut faire presque en même temps trois mouvements, deux sur les côtés et un en devant, mais les faire doucement, de façon que la pierre soit d'abord amenée peu à peu en devant; ensuite il faut élever l'extrémité du crochet, afin que l'instrument soit plus engagé sous la pierre, et la fasse sortir avec plus de facilité. Que s'il arrive qu'on ne puisse pas saisir commodément la pierre par sa partie supérieure, on la prendra par la partie latérale, si on y trouve plus de facilité. Voilà la manière la plus simple de faire l'opération.

Celse dit plus loin, que Meges imagina un instrument droit, dont le dos était large, le tranchant demi-circulaire et bien affilé; il le prenait entre l'index et le doigt du milieu, en mettant le pouce par-dessus, et le conduisait de façon qu'il coupait d'un seul coup tout ce qui faisait saillie sur la pierre.

Nous rapportons cette opération à celles qui se font à l'urètre et au col de la vessie, parce que tous ceux qui l'ont examinée, ont observé (1) qu'elle attaque effectivement ces parties, et qu'elle ne peut être pratiquée sur de grands sujets, lorsque la pierre n'est pas engagée dans le col de la vessie (2).

» opus est, ne, cum adduci uncus cœpe-
» rit, calculus intus, effugiat; hic in oram
» vulneris incidat, eamque convulne-
» ret, in qua re quod periculum esset,
» jam supra posui.

» Ubi satis teneri calculum patet, eo-
» dem pene momento triplex motus adhi-
» bendus est, in utrumque latus, deinde
» extra, sic tamen, ut leniter id fiat,
» paululumque primo calculus attraha-
» tur : quo facto, attollendus uncus
» extremus est, uti intus magis maneat,
» faciliusque illum producat. Quod si
» aliquando à superiore parte calculus
» parum commode comprehenditur, a
» latere erit apprehendendus. Hæc est
» simplicissima curatio.

» MEGES... ferramentum fecit rectum,
» in summa parte labrosum, in ima se-
» mi-circulatum acutumque. Id receptum
» inter duos digitos indicem ac me-
» dium super pollice imposito sic depri-
» mebat, ut simul cum carne, si quid ex
» calculo prominebat, incideret. »

Le grand appareil, qui peut convenir dans presque tous les cas, fut uniquement adopté; les chirurgiens attentifs aux défauts de cette opération, qui d'abord n'ouvrit que l'urètre, ce qui exigeait un très-grand déchirement au col de la vessie, ont tâché en différents temps de la perfectionner, en étendant davan-

(1) Voyez Minglouseaux, sur la chirurgie de Guy de Chauliac, t. II, p. 739 et suiv. Drelincourt, Legende du Gascon. M. Méry, sur les opérations du petit et du grand appareil, par F. Jacques.

(2) Quelques auteurs anglais ont fort relevé la description que donne Albucasis de sa manière de tailler (*). Ils la comparent à celle de M. Raw; c'est pourquoi nous allons rapporter ici le texte de cet auteur, afin que l'on voie que sa méthode au fond n'est pas différente de celle de Celse, qui l'a beaucoup mieux décrite qu'Albucasis, comme on pourra le remarquer en comparant ces deux auteurs: « Cùm ergo pervenimus ad curationem, » oportet imprimis ut mundificemus in-» firmum cum clysteri quod extrahat to-» tum stercus quod est in intestinis suis ;

(*) Chirurg. part. 2, cap. LX.

» ipsum enim quandoque prohibet inven-
» tionem lapidis apud inquisitionem.
» Deinde accipiatur infirmus cum pedi-
» bus suis, et concutiatur, et moveatur
» ad inferiora, ut descendat lapis ad pro-
» fundum vesicæ, aut saliat de loco alto
» aliquoties. Deinde fac eum sedere inter
» manus tuas præparatum, et manus ejus
» sint sub coxis ipsius, ut fiat vesica tota
» declivis ad inferiora. Deinde perquire
» eum et tange eum extrinsecus. Si ergo
» sentis lapidem in spatio, tunc propera
» statim cum sectione super ipsum. Quod
» si non cadat sub tactu tuo omnino, tunc
» oportet ut abstergas digitum indicem
» cum oleo manus sinistræ, si infirmus
» est puer; aut digitum medium, si est
» juvenis completus : et intromittas ip-
» sum in anum suum, et perquire de la-
» pide, donec stat sub digito tuo, et con-

tage l'ouverture vers le corps de la vessie : les uns ont imaginé une coupe, à

laquelle on a donné le nom de Coup de Maître ; elle consiste à étendre, après

---

» verte eum paulatim ad collum vesicæ.
» Deinde preme super ipsum cum digito
» tuo, et impelle ipsum ad exteriora adversus locum cujus sectionem vis : et
» præcipe ministro ut præmat vesicam
» manu sua ; et præcipe alii ministro ut
» extendat testiculos manu sua dextra ad
» superiora, et alia manu sua, ut removeat cutem quæ est sub testiculis in
» parte a loco in quo est sectio. Deinde
» intromitte spatumile incidens cujus forma hæc est; et finde in eo quod est inter anum et testiculos, et non in medio, ad latus natis sinistræ, et sit sectio
» super ipsum lapidem, et digitus tuus sit
» in ano, et fiat sectio transversa, ut sit
» sectio exterius ampla, et interius stricta secundum quantitatem quod sit possibile egressio lapidis ex ea non major;
» fortasse enim comprimit digitus qui est
» in ano lapidem apud sectionem, et egreditur absque difficultate. Et scias quod
» ex lapide est cui sunt anguli et margines, quare sit difficilis exitus ejus propter illud ; et ex eo est lenis, similis
» glandulæ, et rotundus, et sit facilis egressus ejus. Ei ergo cui sunt anguli et margines, adde in fissura. Quod si non
» egreditur ita, tunc oportet ut ingenies
» super ipsum, aut stringas super eum
» cum gesti decenter, cujus extremitas
» sit sicut luna quæ stringat super lapidem, et non evadat ab ea, aut ut intromittas sub eo instrumentum subtile,
» curvatæ extremitatis. Si autem non potes super eum, tunc amplifica foramen
» parumper. Quod si vincit te aliquid ex
» sanguine, abscinde ipsum cum Zegi. Si
» vero lapis est plus quam unus, tunc impelle imprimis magnum ad os vesicæ ;
» deinde incide super ipsum. Postea impelle parvum post illud, et similiter fac
» si sunt plures duobus. Quod si magnus
» est valde, tunc ignorantia est ut feces
» super ipsum sectione magna : quoniam
» accedit infirmo una duarum rerum, aut
» ut moriatur, aut accedit ei distillatio
» urinæ assidua ; propterea quia non consolidatus locus omnino. Verum administra expulsionem ejus, donec egrediatur, aut ingenia in fractura ejus cum forficibus, donec extrahas eum frustatim. »

Ce qu'il y a de plus remarquable dans Albucasis, c'est qu'il propose la même méthode pour les femmes (*) ; mais cet auteur en parle plutôt en historien qu'en praticien qui a fait cette opération.

« Parum generatur lapis in mulieribus.

(*) Idem, cap. LXI.

» Si autem accidat alicui earum lapis,
» tunc difficilis est curatio, et prohibetur
» propter modos multos. Unus eorum est
» quod mulier fortasse est virgo ; et secundus est quia tu non invenis mulierem quæ detegat se ipsam medico,
» quando est casta, aut ex habentibus
» maritos. Tertius est quia tu non invenis mulierem bene scientem hanc artem, præcipue operationem cum manu.
» Et quartus est longinquitas à loco lapidis ; quare indiget sectione profunda,
» et in illo est timor. Quod si necessitas
» provocat ad illud, tunc oportet ut accipias mulierem medicam bene scientem, et parum invenitur. Si vero privaris
» ea, tunc quære medicum castum, subtilem, et præsenta mulierem obstetricem bene doctam in re mulierum, aut
» mulierem quæ in hac arte innuit partem artis, fac ergo eam præsentem, et
» præcipe ei ut faciat totum quod præcipis ei ex inquisitione super lapidem. In
» primis quod est ut aspiciat, si mulier
» est virgo, tunc oportet ut intromittat
» digitum in anum ejus, et quærat lapidem : si ergo invenit ipsum, coarctet
» eum sub digito suo, et tunc præcipe obstetrici, ut intromittat digitum suum
» in vulvam infirmæ, et inquirat super
» lapidem, postquam ponit manum suam
» sinistram super vesicam, et comprimit
» eam compressione bona. Si ergo invenit lapidem, tunc oportet ut gradatim
» moveat eum ab orificio vesicæ ad inferiora cum summa virtutis suæ, donec
» perveniat cum eo ad radicem coxæ.
» Deinde secet super eum apud oppositionem medietatis vulvæ apud radicem
» coxæ, ex quacumque parte præparatur
» ei, et sentit lapidem in illa parte, et digitus ejus non removeatur à lapide,
» coarctans sub eo, et sit sectio parva imprimis. Deinde intromittat radium
» super illam sectionem. Si ergo sentit lapidem, tunc addat in sectionem secundum quantitatem proportionatam quod
» lapis egreditur ab ea. Et scias quod
» species lapidis sunt multæ. Ex his enim
» parvus et est magnus, lenis, asperque,
» longus et rotundus habens ramos. Scias
» ergo species ejus, ut significetur tibi
» per nos super illud quod vis. Si ergo
» vincit te sanguis, tunc adde in loco Zegitritum, et tene ipsum hora una, donec
» abscindatur sanguis. Deinde redi ad
» operationem tuam, donec egrediatur
» lapis ; et fac ut præpares tecum ex instrumentis quæ dixi in extractione la-

qu'on a ouvert l'urètre, l'incision, à la faveur de la cannelure de la sonde, jusqu'au corps de la vessie. — Les autres, en portant le manche de la sonde sur l'aine opposée au côté où l'on doit opérer, font une coupe plus oblique et plus inférieure que celle du grand appareil ordinaire ; c'est à cause de cette obliquité que les modernes ont donné le nom d'Appareil latéral à cette méthode, qui a été pratiquée et confondue par quelques anciens sous celui du grand appareil : on commence dans cette opération à ouvrir l'urètre à l'endroit du bulbe, du moins c'est la pratique d'aujourd'hui, et on continue l'incision jusqu'au corps de la vessie. — Il paraît que depuis Couillard, jusqu'au temps de frère Jacques, personne, si je ne me trompe, n'a parlé de cette manière de faire le grand appareil ; mais il faut encore remarquer que frère Jacques différait de ceux qui l'ont pratiquée avant lui, en ce qu'il ne parcourait pas une partie de l'urètre, et qu'il portait directement la pointe du lithotome vers le col de la vessie, et en ce qu'il se servait d'une sonde sans cannelure : ainsi, n'étant pas conduit sûrement par cette sonde, il n'est pas étonnant qu'il fût sujet, dans son incision, à tomber dans des écarts aussi grands et aussi périlleux que ceux que M. Mery a remarqués dans l'ouverture des cadavres de ceux que ce moine avait taillés.

Mais pour donner au lecteur un détail exact des parties que cet opérateur coupait, nous rapporterons les observations mêmes de M. Mery, et on verra que l'opération consistait, comme dans le grand appareil avec le Coup de Maître, ou comme dans l'appareil latéral, à couper entièrement le col, et même un peu du corps de la vessie. — Ces méthodes, qui tendent à procurer une ouverture plus grande, diminuent sans doute beaucoup plus les inconvénients, parce qu'elles facilitent l'introduction des instruments, et qu'elles épargnent une partie du déchirement que ferait la pierre, si l'ouverture était moins étendue. — Cependant il est toujours vrai qu'elles n'empêchent pas que les pierres un peu grosses ne fassent une dilacération fort considérable, et qu'elles ne remédient point à d'autres inconvénients qui dépendent du lieu où l'on opère, qui est trop serré par l'angle que forment les os pubis ; ce qui rend l'extraction de la pierre fort difficile, et occasionne des contusions qui ont souvent des suites fâcheuses. D'ailleurs, on ne peut éviter de couper ou de déchirer diverses parties organiques qui accompagnent le col de la vessie, comme un des muscles accélérateurs, le verumontanum, la prostate, le col même de la vessie, et le conduit de l'urine. Le déchirement, ou la section de ces parties, qui de plus sont meurtries par la pierre, peuvent avoir beaucoup de part aux accidents qui arrivent à la suite de l'opération, et surtout aux incontinences d'urine, et aux fistules incurables qui restent après ces opérations.

Voici les observations de M. Mery sur l'opération de F. Jacques (1) : « Le septième jour de décembre 1697, je reçus » un ordre de la part de M. le premier » président de me rendre à l'Hôtel-Dieu » pour être présent à une épreuve, c'est-» à-dire à l'extraction d'une pierre que » l'on avait mise dans la vessie d'un ca-» davre : cette extraction devait être faite » par frère Jacques. Pour tirer cette » pierre, voici comme il s'y prit :

» Ayant introduit dans la vessie une » sonde solide, exactement ronde, sans » rainure, et d'une figure différente de » celles des sondes dont se servent ceux » qui taillent suivant l'ancienne méthode, » il prit un bistouri semblable à ceux » dont on se sert ordinairement, mais » plus long, avec lequel il fit une inci-» sion au côté gauche et interne de la » tubérosité de l'os ischium ; et, coupant » obliquement de bas en haut en profon-» dant, il trancha tout ce qui se trouva » de parties depuis la tubérosité de l'is-» chium jusqu'à la sonde, qu'il ne retira » point. Son incision étant faite, il poussa » son doigt par la plaie dans la vessie, » pour reconnaître la pierre ; et, après » avoir remarqué sa situation, il intro-

» pidis in viris, ut adjuveris per ea in operatione tua. Quod si vincit te fluxus » sanguinis, et scis quod expulsio sanguinis est ex arteria quæ incisa est, » tunc pone pulverem super locum, et stringe eum cum pulvillis strictura decenti ; et non mutes illud, et dimitte » lapidem, et non extrahas ipsum, fortasse enim morietur mulier infirma ? » deinde cura vulnus. Cum ergo sedatur » acuitas sanguinis post dies, et putrefit » locus, tunc redi ad operationem tuam, » donec egrediatur lapis. »

(1) Observations de M. Méry.

» duisit dans la vessie un instrument
» (qui avait à peu près la figure d'un fer
» à polir de relieur) pour dilater la plaie,
» et rendre par ce moyen la sortie de la
» pierre plus facile. Sur ce dilatatoire
» qu'il appelait son conducteur, il poussa
» une tenette dans la vessie, et retira
» aussitôt ce conducteur ; et après avoir
» cherché et chargé la pierre, il retira sa
» sonde de l'urètre, et ensuite sa te-
» nette avec la pierre de la vessie par la
» plaie, ce qu'il fit avec beaucoup de fa-
» cilité, quoique la pierre fût à peu près
» de la grosseur d'un œuf de poule. —
» Cette opération étant faite, je disséquai,
» en présence de MM. les médecins et
» chirurgiens de l'Hôtel-Dieu, les par-
» ties qui avaient été coupées. Par la dis-
» section que j'en fis, et en les comparant
» avec les mêmes parties opposées que je
» disséquai aussi, nous remarquâmes que
» frère Jacques avait coupé d'abord des
» graisses environ un pouce et demi
» d'épaisseur ; qu'il avait ensuite con-
» duit son scalpel entre les muscles érec-
» teur et accélérateur gauches sans les
» blesser, et qu'il avait enfin coupé le col
» de la vessie dans toute sa longueur par
» le côté, et environ demi-pouce du corps
» même de la vessie, »

Le troisième genre d'opérations qui se
pratiquent pour tirer la pierre de la vessie, renferme, comme nous l'avons dit,
celles qui ouvrent cet organe dans son
corps entre le col et l'urètre. Nous ran-
gerons sous ce genre l'opération de M.
Raw, qui se fait avec la sonde, et celle
que je pratique avec le trocart. — Nous
rapportons ici la méthode de M. Raw,
parce qu'on conjecture que ce chirurgien
ouvrait le corps de la vessie : cependant
nous n'en avons d'autres preuves qu'un
succès extraordinaire, qui prouve que ce
chirurgien avait une manière d'opérer
différente de celle qu'on avait pratiquée
avant lui. M. Raw, qui s'était fort récrié
contre l'appareil latéral de frère Jacques, inventa une méthode qu'il n'a pas
communiquée lui-même : nous n'en avons
d'autre description que celle que M. Albinus nous a donnée, où il dit que M. Raw
évitait l'urètre et le col de la vessie, et
qu'il ouvrait la vessie même dans son
corps, à côté et près de son col, vers sa
partie inférieure et postérieure. Je fus
si frappé des avantages de cette opération,
que je résolus de m'attacher à cette méthode, et de la préférer à toutes les autres ; mais je fus surpris, lorsque je la
tentai sur le cadavre, de ce qu'il m'était

impossible d'éviter d'ouvrir le col de la
vessie, parce que la sonde, de quelque
manière que je pusse la placer pour porter l'incision plus loin, me conduisait
toujours au col de la vessie. Tous les chirurgiens qui ont fait la même tentative
avec la sonde n'ont pu, non plus que
moi, parvenir à couper le corps de la vessie simplement, d'où l'on a jugé que M.
Albinus n'a pas bien compris la méthode
de M. Raw ; car il ne paraît pas possible que ce chirurgien, conduit par la
sonde, ait pu éviter de faire du moins son
incision en partie au col de la vessie ; ce
qui est conforme à ce que M. Raw a dit
lui-même plusieurs fois lorsqu'on l'inter-
rogeait sur les parties qu'il coupait dans
son opération : *Lisez Celse*, c'est tout
ce qu'il répondait. Or, nous avons vu,
dans la description que Celse donne de
l'opération de la taille, qu'on ouvrait le
col de la vessie (1). — Cependant je suis
assez porté à croire, par les bons succès
de la méthode de M. Raw, que ce chirurgien ouvrait le corps de la vessie plus
qu'on ne fait dans les méthodes de tailler
latéralement qu'on pratique aujourd'hui ;
mais on est presque assuré, par toutes les
tentatives qu'on a faites, et par son aveu,
qu'il ouvrait aussi cet organe dans son
col.

(*Expériences que l'auteur a faites
pour parvenir à sa nouvelle méthode.*)
Les réflexions que j'avais faites sur la
méthode de M. Raw, telle qu'elle est
décrite par Albinus, me firent entrevoir

(1) Quoique nous disions que M. Raw
ait comparé sa méthode à celle qui est
décrite par Celse, nous n'avons point
envie de confondre ridiculement ces deux
méthodes ; car tous les petits appareils,
soit de Celse, soit de Paul Eginette, soit
d'Albucasis, etc., c'est-à-dire, toutes les
manières de tailler qui se font sur la
pierre poussée par le doigt introduit dans
l'anus ou dans le vagin, ne peuvent se
pratiquer que sur les enfants, et tout au
plus sur les femmes, si on en veut croire
quelques-uns, au lieu que le grand appareil convient à toutes sortes d'âges, et
que cette manière d'opérer par la sonde
n'est pas à beaucoup près si ancienne
que celle dont on vient de parler ; il est
vrai que, lorsqu'on pratique le grand
appareil latéralement ou avec le coup de
maître, on ouvre la vessie à peu près
dans le même endroit que dans le petit
appareil : mais cette raison suffit-elle
pour confondre des opérations si différentes ?

que la perfection de l'opération de la taille consistait à ne point intéresser le col de la vessie ni l'urètre, et à procurer à la pierre une sortie par l'endroit le plus large de l'angle que forment les os pubis; il me parut que le lieu le plus favorable pour entrer dans la vessie était à côté de son col, et au-dessus de l'urètre : en ouvrant la vessie dans cet endroit, on n'a d'autres parties à couper que la peau, le tissu des graisses, le muscle triangulaire, un peu du muscle releveur de l'anus, un peu du ligament de l'angle du pubis et la vessie. Dans cette idée, je préparai un cadavre (1), à qui j'injectai les vaisseaux du bassin, et je remplis la vessie d'une cire molle, pour l'étendre et la contenir dans sa situation naturelle; je disséquai ensuite l'urètre, le rectum, les muscles, les vaisseaux; je détruisis le muscle triangulaire qui occupe l'espace angulaire que les muscles érecteurs et accélérateurs laissent entre eux proche le rectum : lorsque j'eus découvert le releveur de l'anus et le ligament du pubis, je fis, en conduisant mon bistouri le long du muscle érecteur sans le toucher, une incision qui pénétrait jusque dans la vessie. — Pour examiner le trajet de mon incision au-delà du muscle releveur et pour voir l'endroit de la vessie que j'avais ouvert, j'achevai la dissection jusqu'à la vessie, et j'observai que l'incision que j'avais faite était assez grande pour permettre le passage d'une pierre; elle était placée entre le col de la vessie, et l'urètre, sans intéresser ni l'un ni l'autre; et comme j'avais disséqué avec soin les vaisseaux dans leur position naturelle, et que d'ailleurs j'avais affecté de couper tous ceux que je trouvai dans le trajet de mon incision, je remarquai que je n'avais coupé que quelques branches qui partent de l'artère honteuse cachée sous l'os ischium, et qu'entre toutes ces branches qui vont vers l'urètre, il n'y a que celle qui va au bulbe, et que l'on coupe dans toutes les manières de tailler, qui soit un peu considérable.

Je remplis d'eau la vessie d'un autre cadavre; je disséquai, comme dans le sujet précédent, les muscles érecteurs et accélérateurs, pour découvrir l'espace angulaire que nous avons dit qui se trouve entre ces deux muscles; j'emportai le muscle triangulaire, et découvris le muscle releveur de l'anus; ensuite je comprimai l'hypogastre pour voir com-

(1) Au mois de janvier 1727.

bien la vessie, qui était remplie d'eau, se portait par cette compression vers l'espace que j'avais dégarni, et j'observai qu'elle se présentait si sensiblement, qu'en tenant mon doigt entre les muscles érecteurs et accélérateurs, et qu'en appuyant par reprise avec l'autre main sur l'hypogastre, l'ondulation et l'effort du liquide se faisaient sentir à mon doigt fort distinctement à travers le muscle releveur de l'anus, qui, en cet endroit, je veux dire au-dessous et à côté de la prostate, est appuyé presque immédiatement contre la vessie; alors je pensai qu'un trocart, comme le remarque M. Junker sur l'opération de la ponction du périnée(1), était l'instrument le plus commode pour entrer sûrement dans la vessie; qu'ensuite on pouvait avec un lithotome conduit sur cet instrument, faire une incision suffisante pour tirer la pierre. J'en fis l'essai avec un trocart et un bistouri droit ordinaire; ma ponction faite, je glissai la pointe du bistouri sur le trocart, qui me servit à la conduire jusque dans la vessie; et lorsque j'aperçus que j'étais arrivé dans le fluide, je baissai la pointe de mon trocart, et dans le même temps je levai celle de mon bistouri, de sorte que les extrémités de ces deux instruments s'écartant l'une de l'autre,

(1) « Optima methodus est ut incisio » in illo loco fiat quo F. Jacobus lithoto- » miam instituere commendavit; hac » enim ratione neque uretra neque cervix » vesicæ læditur, sed præstat instrumen- » tum ( trocart ) dictum per regionem » commendatam vesicæ immittere, et » extracta acu urinam per hanc fistulam » tamdiu eliminare, donec ordinaria via » iterum apperta sit. » Conspectus Chirurg. Tabula xcvii, p. 674. Le même moyen a été proposé dans le même temps dans la Bibliot. de Chirurgie de M. Manget, t. iv, p. 304. M. de Garengeot rapporte aussi dans sa Splanchnologie, seconde édition imprimée en 1742, t. i, chap. 14, p. 343, que M. de la Peyronie, démontrant les instruments de chirurgie au Jardin-du-Roi il y a environ dix-huit ans ( c'était en 1717 ou 1718), fit voir un trocart de six à sept pouces de longueur, dont il s'était servi fort heureusement à Montpellier pour faire la ponction au périnée à un homme qui était depuis plusieurs jours dans une rétention d'urine, pendant laquelle il ne fut pas possible de le sonder. M. de la Peyronie plongea le trocart à côté de la tubérosité de l'ischium jusque dans la vessie, et donna par ce moyen issue à l'urine.

comme font les branches d'un compas qu'on ouvre, je fis facilement à la vessie une incision aussi grande que je le souhaitais.

(*Instruments.*) Ces expériences, qui répondaient si favorablement à mes idées, m'assurèrent de la possibilité de l'opération que j'avais projetée : je pensai à la forme que devaient avoir le trocart et le lithotome qui pouvaient convenir pour cette opération ; je reconnus facilement, par ma dernière expérience, que le trocart devait être plus long que les trocarts ordinaires : je conçus de plus qu'il devait avoir deux autres propriétés fort essentielles : l'une, de m'avertir par l'écoulement de quelque peu d'urine quand il serait entré dans la vessie ; l'autre, de pouvoir conduire sûrement mon lithotome jusqu'à cette partie. Je ne pouvais pas dans ce moment oublier l'usage de la rainure de la sonde qui sert dans les opérations du grand appareil. Cette rainure, destinée à diriger le lithotome pour faire l'incision, et à introduire ensuite le gorgeret ou le conducteur dans la vessie, me fit naître l'idée d'en pratiquer une pour les mêmes usages sur mon trocart : je fis ouvrir à la canule de cet instrument une rainure qui pénétrait jusqu'au poinçon. Je n'eus pas de peine à découvrir ensuite l'autre avantage dont j'avais besoin ; car je m'aperçus aussitôt que cette même rainure, qui ouvrait la canule dans presque toute sa longueur, pouvait fournir à l'urine une voie pour sortir, du moins lorsque le trocart avait pénétré dans la vessie. Le couteau ou le lithotome devait aussi avoir ses propriétés particulières ; car il fallait 1° qu'il eût une longueur proportionnée à l'épaisseur des chairs qu'il devait couper ; 2° qu'il s'ajustât à la cannelure que j'avais inventée ; 3° qu'étant entré dans la vessie, sa pointe ne blessât point cet organe ; 4° qu'il eût une figure propre à faciliter les mouvements nécessaires pour faire l'incision précédente. Je compris que pour satisfaire à toutes ces conditions, cet instrument devait être étroit et beaucoup plus long que les autres lithotomes ; que son dos fût assez mince pour être placé et pour glisser facilement dans la cannelure ; que sa pointe devait être un peu mousse, et qu'il eût à l'endroit de la jonction de la lame avec le manche un petit coude ou cambrure, qui, lorsque la lame du couteau serait placée dans la cannelure, éloignerait le manche de ce couteau de celui du trocart, afin qu'en

rapprochant ensuite ces deux manches, la pointe du couteau et celle du trocart s'éloignassent assez pour étendre l'incision de la vessie autant qu'il serait nécessaire. — Rempli de toutes ces idées, je dessinai la figure de ces instruments, et je les fis aussitôt construire devant moi (1) par le sieur Noël, habile coutelier ; et lorsque j'en fus muni, je ne pensai plus qu'à multiplier mes épreuves. — Dans les deux expériences que j'ai rapportées, j'avais disséqué les muscles érecteurs et accélérateurs, pour mettre à découvert l'intervalle qui se trouve entre eux, et qui devait être le lieu où je devais tenter mon opération. J'avais de plus dégarni cet espace de toutes les graisses qui le remplissaient ; ainsi je n'avais à traverser, pour entrer dans la vessie, que le muscle releveur et la paroi de la vessie même. Il me restait de tenter cette opération indépendamment de ces préparations ; je me proposai donc de pénétrer avec mon trocart à travers la peau et les graisses jusque dans la vessie, et de faire ensuite avec mon lithotome une incision semblable à celle que j'avais pratiquée dans mes dernières expériences.

(*Manuel d'opération.*) Pour faire ces nouvelles tentatives, et pour les multiplier autant que je les croyais nécessaires, j'engageai M. Berlhe, mon confrère, alors chirurgien, gagnant maîtrise à la Salpêtrière, à me procurer des sujets dans son hôpital. Nous nous renfermâmes ensemble dans sa chambre pour faire nos épreuves plus tranquillement (2) ; je remplis d'eau la vessie d'un cadavre d'un homme adulte ; je liai la verge pour empêcher l'eau de s'écouler ; je le mis dans la même situation que pour le grand appareil. M. Berlhe releva les bourses de la main droite, et de la main gauche il comprima avec une pelote l'hypogastre ; j'introduisis le doigt index de la main gauche dans l'anus ; je poussai le rectum du côté de la fesse droite, pour bander la peau du côté gauche à l'endroit où je devais opérer, et pour éloigner l'intestin du trajet de l'incision qu'il fallait faire ; ensuite je cherchai à travers la peau et les chairs, avec le doigt index de la main droite, la tubérosité de l'ischium, et le bord de cet os depuis l'extrémité de cette tubérosité

---

(1) Au mois de février 1727.
(2) Au mois de mars de la même année 1727.

jusqu'à la naissance du scrotum ; je marquai avec un crayon de pierre noire un
peu mouillé par le bout un point environ
à deux lignes du bord de la tubérosité ,
environ à un pouce au-dessus de l'anus,
abaissé et tiré du côté opposé par le doigt
placé dans le fondement ; je marquai un
autre point à quatorze ou quinze lignes
plus haut que le premier, environ à deux
lignes du raphée, et environ aussi à deux
lignes du bord de l'os pubis : je tirai une
ligne de l'un de ces points à l'autre pour
marquer extérieurement le trajet de l'incision que je devais faire , et qui devait
régner le long du muscle érecteur sans le
toucher, et aller se terminer au bord de
l'accélérateur. Ces mesures bien prises ,
la ligne qui devait régler toute mon opération tracée avec exactitude , et mon
doigt toujours placé dans le fondement ,
pour abaisser le rectum et le porter du
côté droit, je pris mon trocart de la main
droite ; je plaçai sa pointe à l'extrémité
inférieure de la ligne, la cannelure du
trocart regardait le scrotum ; j'enfonçai
cet instrument jusque dans le corps de
la vessie en le conduisant horizontalement, sans l'incliner ni d'un côté ni
d'autre (1) ; je perçai la vessie, comme je
l'observai par la dissection , à quatre ou
cinq lignes au-dessus de l'urétère, et environ à la même distance à côté du col
de la vessie (2).

(1) Quoique cette direction soit la plus
convenable, parce qu'elle conduit, lorsque la vessie contient seulement un verre
et demi ou à peu près deux verres d'u-
rine, à un point qui se trouve à peu près
également au-dessus de l'urètre et à côté
du col de la vessie ; cependant elle peut
sans danger n'être pas suivie exactement;
car il y a de tous côtés , autour de ce
point , une distance considérable où le
trocart peut arriver sans inconvénient :
ainsi la direction du trocart n'est pas assujettie à une précision rigoureuse, mais
on remarquera seulement que celle qu'on
prescrit, qui est préférable à toute autre,
est aussi la plus facile à proposer et la
plus facile à suivre.

(2) Si on soupçonnait une pierre très-
grosse, on pourrait percer au dehors un
peu plus bas que nous l'avons dit, et
diriger la pointe du trocart un peu en
montant, afin de percer la vessie au même endroit ; l'ouverture qui se trouvera
plus étendue facilitera beaucoup le passage de la pierre ; si on a manqué à prendre cette précaution, on y remédie facilement comme nous le dirons dans la suite.

Aussitôt que j'eus pénétré dans la capacité de ce viscère, j'en fus averti par
la sortie de l'eau qui s'échappa par la cannelure du trocart ; alors je retirai mon
doigt du fondement , je quittai le manche du trocart que je tenais avec la main
droite pour le prendre de la main gauche,
sans le déranger ; je tirai le poinçon de
sa canule de quatre ou cinq lignes seulement , afin que la pointe de cet instrument ne débordât pas le bout de la canule ; je pris mon lithotome de la main
droite, je glissai le dos de sa lame dans
la cannelure du trocart jusqu'à ce que la
pointe de cet instrument fût arrêtée par
le petit rebord qui est à l'extrémité de
cette cannelure ; la résistance que je sentis à la pointe de mon lithotome, et une
plus grande quantité d'eau qui s'écoula,
me firent connaître avec certitude que cet
instrument était suffisamment entré
dans la vessie (1) ; je pensai alors à faire
mon incision aux membranes de la vessie, de la même manière que je l'avais
déjà faite dans les expériences précédentes, c'est-à-dire que ma main droite,
avec laquelle je tenais le lithotome, étant
appuyée fermement sur ma main gauche,
avec laquelle je tenais le manche du trocart, je levai la pointe du lithotome, et,
dans le même moment, j'abaissai un peu
le bout du trocart pour faciliter l'incision
des membranes de la vessie ; j'inclinai
un peu le tranchant de la lame du couteau
du côté du raphé, afin de donner à cette
incision une direction pareille à celle de
la ligne que j'avais tracée extérieurement (2). Lorsque l'extrémité du litho-

(1) On doit faire beaucoup d'attention
à ces deux circonstances, et prendre garde
surtout que le malade ne fasse pas de
mouvement capable de déplacer le trocart , et de le faire sortir de la vessie ;
car alors le couteau ne serait pas conduit jusque dans la capacité de cet organe, et on manquerait en faisant l'incision d'ouvrir la vessie, comme cet accident est arrivé une fois ; et je ne dois
pas oublier d'en avertir pour rendre plus
attentif.

(2) Comme toute l'épaisseur de la peau
et des graisses que l'on a à couper oppose
un peu de résistance, je crois être obligé
d'avertir ceux qui essaieront, ou qui feront cette opération pour la première fois,
de s'y attendre , afin de n'être pas dans
la nécessité, après avoir fait cette incision, de faire un nouvel effort qui ne les
rendît pas maîtres de leur main ; c'est

tome me parut assez écartée de celle du trocart pour avoir fait à la vessie une ouverture d'environ treize ou quatorze lignes, je rabattis la pointe du couteau dans la cannelure du trocart, en le retirant d'environ un pouce, et je fis ensuite une manœuvre contraire à celle que je viens de décrire; car, au lieu d'écarter du trocart la pointe du lithotome, ce fut le manche du lithotome que j'éloignai de celui du trocart, afin d'achever antérieurement l'incision que j'avais faite à la peau, aux chairs et aux graisses qui se trouvent depuis la surface de cette peau jusqu'à la vessie, et je n'oubliai pas de diriger le tranchant du lithotome selon la ligne que j'avais marquée extérieurement avant que de commencer mon opération; j'eus attention de n'étendre l'incision que de la longueur de cette ligne, c'est-à-dire à peu près quatorze ou quinze lignes, afin qu'elle n'en eût qu'environ douze ou treize vis-à-vis les muscles érecteurs et accélérateurs, parce qu'en faisant l'incision un peu plus étroite en cet endroit qu'ailleurs, on évite de couper l'accélérateur; on approche moins de l'urètre, et on n'est point exposé à rencontrer le bord de l'os pubis. — Je ne fus pas si retenu sur l'incision de la peau et des graisses qui couvrent les muscles; car, en retirant mon lithotome, j'étendis cette incision extérieure jusque proche le scrotum.

Lorsque cette incision fut entièrement achevée, je quittai mon lithotome et je pris mon gorgeret; je glissai son bec dans la cannelure du trocart pour le conduire dans la vessie de la même manière que j'avais conduit le lithotome, c'est-à-dire jusqu'à ce que je fus arrêté par le rebord de la cannelure; alors je retirai mon trocart, je retournai en dessus la gouttière qui était en dessous lorsque j'avais introduit le gorgeret; ce gorgeret est formé de deux pièces ou branches qui peuvent s'écarter et servir, s'il est besoin, de dilatatoire. Je portai mon doigt dans cette gouttière pour examiner l'étendue de l'incision que je trouvai suffisamment grande pour y introduire une tenette; j'y en introduisis une, en effet,

encore une attention qu'il faut avoir lorsqu'on fait la ponction avec le trocart, en piquant la peau, qui est plus dure à percer que les autres parties : c'est pourquoi on doit toujours avoir soin de choisir de bons instruments,

très-facilement; je retirai mon gorgeret et j'écartai les branches de la tenette à peu près autant qu'elles le sont lorsqu'elle est chargée d'une pierre un peu grosse, et je la retirai dans cet état sans aucune violence (1). — Pour examiner ensuite l'état des parties où j'avais fait mon opération, je les disséquai et je trouvai que mon incision se terminait au-dessus du muscle accélérateur, à deux lignes de l'os pubis; je ne pus pas m'assurer exactement de l'étendue de l'ouverture de la vessie, parce que les membranes de ce viscère s'étaient resserrées depuis l'évacuation du liquide; je les étendis faiblement, et, dans ce dernier état, l'incision avait environ quatorze lignes de longueur; elle commençait à égale distance au-dessus de l'urètre et à côté du col de la vessie, et montait obliquement vers le milieu du pubis, c'est-à-dire qu'elle gardait à peu près la même direction que l'incision extérieure. Il me parut, après cette recherche, que je n'avais plus rien à désirer pour la perfection de mon opération, et que les mesures que j'avais prises m'avaient conduit fidèlement par les endroits où je désirais que mon incision fût placée. — Ainsi je ne trouvai rien à changer au manuel que je viens de décrire (2); je me contentai seulement de

(1) Un auteur qui a parlé de mon opération trois ans après les épreuves que je viens de rapporter, propose de faire, avant que de se servir du trocart, une incision extérieure à la peau et aux graisses obliquement de haut en bas, comme elle se pratique d'abord à l'appareil latéral, et ensuite de porter dans cette incision, à peu près à l'endroit que nous avons dit, le trocart pour aller dans la vessie : l'auteur croit qu'à la faveur de cette incision, on pourrait sentir les ondulations de l'urine; ce que je n'ai pas observé. Il serait, je crois, du moins nécessaire pour cela que l'incision s'étendit au-delà du muscle triangulaire. Je ne blâme pas cette incision, elle peut du moins servir à ceux qui commencent à pratiquer cette opération pour mieux sentir le bord de l'os, qui doit, comme nous l'avons dit, guider extérieurement pour le coup de trocart, et pour l'incision entre les muscles érecteurs et accélérateurs. Néanmoins, elle ne m'a pas semblé nécessaire, et ma méthode m'a paru plus simple.

(2) Je crus cependant qu'un lithotome beaucoup plus courbe que celui que je

le répéter plusieurs fois pour me mettre en état de pratiquer la même opération avec sûreté sur les vivants. — Je n'osai pas cependant l'entreprendre avant que d'y être autorisé par mes confrères les plus versés dans l'opération de la taille ; je fis devant eux, depuis 1729 jusqu'en 1731, plusieurs épreuves dont ils furent satisfaits.

En mai 1731, je me déterminai, par leur conseil, à tailler, selon cette nouvelle méthode, un malade âgé de 14 à 15 ans, qui nous parut d'une bonne complexion ; je le préparai par une saignée et une purgation ; au moment de l'opération, je lui injectai de l'eau dans la vessie, je lui mis un petit bandage à l'urètre pour empêcher l'écoulement du liquide, je le taillai en présence de la plupart des personnes qui avaient assisté à mes épreuves, et je lui tirai une pierre grosse comme un petit œuf de poule ; il ne survint aucun accident, et la plaie de l'opération fut parfaitement guérie dans l'espace d'un mois. — Mais je remarquai dans cette première opération qu'il était difficile d'injecter la vessie, car, non-seulement l'injection fut fort douloureuse au malade, mais elle ne se put faire même que fort imparfaitement, parce que la douleur l'engageait à faire des mouvements ou des efforts qui chassaient une grande partie de l'eau que j'injectais dans la vessie ; c'est pourquoi je résolus de n'en pas faire à un malade que je taillai par la même méthode dans l'Hôtel-Dieu de Soissons, au mois d'avril de l'année suivante : il était âgé de 17 ans. En le sondant, je m'aperçus que sa vessie était spacieuse, et j'en jugeai encore plus sûrement par la quantité d'urine qu'il rendait à chaque fois ; je lui recommandai, la veille de l'opération, de retenir le lendemain matin ses urines jusqu'à ce que je fusse arrivé ; ce qu'il fit facilement, car je le trouvai encore endormi. Tout étant disposé pour l'opération, je lui mis le petit bandage à l'urètre et je le taillai dans l'instant, en présence de MM. Petit et Boulanger, l'un médecin, et l'autre chirurgien de cet hôpital, et de plusieurs

maîtres chirurgiens de la ville ; la pierre avait à peu près le même poids que celle du sujet précédent, mais elle était d'un volume plus considérable. MM. Petit et Boulanger se chargèrent de la cure du malade, et eurent la bonté, dix-huit jours après l'opération, de m'apprendre sa guérison.

Au mois d'octobre de la même année, je sondai un malade âgé de 60 ans ou environ ; je lui trouvai une pierre ; je m'aperçus que sa vessie était fort étroite ; en effet, il rendait très-peu d'urine à la fois, et avec beaucoup de douleur ; il me parut que dans ce cas mon opération ne pouvait pas convenir ; mais le malade, qui avait entendu parler fort avantageusement de ma méthode, me sollicitait extrêmement pour que je lui fisse l'opération. Il me vint en idée que si j'accoutumais le malade à boire beaucoup, la quantité d'urine que formerait cette boisson pourrait dilater peu à peu la vessie ; je fus surpris du succès de cette tentative, car, non-seulement la vessie parvint à contenir une quantité d'urine assez considérable pour permettre l'opération, mais de plus, le malade sentait beaucoup de douleur en urinant. — Je le taillai en présence de plusieurs de mes confrères, le premier décembre, quoique la saison fût peu favorable, parce qu'il faisait très-froid ; j'y fus contraint par le malade, qui ne voulut pas attendre davantage. Je lui tirai une pierre large de deux pouces quelques lignes, épaisse de plus d'un pouce ; la plaie fut bien, malgré l'indiscrétion du malade, qui se donna une indigestion le dix-septième jour de son opération ; il survint dès le même jour un cours de ventre avec une fièvre considérable qui devint intermittente ; la purgation et l'usage du quinquina dissipèrent les accidents, et le malade fut guéri de sa plaie au bout de quarante jours.

En 1735, un jeune homme de 28 ans, qui avait la pierre, vint me trouver ; il avait usé de beaucoup de remèdes qu'un charlatan lui avait fait prendre dans le dessein de le guérir ; ses douleurs augmentèrent tellement, par l'usage de ces remèdes, qu'elles le déterminèrent à se faire tailler ; il urinait à tout instant et très-peu à la fois. J'eus recours au même expédient que pour le malade précédent ; je commençai à lui faire boire par verrées, de demi-heure en demi-heure, le matin, une chopine de tisane faite avec du chiendent, la réglisse et la graine de lin ; je lui augmentai cette boisson de

---

viens de décrire conviendrait mieux ; il me semblait que je pourrais faire toute mon incision sans que la pointe du lithotome quittât la cannelure du trocart, mais un couteau si courbe est difficile à diriger ; c'est pourquoi j'ai préféré le premier, après avoir essayé l'un et l'autre.

jour en jour de demi-septier, jusqu'à ce qu'il fût parvenu à deux pintes ; je m'aperçus chaque jour de la dilatation de la vessie par la quantité d'urine qu'il rendait à chaque fois, parce que je lui recommandais d'uriner dans des verres ; au bout de huit jours, il en urinait au moins un verre et demi à la fois, et avec beaucoup moins de douleur qu'auparavant. Cette quantité d'urine me fit connaître que la vessie était suffisamment dilatée pour faire mon opération ; dans le moment même que je me préparai à la faire, je lui appliquai le petit bandage à la verge pour retenir l'urine ; je le taillai aussitôt en présence de MM. Chicoineau, premier médecin du roi, et Marcot, médecin ordinaire, et de MM. de la Peyronie, Petit, Boudu, Malaval et plusieurs autres grands maîtres ; je lui tirai une pierre murale noire, qui surprit tout le monde par sa grosseur et par les inégalités ou les pointes dont sa surface était garnie ; tous les assistants convinrent qu'il eût été impossible de tirer cette pierre par le col de la vessie, quelque incision qu'on y eût faite, sans faire périr le malade. Cette pierre maltraita considérablement les chairs, ce qui attira une suppuration considérable et de la fièvre pendant huit ou neuf jours ; cette fièvre m'obligea de faire plusieurs saignées qui la dissipèrent. Outre les matières de la suppuration, qui furent fort abondantes, la vessie, qui avait été fort maltraitée par la présence d'une pierre dont la surface était si hérissée de pointes, fournit beaucoup de glaires qui sortirent par la plaie et par l'urètre ; les urines reprirent peu à peu leur cours ordinaire, et la plaie fut entièrement fermée au bout de trente-six jours, sans qu'il soit resté aucune incommodité au malade.

Le douzième avril 1736, je taillai un jeune garçon de 17 ans par cette méthode ; l'opération ne m'offrit rien de singulier, elle se fit dans les mêmes circonstances que les précédentes, et eut le même succès. — Ces cinq opérations manifestèrent assez les avantages de cette nouvelle méthode, mais elles m'instruisirent peu ; la réussite même m'en imposa, je crus être arrivé à la perfection du manuel de l'opération ; une expérience plus étendue me fit connaître dans la suite quelques inconvénients que j'avais à prévoir.—Un de ces inconvénients qui frappa le plus les spectateurs, et qui cependant n'est pas le plus dangereux, est d'avoir manqué d'entrer dans la vessie avec

le trocart, dans les cas où il ne s'y trouva point d'urine. La première fois que cet accident arriva, quelques circonstances avaient retardé le moment de l'opération ; les douleurs obligèrent le malade à se retirer dans un coin, où il se cacha derrière une porte, et ôta le bandage pour lâcher ses urines ; et, afin que je ne m'en aperçusse pas, craignant que cela ne retardât l'opération, il remit le bandage comme il était auparavant ; je fus trompé en effet, car, lorsque je voulus entrer dans la vessie avec le trocart, il glissa sur les membranes de ce viscère sans les percer. Trop affermi par les succès des opérations précédentes, je ne soupçonnais pas un pareil événement ; quelque peu de sang qui sortit par la cannelure du trocart m'en imposa, je crus que c'était de l'urine teinte de sang, et je ne m'aperçus que je n'étais point entré dans la vessie que lorsque j'eus fait l'incision ; mais je sus mettre à profit l'ouverture que j'avais faite, car, à la faveur d'une sonde que je mis dans la vessie et que je sentis facilement avec mon doigt que j'avais introduit dans la plaie, j'ouvris le corps de ce viscère et je tirai la pierre : cette opération réussit parfaitement. — Cet accident me fit veiller davantage sur mes malades, pour n'y pas retomber par la même cause ; mais j'y fus depuis exposé, dans un cas imprévu, à l'hôpital de la Charité des hommes ; il y avait plusieurs malades à tailler, et nous étions quatre à faire les opérations ; on changea de lit, par inadvertance, un des malades que j'avais préparés, et il m'en échut un autre à la place, à qui je portai un coup de trocart sans qu'il sortît d'urine ; dans la crainte de n'être pas entré dans la vessie, je ne jugeai pas à propos de faire mon incision, et je pris le parti de retirer mon trocart et de tailler par le grand appareil, ce malade qui ne s'était pas trouvé préparé pour mon opération. En effet, il ne sortit point d'urine lorsque je le taillai, et il guérit aussi promptement qu'à l'ordinaire.

Pour me garantir de cet inconvénient, j'ai trouvé depuis un moyen bien simple par lequel je puis facilement m'assurer du degré de plénitude de la vessie ; avec le doigt, que j'introduis dans l'anus, et avec la main, que j'appuie sur l'hypogastre, je fais plusieurs mouvements alternatifs, par lesquels je m'assure exactement, à travers les membranes du rectum, du volume ou de la plénitude de la vessie.—Entre les malades que j'ai taillés depuis, il s'en est trouvé un, en effet, à la Charité, dont la vessie n'était pas assez remplie d'urine, et je m'en aperçus facilement par cet examen ; je différai l'opération de quelques heures, sa vessie se trouva alors suffisamment pleine d'urine, et je le taillai avec succès. — Pour s'assurer de la plénitude de la vessie, il y a un autre moyen très-facile et bien sûr ; c'est qu'après avoir accoutumé les malades à boire plusieurs jours, jusqu'à ce que leur vessie soit parvenue à contenir un verre ou deux d'urine, ce qui suffit pour l'opération, il faut, le jour qu'on doit la faire, que le malade boive le matin une ou deux pintes de sa tisane ordinaire, et attendre pour opérer que le besoin d'uriner le presse ; c'est dans ce moment qu'on appliquera le bandage de l'urètre pour retenir les urines, et on fera sur-le-champ l'opération.—On est bien sûr de la quantité d'urine qu'on trouvera dans la vessie, par celle qu'on aura observé que les malades rendaient chaque fois les jours précédents. — On ne doit pas cependant négliger l'autre moyen dont nous avons parlé, parce qu'en s'assurant avec le doigt du volume et de la situation de la vessie, on juge plus facilement du trajet que le trocart doit faire pour entrer sûrement dans la vessie. — On doit encore être attentif, surtout chez les personnes âgées, à examiner la capacité du rectum, parce qu'il y a des sujets où cet intestin est extrêmement dilaté au-dessus du sphincter. Dans ce cas on risquerait, non-seulement dans ma méthode, mais dans toutes les autres, d'ouvrir le rectum s'il se trouvait rempli de matières ; alors il vaudrait mieux remettre l'opération et vider l'intestin. — Cette précaution est d'ailleurs nécessaire, afin que la vessie puisse, lorsqu'on la comprime, affaisser le rectum, et approcher davantage de l'os sacrum, et qu'elle puisse, étant ainsi abaissée, être percée plus sûrement par le trocart à l'endroit qui convient. C'est dans cette vue que je ne manque pas, la veille de l'opération, de faire donner le soir un lavement au malade.

Les mauvaises réussites de quelques opérations m'ont fait découvrir que ma méthode était, comme les autres, sujette en de certaines circonstances à un autre inconvénient beaucoup plus fâcheux que celui dont je viens de parler ; car, lorsque les urines s'arrêtent, ou bien lorsque les suppurations deviennent abondantes et qu'elles n'ont pas un cours assez libre le tissu cellulaire s'enflamme et s'en-

gorge, ce qui occasionne des infiltrations et même des abcès gangréneux qui causent quelquefois la mort. Cet accident, sur lequel j'avais déjà beaucoup réfléchi quand je pratiquais le grand appareil, réveilla davantage mon attention, lorsque je reconnus qu'il avait été la cause de la mort de quelques malades taillés selon ma méthode, et je pensai que je pourrais le prévenir en plaçant dans la plaie une canule(1) pour entretenir autant de temps qu'il serait nécessaire le cours des urines et des matières de la suppuration, et j'ai observé, en effet, que depuis que j'en fais usage, ces accidents ne sont pas arrivés ; car, de neuf malades que je taillai à la Charité aux deux dernières saisons(2), il ne m'en est mort qu'un, mais par une cause bien différente : il se trouva dans sa vessie une pierre qui en remplissait presque toute la capacité, et qui s'écrasa en un grand nombre de fragments que je tirai à plusieurs reprises pendant six semaines. La faiblesse du malade m'obligea à faire cette extraction en différents temps, ce qui occasionna un dévoiement qui jeta le malade dans un épuisement extrême, et qui le fit périr environ deux mois après l'opération. — La canule a encore un autre usage que je ne dois pas omettre, qui est que lorsqu'une pierre trop grosse ou irrégulière a ouvert quelques vaisseaux considérables, on peut facilement, par son moyen, se rendre maître du sang, parce qu'elle sert à contenir la charpie qu'on emploie pour comprimer les vaisseaux. — Les mauvais succès que j'ai éprouvés m'ont encore fait découvrir, dans cette nouvelle manière de tailler, un autre avantage très-important. — Aucunes méthodes n'ont pu ouvrir aux grosses pierres une issue suffisante pour pouvoir les tirer, sans exposer les parties par où elles passent à une violence qui a ordinairement des suites funestes ; et, quoique j'eusse eu dans mes premières opérations la satisfaction de tirer heureusement des pierres d'un volume considérable, il m'est cependant arrivé, en tirant des pierres extrêmement grosses, d'avoir eu à forcer une si grande résistance, que ces pierres ont causé dans leur passage des

---

(1) Quoique les canules d'argent ou de plomb puissent servir en pareil cas, je préfère cependant celles d'argent qui sont flexibles et que je couvre de linge fort doux et usé.

(2) En 1740 et 1741.

contusions et des déchirements qui ont fait périr les malades, les uns fort promptement, et les autres à la suite d'une suppuration très-considérable et très-longue. — Ces malheurs me firent examiner les parties qui paraissaient former le plus d'obstacle à la sortie de ces pierres. Je reconnus que c'était le cordon des fibres du bord inférieur du muscle triangulaire, et la partie du muscle releveur qui descend à la marge du sphincter de l'anus, qui causaient la principale résistance. Lorsque le volume de la pierre excède l'incision que je fais à ces muscles, elle entraîne avec elle vers le fondement les portions de ces muscles qui s'opposent à son passage, et forment, en ramassant leurs fibres, une bride très-difficile à rompre. Quand j'eus reconnu que la résistance dépendait principalement de ces portions de muscles, je compris qu'il était aisé de lever l'obstacle; non-seulement parce que je ne trouvai aucun inconvénient à couper la bride qui le forme, mais encore parce que la pierre, qui la porte vers le dehors, rend cette petite opération très-facile. Dans cette idée, je fis faire un bistouri courbe à bouton, qui peut être porté facilement entre les branches de la tenette sur la pierre, à l'endroit de la bride, pour la couper. On a quelquefois recours au même expédient dans les autres méthodes, mais avec bien moins d'avantage, parce que l'on coupe la prostate et le col de la vessie, au lieu que je ne coupe qu'un petit paquet de fibres qui est sans conséquence, et depuis que j'ai observé cette pratique, j'ai tiré des pierres fort grosses avec un heureux succès.

---

MÉMOIRE SUR UNE TUMEUR CHANCREUSE A LA MAMELLE, par M. FAGET.

Les expériences que Pyrrus Gabriel (1), médecin d'Italie, MM. de la Peyronie, Petit, Quesnay et Bouquot (2), ont faites pour découvrir le genre d'humeur dont les tumeurs chancreuses sont formées, et qui fournit la matière de leur suppuration, n'ont laissé apercevoir dans ces tumeurs qu'un suc lymphatique épaissi, suc qui se convertit, par une dissolution pu-

tride, en une sanie dévorante et pernicieuse, contre laquelle il serait infiniment à désirer qu'on pût trouver des remèdes. — Il est arrivé quelquefois que la seule pratique a procuré des spécifiques précieux contre des maladies qui résistaient aux remèdes ordinaires que les règles de l'art semblaient prescrire; mais ces heureuses découvertes sont très-rares; l'art est encore impuissant contre beaucoup de maladies cruelles, telles que celle-ci, qui ne permettent pas d'attendre tranquillement du pur hasard des secours qu'on ne lui devra peut-être jamais, et il est à propos de recourir à tous les moyens que la raison peut suggérer pour remédier à des maux si pressants. — Le seul moyen de parvenir à découvrir par le raisonnement les remèdes d'une maladie, c'est de s'instruire avec soin de la nature de cette maladie, des dérangements qui arrivent dans les solides qu'elle affecte, du caractère des humeurs qui la forment, des altérations qui rendent ces humeurs malfaisantes, des substances qui paraissent les plus opposées aux vices que les parties solides et les sucs contractent; enfin des circonstances qui semblent devoir favoriser l'usage de ces substances, ou le rendre inutile; et ainsi on ne doit rien négliger de tout ce qui peut contribuer à faire acquérir de pareilles connaissances. — Je ne veux pas cependant insinuer que la seule théorie puisse nous conduire sûrement dans la cure des maladies dont les remèdes sont encore entièrement ignorés; tout ce que je prétends, c'est que nous pouvons arriver par ce moyen à des tentatives heureuses : c'est ainsi, par exemple, qu'un praticien, persuadé que la malignité du virus chancreux dépendait d'une dépravation putride ou alcaline, a pensé que le *sedum vermiculare*, qui est rempli d'un suc acerbe, devait modérer la férocité de cette humeur, et qu'il en a fait l'essai dans quelques cas avec beaucoup de succès. Quoiqu'on se fût assuré par plusieurs expériences que le cancer était formé par une lymphe arrêtée, cependant des expériences plus étendues, communiquées à l'Académie par M. du Fouart (1), avaient fait découvrir des sucs gélatineux dans une grande tumeur dure de la cuisse, qui semblait tenir un peu de la nature des tumeurs carcinomateuses. C'est ce qui

---

(1) Miscel. nat. Curios., ann. II, déc. 3, observ. 1.
(2) Ci-devant Mémoires sur les vices des humeurs, seconde partie.

(1) Voyez ci-devant le Mémoire de M. du Fouart.

m'a fait penser que ces sucs pourraient fournir aussi en partie, selon que les anciens l'avaient cru, la matière du cancer ; dans ce soupçon , j'ai fait sur une tumeur de ce genre bien caractérisée des expériences semblables à celles que M. du Fouart a rapportées, et ces expériences, jointes à quelques autres, ont entièrement dissipé mes doutes.

( *Opération.* ) Une fille âgée de quarante-deux ans avait reçu un coup à la mamelle du côté gauche ; ce coup avait été suivi d'une tumeur dure qui avait augmenté par degrés, au point qu'elle occupait enfin tout le corps de la mamelle ; cette tumeur était devenue douloureuse. Je fus consulté quatre ans après l'accident qui l'avait occasionnée ; elle était parvenue alors à une grosseur extraordinaire, et elle commençait à s'ulcérer. Les douleurs étaient lancinantes et fort vives ; je proposai l'amputation , la malade s'y détermina, et je fis cette opération en présence de MM. Houstet, Quesnay et Hévin. Je commençai à la partie supérieure de la tumeur ; je coupai d'abord , dans une grande partie de sa circonférence, la peau et les graisses dont elle était couverte ; je la tirai ensuite un peu vers moi en la tenant de la main gauche, afin de l'écarter de la poitrine, et j'enfonçai mes doigts dans l'incision, pour mieux juger de la profondeur de la dureté et des adhérences de la tumeur, et pour la détacher plus sûrement. Je continuai alternativement l'incision à la circonférence, et la dissection avec les doigts, en tirant toujours le corps de la tumeur vers moi avec la main gauche, afin de l'écarter de plus en plus de la poitrine. J'observais aussi de couper, à mesure que j'avançais , les brides qui résistaient un peu à mes doigts, et une portion des fibres du muscle pectoral, qui était adhérente à la tumeur.— De cette manière, j'emportai exactement tout le corps de la tumeur. Elle avait quelques éminences en forme de mamelons qui s'enfonçaient un peu dans le muscle pectoral, et que j'aurais peut-être coupées, si je n'avais pas eu soin de tirer la tumeur vers moi, et de la détacher presque entièrement avec les doigts. L'hémorrhagie fut arrêtée d'abord par un aide, qui plaça ses doigts à l'extrémité des vaisseaux coupés qui fournissaient le plus de sang ; j'aperçus vers l'aisselle, sous le tendon du grand pectoral, quelques graisses qui me parurent légèrement affectées, et qui étaient effectivement un peu dures ; je les emportai avec les ciseaux, je mouillai un peu la plaie avec une légère dissolution d'alun dans de l'eau, pour resserrer les vaisseaux ouverts, et je la pansai mollement avec de la charpie brute fort douce.

( *Inspection anatomique.* ) Nous commençâmes par examiner l'extérieur de la tumeur ; il était élevé en forme de bosse triangulaire, sur laquelle rampaient plusieurs varices, et qui se terminait par un ulcère de la grandeur d'un écu de trois livres, répondant à l'endroit où la malade croyait avoir reçu le coup. Il y avait à la partie interne de la tumeur, comme je l'ai déjà observé , deux éminences ou mamelons de la même consistance et de la même couleur que son corps ; nous la dépouillâmes de la peau et des graisses pour examiner plus facilement sa substance, qui paraissait comme formée d'un amas d'hydatides remplies d'un suc épais, luisant, uniforme, un peu transparent, de la couleur de la corne neuve dont on fait les lanternes, d'une ténacité et d'une solidité considérables , et néanmoins d'une souplesse élastique qui faisait que cette substance obéissait assez facilement aux doigts , et qu'elle revenait promptement dans son premier état ; toutes les vésicules, dilatées et remplies de ce suc épaissi, étaient couvertes de membranes si déliées, qu'il n'était pas possible de les distinguer exactement les unes des autres, ni même du suc qu'elles renfermaient ; on ne les reconnaissait que par de petites portions de pellicules qu'on enlevait de dessus de petites masses globuleuses et solides de suc qui étaient du volume des plus gros pois. Nous ne pûmes savoir si le suc qui formait ces petites masses ou hydatides était enfermé dans une seule vésicule , ou dans plusieurs comprises elles-mêmes dans celle qui paraissait à l'extérieur. Toute la tumeur était formée de pareilles hydatides solides, plus ou moins grosses, si exactement unies ensemble, qu'elles se confondaient les unes avec les autres, et qui étaient toutes renfermées dans un kyste ou une membrane très-mince qui couvrait toute la tumeur. Cette tumeur, séparée de la peau et des graisses, pesait trois livres. — Je la divisai en trois parties à peu près égales ; je pris la portion qui était ulcérée , je la plongeai dans l'eau bouillante, et la retirai aussitôt. Elle se trouva beaucoup plus dure qu'auparavant ; les hydatides, ou petites masses solides dont nous avons parlé, qui ne formaient ensemble qu'une surface assez luisante, se montrèrent plus distinctement, et rendirent la surface du morceau de la tumeur inégale et boutonnée, comme la tête d'un chou-fleur ; je replongeai dans l'eau bouillante le même morceau à différentes reprises ; il devint plus dur, et il diminua beaucoup de volume par le resserrement ou racornissement de sa substance ; je le fis ensuite bouillir à grand feu pendant quatre heures ; il fournit beaucoup d'écume semblable à celle que donne la viande que l'on fait cuire dans l'eau ; écume qui, comme le remarque l'auteur de l'*Essai physique sur l'économie animale*, n'est formée que de sucs lymphatiques, ou albumineux, pour me servir de son terme. — Nous fîmes bouillir aussi de la graisse que nous avions séparée de la tumeur ; elle ne fournit pas de même de l'écume : l'eau se couvrit, au contraire, de gouttelettes de graisse fondue et luisante. Cependant, le morceau de graisse acquit un peu de consistance ; peut-être que cette graisse était déjà un peu imprégnée des sucs qui formaient la tumeur.

Ces expériences concouraient donc à nous prouver que la lymphe dominait dans la tumeur ; je voulais de plus m'assurer, par la coction, comme a fait M. du Fouart, si la lymphe n'était pas mêlée avec des sucs gélatineux, et même avec quelques autres substances grasses. — Mais nous ne trouvâmes dans le bouillon aucune marque de ces sucs ; il ne se figea point ; il resta, au contraire, fort fluide. Je fis le lendemain différentes épreuves sur ce bouillon ; il ne laissa aucun vestige d'acidité ni sur le cuivre ni sur le papier bleu : au contraire, étant mêlé avec le sirop de violette, il parut contenir un sel qui tendait déjà beaucoup à l'alcalisation. En effet, le sirop prit une couleur verte fort sensible, quoique le bouillon n'eût encore contracté aucune mauvaise odeur qui fît soupçonner quelque commencement de pourriture (1). Le suc de la tumeur exprimée apporta le même changement à la couleur du sirop, et ne fit aucune impression sur le papier bleu. M. du Fouart avait tiré, par le rissolement d'une

portion de la tumeur dont nous avons parlé plus haut, un suc gélatineux. Nous avons eu recours à la même expérience, mais elle ne nous a rien découvert de semblable ; nous avons mis ensuite du suc exprimé dans une poêle bien chaude, afin de voir si tout ce suc se prendrait et se durcirait, comme fait la lymphe pure, ou si une partie resterait fluide ou fondue par la chaleur : tout le suc s'est durci, et la poêle a demeuré à sec ; de sorte que toutes ces épreuves ne nous ont fait découvrir qu'un suc purement lymphatique, et qu'elles ne nous ont jamais fourni le suc gélatineux que nous cherchions. Quoique nous fussions assurés de l'existence du suc lymphatique, nous n'avons cependant pas négligé quelques autres expériences qui pouvaient encore nous la prouver. Nous avons jeté de l'eau bouillante sur le suc exprimé, elle y a causé une espèce d'effervescence : une partie du mélange a été réduite en filaments lymphatiques, et le reste de la liqueur a paru trouble et blanchâtre. Nous avons versé de même de l'esprit de vin sur le suc exprimé, il y a excité aussi une légère effervescence : le mélange s'est troublé, a pris une couleur laiteuse, et est devenu aussitôt tout filamenteux. Au bout de huit jours, je l'ai trouvé durci comme fait toujours la lymphe mêlée avec l'esprit de vin ; il ne formait plus alors qu'une masse desséchée, qui n'avait reçu aucune atteinte de pourriture. —Le suc exprimé était un peu épais ; je tâchai, par différents mélanges, de découvrir quelque substance qui pût le dissoudre ; j'essayai surtout les agents qui me parurent les plus actifs et les plus puissants. M. de la Cassaigne, apothicaire du roi, qui me les fournit, désira être présent à nos expériences ; elles nous firent assez apercevoir que cette humeur reconnaît peu de dissolvants ; car l'huile de tartre, par défaillance, la coagula sur-le-champ ; l'esprit de vitriol y excita une effervescence, et l'épaissit ensuite. Le vinaigre distillé la fit aussi fermenter légèrement, et la coagula un peu ; l'alcali volatil de sel ammoniac ne causa seulement un peu d'effervescence, sans coagulation ni dissolution. L'effervescence fut beaucoup plus considérable avec le sel de vipère, et la liqueur resta laiteuse ; l'esprit volatil de corne de cerf ne fit autre chose que rendre cette liqueur laiteuse ; le sel ammoniac ne produisit aucun effet remarquable. Nous coupâmes une petite lame de la tumeur, et la mîmes dans l'es-

_____

(1) Quoique la couleur verte que prend le sirop violat ne soit pas toujours un signe de la présence d'un alcali, elle marque du moins, dans le cas présent, que le sel de l'humeur n'avait rien conservé de l'acidité qu'il a d'abord dans le chyle, et que par conséquent il tendait entièrement à l'alcalisation.

prit urineux; mais elle n'y reçut aucun changement. Tous ces mélanges ne procurèrent donc aucune dissolution. Nous vîmes seulement quelques coagulations; mais ces coagulations furent causées par des sels alcalis fixes et des acides. On ne peut pas cependant attribuer l'épaississement que la lymphe avait contracté dans la tumeur, à aucun sel de ce genre; car celui qui domine dans cette lymphe est, au contraire, alcalescent, et déjà en partie volatilisé, et nous avons observé que ce genre de sel ne l'épaissit ni ne la dissout. Nous ne voyons que le séjour de l'humeur et l'inaction des solides qu'elle engorge qui puissent être les causes de son épaississement : l'expérience prouve, en effet, qu'il suffit que ce genre de suc soit privé de l'action des vaisseaux, pour perdre sa fluidité.

Nous ne nous laisserons pas non plus induire en erreur par les effervescences que nous avons remarquées, lorsque les alcalis ont fermenté avec le suc de la tumeur : on aurait jugé de là autrefois que le sel de ce suc aurait été acide; mais on ne s'en tient plus aujourd'hui à cette marque équivoque. — Plusieurs auteurs regardent le sel ammoniac comme un dissolvant, et nous assurent aussi que les acides délayés, c'est-à-dire ceux qui sont en petite quantité dans beaucoup de phlegme, dissolvent nos humeurs, au lieu de les coaguler, à la réserve du lait qu'ils coagulent effectivement. Prévenu de ce principe, je fus surpris de ce que le vinaigre avait un peu coagulé le suc exprimé de la tumeur, et de ce que le sel ammoniac n'y avait causé aucune dissolution : cette espèce de contradiction m'engagea à faire encore quelques épreuves. Je jetai du vinaigre distillé sur le suc que l'esprit-de-vin avait coagulé; ce suc en fut un peu dissous, et la même chose arriva en jetant de l'esprit urineux et de l'esprit de sel ammoniac : ainsi l'acide et l'alcali volatil opérèrent le même effet, mais c'était dans un cas qui favorisait peu nos recherches; c'est pourquoi j'eus recours à quelques autres expériences qui me parurent plus instructives. Je pris quatre morceaux de la tumeur, qui pesaient chacun une once et un gros; j'en mis un dans le vinaigre, un autre dans de l'eau pure, les deux autres dans de l'eau où j'avais fait dissoudre du sel ammoniac et du sel marin séparément : je fis changer tous les deux jours le vinaigre, l'eau pure, et les dissolutions des deux sels, afin que ces liqueurs renou-

velées pussent agir plus efficacement, et que la pourriture ne s'emparât pas des morceaux de la tumeur, surtout de celui qui était dans l'eau simple; cependant l'eau avait pris un peu de mauvaise odeur chaque fois qu'on la changeait. Je crus que par cette petite atteinte de pourriture, la lymphe pourrait se dissoudre peu à peu, et se séparer du tissu solide qui la contenait, et qu'il serait facile de faire sécher ce tissu entièrement privé de la lymphe, et de le peser, pour voir dans quelle proportion il se trouvait, dans la tumeur, avec l'humeur qui la formait. — Cette tentative ne me réussit pas; le morceau de la tumeur ne se corrompit que fort difficilement, et je m'aperçus que le peu de dissolution que la pourriture causa, n'épargna pas plus le tissu solide que l'humeur qu'il contenait; ainsi je ne comptai plus sur cette expérience : la dissolution de sel marin préserva le morceau de pourriture, et lui conserva la consistance; mais le sel ammoniac l'amollit beaucoup, sans cependant qu'il y parût aucune marque de pourriture; l'effet du vinaigre fut encore beaucoup plus considérable; car au bout de huit jours la lymphe prit la consistance d'une graisse figée, mais très-friable; elle se détachait elle-même du morceau par petits pelotons, gros comme des pois : ces petits pelotons paraissaient entièrement dégagés de toute partie solide, et n'être formés que de pure lymphe; le tissu qui les contenait s'était entièrement affaissé, et semblait ne composer qu'une membrane un peu épaisse, mollasse et visqueuse. Mais comme ce tissu n'était pas encore entièrement débarrassé de la lymphe, je le laissai macérer dans la liqueur.

Lorsque toute la lymphe en fut séparée par la macération, je fis sécher la membrane où se trouvaient plusieurs petites cavités; je trouvai qu'elle pesait quarante grains, ce qui fait un peu moins qu'un seizième du poids total du morceau mis en expérience. Je conservai encore quelque temps les morceaux que j'avais mis dans la dissolution de sel ammoniac, dans celle du sel marin, et celui qui était dans l'eau pure changée tous les jours; ils conservèrent leur consistance, à la réserve de celui qui était dans la dissolution de sel ammoniac, lequel s'est amolli encore un peu, mais pas assez pour que la lymphe quittât le tissu solide. — Ainsi nous n'avons obtenu par ces expériences qu'une dissolution fort imparfaite, puisque, par le vinaigre même, la lymphe n'est point devenue coulante ; car elle s'est plutôt détachée par petits pelotons mous et friables, qu'elle ne s'est dissoute ; encore faut-il remarquer qu'il a été nécessaire pour cela que le morceau ait été beaucoup de temps en macération. On voit assez par-là qu'on doit peu compter sur les remèdes fondants incisants pour la guérison des tumeurs de l'espèce de celle-ci. Nous sommes donc en quelque sorte encore réduits, comme les anciens, aux simples émollients et aux résolutifs. On peut à la vérité regarder les émollients comme de vrais fondants ; mais il n'en est pas de même des résolutifs, car ils n'agissent qu'autant qu'ils excitent l'action des vaisseaux, qu'autant que cette action ayant été ainsi excitée, les vaisseaux divisent les humeurs arrêtées, les mettent en mouvement et les déplacent ; qu'autant enfin que les parties actives des remèdes qui ont excité l'action des vaisseaux, sont à leur tour agitées par les vaisseaux, et qu'en vertu de cette agitation elles peuvent pénétrer et diviser les humeurs. Encore ce dernier effet est-il difficile à prouver, si ce n'est peut-être dans les remèdes métalliques, dont les parties ont assez de masse et de pesanteur pour recevoir un mouvement, par lequel elles puissent pénétrer et agir dans la substance des humeurs. Le mercure lui-même, que l'on regarde comme le plus puissant de tous les fondants, soit qu'on le fasse prendre intérieurement, soit qu'on l'applique à l'extérieur, ne peut agir de cette sorte que par l'entremise de l'action des vaisseaux. Si cette action est entièrement éteinte, ce fondant est sans effet ; ainsi ce n'est point, à proprement parler, un fondant, mais un résolutif qui n'agit sur les humeurs que par l'action des vaisseaux.

Les émollients, aussi bien que les résolutifs, ne conviennent que dans les premiers temps des tumeurs dures, qui peuvent devenir carcinomateuses, surtout de celles qui sont occasionnées par quelque coup ; car, lorsque la force organique des solides est détruite, les tumeurs qui sont humectées et amollies par les remèdes émollients, se dépravent facilement dans la partie où elles séjournent, parce que, pouvant être déplacées et renvoyées dans les routes de la circulation par l'action des solides, elles peuvent alors se corrompre beaucoup plus promptement que lorsqu'elles sont moins humectées et moins fluides. — Ce serait inutilement qu'on tenterait en ce cas de déplacer, au moyen des résolutifs, les sucs ramollis et délayés par l'usage des émollients ; parce que ces remèdes, qui n'agissent que par l'entremise de l'action organique des solides, ne peuvent produire aucun effet lorsque cette action est éteinte : ainsi, lorsque les tumeurs carcinomateuses sont parvenues à un tel état, il est évident qu'elles sont nécessairement incurables par l'usage des médicaments, et qu'elles ne peuvent être détruites que par l'extirpation. — Parmi les remèdes émollients, les eaux thermales ou sulfureuses me paraissent exceller sur tous les autres, parce qu'elles sont moins pourrissantes : je les mets au rang des émollients, que je regarde comme les véritables fondants, mais des fondants d'un genre différent de ces remèdes actifs, atténuants et incisants, que l'on a imaginés comme autant de menstrues capables de diviser et de dissoudre les humeurs, et qui, comme nous l'avons vu, sont forts rares et très-insuffisants, surtout dans le cas présent ; les émollients sont au contraire des remèdes aqueux et huileux, qui, en s'insinuant, et en pénétrant doucement dans nos sucs épaissis, les humectent et les délayent. Cette vertu pénétrante se trouve en un haut degré dans les eaux thermales, parce que leur soufre volatil est animé par la chaleur considérable qu'elles ont à leur source ; c'est pourquoi les douches de ces eaux sur les tumeurs dont il s'agit, réussissent admirablement bien, pourvu que le tissu organique des vaisseaux ne soit pas détruit : c'est ce que j'ai souvent observé à Barèges. Une remarque que j'ai faite à Aix-la-Chapelle m'a conduit à penser que les eaux sulfureuses n'agissaient pas comme de simples résolutifs. Lorsque j'ai fait des saignées du pied dans l'eau de cette source, il ne s'est point formé, comme d'ordinaire, de lambeaux lymphatiques ; j'ai examiné la lymphe vingt-quatre heures après les saignées : l'eau ayant perdu toute sa chaleur, elle s'est toujours trouvée en dissolution. J'ai jugé de là que les eaux sulfureuses agissaient en effet immédiatement sur nos sucs albumineux, soit qu'on les prît intérieurement, soit qu'on les appliquât extérieurement. J'avoue cependant que j'ai passé légèrement sur ce fait, parce que la vertu dissolvante des eaux est si généralement reconnue, que je ne pensais pas alors qu'il fût permis d'en douter. Mais si l'occasion s'en présentait de nouveau, je serais beaucoup plus attentif; et, pour mieux m'en assurer, je ferais des épreuves sur ces couennes épaissies qui se forment sur le sang que l'on tire dans les maladies inflammatoires. J'espère que quelque particien zélé, intelligent, et à portée de faire de semblables expériences, voudra bien se donner la peine d'éclaircir ce fait. — Je ne parle point du succès de l'opération, quoique la plaie ne soit pas entièrement fermée; j'ai cependant lieu d'espérer une guérison parfaite: l'opération n'a attiré aucun accident fâcheux, excepté la fièvre qui est ordinaire dans les premiers temps où l'inflammation s'empare de la plaie: il y a environ six semaines que j'ai fait l'opération, et la cicatrice avance beaucoup. Au reste, la guérison ou la mauvaise réussite n'ont, dans de pareils cas, rien de remarquable aux yeux des praticiens; l'amputation n'est pas toujours dans ces maladies un remède sûr, mais il est l'unique: un chirurgien qui y a recours lorsqu'il est inévitable, et qui satisfait à tout ce que l'art prescrit, n'est point comptable de l'événement.

――――――――

OBSERVATION SUR UN ÉTRANGLEMENT DE L'INTESTIN, *causé intérieurement par l'adhérence de l'épiploon au dessus de l'anneau*; par M. DE LA PEYRONIE.

La chirurgie a déjà découvert, dans l'intérieur du ventre, divers étranglements de l'intestin, et ces découvertes ont été souvent utiles aux malades; mais celui dont je vais parler est une espèce dont on a peu d'exemples. Un postillon, âgé de trente cinq ans, portait depuis dix ans une hernie à l'aine du côté gauche, sans avoir jamais voulu s'assujétir à se servir d'un brayer. Un effort qu'il fit occasionna un étranglement de l'intestin, et cet étranglement fut suivi des accidents ordinaires; son chirurgien eut recours aux remèdes qui conviennent dans ces maladies, et ce ne fut pas sans succès, puisqu'en peu de temps ils procurèrent un relâchement qui permit de réduire la hernie. Le chirurgien croyait que, moyennant cette réduction, le ventre s'ouvrirait, et que le malade serait soulagé; mais, contre ses espérances, les accidents, bien loin de diminuer, augmentèrent au point que, dans l'espace de vingt-quatre heures, le pouls s'éteignit; le *miserere*, la tension du bas-

ventre et le hoquet furent portés au dernier degré; les extrémités se refroidirent: tel était l'état du malade lorsque je fus appelé. J'examinai l'anneau où avait été la descente, je n'y trouvai point de tumeur; j'enfonçai avec mon doigt dans l'anneau la peau qui couvrait, et je m'assurai bien, par la dilatation de l'anneau, qu'il y avait eu une descente, et qu'elle était entièrement réduite: cette réduction n'avait cependant procuré aucune évacuation par la voie des selles; tous les accidents de l'étranglement avaient persisté et avaient jeté le malade dans un si déplorable état, que je le trouvai sans ressource; il était trop tard pour hasarder une opération. Si j'avais pu me flatter de quelque espérance, j'aurais ouvert le sac et l'anneau pour saisir l'intestin, le tirer à moi, et tâcher de découvrir le lieu de l'étranglement, dans la vue de couper la bride s'il eût été possible, ainsi qu'on l'a quelquefois pratiqué avec succès. Le malade mourut dans la journée; je l'ouvris le lendemain j'emportai la partie où était l'étranglement; je la fis voir à l'Académie, et en fit faire deux planches. On voit dans la première une grande portion d'épiploon qui était descendue avec l'intestin dans la hernie, et qui est relevée pour découvrir l'intestin: cette portion s'était attachée au bord de l'ouverture interne de l'anneau, et formait, par son adhérence, la bride qui avait étranglé l'intestin lorsque la descente fut réduite. La seconde planche représente l'intestin réduit et étranglé par la bride formée par adhérence de l'épiploon. Cette observation nous avertit de nous défier de pareils accidents, qui ne sont pas sans remède, car il est possible de reconnaître l'étranglement avec le doigt, et de dégager l'intestin. L'Académie publiera dans la suite plusieurs observations sur des étranglements de l'intestin par le sac herniaire après la réduction des descentes; et on verra, par ces observations, qu'on a quelquefois débridé l'intestin dans le ventre avec succès.

――――――――

MÉMOIRE SUR PLUSIEURS HERNIES SINGULIÈRES; par M. DE GARENGEOT.

(*Remarques sur les endroits où les hernies arrivent.*) Les hernies n'arrivent presque jamais que dans les endroits de la circonférence du ventre, qui sont privés de fibres musculeuses, surtout dans ceux où la nature a pratiqué des espaces ou des vides pour le passage des vaisseaux ou de quelques autres parties ; et lorsque les parties flottantes renfermées dans la capacité du ventre sont poussées avec violence vers ces endroits dépourvus de fibres musculeuses, elles n'y trouvent pas une résistance capable de s'opposer à leur effort. — Les endroits qui cèdent le plus communément à l'effort de ces parties, sont, comme on le sait assez, les anneaux des muscles obliques externes, les arcades crurales, l'ombilic, la ligne blanche et les parties latérales du ventre. Or, nous allons remarquer que les hernies n'arrivent dans tous ces endroits, que parce qu'ils sont effectivement privés, naturellement ou par accident, de fibres musculeuses. — 1° Les endroits où les hernies arrivent le plus fréquemment, surtout aux hommes, sont aux côtés à la partie supérieure du pubis, où sont situés les anneaux des muscles obliques externes. Chacun de ces anneaux est formé par deux appendices ou piliers de l'aponévrose inférieure de ce muscle, dont l'écartement laisse une ouverture presque ovalaire, destinée à fournir un passage au cordon des vaisseaux spermatiques dans les hommes, et au ligament rond dans les femmes. Ces différentes parties passent par cette ouverture de l'anneau de l'oblique externe, où il ne se trouve aucunes fibres charnues, mais seulement le péritoine, la graisse et la peau, qui ne peuvent pas opposer beaucoup de résistance aux parties flottantes du bas-ventre, lorsqu'elles sont poussées avec force vers cet anneau. — 2° Les arcades crurales sont encore des endroits où les hernies se forment facilement ; chacune de ces arcades est formée par le ligament de Poupart ou de Fallope, et donne passage aux tendons des muscles psoas et iliaque, et aux nerf, artère et veine crurales. Ce passage n'est occupé que par un allongement du tissu cellulaire du péritoine, en sorte qu'il n'y a aucunes fibres charnues qui puissent opposer une résistance suffisante à l'impulsion violente des parties flottantes du bas-ventre. — 3° Les hernies arrivent fréquemment aussi à la circonférence de l'anneau ombilical. On sait que les artères et veines ombilicales passent par cet anneau ; mais il n'en est pas de ce passage comme de ceux que nous venons de décrire, car l'anneau ombilical se ferme par la cohésion du péritoine, de

la ligne blanche et de la peau dans le temps de la ligature du cordon ombilical, et forme, avec les vaisseaux ombilicaux qui s'y terminent, une espèce de nœud ou cicatrice qui est très-solide, et qui ne peut pas fournir de passage aux parties qui se présentent ; si ce n'est dans la jeunesse lorsque cette cicatrice est encore fort tendre, ou lorsqu'elle a souffert de grandes extensions dans quelques maladies. Mais les environs de ce nœud opposent beaucoup moins de résistance, parce que, étant très-minces, et ne s'y trouvant pas de fibres charnues, l'épiploon et les intestins forcent facilement la faible aponévrose qui entoure ce nœud. — 4° Les hernies arrivent quelquefois à la partie de la ligne blanche qui s'étend depuis le cartilage xiphoïde jusqu'à la circonférence de l'ombilic, et qui forme une espèce de bande aponévrotique privée de fibres charnues, et large d'environ un pouce ; car, quoique cette bande soit naturellement d'un tissu fort serré, elle se relâche cependant par les extensions considérables qu'elle souffre dans les grandes hydropisies, et par les efforts auxquels elle est exposée dans les vomissements violents ; de sorte qu'elle est alors facilement forcée par les parties intérieures. — L'autre partie de la ligne blanche, qui s'étend depuis un travers de doigt au-dessous de l'ombilic jusqu'au pubis, est encore fort exposée aux hernies ; mais ce n'est guère que lorsque les muscles droits souffrent dans les temps des grossesses un trop grand écartement : ces muscles se trouvent en effet quelquefois si écartés, qu'il se trouve entre eux un espace de trois travers de doigt dépourvu de fibres charnues. La ligne blanche qui les unit, et qui est naturellement fort étroite, se trouve dans ces cas fort étendue et fort affaiblie ; les muscles droits, ne reprenant qu'une partie de leur ton après l'accouchement, laissent toujours entr'eux une grande distance, qui facilite dans ce lieu la sortie des parties flottantes du bas-ventre ; et il s'y forme une hernie qui a d'autant plus de facilité à augmenter, que le paquet des intestins a toute sa pente vers cet endroit, et sort en si grande quantité, même avec presque tout le mésentère, qu'il s'y forme comme une espèce d'éventration. J'en ai vu entre autres une si considérable, qu'elle représentait un second ventre, et descendait jusqu'au milieu des cuisses. M. de la Peyronie a donné à l'Académie un détail de deux hernies de ce genre, qui était encore plus considérables : l'Académie doit les communiquer dans la suite au public, avec l'espèce de bandage dont M. de la Peyronie s'est servi pour contenir de si grandes hernies. — 5° Enfin, tout le monde sait qu'il se fait aussi des hernies aux parties latérales de l'abdomen, et qu'on les distingue de celles dont nous venons de parler, par le nom de hernies ventrales : mais ces hernies n'ont guère lieu que lorsqu'il est arrivé quelque plaie ou quelques abcès qui ont percé les muscles du bas-ventre, ou lorsque les muscles ont souffert quelques grandes distensions, causées par des grossesses, ou par des hydropisies ascites. Dans ces dernières circonstances, leurs fibres charnues se séparent, s'amassent par paquets les unes auprès des autres, et laissent quelques intervalles par lesquels les parties flottantes du ventre s'échappent. Le péritoine, qui alors s'allonge facilement, sort avec ces parties, et leur fournit une poche ou un sac ; en quoi les hernies qui se forment de cette manière, diffèrent de celles qui sont occasionnées par des plaies ou abcès où le péritoine a été percé et a manqué de se réunir, et de celles qui arrivent à l'ombilic, lesquelles sont toutes privées de sac.

(*Hernies de l'estomac.*) Outre ces différents endroits où se forment les hernies les plus connues, il y en a quelques autres où ces maladies arrivent quelquefois aussi ; mais elles ont été jusqu'à présent peu remarquées, du moins les auteurs n'en ont dit que fort peu de chose. Je vais rapporter ici quelques observations sur ces hernies extraordinaires et peu connues, et je remarquerai en même temps que ces maladies n'arrivent aussi dans ces endroits, que parce qu'il ne s'y trouve pas de fibres musculeuses capables de retenir les parties. — Le premier de ces endroits où nous avons vu, mes confrères et moi, des hernies de l'estomac, est à la partie supérieure de la ligne blanche, immédiatement au-dessous du cartilage xiphoïde. Or cette partie, comme tout le reste de la bande, est purement aponévrotique, et par conséquent entièrement dénuée de fibres charnues. De plus, l'aponévrose est large, et plus mince dans cet endroit qu'ailleurs ; en sorte que la rareté des hernies qui arrivent dans ce lieu, ne peut être attribuée qu'à la situation ordinaire du corps qui donne aux parties flottantes du ventre une pente qui les empêche de faire aucun effort considérable sur cette partie.

(I^re *Observation par l'auteur sur une hernie de l'estomac, au-dessous du cartilage xiphoïde.*) Un jeune chirurgien qui avait dessein de s'embarquer pour l'Amérique, voulut apprendre à danser avant son départ. Dans la chaleur de cet exercice, le maître lui ordonnant d'écarter les épaules, de jeter les bras en arrière pour bien présenter la poitrine, il le fit avec tant d'activité, qu'il sentit un craquement et déchirement subit dans l'enfoncement qui est à la région épigastrique, et qu'on appelle vulgairement *le creux de l'estomac.* Ce déchirement ne fut pas fort douloureux ; le jeune homme plein de feu n'y fit pas d'abord beaucoup d'attention : cependant chaque fois qu'il répétait ces sortes d'exercices, il sentait une espèce de tiraillement un peu douloureux dans le même endroit, et il fut d'abord fort constipé. — Ces accidents encore naissants ne le détournèrent point du voyage qu'il avait projeté : il s'embarqua un mois après, et fut trente-quatre jours pour arriver en Amérique. La constipation persista pendant cette course ; mais ce qui aggrava beaucoup sa maladie, fut le tribut que les nouveaux marins paient ordinairement à la mer. Ce jeune homme vomit si fréquemment, que les aliments ne pouvaient rester un quart-d'heure dans son estomac. Ces vomissements excessifs et presque continuels, le réduisirent à un état très-fâcheux ; car, outre la constipation qui durait depuis deux mois, il perdit entièrement l'appétit, le ventre lui devint extraordinairement tendu ; il eut des lassitudes dans tous les membres, des inquiétudes, des agitations, et une insomnie continuelle. — Ceux qui étaient avec lui dans le vaisseau, ne furent point alarmés de son vomissement les sept ou huit premiers jours, parce que c'est à peu près le temps que les nouveaux marins sont fatigués de cet accident ; mais quand ils virent qu'il ne discontinuait pas, même après être débarqué, ils pensèrent que cette incommodité dépendait d'une autre cause. — Le malade ne négligea rien de ce qu'il crut propre à lui procurer du soulagement ; mais bien loin d'en tirer quelque avantage, de nouveaux accidents se joignirent aux premiers : il survint des rots fréquents, suivis d'amertume à la bouche, et des vomissements de matières tantôt écumeuses, tantôt bilieuses ; une fièvre lente, des faiblesses, une maigreur extrême, des vapeurs, et comme un poids sur l'estomac, accompagné de douleurs qui semblaient partir de la pointe du cartilage xiphoïde. — Ayant employé sans succès les suppositoires les plus irritants, et les purgatifs simples, il prit l'émétique. Ce remède évacua beaucoup par haut et par bas. Le malade en fut fort soulagé ; car il y avait près de trois mois que les évacuations étaient entièrement supprimées par la voie des selles. Cet avantage l'obligea à recourir souvent au même remède, qui lui procurait chaque fois du soulagement ; mais comme il n'attaquait que l'accident et non la cause, la répétion trop fréquente de l'émétique lui attira d'autres infirmités. Son ventre devint de plus en plus tendu, et sa respiration se trouva extrêment gênée ; il paraissait de temps en temps, proche le cartilage xiphoïde, une tumeur mollette qui se distinguait facilement de la bouffissure du ventre, et égalait quelquefois la grosseur du poing. — Un état si fâcheux fit prendre au malade le parti de revenir en France. Arrivé à Nantes, il consulta plusieurs médecins et chirurgiens de cette ville, qui ne saisirent point la cause de ses infirmités ; aussi les remèdes qu'ils lui prescrivirent furent-ils inutiles. Il se livra ensuite à des charlatans, qui le tourmentèrent en vain par beaucoup de remèdes différents. — Après toutes ces tentatives qui ne lui furent que désavantageuses, il vint à Paris pour y consulter ce qu'il y a de plus célèbre dans la médecine et la chirurgie, mais on ne connut point sa maladie, et il ne tira aucun avantage des conseils qu'on lui donna. — Ce malade réduit dans un état très-fâcheux, après avoir pris pendant deux ans une quantité prodigieuse de remèdes, et se voyant hors d'espérance de guérir, prit la résolution de se retirer dans sa patrie : cependant il voulut, avant son départ, profiter du cours d'opérations que je fis au mois d'avril 1740. Dans une de mes leçons, je parlai des hernies de l'estomac, hernies qui n'ont encore été décrites distinctement par aucun auteur (1) : j'en détaillai les accidents tels que je les avais remarqués dans deux hernies de ce genre que j'avais traitées, et tels que les ont remarqués MM. Petit, Andouillé et Arnaud, mes confrères, qui ont eu pa-

reillement occasion de voir plusieurs fois ce genre de maladie. — Le jeune chirurgien trouva dans le récit de ces accidents un tableau exact de sa maladie, et s'en fut dans l'instant fabriquer chez lui un bandage à peu près tel que celui dont j'avais parlé dans ma leçon. Ce bandage eut tant de succès, qu'une heure après son application, le malade fut naturellement à la selle, dormit toute la nuit, et tous les autres accidents que j'ai détaillés disparurent. — Le malade vint quelques jours après me faire part de cet heureux changement. En examinant l'endroit où il avait appliqué son bandage, je reconnus proche le cartilage xiphoïde un écartement des muscles droits : la hernie de l'estomac reparaissait au moindre mouvement.

Je remarquai dans ce bandage quelques défauts que ce chirurgien corrigea parfaitement. Je lui conseillai cependant de consulter M. Arnaud, qui trouva le dernier bandage construit comme il convenait. En effet, la hernie n'a pas reparu, et l'écartement des muscles droits se rapproche de façon qu'on peut espérer une guérison radicale. — J'ai remarqué dans un autre malade, et dans la même région, une hernie de l'estomac placée précisément à côté du cartilage xiphoïde. Il y a deux espaces triangulaires, un à chaque côté de ce cartilage, destiné au passage de plusieurs vaisseaux sanguins qui se distribuent au muscle pectoral et à d'autres parties extérieures. Ces espaces sont terminés d'un côté par les bords de la gaîne des muscles droits qui est extrêmement mince, parce que dans ce lieu elle n'est point formée, comme ailleurs, par le concours des aponévroses des muscles obliques et transverses, mais seulement par l'aponévrose de l'oblique externe ; ainsi on comprend assez qu'une hernie peut se former aisément dans ces endroits dénués de fibres charnues, et qui ne sont recouverts que par la graisse et la peau, et où l'aponévrose dont nous venons de parler, ne peut opposer qu'une médiocre résistance aux parties flottantes qui font effort vers cet endroit.

(IIe *Observation par l'auteur, sur une hernie de l'estomac au côté gauche du cartilage xiphoïde.*) Une femme qui était dans une situation gênée, voulut lever un enfant pour le changer de place ; elle fit un effort qui lui causa une douleur subite et très-vive à la partie latérale gauche du cartilage xiphoïde, et une autre à l'endroit où la troisième fausse-

(1) Camerarius, décade x, no 14, parle d'une hernie de ce genre, mais il ne la décrit point. On en voit encore un exemple seulement indiqué dans le Traité des Hernies de Reneaume, p. 85.

côte s'unit avec la seconde : la côte se
détacha, et fit bosse à la peau. Cette
femme resta comme immobile par la violence de cette douleur, et crut qu'elle
venait de se casser quelque chose, et
qu'elle allait mourir si elle n'était pas secourue au plus tôt. — On vint me chercher : la malade put à peine me parler, tant
elle était pressée par la douleur. J'examinai les endroits où elle sentait de la douleur, et j'aperçus au côté gauche du cartilage xiphoïde une tumeur de la grosseur
et de la figure d'une olive. Je soupçonnai
d'abord par la situation de cette tumeur,
et par la manière dont elle était arrivée,
que c'était une hernie de l'estomac. Je
fus confirmé dans mon idée lorsque je
sentis, en la touchant, une certaine mollesse élastique, telle que pourrait être
celle d'une petite poche remplie d'air. —
Dans cette persuasion, je tentai la réduction. Je plaçai sous les fesses un coussin,
et un autre sous les épaules, afin de relâcher les muscles du ventre qui étaient
fort tendus. Je pinçai avec le pouce et le
doigt indicateur la tumeur le plus près de
sa racine qu'il me fut possible, afin de la
comprimer par les côtés, et de la repousser vers l'intérieur, en vacillant un peu
de côté et d'autre, pour faciliter la rentrée de la partie qui était sortie. Par ces
petits mouvements, je sentis si distinctement la partie rentrer, que je n'eus
plus lieu de douter que ce ne fût véritablement une hernie de l'estomac.

(*Hernies intestinales dans le vagin.*)
Il y a une espèce de hernie que je crois
encore moins connue que celles dont nous
venons de parler : c'est la hernie intestinale qui arrive dans le vagin. — Le
vide que forme le vagin dans les femmes
qui ont eu beaucoup d'enfants, peut faciliter la formation d'une hernie dans les
parois mêmes du vagin. Ces parois, for-
cées dans les accouchements, et continuellement humectées par les humidités
dont elles sont toujours abreuvées, s'é-
tendent et se relâchent quelquefois à un
point, que le peu de fibres charnues qui
entrent dans leur composition, s'écartent
et s'assemblent par paquets. Il ne reste
plus vis-à-vis les intervalles que ces paquets de fibres laissent entre eux, que les
parties membraneuses du vagin qui ne
sont pas capables d'une grande résistance.
C'est pourquoi il est quelquefois arrivé
que l'intestin a forcé ces membranes va-
ginales, et produit une hernie qui se
manifeste dans le vagin même, et par la
suite entre les grandes lèvres.

(III<sup>e</sup> *Observation par l'auteur, sur
une hernie de l'intestin entre les grandes lèvres de la vulve.*) Au commencement de l'année 1736, je fus mandé pour
voir la femme d'un peaussier qui croyait
avoir une descente de matrice. Cette
femme, d'une médiocre stature, avait eu
cinq grossesses, et à chaque accouchement un enfant fort gros. Un mois après
sa dernière couche, elle fit un effort en
aidant à charger un ballot sur un croche-
teur. Alors elle sentit un dérangement
dans son ventre, une vive douleur au
vagin, et il lui semblait que quelque
chose remplissait cette partie. Elle consulta sa sage-femme, qui lui dit qu'elle
avait une descente de matrice, et qu'elle
devait voir son chirurgien ; mais elle
négligea cet avis, et continua d'agir à
son ordinaire. La maladie augmenta au
point qu'elle se manifestait aux grandes
lèvres, qu'elle débordait d'un travers de
doigt. La malade sentait de temps en
temps des douleurs de colique qui commençaient en cet endroit, des tiraillements à l'estomac, des maux de cœur, et
elle ne pouvait uriner que lorsqu'elle
était couchée sur le dos. — Instruit par
ce récit, je l'examinai, et j'aperçus une
tumeur blanchâtre qui occupait non-seulement l'orifice du vagin, mais débordait
les grandes lèvres, de façon qu'elle laissait la liberté de porter le doigt entre
elle et le bord inférieur du vagin. Lorsque j'eus passé mon doigt au-delà de la
tumeur, je touchai l'orifice de la matrice,
presque en sa situation naturelle ; d'où
je conclus que cet organe n'avait aucune
part à la maladie présente : et comme je
ne pus faire cette perquisition sans presser la tumeur, j'aperçus que son volume
était diminué de la moitié. Ce changement
qui arriva à la tumeur, me fit soupçonner
que c'était une descente d'intestin. Dans
cette pensée, je fis mettre la malade sur
son lit, et maniai avec circonspection
cette tumeur mollette : elle rentra en
fuyant, pour ainsi dire, comme au travers
la partie supérieure latérale droite du vagin, que je sentis, après cette réduction,
lâche, mince, et comme formant une
espèce de vide.

Pour me convaincre davantage de cette
hernie intestinale dont je n'avais jamais
entendu parler, et qu'aucun auteur que
je sache n'a décrite, je dis à la malade
de marcher et de tousser fortement. Ces
mouvements firent aussitôt disparaître la
tumeur ; ce qui me convainquit entièrement que c'était une hernie. Je la rédui-

sis, et je fis tenir la malade au lit, jusqu'à ce que j'eusse fait un pessaire convenable pour retenir l'intestin en place. — J'en formai un de figure ovalaire, qui ne me réussit que la première journée; car le lendemain cette femme sentit de vives douleurs, avec un tiraillement considérable à l'estomac; elle eut des vomissements et des rots : ces accidents me déterminèrent à ôter le pessaire. Je le trouvai fort déplacé, et je m'aperçus que l'intestin était un peu ressorti, et s'était glissé entre le pessaire et le pubis, où il se trouvait comprimé.—Pour contenir plus sûrement cette descente, je fis un autre pessaire à peu près de la même grosseur que le premier, mais je lui donnai la figure d'un bondon. Je le perçai dans le milieu pour construire un canal, et l'attachai par le moyen de deux cordons; car, sans cette précaution, on n'aurait pas pu le retirer facilement pour le changer. Ce pessaire a retenu si exactement la descente, que la malade n'en a pas été incommodée depuis. — J'ai communiqué cette observation à M. Arnaud, mon confrère, qui m'a dit en avoir vu de cette espèce, et que le pessaire en bondon était le moyen qui lui avait de même parfaitement réussi.

(*Hernies intestinales par les trous ovalaires des os pubis.*) Il nous reste présentement à parler d'une hernie si peu connue, qu'elle n'a pas même paru possible à beaucoup d'anatomistes : c'est celle qui se forme par le trou ovalaire. — Ce trou, qui est fermé par une membrane ligamenteuse, et par deux muscles appelés obturateurs, ne paraît pas pouvoir fournir un passage aux parties flottantes du ventre : cependant, quand on dissèque ces parties avec attention, on peut remarquer que ce trou n'est pas entièrement bouché, et qu'il laisse à son bord supérieur un vide oblique, connu par le nom de sinuosité de l'ischium, pour le passage de quelques nerfs, artères et veines. Or, c'est par cet endroit, qui a une étendue assez considérable privée de fibres charnues, et même aussi de la membrane ligamenteuse, que les intestins peuvent s'échapper, et former peu à peu une hernie qui se manifeste quelquefois fort sensiblement à l'extérieur, comme on va le voir dans les exemples suivants.

(*IV*e *Observation, par l'auteur, sur une hernie d'intestin par le trou ovalaire.*) En 1733, étant en Normandie, je fus appelé pour secourir une femme que l'on avait accouchée la veille : l'arrière-faix était resté dans la matrice, et le cordon s'était rompu lors de l'accouchement. La malade avait une fièvre considérable; elle respirait avec beaucoup de peine, et son pouls était intermittent. L'indication qui me parut la plus pressante fut de tirer promptement l'arrière-faix. Lorsquej'eus introduit ma main dans le vagin, qui me parut avoir plus d'un demi-pied de longueur et une ample circonférence, je rencontrai plusieurs replis membraneux et forts grands, que la sage-femme avait tiraillés, parce qu'elle les avait pris pour l'arrière-faix. J'avançai ma main jusqu'à l'orifice de la matrice, et je sentis qu'il était fort gonflé, et même presque fermé; mais en y introduisant mes doigts successivement l'un après l'autre, je n'eus pas de peine à le dilater, et à entrer dans la cavité de la matrice qui s'était déjà resserrée : je distinguai l'arrière-faix que je saisis par le bord, et que je détachai et tirai avec assez de facilité. — Au bout de quatre jours la femme se trouva si bien, qu'elle se crut en état de se lever et de marcher; mais comme elle voulut descendre précipitamment trois ou quatre marches, elle fit un faux pas, tomba rudement sur ses fesses, et sentit dans ce moment une douleur très-violente au haut de la cuisse droite près de la grande lèvre. On la mit aussitôt dans son lit, où une demi-heure après il lui prit un vomissement si considérable, que rien ne pouvait rester dans son estomac. — Le troisième jour de ces vomissements, les matières que la malade rejetait sentaient très-mauvais; la sage-femme crut que quelque portion du délivre pouvait causer cet accident, et jugea à propos de m'envoyer chercher.

Dès que je vis des matières fécales mêlées avec des matières écumeuses et bilieuses, je soupçonnai une passion iliaque, ou une hernie avec étranglement, ou quelqu'autre embarras dans le canal intestinal. J'examinai les divers endroits où se forment ordinairement les descentes, sans pouvoir remarquer aucune. Dans cette circonstance, d'autant plus embarrassante qu'il n'y avait ni tension au ventre, ni fièvre, j'interrogeai la malade, (soupçonnant toujours quelque hernie), et lui demandai si dans le temps de sa chute elle avait senti quelque mouvement extraordinaire dans le ventre, si le vomissement avait suivi de près la chute, s'il n'était point précédé de colique, et enfin si la douleur commençait toujours dans un endroit fixe du ventre, avant de se répandre plus au loin, et finissait toujours dans cet endroit. — Elle me répondit qu'elle était tombée rudement sur la fesse droite, qu'elle avait senti aussitôt un dérangement au bas de son ventre, et dans le même temps une douleur au dedans de la cuisse droite ; qu'une demi-heure après qu'on l'eut mise dans son lit, elle avait senti des douleurs de colique qui semblaient partir de l'aine droite ; que le vomissement était venu aussitôt après la première douleur de colique, et que l'un et l'autre accident n'avaient point discontinué, non plus que la douleur de la cuisse, qui augmentait chaque fois qu'elle vomissait. — Instruit par ce récit, je voulus voir ce qui se passait à la cuisse ; et comme je me ressouvins alors de deux hernies par le *trou ovalaire*, dont feu M. Arnaud de Ronsil m'avait fait un court récit il y a environ vingt à vingt-un ans, et que je me rappelai aussi de deux autres hernies semblables, que M. Duverney, notre confrère, avait trouvées deux ans après dans un sujet qu'il disséquait, et qu'il porta alors à l'Académie des Sciences, j'eus quelques soupçons de trouver ici la même maladie. Mes conjectures furent bientôt confirmées ; car, dans l'examen que je fis de la cuisse droite de la malade, j'aperçus à sa partie supérieure et interne une tumeur longitudinale de deux travers de doigt de saillie, commençant à un travers de doigt de la vulve, d'où elle s'étendait presque jusqu'à la partie moyenne de la cuisse, c'est-à-dire qu'elle avait environ cinq à six pouces de longueur.

Lorsque je touchai cette tumeur, la malade fit un grand cri, et dit qu'elle y ressentait une douleur inexprimable. Je distinguai néanmoins dans ce moment qu'il n'y avait point de fluide épanché dans la tumeur, et qu'elle renfermait un corps mollet et élastique : de sorte que, joignant ce signe aux accidents, à leur origine, à leur gradation, et aux circonstances dont je viens de parler, je conclus que l'intestin avait passé par la sinuosité du *trou ovalaire*, à l'endroit que nous avons remarqué ci-devant, et avait agrandi le passage naturel, en décollant un peu la membrane ligamenteuse et les muscles obturateurs qui bouchent en partie ce trou. — Quoique la maladie me fût alors très-connue, la cure m'en parut néanmoins fort difficile. M. Arnaud m'avait dit à la vérité, en parlant des deux hernies de ce genre que j'ai citées,

qu'il les avait réduites et retenues avec des bandages, mais il ne s'était point expliqué avec moi sur la manière dont il en avait fait la réduction. Cependant je me proposai sur-le-champ de tenter cette voie ; car le parti des incisions présentait de grandes difficultés. — Pour rendre la manœuvre de cette opération plus facile, je soulevai les fesses de la malade, et fis mettre dessous un traversin en double, et un oreiller sous la tête. Cette situation, dans laquelle le siége était plus élevé que le reste du corps, et la tête un peu penchée en devant et appuyée, me parut favorable pour déterminer les intestins à se porter vers le diaphragme, et pour relâcher les muscles de la partie interne de la cuisse.

Les genoux étant élevés et les cuisses écartées, je fis ensuite une légère embrocation sur la tumeur avec l'huile que je trouvai dans la maison ; et en maniant artistement cette tumeur, et la ramenant doucement de bas en haut, et à différentes reprises avec le plat de ma main, j'aperçus que l'intestin rentrait, et que la tumeur disparaissait peu à peu. Enfin, dans le temps de tous ces mouvements, la malade sentit en un instant une espèce de gargouillement dans son ventre, qui la mit (ce fut ainsi qu'elle s'exprima) à son aise : la tumeur disparut entièrement ; la colique et les vomissements cessèrent, et un demi-quart-d'heure après le ventre s'ouvrit. — Un succès si heureux dans une maladie que je n'ai encore vu imprimée dans aucun auteur, si ce n'est dans un écrivain de nos jours qui n'en parle que pour la révoquer en doute (1) ; un pareil succès, dis-je, me donna beaucoup de satisfaction. J'examinai sur-le-champ l'endroit où la tumeur paraissait avant la réduction, et j'aperçus au travers de la peau et de la graisse un vide ou enfoncement entre les deux têtes antérieures du muscle *triceps*, ce qui me donna l'idée de l'appareil suivant. — Je pris sur-le-champ des chiffons de linge usé fort mollet ; je les déchirai en petits morceaux, et les renfermai dans un plus grand pour en composer une pelotte mollette. Je trempai cette pelotte dans le jaune et dans le blanc d'un œuf, battus et mêlés avec de l'eau-de-vie ; je donnai ensuite une figure un peu longue et cylindrique à cette pelotte, et je l'appliquai à l'endroit du vide dont je viens de par-

(1) Traité des Hernies, par Reneaume de la Garanne, médecin de Paris, p. 95.

ler. Je couvris cette pelotte de deux compresses triangulaires trempées dans de l'eau-de-vie, et maintint le tout par le moyen d'un bandage roulé à deux globes, dont ils fis des circulaires autour du corps et de la partie supérieure de la cuisse, pour former un *spica* sur l'appareil. Je fis donner un lavement par jour à la malade, et lui fis garder le lit, ce qu'elle eut bien de la peine à m'accorder ; car elle regardait cette précaution comme une délicatesse qui ne convenait point à une personne de son état. — Le cinquième jour, cette femme m'obligea de lever l'appareil ; elle était en bonne santé, et j'eus la satisfaction de voir les muscles *triceps* rapprochés au point qu'il ne restait plus aucun vide. Une compresse longuette et un peu épaisse, soutenue par le bandage déjà décrit, fut l'appareil dont je me servis ensuite pendant un mois de séjour dans le pays. Je levais de six jours en six jours cet appareil ; et la malade, qui vaquait pendant ce temps à ses exercices ordinaires, n'a jamais senti aucune incommodité. — Les deux premières hernies de cette espèce dont j'ai eu connaissance, sont celles que j'ai attribuées à feu M. Arnaud ; mais comme il ne les a point fait imprimer, elles sont restées dans l'oubli : et peut-être ne me serais-je jamais ressouvenu de sa narration, sans l'occasion que m'en a fournie la hernie dont je viens de rapporter l'histoire.

(*Observation, par M. Duverney, sur le même sujet.*) J'entendis ensuite parler des deux hernies par le *trou ovalaire*, dont M. Duverney communiqua l'observation à l'Académie Royale des Sciences il y a douze ou quinze ans, et que je rappelle ici parce qu'elle n'a pas été imprimée. Il trouva dans un bassin d'une femme qu'il disséquait, deux portions d'intestin qui avaient enfoncé le péritoine aux parties supérieures des deux *trous ovalaires*, et avaient formé deux tumeurs, chacune de la grosseur d'un œuf, entre les têtes antérieures des muscles *triceps* de chaque côté ; comme ces tumeurs intestinales n'étaient pas encore assez avancées pour faire prononcer une éminence à la graisse et à la peau qui les recouvrait, on n'apercevait aucune saillie en dehors.

(*Observation, par M. Arnaud, sur le même sujet.*) Lorsque je lus en 1734 l'histoire de la hernie par le *trou ovalaire* que j'ai décrite ci-devant, M. Arnaud dit à cette occasion qu'il en avait vu plusieurs, surtout une longuette pareille à celle que j'avais observée, et une autre située un peu plus haut, exactement ronde et marronnée, et qu'il les avait toutes réduites et contenues avec des bandages. Ainsi, joignant ces deux exemples aux précédents, cela fait le nombre de sept hernies par le *trou ovalaire*.

(*Observation, par M. Garé, sur le même sujet.*) M. Garé m'a encore depuis fait récit d'une hernie de même genre. Il me dit qu'elle était exactement ronde, et située au côté inférieur externe d'une des grandes lèvres, mais qu'il n'a vu qu'une fois la malade.

(*Observation, par M. Malaval, sur le même sujet.*) M. Malaval nous a fourni aussi un exemple fort remarquable d'une hernie par le *trou ovalaire*. Il dit qu'il vit l'été dernier une demoiselle qui avait une tumeur ronde et inégale à la partie supérieure interne de la cuisse gauche : les accidents dont cette tumeur était accompagnée, lui firent soupçonner une descente. Dès qu'il eut vu et touché la tumeur, il reconnut que c'était une hernie par le *trou ovalaire*. Il entreprit de la réduire, et fit effectivement rentrer l'intestin ; mais il resta toujours quelque chose dans le sac herniaire qui ne put se réduire, et qu'il soupçonna être l'épiploon. Après avoir réduit cet intestin plusieurs fois en différents jours, sans pouvoir replacer l'épiploon, il conseilla à la malade de voir M. Arnaud. Elle le manda, et ce chirurgien reconnut d'abord la hernie par le *trou ovalaire*. Quelque habileté qu'il ait à manier les hernies, il ne put réduire que l'intestin, de même que M. Malaval, et il dit à la malade qu'il fallait lui faire l'opération pour amputer l'épiploon. La demoiselle y consentit, et M. Arnaud procéda ainsi : il commença par faire la réduction de l'intestin ; après quoi il fit une incision sur la tumeur, seulement à la peau et à la graisse, pour découvrir le sac herniaire. Lorsqu'il l'eut découvert, il l'ouvrit, et il trouva une portion de l'épiploon de la grosseur d'une noix : il le coupa dans l'endroit où il passait entre les têtes antérieures du muscle *triceps* ; il coupa ensuite une portion du sac et enfonça le reste entre les têtes de ce muscle ; il garnit la plaie de bourdonnets, la pansa ensuite à la manière ordinaire, et l'opération réussit parfaitement. — Un autre exemple de hernie par le *trou ovalaire* que j'ai à proposer, parait d'autant plus singulier, qu'il est seul à ma connaissance qui soit arrivé à un homme.

( *Observation, par l'auteur, sur le même sujet.* ) Un sellier de la rue du Sépulcre vient d'avoir une tumeur à la cuisse droite près le périnée. Cette maladie a été prise d'abord pour un abcès : on a prescrit des cataplasmes pour l'amener à suppuration. En examinant l'effet des cataplasmes, et pressant la tumeur avec les doigts pour sentir s'il y avait du pus, l'intestin qui formait réellement cette tumeur s'est retiré, et a rentré tout-à-coup. Un événement si inattendu a mérité l'attention des habiles chirurgiens qui voyaient le malade, et leur a fait conclure, après un examen sérieux, que la tumeur qui venait de disparaître était une hernie par le *trou ovalaire* ; et ils lui indiquèrent sur-le-champ pour la fabrique d'un bandage M. Sorraiz, qui m'a dit avoir reconnu l'endroit où était la hernie. — M. Hommel, prodémonstrateur et professeur d'anatomie dans l'Amphithéâtre de Strasbourg, m'a fait voir une pièce préparée qui comprenait la portion du péritoine qui répond aux *trous ovalaires* ; et à l'endroit de chaque trou, le péritoine s'enfonçait, et formait deux sacs capables de contenir chacun un gros œuf de pigeon.

------

## OBSERVATION SUR UN ABCÈS AU POUMON ; par M. FOUBERT.

Un homme de trente ans eut habituellement un crachement de sang à la suite d'une fluxion de poitrine, dont il fut mal guéri, il y a environ trois ans ; ce crachement de sang était accompagné d'une toux fréquente, et d'une fièvre plus ou moins forte, selon le régime ou la conduite qu'il observait. Tous ces accidents n'ont pu être détruits par tous les remèdes les mieux indiqués : enfin le malade a craché du pus, et est tombé dans le marasme. C'est dans cette situation, environ deux mois avant sa mort, qu'en observant toutes les parties extérieures de sa poitrine, je remarquai que lorsqu'il toussait, il se formait une tumeur, grosse comme un petit œuf de poule, entre le cartilage xiphoïde, et le rebord cartilagineux de la dernière des vraies côtes et des deux premières des fausses : j'observai qu'en comprimant avec la main cette tumeur, lorsque le malade toussait, ma main était poussée, comme elle l'eût été par quelque partie qui aurait formé une hernie en cet endroit-là ; ce qui fit croire à quelques

praticiens qui voyaient le malade, que c'était effectivement une hernie de l'estomac. Cependant j'eus de la peine à me persuader que ç'en fût une, parce que j'apercevais constamment une espèce d'ondulation qui me fit soupçonner que c'était plutôt une tumeur humorale qui pouvait être produite par la suppuration du poumon. Ce soupçon qui me paraissait assez bien fondé, m'aurait engagé à faire l'ouverture de cette tumeur, s'il n'y avait pas eu sur cette maladie des avis différents, et si le malade n'avait pas été dans un état d'épuisement qui rendait l'opération trop douteuse ; il survint un dévoiement qui le fit périr bientôt après. Je fis l'ouverture de son cadavre ; j'ouvris avec précaution le côté droit de la poitrine, en séparant quatre ou cinq côtes du sternum, sans intéresser le diaphragme et le médiastin : le poumon était adhérent de ce côté-là dans toute sa circonférence. Je fis plusieurs incisions dans la substance de ce viscère, où je trouvai plusieurs endroits en suppuration ; je trouvai entr'autres un abcès fort considérable, qui répondait précisément vis-à-vis le lieu où se formait la tumeur ; il était placé sur le diaphragme, et borné à sa partie gauche par le médiastin. Je détruisis toute la substance du poumon, et je nettoyai le diaphragme et le médiastin dans cet endroit de toutes les parties du poumon qui y avaient contracté des adhérences. Je poussai ensuite avec les doigts de la main gauche la portion du diaphragme, entre le cartilage xiphoïde et le rebord cartilagineux dont j'ai parlé, et il parut au dehors une tumeur à l'endroit où était placée celle qu'avait le malade. Je portai la pointe de mon bistouri dans la tumeur que j'avais formée avec mes doigts, précisément entre les cartilages des vraies et des fausses côtes, observant de conduire mon instrument le long du cartilage que forment par leur réunion la dernière des vraies côtes et les deux premières des fausses. J'entrai avec facilité dans la poitrine ; je fis même une ouverture assez grande pour y porter le doigt. Cette observation m'a rappelé quelques autres cas où j'ai vu de semblables tumeurs chez des gens morts de suppuration du poumon ; et comme il pourrait arriver que les malades se trouvassent en meilleur état que celui dont je viens de parler, ne pourrait-on pas ouvrir de pareils abcès, et leur sauver la vie ? Je crois que l'exemple que je rapporte suffit pour faire comprendre la possibilité de l'opération, et déterminer à la faire lorsqu'on pourra se flatter de quelque succès.

---

## HISTOIRE DE L'ACADÉMIE ROYALE DE CHIRURGIE, DANS LAQUELLE ON DONNE LE PLAN DE L'OUVRAGE.

L'Académie royale de chirurgie doit sa première institution en 1731, au zèle et aux soins réunis de M. Mareschal, pour lors premier chirurgien du roi, et de M. de la Peyronie, qui était son successeur désigné. Ils sentaient tous les avantages qu'il y avait à retirer d'une société à laquelle les observations et les découvertes en chirurgie seraient rapportées, et où elles seraient mises à l'épreuve d'une critique judicieuse, pour être ensuite communiquées au public, et composer une espèce de code de chirurgie. Persuadés de l'utilité d'un tel établissement dans la capitale du royaume, ils concertèrent un projet de réglement pour une académie à établir sous la protection du roi, et le présentèrent à Sa Majesté, qui déclara, par une lettre du ministre du 19 novembre, qu'*elle jugeait à propos de suspendre l'attribution de ce titre, jusqu'à ce que l'expérience eût fait connaître les avantages que le public en pourrait retirer, mais qu'elle approuvait que la Société académique des chirurgiens de Paris tînt ses assemblées suivant la forme prescrite dans le projet présenté par M. Mareschal, et qu'elle souhaitait d'être informée des progrès de cet établissement, afin d'être en état de juger s'il est assez utile pour mériter d'être autorisé par des lettres patentes.* Ce sont les termes de la lettre, à quoi le ministre ajoute : *qu'on en a usé ainsi pour les autres académies.*

Ce projet fut imprimé, distribué, et favorablement reçu du public. Les journaux littéraires en firent l'éloge. M. de Fontenelle, alors secrétaire de l'Académie royale des sciences, offrit ses registres pour servir de modèle à celle de chirurgie. L'Académie royale des inscriptions et belles-lettres, délibéra sur le sujet d'une médaille promise pour le prix de chaque année, et M. de Bose, son sécrétaire, remit à l'Académie de chirurgie celui qu'elle avait choisi. Les étrangers firent accueil au nouvel établissement, et S. A. S. M. le prince de Virtemberg (Eberhard-Louis), informé par son premier chirurgien que la So-

ciété académique avait paru désirer de voir le fœtus de Souable, qui a demeuré 46 ans dans le ventre de sa mère sans corruption, et que l'on conserve soigneusement dans le cabinet de Stuttgard, l'envoya au roi même, pour être ensuite montré à la Société. M. Morand, secrétaire, remercia le prince de cette faveur, au nom de la compagnie. Tout ce que nous venons de rapporter s'est passé sous la présidence de M. Mareschal, mort en 1736. — Une partie des travaux de la Société académique, commencés sous de si heureux auspices, a fourni la matière du premier volume de ses Mémoires, imprimé en 1743, et dédié au roi: M. Malaval étant pour lors directeur, et M. Quesnay secrétaire. — Cette époque tient à la présidence de M. de la Peyronie, qui, par une ardeur sans bornes pendant sa vie, a donné consistance à l'Académie naissante, et, par une générosité sans exemple, à sa mort, en a assuré à jamais l'illustration par son testament du 18 avril 1747, dont l'exécution a été ordonnée par sentence du Châtelet du 29 août 1747, confirmée par un arrêt du parlement du 8 juillet 1748, et un du Conseil. Il a laissé des fonds nécessaires pour fournir à la dépense d'une médaille d'or de la valeur de cinq cents livres pour le prix, à celle des jetons qui sont distribués à la fin de chaque séance à quarante académiciens, et aux émoluments d'un secrétaire perpétuel.

M. de la Martinière, appelé en 1747 à la place de premier chirurgien du roi, et marchant sur les traces de son prédécesseur, montra la même vivacité pour l'élévation de son art. Sur ses représentations, Sa Majesté nous a accordé des lettres-patentes qui, en érigeant la Société en Académie, la mettent pour toujours sous la protection immédiate du roi, et sous la présidence de son premier chirurgien. — Enfin, pour faire concourir ensemble aux progrès de l'art l'autorité du souverain avec l'application des legs faits par M. de la Peyronie, le roi a donné, en mars 1751, un réglement définitif qui a commencé à être exécuté le 1er avril. — Depuis ce temps-là, on s'est essentiellement occupé à rassembler des matériaux pour la composition de ce second volume, qui n'est point absolument fait sur le plan du premier. On a cru devoir se rapprocher de celui de l'Académie royale des sciences, et l'on n'a point craint de s'égarer en suivant un tel modèle. L'on a résolu de donner une Histoire et des Mémoires. — La première partie, c'est-à-dire l'histoire, contiendra dorénavant quatre articles : 1° des observations courtes et isolées que l'on est obligé de consigner dans les registres, ou pour donner date aux auteurs, ou.par d'autres considérations ; 2° les titres au moins, et quelquefois les extraits des livres publiés par les académiciens ; 3° les éloges de quelques membres de la compagnie ; 4° les instruments et machines qui, ayant été présentés à l'Académie, en auront mérité l'approbation. — Au lieu du premier article, nous donnons pour cette fois l'Histoire de l'Académie même que l'on vient de lire, et dont le public n'avait point été informé. Elle comprend les pièces justificatives, qui sont les lettres patentes, le nouveau réglement donné par le roi, et la liste de l'Académie en l'état où elle est actuellement. Nous mettrons à la suite quelques éloges, entre lesquels celui de M. de la Peyronie se trouve si naturellement lié avec l'histoire de l'Académie ; on y verra les trop faibles expressions de la reconnaissance la plus vive. Les extraits des livres et les instruments approuvés finissent l'Histoire. La seconde partie de ce volume rassemble des mémoires intéressants, qui ont été faits avec soin, et qui, on l'espère, mériteront les suffrages du public. Ils ont pour base les observations communiquées à l'Académie, entre lesquelles nous avons choisi les meilleures, et celles qui nous ont paru remplir plus directement notre objet.

Il y en a peu que nous ayons présentées précisément comme elles nous sont venues ; il a fallu en abréger beaucoup, parce qu'elles étaient accompagnées de raisonnements vagues et systématiques ; il y en a dont nous n'avons pris que le fond, et que les auteurs ne seront pas fâchés de retrouver ici sous une autre forme, les principales circonstances n'ayant point été altérées. Enfin quelques-unes entrent dans la composition des grands mémoires qui embrassent tout un sujet ; d'autres sont détachées, parce que l'article auquel elles pourraient être rapportées n'est point encore travaillé, et qu'elles sont trop intéressantes par elles-mêmes pour en priver plus longtemps le public. — Nous ne prétendons pas que toutes les observations que nous publions soient absolument nouvelles ; il faudrait, pour en être sûr, avoir parcouru tous les auteurs qui ont ramassé les faits de chirurgie, et les journaux en grand nombre qui communiquent les choses singulières en quelque genre que ce soit ; ainsi nous ne serons ni surpris ni choqués, quand on nous fera voir que telle observation est dans tel auteur. Mais il est presque impossible que toutes les circonstances soient les mêmes, et lorsqu'il s'y rencontre quelque différence, les observateurs n'ont rien à perdre. Si elles se trouvent absolument les mêmes, nous ne les aurions pas moins cru dignes d'être publiées, parce qu'elles ont paru très-utiles, ou fort rares. Sont-elles utiles, le double emploi n'a point d'inconvénients ; sont-elles rares, elles sont étayées par des exemples. — Au surplus, une considération simple à mettre sous les yeux du lecteur sensé, c'est qu'il n'y a point de fait, en matière d'art, fût-il aussi ancien que le monde, dont on ne puisse faire tous les jours un nouvel usage pour l'amélioration de l'art et pour le bien de la société, en combinant ce même fait avec d'autres, en l'envisageant sous différentes vues, en le mettant pour ainsi dire au creuset, pour essayer de nouveaux alliages ; et c'est en cela que sont louables les chirurgiens de Paris, sérieusement occupés de la perfection de leur art, surtout depuis qu'un bien plus grand nombre est à portée de fouiller dans les trésors de l'antiquité. — En effet, ils n'ont point la vanité de dire qu'ils ont tout fait, mais ils croient qu'on sera obligé de convenir qu'ils ont tiré bon parti de ce qui a été fait avant eux, et qu'ils ont imaginé pour aller au-delà tout ce que le zèle et le désir d'être utile peut enfanter de moyens. — Tel est l'esprit des chirurgiens français dont les progrès, sous le siècle de Louis XIV, ont été célébrés par un auteur du premier rang (1). Que ne doit-on pas attendre sous celui de Louis XV, notre auguste protecteur? La chirurgie de Paris est à l'égard du roi ce qu'un arbre dans une exposition avantageuse est vis-à-vis du soleil, les fruits qu'il produit sont essentiellement dus aux influences de l'astre bienfaisant, et l'Académie les cueille pour l'humanité lorsqu'elle les croit mûrs.

_____

(1) M. de Voltaire.

_____

LETTRES-PATENTES *portant confirmation de l'établissement de l'*ACADÉMIE ROYALE DE CHIRURGIE, *du 2 juillet* 1748.

Louis, par la grace de Dieu, roi de France et de Navarre, à tous présents et à venir, salut. L'affection paternelle que nous avons pour nos sujets, le désir de faire fleurir de plus en plus dans notre royaume les arts et les sciences les plus utiles au public, et surtout *celle de la chirurgie*, dont la perfection est nécessaire pour la conservation de la vie humaine, nous porta, en l'année 1731, à approuver l'établissement d'une académie *de Chirurgie*, qui, par des conférences assidues, par des recherches et des observations importantes pour l'instruction des chirurgiens, s'est déjà mise en état de donner un volume du recueil des mémoires qui en ont été le fruit; nous avons même bien voulu accepter la *dédicace* de cet ouvrage qui a mérité l'approbation du public. C'est ce qui a engagé les membres du collège de Saint-Côme, que nous avons tous admis dans cette Académie, à nous supplier de confirmer de la manière la plus solennelle un établissement si favorable, et dont nous avons déjà fixé l'ordre et la discipline par des réglements postérieurs que nous avons jugé à propos de lui donner en l'année 1732 et en l'année 1739. Nous avons même cru depuis ce temps-là devoir accorder de plus grandes *distinctions* à l'art de la chirurgie, qui a été porté dans notre royaume à un si haut degré de perfection, et c'est dans cet esprit que, par notre déclaration du 23 avril 1743, nous avons jugé à propos de séparer entièrement l'exercice de la *barberie* du corps des chirurgiens, qui se trouvait avili par le mélange d'une profession si inférieure, et d'ordonner qu'aucun de ceux qui se destinaient à l'art de la chirurgie ne pourrait à l'avenir être reçu maître pour exercer cet art dans notre bonne ville et faubourgs de Paris, s'il n'avait obtenu le grade de maître ès-arts dans quelques-unes des universités de notre royaume, voulant que tous ceux qui seraient reçus dans la suite fussent tenus d'exercer l'art de la chirurgie, sans y mêler aucun art non libéral, commerce ou profession étrangère; au moyen de quoi nous avons, par la même déclaration, maintenu lesdits chirurgiens de Paris dans tous les droits, honneurs et priviléges dont les chirurgiens de Saint-Côme étaient en possession avant l'union du corps des barbiers à celui desdits chirurgiens, en sorte que l'*Académie royale* dont ils sont les membres ne sera plus composée que de sujets suffisamment lettrés, qui mériteront par leurs travaux que nous honorions cette Société naissante de la même protection que nous avons accordée à de pareils établissements. C'est pour la mettre en état de s'en rendre plus digne, que nous avons jugé à propos de lui donner des marques publiques de notre approbation, en assurant son état par des lettres-patentes revêtues du sceau de notre autorité, afin que rien ne manque du côté *de la forme* à une Académie qui peut être si avantageuse au public. A ces causes de notre grace spéciale, pleine puissance et autorité royale, nous avons, par ces présentes signées de notre main, permis, approuvé et autorisé, permettons, approuvons et autorisons les assemblées des membres qui composent ladite Académie de chirurgie, que nous avons d'abondant, en tant que de besoin est ou serait, instituée et établie, comme par ces présentes nous l'instituons, établissons *et confirmons*, sous le titre d'*Académie royale de chirurgie*, laquelle, sous notre *protection* et celle de nos successeurs rois, continuera d'être dirigée par le secrétaire-d'état ayant le département de notre maison : voulons pareillement qu'elle continue de tenir ses assemblées dans le même lieu et ainsi qu'elle l'a fait jusqu'à présent par nos ordres, nous réservant au surplus d'autoriser les réglements qui ont paru ou qui paraîtront nécessaires pour maintenir le bon ordre de ladite Académie par les lettres-patentes que nous ferons expédier à cet effet, et adresser en notre Cour de parlement pour y être enregistrées et être exécutées selon leur forme et teneur : si donnons en mandement à nos amés et féaux conseillers les gens tenant notre Cour de parlement à Paris, que ces présentes ils aient à faire registrer, et le contenu en icelles garder et observer selon sa forme et teneur : en témoin de quoi nous avons fait mettre notre scel à cesdites présentes. Donné à Versailles, le deuxième jour de juillet, l'an de grace mil sept cent quarante-huit, et de notre règne le trente-troisième; *Signé* Louis, *Et plus bas*, par le roi, Phelypeaux, *Visa* Daguesseau, pour confirmation de l'établissement de l'Académie royale de chirurgie. *Signées* Phelypeaux, et scellées du grand sceau de cire verte, en lacs de soie rouge et verte. Et à côté est écrit : Registrées, ouï le procureur général du roi, pour jouir par lesdits impétrants de leur effet et contenu, et être exécutées selon leur forme et teneur; sans approbation des règlements èsdites mentionnés lettres qui n'auraient été enregistrées au greffe de la Cour, suivant l'arrêt de ce jour. A Paris, en Parlement, le vingt-deux juillet mil sept cent quarante-huit.

*Signé* Dufranc.

---

Nouveau règlement pour l'Académie royale de chirurgie, donné par le roi; du 18 mars 1751.

### De par le Roi :

Sa Majesté, voulant donner à son Académie de chirurgie de nouvelles marques de son affection et de l'attention particulière que Sa Majesté donne à ce qui peut concourir à ses progrès, elle a résolu le présent règlement, qu'elle veut et entend d'être observé ainsi qu'il s'ensuit :

Article premier. L'Académie de chirurgie, demeurera toujours sous la protection du roi, elle recevra les ordres de Sa Majesté par celui des secrétaires-d'état qui aura dans son département les autres académies.

Art. ii. Le premier chirurgien du roi sera président-né de l'Académie; il aura inspection sur tout ce qui la regardera; il en dirigera les travaux, en fera observer les règlements; il ouvrira les séances aux heures marquées; il présidera aux assemblées, recueillera les suffrages, prononcera le résultat des délibérations; il nommera les commissaires pour l'examen des ouvrages qui seront présentés; il visera toutes les expéditions du secrétaire, ainsi que tous les actes concernant la recette et la dépense de l'Académie.

Art. iii. L'Académie sera divisée en quatre classes. La première sera composée de quarante académiciens, qui auront le titre de conseillers du comité. La deuxième sera composée de vingt académiciens, qui auront le titre d'adjoints au comité. La troisième sera formée par tous les autres maîtres en chirurgie, de Paris, qui ne seront pas des deux premières classes, avec la qualité d'académiciens libres. Enfin, il y aura une quatrième classe d'académiciens, sous la dénomination d'associés, tant Français qu'étrangers.

Art. iv. Le lieutenant du premier chirurgien du roi et le bibliothécaire du collège de chirurgie seront toujours du nombre des quarante académiciens de la première classe.

Art. v. Les quatre prévôts et le receveur de Saint-Côme, lorsqu'ils ne seront pas tirés du nombre des quarante académiciens de la première classe, jouiront néanmoins de tous les droits, honneurs et distributions, desquels ces quarante académiciens doivent jouir; et ce, tant qu'ils seront en charge seulement, et sans qu'ils puissent être censés membres du comité.

Art. 6. Les officiers de l'Académie seront toujours choisis dans le nombre des quarante académiciens de la première classe. Ces officiers seront un directeur, un vice-directeur, un secrétaire, un commissaire pour les extraits, un second commissaire pour la correspondance, et un trésorier.

Art. vii. Parmi ces officiers, il n'y aura que le secrétaire et le trésorier qui seront perpétuels; les autres seront électifs, ainsi qu'il sera dit ci-après.

Art. viii. Le directeur, et, à son défaut, le vice-directeur, et, au défaut de celui-ci, le secrétaire, tiendront la place du président, et rempliront dans les assemblées ses fonctions lorsqu'il sera absent.

Art. ix. Le secrétaire sera chargé d'écrire, sur un registre destiné à cet usage, les délibérations de l'Académie, et il en délivrera les expéditions. Il fera tous les ans l'histoire raisonnée des différents mémoires qui auront été approuvés par l'Académie au commencement de chaque année, et, après un mûr examen, elle en ordonnera l'impression lorsqu'elle le jugera convenable.

Art. x. Tous les titres, mémoires et registres de l'Académie, à l'exception de ceux de recette et de dépense, qui resteront entre les mains du trésorier, seront déposés dans une armoire dont le secrétaire gardera la clé.

Art. xi. Les mémoires, lettres et ouvrages qui seront adressés à l'Académie, seront remis d'abord entre les mains du commissaire pour les extraits, qui en fera l'extrait, pour en rendre compte à l'Académie dans la plus prochaine assemblée. Il sera aussi chargé de lui faire part de la même manière des livres nouveaux qui paraîtront, tant dans le royaume que dans les pays étrangers, sur tout ce qui pourra avoir rapport à la chirurgie. Ces extraits seront rendus fidèlement et sans aucune critique de la part du commissaire, qui indiquera simplement les vues dont on pourra profiter.

ART. XII. Le commissaire pour les correspondances répondra aux lettres des associés étrangers et autres qui auront écrit à l'Académie; il sera obligé de communiquer ses réponses à l'Académie avant de les envoyer.

ART. XIII. Le lieutenant du premier chirurgien du roi remplira toujours en cette qualité la place de trésorier perpétuel de l'Académie.

ART. XIV. Le trésorier sera chargé de la recette et dépense des fonds de l'Académie; il en tiendra un registre qui sera visé et paraphé par le président. Il sera aussi chargé, par un état signé de lui et du président, des meubles, machines et instruments appartenants à l'Académie; et à mesure que le nombre en augmentera, ils seront portés sur cet état, lequel sera recollé au mois de décembre de chaque année.

ART. XV. Les conseillers du comité seront tenus de fournir chaque année un ou deux mémoires; la place de ceux qui passeront deux ans sans se conformer à cette disposition, à moins qu'ils n'aient eu des raisons légitimes pour en être dispensés, sera déclarée vacante, et on procédera à l'élection d'un nouveau conseiller, après en avoir prévenu le président. Il en sera usé de même à l'égard de ceux qui, sans excuses valables, auront manqué trois mois de suite à se trouver aux assemblées.

ART. XVI. Les quarante conseillers de la première classe, et les vingt adjoints du comité qui composent la seconde, formeront ensemble le comité perpétuel de l'Académie. Les membres de ce comité auront tous voix délibérative dans les affaires qui concerneront l'Académie; mais lorsqu'il s'agira de l'élection des conseillers, les conseillers seuls auront voix.

ART. XVII. Les académiciens libres auront séance dans toutes les assemblées ordinaires de l'Académie; ils pourront y lire des mémoires; et, pour constater leur assiduité aux assemblées, ils signeront à chaque séance à laquelle ils assisteront, sur un registre destiné à cet effet, qui sera tenu par le trésorier. Ce registre sera conservé dans les archives, pour y avoir recours en cas de besoin.

ART. XVIII. Dans la classe des académiciens associés, pourront être compris des chirurgiens des provinces du royaume et des pays étrangers, qui se seront distingués dans leur profession, et qui auront fait part de leurs découvertes et de leurs observations particulières (1).

ART. XIX. Pour remplir les places de directeur, vice-directeur, et celles de commissaires pour les extraits et pour les correspondances, le comité élira chaque année, par la voie du scrutin, trois sujets pour chacune desdites places, lesquels seront proposés à Sa Majesté, qui sera suppliée d'en choisir un des trois.—Ces officiers, et principalement le commissaire des extraits et celui des correspondances, pourront, sous le bon plaisir du roi, être continués plusieurs années de suite, lorsque l'Académie le jugera convenable au bien de son service.

ART. XX. Lorsqu'il y aura une place vacante dans la première classe, les conseillers choisiront, par scrutin, trois sujets dans la seconde, et Sa Majesté sera suppliée d'en nommer un des trois.

ART. XXI. Il en sera de même lorsqu'il viendra à vaquer une place parmi les adjoints au comité; les conseillers et les adjoints choisiront, par scrutin, trois des maîtres en chirurgie, académiciens libres, qui auront fourni des mémoires ou observations, pour en être nommé un par Sa Majesté.

ART. XXII. Lorsque Sa Majesté aura fait choix d'un des sujets proposés, l'Académie en sera instruite par le secrétaire d'État.

ART. XXIII. Quant à la nomination des académiciens associés étrangers, lorsque l'Académie aura délibéré sur leur association, et que cette association aura passé à la pluralité des voix; Sa Majesté sera suppliée de vouloir bien la confirmer, et l'Académie sera pareillement instruite par le secrétaire d'État de la confirmation faite par Sa Majesté.

ART. XXIV. L'Académie s'occupera à perfectionner la théorie et la pratique de la chirurgie par des recherches et des découvertes sur la physique du corps

_____

(1) Depuis ce règlement, le roi a permis à l'Académie de nommer des correspondants, à l'exemple de l'Académie royale des sciences.

humain, et sur les causes, les effets et les
indications des maladies chirurgicales.
Elle s'attachera surtout à marquer avec
précision les cas dans lesquels on doit
faire ou mettre les opérations, le temps
et la manière de les pratiquer, ce qui
doit les précéder et ce qui doit les suivre. Elle indiquera les remèdes chirurgicaux convenables à chaque maladie, et
les raisons qui auront déterminé à les
employer.

ART. XXV. Elle aura soin de recueillir les
observations ou les descriptions des maladies chirurgicales qui auront paru extraordinaires, ou pour lesquelles on aura
employé des remèdes particuliers et des
opérations nouvelles.

ART. XXVI. Elle donnera l'histoire des
pratiques et l'origine des méthodes qu'on
leur a substituées, en observant les raisons de préférence qui ont fait adopter
celles-ci.

ART. XXVII. L'Académie recevra tous
les mémoires qui lui seront adressés, et,
après les avoir examinés, elle en fera l'u-
sage qu'elle croira le plus propre à remplir son objet.

ART. XXVIII. Elle s'assemblera régulièrement le jeudi de chaque semaine au
collège des maîtres en chirurgie, ainsi
qu'elle l'a fait jusqu'à présent. Lorsqu'il
se trouvera une fête le jeudi, elle vaquera
cette semaine; elle vaquera aussi pendant
la quinzaine de Pâques. Les séances seront de deux heures, depuis trois jusqu'à
cinq.

ART. XXIX. Outre ces assemblées ordinaires, il y en aura d'extraordinaires, suivant l'exigence des cas, lorsque le président le jugera à propos. Ces assemblées
seront convoquées par un billet circulaire
du directeur.

ART. XXX. Les académiciens conseillers
et adjoints auront leurs places marquées
suivant l'ordre de leur réception à l'A-
cadémie; et, dans les délibérations,
ainsi que dans les élections, ils donneront leurs suffrages suivant le même
ordre.

ART. XXXI. Le comité ne pourra délibérer valablement qu'il ne soit au moins
composé de vingt-cinq, tant conseillers
qu'adjoints. Tout s'y décidera à la pluralité des voix.

ART. XXXII. Les délibérations qui auront été prises seront enregistrées; il suffira qu'elles soient signées du président
et du secrétaire. Mais la signature du trésorier sera encore nécessaire, lorsqu'il
s'agira des fonds de l'Académie.

ART. XXXIII. Dans les assemblées ordinaires, lorsque le commissaire des extraits
aura fait part à l'assemblée des lettres,
mémoires et ouvrages dont il aura eu à
lui rendre compte, que le commissaire
des correspondances aura communiqué
les réponses qu'il aura été chargé de faire
par ordre de l'Académie, et qu'elles auront été approuvées ou réformées, on dé-
libérera aussitôt sur la réponse que l'on
devra faire aux nouvelles lettres et écrits
qui paraîtront moins importants. Quant
aux ouvrages qui mériteront plus d'attention, il en sera fait un état par le secrétaire sur un registre destiné à cet effet,
pour les remettre à l'examen à leur tour.
On lira ensuite les mémoires selon l'ordre du registre; chaque mémoire sera lu
deux fois; on ne pourra y faire des observations qu'à la seconde lecture. Si, après
la seconde lecture, on juge que l'ouvrage
dont il s'agira mérite encore un examen
plus particulier, il sera donné à un ou
plusieurs académiciens nommés commissaires à cet effet par le président ou le
directeur, et ils feront leur rapport à l'A-
cadémie dans un temps marqué; les commissaires ne pourront différer leur rapport au-delà de ce temps sans une permission expresse de l'Académie, et, dans
le cas où ils auraient besoin de quelques
éclaircissements de la part des auteurs des
mémoires, ces éclaircissements seront lus
aussi à l'Académie.

ART. XXXIV. Les mémoires qui auront
été lus, et que les auteurs auront réfor-
més, sur les observations qui auront pu
être faites, seront remis incessamment au
secrétaire, lequel y mettra son apostille
avec la date du jour auquel chaque mémoire aura été lu.

ART. XXXV. Chacun pourra faire ses
observations sur tout ce qui aura été dit,
lu ou proposé dans les assemblées, après
néanmoins qu'il en aura pris l'aveu du
président.

ART. XXXVI. Le président, ou celui qui
tiendra sa place, veillera exactement à
ce que tout se passe décemment dans les
assemblées; et il lui sera permis de renvoyer sur-le-champ de l'assemblée celui
ou ceux qui y causeront du trouble, même
de leur faire ôter, par délibération de la
compagnie, le droit d'y assister, soit pour
un temps, soit même pour toujours, suivant l'exigence des cas.

ART. XXXVII. Sur les fonds que le feu
sieur de la Peyronie, premier chirurgien
du roi, a légués par son testament à l'A-
cadémie de chirurgie, il sera distribué,

conformément à ses intentions , chaque jour d'assemblée ordinaire , un jeton à chacun des quarante conseillers du comité. Lorsqu'il s'en trouvera d'absents ou qui arriveront après l'heure fixée par l'article suivant, leurs jetons seront partagés conformément aux intentions dudit sieur de la Peyronie; c'est-à-dire, que la moitié en appartiendra au secrétaire , et que l'autre moitié sera distribuée aux adjoints arrivés dans l'espace de temps marqué, en observant leur rang d'ancienneté, et à raison d'un jeton chacun. L'ancienneté des adjoints se comptera du jour qu'ils auront été reçus à la place d'adjoints, et non pas de la date de leur réception au collége de chirurgie.

Art. xxxviii. Le trésorier aura, à l'effet de ce que dessus, un registre sur lequel les conseillers et les adjoints du comité signeront en entrant. À trois heures et un quart précises, il signera immédiatement après le dernier académicien arrivé, et il tirera une ligne sous sa signature; ceux qui viendront après la ligne tirée, ne seront plus admis à la distribution des jetons.

Art. xxxix. Lorsque les prévôts et le receveur de Saint-Côme se trouveront en même temps académiciens de la première classe, ils n'auront dans les assemblées de l'Académie qu'un seul jeton, comme les autres conseillers; mais s'ils ne sont point académiciens du comité, les jetons qu'ils recevront en qualité de prévôts et de receveur ne changeront rien à la distribution ordinaire , et seront fournis au-delà des quarante sur les fonds de l'Académie.

Art. xl. La distribution des jetons ne se fera qu'après la séance de l'Académie.

Art. xli. Pour perfectionner de plus en plus les progrès de la chirurgie, et exciter l'émulation non-seulement parmi les chirurgiens du royaume, mais même parmi ceux de toute l'Europe, l'Académie proposera chaque année une question chirurgicale, et le prix fondé par le feu sieur de la Peyronie sera donné à celui qu'elle jugera avoir traité cette question avec le plus de succès.

Art. xlii. L'Académie choisira la question dans le nombre de celles qui lui seront indiquées par les académiciens qui auront été nommés pour la proposer, et celle qui aura été choisie sera annoncée au public dans le courant du mois de janvier de chaque année. Toute personne , de quelque qualité et condition qu'elle puisse être, pourra prétendre au prix; on n'en excepte que les membres de l'Académie.

Art. xliii. Le secrétaire recevra les mémoires pour le prix jusqu'au dernier jour de janvier de l'année qui suivra celle où la question aura été proposée. Chaque auteur aura soin d'y mettre une marque distinctive, comme paraphe, devise ou signature; cette marque sera couverte d'un papier blanc, collé et cacheté , qui ne sera levé que dans le cas de préférence pour le prix.

Art. xliv. Le président de l'Académie nommera des commissaires du comité pour l'examen des mémoires présentés; ils en rendront compte dans une assemblée particulière qui se tiendra à cet effet, et le prix ne sera adjugé qu'au mémoire qui aura les deux tiers des suffrages du comité. Si les commissaires jugent que les auteurs des mémoires n'aient pas rempli l'objet de la question, le prix sera remis à une autre année, et, dans ce cas, il sera double.

Art. xlv. Le prix sera une médaille d'or de la valeur de 500 liv., qui sera délivrée à l'auteur en personne, ou à celui qu'il aura chargé de la recevoir. Il sera nécessaire de représenter la marque distinctive, avec une copie au net du mémoire couronné.

Art. xlvi. La pièce qui aura remporté le prix sera imprimée en entier; on pourra se contenter de donner des extraits de celles qui auront le plus approché.

Art. xlvii. Le prix sera proclamé dans la séance publique que l'Académie tiendra le premier jeudi d'après la quinzaine de Pâques. Les académiciens pourront, dans cette même assemblée , lire les mémoires de leur composition, qu'ils croiront intéresser le public, après toutefois en avoir obtenu le consentement.

Art. xlviii. Aucun des académiciens ne pourra prendre cette qualité dans les ouvrages qui n'auront pas été approuvés par l'Académie. Ceux qui contreviendront au premier article seront exclus de plein droit de l'Académie.

Art. xlix. Veut Sa Majesté que le présent réglement soit lu dans la première assemblée de l'Académie, et transcrit en entier à la tête de ses registres; et en cas de contravention, Sa Majesté se réserve d'y pourvoir, sur le compte qui lui en sera rendu.

Fait à Versailles, le dix-huitième jour de mars mil sept cent cinquante-un. *Signé* Louis; *et plus bas:* de Voyer d'Argenson.

27.

LISTE DE L'ACADÉMIE ROYALE DE CHIRURGIE.
1er octobre 1752.

PRÉSIDENT : M. Germain de la Martinière , écuyer , conseiller , premier chirurgien du roi, chevalier de l'ordre de St.-Michel, chef de la chirurgie du royaume et membre de l'Académie royale de Stockolm.

DIRECTEUR : M. Le Dran , de la société royale de Londres, ancien chirurgien-consultant des armées du roi.

VICE-DIRECTEUR : M. de la Faye , démonstrateur royal.

SECRÉTAIRE : M. Morand , écuyer, membre de l'Académie royale des sciences, de la Société royale de Londres et des Académies de Rouen, Pétersbourg, Bologne et Florence , censeur royal, inspecteur général des hôpitaux militaires et chirurgien-major de l'hôtel royal des Invalides.

COMMISSAIRE POUR LES EXTRAITS : M. Louis, démonstrateur royal , censeur royal et membre de la société royale de Lyon.

COMMISSAIRE POUR LES CORRESPONDANCES : M. Bassuel, démonstrateur royal.

TRÉSORIER : M. Malaval, chirurgien ordinaire du roi en son parlement, lieutenant de M. le premier chirurgien et ancien directeur de l'Académie.

BIBLIOTHÉCAIRE : M. Henriques.

SECRÉTAIRE VÉTÉRAN : M. Quesnay, médecin consultant du roi, et premier médecin ordinaire de S. M. en survivance, associé libre de l'Académie royale des sciences de Paris , honoraire de celle de Lyon.

CONSEILLERS DU COMITÉ PERPÉTUEL.

MM. Malaval ; Bourgeois, premier ancien vice-directeur et trésorier ; Puzos, écuyer , ancien directeur, censeur royal, démonstrateur des accouchements ; Le Dran ; Morand ; Hevin, ancien secrétaire pour les correspondances, premier chirurgien de madame la dauphine, démonstrateur royal, membre des Académies de Lyon et de Stockolm ; Benomont ; Henriques ; Taillard ; Marsolan, premier chirurgien de M. le duc d'Orléans ; Pibrac , écuyer ; Verdier, démonstrateur royal ; Gervais, vice-démonstrateur des accouchements ; De Garengeot, de la

société royale de Londres , démonstrateur royal, chirurgien-major du régiment du Roi-Infanterie, conseiller et chirurgien ordinaire du roi au Châtelet ; Foubert, chirurgien ordinaire du roi, en sa cour de parlement ; Chauvin ; Faget l'aîné ; Houstet, ancien premier chirurgien de S. M. le roi de Pologne, duc de Lorraine et de Bar, et ancien chirurgien-major des armées du roi ; De la Faye ; Bagieu, écuyer , chirurgien-major des gendarmes de la garde du roi ; Simon , démonstrateur royal , chirurgien-major des chevau-légers de la garde du roi, honoraire de l'Académie des sciences d'Amiens ; Sivert ; Cuquel, Souchay ; Chapillon ; Jard, accoucheur de madame la dauphine ; de Gramond ; Sorbier, premier chirurgien-major de la [gendarmerie] ; Talin ; Ruffel, premier chirurgien-major d'une compagnie des gardes-du-corps du roi ; Bassuel ; Guérin , chirurgien-major des mousquetaires noirs ; Duplessis, démonstrateur royal et ancien chirurgien-major des armées du roi ; Coutavoz ; Barbaut ; Bellecocq ; Moreau, chirurgien en chef de l'Hôtel-Dieu ; Andouillé , démonstrateur royal et chirurgien en chef de l'hôpital de la Charité ; Louis.

ADJOINTS AU COMITÉ.

MM. La Chaud ; Levret ; Froment l'aîné ; Jalet ; Faget cadet, chirurgien-major des gardes françaises ; Leguernery ; Delafitte ; Delamalle ; Perron ; Ruffel, deuxième démonstrateur royal ; Martin ; Silvy , conseiller , premier chirurgien de S. A. E. M. l'électeur de Bavière ; Veyret ; Du Fouar , chirurgien-major des gardes françaises ; Daran ; Bordenave ; Disdier 2e ; De la Roche 2e.

ACADÉMICIENS LIBRES.

MM. Dumoulin ; Pottier ; Bimont ; Dufay ; Carere ; Le Filastre ; Dumont ; Canal de la Cassaigne ; Maurin , Renard ; Perrier ; Demanteville ; Frémont ; Serres ; Le Roux ; Brassant père ; Saremia, D'Albon ; Belletête ; Bernard ; Hébrard ; Mouton ; Bérard ; Gravel ; Bermingham ; Cazanobe ; Héraut 1er ; Garmond ; LeVasseur père ; Loustault 1er ; Guitard ; Coste 1er ; Collignon l'aîné, démonstrateur en anatomie à Amiens, pensionnaire , et de l'Académie des sciences de la même ville ; Rivals ; Jouffrau ; Vatrée ; De la Haye père; De Penne; Baudot père; Humblot; Desjouet; Bajet 1er; Tavernier; Desprès, écuyer, premier chirurgien de S. M. catholique, membre de l'Académie royale de Séville, et président perpétuel du collège royal des chirurgiens de Madrid; Senot; Richardière; Lamblot; Loustault deuxième, chirurgien-major d'une compagnie des gardes-du-corps du roi; Herbillon; Duval 1er; Froment 2e; Engerran.... on Dudemaine; Vermont le père; Desvignes; Deleurye 1er; Caumont, de la Société royale des beaux-arts de Lyon, et médecin des cent-suisses de la garde du roi; Galin; Boiscaillaud, chirurgien ordinaire du roi; Dastes; Collin; Suë l'aîné; Sabatier le père; Allien; Dalibour; Martinet, chirurgien en chef de l'hôpital général; Collignon le cadet; Dumont; Desport, chirurgien ordinaire de la reine; Faget; De Leurye 2e; Audoux; Botentuit 1er; Farguier; Le Doux; Perchet, premier chirurgien du roi des Deux-Siciles; Cernaizot; Civadier, chirurgien-major d'une compagnie des gardes-du-corps du roi; Fauchat; Bailly; Desmont; Godefroy; Lamy; Lagrave; Moureau; Coursin; Héraud 2e; Menjon; Béliard de Beaupré; Perpey; Mertrud, démonstrateur en anatomie et chirurgie au jardin du roi; Méry; Dudillot; Roard; Cassaubon; Coste 2e; Maison-Neuve; Dessoumaignes; Chavignat Dulattier, premier chirurgien de la reine et de M. le dauphin; Bourgeois 2e; Poullet; Marcel; Neble; Disdier 1er; Bergerot; Dupouy; Bajet 2e; Caré; Tastet; Le Laumier; La Roche 1er; Doublet; Caignard; Soyet; Battut; Bourru; Deshayes-Gendron; Warroux; Planès; Canlay; Botentuit 2e; Calmejane; Dubertrand; Sabatier; Garrigues; Buisson; Cabany fils, chirurgien-major du régiment de Picardie; Paseal; Daunis; Sorbet, chirurgien-major des mousquetaires gris; Maritel; Doubleau de Callenge; Arrachart; Resclauze; Bourbelain; Lespinard; Le Maire; Le Vasseur 2e; Boullenger; De Bussac; Boscher; Labat; Duclos; Suret; Marlot; Henry; Despuech; Rousseau; Le Vasseur fils, chirurgien-major du régiment Royal-Cravattes; Ravenet; Lassus; Caille; Maurin; Delion; De la Forest, De Baig, Degeilh; Sauré, conseiller et chirurgien ordinaire du roi au Châtelet; Paignon, chirurgien en chef des Petites Maisons; Charrault; Delahaye fils; Caixonnet; Sannier; Laromignière; Luro; Brescou; Bonnevie; Allouel; Bouquot; Baudot fils; Dieuzalde; Delaporte; Dupont; De Lesqure; Morin 3e; Sorbier 2e; Potron; Bourrier; Dulattier; Vacher, correspondant de l'Académie royale des sciences de Paris, membre de celle de Besançon et chirurgien-major des hôpitaux du roi à Besançon; Frogier; Recolin; Deluze; Villeneuve; Péan; Cassaing; Pujol; Georget; Bayard; Léonard de Marlat, inspecteur général des hôpitaux militaires; Clusau; Broqua; Duval, chirurgien ordinaire de madame la dauphine; Pipelet; Brassant fils; Berdolin; Lagonelle; Mothereau; Ami, chirurgien en chef de l'hôpital des Incurables; Loyseau; Vermont le fils; Suë le cadet, professeur d'anatomie à l'Académie royale de peinture et sculpture; Pelletan; De la Vigne; Fabre; Serreis; Guignard; Bertrand; Gabond; Sabatier le fils; Sorbier 3e; Try; Cadet; Thévenot; Busnel; Tournay.

### ASSOCIÉS ÉTRANGERS.

M. Bellair, chirurgien ordinaire de S. A. S. M. le duc de Wirtemberg, à Stuttgard.

M. Vermalle, premier chirurgien de S. A. E. M. l'électeur palatin à Manheim.

M. Beaumont, écuyer, chirurgien de la personne du roi d'Espagne, et membre de l'Académie royale de Séville, à Madrid.

M. Molinelli, docteur en philosophie et en médecine, professeur en médecine et en chirurgie à Bologne, et associé de l'Académie de la même ville, à Bologne.

M. Schligting, docteur en médecine, et membre de l'Académie impériale des curieux de la nature, à Amsterdam.

M. Guattani, correspondant de l'Académie royale des sciences de Paris, et premier chirurgien de Sa Sainteté, en survivance à Rome.

M. Henkel, docteur en médecine et en chirurgie, ancien chirurgien-major des gendarmes de la garde du roi de Prusse à Berlin.

M. Guyot, maître en chirurgie, l'un des chirurgiens en chef de l'Hôpital-Français, à Genève.

M. Charron, conseiller, premier chirurgien de Leurs Majestés le roi et la reine de Pologne, à Dresde.

M. d'Acrell, de l'Académie royale des sciences, et de la Société de chirurgie, à Stockolm.

M. le Grand, conseiller, premier chirurgien de S. A. S. M. le prince Charles de Lorraine, gouverneur des Pays-Bas autrichiens, et maître en chirurgie de Lunéville, à Bruxelles.

M. le baron de Van-Swieten, premier médecin et bibliothécaire de Leurs Majestés impériales, de la Société royale de Londres, président du collége de médecine, à Vienne.

M. Moscati, professeur en anatomie et chirurgie, chirurgien en chef du Grand Hôpital, à Milan.

M. le baron de Haller, premier médecin de S. M. Britannique dans son électorat d'Hanôvre, de la Société royale de Londres, président de l'Académie royale des sciences de Gottingue, à Gottingue.

---

### ASSOCIÉS REGNICOLES.

M. le Cat, correspondant de l'Académie royale des sciences, membre des Académies de Rouen, Londres et Madrid, professeur en anatomie et chirurgie, et chirurgien en chef de l'Hôtel-Dieu, à Rouen.

M. Manne, maître en chirurgie et chirurgien des hôpitaux, à Avignon.

M. Daviel, membre des Académies de Toulouse et de Bologne, professeur en chirurgie, à Marseille.

M. Desbarbalières, docteur en médecine, médecin des hôpitaux royaux, et président trésorier de France, à la Rochelle.

M. Boucher, docteur en médecine, correspondant de l'Académie royale des sciences, professeur et démonstrateur pensionnaire en anatomie, à Lille en Flandre.

M. Charrau, chirurgien-major des hôpitaux du roi, à la Rochelle.

M. Goullard, maître en chirurgie, membre de la Société royale des sciences, professeur et démonstrateur royal, à Montpellier.

M. Serres, maître en chirurgie, professeur et démonstrateur royal, à Montpellier.

M. Alary, maître en chirurgie, chirurgien de l'Infirmerie royale et de l'hôpital de la Charité, à Versailles.

M. Lamorier, maître en chirurgie, membre de la Société royale des sciences, professeur et démonstrateur royal en chirurgie, à Montpellier.

M. Grassot, de la Société royale de Lyon, et maître en chirurgie, à Lyon.

M. Bailleron, de l'Académie des sciences et belles-lettres de Béziers, et maître en chirurgie, à Béziers.

M. Hugon fils, de l'Académie des beaux-arts de Lyon, maître en chirurgie, à Arles en Provence.

M. Charmetton, maître en chirurgie, professeur et démonstrateur d'anatomie, à Lyon.

M. Willius, docteur en médecine et en chirurgie en l'Université de Bâle, et médecin, à Mulhausen en Alsace.

M. Flurant, maître en chirurgie, et chirurgien en chef de l'hôpital général de la Charité, à Lyon.

M. de Laisse, maître en chirurgie, chirurgien en chef de l'hôpital, à Montfort-Lamaury.

M. Hoin, maître-ès-arts et en chirurgie, pensionnaire de l'Académie des sciences de Dijon dans la classe de médecine, et chirurgien en chef du grand hôpital, à Dijon.

---

### ÉLOGE DE M. MARESCHAL.

Georges Mareschal naquit en 1658. Son père, qui était officier dans un régiment étranger au service de France, ayant été estropié à la bataille de Rocroy, s'était retiré à Calais, où il jouissait d'une fortune médiocre. — M. Mareschal se sentant du goût pour la chirurgie, vint très-jeune à Paris, pour l'apprendre ; et soit qu'il en eût formé le dessein contre le gré de ses parents, soit que ses parents ne fussent pas en état de lui rendre la vie aisée, il fit le voyage peu commodément. — Il y a deux espèces de noviciat pour les chirurgiens : l'un suppose les ressources nécessaires pour fournir à une dépense honnête pendant plusieurs années qu'on passe à suivre les praticiens accrédités, les hôpitaux, les écoles publiques, les cours particuliers : et alors tous ces exercices se font avec une grande liberté ; l'autre consiste à s'assujettir à des maîtres, et moyennant les engagements auxquels on s'oblige avec eux, la dépense est réduite à celle qui est indispensable. M. Mareschal, arrivé à Paris, embrassa avec courage le dernier parti, quoique le plus dur, et se mit sous M. le Breton, maître-chirurgien.

Si l'on part de ce point de vue pour le considérer dans l'élévation à laquelle il était destiné, la distance étonne ; mais c'est le privilége du mérite de remplir les plus grands intervalles, et il y a bien de l'honneur à ne les remplir que par le mérite. — Déja le jeune Mareschal s'applique à l'anatomie : il est assidu à l'hôpital de la Charité, et il s'attire bientôt l'estime de M. Morel, chirurgien en chef, et de M. Roger, gagnant maîtrise. Celui-ci, qui était attaché à M. le prince de Conty, ayant été obligé de faire un voyage, et voulant commettre quelqu'un à sa place, ne crut pouvoir mieux faire que de proposer M. Mareschal, qui par là eut occasion de se faire connaître. — M. Roger étant de retour, reprit son emploi, et M. Mareschal, qui en savait assez pour faire la chirurgie dans sa province, même avec distinction, songea à rejoindre sa famille ; mais ses talents lui préparaient un plus grand théâtre sans qu'il s'en aperçût. — Le terme de six années, que M. Roger avait à remplir pour gagner sa maîtrise à la Charité, allait expirer ; plusieurs chirurgiens se mirent sur les rangs pour lui succéder ; et M. le maréchal d'Estrade présenta le sien avec cent louis pour les pauvres de l'hôpital, s'il était agréé. Cependant on offrit la place à M. Mareschal, s'il voulait rester à Paris. Il est vrai qu'en acceptant, il faisait perdre cent louis aux pauvres ; mais ceux-ci faisaient en même-temps une acquisition à laquelle il eût été difficile de mettre un prix. — On commence à voir le chemin qui est ouvert à M. Mareschal, et M. Roger s'empresse de lui donner sa sœur en mariage. M. Mareschal, épousant mademoiselle Roger en 1684, abandonna entièrement le dessein de retourner à Calais ; et devenu, peu de temps après, maître de son patrimoine, il en fit don à sa sœur qui embrassa l'état religieux. — Après avoir acquis au service des pauvres, de profondes connaissances en chirurgie par beaucoup d'expériences et de méditations, il fut reçu maître en chirurgie à Paris en 1688, avant que le terme de sa maîtrise fût exactement fini ; et presque aussitôt M. Morel, qui était devenu infirme, lui confia le soin de l'hôpital en chef, dans lequel il exerça son art avec un applaudissement général. — C'est alors qu'il parut dans la ville, placé dans les consultations à côté des chirurgiens du premier ordre, tels que MM. Félix, Bessière, Roberdeau, Tribouleau, Passerat, Haustome ; et suivi d'une foule d'élèves de différents pays. Il faisait l'admiration des uns, il était le modèle des autres ; et M. Albinus, qui a fait l'éloge

de M. Rau, célèbre professeur en Hollande, n'a pas oublié M. Mareschal dans l'énumération des hommes fameux auxquels M. Rau s'était attaché en France. — M. Mareschal faisait avec éclat toutes les opérations, et principalement celle de la taille au grand appareil, qu'il a rendue plus simple et plus sûre ; entre plusieurs personnes d'un haut rang, il tailla dans ce temps-là M. le duc de Grammont et M. le comte d'Avaux ; entre plusieurs autres, qui à différents égards méritent considération, il tailla M. Palaprat, auteur de quelques ouvrages en vers et en prose, qui en parle avec reconnaissance dans le discours qu'il a mis à la tête de la comédie des Empiriques. « J'étais, » dit-il, depuis dix ou douze ans, nou- » veau Sisyphe ; condamné à rouler une » grosse pierre, quand M. Mareschal, » ce prince des chirurgiens, me fit l'opé- » ration ; et je suis persuadé que si son » habilité et la légèreté de sa main com- » mencèrent ma guérison, sa douceur et » la gaîté de son humeur la perfection- » nèrent. Il ne s'approchait jamais de » moi qu'avec un visage riant, et moi je » le reçus toujours avec un nouveau cou- » plet de chanson sur quelque sujet ré- » jouissant. »

La réputation de M. Mareschal l'approchait insensiblement de la première place. Il fut appelé en 1696, pour consulter sur la maladie de Louis XIV, qui avait un abcès considérable à la nuque : ce sont là, pour un chirurgien, de ces occasions singulières, où il faut autant de prudence dans la conduite que d'habileté dans l'art. — M. Mareschal ayant vu la maladie du roi, fit signe de la main, qu'il convenait de faire une incision cruciale, et laissa le soin de prononcer à M. Félix, premier chirurgien, qui dit à Sa Majesté que M. Mareschal était de son avis ; sur quoi le roi consentit à l'opération. — Tant de circonspection ne parut point suffire à M. Mareschal. N'ayant pas même osé donner son avis tout haut, il revient à Paris sur-le-champ ; et ce n'est que parce que le roi dit trois ou quatre fois dans le courant de sa maladie qu'on ne voit point M. Mareschal à Versailles, que le chirurgien modeste se présente trois ou quatre fois devant le roi. — Mais c'est en vain qu'il fuit les honneurs, dont il se rendait digne tous les jours : ils se trouveront dorénavant sur ses pas, et il comptera ses années par ses avantages.

En 1697, l'ambassadeur de Charles XI, roi de Suède, le pressa d'aller au secours de son prince dangereusement malade, et lui offrit une somme considérable pour l'engager à partir sur-le-champ. M. Mareschal ayant lu la lettre écrite à l'ambassadeur, qui contenait un détail de la maladie du roi, n'hésita point de lui dire qu'il ne voulait point abuser d'une générosité qui ne pouvait être utile à son maître, et que si l'exposé de la maladie était fidèle, il était impossible d'arriver assez tôt pour secourir le roi de Suède. En effet on reçut la nouvelle de sa mort l'ordinaire suivant. — C'est à peu près dans le même temps qu'on lui offrit plusieurs places de conséquence à la cour; mais M. Mareschal préférait le public, et le public n'était point ingrat : il lui faisait une fortune aisée et indépendante. — Cette grande vogue se soutint sans échec jusqu'à l'époque d'une saignée suivie d'accidents, auxquels on attribua trop légèrement la mort d'un seigneur étranger. Mais ce nuage, qui semblait l'obscurcir, fut bientôt dissipé par de nouvelles cures éclatantes. On ne parla plus que de l'opération faite à M. le maréchal de Villeroy; qui périssait d'une descente avec étranglement de boyau, et il y eut peu d'intervalle entre cette cure, faite en 1698, et celle de M. Fagon, premier médecin du roi, à qui il fit l'opération de la taille. — La mort de M. Félix, premier chirurgien, arrivée en 1703, n'embarrassa pas long-temps pour le choix de son successeur. Il avait lui-même désigné M. Mareschal comme celui qu'il croyait le plus propre à le remplacer; et c'était en donner une haute idée, si l'on pèse les termes dont le roi se servit en disant de M. Félix, qu'il regrettait : « Ce n'est pas seulement » un bon chirurgien que j'ai perdu, c'est » un ami. »

Tout se trouvait donc disposé en faveur de M. Mareschal, qui d'ailleurs était devenu au point de n'avoir plus de concurrents à redouter. Le roi, informé de ce que lui rendait son travail à Paris, douta presque qu'il voulût quitter la ville pour venir à la cour; mais peut-on rien mettre en parallèle avec l'honneur d'être attaché à la personne de son maître, et d'un maître tel que Louis-le-Grand ? M. Mareschal, qui aimait à être le chirurgien du public, ne changea point de façon de penser en acceptant cet honneur : devenu premier chirurgien du roi, il crut être devenu celui de tout un peuple, auquel son roi est si cher. — Dès qu'il fut dans cette place éminente,

il renonça noblement aux assurances qu'il avait sur plusieurs particuliers, qui lui étaient à la fois redevables de leur santé et de ses honoraires; et ne voulant pas les exposer à être inquiétés, s'ils n'acquittaient pas leurs billets de son vivant, il en jeta au feu pour une somme d'environ vingt mille livres.

M. Mareschal, réunissant en lui les qualités de l'honnête homme et les talents d'un homme supérieur dans son état, confirma aisément Louis XIV dans l'idée avantageuse que Sa Majesté en avait conçue : il en mérita la confiance intime; et si l'on pouvait parler des souverains comme il leur est permis de parler des autres hommes, on dirait l'amitié. — Il eut occasion de faire quelques petites opérations à Sa Majesté; et il y a peu de princes et de princesses de la famille et du sang royal qui n'aient éprouvé son habileté. La reine d'Angleterre, Marie d'Est de Modène, qui était à la cour de France, et qui a porté long-temps un mal au sein, ne se conduisait que par ses avis. — Les distinctions les plus flatteuses dont un homme en sa place pût être honoré, semblaient aller d'un pas égal avec ses succès. En 1706, le roi lui donna une charge de maître-d'hôtel. En 1707, Sa Majesté l'annoblit; et le motif en est si beau, qu'on ne peut se dispenser de le rapporter tel qu'il est énoncé dans ses lettres. « Comme nous ne saurions trop » témoigner, dit le roi, combien nous » sommes content de lui, nous avons » jugé à propos de lui en donner des » preuves qui puissent passer à sa posté-» rité, en l'élevant autant au-dessus du » commun, qu'il s'est élevé lui-même au-» dessus de ceux de sa profession, etc. » — Cette élévation était telle en effet, qu'elle avait porté son nom dans les pays étrangers où il était célèbre. Il fut consulté pour l'empereur et pour le roi de Sardaigne Victor-Amédée II. Les princes qui voulaient s'assurer d'un bon chirurgien, en prenaient de sa main, ou déterminaient leur choix sur le sien. — En 1709, le maréchal de Villars fut blessé d'un coup de feu au genou droit à la bataille de Malplaquet; et son état étant devenu dangereux, le roi, qui en était occupé, proposa à M. Mareschal d'aller lui-même juger de la blessure du général. Les nouvelles fâcheuses qui en couraient à la cour, faisaient peine à M. Mareschal; cependant, après quelques courtes réflexions, il donna sa parole au roi, qui, charmé de le voir partir, l'embrassa, et dès ce moment regarda comme sûre la conservation de ce grand capitaine, que le ciel destinait à rassurer la France alarmée. Le roi ne fut point trompé dans son attente. M. Mareschal, arrivé au Quesnoy, jugea, par la nature des accidents, qu'il fallait rouvrir le trajet de la balle. Le jour même de l'opération, les accidents sont calmés, et peu de temps après la guérison est certaine. — En 1711, il fit l'opération de la taille à un prince distingué par ses vertus, M. le comte de Toulouse. Ce fut dans la même année qu'il acquit la terre seigneuriale de Bièvre, près de Paris. Il avait alors formé le dessein de partager son temps entre son devoir à la cour, les affaires que la chirurgie lui donnait à la ville, et quelques moments de repos à la campagne.

La mort de Louis XIV ne changea rien à sa situation, et il retrouva dans Louis XV la confiance dont son auguste bisaïeul l'honorait. L'attachement tendre qu'il avait pour le jeune roi, le rendait sans cesse tremblant pour des jours si précieux : lorsqu'il donnait des conseils sur sa santé, il oubliait qu'il parlait à son maître, et prenait, si on l'ose dire, le ton d'un père qui parle naturellement à son fils. La crainte respectueuse qu'inspire la majesté du trône, n'a pu en aucun temps étouffer les expressions ingénues de son zèle salutaire, et comme elles partaient du cœur, le roi les a toujours reçues avec bonté. — En 1719, voulant jouir un peu plus de la vie tranquille, il s'associa M. la Peyronie. L'amour-propre qui craint l'égalité, ne lui aurait présenté pour cette place que des chirurgiens inférieurs à lui ; mais l'amour pour le roi lui fit prendre sans peine un émule. — Les projets que M. Mareschal avait formés depuis long-temps pour illustrer la chirurgie, étaient fort étendus, et rien ne convenait mieux à leur exécution que son union avec M. la Peyronie. Animés tous deux du même esprit, ils concertèrent ensemble les moyens de faire des élèves dans la capitale et de réformer les abus dans les provinces. — A bien considérer la cause de ces abus, ils paraissaient venir de l'établissement des chirurgiens royaux créés en 1691, en titres d'offices héréditaires, et l'on n'avait que trop de preuves qu'indépendamment de la facilité avec laquelle ils recevaient à la maîtrise des aspirants peu capables, ceux auxquels ces offices passaient à titre d'hérédité étaient souvent incapables de juger du mérite des aspirants. On ne pouvait y remédier qu'en supprimant ces offices, et rétablissant les lieutenants du premier chirurgien, dont la date est si ancienne ; c'est ce qui fut fait par l'édit de 1723, qui renferme certainement, si on l'examine sans prévention, les dispositions les plus sages pour établir une police générale dans la chirurgie du royaume.

La même année que cet édit parut, le roi, voulant donner à M. Mareschal de nouvelles marques de sa considération, et ajouter de nouveaux honneurs à ceux que Louis XIV lui avait accordés, le fit chevalier de l'ordre de Saint-Michel. — Le réglement donné à la chirurgie de l'hôpital de la Charité en 1724, l'engageait à venir présider à l'opération de la taille qui s'y fait tous les ans au printemps, et il en faisait toujours lui-même quelques-unes ; car quoique avancé en âge, il avait la main aussi ferme que son esprit était sain. Il a encore opéré quelques mois avant sa mort. — Une attaque violente de colique hépatique, à laquelle il avait échappé en 1722, lui avait laissé des craintes sur le retour de cette maladie : cependant, une exacte sobriété et la vie réglée qu'il menait, lui procurèrent un intervalle de quatorze ans, pendant lequel il eut une santé assez égale, et ne fut sujet à aucune des infirmités qui accompagnent la vieillesse. Enfin, il tomba malade le 11 novembre 1736, et le danger étant manifeste, le roi parut s'y intéresser vivement. — Les accidents de sa maladie annonçaient un abcès au foie, qui malheureusement n'était pas dans les circonstances favorables à une opération, moyennant laquelle, il avait sauvé, en 1726, M. Le Blanc, secrétaire-d'état de la guerre ; nous avons eu la douleur de le voir privé des secours d'un art qui lui devait tout son lustre, et à la gloire duquel rien n'eût manqué, s'il eût rendu M. Mareschal à la vie. Il marquait bien précisément du bout du doigt le lieu où devait se trouver le dépôt. Jugeant lui-même son mal sans ressource, il édifia par sa conduite et ses sentiments ; et jouissant de toute sa connaissance jusqu'au dernier moment, il mourut dans son château de Bièvre, le 13 décembre 1736, âgé de 78 ans. — Dans le cours de cette longue et brillante carrière, il avait conservé la santé à des hommes de tous états. Rois, princes, ministres, prélats, généraux, magistrats, nobles, citoyens de tous les ordres, gens de tous pays, avaient ressenti les effets salutaires de sa main ou de ses conseils ; et aux témoignages publics que les riches et les pauvres rendaient de son savoir, les pauvres auraient pu joindre bien des preuves secrètes de sa charité.

Il faisait ses tournées dans Bièvre et aux environs, monté sur un petit cheval que le roi lui avait donné, et par là, non-seulement il évitait l'appareil d'une voiture plus commode, mais la vue de ceux qui auraient découvert le bien qu'il faisait. Il allait seul voir les paysans, panser les malades, consoler les malheureux ; il était leur père, leur chirurgien, leur conseil et leur appui. — A la tête des devoirs qu'il avait à remplir, il mit toujours ceux de la religion. Véritablement pieux, il n'en était pas moins aimable dans la société ; on lui trouvait des mœurs douces, et rien de ce dehors austère auquel le dedans ne répond pas toujours.— Jamais il n'oublia d'où il était parti ; il contait familièrement, même à ceux qui ne le connaissaient pas, son voyage à pied de Calais à Paris. Pareilles époques auraient mortifié un homme vain. Il est cependant si beau de les rappeler soi-même, qu'en tout autre que M. Mareschal on aurait pu soupçonner de la vanité.

Il avait une éloquence naturelle, et polie par l'usage du grand monde ; il exposait avec clarté un fait de chirurgie ; il racontait une histoire avec grâce ; et ses discours étaient autant de tableaux, où les choses étaient rendues avec des traits naïfs, et une vérité que les ornements n'offusquaient point.— On a dit de M. Chirac que c'était un législateur en médecine. On aurait pu dire de M. Mareschal que c'était un oracle en chirurgie. Lorsqu'il approchait d'un malade, la crainte et l'espérance semblaient marcher à ses côtés, prêtes à s'emparer des esprits, suivant ce qu'il allait prononcer ; ses arrêts passaient pour irrévocables ; et ce respect que le public avait pour son pronostic, les chirurgiens l'avaient pour ses décisions ; ils répondaient comme les disciples de Pythagore : *Le maître l'a dit.*

Il y a des observations excellentes de lui répandues en différents ouvrages. On en trouve dans les opérations de Dionis, sur les bons effets des trépans multipliés ; dans le Traité de la cataracte par Brisseau, sur la cataracte et le glaucome de l'humeur vitrée ; dans les opérations de M. de Garengeot, un grand nombre sur

différents sujets ; dans les Mercures de France, plusieurs dont on lui avait demandé le détail, entre autres, une sur l'extraction d'un corps solide très-gros, formé dans les intestins, et tiré du *rectum* : il en a donné à l'Académie plusieurs sur les plaies de la tête, et il en a laissé quelques-unes dans ses papiers, dont une fort singulière fait le détail d'un dépôt sous l'omoplate, qu'il attaqua avec succès en trépanant cet os. Il aurait fourni à la chirurgie un trésor immense d'observations, s'il eût recueilli toutes celles qu'il a eu l'occasion de faire : mais il ne connaissait pas assez sa supériorité pour cela, et il croyait les autres familiarisés comme lui avec les faits extraordinaires. — C'est à son ardeur pour les progrès de la chirurgie, que cette compagnie, ou plutôt la nation même, doit les établissements faits sous le règne de Louis XV ; et ces établissements sont de la dernière importance. — En 1724, le roi nous accorda des lettres-patentes par lesquelles deux maîtres en chirurgie de Paris, proposés par le premier chirurgien, sont nommés par Sa Majesté pour traiter les pauvres dans l'hôpital de la Charité, y former des élèves, et conserver des droits qui n'appartiennent qu'à ceux qui font leur capital de la chirurgie. — Par les mêmes lettres-patentes, cinq démonstrateurs royaux sont créés pour expliquer dans l'amphithéâtre de Saint-Côme les différentes parties de la chirurgie, et donner aux élèves des leçons qui portent leur fruit dans les différents endroits où ils se répandent. Les provinces jouiront bientôt du même avantage ; et l'on a lieu d'espérer que le roi étendra ses bontés sur les principales villes du royaume, où des démonstrateurs particuliers sont bien nécessaires, par la trop grande affluence des étudiants dans la capitale.

En 1730, on tira de la compagnie des maîtres en chirurgie des censeurs royaux, qui, pour l'honneur du corps et des auteurs même, examinent avec une attention scrupuleuse, les ouvrages dont le jugement leur est confié. — Enfin, en 1731, une société académique fut formée sous la protection du roi, où les chirurgiens du royaume et des pays étrangers envoient leurs observations et leurs découvertes, et où, dans des conférences paisibles, elles sont discutées, et travaillées ensuite de façon à mériter d'être mises au jour. — C'est cette même société qui rend à la mémoire de M. Mareschal, son président, un hommage auquel la cérémonie a bien moins de part qu'une juste vénération pour ses vertus et ses talents. Elle aurait pu aisément choisir quelqu'un qui les eût exposées avec plus d'art, mais elle a cru qu'il suffisait de montrer M. Mareschal tel qu'il était ; et dans cette supposition, j'en aurai assez dit pour justifier les regrets de ceux qui l'ont connu, et rendre son nom respectable à la postérité.

---

### ÉLOGE DE M. PETIT LE FILS.

M. Petit le fils naquit le 28 mai 1710. Rien de ce qui peut contribuer à une excellente éducation ne fut négligé pour la sienne. Lorsqu'il eut fait ses humanités, son père interrompit pour quelque temps le cours de ses études, afin d'essayer s'il s'accoutumerait à la vue des premiers objets de la chirurgie, pour lesquels ceux qui commencent ont une sorte d'horreur. Cette tentative fut faite de manière à ne point forcer son inclination ; on le laissa, pour ainsi dire, à lui-même pendant plusieurs mois ; son père ne lui donna point à connaître qu'il le verrait avec satisfaction prendre ce parti plutôt qu'un autre, et il se contenta d'attirer chez lui plusieurs personnes d'un ordre même distingué dans la littérature, qui mirent son fils en état de profiter des premières semences jetées dans son esprit, et qui lui apprirent en même temps la science du monde. — Le jeune homme se sentit de la vocation pour la chirurgie, et, comme il entendait dire sans cesse que l'anatomie en était la base, il s'enferma pour disséquer des animaux, sans témoins, n'ayant d'autre livre que la nature, et d'autre maître que son génie. Il aurait été bien fâché que son père en eût été instruit, et celui-ci l'aurait peut-être été de paraître le soupçonner. — Mais bientôt la chambre du jeune homme devint trop étroite pour ses projets ; il met dans sa confidence quelques-uns des élèves de son père, et ils font ensemble un cours clandestin d'anatomie. Le secret se trouva pour lors confié à trop de monde pour n'être point trahi. Son père, qui fit semblant de l'apprendre, lui sut bon gré de ses occupations furtives, et, pour présenter un nouveau champ à son émulation, il fit pour l'instruction de son fils un cours d'anatomie sur un cadavre humain.

Sitôt que notre jeune anatomiste eut vu de près les merveilles de la machine dont son père lui développait la structure, il fut enflammé du désir d'en connaître les ressorts les plus déliés ; il voulut en faire l'analyse lui-même, et il demanda avec la plus vive instance la permission d'aller à l'hôpital de la Charité, pour y faire des dissections. — Son père y consentit, et, prévoyant bien que son fils n'échapperait plus à la chirurgie, il exigea de lui qu'il partagerait son temps entre l'anatomie et la philosophie. M. Petit prenait volontiers des engagements en fait de sciences : il fut fidèle à ceux qu'il venait de prendre, et, à la fin de son cours de philosophie, il reçut le bonnet de maître ès-arts dans l'université de Paris, en 1729. — M. Petit s'appliqua sérieusement à l'étude des hautes sciences, telles que la physique expérimentale, la géométrie, les mécaniques, et, comme il ne connaissait nulle sorte de dissipation, il ne connaissait non plus que deux endroits qu'il pût habiter avec plaisir, son cabinet et les hôpitaux. — Je ne puis me rappeler sans douleur ce que j'ai vu. J'étais souvent témoin de ses dissections à l'hôpital de la Charité ; son ardeur pour l'anatomie le rendait indifférent sur le choix des cadavres, et ce fut réellement dans l'exercice de la dissection, qu'il contracta une maladie de la peau qui fut plusieurs années à se dissiper, et qui prit un caractère plus dangereux à mesure qu'elle disparaissait. — M. Petit, possédant parfaitement les auteurs, bien instruit dans l'anatomie, en état d'en tenir école s'il eût voulu, n'avait plus qu'à chercher un maître pour la pratique de notre art. Quel avantage ! celui que plusieurs souverains ont honoré de leur confiance, et qui réunit les éloges du compatriote et de l'étranger, lui est donné par la nature ; il trouve dans son père le maître le plus zélé et l'ami le plus tendre ; c'est le nom que le père donnait au fils, et c'est sur ce ton que, dans des conférences familières, les secrets de l'art furent dévoilés au jeune élève, sans réserve de la part de celui qui les dévoilait.

Chaque jour manifeste les progrès de M. Petit. On lui trouve de la sagacité, des lumières, un grand sens ; les talents du disciple étonnent le maître, et, comme il est conduit avec prudence, on ne l'expose au public que parce qu'on est sûr qu'il en méritera les regards. On le voit donc à côté de son père, compagnon de ses visites et de ses travaux, et enfin il

est reçu maître en chirurgie, en 1730.
— Sitôt qu'il fut membre de notre compagnie, il montra un zèle aussi éclairé
que vif pour l'honneur et les intérêts de
la chirurgie de Paris ; tout ce qui augmentait l'honneur du corps le pénétrait de
joie. Il prit véritablement part à l'établissement de l'Académie, et ne tarda pas
à s'y distinguer. Il nous donna des réflexions sur les différentes méthodes de
tailler, telles que les lithotomistes auraient
pu croire qu'il en avait fait sa principale
occupation. — Mais ce n'est pas en des
matières de pure chirurgie que M. Petit
déploya ses connaissances ; il avait lieu
de prétendre à l'Académie des sciences,
et il était bien persuadé qu'un savant n'a
plus rien à désirer quand il y est admis.
Dans cette vue, il se mit en état d'y être
présenté avec confiance, et travailla à
plusieurs mémoires qui n'ont pas été ache-
vés, sur la vraie cause qui rend si difficile la luxation de la cuisse, sur le mécanisme de la respiration, et sur l'usage
des muscles congénères, trop simplement
regardés comme des parties destinées à
fortifier les mêmes mouvements. Plusieurs
de ces sujets supposent des connaissances
de la plus haute spéculation, et n'en sont
pas moins à la portée des chirurgiens
que des autres hommes. — Il aurait été
bien difficile que le chemin que M. Petit
avait tenu pour son instruction n'eût pas
formé en lui le talent d'enseigner ; disons mieux : où aurait-on pu trouver un
maître plus capable de donner de solides
instructions, après avoir rempli si parfaitement la carrière d'un élève de la plus
grande espérance ? Aussi fut-il nommé,
en 1732, à la place de démonstrateur
royal, substitut de son père.

Il se trouvait chargé, par ce nouvel
emploi, d'expliquer aux étudiants en chirurgie les principes de leur art, et la
théorie des plaies, des ulcères, des apostèmes ; mais comme l'expérience est l'appui de cette théorie, il résista aux instances que lui faisait son père de paraître
en public. Il voulait avoir pris dans l'observation les leçons qu'il devait donner
aux autres ; et, pour cet effet, il demanda
à être employé à la guerre. Il fit la campagne de 1733 en qualité de chirurgien
aide-major ; il fut nommé chirurgien-
major l'année suivante, et fit sur le Rhin
les deux campagnes de 1734 et 1735. —
Un chirurgien - major d'une armée de
cent mille hommes n'ayant pas encore
vingt-quatre ans, est une espèce de phénomène capable d'exciter l'envie des chi-

rurgiens plus âgés, d'alarmer le soldat,
de surprendre tout le monde ; mais nom-
me-t-on M. Petit le fils ? tout le monde
applaudit au choix du ministre. — M.
Petit ayant profité de ce que la chirurgie
militaire lui avait appris, commença à
mettre en ordre les idées vastes et lumineuses qu'il avait sur plusieurs parties
essentielles de la chirurgie. — Il travailla
à un grand ouvrage sur les épanchements,
où l'on trouve des observations singulières, des vues nouvelles, des conséquences justes. Tout occupé de cette importante matière, il voulut en lire lui-
même une partie dans la séance publique
de l'année dernière, quoique très-incommodé, et dans un état qui faisait peine
à ses amis. Il continua de venir assidû-
ment à nos assemblées malgré sa maladie ;
et comme on lui représentait la nécessité de rester chez lui et de ne songer
qu'à sa santé, il répondit avec courage
qu'il voulait mourir à l'Académie. Nous
l'y avons encore vu le 6 du mois d'août
1737, et il mourut le 19, n'ayant pas
encore 28 ans accomplis. — Un commerce aimable et une parfaite égalité faisaient son caractère. Il détestait les conversations où l'on perd le temps, si précieux pour ceux qui savent l'employer,
et il avait l'art de s'y dérober sans blesser
l'amour-propre de ceux qui croient qu'on
leur a obligation quand on perd son temps
en bonne compagnie ; il avait le secret
d'allier deux choses qui rarement vont
ensemble dans la dispute, la fermeté et
la politesse. — Si on le considère du côté
du cœur, combien de choses à dire ? C'é-
tait un fils bien né, un ami sincère, un
citoyen compatissant. Atteint de la maladie dont il est mort, et résolu de souffrir une opération douloureuse qui ne
devait plus être retardée, il demanda en
grâce qu'elle fût différée de deux jours,
afin de pouvoir secourir un homme qui
avait eu les cuisses écrasées par une charrette.

M. Petit avait l'abord un peu froid,
mais ce n'était qu'un ménagement délicat
par rapport aux connaissances nouvelles,
qu'il ne faisait qu'avec discrétion. C'est
assez là l'esprit de ceux qui ne veulent
qu'un petit nombre d'amis, mais aussi
qui ne leur manquent jamais. — M. Petit
avait beaucoup de justesse dans le raisonnement ; il observait bien, il mépri-
sait les systèmes. Il avait étudié de façon
que l'analyse des ouvrages qu'il avait lus
sur l'anatomie, la physique, la géométrie, les mécaniques, faite pour son usage

particulier, compose un ouvrage sur chaque matière qui ne serait pas désavoué par les maîtres. — Il projetait un traité d'ostéologie et de myologie avec de nouvelles planches, par lesquelles il avait dessein de corriger des défauts auxquels les yeux délicats ne s'accoutument point, quoiqu'ils les voient partout. Il disposait sérieusement ses matériaux pour faire le cours public des principes, lorsque la mort nous l'a enlevé. — Il était déjà notre Boerhaave pour la théorie ; il eût bientôt acquis la réputation d'un grand praticien, et, parvenu au point de célébrité auquel une heureuse alliance des deux parties de notre art le portait, on n'eût point cherché hors de chez lui des comparaisons pour le louer. Le fils n'aurait pu être un jour comparé qu'au père.

### ÉLOGE DE M. DE LA PEYRONIE.

François de la Peyronie naquit à Montpellier le 15 janvier 1678. Le souvenir de ce qu'il a fait par son art et pour son art ne s'effacera jamais, et son nom portera toujours à l'esprit l'idée d'un grand chirurgien et d'un grand citoyen. C'est sous ces deux points de vue que la postérité la plus reculée respectera sa mémoire, et que nous essaierons de peindre cet homme illustre. — A l'âge de 15 ans, il avait fini ses études au collège des jésuites de Montpellier, et il avait rempli cette carrière avec un succès qui faisait souhaiter à tous les arts qu'il les cultivât. Son père, Raimond de la Peyronie, quoique chirurgien, le destinait à une profession à laquelle le préjugé accorde plus de considération : il voulait en faire un médecin. Mais le génie heureux qui préside à la gloire de la chirurgie, ne permit pas que ces dispositions paternelles, trop souvent écoutées, fussent suivies. Le jeune la Peyronie eut le courage d'y résister. Sa famille fut obligée de céder à la voix puissante de l'inclination. L'illustre M. Chirac lui-même, qui s'était flatté d'acquérir à la médecine un sujet si distingué, se vit forcé d'abandonner ses espérances, et conseilla au père et à la mère, dont il était ami, de permettre à leur fils de suivre son penchant.

Livré à son goût, M. de la Peyronie n'en fut que plus ardent à le justifier. Quoiqu'il eût fait deux années de philosophie, il entreprit un second cours de physique conforme à son objet. Il assista régulièrement aux démonstrations publiques et particulières d'anatomie ; il suivit les hôpitaux, il accompagna les chirurgiens célèbres chez les malades ; il vit les opérations, les pansements. Il ne négligea pas les leçons des plus habiles professeurs en médecine de Montpellier. Enfin toutes ses études, tous ses pas, toutes ses conversations tendirent à le mettre en état d'exercer la chirurgie. — Il y avait fait en peu de temps des progrès si rapides, que sa jeunesse était le seul obstacle à sa réception. Son père demanda la dispense d'âge, qu'on ne sollicite guère que pour le mérite, et que lui seul obtient ordinairement. Cette grâce fut accordée à M. de la Peyronie, qui avait à peine 19 ans. Il soutint avec éclat des examens rigoureux, et il fut reçu chirurgien avec l'applaudissement de toute la ville. — Les éloges de ses compatriotes ne lui inspirèrent point cette présomption dangereuse qui fait croire qu'on les mérite, et même au-delà. M. de la Peyronie sentait combien il était éloigné de la perfection, et ce sentiment est la marque la plus sûre qu'on y parviendra. Il apprit avec transport que son père, par le conseil de M. Chirac, avait résolu de l'envoyer à Paris. Il y vint en effet, et il eut le bonheur d'être reçu pensionnaire chez M. Mareschal, alors chirurgien en chef de l'hôpital de la Charité, et depuis premier chirurgien du roi. L'amitié d'un grand homme est aussi précieuse que les talents de la nature. M. de la Peyronie sut se rendre digne de celle de M. Mareschal. Cet illustre chirurgien se fit un plaisir de lui communiquer ses lumières, malgré le pressentiment qu'il pouvait avoir dès-lors, qu'en formant un pareil disciple, il se donnait un émule redoutable. — On juge aisément des connaissances dont M. de la Peyronie s'enrichit à l'école d'un tel maître. Il eût retiré assez de fruit de son voyage de Paris en se bornant à entendre les leçons et à voir les opérations de M. Mareschal ; mais un esprit de la vivacité du sien fut avide de tout apprendre dans une ville qui offre tant de ressources à la docte curiosité. Il prit une teinture de tous les arts ; il voulut connaître les artistes célèbres dans tous les genres, toutes les parties de l'histoire naturelle entrèrent dans ses recherches : il étudia jusqu'aux mathématiques. Cette science pourra paraître assez étrangère à sa profession ; mais un homme de génie saisit toujours des rapports entre l'objet principal de ses études et les sciences qui paraissent aux yeux du vulgaire les moins analogues à cet objet.

Lorsque M. de la Peyronie se crut en état de reparaître dans sa patrie avec distinction, il y retourna et il débuta par donner chez lui des leçons particulières d'anatomie et de chirurgie. Il compta tous les étudiants de Montpellier au nombre de ses disciples. Il fut choisi professeur public aux écoles de médecine, et il s'en acquitta avec le plus grand succès. Ceux de son âge, et même les chirurgiens les plus accrédités virent avec admiration l'espace immense qu'il laissait déjà entre eux et lui. La place de chirurgien en chef de l'Hôtel-Dieu de Montpellier vint à vaquer, la voix publique y nomma M. de la Peyronie : elle lui fut donnée. Peu de temps après il fut fait chirurgien-major de l'armée envoyée sous les ordres de M. le maréchal de Villars, contre les rebelles des Cévennes. — Son mérite, généralement reconnu, n'avait plus besoin que d'être confirmé par quelque cure d'éclat. M. le marquis de Vitzani vint du fond de l'Italie se mettre entre ses mains. C'était un seigneur distingué par sa naissance et par une charge éminente qu'il occupait auprès du pape. Sa santé était dans un état déplorable. Il avait deux fistules à la tête, en conséquence d'une carie au crâne ; il souffrait les douleurs les plus aiguës, et quelquefois il tombait dans des assoupissements et un délire qui annonçaient une mort prochaine. M. de la Peyronie, après plusieurs opérations très-délicates, que peut-être tout autre que lui n'eût osé tenter, et moyennant lesquelles il obtint l'exfoliation d'un os pariétal tout entier, vint à bout de rendre la santé à M. Vitzani, qui, de retour à Rome, se hâta de faire le récit de sa guérison à Clément XI. Ce pontife, pénétré d'admiration pour les talents de M. de la Peyronie, et de reconnaissance de ce qu'il lui avait conservé un homme qu'il aimait, lui envoya l'ordre de l'Eperon avec une médaille d'or. — M. de la Peyronie eut bientôt occasion de se signaler sous les yeux mêmes de Louis XIV. M. le duc de Chaulnes était attaqué d'une fistule qui avait résisté aux soins de plusieurs chirurgiens. M. Chirac conseilla de faire venir M. de la Peyronie, et M. le duc de Chaulnes fut guéri. Louis XIV, toujours attentif à appeler dans sa capitale le mérite rare en tout genre, chargea M. de Chaulnes et M. Chirac d'engager M. de la Peyronie à se fixer à Pa-

ris. Il eut beaucoup de peine à se rendre à cette proposition. Il envisageait avec quelque inquiétude qu'il allait quitter sa patrie où il était honoré, et où l'exercice de sa profession lui rapportait un revenu considérable, pour courir les risques d'un nouvel établissement dans une ville qui possédait tant d'habiles chirurgiens. M. le duc de Chaulnes le détermina enfin. Les noms des Mécènes illustres doivent aller à la postérité à côté des talents qu'ils ont protégés. M. de Chaulnes acheta à M. de la Peyronie, à son insu, une charge de chirurgien de la prévôté de Paris, qui l'agrégea à notre compagnie. Peu de temps après, il lui fit avoir celle de chirurgien-major de la compagnie des chevau-légers. Enfin l'on y ajouta encore celle de chirurgien en chef de l'hôpital de la Charité. Il enseigna aussi l'anatomie dans l'amphithéâtre de Saint-Côme et au jardin du roi en qualité de démonstrateur.

Tant de places le conduisaient à grands pas à la première. Dès 1717, c'est-à-dire deux ans après son établissement à Paris, il fut fait premier chirurgien du roi en survivance, et, ce qui est bien digne de remarque, ce fut M. Mareschal lui-même qui demanda que M. de la Peyronie lui fût associé. — Le roi Louis XV, dont le discernement devançait les années, sentit par lui-même le prix de l'acquisition qu'on lui avait faite. Il goûta tellement son nouveau chirurgien, que pour l'approcher de plus près de sa personne, il lui donna un appartement au château des Tuileries, où il faisait alors sa principale résidence. Ce prince étant tombé malade, ce fut M. de la Peyronie qui le saigna ; quelque temps après, il lui fit expédier des lettres de noblesse. — Le jeune monarque fit, en 1722, le voyage de Reims pour y être sacré. M. de la Peyronie l'y suivit, et ce voyage lui fournit une nouvelle occasion de se distinguer. Madame la duchesse de Lorraine s'était rendue à Reims pour assister à la cérémonie. Elle consulta M. de la Peyronie pour le duc Léopold, son époux, père de l'empereur aujourd'hui régnant. Dès que le roi fut de retour à Paris, il ordonna à son chirurgien de se rendre à Lunéville. Il fit au duc de Lorraine l'opération de la fistule. La guérison fut prompte, et la reconnaissance éclatante. Léopold, non content de l'avoir accablé de présents, lui fit une pension viagère de cinq mille livres. Parmi les fêtes que donna la ville de Nancy pour célébrer le rétablissement de la santé de son prince, le restaurateur d'une santé si chère ne fut point oublié. Cette ville fit presque pour lui ce que Rome fit autrefois en faveur du médecin qui avait guéri Auguste. Les Romains lui érigèrent une statue ; les Lorrains firent battre deux cents jetons d'or aux armes de Nancy, d'un côté, et à celles de M. de la Peyronie, de l'autre. Il les refusa constamment ; mais pour ne pas désobliger des sujets si zélés, il accepta une pareille bourse de jetons d'argent. — Il était né pour rendre la santé aux souverains de la Lorraine. Le roi de Pologne, destiné à faire un jour le bonheur de cette contrée, tomba malade à Dantzig en 1734. Il consulta M. dé la Peyronie ; mais, respectant l'attachement qui le retenait auprès du roi, ce prince demanda seulement son avis, et un chirurgien de sa main. M. de la Peyronie lui envoya M. Houstet, son compatriote, son confrère et son ami. Il partit pour Dantzig, et guérit le roi de Pologne.

Sa réputation lui acquit l'estime et la confiance de presque tous les potentats de l'Europe. Le czar de Moscovie, le premier des souverains qui ait quitté son pays, et qui se soit dépouillé de sa dignité ( si cependant elle pouvait être séparée d'un si grand homme ) pour aller chercher dans des régions étrangères des lois et des arts afin de policer ses peuples, Pierre-le-Grand vint à Paris. Le czar le consulta deux fois, et se félicita d'avoir suivi ses conseils. Il lui dut encore une santé précieuse : ce fut celle de M. Osterman, son premier ministre et son chancelier, qu'il sauva d'une grande maladie. Le feu empereur Charles VII, le feu roi de Prusse, l'électeur de Cologne, le duc Théodore de Bavière, aujourd'hui évêque de Liége et cardinal, décorent la liste de ceux qui lui furent redevables de leur santé, soit par ses consultations, soit par le choix qu'il fit encore de M. Houstet pour les secourir. — M. de la Peyronie, devenu, en 1736, par la mort de M. Mareschal, titulaire de la charge de premier chirurgien du roi, reçut de son maître de nouvelles preuves que ses services lui étaient agréables. Ce prince lui avait déjà fait présent d'une charge de maître-d'hôtel de la reine, qu'il exerça jusqu'à sa mort. Il le gratifia, en 1737, d'une pension de dix mille livres ; et, lorsqu'en 1738, il eut guéri M. le dauphin d'un dépôt considérable à la mâchoire inférieure, sa

majesté lui en marqua sa satisfaction par le don d'une charge de gentilhomme ordinaire de sa chambre. — Le roi voulut ajouter des honneurs à ses bienfaits ; mais M. de la Peyronie n'était jaloux que des distinctions littéraires qu'on accorde à son art, et il eut la satisfaction de les recevoir. Il était depuis long-temps associé anatomiste de la Société royale des sciences de Montpellier. L'Académie royale des sciences de Paris le réclama à son tour ; on le nomma, en 1732, à une place d'associé libre, et, quoique ses occupations ne lui permissent guère de se livrer aux travaux académiques, il lut dans les assemblées plusieurs bons mémoires. Dès l'année 1727, il avait communiqué à M. Morand une observation chirurgicale très-intéressante, pour en faire part à l'Académie, mais en exigeant de n'être point nommé. L'Académie de l'institut de Bologne le mit aussi au nombre de ses associés étrangers.

Lorsque le roi partit, en 1744, pour se mettre à la tête de ses armées, ce fut une nouvelle source de succès pour M. de la Peyronie. Il y fit également éclater son zèle et ses talents, il visita les hôpitaux militaires, réforma les abus, et fit lui-même la plupart des opérations difficiles. La vérité de l'histoire a consacré qu'on sauva par ses soins un beaucoup plus grand nombre de malades et de blessés qu'on n'avait fait dans les campagnes précédentes. — Il eût manqué quelque chose à sa gloire, s'il ne s'était pas vu lui-même dans la triste nécessité d'avoir besoin des secours qu'il employait pour les autres avec tant de succès. Il essuya dans le cours de sa vie plusieurs maladies dangereuses, dont il échappa par son habileté. Entre autres, il s'était blessé au petit doigt en faisant une opération ; les suites de cette blessure devinrent fâcheuses, on voulut en venir à l'amputation : il s'y opposa et se guérit. Mais pendant le traitement, il se fit un dépôt à la jambe gauche ; les accidents furent si pressants, que ses amis crurent ses jours en danger. Ils opinèrent encore pour l'amputation, et il y était déterminé lui-même ; mais le jour pris pour l'opération, voyant que son mal n'avait pas augmenté, il proposa de nouvelles incisions ; il prit lui-même le bistouri, et fit la première : sa jambe fut sauvée. Quelques années après, il se crut attaqué de la pierre ; il se fit sonder à différentes reprises, et on ne la trouva point. Il persista cependant dans son opinion, qui malheureusement fut justifiée après sa mort : à l'ouverture de son cadavre, on lui trouva une pierre de trois onces.

Une sagacité si peu commune, des lumières si sûres, des succès si constants, suffisaient pour immortaliser M. de la Peyronie ; mais ce n'est encore là que la plus faible partie de son éloge. Il a eu pendant sa vie, et on lui compte après sa mort, d'illustres rivaux dans la pratique de son art. La gloire qui lui est propre, et qu'il ne partage point, le mérite qui lui est unique et personnel, est le zèle ardent dont il fut enflammé pour l'illustration et la perfection de la chirurgie. Il lui avait fait honneur par ses talents, il voulut qu'à l'avenir elle fît honneur à ceux qui l'exerceraient. Ce fut là sa passion dominante; son cœur en était rempli; son esprit occupé, et l'on remarqua que dans une fièvre maligne qui pensa l'enlever, il ne parla dans son délire que des projets qu'il méditait pour le bien de sa compagnie. Il n'y a personne qui ne soit frappé d'étonnement et d'admiration au récit que je vais faire, et la postérité, à la vue de tant d'établissements aussi beaux qu'utiles, ne pourra croire qu'un particulier ait en quelque sorte égalé la magnificence des rois.

M. de la Peyronie travailla d'abord de concert avec M. Mareschal, et sur leurs représentations, le roi créa en 1724 cinq démonstrateurs dans l'amphithéâtre de Saint-Côme. Le succès de cette première démarche les enhardit. Ils ne pouvaient voir avec indifférence une infinité d'observations et de découvertes importantes faites dans le royaume et dans les pays étrangers perdues, pour ainsi dire, pour la société, faute d'une compagnie de chirurgiens éclairés, capables d'en connaître le prix, de les rassembler avec discernement, de les enrichir de remarques, de leur donner la forme convenable; en un mot, de les mettre en état d'être communiquées au public. C'est ce qui fit naître à MM. Mareschal et la Peyronie l'idée d'une Académie de chirurgie, qu'ils eurent la permission de former en 1731. — M. de la Peyronie avait tout prévu, tout disposé pour rendre cet établissement solide. Il avait réglé les différents exercices des académiciens; il se chargea des frais des assemblées; il donna des médailles pour le prix, et se rendit lui-même assez régulièrement aux séances, où il apportait le résultat de ses réflexions et de ses opérations. Il y a trois dissertations de lui dans le premier volume de nos Mémoires. L'accueil qui fut fait à cet ouvrage fit saisir cette heureuse circonstance à M. de la Peyronie pour demander à Sa Majesté de nouvelles grâces en faveur de la chirurgie, car, il faut l'avouer, il était insatiable dès qu'il s'agissait de son art. Cet art se trouvait avili par le mélange d'une autre profession. Il conçut le dessein de séparer entièrement l'exercice de la barberie du corps des chirurgiens, au moins dans la capitale. C'était beaucoup pour l'honneur de la chirurgie; ce n'était pas assez pour sa perfection. — Il savait par sa propre expérience combien il était important que les chirurgiens étudiassent l'anatomie, la physique, l'économie animale. Mais comment pénétrer dans ces sciences sans être en état de profiter de ce que les anciens nous en ont transmis dans leurs livres, et de ce que les modernes en ont écrit de bon dans la langue des anciens. Ce fut ce motif qui porta M. de la Peyronie à solliciter la déclaration de 1743, par laquelle le roi veut que les chirurgiens soient initiés dans les lettres; ordonnant qu'aucun de ceux qui se destineront à l'art de la chirurgie ne soit à l'avenir reçu maître pour exercer cet art dans la ville et les faubourgs de Paris, qu'il n'ait au préalable obtenu le grade de maître ès-arts dans quelques-unes des universités approuvées du royaume; voulant de plus que tous ceux qui seront reçus dans la suite soient tenus d'exercer l'art de la chirurgie, sans y mêler aucun art non libéral, commerce ou profession étrangère, moyennant quoi Sa Majesté maintient les chirurgiens de Paris dans tous les droits, honneurs et priviléges dont ils jouissaient avant l'union du corps des barbiers au leur.

Cette déclaration fit beaucoup de bruit. Elle fut comme le flambeau qui alluma une espèce de guerre civile entre deux professions rivales, dont l'accord est si utile pour notre conservation. Pendant le cours de ce procès, on publia de part et d'autre des écrits en tout genre; et, suivant le caractère de la nation, on s'étudia à se donner des ridicules. Des chirurgiens apprendre le latin ! leurs adversaires trouvèrent la chose fort plaisante. Ils l'apprennent néanmoins; ils soutiennent aujourd'hui des actes publics en latin, et quelques-uns même s'en sont tirés avec un honneur infini. Le singulier a disparu, et l'utile est resté. — M. de la Peyronie n'a pu être témoin de ces actes solennels; il n'a pu voir toutes les contestations finies, et l'établissement de l'Académie de chirurgie confirmé de la manière la plus authentique par des lettres patentes enregistrées au parlement. Cette satisfaction était réservée à son digne successeur, M. de la Martinière, en qui la chirurgie française retrouve les mêmes sentiments. — M. de la Peyronie tomba malade à Versailles le 20 février 1747, d'une fièvre qu'il jugea lui-même mortelle. Il supporta pendant deux mois les douleurs les plus vives avec une constance que l'ancienne philosophie eût admirée ; mais le sentiment de ses souffrances n'éteignit point en lui ceux qu'il avait voués à sa profession, et ses derniers soupirs furent encore pour la chirurgie. Il laissait des biens immenses ; il en disposa comme aurait pu faire le Romain le plus pénétré de l'amour de la patrie. Sa famille et ses amis ne sont point oubliés dans son testament, mais il ne leur laisse que l'usufruit d'une partie de ses biens ; le reste et la propriété de toute sa fortune, il les abandonne à la chirurgie. Il lègue au collège des chirurgiens de Paris sa bibliothèque, un fonds pour l'augmenter, et sa terre de Marigny, dont les revenus seront employés, 1º à un prix annuel qui consistera en une médaille d'or de la valeur de cinq cents livres, représentant à perpétuité le buste de Louis XV ; 2º à un certain nombre de jetons, pour être distribués à chaque séance à quarante des académiciens qui composent ce qu'on appelle le comité ; 3º à mille livres, qui seront payées chaque année pour deux cours publics d'accouchements qui seront faits, l'un aux élèves en chirurgie, l'autre aux sages-femmes ; 4º à des émoluments pour cinq adjoints aux cinq démonstrateurs royaux, le secrétaire de l'Académie et le bibliothécaire ; 5º enfin à plusieurs autres dépenses qui toutes ont pour objet l'avancement de son art.

Il lègue à la compagnie des chirurgiens de Montpellier deux maisons qui lui appartenaient dans la grande rue de cette ville. Il veut que ces deux maisons soient détruites, et que sur leur terrain on élève un amphithéâtre, dont on prendra le modèle sur celui de Paris. Il donne pour la construction de cet édifice la somme de cent mille livres une fois payée. De plus, il assigne un revenu pour cinq démonstrateurs et cinq adjoints, qui donneront des leçons publiques dans cet amphithéâtre. Son attention va jusqu'à faire des legs aux hôpitaux de Montpellier, à condition qu'ils fourniront des cadavres pour les dissections.

Peut-on faire de ses richesses un usage plus noble et plus heureux ? Qu'il serait à souhaiter que les gens illustres dans tous les genres imitassent un si bel exemple ! ce serait le moyen de conduire les arts et les sciences à la perfection, de faire éclore de grands talents, de rendre sa patrie et sa profession respectables. Ce serait être le bienfaiteur du genre humain ; et la fatalité, qui ne permet pas aux grands hommes de vivre toujours, serait par là réparée. C'est ainsi qu'après sa mort, M. de la Peyronie est encore utile à son roi, à ses concitoyens, à ses confrères, à l'univers entier ; puisqu'enfin, de cette école fondée par ses soins et ses bienfaits, il sortira toujours des élèves qui porteront dans toutes les parties du monde les ressources de leur art, et les lumières de la chirurgie française.

M. de la Peyronie mourut à Versailles le 25 avril 1747, dans la soixante-dixième année de son âge, pleuré de ses amis, regretté de ses confrères, comblé des éloges de toute la France. — Il était aimable dans la société. Les agréments de son esprit, ses manières engageantes inspiraient aux malades la confiance et la gaîté, si propres à accélérer la guérison. Ennemi du luxe et de l'ostentation, ses meubles, son train, ses équipages, tout annonçait la modestie et la simplicité. Il semblait fuir les dépenses étrangères au bien public. Il ne refusait jamais son ministère aux pauvres ; il les voyait même par préférence, et sa main habile et libérale leur prodiguait des secours de toute espèce. Sa maison, et surtout sa terre de Marigny, étaient l'asile de l'indigence et de l'infirmité. — Ses dernières volontés ont été attaquées après sa mort, mais les tribunaux et le conseil du roi même ont confirmé des vues si sages et si sublimes ; en sorte que l'Académie royale et le collège de chirurgie, sont enfin parvenus à cet état de splendeur qui faisait toute l'ambition de M. de la Peyronie.

---

ÉLOGE DE M. PETIT, par M. LOUIS. —

Jean-Louis Petit naquit à Paris d'une famille honnête le 13 mars 1674. On remarqua en lui, dès sa plus tendre enfance, une vivacité d'esprit et une pénétration peu communes à cet âge. M.

Littre, célèbre anatomiste, et l'ami particulier de son père, occupait alors un
appartement dans sa maison : il conçut
bientôt pour le fils de son ami une véritable tendresse, à laquelle le jeune Petit
parut toujours fort sensible. — La reconnaissance, ou plutôt l'attachement de cet
enfant le conduisait quelquefois à la
chambre où M. Littre faisait ses dissections. Ces visites, auxquelles une curiosité naturelle pouvait aussi avoir quelque
part, ont paru découvrir le germe des
talents que la nature avait mis en lui pour
la chirurgie. On le trouva un jour dans
un grenier, faisant de l'objet des plus profondes recherches de M. Littre celui de
son amusement. Il avait enlevé un lapin,
et se croyant à couvert de toute surprise,
il le coupait dans le dessein d'imiter ce
qu'il avait vu faire. M. Littre regarda
cela comme l'effet d'une disposition pré-
maturée ; il augura très-avantageuse-
ment de cette inclination, et se fit un
plaisir de la cultiver.

Le jeune Petit avait à peine sept ans
qu'il assistait régulièrement aux leçons
de M. Littre. Il n'en est pas tout-à-fait
de l'anatomie comme des autres sciences
difficiles, où il faut que l'intelligence soit
formée pour en concevoir les premiers
éléments. Le secours des yeux et de la
mémoire suffit pour retenir les choses de
fait : l'anatomie pratique est de cette
nature. Ce qui coûte le plus, et souvent
ce qui éloigne de l'étude du corps humain les personnes qui la cultiveraient
peut-être avec le plus de succès, c'est la
répugnance qu'on a de toucher les cadavres. C'est avoir beaucoup gagné que
d'avoir vaincu cette espèce de supersti-
tion. M. Petit eut l'avantage d'être fa-
miliarisé avec les morts avant que d'avoir
connu le sentiment d'horreur qu'ils inspirent à la plupart des hommes. Il fit en
peu de temps d'assez grands progrès dans
la dissection ; en moins de deux ans, M.
Littre s'en rapporta à lui pour les préparations ordinaires ; et il lui confia ensuite
le soin entier de son amphithéâtre. — Le
jeune Petit remplit cette place avec succès. Il ne se bornait point à préparer ce
qui devait faire le sujet des leçons du
maître ; il faisait aux écoliers des répétitions, que les connaisseurs mêmes entendaient avec plaisir. Sa grande jeunesse,
une figure agréable, surtout une petite
taille qui le faisait paraître encore plus
jeune qu'il ne l'était, et qui l'obligeait à
monter sur une chaise pour être facilement aperçu ; toutes ces circonstances ne

contribuaient pas peu à lui acquérir une
sorte de réputation. — Six à sept années
d'une application constante à l'anatomie
sous un maître tel que M. Littre et rempli d'affection pour son disciple, donnèrent au jeune Petit des connaissances
fort supérieures à son âge. C'est avec un
tel fonds qu'il commença à étudier en
chirurgie. Ses parents le placèrent, en
1690, chez M. Castel, célèbre chirurgien,
et fort occupé pour le traitement des
maladies vénériennes. Il y demeura deux
ans pour obtenir un brevet, au moyen
duquel il put constater la qualité d'élève
que M. Littre ne pouvait lui donner. Il
employa principalement ce temps à suivre les cours publics et à fréquenter les
hôpitaux. Personne ne montra plus d'ardeur à s'instruire. M. Mareschal a ra-
conté qu'étant chirurgien-major de la
Charité, et y allant de grand matin faire
le pansement, il avait plusieurs fois
trouvé le jeune Petit couché et endormi
sur les degrés de cet hôpital. Il se croyait
dédommagé de cette fatigue en s'assurant par-là d'une place commode à côté
du lit où il savait qu'on ferait une opération de quelque importance.

En 1692, il fut employé sur l'état des
hôpitaux de l'armée du maréchal de
Luxembourg, qui fit sous Louis XIV le
siège de Namur. Il fit cette campagne et
les suivantes, en mettant à profit toutes
les occasions de s'instruire en instruisant
les autres. Il s'occupait pendant l'été à
faire des démonstrations sur les os : dès
que la saison permettait l'usage des cadavres, il faisait des cours réglés d'anatomie. Les travaux volontaires auxquels
il se livrait, son assiduité à ses devoirs,
et une conduite régulière qui se fait
bientôt remarquer dans les armées, fixè-
rent sur lui les yeux de ses supérieurs.
A leur recommandation, les magistrats
de Lille lui accordèrent une salle dans la
Maison de Ville, où il démontra publiquement l'anatomie pendant l'hiver de
1693. Les hivers suivants, il fit des démonstrations à Mons et à Cambrai, avec
la même protection des magistrats, et
toujours avec de nouveaux succès. — Ces
occupations anatomiques procurèrent à
M. Petit la grande dextérité qu'il avait
dans les opérations. Son habileté en ce
genre était si connue, que les chirurgiens-majors sous lesquels il travaillait
alors lui confiaient avec assurance ce
qu'il y avait de plus important, et lui per-
mettaient d'opérer dans des cas où ils ne
l'eussent pas permis à tout autre. — Le

talent de la dissection conduit naturellement un chirurgien à la perfection dans l'art d'opérer ; mais la perfection de la chirurgie consiste à savoir s'abstenir des opérations. Un vrai chirurgien ne compte point ses succès par le nombre des sujets qu'il a été obligé de mutiler ; il s'applique à connaître les pouvoirs respectifs de l'art et de la nature : il sait diriger celle-ci quand elle s'égare, et aider ses mouvements lorsqu'ils sont salutaires. Il n'ignore aucune des ressources que le régime et l'administration des remèdes lui fournissent pour le traitement des maladies. M. Petit donna de très-bonne heure des marques de sa sagacité sur tous ces objets, bien différents de l'art d'opérer, et qui exigent des connaissances infiniment plus étendues. — A la paix de 1697, on conserva M. Petit à la place de chirurgien aide-major de l'hôpital de Tournai. Il en partit vers le mois de mars 1698, pour venir à Paris ; il se mit sur les bancs, et fut reçu maître en chirurgie le 27 mars 1700.

On conçoit assez avec quelle distinction il dut paraître dans les différents exercices de sa licence. Les grands talents font souvent plus d'ennemis que d'admirateurs. L'objet de la réception est d'avoir un titre pour exercer, afin de recueillir du public, et sans crainte de contradiction, le fruit des soins qu'on lui donne. La réputation que M. Petit s'était acquise annonçait trop ouvertement qu'il commençait une carrière brillante ; plusieurs personnes crurent qu'il était de leur intérêt de le voir aller à pas plus lents. Plus il montrait d'empressement à s'avancer, plus on craignit son avancement. Eloigné, par caractère, de toute voie indirecte, il fut fort sensible aux procédés de ses adversaires. Sa vivacité ne lui permit pas toujours de dissimuler leur conduite à son égard ; sa franchise l'emporta quelquefois sur la politique. Peut-être qu'avec un peu plus de modération il eût eu moins d'obstacles à surmonter. Je lui ai ouï dire plusieurs fois que les menées sourdes de ses rivaux avaient reculé sa fortune de plus de quinze ans. Il fit, dans les premiers temps de son établissement, plusieurs cours publics d'anatomie et d'opérations dans les écoles de médecine. Il avait établi chez lui une école d'anatomie et de chirurgie, où il eut pour disciples la plupart des médecins et des chirurgiens les plus connus de l'Europe. Il ne quitta ses exercices que quand ses occupations, que la confiance du public

multipliait de jour en jour, ne lui permirent plus de s'en acquitter avec toute l'assiduité qu'il croyait devoir y donner. — Le temps nécessaire pour prétendre aux premières places de son corps était à peine expiré, que M. Petit fut nommé prévôt par le suffrage unanime de ses confrères. Alors, sa principale attention fut de veiller à ce que les épreuves pour la réception des candidats à la maîtrise se fissent suivant toute la rigueur que mérite cet objet. L'honneur du corps et la sûreté des citoyens l'exigeaient de la vigilance de M. Petit. Il donna aux actes une nouvelle vigueur, et les rendit une source féconde d'instructions pour les candidats qui les soutenaient. Ses successeurs ont cru avec raison ne pouvoir mieux se distinguer qu'en marchant sur ses traces. Les grands exemples sont toujours présents ; ils produisent des effets qu'on se fait honneur d'imiter dans tous les temps.

Il se présenta, peu de temps après, à M. Petit, une occasion de donner des preuves les moins équivoques du zèle le plus vif pour l'honneur et les progrès de son art. L'étrange révolution qui avait dégradé la chirurgie depuis un demi-siècle n'avait point éteint l'émulation des vrais chirurgiens. Deux hommes célèbres (Bien-Aise et Roberdeau), placés aux premiers rangs par une estime générale, avaient fondé des démonstrations en faveur des élèves ; tous leurs collègues, animés du même esprit, venaient d'élever à la gloire de la chirurgie un monument durable de leur zèle pour le bien public, en faisant bâtir un amphithéâtre anatomique. Cet édifice, destiné aux instructions gratuites, était à peine achevé, que les fonds consacrés à un si important usage éprouvèrent la vicissitude des temps : les démonstrations ne se firent plus avec exactitude ; ceux qui en étaient chargés n'y apportaient point une attention suffisante. On ne tarda point à s'apercevoir des tristes effets que produirait la négligence de ces exercices publics. Ceux des élèves qui étaient les plus instruits établirent entre eux des conférences réglées sur les matières de chirurgie. Ces assemblées devinrent bientôt très-nombreuses ; elles acquirent même assez de célébrité pour être connues sous le nom de *chambre d'émulation*. Les jeunes gens se faisaient illusion sur l'utilité de ces conférences ; ils se persuadaient qu'elles pouvaient leur tenir lieu des leçons qu'on faisait alors. Les chefs de ces associations se portèrent même à quelques excès que la fougue de la jeunesse ne rend point excusables : ils eurent la témérité d'afficher à la porte de nos écoles ces mots en gros caractères : *Amphithéâtre à louer*. Le mal était pressant, et les remèdes violents pouvaient l'irriter. M. Petit trouva un expédient pour ramener ces jeunes gens à la vraie source des instructions : il annonça un cours public, et fit choix d'un sujet tout neuf alors ; c'était la démonstration des instruments de chirurgie. Il ne se borna point à les leur faire voir et à exposer les usages auxquels ils étaient destinés, il fit sentir les inconvénients qui résultaient de certaines constructions, donna des vues pour la perfection de plusieurs autres, rendit ses démonstrations intéressantes par l'explication des manières dont on devait se servir des instruments dans les opérations ; et il rappelait sans cesse les faits de pratique qu'il avait observés en différentes occasions. Ce cours, tout important qu'il était, n'eut pas d'abord le succès qu'il s'en était promis. Ceux qui tenaient les premières places à la chambre d'émulation se trouvaient abaissés par la qualité de simples auditeurs ; il paraissait difficile de favoriser leur goût et de les faire rentrer dans le sein des écoles, mais M. Petit suppléa par son industrie à l'impossibilité apparente de la réussite : il permit qu'on lui fît des objections, et s'engagea à les résoudre sur-le-champ. Cette conduite, qui ne marque pas moins un grand fonds de connaissances que l'attachement le plus généreux aux intérêts de la chirurgie, remplit les espérances que M. Petit en avait conçues : par là il soutint seul le crédit des écoles, détruisit une espèce de schisme, et jeta les fondements de la splendeur renaissante de la chirurgie.

L'habileté et la grande expérience dont M. Petit donnait chaque jour de nouvelles preuves lui assuraient la première réputation, et le firent regarder comme un homme de ressource dans les cas les plus difficiles : son nom seul inspirait de la confiance. Il a eu le rare avantage d'être appelé par plusieurs souverains, qui ont été redevables à ses lumières de la santé dont ils ont joui depuis. En 1726, le roi de Pologne, aïeul de madame la dauphine, eut recours à lui dans une circonstance où l'on désespérait de sa vie. M. Petit discerna les causes et les complications de la maladie, et il en entreprit la guérison. Il fut d'abord en butte aux traits de la jalousie et de la dé-

fiance des médecins et des chirurgiens du pays ; mais le succès détruisit bientôt leurs injurieuses préventions et les craintes qu'ils avaient artificieusement inspirées. M. Petit reçut les marques les plus glorieuses de l'estime et de la confiance qu'on avait eues en lui. Le roi désira l'attacher à son service ; mais il ne put se résoudre à sacrifier le penchant qu'il avait pour Paris. Il fit, en 1734, un voyage en Espagne pour *don Ferdinand* actuellement régnant. Il résista aux plus pressantes sollicitations : les établissements les plus avantageux, offerts pour sa famille, ne purent vaincre sa forte inclination pour sa patrie. L'affection tendre qu'il avait pour cette compagnie était aussi une des principales causes de son éloignement à accepter des propositions où l'honneur et l'intérêt, motifs de toutes les actions des hommes, se trouvaient réunis. — Des occasions aussi éclatantes sont des règles peu sûres pour juger du mérite d'un chirurgien : le hasard, la protection, et plusieurs autres circonstances étrangères au savoir, occasionnent trop fréquemment de la réputation, pour qu'on ne la regarde pas comme une marque très-équivoque de l'habileté. C'est par les productions de l'esprit que l'on peut déterminer avec certitude combien les hommes qui cultivaient une science en ont mérité ; c'est le côté brillant de la vie de M. Petit. Son nom est écrit sur la liste des compagnies les plus savantes : il était membre de l'Académie royale des sciences depuis l'année 1715 ; il le devint de la Société royale de Londres. Nous ne rappellerons point ici tous les ouvrages qu'il a fournis à celle de Paris, et qui tiennent un rang honorable dans ses mémoires. Ceux qu'il a donnés sur l'hémorrhagie, sur la fistule lacrymale et sur l'opération du filet, feront suffisamment connaître que M. Petit unissait à une pratique très-solide beaucoup de discernement et de génie.

Le point essentiel, dans l'amputation des membres, est de se rendre maître du sang avant et après l'opération. Le bandage, ou l'instrument connu sous le nom de *tourniquet*, dont on se servait, et dont peut-être on ne se sert encore que trop dans le premier cas, a des défauts très-remarquables : il pince la peau, et cause une douleur vive au malade. Sa compression se fait sentir sur toute la partie du membre où le lacs circulaire est appliqué. M. Petit a trouvé un autre tourniquet qui n'a aucun des inconvénients du premier (*Mém. de l'Acad. des Sciences,* *année* 1718). Il ne comprime que la route des gros vaisseaux ; il ne demande pas d'être tenu par un aide, et il a l'avantage de pouvoir rester en place après l'opération, dans la crainte d'une hémorrhagie, et de pouvoir même, sans aucun risque, serrer le cordon des vaisseaux si on le juge nécessaire, et au degré qu'on le veut. — La ligature, en faveur de laquelle les expériences les plus heureuses d'Ambroise Paré n'avaient pu déterminer ses contemporains, était regardée comme une ressource certaine pour arrêter le sang après l'amputation des membres. Ce moyen parut infidèle dans une opération de cette espèce, faite en 1731 à une personne de la première distinction (Voy. les *Mém. de l'Acad. des Sciences* de cette année). La cuisse avait été coupée fort haut ; la ligature n'avait point réussi ; les styptiques, les escharotiques, et la compression ordinaire avaient manqué deux fois ; le malade périssait, et l'état du moignon ne permettait pas qu'on fît de nouvelles tentatives de la ligature. L'affaire était très-délicate ; il y avait vingt-un jours que l'opération était faite, et les circonstances ne donnaient qu'un instant pour reconnaître l'état des choses et y remédier. C'est dans ces cas urgents que se découvre le mérite réel d'un habile chirurgien. M. Petit fit faire une compression sur l'artère dans l'aîne, et plaça à côté du malade un chirurgien qui comprimait avec l'extrémité du doigt l'ouverture de l'artère. Il imagina sur-le-champ un bandage capable de produire le même effet. M. Perron passa la nuit à le faire construire, et il fut appliqué le lendemain avec le succès que M. Petit avait prévu. Les plus célèbres chirurgiens furent témoins d'une opération qui avait attiré les yeux de tout Paris : ils admirèrent la présence et l'activité de l'esprit de l'auteur. Le malade vit encore ; c'est M. le marquis de Rothelin : il doit évidemment sa guérison à ce bandage, fruit d'un génie heureux et fécond.

L'Histoire et les Mémoires de l'Académie royale des sciences, des années 1732, 1733 et 1735, rapportent plusieurs observations données par M. Petit en confirmation de son mémoire de l'année 1731. Elles appuient la doctrine qu'il avait proposée sur la formation du caillot nécessaire pour que l'hémorrhagie cesse, et elles prouvent que la compression est la méthode la plus sûre et la plus douce pour arrêter le sang après les amputa-

tions. Nos successeurs seront sans doute frappés des réflexions judicieuses de ce grand praticien ; elles feront un jour effet sur les esprits les plus opiniâtrement livrés à l'habitude, et tout le monde se réunira pour donner la préférence à une méthode qui dispense de faire la ligature, opération douloureuse qui est quelquefois suivie d'accidents très-fâcheux, surtout lorsqu'elle n'est pas faite avec assez d'attention et avec les précautions convenables. — M. Petit donna en 1736 un mémoire très-intéressant sur les anévrismes. Ce sujet a une sorte de liaison avec les matières qui sont traitées dans les mémoires que nous venons d'indiquer. Ceux qui sont imprimés depuis 1734 sur la fistule lacrymale, ne prouvent pas moins de connaissances en mécanique et en anatomie, que d'intelligence et de profond savoir en chirurgie.—Les auteurs confondaient assez ordinairement, sous le nom de fistule lacrymale, des maladies lacrymales qui n'étaient point fistuleuses, et d'autres maladies qui, avec ce dernier caractère, ne pouvaient être mises au nombre des maladies lacrymales. Ces distinctions précises, si nécessaires pour établir les indications curatives, et que personne n'avait faites avant M. Petit, font la moindre partie de ces mémoires. Un examen judicieux de la construction des organes par où les larmes coulent, lui fit apercevoir que la principale cause du passage de la liqueur dans le nez vient du jeu de siphon qui résulte de la position que les points lacrymaux ont entre eux et avec le sac lacrymal. De cette théorie, naît un point de pratique important ; elle amène une opération nouvelle, dont la grande simplicité et les raisons physiques sur lesquelles elle est fondée semblaient dispenser l'auteur d'insister sur les raisons de préférence de cette nouvelle méthode sur l'ancienne. Celle-ci paraît peu conforme aux lois naturelles ; elle ouvre avec des douleurs fort vives une route artificielle aux larmes, qui ne peut subsister long-temps après la guérison de l'ulcère extérieur, et elle abolit entièrement la fonction du siphon lacrymal, si ingénieusement découvert par M. Petit. Son opération particulière est beaucoup moins douloureuse ; elle ne change point la construction naturelle du siphon : la branche inférieure du siphon a toute sa longueur, et les larmes conservent la pente qui les conduisait dans le nez. Ces avantages mettent les malades à l'abri du larmoiement, suite ordinaire et nécessaire de l'ancienne pratique, à moins que le canal nasal ne se soit débouché naturellement pendant que le trou artificiel se fermait.

Tout était pour M. Petit un sujet d'observation : les choses les plus simples, si l'on peut dire qu'il y en ait de cette nature en chirurgie, devenaient intéressantes lorsqu'il les traitait. Il ne faut point être chirurgien pour savoir que les enfants naissent avec une bride plus ou moins longue au-dessous de la langue : c'est ce qu'on nomme le *filet*. Cette bride n'est pas toujours une maladie comme le pense le vulgaire : elle sert, suivant M. Petit, à modérer les mouvements trop vifs de la langue, et à garantir l'enfant qui vient de naître d'un accident très-funeste. Il a remarqué que l'opération du filet, faite sans nécessité, laissait à cette partie la dangereuse liberté de se recourber en arrière ; et facilitant ainsi à l'enfant un mouvement auquel il tend sans cesse, et qu'excite encore le sang épanché dans sa bouche, il va enfin jusqu'à avaler sa langue ; c'est-à-dire à l'engager si avant dans son gosier, qu'il en est bientôt étouffé. On ne manque point alors d'attribuer la mort de l'enfant à des convulsions, à un catarrhe suffoquant, et à mille autres causes semblables ; tandis qu'elle est procurée, pour ainsi dire, par un usage aveugle et pratiqué sans lumière, et par la présomption d'avoir voulu ainsi, et sans autre examen, corriger la nature. M. Petit en rapporte des exemples frappants observés par lui-même, et détaillés avec soin. Il a vu périr, il a sauvé aussi plusieurs de ces victimes de l'ignorance des personnes qui s'ingèrent de cette fonction. Il réduit la nécessité de l'opération au seul cas où le filet se trouve si court, qu'il ne permet pas à l'enfant d'approcher sa langue des lèvres pour sucer la mamelle, et qu'il l'empêche de téter. Hors ce cas, qui est rare, et qui demande un prompt secours, M. Petit ne croit pas que la maladie du filet exige que l'on fasse l'opération dans un âge si tendre ; et il pense que les mouvements variés et infiniment répétés de la langue suffisent presque toujours pour allonger le frein avant que l'enfant soit en âge de parler, et autant qu'il le faut pour cela. Il donne un instrument de son invention pour pratiquer cette opération sûrement et sans danger d'hémorrhagie : il ajoute les moyens dont il s'est servi avec succès pour remédier à cet accident, lorsque

l'opération a été faite par des mains moins habiles ; et enfin il décrit comment on peut prévenir le danger où est l'enfant d'avaler sa langue. Tous ces préceptes, prouvés solidement par les faits, forment de l'opération du filet un sujet très-important ; ils intéressent toutes les familles, et pourraient seuls mériter à l'auteur le titre de bienfaiteur de l'humanité. — Les ouvrages que M. Petit a donnés à l'Académie royale des sciences n'ont pas fait sa gloire littéraire. Mêlés dans un grand nombre de recueils avec beaucoup de dissertations étrangères à notre art, et couverts, pour ainsi dire, par des mémoires sur les hautes sciences dont les différents membres de cette compagnie enrichissent chaque année le monde savant, ils ne sont point à portée d'être lus par le plus grand nombre de ceux à qui il importerait le plus ; pour le bien public, de les lire. M. Petit doit particulièrement la réputation dont il a joui à son Traité sur la maladie des os ; ouvrage dont la traduction dans presque toutes les langues démontre la grande utilité. La première édition de ce traité parut en 1705 ; elle n'avait rien alors de remarquable : les anciens avaient transmis un fonds très-riche sur ces maladies ; et Ambroise Paré n'avait, pour ainsi dire, laissé que le soin d'orner cette matière, et de lui donner un peu plus d'étendue et une nouvelle forme. M. Petit en donna en 1723 une seconde édition qu'il augmenta de plusieurs observations nouvelles et de quelques inventions aussi utiles qu'ingénieuses pour les réductions des membres cassés et luxés, et pour la commodité des pansements ; ce qu'il avait déjà communiqué en détail à l'Académie royale des sciences. Ses remarques sur la rupture du tendon d'Achille méritent une attention particulière.

Lorsqu'il eut donné, en 1722, un mémoire sur cet accident, il essuya les contradictions les plus vives de ses adversaires. Les uns ne l'accusaient ni d'ignorance, ni de négligence, ni de méprise ; ils niaient le fait et l'accusaient de mauvaise foi. D'autres, sans entrer dans aucun motif, soutenaient l'impossibilité de cette rupture, à la faveur de quelques calculs sur la force de l'action des muscles. Les contestations furent vives et durèrent plusieurs mois. Enfin on ouvrit les livres des anciens maîtres de l'art. On trouva un exemple de cet accident dans Ambroise Paré, dont le parallèle avec l'observation de M. Petit ne parut point avantageux à sa cause. Dans le cas rapporté par Ambroise Paré, le malade avait beaucoup souffert; il boita le reste de sa vie, et on sentit après la guérison un cal ou inégalité à l'endroit de la rupture. M. Petit au contraire montrait son malade bien guéri, marchant comme s'il n'eût pas eu le tendon d'Achille cassé, la cure n'avait été traversée par aucun des accidents dont Paré fait mention; et la réunion était si exacte, qu'on ne pouvait apercevoir aucune inégalité qui indiquât l'endroit où le tendon avait été rompu. Les ennemis de M. Petit le crurent perdu infailliblement par la découverte d'une observation qui offrait un contraste si singulier avec la sienne : mais son discernement détruisit bientôt l'idée de leur triomphe. Il démontra que la rupture du tendon dont on lui opposait l'exemple était incomplète, et que les accidents dont elle avait été compliquée étaient une suite nécessaire de la nature de la maladie et de la conduite qu'on avait tenue en la traitant. Il donna des preuves solides et incontestables de la vérité du fait qu'il avait avancé. Un jugement sain, et l'esprit éclairé par une expérience réfléchie, servirent fort utilement M. Petit dans cette occasion. Le cas de chirurgie qui produisit cette fameuse dispute n'est pas rare : la pratique a fourni depuis beaucoup d'exemples de cette rupture et de sa réunion; et heureusement les malades aujourd'hui ne restent plus estropiés de ce fâcheux accident, pour lequel M. Petit a imaginé un bandage qui montre les ressources et la fertilité de son génie. — Ces contestations ne furent point stériles; elles produisirent des éclaircissements dont M. Petit profita pour la seconde édition de son Traité sur les maladies des os. Il s'occupa moins à faire voir qu'il avait été contredit et attaqué sans avantage, qu'à jeter plus de lumières sur ce point de l'art par de nouveaux faits. Un ouvrage durable ne doit rien avoir du ton qu'on est quelquefois forcé de prendre, pour une juste défense, dans des écrits fugitifs. M. Petit crut avoir évité tout ce qui pouvait devenir un sujet de dispute; mais la préface qu'il mit à ce livre, et qu'il fit supprimer à la première réimpression, excita un nouvel orage contre lui. On l'accusa d'avoir parlé de lui avec trop de complaisance, et d'avoir moins travaillé à se rendre digne des applaudissements des autres, qu'à s'applaudir lui-même. Un jeune homme inconnu alors, mais qui montra depuis des

talents supérieurs, fit une satire fort vive contre le Traité des maladies des os, et contre tous les mémoires que l'auteur avait donnés à l'Académie royale des sciences. Il fit appeler M. Petit dans une maison particulière sous le prétexte de lui faire voir un malade, et il offrit de lui sacrifier cet ouvrage moyennant deux mille francs (1). La réputation de M. Petit était trop bien établie pour qu'il se prêtât à cette proposition. La critique parut; il en fit tout le cas qu'elle méritait; il ne répondit point. — Le déchaînement de ses ennemis fut toujours sans effet. Ils avaient montré trop d'obstination à chercher des fautes où il n'y en avait point, et avaient relevé d'une manière trop injurieuse quelques fautes réelles : car nous ne dissimulerons pas qu'il ne s'en soit glissé quelques-unes dans les ouvrages de M. Petit : il est presque impossible de ne se tromper jamais. Une animosité si marquée ne pouvait ni flétrir la réputation qu'il s'était acquise, ni le dégrader aux yeux de ses confrères. Presque tous rendaient publiquement honneur à ses talents. On le vit avec satisfaction occuper les places les plus distinguées de son état. Lorsque le roi créa en 1724 cinq démonstrateurs des écoles de chirurgie, afin que l'instruction des élèves cessât d'être exposée aux hasards des événements, MM. Mareschal et de la Peyronie proposèrent à Sa Majesté M. Petit, pour dévoiler aux étudiants les principes d'un art dans lequel il s'était rendu si recommandable. Il fut pourvu, en 1730, d'une des deux places de censeur royal accordées au corps des chirurgiens. Le roi le nomma directeur de l'Académie royale de chirurgie, à l'établissement de cette société en 1731. M. de la Peyronie à son avénement à la place de premier chirurgien du roi, dont il

(1) L'adversaire de M. Petit étant devenu son confrère à l'Académie royale des sciences, s'échappa, dans la chaleur d'une discussion anatomique, de dire qu'il était l'auteur de cette critique. M. Petit crut alors devoir déclarer l'offre qui lui avait été faite d'acheter le manuscrit. La compagnie, révoltée d'un procédé si indécent à tous égards, donna à M. Petit des marques de sa considération en délibérant contre son adversaire, quelque estime qu'elle fit d'ailleurs de ses talents. Il fut obligé de faire sur-le-champ réparation de cette injure, M. Petit n'ayant pas voulu d'autre satisfaction.

n'avait jusqu'en 1737 rempli les principales fonctions qu'à titre de survivance,
exerça en faveur de M. Petit le droit de
nommer un prévôt : et en 1749, M. de la
Martinière, qui marche si généreusement
sur les traces de son illustre prédécesseur, lui donna la même marque de son
estime et de sa considération. M. Petit
ne cacha point qu'il avait désiré de devenir pour la troisième fois un des chefs
de sa compagnie. Quelques personnes
soupçonnèrent qu'il ne l'avait souhaité
que dans des vues d'intérêt ; et d'autres
crurent que, flatté d'une distinction dont
il fournira peut-être l'unique exemple,
il l'avait ambitionnée par amour-propre.
Mais c'était connaître bien peu le zèle
infatigable de M. Petit. Les exercices
scholastiques auxquels il avait présidé
pendant sa seconde prépositure, lui
avaient rappelé un nombre infini de faits
de pratique qu'il avait mis en ordre pour
donner au public un traité général des
opérations de chirurgie. Cet ouvrage,
auquel il travaillait depuis douze ans,
est très-avancé : toutes les planches en
sont gravées, et même toutes les estam-
pes en sont tirées pour deux mille exem-
plaires. M. Petit espérait donner la dernière main à ce traité, et tirer de sa
troisième prépositure les mêmes avantages que la seconde lui avait procurés.
Tel était le motif du désir qu'il avait té-
moigné pour cette place. Mais son âge
ne lui permettait plus d'en soutenir les
travaux : sa santé devint chancelante ; il
eut, dans l'espace de six mois, deux ou
trois oppressions de poitrine que quelques saignées avaient calmées : il lui en
resta une difficulté habituelle de respirer,
qui augmentait au moindre exercice un
peu violent. Il fut attaqué d'un crachement de sang considérable le 17 du mois
dernier (avril 1750) ; et il mourut le 20
au commencement de sa soixante et dix-
septième année.

Son bon tempérament l'avait fait
jouir long-temps d'une santé très-égale ;
son humeur était gaie, et il aimait à recevoir chez lui ses amis. Le plaisir d'être
avec eux ne prenait rien sur ses occupations. Son exactitude à se rendre chez ses
malades à l'heure précise était si grande,
qu'elle devenait gênante pour les consultants que des affaires imprévues auraient
pu retenir quelque peu de temps au-
delà de l'heure marquée. Il était très-as-
sidu aux assemblées de cette académie,
dont les travaux lui étaient extrêmement
chers. On peut en juger par le nombre

de ses Mémoires et de ses Observations
insérées dans le premier volume que la
compagnie a donné au public. Ses remarques sur les tumeurs formées par la bile
retenue dans la vésicule du fiel, et qu'on
a souvent prise pour des abcès au foie,
sont un des plus utiles et des plus savants
morceaux de chirurgie qu'il y ait. Enfin
cet art était l'objet de sa plus forte inclination. Un bandage mal appliqué, un
appareil mal fait, l'affectaient plus sensiblement qu'une insulte. Il en essuya
quelquefois de gens, qui, par bien des
raisons, auraient dû avoir des égards et
plus de ménagement pour un homme d'un
tel mérite. Non-seulement il ne cherchait point à tirer vengeance d'un ou-
trage, mais on l'a vu s'intéresser avec
ardeur pour ceux qui le lui avaient fait,
et leur rendre des services essentiels dont
il leur laissait ignorer l'auteur : ce qui
fait l'éloge des bonnes qualités de son
cœur. Mais des motifs naturels ne portent pas toujours à des procédés si généreux ; la religion y avait beaucoup de
part. Il en donna des marques très-édi-
fiantes lorsqu'il reçut les sacrements de
l'église, la veille de sa mort, avec les sentiments les plus chrétiens. — Une vie
aussi longue et aussi remplie que l'a été
celle de M. Petit nous a permis à peine
d'en retracer les événements les plus
connus. Un de ceux qui l'avaient le plus
flatté, ce fut l'honneur d'être appelé en
1738 à une consultation pour monsei-
gneur le dauphin, à qui M. de la Peyronie fit l'ouverture d'un abcès à la mâchoire inférieure. Ce qu'il y a de plus
grand dans l'Europe a eu recours à ses
avis, plusieurs souverains ont voulu recevoir de sa main des chirurgiens en qui
ils pussent mettre toute leur confiance.
Il fut chargé en 1744 d'envoyer un nombre de chirurgiens français au roi de
Prusse pour remplir les premières places
dans les armées et dans les hôpitaux des
principales villes de la domination de ce
grand prince. — Un mérite si généralement reconnu paraissait ne devoir contribuer qu'à l'avancement de la chirurgie, et à donner plus de lustre et d'éclat à
une profession si intéressante à la vie des
hommes. Cependant ce mérite même
servit de base aux arguments les plus
forts et les plus opposés aux moyens de
perfectionner la chirurgie. La déclaration qui ordonne qu'à l'avenir on ne
pourra exercer cet art dans Paris sans y
avoir été préparé par l'étude des lettres,
et sans avoir reçu le grade de maître-ès-

arts, était à peine obtenue, qu'on fit les oppositions les plus vives à cette loi mémorable si digne de l'amour du roi pour ses sujets. On crut avoir prouvé que le latin et la philosophie étaient inutiles aux chirurgiens, en citant M. Petit, par qui la chirurgie avait fait tant de progrès. Cet exemple est peu concluant; M. Petit était un homme rare, dont le génie, la pénétration et le discernement suppléaient parfaitement à ce que des études plus profondes y auraient pu ajouter. Il avait senti lui-même combien le défaut de ces études avait mis d'obstacles à son avancement : c'est ce qui le détermina à apprendre la langue latine à l'âge de quarante ans. Il y réussit assez pour pouvoir entendre les livres d'anatomie et de chirurgie écrits en cette langue. Mais les qualités de son esprit, vif et pénétrant, et sa grande expérience, lui avaient fourni ce qu'un autre n'aurait tiré qu'avec peine de la lecture des meilleurs livres. Il avait le sens juste et capable d'apprécier les choses. C'est par cette logique naturelle qu'il parvint à connaître la nature, et à raisonner sur la liaison de ses effets avec leurs causes. Je crois manquer de termes pour exprimer la perte que nos écoles et cette académie font par la mort d'un homme qui les avait tant illustrées ; ses ouvrages lui assureront l'estime de la postérité ; et sa mémoire sera en vénération, tant qu'on sera sensible aux progrès de la chirurgie, et qu'on s'appliquera à cultiver cette science.

---

Ouvrages publiés par différents académiciens depuis l'institution de l'académie en 1731, jusqu'en 1741.

Observations de chirurgie, *auxquelles on a joint plusieurs réflexions en faveur des étudiants*, par M. le Dran. 2 vol. in-12. 1713.

Cet ouvrage est en partie le fruit des travaux de M. le Dran dans l'hôpital de la Charité, où il prit le premier possession de la place de chirurgien en chef, et l'a exercée pendant cinq ans, en conséquence des lettres patentes qui nous ont été accordées par le roi. L'auteur s'est moins attaché à rapporter des faits singuliers, qu'à rassembler un grand nombre d'observations de pratique que d'autres ont pu faire comme lui, mais sans voir les faits avec les mêmes yeux. Ses réflexions sur plusieurs choses, auxquelles communément on ne fait pas assez d'attention parce qu'elles paraissent simples, les rendent fort utiles aux élèves ; aussi leur a-t-il dédié son livre. Cela n'empêche pas que l'on n'y aperçoive dès coups de maître qui manifestent à la fois le bon chirurgien et l'homme de bon sens. Il a joint à ses observations propres celles qui lui ont été communiquées par plusieurs de ses confrères ; et il était tout simple qu'il fît usage de celles de M. le Dran le père, qui avait joui d'une si grande réputation à Paris.

On trouve dans cet ouvrage la description et la figure gravée du bistouri herniaire que M. le Dran inventa en 1725, et l'histoire de cette fameuse opération faite par son père, qui n'avait été détaillée nulle part : je veux dire, l'amputation du bras dans sa jointure avec l'épaule. Les chirurgiens français ont été bien des années sans ne pouvoir citer que deux exemples de cette opération ; celle dont on vient de parler, et une autre, faite antérieurement à l'Hôtel royal des Invalides, par M. Morand le père. — On sent bien que M. le Dran, accoutumé à rédiger par écrit les observations qu'une grande expérience lui donne lieu de faire, en aurait pu donner une suite au public depuis que ces deux tomes ont paru ; mais en donnant quelques années après son Traité des plaies d'armes à feu, il annonça qu'il les réservait pour l'Académie, au moyen de quoi la société n'y perdra rien. — On ne peut s'empêcher en bon citoyen, et M. le Dran l'observe lui-même dans sa lettre aux élèves en chirurgie, de se plaindre des grands chirurgiens qui nous ont précédés. Ils semblent n'avoir vécu que pour eux ; ils ont emporté leurs connaissances dans le tombeau. S'ils avaient publié leurs observations, leurs fautes serviraient à nous instruire, et leurs succès nous rendraient plus hardis. — Une des grandes utilités de notre établissement est précisément de remédier à cela. Le fruit en devient plus sensible de jour en jour ; chacun écrit ses observations, on recherche jusqu'aux détails faits dans de simples conversations ; l'Académie voit avec satisfaction accroître les trésors de la science chirurgique, et il faut convenir que M. le Dran y a beaucoup contribué.

---

TRAITÉ DES MALADIES DES OS, *dans lequel on a représenté les appareils et les machines qui conviennent à leur guérison*, par M. PETIT. 2 vol. in-12. 1735.

Cet ouvrage parut en 1705 pour la première fois, en un volume in-12. Une seconde édition fut publiée en 1723, augmentée d'un volume. Voici la troisième dans laquelle on trouve quelques additions dans la théorie et dans la pratique, qui consistent essentiellement dans les articles suivants. — M. Petit y décrit fort au long la structure de l'articulation du bras avec l'avant-bras, de celle du genou, et de celle du pied avec la jambe. — Il nous apprend, en traitant de la luxation du poignet, qu'outre celle de la première rangée des os du poignet avec le *cubitus* et le *radius*, il peut en arriver une des os de la seconde rangée avec ceux de la première, et il en donne les signes diagnostiques. En parlant de la luxation de la cuisse, il dit n'en avoir jamais vu en haut et en dehors. Il la croit même impossible, si ce n'est dans le relâchement des muscles, dans la paralysie ou cause semblable. On en trouvera un exemple dans ce volume des Mémoires de l'Académie. Il y a dans l'ouvrage de M. Petit un article tout neuf sur la luxation de la cuisse, qui succède aux chutes sur le grand trochanter. Il faut autant de lumières que d'expériences pour connaître qu'il est plus dangereux de tomber sur le grand trochanter, que de se luxer la cuisse au moment d'une chute dans toute autre position. M. Petit explique comment, le grand trochanter étant frappé, et la tête du fémur violemment poussée contre les parois de la cavité cotyloïde, la contusion qu'en souffrent les glandes synoviales et le ligament, que l'on nomme rond, occasionnent successivement inflammation, obstruction, dépôt dans les parties qui forment l'articulation; de là, congestion de la synovie, distension de la capsule ligamenteuse, luxation de l'os par degrés insensibles, et luxation ordinairement incurable. — Quand il traite des fractures des grands os des extrémités, il fait observer une chose, ou qui ne l'avait point été, ou dont il y a bien peu d'exemples; on sait que dans ce cas la partie se trouve quelquefois plus courte après la guérison, ou parce que l'extension n'a pas été suffisante, ou parce que l'os a souffert perte de substance. M. Petit a vu des cas où la partie fracturée

était restée plus longue que la partie saine, parce que l'extension avait été trop forte. Ces deux extrêmes supposent également une grande obliquité dans la fracture. En parlant de celle des os des îles, il dit qu'il a vu souvent survenir à la suite le hoquet et le vomissement, et que de tous ceux à qui ces accidents sont arrivés dans ce cas, il n'en avait vu guérir qu'un seul. — La rupture du tendon d'Achille, dont M. Petit avait donné l'histoire dans l'édition de 1732, avait produit une quantité d'écrits polémiques, dans lesquels, si les adversaires avaient eu quelque avantage sur certains points de doctrine, ils s'étaient ridiculement élevés contre la possibilité d'un fait avancé par un homme autant digne de foi que connaisseur, et soutenu par un autre fait que l'on trouve dans les œuvres d'Ambroise Paré. M. Petit s'est cru obligé de donner ici un précis de ses preuves; il répond aux objections qu'on lui avait faites, et ajoute une nouvelle observation à la première. — Ce n'est point la seule dont cette édition soit enrichie. Il y en a trois sur la luxation du coccyx et une sur la luxation de l'avant-bras en arrière avec déchirement des ligaments, et plaie des téguments, guérie en six semaines sans ankylose. — L'éloge de cet ouvrage, qui a mérité les suffrages des plus habiles gens, même dans les pays étrangers, et qui a été traduit en plusieurs langues, se trouve si naturellement lié avec celui de l'auteur même, que nous y renvoyons le lecteur.

———

OBSERVATION DE CHIRURGIE *sur une espèce d'empyème fait au bas-ventre avec succès, en conséquence d'un épanchement de sang*, par M. VACHER, brochure. 1737.

L'observation qui fait le sujet de cet imprimé ayant fait beaucoup de bruit, M. Vacher crut avoir lieu de se plaindre de l'infidélité de quelques récits, et la fit imprimer lui-même, telle qu'il suit.

« Le 23 juin 1733, un soldat du régiment de Normandie, âgé de vingt-trois ans, fut apporté à sept heures du soir dans l'hôpital de Besançon, blessé d'un coup d'épée qu'il venait de recevoir au ventre, région épigastrique, un pouce audessous du cartilage xiphoïde, et à pareille distance de la ligne blanche du côté gauche.

« Le chirurgien de garde, trouvant cet

homme pris de vin, et croyant la plaie de peu de conséquence, se contenta de la panser avec un simple plumasseau trempé dans l'eau vulnéraire.

« Le lendemain je trouvai ce blessé avec une fièvre violente, les yeux ardents, une tension considérable à l'épigastre, vomissant du sang et ayant le hoquet; M. Dargeat, chirurgien-major de ce régiment, étant venu voir ce soldat, nous interrogeâmes ensemble le blessé; mais il ne put point nous dire dans quelle attitude il était, ni comment ce coup lui avait été porté. Nous soupçonnâmes, par les symptômes qui accompagnaient la blessure, que l'estomac pouvait être lésé, et nous convînmes de faire au malade de fréquentes saignées, de lui donner quelques lavements, et de lui appliquer des fomentations émollientes sur le bas-ventre; il fut donc saigné six fois dans cette journée, et trois dans la nuit. Le troisième jour de sa blessure, nous trouvâmes tous les accidents diminués, et le hoquet moins fréquent; il y eut encore de nouvelles saignées de faites, et on continua d'ailleurs la même conduite.

« Le cinquième jour, tous les symptômes fâcheux parurent cesser; mais nous aperçûmes au toucher (et c'est moi qui le fis observer à M. Dargeat) une petite dureté entre la plaie et les cartilages des fausses côtes, laquelle devint très-sensible à la vue le sixième jour. Nous crûmes alors le blessé menacé de quelque dépôt, ou à l'extrémité du foie, ou entre les membranes de l'estomac; cependant par le secours de deux saignées cette grosseur disparut, et de ce jour, douze de la blessure, jusqu'au quatorze, M. Dargeat, M. Bernier, chirurgien-major de la citadelle, M. le Maître, chirurgien-major des dragons de Nicolaï, plusieurs autres de mes confrères, et moi-même, nous crûmes le blessé hors de danger.

« Le quinzième, j'étais disposé à lui rendre la diète moins sévère; mais je trouvai le blessé se plaignant d'une petite douleur dans le ventre, vers la région hypogastrique; j'examinai l'endroit douloureux, et je n'y reconnus rien d'extraordinaire; cependant le malade avait un peu de fièvre, et la respiration gênée; ces nouveaux accidents m'engagèrent à faire saigner le blessé pour la quatorzième fois. Je fis avertir M. Dargeat, qui ne vint pas ce jour-là à l'hôpital; mais le lendemain, seizième de la blessure, nous nous y trouvâmes ensemble; alors je reconnus au milieu de la région hypogastrique un endroit où il y avait une légère tension, et je le fis remarquer à M. Dargeat. La douleur et la fièvre étaient plus aiguës, la respiration était contrainte, et le malade avait des défaillances par intervalles; nous employâmes de nouveau les lavements et les fomentations, jugeant le malade trop faible pour pratiquer la saignée. Je n'hésitai plus à croire ce qui m'était déjà venu en pensée, savoir, que c'était un amas fait de sang ou autres fluides échappés des parties blessées, et capables par leur séjour de causer la perte du malade : M. Dargeat eut d'abord quelque peine à en convenir, cependant il se rendit à mon opinion. Voyant alors ce soldat dans un péril évident, je proposai, sans attendre des signes plus marqués de l'épanchement, de faire une ouverture au bas-ventre, et de ne pas différer une opération qui, supposé qu'elle fût infructueuse, ne pouvait par elle-même faire périr le blessé. Je demandai l'avis de MM. Dargeat, Bernier, le Maître et Morel, maîtres chirurgiens; les sentiments ne furent différents qu'en ce que les uns voulaient l'opération sur-le-champ, d'autres la voulaient différer jusqu'au lendemain (apparemment pour avoir des signes plus marqués de l'épanchement). Je fus celui de mon parti qui opinai le plus fortement sur la nécessité d'ouvrir au plus tôt cette tumeur; et le malade nous pressant de le soulager, M. Dargeat, qui était du sentiment de ceux qui voulaient attendre au lendemain, se joignit à notre avis; au moyen de quoi, autorisé par M. Dargeat lui-même, homme très-éclairé, je fis une incision à l'endroit le plus saillant de la tumeur, un pouce au-dessus de l'anneau du côté droit, et à quelques lignes du muscle droit. La peau et les muscles étant ouverts, je sentis avec le doigt que le péritoine tendu faisait effort de dedans en dehors, et je ne doutai plus de l'utilité de l'opération; j'ouvris cette enveloppe membraneuse à proportion des téguments extérieurs, et il partit un jet de sang noir, grumelé, et de fort mauvaise odeur, à la quantité d'environ trois chopines. Le malade fut sur-le-champ soulagé, et les partisans de l'opération fort satisfaits. Je pansai le malade avec un double morceau de linge plat, comme on le pratique à l'empyème; les accidents diminuèrent à mesure que l'évacuation se faisait, et disparurent totalement le troisième jour : la plaie a fourni pendant les cinq ou six premiers jours de l'ouverture une liqueur semblable à la lie de vin, pour la consistance et la couleur. Ensuite il s'est établi une légère suppuration qui a duré près d'un mois, et qui s'est tarie peu à peu par l'usage d'une injection dont je me suis toujours bien trouvé vers la fin des suppurations, qui est une dissolution de la tête morte de vitriol. Quelques jours après l'avoir mis en usage, l'écoulement cessa, et la plaie fut parfaitement guérie, laissant une cicatrice très-enfoncée. Le malade reprit ses forces en peu de temps, et n'a eu depuis ni ressentiment de ses blessures, ni apparence de hernie. Il sortit de l'hôpital le premier septembre pour aller de son pied joindre son régiment qui était pour lors en garnison à Colmar.

« Je pourrais tirer de ce fait important des conséquences très-utiles pour la pratique; mais j'apprends que M. Petit le fils a bien voulu joindre mon observation aux siennes, et qu'il a donné à l'Académie de chirurgie un mémoire sur les épanchements dans le bas-ventre, dans lequel je suis persuadé qu'il ne laissera rien à désirer sur cette matière (1), et je me contente pour le présent de rendre cette observation publique, avec les témoignages authentiques de MM. Billerez, médecin de l'hôpital du roi, Callet, médecin de l'hôpital bourgeois, et Morel, chirurgien de la supérieure et des religieuses de l'hôpital du roi. »

---

ABRÉGÉ DE L'ANATOMIE DU CORPS HUMAIN, *où l'on donne une connaissance courte et exacte des parties qui le composent, avec leurs usages;* par M.......; seconde édition; 2 vol. in-12. 1739.

M. Verdier, faisant les leçons publiques d'anatomie aux écoles de chirurgie depuis la fondation des démonstrateurs royaux, fut engagé par ses écoliers à leur en donner un extrait pour leur instruction. Il publia à cet effet, en 1725, un abrégé d'anatomie en un volume in-12. Il ne se borna pas à leur communiquer les fruits de son application continuelle à l'anatomie; il se fit un devoir de leur faire part aussi des remarques qu'il avait faites dans les cours publics et particuliers des célèbres MM. du Verney et Winslow, professeurs au Jardin-Royal.

---

(1) Voyez le premier et le second volume de nos mémoires.

Une seconde édition de cet ouvrage parut en 1729, augmentée d'un volume. M. Winslow, qui en était le censeur, dit dans son approbation que, « de tous les » abrégés français qui ont paru depuis un » demi-siècle, c'est le plus conforme à la » vraie anatomie. » Voici enfin la troisième édition de cet ouvrage. — On voit que, dans celle-ci, M. Verdier a recherché dans les ouvrages des anatomistes, tant anciens que modernes, ce qu'il a cru de plus utile pour l'instruction de ses élèves, en laissant aux auteurs qu'il a consultés l'honneur de leurs découvertes. Il y a ajouté plusieurs remarques qui ont trait à la pratique chirurgicale. Entre ces remarques, il y en a une essentielle, dont aucun auteur que nous sachions n'avait fait mention avant lui. Cette remarque concerne la distribution de l'artère brachiale; il fait observer que la principale branche de cette artère, nommée cubitale, se trouve, dans quelques sujets, très-superficielle, puisqu'au lieu de se glisser, comme elle le fait ordinairement, derrière le rond pronateur, le radial interne, etc., elle passe au-devant de ces muscles. On sent qu'il est très-important aux chirurgiens, surtout à ceux qui, avant de placer la ligature pour la saignée, négligent de s'assurer de la situation de l'artère; on sent bien, dis-je, qu'il est important de ne point ignorer cette variété, qui les exposerait à ouvrir cette artère dans la saignée, lorsqu'ils croiraient n'ouvrir qu'une veine. — Nous pourrions faire valoir l'utilité de ce livre par plus d'un exemple; mais il est suffisamment connu, et semble même l'avoir été davantage à proportion des soins que M. Verdier s'est donné pour ne pas se faire connaître, n'ayant pas même voulu y mettre son nom. Nous nous bornerons donc à faire l'éloge de la modestie de l'auteur; les anatomistes font tous les jours celui de l'ouvrage.

---

DISSERTATION SUR LE CANCER DES MAMELLES; par M. VACHER; petit in-12. 1740.

L'auteur s'est proposé dans cet ouvrage de donner une idée de la nature du cancer, de ses différences, de ses signes, de ses causes, sans recourir à aucune hypothèse. — Après une théorie assez étendue, et fort claire sur tous ces points, il entre dans le détail de la cure, et finit son ouvrage par treize observations de pratique, dans lesquelles il a pour but de faire voir, 1° la réussite de l'extirpation du cancer simple; 2° la réussite de l'amputation du cancer occulte confirmé; 3° que l'on peut épargner dans l'extirpation une grande partie de la mamelle, lorsque le cancer occulte confirmé est d'un volume, et qu'il n'occupe pas le centre de cette partie; 4° que l'extirpation du cancer occulte confirmé, en conservant les téguments, est presque toujours suivie d'accidents funestes; 5° le mauvais succès de l'amputation du cancer occulte confirmé, lorsqu'il est accompagné de fusées, de glandes squirreuses ou cancéreuses; 6° la réussite de l'amputation du mamelon affecté du cancer ulcéré; 7° celle de l'amputation de la mamelle entière dans le même cas.—On ignore jusqu'à présent le spécifique du cancer, et l'on ne connaît la nature de l'humeur qui le produit que par ses effets; mais comme alors il n'y a de ressource que l'opération, on ne saurait trop assembler de faits qui puissent fournir des préceptes pour rendre l'opération simple, sûre et applicable autant qu'il est possible au plus grand nombre de cas.

---

TRAITÉ, OU RÉFLEXIONS TIRÉES DE LA PRATIQUE SUR LES PLAIES D'ARMES A FEU; par M. LE DRAN; vol. in-12. 1780.

On avait d'autant plus besoin d'un bon traité sur cette matière, que la pratique des modernes pour la cure des plaies d'armes à feu est devenue très-différente de celle des anciens. Le célèbre Ambroise Paré propose des médicaments *qui ont grande puissance d'attirer les balles et autres corps étrangers.* Il conseille de mettre en premier appareil des tentes assez grosses et assez longues pour dilater une plaie d'armes à feu trop étroite. Ce n'est pas remonter bien haut que de citer le milieu du dernier siècle : les chirurgiens qui proposaient d'inciser ces sortes de plaies *pour donner de l'air,* trouvaient des contradicteurs; le soldat blessé qui voyait le chirurgien peu accoutumé à faire incision en pareil cas, en avait peur lui-même; le principal de la cure était confié à la nature, et la cure ne se faisait point, ou elle était très-longue, souvent imparfaite. Il y a sur cela une anecdote, intéressante par plus d'une circonstance, dans les Mémoires du baron de Sirot (1). — Quelle dif-

(1) Je reçus (en 1647) une mousquetade qui me cassa la cuisse à quatre doigts du genou; le mousquet était chargé de carreaux d'acier qui me brisaient les os. Les chirurgiens de l'armée trouvèrent ma blessure si grande et si dangereuse, qu'ils eurent peur d'entreprendre d'y toucher; ils se contentèrent d'y mettre un premier appareil. Je fus transporté deux jours après à Béthune, où la reine envoya le sieur Félix, l'un des chirurgiens du roi, pour prendre soin de moi. Il se passa quelques jours avant son arrivée. En voyant ma plaie, il dit aux chirurgiens que s'il avait été au commencement que cette blessure avait été faite, il aurait fait couper cette cuisse, mais qu'il était trop tard; que cette plaie était faite d'une arquebusade qui avait fait une grande contusion et tension à la partie et même à toute la cuisse; qu'il fallait laisser fondre la contusion avant que de se résoudre à l'extirpation; qu'il espérait néanmoins qu'étant encore en la force de mon âge, la nature aurait assez de vigueur pour se débarrasser; en l'aidant par quelques remèdes.

Mais tous ses efforts un peu lents se réduisirent à pousser dehors quelques esquilles et quelques petits carreaux de fer enfermés dans la plaie; je souffrais toujours, et après quatre ou cinq mois on me conduisit à Paris pour y consulter les gens les plus expérimentés. Le cardinal Mazarin me vint voir, et tâcha de me faire résoudre à guérir par toutes les voies que la Faculté de médecine et le collége des chirurgiens trouveraient à propos. L'École de médecine et celle de chirurgie ayant eu ordre de la reine de s'assembler pour aviser au moyen de me soulager ou de me guérir, les deux corps députèrent chacun quatre personnes d'entre eux pour faire ensuite le rapport à la compagnie. Les députés se trouvèrent chez moi le lendemain. Le jour suivant ils s'assemblèrent tous dans la salle de l'École de médecine, et les députés des deux corps firent leur rapport qui se trouvèrent assez conformes; mais les avis furent différents. La plus grande partie disait qu'il fallait donner de l'air à cette plaie, et que l'humeur surabondante et maligne qui était renfermée sous l'enflure pourrait à la fin faire un sac et causer un grand désordre. Cet avis aurait prévalu si le sieur Félix n'eût déclaré à la compagnie que, m'ayant proposé de faire cette ouverture, je lui avais dit que j'aimais autant mourir de ma blessure que de mourir après avoir

férence de cette pratique avec celle des chirurgiens modernes, qui, fondés sur une théorie plus lumineuse, savent l'utilité des grandes incisions pour remplir à la fois toutes les indications nécessaires ; savoir, dilater la plaie trop étroite, tirer les corps étrangers et les pièces d'os fracassés, débrider les parties qui ont souffert contusion, pour les disposer à une suppuration plus prompte et plus ample ! — Quelle différence encore pour les pansements ! Plus d'huile de térébenthine bouillante, plus de ces défensifs

---

été charpenté. Il fallut donc recourir à d'autres voies, et l'on proposa les eaux, les bains et les boues de Baréges. Ce fut le cardinal Mazarin qui voulut me dire lui-même que la Faculté de médecine et le collège des chirurgiens étaient d'avis que j'allasse incessamment aux eaux de Baréges, et que la Faculté ne manquerait pas de me faire porter cette résolution par ses députés ; et de fait, le lendemain ils entrèrent pour tâcher à me disposer à ce voyage de Baréges ; et celui qui portait la parole me dit qu'il était bien aise que je fusse déjà instruit de la résolution que la Faculté de médecine et le collège des chirurgiens avaient prise touchant ma blessure, qu'il ne fallait pas que je m'étonnasse qu'on m'envoyât à ces eaux, puisqu'autrefois le premier appareil que l'on mettait à une plaie était de la laver avec de l'eau fraîche. « Il y a plus de deux mille ans, continua ce docteur, qu'un certain Melentius ayant été blessé à un combat alla laver sa plaie sur le bord d'une rivière ; et même Enée, qui fut le fondateur du plus grand empire qui ait jamais été, ayant été blessé à une bataille, alla aussi laver sa plaie sur le bord d'une rivière. »

Le baron de Sirot partit pour Baréges, et souffrit des douleurs considérables pendant la route ; cependant il sortit une esquille fourchue, ce qui le mit un peu plus à l'aise. Il en sortit plusieurs autres ; sa plaie, fermée quelque temps après l'usage de ces eaux, se rouvrit plusieurs fois, et ne fut guérie qu'en 1650.

*Mémoires et la vie de messire Claude de l'Etouf, chevalier, baron de Sirot, lieutenant-général des camps et armées du roi, sous les règnes des rois Henri IV, Louis XIII et Louis XIV, à Paris*, 1685, 2 vol. in-12. (Voyez le tome second depuis la page 166 jusqu'à la fin.)

L'on a supprimé dans la citation les nouvelles de guerre que l'auteur apprenait durant sa cure.

spiritueux, inconsidérément appliqués et capables d'augmenter l'érétisme. Des saignées, des digestifs, des cataplasmes émollients ou défensifs suivant les indications, nous empêchent d'avoir recours aux moyens que je viens de condamner, parce qu'en accélérant la suppuration, les nôtres préservent de la gangrène.

M. Le Dran ayant été employé en Allemagne, en 1735, en qualité de chirurgien consultant des armées du roi, a fait une récolte d'observations sur les plaies d'armes à feu, qui font la base de ce traité. — Il le divise en cinq parties. La première traite des plaies d'armes à feu, en général, et des accidents qui attaquent l'économie animale à l'instant de la blessure, comme la stupeur du corps, le froid universel, la syncope, les convulsions, le gonflement de la partie, etc. — Dans la seconde, il détaille les seconds accidents qui peuvent survenir en conséquence des plaies d'armes à feu, comme certaines hémorrhagies inattendues, l'extravasion des liqueurs dans le voisinage de la plaie, l'érysipèle, etc. — Dans la troisième partie, il examine les accidents dont les plaies d'armes à feu ne sont, pour ainsi dire, que causes occasionnelles dans les malades dont les liqueurs ne sont point pures ; tels sont le développement de quelque virus, le cours du ventre habituel, le marasme, etc. — Dans la quatrième partie, il considère les plaies d'armes à feu relativement à chaque partie blessée, ce qui offre un grand champ de connaissances ; car, quoiqu'il soit vrai de dire qu'on peut donner pour le traitement des plaies d'armes à feu, en quelque endroit qu'elles soient faites, des règles générales, et généralement bonnes pour toutes les parties, il est aisé de concevoir, par l'anatomie, des variations qui résultent naturellement de la situation de ces plaies à la tête, à la poitrine, au bas-ventre, etc. — La cinquième et dernière partie de l'ouvrage de M. Le Dran présente des principes, en forme de corollaire, de tout ce qui a été exposé dans les quatre autres. Cet ouvrage est méthodique, et d'un volume à ne point incommoder les chirurgiens d'armées, qui devraient consulter ce traité préférablement à tout autre.

COURS D'OPÉRATIONS DE CHIRURGIE, DÉMONTRÉES AU JARDIN ROYAL, par M. DIONIS, *premier chirurgien de feu mesdames les dauphines, etc.*; *quatrième édition, augmentée de remarques importantes, et enrichie de figures en taille douce qui représentent les instruments nouveaux les plus en usage*; par M. DE LA FAYE; 1 vol. in-8°. 1740.

Les ouvrages de M. Dionis ont eu dans leur temps une grande célébrité: son *Cours d'Anatomie*, divisé par leçons telles qu'il les faisait au Jardin du roi, était presque le seul livre d'anatomie en français qui fût connu pour être exact; sa réputation passa dans les pays les plus éloignés, et il a été traduit en langue tartare des Mantcheou, ou tartare orientale, par les ordres de l'empereur de la Chine, *Cam hi*. — Cependant, il faut convenir que cet ouvrage est, à beaucoup d'égards, moins bon que son *Cours d'Opérations*, qui contient les leçons qu'il a faites pendant huit ans au Jardin du roi. Ce livre, étant à la portée des élèves en chirurgie qui suivent les cours publics, ils se sont accoutumés à le prendre pour guide dans leurs études, et les deux premières éditions étaient épuisées lorsque M. de La Faye fut prié d'ajouter des notes à une troisième, qui a été rapidement enlevée. — Il a donné cette quatrième, augmentée de remarques importantes, contenant les découvertes faites depuis le commencement de ce siècle, et qui sont au bas du texte de Dionis, auquel elles ont rapport, ce qui, avec quatre planches nouvelles d'instruments, fait un supplément considérable à l'ouvrage de Dionis. Ces remarques sont choisies avec soin; on y trouve les pratiques particulières des modernes, et surtout des chirurgiens français les plus accrédités. — Quoiqu'en général le livre de Dionis soit écrit avec clarté, il avait besoin de deux choses, que M. de La Faye a faites avec succès: 1° il a éclairci certains endroits que les élèves devaient avoir peine à entendre; 2° il a détaillé des opérations trop succinctement décrites dans l'ouvrage de Dionis; ce qui, joint aux observations du commentateur même, fait un livre extrêmement utile.

TRAITÉ DES MALADIES DES OS, par M. PETIT, quatrième édition, 2. vol. in-12. 1741.

Il n'y a dans cette édition aucun changement qui la rende différente de la précédente; elle sert seulement à prouver la bonté de l'ouvrage, dont les éditions antérieures étaient épuisées.

## INSTRUMENTS OU MACHINES, APPROUVÉS PAR L'ACADÉMIE.

### I.

*Machine pour la saignée de la jugulaire.*

Cette machine a été présentée par M. Chabert, chirurgien à Paris, et a mérité la préférence sur plusieurs que différentes personnes ont proposées pour la même fin. Elle est composée de deux pièces d'acier, faisant chacune à peu près la moitié d'un cercle, et unies ensemble par une charnière à la partie postérieure de la machine, qui, étant en place, est parallèle à la nuque. Chacune d'elles se prolonge antérieurement pour former deux petites branches en ligne droite et un peu divergentes. L'une de ces branches forme un double coude, et se termine en une cremaillée élastique; l'autre branche fournit une ouverture qui reçoit la crémaillée et en fixe les dents. Cette machine étant ouverte, représente assez bien un carcan, que l'on peut serrer plus ou moins par le moyen de la crémaillée; ce qui, par conséquent, fait l'office d'une ligature autour du cou, avec cette différence que l'intervalle des deux branches de la crémaillée préserve la trachée-artère de la compression, que l'on peut graduer comme l'on veut. Les deux branches environnantes sont recouvertes de chamois; celle du côté où la saignée est déterminée est garnie d'une petite pelote assujettie mobilement par deux brides sur la partie interne ou concave de la branche demi-courbe. On retient la pelote en place par un petit cordon passé dans les brides, et garni à chaque bout d'un ferret d'aiguillette. On fait glisser la pelote où on le veut pour la placer vis-à-vis de la veine que l'on se propose de saigner au-dessus, et y faire la compression nécessaire. Cette machine a paru très-ingénieuse et fort utile, surtout pour les sujets qui ont le cou court et gras.

## II.

### Plaque pour arrêter le sang de l'artère intercostale.

Cet instrument a été envoyé par M. Lotteri, premier professeur d'anatomie dans l'université de Turin, chirurgien-major des gardes-du-corps de S M. le roi de Sardaigne, devenu depuis correspondant de l'Académie. C'est une plaque d'acier poli, coudée dans sa partie la plus étroite pour former un point de compression que l'on doit présenter à l'artère intercostale ouverte. On a soin de matelasser cet endroit avec une petite compresse ou pelote que l'on y attache avec du fil, moyennant les trous percés dans son épaisseur. Pour expliquer comment on se sert de cette plaque, on suppose une plaie entre deux côtes, ou par accident ou par art, avec lésion de l'artère intercostale. On suppose cette plaie assez grande en largeur et parallèlement au plan des côtes, ou agrandie si elle ne l'est pas suffisamment, pour pouvoir introduire dans la poitrine le coude de la plaque, garni de sa pelote ; et, lorsqu'il est appliqué où il doit l'être, on rabat sur la poitrine le manche de la plaque, qui fait alors l'office de bras de levier ; on met entre la plaque et la peau une compresse plus longue que la plaque ; on fixe la plaque sur la compresse, moyennant une bande qui passe dans les deux fenêtres. Cette bande peut être plus exactement assujettie à la plaque par quelques points de fil, avec lesquels on l'attache à la plaque, en se servant, pour la coudre, des petits trous percés au-dessous des fenêtres. Enfin, il y a un grand trou dans le coude imaginé pour permettre l'issue du sang épanché dans la poitrine.

RECHERCHES SUR LA HERNIE DE LA VESSIE, Par M. VERDIER.

Il y a peu de viscères du bas-ventre qui n'aient formé quelquefois des hernies ; car, sans parler de celles qui sont produites par l'épiploon ou par les intestins jejunum, iléon et colon, qui sont assez communes, on a vu le cœcum (1), et même une portion du rectum, en former aussi (2). Fabrice de Hilden et Camerarius font mention de la hernie du ventricule (3). M. Ruisch dit avoir observé deux fois la hernie de la vessie (4) ; il dit même avoir vu celles de la rate et de la matrice. — Sennert avait déjà vu cette dernière hernie ; il rapporte que la femme d'un tonnelier, dans un commencement de grossesse, aidant à son mari à courber une perche, en reçut un tel coup dans l'aîne, que peu de jours après il y parut une hernie. L'augmentation du volume de la tumeur fit penser qu'elle pouvait avoir été formée par la matrice,

(1) Riol. Anthr., lib. II, cap. XIV. M. Mery, memb. de l'Acad. royale des sciences, 1701.

(2) On lit dans un écrit imprimé depuis peu à Londres, qu'une paysanne, âgée de cinquante ans, portait depuis long-temps une tumeur d'un volume très-considérable, qui s'étendait depuis l'anus jusqu'au gras de la jambe. On découvrit après la mort que c'était une hernie formée, non-seulement par une portion de l'épiploon, par les intestins jejunum et iléon, avec le mésentère qui les accompagnait, mais aussi par le cœcum, la partie inférieure du colon et une portion du rectum. Ces parties étaient sorties par une des ouvertures latérales du bassin, nommées échancrures ischiatiques, en se glissant sous les ligaments sacro-sciatiques ; le ventricule occupait le milieu du ventre ; il était situé longitudinalement, et le duodenum s'avançait vers l'orifice du sac de la hernie.

*Lettre au célèbre M. de Haller, professeur en médecine, etc. Magasin français, ouvrage périodique. Septembre, 1750.*

M. Bertrandi, membre du collège royal de chirurgie en l'université de Turin, m'a dit avoir vu dans deux sujets l'exemple d'une hernie formée du côté droit, par l'intestin iléon seulement, dont une portion s'était échappée par une des échancrures ischiatiques en se glissant sous les ligaments sacro-sciatiqués.

(3) Fabric. Hild., Operá. Francof., 1646, p. 905. Camerarius, De memorab. medic., cent. x, n. 14. M. Garangeot, Mém. de l'Acad. royale de chirurgie, Nouveau Traité des hernies. Paris, 1749. J. G. Gunzii, Observ. anat. chir. de herniis. Lipsiæ, 1743.

(4) Ruisch, Advers. anat., dec. II, art. IX. Ejusd. obs. anat. chir., obs, XCVIII; J. G. Gunzii, in loço cit.

et l'on n'en douta plus, lorsque les mouvements du fœtus s'y firent apercevoir. Cette femme étant parvenue au temps de l'accouchement, on se détermina pour l'opération césarienne, et on fit à la hernie une ouverture suffisante pour en extraire le fœtus. Les premiers jours donnèrent quelque espérance de succès ; la mère et l'enfant se portaient également bien ; l'enfant continua de jouir d'une bonne santé ; mais la gangrène qui survint à la plaie causa la mort de la mère (1).

Je pourrais ajouter que l'on a vu à quelques personnes, et le plus souvent aux enfants du premier âge, le testicule arrêté dans l'anneau, et former une tumeur au dehors, ce qui en a imposé à quelques praticiens qui, ayant pris pour une hernie ordinaire, la tumeur formée par cet organe, y ont appliqué mal à propos un bandage compressif(2). Un de mes confrères m'a assuré qu'il avait vu dans le cadavre d'une jeune fille un des ovaires arrêté dans l'anneau, et qu'il formait une tumeur au dehors (3). — Je n'entrerai pas dans le détail de ces différentes hernies ; celle de la vessie, qui est connue de quelques-uns sous le nom de *hernies cystiques*, ou *cystocèle*, sera le seul objet de ces recherches. — La hernie de la vessie n'est pas aussi rare qu'on pourrait le penser ; je sais que les auteurs anciens n'en ont presque pas fait mention (4) ; mais, soit que depuis quelques

années les malades aient moins de peine à déclarer les incommodités que cette hernie leur cause, ou que les maîtres de l'art, devenus plus habiles, la connaissent mieux, la pratique en fournit aujourd'hui plusieurs exemples, moins fréquents à la vérité que ceux de la hernie de l'intestin ou de l'épiploon. — Il y a trois choses qui ont principalement concouru à faire connaître la hernie de la vessie : 1° l'inspection des cadavres, soit qu'on en ait fait l'ouverture, ou que l'on ait seulement reconnu une disposition contre nature aux bourses, et à la région des anneaux ; 2° la méprise de quelques praticiens dans le traitement des tumeurs voisines de la vessie ; 3° l'examen des circonstances qui accompagnent cette hernie particulière, relatives aux fonctions de la vessie, et comparées à celles qui sont énoncées dans les mémoires que les malades éloignés envoient pour faire consulter.

## I.

La hernie de la vessie ne produisant pour l'ordinaire que des incommodités supportables, auxquelles les malades remédient le plus souvent eux-mêmes, il n'est pas étonnant que plusieurs de ceux qui en ont été affligés aient gardé le silence ; aussi n'a-t-elle été découverte qu'après leur mort, lorsque, par des motifs particuliers, on s'est déterminé à la dissection du scrotum et des anneaux ; ce que l'on verra par les observations suivantes.

(Ire *Observation*.) En 1742, dans l'absence de M. Foubert, alors chirurgien en chef de la Charité, M. Curade, son élève (1), prêt à faire l'ouverture du cadavre d'un homme âgé d'environ soixante-quinze ans, mort dans cet hôpital après avoir souffert plusieurs rétentions d'urine, aperçut à l'aine gauche une tumeur qui se continuait tout le long du scrotum, et qui était un peu inclinée vers la cuisse du même côté. Cette tumeur ne faisait pas beaucoup de saillie, et l'on ne distinguait en la touchant que des membranes épaisses et mollasses. M. Curade pensa que ce pouvait être le sac d'une ancienne hernie, dans lequel quel-

(1) Sennert, Inst. med., lib. II, part. I, cap. IX. Doring, Ep. de herniâ uter. Fab. Hild., Obs., cent. 3.

(2) A. Paré dans ses Œuvres, l. VIII, ch. XVIII. Th. Bartol., Anat. refor., l.1, c. XXII. H. Bassii, Obs. anat. chir. med. Halæ Magdeburg, 1731. Décad. 3, obs. VIII. Quelmaltz, te serot. Dest. desc. disp. anat. select. à D. de Haller, vol. V. Gotting., 1750.

(3) M. Veyret.

(4) Entre les modernes, ceux que je sache avoir fait mention de la hernie de la vessie sont :

Blegny, Traité des hernies, 5e édit. 1688 ; M. Mery, mem. de l'Acad. royale des sciences, 1713 ; M. Petit, mem. de l'Acad. royale des sciences, 1717 ; J. Petr. Divoux, Dissert. méd. chirur. de ves. urin. herniâ. ; Præside D. Saltzmann, Argent., 1732 ; messieurs Le Dran, Garengeot et La Faye, Operat. de chir. ; Heist. et Platner, Intit. chirur. ; J. G. Gunzii, Obs. anat. chir. de hern. Lipsiæ, 1744 ; M. Monro, Essai d'obs. de méd.

de la Société d'Édimbourg ; M. Levret, Obs. sur la cure des polypes utérins ; M. Sharp, Recherches critiques sur l'état présent de la chir., 1751.

(1) Chirurgien d'Avignon.

que portion de l'épiploon était restée. Il ouvrit cette tumeur avec les mêmes précautions qu'il aurait prises sur une personne vivante. — Après avoir coupé la peau du scrotum et le tissu cellulaire ou folliculeux qui se trouve au-dessous, il découvrit, comme il avait soupçonné, un sac membraneux qui s'étendait depuis l'anneau jusqu'à trois travers de doigt au-dessous : il ouvrit ce sac dans toute sa longueur, et ne trouva rien qui y fût renfermé. Il observa seulement que sa cavité communiquait avec celle du ventre par une ouverture assez étroite. — Examinant la surface interne de ce sac, qui paraissait d'abord unie et polie, il y découvrit plusieurs petits replis irréguliers, tant à la partie supérieure qu'à l'inférieure, tandis que le milieu, qui répondait à la partie postérieure, se trouvait un peu élevé. En touchant ce milieu, il y sentit une espèce de fluctuation, comme s'il y avait eu une poche à demi-pleine cachée derrière, ce qui le porta à juger que c'était ou une espèce d'hydrocèle, ou une hernie de la vessie : pour s'en assurer, il injecta de l'eau dans la vessie à la faveur de la sonde. Il vit alors l'hypogastre s'enfler, l'enflure se continuer par l'anneau jusque dans le scrotum, et la poche, qu'il avait prise pour une hydrocèle, se remplir ; il ne douta plus que ce ne fût une hernie de la vessie. — M. Curade, après avoir séparé du cadavre le bassin en entier, y laissant attaché le scrotum avec la partie inférieure des muscles du bas-ventre, fit voir à l'Académie cette hernie particulière, et lut l'observation dont je viens de donner l'extrait. — Il est aisé de concevoir que dans ce cas une partie de la vessie était passée dans le scrotum, et se trouvant comme étranglée à l'endroit de l'anneau, elle avait perdu sa figure naturelle, et avait pris celle d'une gourde ou calebasse, formant deux cavités d'inégale grandeur, et un col entre deux (1);

la portion de la vessie restée dans le bas-

du premier rang, tels que Vesade, Columbus, Spigelius, D. de Marchettis, les Bartholins, Veslingius, Van Horne, Graaf, Diemerbrœck, Verheyen, etc. Il paraît que la cause de l'erreur commune sur la figure de la vessie est venue de l'examen que l'on a fait de ce viscère séparé du corps ; car ceux qui l'ont examiné attentivement sur le sujet même, comme M. Morgagni l'a fait sur des sujets dont la vessie n'avait reçu aucun changement par la moindre affection contre nature, ceux-là, dis-je, nous ont donné des notions plus exactes, tant de la figure que de la situation de la vessie. En effet, la vessie, considérée pleine, n'est point un ovale qui diminue insensiblement de diamètre depuis son sommet, ou sa partie supérieure jusqu'à l'inférieure ; celle-ci au contraire est la plus large. La vessie est un peu aplatie antérieurement du côté du pubis, et forme dans sa partie postérieure et inférieure sur l'intestin rectum une convexité d'autant plus saillante qu'elle se trouve plus pleine et que l'intestin l'est moins : c'est cette partie postérieure et inférieure de la vessie qui doit être appelée son fond, suivant la remarque de M. Winslow. On peut s'assurer des différents degrés de vacuité ou de plénitude de cette poche urinaire, lorsqu'ayant mis un ou deux doigts d'une main le fondement, on comprime avec l'autre le milieu de la région hypogastrique immédiatement au-dessus du pubis. Le col de la vessie est un rétrécissement de sa partie inférieure et antérieure qui s'avance à peu près comme la broche d'un tonneau, pour me servir de l'expression de M. Weitbrecht, *Appendicula tanquam obturamentum in dolio*, ou comme le bec d'un alambic.

M. Le Dran est le premier, si je ne me trompe, qui ait donné dans son parallèle des différentes méthodes de tailler, en 1730, une figure de cette disposition naturelle de la vessie. M. Weitbrecht a donné aussi une figure de la vessie et une très-bonne dissertation à ce sujet, notamment sur sa situation, dans le cinquième tome des Mémoires de l'Académie de Pétersbourg ; mais cette découverte n'avait point échappé aux exactes recherches du célèbre M. Morgagni, ce qu'on peut voir dans sa première Lettre anatomique, publiée en 1728, no 61. M. Winslow a reconnu cette même disposition de la vessie dans son Exposition anatomique publiée en 1732. L'illustre M. de Haller en fait aussi mention dans ses savants Commentaires sur

(1) J'ai cru, à l'occasion du changement de figure qui arrive à la vessie dans sa hernie, ne pouvoir me dispenser de rappeler ici l'idée que l'on a aujourd'hui de la figure naturelle de cette poche urinaire, et dire aussi un mot de sa situation, principalement lorsqu'elle est pleine.

On sait que la vessie ne ressemble point absolument à une bouteille renversée, comme l'ont pensé plusieurs anatomistes

sin était beaucoup plus grande que la portion qui se rencontrait dans le scrotum. — La vessie était fort ample ; ses deux portions, prises ensemble, contenaient environ trois chopines d'eau, mesure de Paris, c'est-à-dire trois livres de liqueur. — La graisse qui couvrait la vessie de toutes parts se trouvait en plus grande quantité, et plus mollasse qu'elle ne l'est ordinairement.

La portion de la vessie passée dans le scrotum était attachée par un tissu cellulaire, non-seulement au sac membraneux qui la couvrait par-devant, mais aussi aux endroits du scrotum auxquels elle touchait par le reste de son étendue. — L'ouraque était entraîné jusque dans le scrotum, de même que l'artère ombilicale gauche, ce qui démontrait que la hernie était formée en partie par le sommet de la vessie, auquel on sait que l'ouraque se trouve attaché. — Pour concevoir la formation du sac qui couvrait antérieurement la portion de la vessie passée dans le scrotum, il sera bon de se rappeler ce qui arrive ordinairement à la hernie de quelque intestin, et à celle de l'épiploon, quand l'une et l'autre sont produites par le relâchement du péritoine.

Lorsque l'épiploon et quelque intestin sont forcés de sortir du ventre par les anneaux, à l'occasion des compressions réitérées qu'ils reçoivent de la part du diaphragme et des muscles du bas-ventre, ils commencent par pousser peu à peu la portion du péritoine qui couvre intérieurement ces ouvertures ; le péritoine, cédant alors à l'impulsion de ces parties, s'engage dans les anneaux, et y forme par degrés un sac où elles se renferment, et ce sac, que l'on nomme *herniaire*, s'avance quelquefois jusqu'au bas du scrotum. — Si la vessie au contraire a les dispositions nécessaires dont il sera fait mention ailleurs pour sortir par les anneaux, elle ne saurait pousser devant elle la portion du péritoine qui les couvre intérieurement du côté de la capacité du ventre, puisqu'elle n'y est pas entièrement renfermée. Le péritoine, attaché, comme l'on sait, à la partie postérieure de la vessie jusqu'à environ l'insertion des uretères (1), forme dans cet endroit une espèce de demi-cloison transversale, qui la sépare en quelque façon des autres viscères. Ainsi, lorsque la vessie aura les dispositions nécessaires pour s'échapper par les anneaux, et que par les compressions réitérées de la part des organes voisins elle sera forcée de sortir par celle de ces ouvertures qui lui fera le moins de résistance, ce sera sa partie antérieure, et un peu latérale, comme en étant la plus voisine, qui y entrera la première, en écartant peu à peu la portion du péritoine qui couvre intérieurement l'anneau. La partie intérieure de la vessie une fois entrée dans cette ouverture, la postérieure suivra nécessairement, et conséquemment la portion du péritoine qui lui est attachée, laquelle entraînera celle qui couvre l'anneau, puisqu'elles sont continues. Or, la portion du péritoine qui couvrait l'anneau intérieurement ne peut être entraînée dans cette ouverture sans former un sac, lequel suivra la partie de la vessie qui fait la hernie. — On voit par cet exposé les différentes manières dont se forment, et le sac qui renferme la hernie intestinale ou l'épiploïque, et celui qui se rencontre à la hernie de la vessie, car dans l'intestinale ou l'épiploïque, c'est toujours le sac qui précède la partie qui fait la hernie, et dans lequel elle se renferme, d'où vient qu'on l'a nommé sac herniaire ; au lieu que dans la hernie de la vessie, c'est la partie qui forme la

---

les Instituts de Médecine de Boerhaave, et dans ses Éléments de Physiologie. M. Heister, dans ses Instituts de Chirurgie, au chapitre de l'opération de la lithotomie, a fait graver la vessie telle que je viens de la décrire ; et M. Le Cat vient de donner, dans son Recueil de pièces concernant l'opération de la taille, imprimé à Rouen, une figure fort exacte de la vessie considérée pleine et dans sa situation naturelle.

Quant à la vessie de la femme, sa figure n'est pas toujours la même ; car on observe que chez celles qui ont beaucoup d'enfants sa figure est le plus souvent comme triangulaire, formant deux angles sur les côtés ; ou, suivant la remarque de M. Mauchard (*Diss. de hern. incarc.* Tubing., 1722), elle a quelque rapport à un petit baril posé transversalement ; et, tant dans l'un que dans l'autre sexe, elle est située, comme l'on sait, en devant immédiatement derrière les os pubis et hors du péritoine, qui s'attache à sa face postérieure.

---

(1) Voyez la Description du péritoine, par M. Douglas, traduite de l'anglais en latin par M. Heister fils, n. 20 et 27, ann. 1750.

hernie qui passe la première, et le sac vient après en l'accompagnant; et s'il arrive que la portion de vessie qui est passée par l'anneau s'avance jusque dans le scrotum, le sac qui la suit est placé antérieurement le long de cette portion de la vessie, et s'y trouve attaché par un tissu cellulaire. — Il est bon d'observer que ce sac et la portion de vessie qui l'accompagne sont placés l'un et l'autre au-devant du cordon des vaisseaux spermatiques, comme on le voit à l'égard du sac des hernies ordinaires, car il est très-rare de trouver ce cordon au-devant du sac herniaire. M. Boudou a dit ne l'avoir vu que deux fois, et M. Le Dran (1) convient de ne l'avoir vu qu'une fois seulement, quoique l'un et l'autre aient pratiqué long-temps la chirurgie dans les deux hôpitaux les plus renommés de Paris.

Le sac qui accompagne la portion de la vessie qui fait la hernie étant vide, et sa cavité communiquant avec celle du ventre, ou l'on sait que l'épiploon et les intestins sont renfermés, on conçoit aisément qu'ils ne manqueront pas d'entrer dans ce sac, pour peu qu'ils y soient déterminés par quelque cause particulière, surtout lorsque la vessie est vide. On ne doit donc point s'étonner si la hernie de la vessie est souvent accompagnée ou suivie de celle de l'épiploon, ou de l'intestin. — Mais s'il est vrai que la disposition particulière du sac qui accompagne la hernie de la vessie occasionne quelquefois la hernie de l'intestin ou de l'épiploon, celles-ci peuvent, à leur tour, occasionner la hernie de la vessie, comme je le prouverai dans la suite.

(IIe *Observation.*) En 1716, je priai un de mes amis, qui travaillait dans un hôpital, de séparer d'un cadavre masculin la partie inférieure des muscles du bas-ventre, et d'enlever aussi en continuant les parties extérieures de la génération. Je fus très-surpris, en disséquant le scrotum, d'y trouver une portion de la vessie, que je reconnus sans peine, tant par ses fibres charnues que par l'ouraque qui y était attaché. Cette portion de la vessie passée dans le scrotum s'y trouvait adhérente par le tissu cellulaire, et on voyait le long de sa partie antérieure une portion d'un sac membraneux, sem-

blable à celui que j'ai dit accompagner la hernie de la vessie.

(IIIe *Observation.*) En 1731, un habile chirurgien de Paris ayant été appelé pour faire l'opération d'une hernie, où il y avait étranglement de l'intestin, apprit à son arrivée la mort du malade. Sa curiosité le porta à examiner cette hernie; il remarqua que non-seulement une portion d'intestin, mais aussi une portion de la vessie était descendue dans le scrotum, et que celle-ci renfermait quatre pierres, de la grosseur d'une petite aveline; une cinquième fut trouvée dans l'autre portion de la vessie, restée dans le bassin. — Les pièces nécessaires pour constater le fait furent séparées du cadavre, et montrées à l'académie. — On lit dans les observations anatomiques et chirurgicales de M. Ruysch (1) qu'un marchand d'Amsterdam, attaqué d'une grande difficulté d'uriner, ne pouvait rendre ses urines qu'en élevant les bourses, et les comprimant avec les mains. Cette incommodité était causée par une hernie de la vessie, ce qui fut reconnu, après la mort, par la dissection d'un bubonocèle avec étranglement, auquel il n'avait pas été possible de remédier: l'intestin iléon, qui formait la descente, se trouva gangréné, et une grande portion de la vessie était passée dans le scrotum. — Je terminerai ces observations par celle que nous fournit Thomas Bartholin dans ses histoires anatomiques (2). Il rapporte que Jean Dominique Sala, son ancien maître et son ami, qui vivait en l'an 1520, avait connu à Venise un homme tourmenté des accidents de la pierre, que l'on n'avait pu reconnaître ni par l'introduction de la bougie ni par la sonde, mais que l'on découvrit après sa mort; la pierre fut trouvée dans une portion de la vessie passée dans un des côtés du scrotum; l'autre côté renfermait une portion d'intestin grêle. C'est à Dominique Sala que doit être déféré l'honneur de la découverte de la hernie de la vessie, comme le fait observer, dans son excellent Traité des Hernies, M. Gunzius, célèbre professeur en l'université

_____

(1) Voyez son Traité des opérations de chirurgie.

_____

(1) Ruysch, Observ. anat. chirurg., observ. xcviii.

(2) Th. Barth., Hist. anat., cent. iv, hist. xxviii. Voyez la même observ. dans l'Anat. pratiq. de Blanchard, dans le *Sepulcretum Boneti*, et dans la Bibliothèque chirurg. de Manget.

de Leipsik, et digne successeur de l'illustre M. Walther.

## II.

Ce n'est pas seulement la dissection du scrotum et des anneaux qui a donné lieu à la découverte de la hernie de la vessie, on la doit aussi à la méprise de quelques praticiens qui, ayant regardé comme un abcès la tumeur que la vessie formait au-dehors, en ont fait l'ouverture, et ont été fort surpris de n'y trouver que de l'urine. On l'a encore prise pour une espèce d'hydrocèle, mais elle a été reconnue lorsqu'on a vu disparaître la tumeur par la sortie des urines, que la seule compression des bourses procurait.

(IV<sup>e</sup> *Observation.*) M. Guyon (1), dans une observation qu'il a communiquée à l'académie, rapporte qu'un paysan, après quelque difficulté d'uriner, eut une rétention d'urine, et que n'en ayant pas été soulagé, le périnée, le scrotum et l'aine droite s'enflèrent; le gonflement se communiqua aux vaisseaux spermatiques, et au testicule du même côté; il lui survint une douleur très-vive au périnée et à l'anus; la tumeur de l'aine, augmentant toujours, fut regardée comme un abcès par un chirurgien de campagne qui, y ayant reconnu de la fluctuation, en fit l'ouverture; mais quelle fut sa surprise, lorsqu'au lieu de pus, il ne vit sortir que de l'urine! Après avoir laissé vider la poche, il en ferma l'entrée avec une tente très-grosse et très-dure; aussi le malade, loin de recevoir du soulagement de l'opération, se trouva-t-il plus mal qu'auparavant; les douleurs augmentèrent, aussi bien que la tension du ventre, ce qui le détermina à renvoyer ce chirurgien, et à appeler M. Guyon: celui-ci ne manqua pas, à son arrivée, de débarrasser la plaie de l'espèce de cheville dont elle était fermée, et, après l'avoir un peu dilatée, il la pansa avec les remèdes convenables; mais, pour en accélérer la guérison, M. Guyon crut devoir empêcher l'urine de s'y porter, en rappelant son cours vers l'urètre, ce qu'il fit par le moyen de la sonde. Il travailla en même temps à calmer la fièvre, et à diminuer la tension du ventre par la saignée réitérée, les fomentations émollientes et les potions adoucissantes, etc. Ces secours différents, mis en usage à

propos, firent cesser les accidents. La sonde ne fut retirée qu'au bout de neuf jours, l'urine continua de s'écouler par l'urètre, et la plaie se trouva cicatrisée environ le cinquantième jour après l'ouverture de la tumeur.—On doit convenir avec M. Guyon que cette tumeur était formée par la vessie, dont une portion s'était échappée par l'anneau; et la plaie de l'aine serait vraisemblablement restée fistuleuse s'il n'eût détourné le cours de l'urine par le moyen de la sonde, et par l'attention qu'il eut de faire coucher le malade sur le côté opposé à la plaie. — Je crois devoir faire observer que lorsqu'on est obligé de laisser plusieurs jours la sonde dans la vessie, il faut la retirer au moins tous les dix jours, afin de la nettoyer, et si les urines étaient limoneuses ou graveleuses, on l'ôterait plus souvent, pour empêcher qu'il ne se formât une incrustation pierreuse autour de l'extrémité qui est dans la vessie, ce qui causerait de vives douleurs au malade en retirant cette sonde. M. Morand a montré aux écoles de chirurgie de ces sondes incrustées, dont l'une n'avait séjourné que dix jours dans la vessie. Il a fait remarquer que les algalies d'or étaient moins susceptibles d'incrustation que les algalies faites d'argent. — Si le malade ne pouvait supporter l'usage de l'algalie ordinaire, on y substituerait la sonde en S de M. Petit, qui, en imitant les différentes courbures de l'urètre, permet au malade de se tourner sur les côtés, et de se promener. Cette sonde a moins besoin d'être assujettie que la sonde ordinaire(1).

Le chirurgien de campagne dont il est fait mention dans l'observation précédente avait pris pour un abcès la tumeur que la hernie de la vessie formait dans l'aine: il n'est pas le seul qui s'y soit mépris.

(V<sup>e</sup> *Observation.*) Un autre aussi peu instruit, voyant une tumeur inguinale, circonscrite, fort dure, sans changement de couleur à la peau, la crut un bubon vénérien squirrheux. Dans cette idée, il appliqua les cataplasmes et les emplâtres les plus émollients; enfin, ennuyé du peu d'effet de ces topiques, il se détermina à appliquer un caustique sur la tumeur, et à inciser ensuite l'eschare : mais quel fut l'étonnement de ce chirurgien lorsqu'il aperçut une pierre dans le sac

---

(1) M. Guyon, chirurgien à Carpentras.

(1) Voyez les Remarques de M. de La aye sur Dionis.

qu'il avait ouvert ! La sortie continuelle de l'urine par la plaie ne laissa aucun doute sur le vrai caractère de la maladie. On sent bien qu'en pareil cas, on ne doit pas balancer à employer le moyen qui a réussi à M. Guyon, je veux dire la sonde ou algalie introduite dans l'urètre, pour empêcher que l'urine ne continue de s'écouler par la plaie, sans quoi elle ne manquerait pas de devenir fistuleuse, comme on l'a vu arriver à celles où ce moyen a été négligé.

Plater (1), médecin à Bâle, où il vivait en 1550, rapporte qu'un pêcheur de cette ville fut à l'extrémité par les accidents d'une rétention d'urine qui n'avait cédé à aucun remède. Dans l'examen que fit cet illustre praticien, il découvrit une tumeur qui occupait une partie du scrotum ; cette tumeur s'étendait jusque dans l'aine, et augmentait considérablement, ce qui fit juger qu'elle pouvait bien être la cause de la rétention d'urine. Dans cette idée, Plater proposa de l'emporter ; mais à peine l'instrument fut-il plongé dans la tumeur près de l'aine que l'urine rejaillit avec impétuosité, et le malade se trouva soulagé. L'urine, dont il ne passait que quelques gouttes par l'urètre, s'écoula pendant plusieurs jours par la plaie, entraînant avec elle beaucoup de sable. La plaie dégénéra dans la suite en une fistule par où l'urine prit son cours, et il n'en sortit plus par l'urètre. On avait soin de fermer la fistule avec une tente, que l'on ôtait lorsque le malade se sentait pressé du besoin d'uriner. — Il n'y a pas lieu de douter que la vessie ne fût comprise dans la tumeur que l'on s'était proposé d'extirper, et la plaie de l'aine ne serait pas vraisemblablement restée fistuleuse si, au lieu de laisser échapper l'urine par cette ouverture, on avait rappelé son cours vers l'urètre, au moyen de la sonde introduite dans ce conduit, comme j'ai dit ci-devant qu'on l'avait pratiqué avec succès en pareil cas. — On lit dans les *Observations* de Stalpart-Vanderwiel (2) deux faits qui ont beaucoup de rapport avec ce qui a été dit ci-dessus : on a vu des pierres s'ouvrir une issue dans l'aine, et les ulcères rester fistuleux par la sortie de l'urine. Il est très-probable que la hernie

de la vessie a été méconnue dans ces cas. — M. Mery (1) dit qu'ayant été appelé dans une maison religieuse pour soulager le général de la congrégation, qui se plaignait d'une grande difficulté d'uriner, il découvrit du côté gauche du scrotum une tumeur d'un volume considérable, dans laquelle il sentit une fluctuation manifeste, ce qui le porta d'abord à croire que c'était une hydrocèle, dont les eaux étaient renfermées dans les membranes propres du testicule ; mais le malade le tira bientôt d'erreur, car, en comprimant en sa présence les bourses avec les mains, il fit sortir l'urine par l'urètre, et la prétendue hydrocèle disparut entièrement. Alors M. Mery assura le malade qu'il avait une hernie dans la vessie. Quelque temps après, ce religieux, qui avait plus de quatre-vingts ans, mourut, et M. Mery se confirma dans son opinion par l'ouverture du cadavre : il trouva une grande portion de la vessie passée dans le scrotum.

(*VI^e Observation.*) M. Beaumont (2), dans une observation qu'il a communiquée à l'académie, dit qu'en 1733 il fut appelé, conjointement avec le docteur Cervi (3), pour soulager un homme de condition, dont les bourses étaient devenues d'un volume pareil à celui d'un gros melon : cette tumeur était accompagnée d'une inflammation considérable, de fièvre, d'épreintes et de douleurs insupportables dans la région lombaire, avec des envies de vomir et des hoquets qui survenaient de temps en temps ; le malade faisait des efforts inutiles pour uriner. M. Beaumont, ayant égard à l'inflammation qui accompagnait la tumeur, persuadé d'ailleurs que c'était une hernie intestinale, crut devoir saigner le malade, malgré son grand âge, et n'ayant pu réussir à faire rentrer la hernie, il s'avisa de la comprimer d'une main, tandis que l'autre, appliquée au-dessus du pubis, pressait la région hypogastrique ; il fut alors très-surpris de voir sortir, par cette double compression, l'urine assez abondamment par l'urètre, jusqu'à la quantité d'une pinte. La tumeur des bourses disparut entièrement, ce qui lui donna lieu de penser

---

(1) Plater, Obs. libri tres, Basil. 1680, lib. 3^e, p. 850.

(2) Stalp. van Wiel., cent. 1, obs. xc et xci.

(1) Mémoire de l'Académie royale des Sciences, 1713.

(2) Chirurg. ordin. du roi d'Espagne.

(3) Premier médecin de sa majesté catholique.

qu'elle était formée par une portion de la vessie. — Ayant cru avoir réduit cette hernie, il remit le bandage, que le malade portait depuis sa tendre jeunesse ; mais ce bandage s'étant relâché pendant la nuit, la descente reparut. M. Beaumont, en présence de feu M. Le Gendre (1), employa encore les mêmes moyens, c'est-à-dire la saignée et la compression, ce qui procura de nouveau la sortie de l'urine. La hernie étant disparue, il remit le bandage. Ces moyens n'eurent pas dans la suite le même succès ; car le malade, quelque temps après, ayant quitté son bandage pendant la nuit, la hernie reparut, et devint aussi considérable qu'auparavant ; la fièvre survint, de même que le vomissement et les hoquets ; les grandes douleurs se firent aussi sentir à la région lombaire. En vain la saignée et les compressions furent mises en usage, ainsi que les cataplasmes émollients et les autres secours que l'on jugea pouvoir favoriser la sortie des urines ; mais aucun n'ayant réussi, le malade mourut (2). — L'ouverture du cadavre confirma M. Beaumont dans l'opinion qu'il avait eue de la nature de la maladie : une portion de la vessie fut trouvée dans le côté droit du scrotum, auquel elle était très-adhérente ; elle renfermait une pierre semblable à un œuf, tant par sa figure que par son volume. M. Beaumont jugea que la cause de cette hernie de la vessie était un vice de la première conformation, fondé sur ce que le malade en avait été incommodé dès l'enfance. — Si l'on fait attention aux adhérences de la vessie au scrotum, que M. Beaumont dit s'être trouvées très fortes, on aura lieu de penser que la portion de la vessie qui faisait la hernie n'avait jamais été réduite, et que le bandage que l'on appliquait après l'avoir vidée, en comprimant la portion étroite de la vessie qui répondait à l'anneau, empêchait l'urine d'y passer. — Quant à la pierre contenue dans la portion de la vessie qui faisait la hernie, l'on croirait aisément ( si son volume n'était pas aussi considérable ) qu'elle n'y était passée que quelques moments avant la mort. Il est, en effet, difficile d'imaginer que M. Beau-

mont ne s'en fût point aperçu dans les tentatives réitérées qu'il avait faites pour réduire cette hernie.

### III.

La dissection du scrotum, faite pour ainsi dire au hasard, et la méprise de quelques praticiens, n'ont pas été les seules sources d'où l'on a tiré des connaissances positives sur la hernie de la vessie : il y a un moyen qui fait plus d'honneur à l'art, c'est l'examen des circonstances qui accompagnent cette hernie particulière, relatives aux fonctions de la vessie, et comparées à celles qui sont énoncées dans les mémoires que les malades éloignés envoient pour consulter. Ces différentes circonstances ont été pour les maîtres de l'art autant de signes de la hernie de cette poche urinaire.

( VII<sup>e</sup> *Observation.* ) Feu M. Petit, le père, fut consulté par un homme de quarante-sept ans, qui se plaignait que, depuis trois années, au moindre effort qu'il faisait pour uriner, le côté droit des bourses s'enflait, et que l'enflure augmentait à mesure qu'il redoublait ses efforts, l'urine ne sortant alors que goutte à goutte. Ce malade ajoutait que, s'étant avisé de se comprimer les bourses, en les soulevant avec les mains, il fut très-surpris de voir sortir l'urine à plein canal, et les bourses se désenfler entièrement, et que cependant, ayant remarqué dans la suite que, lorsque l'urine avait séjourné quelque temps dans la vessie, ce qui arrivait principalement la nuit, il ne trouvait plus la même facilité à la faire sortir, malgré le secours de la compression, et qu'il la rendait alors avec cuisson. Il essaya diverses situations pour se soulager, et il éprouva qu'étant couché sur le dos, et se soulevant le bas des reins, il urinait plus aisément, quelquefois même en abondance, sans être obligé de se presser les bourses. Le malade disait encore avoir senti plusieurs petites pierres rondes amassées dans la tumeur du scrotum, lesquelles repassaient sans peine dans la vessie, et sortaient ensuite par l'urètre. — Sur cet exposé, M. Petit jugea que la tumeur du scrotum était une hernie de la vessie, puisqu'elle disparaissait par la sortie de l'urine, occasionnée par la compression : cette compression était surtout nécessaire lorsque le malade se tenait debout. L'urine contenue dans la portion de la vessie descendue dans le

---

(1) Chir. de Paris et premier chirurg. du roi d'Espagne.

(2) Il est à présumer que parmi ces différents secours la sonde ne fut point oubliée.

scrotum ne pouvant alors remonter contre son propre poids, il fallait un secours particulier, qui suppléât à la faible contraction de cette portion de la vessie, et qui tînt lieu de l'action des muscles du bas-ventre, dont elle était privée ; au lieu que le malade étant couché sur le dos, et se soulevant le bas des reins, il n'était pas étonnant que l'urine repassât, de la portion de la vessie descendue dans les bourses, dans celle qui était restée dans le bassin, sans qu'il fût obligé de comprimer la hernie, cette situation favorisant le retour de l'urine.—Les pierres, qui passaient librement de la hernie dans la portion de la vessie restée dans le bassin, pouvaient interrompre la communication établie entre ces deux portions, en s'arrêtant dans l'anneau. M. Petit sentit le danger auquel le malade serait exposé par cet accident, ce qui le détermina à conseiller une opération dont le but était de faire rentrer la hernie après avoir découvert et dilaté l'anneau. — Il y a lieu de penser que M. Petit, en proposant cette opération, se fondait principalement sur ce que la hernie n'étant point ancienne, ses adhérences au scrotum en devaient être plus faibles, et sur ce que le malade disait que la poche qui faisait la hernie semblait, en se vidant, abandonner le scrotum, pour s'approcher des anneaux. — M. Mery (1) fut consulté par un particulier sur une hernie qui était regardée comme intestinale. Repoussée jusque dans l'anneau, elle ne pouvait y être maintenue par un bandage d'acier que le malade portait, la hernie retournant peu à peu dans le scrotum. Cet habile chirurgien, ayant senti de la fluctuation dans la tumeur, assura le malade que sa hernie était formée par la vessie, et non par l'intestin, comme l'avaient pensé ceux qui lui avaient conseillé de porter le bandage. Il lui recommanda de le quitter, afin de donner à la portion de la vessie passée dans le scrotum la liberté de se vider dans celle qui était restée dans le bassin.—La facilité avec laquelle le malade urinait, toutes les fois qu'il se comprimait les bourses, après avoir ôté le bandage, pour faire rentrer la prétendue descente de boyau, ne laissa aucun doute à M. Mery sur la nature de la maladie ; et ce qui le confirma dans cette idée, c'est que l'urine ne laissait pas de couler goutte à goutte dans la portion de la vessie passée dans le scrotum, et d'y former une tumeur comme auparavant, quoique le bandage fût en place.

(VIIIe *Observation.*) En 1743, M. Maurain le jeune lut à l'académie une observation qu'il avait faite, en 1736, sur une hernie de la vessie, jointe à celle de l'intestin. Il dit que le malade, qui était octogénaire, ayant fait, douze ans auparavant, une chute de cheval, sentit à l'instant une espèce de craquement dans le ventre, accompagné d'une douleur très-vive, et qu'il parut dans l'aine gauche une tumeur que l'on jugea être une hernie intestinale ; la réduction en étant faite, on appliqua le bandage ordinaire ; mais le malade s'en trouvant fatigué au bout de quelques mois, il en négligea l'usage, ce qui donna lieu à la hernie de reparaître. Comme il avait une difficulté d'uriner, qui cessait dès que la hernie était réduite, on jugea qu'elle était formée aussi par une portion de la vessie, qui s'était échappée par l'anneau. — Quelques années après, le malade, faisant un léger effort pour monter en carrosse, sentit encore un craquement plus considérable que celui qu'il avait éprouvé à l'instant de sa première chute, avec beaucoup de douleur, et une pesanteur dans l'aine ; et quoiqu'il eût alors son bandage, la hernie reparut, la fièvre survint, et fut bientôt accompagnée de nausées, de hoquets, et de difficulté d'uriner. On tenta, mais inutilement, la réduction de la hernie : en vain les saignées, réitérées jusqu'au nombre de quatre, et les topiques émollients furent mis en usage ; les accidents augmentèrent, le vomissement même des matières stercorales survint, et l'on fut obligé d'en venir à l'opération. M. Renard la fit en présence de MM. Dulatier, Boudou, de Bussac, Maurain et autres. On reconnut alors que l'intestin seul ne formait pas la hernie, mais qu'une portion de la vessie y était aussi comprise, comme on l'avait pensé. — La disposition gangréneuse de l'intestin ne permit pas qu'on en fît la réduction, et les adhérences que la vessie avait contractées avec les parties voisines obligèrent aussi de la laisser au-dehors. Le malade étant mort le lendemain de l'opération, M. Maurain en fit l'ouverture.—Il remarqua que les adhérences de la vessie au scrotum et à l'anneau étaient très-fortes ; il dit même avoir trouvé l'ouraque séparé du sommet de la vessie, où

_____

(1) Mem. de l'Académie royale des Sciences, 1715.

l'on sait qu'il est naturellement attaché. Il jugea que cette séparation avait commencé dans le temps de la chute du malade, et que l'effort qu'il fit en montant en carrosse l'avait achevée. En effet, ajoute-t-il, le malade avait ressenti dans ces deux temps un craquement considérable dans le ventre.

(IXᵉ *Observation*.) En 1749, M. Sue le jeune fut consulté par un religieux, âgé d'environ soixante-seize ans, d'un tempérament assez replet, sur une hernie intestinale qu'il avait depuis cinq ans. Cette hernie formait au côté gauche du scrotum une tumeur d'un volume considérable ; elle n'était accompagnée d'aucun accident fâcheux. Le bandage que le malade portait ne contenant point exactement la hernie, M. Sue lui en procura un meilleur. Quelque temps après, le malade, à l'occasion d'une rétention d'urine, fut obligé de garder le lit. Il crut alors pouvoir se passer du bandage ; mais le besoin d'uriner l'ayant obligé de se lever, il fit, en se baissant, un effort, et sentit à l'instant une douleur des plus vives dans la région des anneaux ; le volume de la hernie devint plus considérable, l'envie de vomir et le hoquet survinrent. — L'augmentation de ces accidents, et la rétention d'urine qui se renouvela, obligèrent le malade de rappeler M. Sue. Il ne manqua pas, à son arrivée, de le saigner ; il tenta, mais inutilement, la réduction de la hernie. Le malade, qui n'avait point uriné depuis vingt-quatre heures, souffrant beaucoup, M. Sue le sonda : deux pintes d'urine s'écoulèrent par la sonde, et on vit le volume de la tumeur diminuer considérablement. Cette circonstance, qui semblait devoir faire penser que la hernie intestinale était compliquée avec celle de la vessie, laissa néanmoins quelque doute, attendu la continuation des accidents ; mais ces accidents étant cessés par une seconde évacuation d'urine, que M. Sue procura en élevant le scrotum et le pressant en même temps, on ne douta plus que la vessie ne fît partie de la tumeur.

M. Sue dit avoir remarqué que les douleurs vives, les envies de vomir et les hoquets ne manquaient pas de revenir, lorsque les urines se trouvaient en quantité dans la hernie. Il fit sentir au malade la nécessité de les faire écouler par le secours de la compression, dès qu'il s'apercevrait de l'augmentation du volume de la tumeur, et il lui conseilla de n'user que d'un simple bandage suspensif, tout autre qui serait compressif ne convenant point, parce que la descente n'était pas susceptible de réduction. Le malade, attentif à suivre ces conseils, jouit actuellement d'une assez bonne santé. — On voit par cette observation combien il importe à ceux qui ont une hernie, soit intestinale ou épiploïque, de ne point quitter le bandage, non-seulement pour empêcher qu'une nouvelle hernie ne se joigne à la première, mais aussi pour prévenir les accidents fâcheux dont la descente, devenue compliquée, pourrait être accompagnée ou suivie, tels que ceux dont on a fait mention ci-dessus, accidents que l'on aurait pu attribuer à l'étranglement de l'intestin, quoiqu'ils n'eussent d'autre cause que la quantité d'urine qui, en s'amassant dans la portion de la vessie passée dans les bourses, avait gonflé considérablement celle qui répondait à l'anneau.

(Xᵉ *Observation*.) Au mois de janvier 1750, M. de La Porte vit un domestique âgé d'environ soixante-dix ans, tourmenté d'une rétention d'urine, qui avait été précédée de plusieurs autres. M. de la Porte ne trouva point dans la région hypogastrique l'élévation que la vessie gorgée d'urine y produit ordinairement, mais il rencontra aux deux aines une tumeur de consistance assez molle, et dont le volume égalait celui d'un gros œuf de poule. En vain fit-il quelques tentatives pour faire rentrer ces tumeurs ; elles ne produisirent d'autre effet que de faire échapper quelques gouttes d'urine par l'urètre, ce qui donna lieu de penser que les tumeurs pouvaient être formées par la vessie même, qui, s'étant prolongée dans ses parties latérales, serait sortie par les anneaux. M. de la Porte n'en douta plus, lorsqu'après avoir inutilement employé la saignée, les potions huileuses, etc., il fut obligé de sonder le malade. De légères compressions que l'on faisait sur les hernies facilitèrent la sortie de l'urine par la sonde à la quantité de trois chopines, c'est-à-dire de trois livres, mesure de Paris. On sent bien que la vessie ainsi prolongée par ses parties latérales, formait une espèce de besace remplie dans les deux bouts. M. de la Porte n'eut pas la satisfaction de continuer plus longtemps ses soins au malade ; son maître le fit transporter à l'hôpital de la Charité, où il mourut quelques jours après. — La hernie de la vessie par les anneaux se voit rarement aux femmes ; on n'en sera point étonné si l'on fait attention au peu d'étendue de ces ouvertures; aussi les femmes sont-elles peu sujettes aux hernies inguinales, l'intestin et l'épiploon qui les forment sortant le plus souvent par les arcades crurales, où ils trouvent moins de résistance : le contraire arrive aux hommes, à raison de la disposition de leurs anneaux, dont l'étendue est plus considérable.

(XI<sup>e</sup> *Observation.*) Il y a quelques années que M. Levret m'appela, pour voir une femme âgée d'environ quarante ans, affligée d'une hydropisie du bas-ventre. On apercevait au haut de la cuisse, antérieurement, une tumeur dont le volume se trouvait différent, selon que la malade avait été plus ou moins de temps sans uriner. Cette circonstance donna lieu de penser que la tumeur était formée par une portion de la vessie qui s'était glissée par l'arcade crurale, et nous fûmes confirmés dans cette opinion par l'obliquité que nous reconnûmes à l'urètre en sondant la malade : ce conduit se tournait un peu à droite, y étant entraîné par la vessie, qui se portait de ce côté-là.

(XII<sup>e</sup> *Observation.*) En 1751, une jeune dame consulta MM. Simon et Levret. Elle se plaignait que depuis sa dernière grossesse, elle était tourmentée de fréquentes envies d'uriner, au point de ne pouvoir retenir que difficilement ses urines, et qu'elle avait de chaque côté, dans l'aine, une tumeur qui cédait facilement à la moindre pression, et dont le volume n'excédait pas celui d'un œuf de pigeon. L'on jugea que ces tumeurs étaient deux hernies de vessie, et que le seul moyen de soulager la malade serait l'application d'un bandage capable de les maintenir réduites; en effet, M. Suret ayant appliqué un bandage compressif, la dame se trouva soulagée, et, continuant de le porter, elle n'a plus ressenti les mêmes incommodités. — On se persuada aisément par la situation des hernies que la vessie qui les formait était sortie par les anneaux. On sait que lorsque la hernie de la vessie survient aux femmes par ces ouvertures, c'est le plus souvent à celles qui sont enceintes, à raison du changement de figure qui arrive à cette poche urinaire par les compressions qu'elle reçoit étant pleine, de la part de la matrice et des os pubis, entre lesquels elle est située, en sorte que le corps de la vessie se trouve déprimé dans son milieu, et alongé sur les côtés. Or,

ces alongements des parties latérales de la vessie, répondant aux anneaux, peuvent y entrer, pour peu que des efforts et une disposition particulière de ces ouvertures y contribuent; à quoi on doit ajouter que la situation de la vessie étant la même dans la femme que dans l'homme, c'est-à-dire hors du péritoine, elle ne trouvera dans son passage par les anneaux aucun obstacle de la part de cette membrane; et la tumeur qu'elle formera dans l'aine sera quelquefois double, y ayant une hernie de chaque côté, comme il est prouvé par cette observation. Il y a lieu de croire que la disposition que la matrice a eue à se porter beaucoup en devant dans les derniers mois de la grossesse, et une certaine étendue de la vessie, que l'on peut raisonnablement soupçonner, ont dû concourir à la formation de ces hernies. — Mais si la vessie dans l'état de grossesse forme une hernie, ce n'est pas toujours par les anneaux ni même par les arcades crurales; elle se glisse quelquefois sur un des côtés du vagin et de l'intestin rectum, et, pressée par la matrice, elle force quelques-unes des fibres des muscles releveurs de l'anus, et forme une tumeur au périnée un peu latéralement. Les deux observations suivantes donnent la preuve de ce que j'avance.

La première est de M. Mery (1). Il dit qu'ayant été consulté par une pauvre femme enceinte de cinq à six mois, qui se plaignait de n'uriner qu'avec beaucoup de peine, il découvrit entre la vulve et l'anus, un peu latéralement, une tumeur d'un volume plus considérable que celui d'un œuf de poule; et comme en touchant légèrement cette tumeur, il s'échappa quelques gouttes d'urine par l'urètre, il jugea qu'elle était formée par une portion de la vessie, que la matrice empêchait, en la comprimant, de se vider, malgré les efforts que la femme faisait en urinant, ce qui rendait la sortie des urines plus difficile et très-douloureuse. M. Mery ne douta plus que ce ne fût une hernie de la vessie, lorsqu'après avoir comprimé la tumeur, il la vit disparaître entièrement, toute l'urine qu'elle contenait s'étant écoulée par le conduit ordinaire.

(XIII<sup>e</sup> *Observation.*) La seconde observation est de M. Curade père (2). Il

---

(1) Mém. de l'Académie royale des Sciences, 1713.

(2) Chirurgien d'Avignon.

rapporte qu'ayant été appelé pour une dame âgée de vingt-trois ans, et enceinte de six mois, il aperçut une tumeur au périnée, un peu latéralement, dont le volume augmentait lorsque la femme était debout, et qu'elle avait été long-temps sans uriner. Cette tumeur, ajoute M. Curade, ne paraissait couverte que de la peau, qui avait conservé sa couleur naturelle. Elle était molle, sans douleur, et la fluctuation s'y faisait apercevoir en la touchant; la moindre pression la faisait disparaître, et elle reparaissait dès qu'on cessait de la comprimer. Si la pression était légère, elle n'excitait à la malade qu'une simple envie d'uriner, mais si la pression était plus forte, il s'échappait alors quelques gouttes d'urine par l'urètre. Ces circonstances firent juger à cet habile chirurgien que cette tumeur était formée par une portion de la vessie, laquelle, se trouvant comprimée par la matrice, s'était glissée à côté du vagin et du rectum. — Cette hernie disparut après l'accouchement, et ne se montra de nouveau que vers la fin d'une seconde grossesse. M. Curade, après avoir vidé, par le secours de la pression, la portion de la vessie qui formait la tumeur, la soutint par des compresses et un bandage convenable. Il ajoute que le volume de cette seconde hernie était plus considérable que celui de la première, puisqu'elle occupait tout le périnée. — La vessie s'étend quelquefois dans l'hypogastre, de façon qu'elle forme au bas du ventre une espèce de poche, sans la compression de laquelle les personnes incommodées ne peuvent uriner. Cette observation a quelque analogie avec les deux précédentes: ainsi, on pourrait mettre ce cas au rang des hernies de l'espèce dont je viens de parler, c'est-à-dire de celles où une portion de la vessie forme extérieurement une tumeur, quoique ce viscère ne se soit échappé par aucune des ouvertures naturelles qui se trouvent dans son voisinage (1).

(XIVe *Observation*.) En 1739, M. Le Dran fut mandé pour un homme âgé de quarante ans réduit à l'extrémité, à l'occasion d'une rétention d'urine que plusieurs autres avaient précédée. Outre la tumeur que la vessie engorgée d'urine formait au-dessus du pubis, il y en avait une seconde à côté du muscle droit, et

un peu plus élevée que la première, laquelle cédait facilement au toucher. — M. Le Dran ayant tiré par la sonde trois livres d'urine, la tumeur située au-dessus du pubis disparut, et l'urine cessa de couler. Une pression légère sur la seconde tumeur procura une nouvelle sortie des urines, et fit disparaître cette tumeur. Malgré le soulagement que le malade reçut de la sonde, qui fut laissée dans la vessie, il mourut peu de jours après, et M. Le Dran ne put satisfaire sa curiosité par l'ouverture du cadavre, les parents n'ayant pas voulu la permettre. — M. Le Dran pense que cette seconde tumeur était une poche formée par l'urine amassée en quantité dans la tunique nerveuse de la vessie, poussée peu à peu dans l'intervalle que les fibres de la tunique charnue laissaient entre elles, et fut persuadé que cette poche n'avait de la difficulté à se vider dans la vessie que par le resserrement de ces mêmes fibres charnues, qui formaient une espèce d'anneau autour de la poche, dans son union avec la vessie. — Outre les différentes hernies de la vessie dont je viens de parler, on en a reconnu une autre espèce, à laquelle on a donné simplement le nom de descente de vessie: elle est particulière à la femme, n'étant que le déplacement qui arrive à cette poche urinaire lors de la chute du vagin et de la matrice (1).

M. Ruysch (2) rapporte qu'une femme se trouvait accablée par les douleurs que lui causait une chute de matrice: la difficulté d'uriner était si grande que la mort semblait à la malade moins affreuse que les maux qu'elle ressentait: ce sont ses termes. Il dit encore qu'en touchant la tumeur qui se montrait au-dehors, il reconnut qu'il y avait des pierres cachées dans son épaisseur, ce qui le détermina à inciser cette tumeur, suivant sa longueur, dans l'endroit où il jugeait que ces pierres étaient cachées; il tira, par cette incision, quarante-deux pierres de différente grosseur; la plus considérable avait à peu près le volume d'une noix ordinaire. L'urine qui s'écoula par la plaie dans l'opération ne permit pas à M.

---

(1) J. Riol, Antropog., lib. II, cap. XXVIII.

(1) Voyez une savante dissertation latine sur la hernie de la vessie, par M. Divoux. Strasbourg, 1752, communément attribuée à M. Salzmann, qui présidait à l'acte de l'auteur.
(2) Obs. anat. chir., obs. I.

Ruysch de douter que ces pierres n'eussent été renfermées dans une portion de la vessie qui avait été entraînée par la matrice. L'opération eut un succès des plus heureux, quoique la femme fût âgée de quatre-vingts ans, et qu'elle eût souffert depuis vingt années des douleurs inexprimables.

M. Tolet (1) fut appelé pour soulager une femme âgée de soixante-dix ans, qui avait une chute invétérée de tout le corps de la matrice, laquelle formait au dehors une tumeur du volume d'un petit melon : cette femme avait de fréquentes envies d'uriner, et de vives douleurs lorsqu'elle rendait ses urines. L'habile chirurgien entendit une espèce de craquement en maniant la tumeur, ce qui lui fit juger que la vessie avait suivi la matrice dans sa chute, et qu'elle contenait plusieurs pierres de médiocre grosseur. Il se détermina, par l'avis de M. Mareschal, premier chirurgien du roi, à en faire l'extraction; il incisa pour cet effet la tumeur qui se montrait au-dehors suivant sa longueur, dans l'endroit où les pierres se faisaient le plus sentir, et les tira avec beaucoup de facilité. Elles se trouvèrent au nombre de cinq; la plus considérable pesait demi-once, et la plus petite était de la grosseur d'une aveline; il fit ensuite rentrer la tumeur, et la tint réduite par de petits rouleaux de linge, figurés en pessaires, et trempés dans le vin; le tout fut soutenu par le bandage en forme de T. M. Tolet ajoute que la malade fut guérie au bout de huit jours.

Peyer (2) dit qu'ayant fait l'ouverture du cadavre d'une femme qui avait longtemps souffert d'une chute de matrice, il reconnut que la vessie était comprise dans la tumeur que la matrice formait par sa chute, et que le vagin se trouvait entièrement renversé.

(XV⁵ *Observation.*) En 1743, M. du Verney (3) eut en sa disposition le cadavre d'une femme, où se rencontrait une chute de vagin des plus considérables; il sépara du reste du corps les parties qui composent le bassin, afin de pouvoir exa-miner avec plus de facilité cette hernie particulière. Il fit voir à l'académie d'une manière très-sensible que le vagin avait entraîné dans sa chute, non-seulement la matrice, mais aussi la vessie, dans laquelle était renfermée une pierre d'un volume assez considérable : il fit aussi remarquer que la vessie se trouvait dans la duplicature que le vagin formait par la chute de sa portion antérieure. — On sait que ce vagin est ce conduit membraneux qui, des parties extérieures, s'avance jusqu'au col de la matrice, où il se termine en l'embrassant : il est situé entre la vessie, qui le couvre par devant, et l'intestin rectum, auquel il touche par derrière, se trouvant attaché à l'une et à l'autre de ces parties ; ce qui étant connu, l'on conçoit aisément que la vessie n'a pû être entraînée dans la chute du vagin qu'autant que ce conduit a souffert un renversement de toute son épaisseur, et que le vagin a dû aussi entraîner la matrice à laquelle il est continu. — A l'égard du rectum, il est rare qu'il suive le vagin dans sa chute : ses adhérences aux parties voisines ne le permettent que difficilement. — Mais si la chute du vagin n'était formée que par le relâchement ou le renversement de sa tunique intérieure, comme il arrive à l'intestin rectum, dans la chute du fondement, à laquelle les enfants du premier âge sont très-sujets, on juge bien qu'alors la vessie ne serait point comprise dans la tumeur que cette tunique formerait par son alongement. — La vessie ne peut-être cachée dans la duplicature que le vagin forme par la chute de sa portion antérieure, sans recevoir quelque compression. Si cette compression n'est que médiocre, la malade rendra ses urines sans peine. On a même observé que la tumeur que le vagin forme au dehors rentrait pendant la sortie des urines, par les seules contractions que la vessie fait alors pour se vider, et que la tumeur reparaissait dès que ces contractions étaient cessées. — Mais si la compression de la vessie est considérable, la sortie des urines ne se fera qu'avec peine, et les douleurs seront proportionnées à la difficulté que les urines trouveront à s'échapper. Cette difficulté ne vient pas seulement de la compression de la vessie, mais aussi du changement survenu à sa situation naturelle. On sent bien en effet que le fond de la vessie, qui, dans l'état ordinaire, se trouve supérieur à son col, n'a pu accompagner le vagin dans sa chute

(1) Chirurgien de Paris. Voyez son Traité de la lithotomie, chap. xxv, cinquième édition. Paris, 1708.
(2) Ephem. nat. curios., dec. II, ann. 1, obs. 84.
(3) Chirurgien de Paris et démonstrateur en anat. et en chirurg. au Jardin-Royal.

sans lui devenir inférieur, en se repliant, pour ainsi dire, sur lui-même, pour passer sous les os pubis ; le conduit de l'urètre, qui est la continuation du col de la vessie, et qui décrit en devant une légère courbure, doit aussi avoir reçu un changement dans sa direction par le tiraillement qu'il a souffert, tant de la part du col que du fond de la vessie, ce que l'on reconnaît par la difficulté d'introduire la sonde, pour faire uriner la malade (1). Or, par ce changement survenu, tant au fond de la vessie qu'à son col et à son conduit, les urines seront plus disposées à séjourner dans ce viscère qu'à en sortir, la vessie étant d'ailleurs privée de l'action des principaux organes, qui déterminent la sortie des urines, je veux dire, de la compression des muscles du bas-ventre : en vain les malades font-elles des efforts considérables pour uriner, elles ne le peuvent que difficilement, et qu'avec de vives douleurs, surtout s'il y a des pierres dans la vessie.

Quoiqu'il semble, par ce que je viens de dire, que toutes les femmes qui ont une descente considérable de la matrice accompagnée de celle du vagin et de la vessie doivent ressentir en urinant de grandes douleurs, et avoir beaucoup de difficulté à rendre leur urine, on en a vu néanmoins qui dans un état semblable n'avaient pas les mêmes incommodités. M. Bassius, célèbre médecin allemand, rapporte qu'une femme âgée de soixante et dix-huit ans portait depuis trente ans une descente de matrice, accompagnée de celle du vagin et de la vessie ; et quoique le volume de la tumeur que cette descente formait au dehors approchât de celui de la tête d'un enfant, elle ne lui causait aucune incommodité, si ce n'est une difficulté d'uriner, qu'elle éprouvait quelquefois. — Cette femme étant morte, M. Bassius (2) découvrit par la dissection que la vessie, la matrice et le vagin étaient compris dans la descente, et que la vessie, eu égard à sa grande capacité, n'avait été entraînée qu'en partie, en sorte que la portion la plus voisine de l'urètre était restée dans le bassin. On juge bien que cette portion se trouvant

dans son état naturel, de même que l'urètre, l'urine devait avoir son issue libre, mais que l'urine étant passée de cette portion de la vessie dans celle que le vagin avait entraînée, la malade ne pouvait la rendre que difficilement par les raisons rapportées ci-dessus. — Quelques-uns regardent le long séjour de l'urine dans la vessie comme la cause accidentelle de la plupart des pierres qui s'y rencontrent, fondés sur la production de celles que l'on trouve quelquefois, principalement aux enfants, entre le prépuce et le gland, et de celles qui se voient dans quelques vessies, dont la membrane interne leur fournit autant de loges particulières. En effet, disent-ils, à quoi attribuer la formation des pierres que l'on a vues entre le gland et le prépuce, et dont le volume a égalé celui d'un petit œuf de poule, sinon au séjour de l'urine causé par le rétrécissement du prépuce ? Ne doit-on pas penser la même chose à l'égard des pierres qui sont chatonnées ? Les cavités qui les contiennent ne doivent-elles pas être regardées comme autant de réservoirs pour l'urine que les contractions de la vessie n'ont pu faire écouler ? Cette opinion paraît fondée sur ce que ces pierres, suivant la remarque de quelques praticiens, ne renferment pas dans l'intérieur de leur substance le noyau qui se rencontre pour l'ordinaire dans celles qui ont été formées dans les reins, et dont le passage par les uretères est ordinairement indiqué par les douleurs ou les coliques que l'on nomme néphrétiques.

(XVIᵉ Observation.) M. Moreau m'a dit que taillant, en présence de M. Boudou, un homme âgé de soixante-deux ans, la pierre que la tenette avait saisie se brisa en plusieurs pièces, ce qui l'obligea de porter le doigt dans la vessie, et, comme elle n'était pas des plus grandes, il en parcourut aisément toute l'étendue : il découvrit de chaque côté deux cellules dans lesquelles se trouvaient logées trois petites pierres, qu'il eut la facilité de tirer avec les tenettes introduites à la faveur du bouton. L'opération eut un succès des plus heureux, le malade étant guéri sans aucune incommodité (1). —

(1) Voyez l'observation de M. Louis dans le Traité de M. Levret sur la cure des polypes utérins, art. 2, sect. 2, p. 121, 122.

(2) H. Bassii Obs. anat. chir. cum fig. decad. III, obs. II. Halæ Magdeburgi, 1731.

(1) Voyez, sur les vessies cellulaires, Morgagni, Advers. anat. III, p. 74. Heister, Institut. chir. part. II, cap. CXLVI, et M. Houstet, sur les pierres enkystées, dans le premier volume des Mémoires de l'Académie royale de chirurgie.

On a vu par les observations précédentes que la vessie peut former une hernie ou descente, par l'extension considérable de ses parois: l'observation suivante fera voir la possibilité d'une hernie particulière, par l'alongement extraordinaire de la tunique interne et nerveuse de ce sac urinaire.

(XVII<sup>e</sup> *Observation.*) — Feu M. Noël, (1) dans une observation envoyée à l'académie, a dit qu'ayant été appelé pour une petite fille qui souffrait depuis plusieurs jours à l'occasion d'une rétention d'urine, accompagnée de convulsions fréquentes, il fut très-surpris de voir à l'entrée du vagin une tumeur de la grosseur d'un petit œuf de poule, qui lui sembla être une poche qui sortait du méat urinaire, et dont les parois très-minces laissaient apercevoir dans sa cavité une liqueur limpide. La malade, qui était à l'extrémité, mourut quelques heures après. — M. Noël découvrit par l'ouverture du cadavre que les uretères étaient dilatés au point que leur calibre égalait celui de l'intestin colon d'un adulte, que la tumeur qui se voyait à l'entrée du vagin était une poche qui contenait véritablement de l'urine. — Pour rendre raison de ce fait singulier, M. Noël dit que l'obstruction des uretères à leur embouchure dans la vessie ayant retenu l'urine dans ses conduits, dont le trajet est oblique, ils se sont détachés de la tunique nerveuse, et ont laissé échapper l'urine entre cette membrane et la tunique charnue. Après la séparation de ces tuniques, les uretères continuant de recevoir l'urine séparée par les reins, la tunique nerveuse a dû être poussée peu à peu dans l'urètre, et enfin forcée de pénétrer au-delà de ce conduit en se renversant, pour former extérieurement la poche urinaire dont il est question. — Je terminerai ces observations par celle d'une hernie de la vessie dont la tumeur occupait une partie du vagin.

(XVIII<sup>e</sup> *Observation.*) M. Robert (2), dans une observation qu'il a communiquée à l'académie, dit qu'ayant été appelé pour accoucher une femme âgée de quarante ans, il reconnut que l'entrée du vagin se trouvait occupée par un corps étranger en forme de poche, qui lui sembla contenir quelque liquide: cette poche n'était point attachée à toute la circonfé-

rence du vagin; mais seulement à la paroi de ce conduit, qui répondait aux os pubis; ce qui lui permit d'avancer le doigt jusqu'à l'orifice de la matrice. M. Robert apprit de la malade qu'elle avait de fréquentes envies d'uriner, accompagnées de quelques douleurs. Il ajoute qu'ayant fait mettre la femme dans une situation convenable, ce corps vésiculaire, dont le volume approchait de celui de la tête d'un enfant, lui parut être une portion de la vessie pleine d'urine; ce qui le détermina à mettre la sonde dans l'urètre; mais ce moyen ne réussit pas d'abord; il fallut avoir recours à la compression de la poche pour faire sortir l'urine à la faveur de la sonde. M. Robert ne douta plus alors que la tumeur ne fût formée par une portion extraordinaire de la vessie, dont la compression avait fait passer l'urine qui était renfermée, dans l'autre portion restée dans le bassin. Le vagin devenu libre par la sortie de l'urine, l'accouchement se fit heureusement. — Il est vraisemblable, dit M. Robert, que dans le cas dont il s'agit, la vessie se trouvait partagée en deux portions, dont l'une, qui était le corps même de la vessie, avait conservé sa situation naturelle, et l'autre s'était glissée dans le vagin par un écartement survenu à quelques-unes des fibres des tuniques, qui en composent les parois, cette fente accidentelle du vagin formant une espèce d'anneau. Ce sentiment paraît probable par la découverte de la hernie intestinale, qui arrive quelquefois dans le vagin, surtout aux femmes qui ont eu plusieurs enfants (1). — On trouve dans les auteurs plusieurs exemples de vessies humaines partagées en deux portions par une cloison membraneuse, qui, étant percée, permet une communication entre elles. — Coïter (2) dit avoir trouvé chez une fille âgée de trente-cinq ans la vessie partagée en deux portions, qui étaient pleines d'urine. Les uretères ne s'inséraient que dans une seulement, de laquelle l'urine passait dans l'autre.

Bauhin (3) fait mention d'une vessie qui se trouva aussi partagée en deux por-

---

(1) Célèbre chirurgien à Orléans.
(2) Chirurgien de Lille.

(1) Mém. de l'Acad. royale de chir., prem. vol., et les Recherches critiques de l'état présent de la chir. par M. Sharp. 1751.
(2) Volgh. Coïter, Exercit. et Observ. anat. cum fig. Norimb., 1553.
(3) G. Bauhin, Theat. anat., lib. 1, p. 195. Francofurt, 1505.

tions. — Rioland (1) rapporte que, dans le corps du savant Isaac Casaubon, la vessie était comme divisée en deux portions, y ayant un petit sac qui répondait dans la cavité de la vessie, et dans lequel une pierre était renfermée. Blasius (2) fait mention de la vessie d'un homme qui se trouvait séparée, suivant sa longueur, en deux portions égales, par une cloison qui s'étendait depuis la partie supérieure de ce sac urinaire jusqu'à son col. M. Ruysch (3) dit n'avoir jamais trouvé dans l'homme la vessie double, mais seulement dans les animaux quadrupèdes, ce qu'il attribue à la disposition particulière de l'ouraque, qui, se trouvant creux, forme quelquefois, en se dilatant près de la vessie, une poche qui se joint à ce sac urinaire, et avec lequel elle communique. Il assure l'avoir vue plusieurs fois dans le mouton. — Mais, outre que la possibilité de la double vessie dans l'homme est prouvée par le rapport des auteurs que je viens de citer, je pourrais y joindre des observations particulières. M. de La Faye conserve dans son cabinet une vessie de cette espèce.

(XIX<sup>e</sup> *Observation*.) M. Bordenave m'en a fait voir une qui se trouvait aussi partagée en deux portions d'une capacité presque égale. J'observai que celle des deux portions qu'on pouvait regarder comme extraordinaire avait ses parois beaucoup plus minces que l'autre. Je sus que cette vessie avait été prise du cadavre d'un soldat invalide, sujet à des rétentions d'urine : ces deux portions étant ouvertes, on découvrit sensiblement qu'elles communiquaient entre elles par une ouverture assez considérable, qui se trouvait dans la cloison dont elles étaient séparées. — Une circonstance particulière donna lieu à la découverte de cette poche contre nature : le cadavre du soldat invalide avait été destiné pour des épreuves chirurgicales ; on s'était proposé de faire sur lui l'opération de la lithotomie ; l'on avait incisé le corps de la vessie au-dessus du pubis, pour y mettre une pierre, comme il est d'usage en pareil cas, après avoir fait au périnée l'incision ordinaire pour le grand appareil ; et, portant par la plaie les tenettes dans la

vessie pour saisir la pierre, on fut d'autant plus surpris de ne la point trouver qu'on l'y avait touchée un moment auparavant avec la sonde. Par les recherches que l'on fit, on découvrit qu'elle était passée dans cette poche extraordinaire, qui se trouvait comme collée à la partie postérieure de la vessie, et l'on jugea que la pierre, vraisemblablement située vis-à-vis l'ouverture de sa cloison, avait été poussée de la vessie dans cette poche, par l'extrémité du gorgeret dont on s'était servi pour l'introduction de la tenette. — On rencontre rarement des vessies conformées comme celles dont je viens de donner des exemples : il s'est néanmoins présenté un cas bien plus extraordinaire, et qui est peut-être unique : M. Bussière, membre de la société royale de Londres, fit l'ouverture d'un homme mort à la suite d'une maladie de vessie, dont les principaux symptômes étaient d'uriner en petite quantité, et avec de grands efforts. On trouva, par la dissection, que la vessie était triple, c'est-à-dire qu'il y avait trois poches urinaires d'une capacité différente : celle du milieu, qui fut regardée comme la vraie vessie, était plus grande que la poche latérale gauche, et moindre que la droite. Ces deux poches latérales communiquaient dans celle du milieu près de son col (1). — J'ajouterai ici une conformation particulière de la vessie, qui fut trouvée à l'ouverture d'un homme mort à la suite de plusieurs rétentions d'urine.

(XX<sup>e</sup> *Observation*.) M. Foubert fut mandé pour un ancien officier qui avait une rétention d'urine, à laquelle il était fort sujet depuis plusieurs années ; il lui tira par la sonde une pinte d'urine, et, malgré tous les secours que cet habile chirurgien put lui donner, le malade mourut quelques jours après. M. Foubert découvrit, par l'ouverture du cadavre, que la vessie formait, dans sa partie postérieure et supérieure, un enfoncement en forme de cône, les parois de cette poche urinaire se portant de dehors en dedans. Une portion de l'intestin iléon, de demi-pied environ de longueur, se trouva logée dans cet enfoncement ; et, par l'ouverture de la vessie, il reconnut que la pointe du cône s'avançait jusqu'à son col ;

---

(1) J. Riol. Opera anat. antrop. lib. II, cap. XXVIII. Lut. Paris. 1649.

(2) G. Blasii Observ. med. rarior., cum fig., obs. XIX.

(2) Observ. anat. chir., obs. VIII.

(1) Voyez les Transact. philosoph., année 1701, les Actes de Leipsick, janv. 1702, et Mangel, Biblioth. script. medic., tome I, p. 546.

ce qui en avait imposé à quelques-uns, qui, en sondant le malade, avaient cru sentir une pierre dans la vessie. On conçoit que les parties flottantes du ventre, poussées par l'action du diaphragme et des muscles du bas-ventre, pouvaient avoir produit cet enfoncement, la vessie se trouvant spacieuse, et ses parois fort relâchées.—Je passe à l'examen des causes de la hernie de la vessie.—Quoiqu'il soit constant que la hernie de la vessie est presque toujours l'effet de l'extension considérable des parois de ce sac urinaire, à la suite des fréquentes rétentions d'urine, M. Mery (1) et quelques autres praticiens célèbres l'ont néanmoins regardée comme un vice de la première conformation. Cet habile chirurgien se fondait, 1° sur le peu de rapport qui se trouve entre le volume considérable que la vessie acquiert par les fréquentes rétentions d'urine et le diamètre trop étroit des anneaux par lesquels elle doit passer pour former une hernie; 2° sur les connexions de la vessie avec les parties voisines, qui doivent l'empêcher de sortir du bassin, son fond étant, dit-il, suspendu à l'ombilic par l'ouraque, ses côtés attachés aux artères ombilicales, la partie antérieure de son corps étant jointe aux aponévroses des muscles du bas-ventre, et la postérieure au péritoine. — On conviendra avec M. Mery que la vessie ne peut passer par les anneaux, dans le temps qu'elle est pleine d'urine; aussi ne prétend-on point qu'elle y passe dans cet état, mais seulement qu'elle acquiert alors, comme l'a fait observer M. Petit (2), les dispositions nécessaires pour sortir par ces ouvertures quand elle est vide. À l'égard des attaches de la vessie, M. Mery n'ignorait pas combien les parties qui les forment peuvent s'étendre, étant presque toutes membraneuses. Il avait donné, quelques années auparavant, à l'académie royale des sciences, un exemple bien remarquable de cette extension (3). — Il observa, sur le cadavre d'un vieillard, que l'intestin cœcum, que l'on sait être naturellement situé, et même arrêté par le péritoine dans la région iliaque droite, était néanmoins descendu

dans le côté gauche du scrotum, avec une portion du colon (1). — D'ailleurs, il paraît étonnant que M. Mery ait refusé à la vessie et aux parties membraneuses qui l'attachent le pouvoir de s'étendre, après avoir attribué, dans une autre occasion à la seule extension des parois de l'iléon un appendice en forme de doigt de gant, qu'il trouva à cet intestin, et qui communiquait dans sa cavité (2). — Je pourrais ajouter le témoignage de la plupart de ceux qui ont une hernie de la vessie, car ils conviennent n'en avoir ressenti les incommodités que dans un certain temps, quelquefois même dans un âge assez avancé : le contraire devrait, ce semble, arriver, si cette hernie était toujours un vice de la première conformation.—Pour expliquer l'origine et les progrès de la hernie de la vessie, sans supposer un vice dans sa première conformation, il faut nécessairement admettre l'augmentation de sa capacité, qui la fait élever au-dessus des anneaux des muscles du bas-ventre, comme on le voit arriver par les fréquentes rétentions d'urine. — On a vu la capacité de la vessie s'accroître au point de contenir deux pintes, et même quatre pintes et demie, suivant le rapport de M. Thibault, c'est-à-dire (3) environ neuf livres de liqueur. — On sent bien que la vessie, dans un état d'extension si considérable, ne peut sortir par les anneaux ni par l'arcade des muscles du bas-ventre, pour former une hernie; le diamètre trop étroit de ces ouvertures ne le permettrait pas; mais elle acquiert alors, comme je l'ai dit, les dispositions nécessaires pour y passer quand elle sera vide. On conçoit, en effet, que les parois de cette poche membraneuse, portées au-delà de leur extension naturelle, doivent per-

---

(1) Mém. de l'Académie royale des Sciences, 1713.

(2) Mém. de l'Académie royale des Sciences, 1717.

(3) Mém. de l'Académie royale des Sciences, 1701.

(2) Il est bon de remarquer que M. Mery ne dit pas si, dans ce sujet, il y avait transposition de parties, comme on l'a vu plus d'une fois, auquel cas on sait que les viscères qui dans l'état ordinaire sont placés à droite se trouvent situés à gauche. On sent bien que le fait exposé par M. Mery causerait alors moins de surprise.

(2) Cet appendice particulier de l'iléon, que M. Ruysch nomme *Diverticulum ilei*, s'est glissé quelquefois par l'anneau et a produit une hernie avec étranglement, au rapport de M. Littre. Mém. de l'Acad. royale des Sciences, 1700.

(3) Voyez M. Mery, Mém. de l'Acad. royale des Sciences, 1713.

dre peu à peu la disposition qu'elles ont à se contracter, ou ne doivent avoir que des contractions très-faibles, et incapables, par conséquent, de rapprocher le sommet de la vessie vers son col, en l'éloignant des anneaux, comme elles le faisaient auparavant : or, cet affaiblissement de ses parois ne manquera pas d'arriver si les rétentions d'urine sont fréquentes, surtout si elles surviennent à des personnes d'un âge avancé ou d'une complexion délicate.

Ce relâchement des parois de la vessie pourrait aussi être augmenté par l'abondance du suc huileux que leur fournit la graisse dont elle est couverte chez les personnes d'un embonpoint considérable. La figure extraordinaire que la vessie prend quelquefois est aussi une cause de sa hernie. Ce changement de figure arrive principalement sur la fin de la grossesse, par les compressions réitérées qu'elle souffre de la part de la matrice et des os pubis, entre lesquels elle est située.

— A ces dispositions de la vessie, que l'on doit regarder comme autant de causes particulières de sa hernie, on doit joindre les causes générales des hernies, dont on sait que les plus ordinaires sont les efforts violents, tels que ceux que l'on fait dans une toux opiniâtre, dans l'éternument, dans la constipation, dans l'accouchement, etc. Toutes les parties renfermées dans le ventre sont alors comprimées par l'action du diaphragme et par celle des autres muscles qui forment les parois de cette capacité ; et l'on comprend sans peine que les parties qui sont les plus voisines des anneaux ne manqueront pas d'y entrer, pour peu que ces ouvertures soient disposées à les recevoir. Ainsi la vessie, que j'ai supposée très-ample et à avoir ses parois minces et affaissées, étant proche des anneaux, et se trouvant comprimée par les organes voisins, pourra donc y passer de la même manière qu'il arrive souvent à l'épiploon et à l'intestin, avec cette différence, néanmoins, que la vessie, à raison de sa situation particulière hors du péritoine, entraînera après elle, comme je l'ai dit, la portion de ce sac membraneux qui couvre intérieurement les anneaux ; au lieu que l'épiploon et l'intestin, en passant par les anneaux, pousseront devant eux, dans ces ouvertures, cette portion du péritoine qui leur servira de sac pour les contenir.

Il est bon de remarquer que la dilatation de l'anneau, que j'ai dit être nécessaire pour faciliter le passage d'une por-

tion de la vessie, peut être l'effet de l'habitude du malade de se tenir couché plutôt d'un côté que de l'autre ; car, dans cette situation du corps, les muscles du bas-ventre et les anneaux sont relâchés, le tronc et les cuisses se trouvant pour l'ordinaire dans un état de flexion. On ne doit donc point s'étonner si l'on voit en général les hernies se former plus souvent du côté sur lequel on est plus souvent dans l'habitude de se tenir couché. Il en arrivera de même de la vessie, dont les parois sont supposées minces, affaissées, et avoir beaucoup d'étendue. On conçoit en effet que cette poche urinaire, dans cette disposition, se portera sur l'anneau, où elle trouve moins de résistance lorsqu'on est couché sur le côté ; elle pourra donc aisément le dilater peu à peu en s'y enfonçant, et avec d'autant plus de facilité qu'alors tous les viscères du bas-ventre la pressent de ce côté, et que l'urine qui survient continuellement est un nouveau poids qui augmente la disposition de cette poche membraneuse à entrer dans l'anneau. Ces circonstances réunies sont autant de causes qui déterminent la hernie de la vessie à se former plutôt d'un côté que de l'autre. — Mais s'il est vrai que le sac qui accompagne la hernie de la vessie, en s'ouvrant dans la capacité du ventre, donne occasion à la hernie de l'intestin, ou à celle de l'épiploon ; pour peu que l'un et l'autre soient déterminés par quelque cause particulière à entrer dans ce sac, la hernie de l'intestin ou de l'épiploon peut aussi à son tour donner lieu à celle de la vessie. On a vu, en effet, des personnes qui n'ont été affligées de cette hernie particulière que long-temps après avoir été incommodées de la hernie intestinale ou de l'épiploïque, ce qui est prouvé par l'observation qui a été rapportée à ce sujet. L'on a même pensé (1) que la hernie de la vessie était toujours une suite de celle de l'intestin ou de l'épiploon ; mais la pratique, qui a fait voir plus d'une fois cette hernie particulière se former sans que l'intestinale ou l'épiploïque l'eût précédée, ne permet pas d'adopter cette opinion.

Pour concevoir comment la hernie intestinale ou l'épiploïque peut occasionner celle de la vessie, il faut faire atten-

(1) M. Sharp, célèbre chirurgien anglais, dans ses Recherches critiques sur l'état présent de la chirurgie.

tion que le sac herniaire, qui contient l'intestin ou l'épiploon, est produit par le péritoine qui ferme intérieurement les anneaux, et que j'ai dit recouvrir aussi la partie postérieure de la vessie. Or, si l'on suppose que la hernie intestinale ou l'épiploïque soit ancienne, d'un volume considérable, et abandonnée à elle-même, comme il arrive à ceux qui négligent de porter un bandage, elle forcera, par son poids, le sac herniaire de s'alonger, et celui-ci, en s'alongeant, entraînera peu à peu à la portion du péritoine qui couvre postérieurement la vessie, et conséquemment la vessie elle-même, pour peu qu'elle soit disposée à céder à ces tiraillements; la vessie, ainsi entraînée, formera une hernie en passant par l'anneau, et cette hernie accompagnera celle de l'intestin ou de l'épiploon; le volume de cette seconde hernie sera plus ou moins considérable, suivant l'étendue de la portion de la vessie qui aura été entraînée, et selon qu'elle sera plus ou moins pleine d'urine. — On peut ajouter à cette explication ce qui a été dit ci-devant sur la situation du corps quand on est couché, lorsque j'ai parlé de la formation de la hernie simple de la vessie; d'autant plus que cette situation paraît devoir contribuer beaucoup à la production de la hernie de la vessie, compliquée avec celle de l'intestin ou de l'épiploon, surtout si elle est ancienne et d'un volume considérable, ce qui suppose nécessairement une grande dilatation de l'anneau, dans lequel la vessie se portera d'autant plus aisément, lorsqu'on sera couché sur le côté, que cette dilatation sera plus considérable, et que cette cause particulière sera secondée par quelque effort. — Il est bon d'observer que la portion de la vessie qui est passée par l'anneau, et que j'ai dit se joindre à la hernie de l'intestin ou de l'épiploon, n'est pas contenue dans le même sac qui renferme ces parties: elle se glisse, en sortant de l'anneau, entre la partie postérieure de ce sac et le cordon des vaisseaux spermatiques. — Quant aux signes de la hernie de la vessie, ils sont différents, eu égard aux circonstances dont elle est accompagnée: l'on conçoit, en effet, que si la portion de la vessie qui fait la hernie est pleine d'urine, la hernie doit se montrer sous une forme bien différente de celle qu'elle aura lorsqu'elle sera vide. On doit dire la même chose si la hernie est récente et bornée à l'aine, ou bien si elle est ancienne, et qu'elle s'avance jusque dans le scrotum, et enfin si

dans l'un et dans l'autre cas elle se trouve jointe à la hernie de l'intestin ou à celle de l'épiploon.

Lorsque la portion de la vessie qui fait la hernie est vide, outre que la tumeur a peu de volume, les parois de la poche qui fait la hernie sont affaissées, et on ne découvre, en la touchant, que des membranes épaisses et mollasses qui roulent sous les doigts. Pour connaître qu'il y a sûrement une hernie de vessie, l'on s'informera si le malade urine aisément et sans douleur, la dysurie étant un signe assez ordinaire de cette maladie; on demandera si le malade a de fréquentes envies d'uriner, s'il est sujet à la rétention d'urine, si la tumeur que forme la hernie augmente lorsqu'il a été long-temps sans uriner, et si, par la sortie des urines, elle diminue ou disparaît entièrement. —Si la vessie était pleine d'urine, et que sa hernie se bornât à l'aine, on pourrait la confondre avec celle de l'intestin, eu égard à la figure de la tumeur, à sa mollesse, à la facilité avec laquelle elle disparaîtrait à la moindre pression, et enfin à la disposition qu'elle aurait à reparaître dès qu'on cesserait de la comprimer, ces circonstances étant communes à ces deux sortes de hernie; mais on pourra juger que c'est la vessie qui forme la hernie, si, par le toucher, on y découvre de la fluctuation, et si, en poussant la tumeur dans l'anneau, on excite au malade une envie d'uriner; à quoi on doit ajouter l'augmentation du volume de la tumeur, si le malade a été un certain temps sans rendre ses urines.

Lorsque la hernie de la vessie s'étend jusque dans le scrotum, et qu'elle est pleine d'urine, on pourrait la confondre avec cette espèce d'hydrocèle dont les eaux sont renfermées dans les membranes propres du testicule, comme il est arrivé à M. Mery; mais on sera assuré que la tumeur est faite par une portion de la vessie, si le malade a de fréquentes envies d'uriner, s'il n'urine que difficilement et avec douleur, quoique couché; s'il ne rend à la fois que quelques gouttes d'urine, et si enfin, pour vider la portion de la vessie qui fait la hernie, il est souvent obligé de la soulever avec la main, et de la comprimer en même temps. On connaîtra que la hernie de la vessie est jointe à celle de l'intestin ou de l'épiploon si, outre les signes qui sont particuliers à la hernie de la vessie, l'on rencontre ceux qui caractérisent celle de l'intestin ou de l'épiploon. Si la portion de la vessie, qui fait la hernie renfermé une ou plusieurs pierres, on pourra s'en assurer par le toucher, en pressant un peu les bourses ou l'aine, surtout lorsque cette hernie n'est pas jointe à quelqu'autre, et que la vessie est vide. Et s'il arrivait que par toutes ces recherches on ne pût s'assurer de l'existence de la pierre, on ne devrait pas néanmoins en conclure qu'il n'y en a point, surtout si le malade ressentait les douleurs qu'elle cause ordinairement. En effet, Bartholin rapporte, d'après Dominique Sala, que, malgré tout l'examen possible, on ne réussit point à découvrir dans un homme une pierre qui ne fut trouvée qu'après sa mort dans une portion de la vessie descendue dans le scrotum. — On aura lieu de penser qu'il y a étranglement dans la partie étroite de la vessie qui répond à l'anneau, si l'urine ne peut repasser de la portion de la vessie qui fait la hernie dans celle qui est restée dans le bassin, quoique le malade, étant couché, ait eu la précaution de comprimer la hernie en la soulevant avec la main, et même celle de prendre la situation la plus favorable pour faciliter la sortie de l'urine, lorsque la compression n'a pas été suffisante. — L'on pourra juger qu'une ou plusieurs pierres produisent l'étranglement si, par les moyens que je viens d'indiquer, on a reconnu qu'il y avait des pierres dans la portion de la vessie qui fait la hernie.

Mais si l'étranglement est l'effet d'une inflammation survenue à la partie de la vessie qui répond à l'anneau, outre la chaleur et la douleur qui se feront sentir dans la tumeur, surtout à l'endroit de l'étranglement, il y aura de la fièvre, il surviendra même des vomissements, qui seront suivis de hoquets, ainsi que l'a remarqué M. Petit : au lieu que la hernie de la vessie accompagne celle de l'intestin, et que celui-ci souffre un étranglement, les hoquets précèderont le vomissement qui surviendra. — Quant à la hernie de la vessie, qui arrive quelquefois aux femmes enceintes sur la fin de leur grossesse, entre la vulve et l'anus, on n'aura pas de peine à la distinguer de toute autre tumeur qui pourrait survenir au même endroit, si l'on se rappelle ce qui a été dit sur les signes généraux de la hernie de la vessie : en effet, le volume plus ou moins considérable de la hernie, suivant que la femme aura été plus ou moins de temps sans uriner; l'indolence de la tumeur, sans aucun changement à la couleur de la peau; la fluctua-

tion, que l'on y découvrira en la touchant; l'envie d'uriner, que l'on excitera à la malade à la moindre pression de cette tumeur, et sa disparition totale par la sortie des urines, si la pression est plus considérable, sont autant de circonstances qui ne permettent pas de méconnaître cette hernie particulière. — Ceux qui pensent avec M. Mery que la hernie de la vessie est un vice de la première conformation regardent cette hernie comme incurable. Ils se fondent sur le peu de secours que l'art fournit pour la plupart des maladies que l'on apporte en naissant ; d'où ils concluent que la vessie ayant une figure extraordinaire, il ne serait pas possible de changer cette figure, ni même de réduire la hernie, à raison de l'obstacle que formeraient ses adhérences avec les parties voisines, adhérences que l'on ne pourrait détruire sans blesser quelques-unes de ces parties : et quand même, ajoutent-ils, on pourrait y réussir sans aucune lésion, et faire rentrer la hernie, il surviendrait des accidents d'autant plus fâcheux qu'on ne saurait les faire cesser qu'en la laissant reparaître, surtout si elle était ancienne et d'un volume considérable : c'est ce qu'on éprouve assez communément dans les descentes de l'intestin ou de l'épiploon, lorsqu'elles ne sont pas nouvelles et qu'elles forment un grand volume; car il n'est pas toujours possible, dans ce cas, de faire rentrer les parties, quoique les anneaux n'y fassent aucun obstacle, et qu'on n'ait pas même lieu de soupçonner aucune adhérence intérieure, parce que les parois du ventre ne se prêtent point assez au replacement de ces parties.

Ceux, au contraire, qui, fondés sur les raisons que j'ai rapportées, se persuadent que la hernie de la vessie est l'effet de l'extension considérable de ses parois, ne la regardent comme incurable que lorsqu'elle est d'un très-grand volume, qu'elle est fort ancienne, que le malade est d'un embonpoint excessif, qu'il est dans la nécessité de faire des efforts considérables, et qu'enfin il est d'un âge avancé. Ils pensent qu'alors la portion de la vessie descendue dans le scrotum a presque entièrement perdu le pouvoir de se contracter, et qu'il est bien difficile de lui redonner, le malade étant d'ailleurs plus en risque d'avoir une nouvelle hernie que disposé à la guérison de celle dont il est affligé. — Mais si la hernie de la vessie est récente, que son volume ne soit pas considérable, que le malade soit jeune, d'un tempérament plus sec qu'humide, qu'il ne soit point obligé de faire de grands efforts, ils croient qu'on peut en espérer la guérison. — Au reste, cette maladie n'est pas absolument dangereuse, à moins qu'il ne survienne un étranglement à la portion de la vessie qui répond à l'anneau; auquel accident on doit remédier sans délai par les moyens que j'indiquerai ci-après, sans quoi le malade serait exposé à perdre la vie. — La hernie de la vessie, qui arrive quelquefois aux femmes enceintes, entre la vulve et l'anus, n'est pas absolument dangereuse, puisqu'elle disparaît pour l'ordinaire dès que la femme est accouchée. — Quant aux moyens qu'il faut mettre en usage dans le traitement de la hernie de la vessie, ils doivent être différents, suivant les circonstances dont elle est accompagnée. — Si la hernie s'étend jusque dans les bourses, on la soutiendra par un bandage suspensoir convenable, que l'on placera lorsque la portion de la vessie qui fait la hernie sera presque vide : la toile dont il sera fait ne doit prêter que médiocrement; l'on observera même que la cavité du suspensoir qui doit loger la hernie, s'accommode à sa figure particulière, et se trouve un peu moins spacieuse que le volume de la tumeur, afin qu'en s'y appliquant plus exactement, le bandage s'oppose à la trop grande extension de la hernie.

C'est dans la même vue que l'on défendra au malade l'usage des aliments gras ou huileux, et celui des remèdes diurétiques, soit en boisson ou autrement, la boisson en général ne devant lui être donnée qu'en petite quantité : il observera même de ne point résister aux envies d'uriner, quelque fréquentes qu'elles puissent être, et on lui recommandera de se tenir couché, le plus qu'il sera possible, sur le côté opposé à la hernie. — Si le malade, dans cette situation, trouve de la difficulté à rendre l'urine contenue dans la portion de la vessie descendue dans les bourses, il en facilitera l'issue en les soulevant de la main, et en les comprimant, en même temps, pour suppléer, comme je l'ai dit, à la faible contraction des parois de cette portion de la vessie, et à l'action des muscles du bas-ventre dont elle est privée. — J'ai dit ci-dessus que quelques malades avaient éprouvé qu'étant couchés sur le dos, et se soulevant le bas des reins, ils urinaient plus aisément, sans le secours de la compression, et même lorsqu'elle avait été mise inutilement en usage dans une situation différente. — J'ai déjà dit que si le malade est jeune, que la hernie de la vessie soit récente, que son volume ne soit pas considérable, et qu'enfin étant couché elle se vide d'elle-même, sans le secours de la compression, il y aura lieu d'espérer d'en obtenir la guérison : en effet, la facilité que cette portion de la vessie a de se vider d'elle-même dans celle qui est restée dans le bassin est une preuve de la forte contraction des fibres charnues qui entrent dans sa composition, et dont on sait que les longitudinales sont les principales. Or, comme ces fibres longitudinales sont la continuation de celles qui recouvrent l'autre portion de la vessie restée dans le bassin, et qu'elles s'étendent sur l'une et l'autre, tant dans la partie antérieure que dans la postérieure, en se recourbant sur le sommet de la vessie, et ayant leur point fixe aux os pubis d'une part, et à la glande prostate de l'autre, il est vraisemblable qu'elles doivent, par leurs contractions réitérées, rapprocher peu à peu des anneaux la portion de la vessie qui fait la hernie. On se le persuadera aisément si l'on fait attention que c'est principalement le sommet de la vessie qui, pour l'ordinaire, s'alonge assez pour passer par les anneaux, et former la hernie; ce qui est prouvé par l'ouraque, que l'on sait y être attaché, et qui accompagne presque toujours la portion de cette poche urinaire descendue dans le scrotum (1).

Pendant que les fibres charnues et longitudinales de la vessie travaillent, pour ainsi dire, par leurs contractions réitérées, à rapprocher des anneaux la portion de la vessie qui est passée dans le scrotum, le malade et le chirurgien doivent être attentifs à seconder l'action de ces fibres motrices : le malade, soit par le choix des aliments, qui ne doivent être ni gras ni huileux, soit par la petite quantité de la boisson, et en observant surtout de se tenir couché le plus

_____

(1) Quelques anatomistes, persuadés de la nécessité de l'action des fibres longitudinales de la vessie pour la sortie des urines, en ont fait un muscle particulier qu'ils ont nommé *detrusor urinæ*. Voyez la Description de la vessie urinaire, ouvrage traduit de l'anglais, de M. Parsons. Paris, 1743.

qu'il sera possible sur le côté opposé à la hernie ; le chirurgien, par le soin qu'il aura de diminuer la cavité du suspensoir, à mesure qu'il s'apercevra de la diminution du volume de la tumeur. — Lorsque la hernie de la vessie sera parvenue à l'anneau, on abandonnera l'usage du suspensoir, et on lui substituera le bandage ordinaire nommé *Brayer :* il est nécessaire que l'écusson soit un peu large et même un peu cave dans le milieu, afin de mieux assujettir dans l'anneau la portion de la vessie qui fait la hernie. Lorsqu'on s'apercevra qu'elle est totalement rentrée, l'écusson sera rendu convexe, et on en continuera l'usage jusqu'à ce qu'on soit assuré de la parfaite guérison. L'on recommandera au malade de ne pas s'abstenir d'uriner au moindre besoin qu'il en sentira. — S'il survient un étranglement à la portion de la vessie qui répond à l'anneau, lorsque celle qui fait la hernie est pleine d'urine, en sorte que la communication entre ces deux portions soit absolument interrompue, on n'hésitera point à donner un coup de trois-quarts dans la tumeur que fait la hernie, pour vider l'urine qui y est contenue. M. Morand m'a dit avoir fait cette ponction avec succès. D'ailleurs, ne sait-on pas que dans les rétentions d'urine rebelles à tous les remèdes, et lorsque la sonde n'a pu être introduite dans la vessie, les grands praticiens ne font point difficulté de porter le trois-quarts dans le corps de la vessie, soit dans la partie antérieure, soit dans les latérales, pour donner issue à l'urine, et retirer par ce moyen le malade du danger imminent où il est de perdre la vie (1). — On sait que pour percer la vessie dans la partie latérale de son corps, on porte le trois-quarts au périnée, à côté de la tubérosité de l'ischion, un peu obliquement de bas en haut, au lieu que si l'on a dessein de percer ce sac urinaire dans la partie antérieure, on porte cet instrument entre les muscles droits à environ un pouce et demi de distance de la symphyse des os pubis. Ce dernier moyen paraît mériter la préférence, tant par la facilité de son exécution que par le peu de douleur qu'il cause au malade. M. Mery, si je ne

me trompe, est le premier qui l'a mis en usage (1).

Si, après la ponction de la partie de la vessie qui fait la hernie, l'étranglement ne cède point aux saignées réitérées, ni aux topiques relâchants, il faudra se déterminer à dilater l'anneau, pour mettre à l'aise la portion de la vessie étranglée ; on tâchera même de faire rentrer dans l'anneau celle qui fait la hernie, si l'état de cette portion de la vessie ou ses adhérences au scrotum, ne s'y opposent point. — Si une ou plusieurs pierres arrêtées dans la partie étroite de la vessie serrée par l'anneau empêchaient la communication entre les deux autres portions, il pourrait y avoir de l'imprudence à faire passer dans la portion de la vessie restée dans le bassin la pierre qui fait l'étranglement ; car cette pierre ne pourrait être tirée ensuite que par l'opération de la taille. Il paraît donc plus avantageux de mettre à découvert la partie de la vessie qui répond à l'anneau, et d'y faire une incision suffisante pour tirer la pierre qui se trouve arrêtée. — Si l'écoulement de l'urine par la plaie donnait lieu de craindre qu'elle ne devînt fistuleuse, on déterminerait son cours vers l'urètre au moyen de la sonde introduite dans ce conduit ; ce qui a été pratiqué avec succès, comme on l'a vu par une observation de ce mémoire, dans un cas où la vessie fut ouverte près de l'aîne par un chirurgien de campagne qui avait pris la hernie pour un abcès. — L'on ne craint point aujourd'hui d'inciser le corps de la vessie, lorsque la nécessité l'exige, depuis les heureux succès de la taille au haut appareil, et de celle de M. Foubert (2), dans lesquelles on sait que le corps de ce sac urinaire se trouve intéressé. Je pourrais encore citer les deux tailles extraordinaires faites par MM. Ruysch et Tolet, dont il a été fait mention, et où le corps de la vessie fut aussi incisé avec un succès également heureux.

_____

(1) Opérations de chir. de Thevenin ; Lithotomie de Tolet ; Opérations de Dionis ; Heister, Institut. chirurg. ; M. Sharp, dans ses Recherches crit. sur la chirur. moderne.

(1) Riolan dit qu'un médecin italien nommé Jean Herculanus, qui vivait en l'an 1460, avait eu l'idée de cette ponction de la vessie à la partie antérieure, ce qu'on peut voir dans le chapitre de la Médecine pratique de cet auteur, sous ce nom : *Herculani Capit. de difficultate meiendi.* Riolan, Antrop., lib. II, cap. XXVIII ; et Manget, Bibl. script. med., t. I.

(2) Mém. de l'Acad. royale de chirur., tome I.

— Si la hernie de la vessie s'étendait jusque dans le scrotum, qu'elle fût jointe à celle de l'intestin ou de l'épiploon, et qu'il survînt un étranglement inflammatoire, pour lequel on fût obligé d'en venir à l'opération, en ce cas, lorsqu'on a mis à découvert l'intestin ou l'épiploon, et que l'on en a fait la réduction par les moyens ordinaires, si le chirurgien, pour favoriser la guérison de la plaie, jugeait nécessaire d'emporter une portion de la peau du scrotum, aussi bien que du sac herniaire, les regardant comme inutiles, il risquerait d'emporter une portion de la vessie, ce qui exposerait le malade à de grands dangers ; le retranchement d'une portion de la vessie étant d'une conséquence bien différente que la simple incision des parois. Or, il est certain que le chirurgien peut, par inattention, commettre cette faute, d'autant plus aisément que le sac herniaire qui renfermait l'intestin ou l'épiploon se trouve, comme je l'ai dit, uni antérieurement à la partie de la vessie descendue dans le scrotum, et qu'il n'est presque pas possible de retrancher une partie de ce sac, sans blesser en même temps la vessie cachée derrière, surtout si elle était vide.

En effet, ses parois, unies au sac herniaire, étant affaissées, forment plusieurs replis irréguliers capables d'en imposer à l'opérateur, puisqu'elles se montrent alors comme une membrane épaisse, confondue avec le sac même : et le chirurgien pourrait en emporter une portion, la regardant comme inutile, et même comme contraire à la réunion de la plaie du scrotum. — Mais on a des exemples, dira-t-on, de personnes guéries de plaies de vessie, avec déperdition de substance, et faites par des armes à feu.

Feu M. Guérin, célèbre chirurgien de Paris, a pansé un homme qui avait reçu un coup de fusil dont l'entrée était un peu au-dessus du pubis, la sortie à la fesse gauche, quatre travers de doigt à côté de l'anus : l'urine s'écoulait par les deux plaies, et la vessie se remplit de caillots de sang ; l'eschare ordinaire aux plaies d'armes à feu laissa par sa chute, ou séparation, une grande brèche à la vessie. On travailla à la réunion de la plaie du ventre ; mais la plaie postérieure fut dilatée, et l'ouverture entretenue par une sonde de poitrine garnie, et des injections pendant vingt-cinq jours, au moyen de quoi le malade fut guéri en

deux mois (1). — Il y a plusieurs années que feu M. Morand père, chirurgien-major de l'hôtel royal des Invalides, tira à un soldat de cet hôtel, par l'opération de la taille ordinaire, une pierre dans laquelle se trouva chatonnée une balle qui était entrée dans la vessie quelques années auparavant par un coup de mousquet que ce soldat avait reçu à l'hypogastre. L'opération eut un succès des plus heureux, le blessé étant guéri sans aucune incommodité. — M. de Traytorens, médecin d'Yverdun, envoya à l'académie royale des sciences l'histoire de la blessure qu'un maçon de la comté de Neufchâtel reçut par un coup de fusil dans le bas-ventre. La balle, du poids d'une once, ayant d'abord percé une porte et entraîné quelques fragments de bois, entra avec un morceau de l'étoffe de l'habit du maçon dans la partie gauche du ventre, à un pouce du pubis ; le fond de la vessie et l'os sacrum furent percés, et la balle sortit à trois travers de doigt à côté et au-dessus de l'anus ; l'urine coula pendant un mois par les plaies ; elles furent pansées avec un séton qui les traversait dans toute leur étendue, et, malgré les circonstances graves de cette blessure, le malade fut guéri en sept semaines (2).

On lit dans le recueil des observations de la société d'Edimbourg (3), qu'en 1735, un forgeron poussa avec tant de violence un fer rouge dans le derrière d'un jeune homme âgé de vingt ans, que l'instrument, qui entra à un pouce et demi environ de l'anus, pénétra dans le bassin, et sortit par la ligne blanche un peu au-dessus du pubis. M. Willison vit ce jeune homme quelques heures après ; il avait le pouls faible et intermittent ; il rejetait de temps à autre, par le vomissement, une matière bilieuse, et il souffrait de vives douleurs dans le bas-ventre : elles furent bientôt suivies de soif, d'insomnies, de sueurs froides et de syncopes. M. Willison fit tirer au blessé quatorze onces de sang, et on lui donna un lavement émollient animé avec la térébenthine, qui produisit tout l'effet

---

(1) Traité de la taille au haut appareil, par M. Morand, vol. in-12. Paris, 1728.

(2) Histoire de l'Académie royale des Sciences. Année 1725.

(3) Essai et Observ. de méd de la société d'Édimbourg, tom. IV, art. XV.

qu'on en attendait : les douleurs de ventre diminuèrent un peu ; mais la nuit ne fut pas tranquille, et les accidents continuèrent de même le lendemain matin. Le malade n'avait pas rendu une goutte d'urine vingt-quatre heures après la blessure, nonobstant la grande quantité de boisson qu'il avait prise ; son pouls était alors plus dur et plus agité. On tira encore douze onces de sang ; et après avoir fait des fomentations émollientes sur le ventre, on le frotta avec de l'huile de scorpions. Par l'usage de ces remèdes, les douleurs se calmèrent ; le malade rendit un peu d'urine trente heures après la blessure : cette urine était chargée d'une grande quantité de glaires, comme l'est celle des personnes qui ont une pierre dans la vessie. Le lavement fut réitéré le soir ; il procura la sortie de quantité de matières glaireuses. Le blessé usait pour boisson ordinaire d'une émulsion nitrée, et on lui donna un julep cordial qui modéra beaucoup le vomissement. — On continua le troisième jour l'usage des fomentations, des lavements et des émulsions. Le malade rendit alors les urines et les gros excréments en quantité par la plaie inférieure, et il ne passa presque rien par les voies naturelles, excepté un peu d'urine épaisse, qui ne sortit qu'avec de vives douleurs. On injecta par la plaie un digestif mêlé avec le miel rosat. — Les accidents continuèrent environ dix jours, pendant lesquels l'usage des remèdes ci-dessus fut continué. Les urines, ainsi que les autres excréments, reprirent alors leur cours ordinaire, et le malade fut guéri au bout de six semaines. — Le blessé ne fut nourri dans le cours de sa maladie que d'aliments tirés des végétaux ; il n'usa que d'une boisson légère, et on lui donnait tous les soirs un calmant. Sur la fin de la cure, on le mit à l'usage du lait, qui lui rendit son premier embonpoint, et le guérit d'un rhume opiniâtre dont il était tourmenté.

L'heureux succès qui a suivi le traitement de ces plaies de la vessie, avec déperdition de substance, ne doit pas empêcher le chirurgien d'être fort attentif à ne point blesser ce sac urinaire dans l'opération de la hernie intestinale ou de l'épiploïque, car, outre que ces cas de plaies de vessie guéries, quoiqu'avec déperdition de substance, ne sont pas communs, je n'en connais aucun qui nous annonce la guérison de cette sorte de plaie faite dans l'opération de la her-

nie de l'intestin ou de l'épiploon, jointe à celle de la vessie ; et quand même la pratique en fournirait quelques exemples, on n'en devrait pas moins ménager un organe aussi délicat, afin de prévenir les suites fâcheuses que cette sorte de blessure pourrait avoir. — On voit, par ce que je viens de dire, combien il est important de ne jamais entreprendre l'opération de la hernie de l'intestin ou de l'épiploon, surtout de celle qui est ancienne et descendue dans les bourses, sans avoir fait auparavant quelques questions au malade, pour s'assurer si la hernie que l'on ne croit formée que de l'intestin ou de l'épiploon seulement ne serait pas accompagnée de celle de la vessie. On jugera aisément qu'une portion de la vessie est descendue dans les bourses par les signes particuliers de sa hernie, en apprenant surtout du malade que le volume de la tumeur augmente ou diminue selon qu'il aura été plus ou moins de temps sans uriner. — Lorsqu'on a lieu de soupçonner que la hernie, que l'on a crue d'abord n'être formée que par l'intestin ou par l'épiploon, se trouve jointe à celle de la vessie, on doit se borner à découvrir, par une simple incision longitudinale des téguments et du sac herniaire, l'intestin ou l'épiploon ; et après avoir dilaté l'anneau pour faciliter la rentrée de ces parties dans le ventre, on se gardera bien d'emporter la moindre portion du sac herniaire, si l'on ne veut risquer, comme je l'ai dit, de retrancher en même temps, sans s'en apercevoir, une portion de la vessie.

Malgré ce qui a été dit, pour prémunir le jeune chirurgien contre un écueil si dangereux, s'il avait eu le malheur de ne l'avoir pas évité, et de blesser cette poche urinaire, le parti qu'il aurait à prendre serait le même que celui que j'ai indiqué pour la plaie de la portion de la vessie serrée par l'anneau, lorsqu'on s'est trouvé dans la nécessité de l'ouvrir pour retirer la pierre qui y était arrêtée. Ce parti serait donc de travailler d'abord à détourner le cours de l'urine qui s'échappe par la plaie, en la déterminant vers l'urètre au moyen de la sonde qu'on laisserait dans ce conduit. On pourrait ajouter à ce moyen une légère compression que l'on ferait sur la portion de la vessie la plus voisine de l'anneau, et l'on observerait, dans l'intervalle des pansements, de faire coucher le malade sur le côté opposé à la plaie. — On se gardera bien de faire la moindre tentative pour réduire dans le ventre cette portion de la vessie qui fait la hernie, et que je suppose avoir été blessée; car si on avait le malheur de réussir à une réduction aussi imprudente, l'urine qui sortirait par la plaie de la vessie, s'épanchant dans le ventre, ou dans le tissu cellulaire du voisinage, ne manquerait pas de faire périr le malade, ce que l'on a vu arriver plus d'une fois en pareil cas. — Lorsqu'il survient à une femme enceinte, surtout vers les derniers mois de sa grossesse, un abcès entre la vulve et l'anus un peu latéralement, et qu'on juge nécessaire d'en faire l'ouverture, il est essentiel, avant l'opération, de s'assurer par les signes particuliers de la hernie de la vessie, si elle n'est pas comprise dans la tumeur qu'on regarde comme un simple abcès, puisque l'expérience a fait voir que la vessie se porte quelquefois de ce côté-là, y étant poussée par le volume de la matrice, que l'on sait être très-considérable. Dans un tel cas, pour peu que l'on soupçonnât la hernie de la vessie, il est important de faire uriner la malade avant l'ouverture de l'abcès; on juge bien que la vessie étant vide, on sera moins exposé à la blesser dans l'opération.

---

DES APOSTÈMES DU FOIE. *Précis de plusieurs observations*, par feu M. PETIT le fils.

Il est certains abcès du bas-ventre qui se montrent si distinctement qu'on ne peut douter de leur existence; il y en a que l'on distingue qu'avec beaucoup de peine, et il se trouve d'autres apostèmes qui ne sont point abcès, mais qui se couvrent si bien des marques extérieures de cette maladie qu'ils en imposent à ceux qui ne sont pas assez versés dans la pratique de la chirurgie. — Distinguer quand un apostème du bas-ventre s'est terminé par suppuration n'est pas la seule difficulté que l'on rencontre dans la pratique et le traitement de ces maladies; on peut savoir qu'il y a du pus, mais on ne peut pas toujours s'assurer précisément de l'étendue qu'il occupe, ni quelles sont les parties qu'il attaque; les malades meurent très-souvent des dépôts qui ne paraissent point extérieurement, à moins que la matière ne se fasse une route favorable. De ceux qui se manifestent au-dehors, il y en a qui paraissent bornés au ventre, et d'autres

qui se sont fait des routes souvent cachées, ou tout au plus soupçonnées. — (Iᵉ *Observation*.) M. TAILLARD nous a rapporté qu'un homme âgé de trente ans, auquel pendant cinq mois on avait fait tous les remèdes les mieux indiqués, pour le guérir d'une obstruction au foie, n'en fut point soulagé; M. Taillard dit que lorsqu'il fut appelé, il trouva une tumeur considérable qui occupait tout l'hipochondre droit et une partie de la région épigastrique; il aperçut de la fluctuation dans trois points différents, savoir : un peu au-dessus de la pointe du cartilage xiphoïde du côté droit; le long du grand lobe du foie, en suivant le rebord des cartilages des fausses côtes; et dans la partie antérieure et un peu latérale de la poitrine, entre les quatrième et cinquième côtes en comptant de bas en haut. La fluctuation, qui était plus manifeste en cet endroit, le détermina d'y faire l'ouverture. Après en avoir évacué environ trois demi-setiers de pus couleur de lie de vin, il introduisit son doigt dans la poitrine, et le porta par un trou qu'il trouva au diaphragme jusque dans la partie convexe du foie où était le foyer de l'abcès. Son malade pansé méthodiquement fut guéri au bout de six semaines. — Le trou du diaphragme placé en ce lieu, et la couleur du pus, démontrent que le foie était intéressé dans cet abcès; mais ce même trou du diaphragme, la fluctuation sensible en tant de points différents, et même la promptitude de la guérison, démontrent aussi que si ce foie était attaqué, c'était seulement dans sa surface, et non dans le profond de sa substance. — Si la guérison a été aussi prompte, peut-être doit-on la rapporter en partie à la grande maturité de l'abcès; ce qui cependant ne doit jamais dans de semblables occasions autoriser à trop différer l'ouverture, de peur que les adhérences ne se détruisent, et que le pus ne tombe dans la cavité du bas-ventre, sans compter d'ailleurs les autres dangers inséparables du long séjour d'un fluide si pernicieux. — Si le premier foyer de l'abcès formé par la partie convexe du foie et le péritoine devenu adhérent a pu, sans autre ouverture que le trou du diaphragme, se vider exactement, se tarir et se consolider, c'est parce que, dans les mouvements de la respiration, le plus pressé entre le diaphragme et le foie était poussé à chaque instant, et, à la faveur des adhérences, forcé d'entrer dans la poitrine par le trou dont le diaphragme était percé, et de se vider par l'ouverture extérieure. — Cette observation fait voir que la nature a quelquefois des ressources dans les cas les plus graves; car on ne peut nier qu'un tel abcès, dangereux par lui-même, ne le fût encore plus par sa situation : cependant cette situation devint avantageuse; la nature en profita; elle perça le diaphragme, comme pour conduire le pus dans une cavité qu'il est moins dangereux d'ouvrir que celle du bas-ventre, et à laquelle on peut faire une ouverture moins variable et beaucoup plus utile, pour procurer l'écoulement du pus et la consolidation de l'ulcère; mais la nature ne réussit pas toujours, comme on va voir par l'observation suivante.

(IIe *Observation*.) M. PIBRAC ouvre un abcès au foie; il le guérit; il prend même des précautions pour éviter le retour du mal, en mettant la malade à l'usage des remèdes capables de détruire les obstructions qui auraient pu rester au foie ou à son voisinage : ces remèdes avaient confirmé la guérison; il y avait cinq mois que l'abcès était parfaitement guéri, et deux que la malade avait cessé toutes sortes de remèdes, lorsqu'elle fut surprise d'une indigestion qu'elle s'était attirée par son mauvais régime, et qui fut suivie d'une fièvre violente, d'un dévoiement considérable et d'une douleur très-vive dans le profond du ventre; la région du foie n'était point douloureuse, et l'on n'y apercevait aucune tumeur, quoiqu'on appuyât la main avec assez de force; on soupçonnait cependant un dépôt, mais on ne pouvait y appliquer aucuns remèdes topiques, comme on avait fait au premier, parce qu'il ne se manifestait point au-dehors. Les 13 et 14e jours de cette rechute, il parut quelques matières purulentes dans les selles, mais la malade n'en fut point soulagée, et malgré toutes les saignées, potions et autres remèdes les plus convenables, elle périt le quinzième jour. M. Pibrac fit l'ouverture du cadavre : il trouva un abcès entre la partie cave du foie et l'arc du colon auquel le foie était adhérent; la matière était blanche, n'intéressait que les tuniques du foie; mais elle avait percé le colon; et c'est par-là qu'une partie du pus s'écoulait et se trouvait mêlée parmi les déjections. Il trouva que la partie convexe du foie avait sa couleur naturelle, qu'elle était adhérente partout au péritoine, en conséquence du premier abcès, et que la cicatrice, qui ne

s'était point démentie, était ferme et enfoncée. — De cette observation naissent plusieurs réflexions importantes. La maladie de cette dame est venue à la suite d'un chagrin : on sait que la plupart des maladies du foie ont été précédées par des chagrins, et que les personnes bilieuses, tristes et mélancoliques, sont, plus que d'autres, sujettes à ces maladies.

Après la guérison du premier abcès, on fit prendre des eaux de Vals à la malade par précaution, ou plutôt parce qu'on ne la croyait pas parfaitement guérie, et qu'il restait quelques obstructions que l'on aurait pu résoudre par les eaux de Vals et autres remèdes; mais le mauvais régime de la malade renouvela ou augmenta les obstructions, qui n'étaient pas encore bien terminées : on sait combien sont fâcheuses les indigestions dans les maladies du foie, soit qu'elles en soient les causes ou les effets. — On fait sentir dans l'observation, que l'on n'était pas à portée de sauver la malade dans le second abcès, comme on l'avait fait dans le premier, non-seulement parce que l'on n'avait pas pu apercevoir par le toucher la deuxième tumeur, mais encore parce que quand on aurait pu s'assurer du lieu de son existence, il eût été non-seulement difficile d'en faire l'ouverture, mais peut-être impossible; ce qui, à quelques expressions près, nous fait dire que les abcès du foie sont mortels lorsqu'ils ne sont point placés de manière qu'on puisse en faire l'ouverture. — Le pus de ce dernier abcès s'était fait un chemin comme pour se conduire au-dehors; il avait percé le gros boyau; il se vidait par l'anus; mais la persévérance des accidents toujours formidables, et la faiblesse de la malade, ne donnèrent pas le temps à la nature d'achever son ouvrage : l'ouverture se referma ou fut bouchée, et le pus cessa de couler. — Dans le cas dont il s'agit, l'ouverture du colon aurait pu être aussi favorable à la guérison de cet abcès caché que le sont celles que l'on pratique aux abcès les plus apparents; nous avons si souvent des exemples de cures semblables, qu'il ne serait pas raisonnable d'en douter; mais, soit que l'ouverture ait été faite par art dans les uns, ou que la nature se la soit pratiquée dans les autres, ce sont toujours les adhérences que les tumeurs contractent avec les parties voisines qui rendent quelques-uns de ces abcès curables. — Le dévoiement de cette malade fut attribué à

l'écoulement du pus de l'abcès par l'ouverture qui s'était pratiquée dans l'intestin ; mais il n'est pas douteux qu'il pouvait avoir une autre cause : il est ordinaire
que ce symptôme précède ou accompagne
ces sortes d'apostêmes, ils sont souvent
même suivis de dysenterie. — On remarqua encore dans l'ouverture du cadavre que le nouvel abcès n'avait point
procuré la rupture de la cicatrice du
premier, comme il arrive assez souvent
en pareil cas ; ce fait s'explique par la
différence des parties abcédées. Dans le
premier, on ne peut douter que le foie
n'eût été obstrué dans sa partie convexe ;
mais dans le second le foie ne l'était point,
puisqu'il n'y en eut aucun signe, pas
même ceux qui marquent le défaut de
filtration de la bile. — On peut aussi observer que non-seulement tous les endroits obstrués ne se résolvent ni ne
suppurent point en même temps, mais
encore qu'ils subsistent durs, et ne se
terminent par résolution ou par suppuration que plusieurs mois, et même plusieurs années après ; on a vu arriver la
même chose à l'occasion des contusions,
ainsi que le démontrent les observations
suivantes.

(III° *Observation.*) Un homme incommodé depuis dix-huit ans d'une douleur
à la région du foie, qu'il croyait lui avoir
été causée par un coup de pied de cheval, eut une dysenterie, à la fin de laquelle sa douleur fut plus vive qu'à l'ordinaire, et l'obligea à demander du
secours. M. Despelète, chirurgien de
Bayonne, ayant examiné la partie douloureuse, y trouva de l'élévation, et y
appliqua des cataplasmes émollients.
Deux jours après, la tumeur parut considérablement augmentée. M. Despelète
sentit de la fluctuation, en fit l'ouverture,
et en tira une quantité considérable d'un
pus très-fétide, avec des flocons d'une
matière épaisse, couleur de lie de vin, et
telle que pourraient être des lambeaux de
la substance du foie. Le malade, pansé
méthodiquement, fut parfaitement guéri,
et la plaie cicatrisée le cinquantième jour.
— Cette observation, si l'on en croit le
malade, semble annoncer que la première cause de cet abcès a été un coup
de pied de cheval reçu depuis dix-huit
ans, le malade en jugea ainsi ; mais M.
Despelète n'en parle pas affirmativement.
Dans l'observation suivante, la cause est
bien constatée.

(IV° *Observation.*) Une femme âgée
de vingt-cinq ans tombe sur l'angle

d'une table, se fait une forte contusion
à la région épigastrique droite, au défaut et sur le rebord cartilagineux des
fausses côtes. Elle fut saignée copieusement ; les topiques les plus convenables
furent mis en usage ; le repos et le régime, tout conspira pour son soulagement, qui ne fut total en apparence
qu'au bout de deux mois. S'étant remise
à son train de vie ordinaire, elle commença d'avoir quelque ressentiment léger et passager des mêmes douleurs
qu'elle avait souffertes au lieu frappé ;
elle n'y fit pas d'abord beaucoup d'attention, parce qu'elle souffrait peu, que sa
douleur ne durait pas long-temps, et
qu'elle ne la ressentait que lorsqu'elle
faisait des efforts ou que le temps changeait. — Après avoir été dans
cette situation sans qu'il parût aucune
altération dans sa santé, elle commença
de se chagriner ; elle perdit peu à peu
l'appétit et devint jaune ; ses douleurs
furent plus fortes et plus profondes et
presque continuelles. L'hypochondre
droit s'éleva considérablement, fut même
un peu œdémateux, et la fièvre continue
accompagnait tous ces accidents. — Les
saignées, les aposèmes délayants et autres, les eaux minérales et les topiques,
tout fut mis en usage avec une espèce de
succès, c'est-à-dire que la bile reprit son
cours, la jaunisse se dissipa, l'hypochondre s'abaissa et devint mollet, l'œ-
dème et la douleur disparurent ; mais la
fièvre, quoique diminuée, subsistait continue et était accompagnée de quelques
petits frissons passagers dont les retours
irréguliers faisaient craindre quelque suppuration. On n'apercevait cependant
aucune dureté ni tumeur dans la région malade ; on la touchait sans causer
aucune douleur. Enfin, après deux mois
et demi de cette dernière maladie, il survint une douleur profonde vers le milieu
de l'épigastre, un peu plus du côté droit ;
la malade eut des tranchées assez vives ;
elle fut à la selle et vida un abcès dont
la matière, à la quantité d'une chopine,
en partie blanche et en partie couleur de
lie de vin, ne permettait pas de douter
que le foie ne fût le siége de l'abcès. Le
soulagement considérable qui suivit cette
première évacuation donna beaucoup
d'espérance : les évacuations furent fréquentes et assez abondantes les deux premiers jours ; mais elles diminuèrent peu
à peu jusqu'au sixième, que la malade
fut parfaitement guérie, et ne ressentit
plus la douleur qu'elle avait soufferte

pendant deux ans à la suite du coup. Il y avait bien de l'apparence que cette maladie eut pour cause le coup que cette dame s'était donné contre l'angle de sa table, puisque les ressentiments qu'elle en a eu pendant deux ans ont cessé après l'évacuation de l'abcès.

On voit tous les jours des contusions dont l'obstruction qui en est la suite dure des temps infinis, avant que de se terminer par résolution ou par suppuration ; j'en ai vu subsister pendant plusieurs années sans prendre aucune terminaison, et alors celle qu'elles prennent pour l'ordinaire est la suppuration putride : c'est le plus ou moins de fluide arrêté qui les rend plus ou moins propres à se résoudre ou à suppurer. — Cette observation montre de quel avantage sont les adhérences que contractent les apothèmes intérieurs avec les parties qui leur sont voisines : heureux celui en qui cette adhérence se fait au voisinage des parties qui ont des cavités qui conduisent au-dehors, lorsque la portion de l'adhérence qui fait leur cloison mitoyenne suppure ou se pourrit ; l'ouverture qui en résulte procure des évacuations qui sont très-souvent salutaires ; la pratique fournit des exemples de cette vérité. — Voici des faits qui confirment ceux que nous avons rapportés, et donnent des preuves que l'adhérence que contractent les parties qui s'enflamment est très-avantageuse pour la cure de ces maladies, soit qu'elles aient besoin d'opération, ou que la nature en détermine l'événement, lequel sera le plus souvent favorable, si l'ouverture est suffisante : c'est un point dans lequel l'art et la nature manquent assez souvent. — En effet, les abcès du ventre ne sont pas toujours ouverts aussi complètement ni aussi favorablement que ceux des autres parties : on ménage quelquefois trop l'enceinte que forment les muscles et les téguments du ventre. Je sais qu'on a quelquefois des raisons pour le faire, mais souvent on a tort, car le vrai moyen de guérir sûrement et promptement tous les abcès en général, c'est de faire de grandes ouvertures ; par là on évacue plus abondamment le pus, on applique plus intimement les remèdes et on rend les pansements moins douloureux ; c'est presque toujours pour n'avoir pas ouvert suffisamment qu'il reste des fistules, et c'est en cela qu'il ne faut pas toujours s'en rapporter à la nature ; elle procure rarement des ouvertures convenables ; elles

sont quelquefois trop grandes et dangereuses, lorsqu'elles se font par pourriture, ou elles sont trop petites lorsqu'elles sont les suites de la seule maturité du pus : nous n'en avons que trop d'exemples, comme on verra par les observations suivantes.

(V<sup>e</sup> *Observation*.) M*** fut pendant plusieurs mois incommodé de la jaunisse, avec dégoût, et une fièvre qui, d'abord fort légère, devint très-vive, accompagnée de douleurs médiocres et de dureté à la région du foie ; il fut soulagé par les remèdes généraux, tels que saignées, potions apéritives, délayantes, purgatives et autres ; sa jaunisse et tous les symptômes qui l'accompagnaient disparurent ; la douleur et la dureté diminuèrent, mais la région du foie, qui jusqu'alors n'avait point été saillante, s'éleva de jour en jour, et quoique la douleur et la fièvre fussent encore diminuées, la saillie de la tumeur et la fluctuation indiquaient la nécessité d'en faire l'ouverture ; le malade n'y voulut pas consentir ; il survint inflammation à la peau ; la tumeur s'éleva davantage ; la sommité devint brune, puis noire et gangréneuse, et, l'eschare s'étant séparée, la tumeur s'ouvrit ; il s'écoula une pinte de pus, en partie louable et en partie lymphatique. On proposa d'agrandir l'ouverture, mais le malade ne put s'y résoudre ; j'y mis une tente pour la conserver ; je la dilatai avec l'éponge, et je fis des injections ; mais, malgré tous ces secours, je ne pus obtenir un écoulement complet ; la plaie resta fistuleuse, et le malade fut enfin contraint de se résoudre à une incision par laquelle il fut guéri radicalement après deux mois de pansements et de soins. Les abcès du foie, comme ceux des autres parties, peuvent donc rester fistuleux, s'ils ne sont pas suffisamment ouverts.

(VI<sup>e</sup> *Observation*.) Cela peut arriver aussi lorsque le foie reste squirrheux, ou si les humeurs sont perverties par quelque vice intérieur. J'ai guéri deux malades dont les plaies étaient restées fistuleuses, en leur administrant les frictions mercurielles, ayant reconnu qu'ils avaient la vérole. — Si les abcès qui s'ouvrent en dehors peuvent dégénérer en fistules, à plus forte raison ceux qui s'ouvrent dans l'intérieur du ventre. On a souvent vu des abcès au foie s'ouvrir dans les intestins et se vider par l'anus.

(VII<sup>e</sup> *Observation*.) J'ai vu un malade qui était dans ce dernier cas depuis quinze ans. Il ne rendait jamais le pus que quand il allait à la garde-robe. L'écoulement de la matière se supprimait quelquefois pendant cinq ou six jours, et alors le malade devenait jaune, avait des pesanteurs, des lassitudes, de l'insomnie, quelquefois de la fièvre avec frisson, et il sentait une douleur assez vive à l'hypochondre droit; mais aussitôt que le pus reprenait son cours par l'anus, tous ces accidents disparaissaient, à cela près d'un petit ressentiment de douleurs qui continuait deux ou trois jours, lorsqu'on lui avait pressé un peu la région du foie.

(VIII<sup>e</sup> *Observation.*) Il y a de ces malades qui vivent moins long-temps et qui meurent dans le marasme. J'ai eu l'occasion d'en ouvrir un qui avait eu, à l'âge de cinquante ans, un apostême à l'hypochondre droit, dont la matière s'était vidée et se vidait depuis cinq ans par une ouverture qu'elle s'était faite dans la partie droite du côlon; après avoir langui jusqu'à cinquante-cinq ans, il mourut. Je trouvai dans la cavité de l'arc du côlon une ouverture ronde et assez grande pour y passer le doigt; les bords de cette ouverture et tout le foyer de l'abcès étaient extrêmement durs; le péritoine, l'extérieur de la vésicule du fiel, une partie de l'épiploon, et les bords de la partie cave du foie, adhérents et confondus pour ainsi dire ensemble, formaient le foyer de cette fistule. — Pendant les cinq années que le malade vécut avec cette fistule, il fut presque continuellement tourmenté de tranchées qui cessaient lorsqu'il avait été à la selle et qu'il avait rendu une palette de matières purulentes et sanieuses, qui quelquefois étaient mêlées avec les excréments, et d'autres fois en étaient fort distinctes. Il avait souvent de la fièvre, tantôt plus, tantôt moins forte. Il n'observa aucun régime, ne pouvant souffrir aucun aliment que les aigres, comme citrons, verjus et fruits verts: peut-être que ce régime convenait en quelque sorte à son état; mais ce n'est pas ici le lieu d'examiner cette question.

---

SUR LES ABCÈS DU FOIE, PAR M. MORAND.

Les remarques que j'ai eu lieu de faire sur cinq abcès au foie que j'ai opérés, et dont quatre ont été parfaitement guéris, m'ont donné la matière de ce mémoire, que je divise en deux parties;

l'une contient les observations pathologiques, et l'autre celles que j'ai faites sur la cure de la maladie.

### I.

Les dépôts qui se forment dans le foie sont la suite d'une inflammation subite de ce viscère, annoncée par des coliques hépatiques, une douleur fixe, plus ou moins vive, dans un point déterminé du foie, et par les symptômes ordinaires des inflammations internes; ou bien ils sont l'effet de quelque obstruction longue dans les couloirs de la bile, ou de quelque vice dans cette liqueur même. — Il convient de diviser les dépôts suppurés au foie, en abcès par fluxion et par congestion. Il y a des inflammations vives au foie, dont le plus grand nombre se termine par résolution ou par gangrène, quelques-unes par abcès; il y a des phlegmons lents qui ne sont point accompagnés des accidents inflammatoires et qui sont abcès par congestion. Il faut quelquefois plusieurs mois pour jouir des signes sensibles qui indiquent la suppuration faite; et si on veut remonter aux premières époques de la maladie du foie qui l'a précédée, on compte quelquefois plus d'une année.

Les abcès du foie par fluxion sont communément formés et comme épars en différents endroits de ce viscère; par congestion, ils sont ordinairement solitaires; toute la matière est assemblée dans un seul foyer. On pourrait sur cela faire un parallèle assez juste entre les apostêmes du foie et ceux des poumons. Une inflammation vive aux poumons qui a échappé à la terminaison gangréneuse cause des tubercules phlegmoneux; la même chose arrive au foie. Une inflammation sourde dans les poumons, qui ne cause qu'une fièvre médiocre et de légers accidents, forme une vomique dans ce viscère, ou un épanchement dans la poitrine, qui peut donner lieu à l'empième; la même chose arrive au foie, et alors il se forme des dépôts que les adhérences des points extérieurs enflammés de ce viscère avec les parties qui l'environnent peuvent rendre susceptibles d'une cure presque certaine par le secours de la chirurgie. — Mais il faut pour cela que le dépôt se présente en des endroits favorables à une évacuation de la matière en dehors, et tous les malades ne sont pas assez heureux pour que cela arrive toujours. — J'ai vu plusieurs fois des tubercules suppurés dans le foie, [qui avaient été reconnus du vivant des malades ; ils périssent dans ce cas sans pouvoir être secourus, parce qu'il ne se fait point de tumeur au-dehors, et quand on serait assez hardi pour mettre le foie à découvert par incision pour approcher du siége du mal, que ferait-on, ne pouvant point empêcher la chute du pus dans le ventre?

Ces sortes d'abcès, dont la matière est, comme disent les Latins, *disséminée*, ne présentent point assez de surface pour occasionner, par le contact des points enflammés, des adhérences avec les parties environnantes ; et c'est, au contraire, une propriété des grands abcès. — Mais la situation du foyer n'est point toujours favorable à l'opération nécessaire pour évacuer la matière avec succès ; considérons-le, en différents endroits de ce viscère, capable de faire des adhérences. Voici ce que l'on a observé. — Si l'abcès est à la partie cave du foie, les adhérences ne peuvent être qu'avec la portion de l'intestin colon qui lui est parallèle, ce qui ne rend point la maladie susceptible d'opération. On a vu quelquefois le plancher qui soutenait la matière sous l'écorce du viscère abcédé, s'user par pourriture ; et, dans ce cas, on a vu le pus rendu par les selles, au moyen d'une communication étrangère du foie avec le boyau. Il en résulte une évacuation qui, à la vérité, soulage le malade, mais ne le guérit point. Cette pourriture, salutaire à quelques égards, suppose une destruction des parties, telles que le malade succombe à la suite des accidents, quoique la matière ait été vidée. ( *Voyez* le mémoire de M. Petit le fils. ) — Si l'abcès est à la partie convexe supérieure, on pourrait dire la plus épaisse du foie, il peut percer le diaphragme. On a quelquefois vidé, par l'opération de l'empième, du pus dont le foyer était dans le foie ; mais ce n'est encore, et pour l'ordinaire, qu'un moyen de soulager le malade sans le guérir. Il y en a cependant un exemple heureux dans le mémoire de M. Petit le fils. — Si le dépôt se fait à la partie convexe, inférieure et mince du foie, la matière amassée peut former au-dehors, et dans un point quelconque de l'hypochondre droit ou de l'épigastre, une tumeur plus ou moins saillante ; mais assez ordinairement celles qui donnent plus de facilité pour l'ouverture, et dont l'on peut tirer un pronostic plus favorable pour le succès de l'opération, affec-

tent le milieu de l'épigastre, où le poids de la matière porte le foie un peu plus bas que dans l'état naturel. Ceux que j'ai traités étaient tous dans cet endroit. — Par rapport aux signes diagnostiques qui annoncent ces sortes de dépôts, il est bon de remarquer qu'il y a des abcès du foie bien décidés, dont l'état du malade ne fournirait point la preuve si l'on s'imaginait qu'il doit nécessairement avoir la fièvre, être très-abattu, ne point dormir, etc. Il s'en est vu qui faisaient assez bien toutes leurs fonctions ; il y a même plus, c'est qu'en général il y a fort peu de douleur ; et si, pour fixer son jugement, on cherche à s'assurer de l'existence de la matière par la fluctuation, elle paraîtra obscure, quoique la quantité du pus soit considérable. Voici les raisons de ces deux circonstances. — Le malade sent peu de douleur, parce qu'il y a peu de nerfs dans le foie, proportion gardée avec la masse des vaisseaux sanguins et biliaires, dont l'assemblage sous une même tunique, à proprement parler, fait le foie. D'ailleurs, la texture de ce viscère, qui est spongieuse, ne rend point les nerfs susceptibles d'une grande tension ; et c'est la tension des nerfs qui fait la douleur.—La fluctuation est obscure, parce que la matière est fort épaisse ; c'est une espèce de bouillie dont le renvoi sous les doigts ne se fait pas avec la vitesse d'un fluide simple ; car il est très-rare qu'on trouve dans les abcès du foie du pus tel qu'en fournissent les dépôts phlegmoneux après les érysipèles. J'ai ouvert beaucoup de cadavres, je ne me souviens d'en avoir trouvé qu'une fois, et le dépôt s'était fait très-vite. Il faut encore remarquer que cela ne se rencontre que dans les tubercules suppurés, et non dans les grands abcès à un seul foyer.—En général, les abcès que j'ai appelés par congestion, que l'on ouvre et que l'on guérit, fournissent une matière de la consistance et de la couleur de la lie de vin épaisse, et voici ce que j'y ai remarqué :—Quand on la reçoit dans le moment de l'opération, on serait tenté de croire qu'il n'y a point du tout de pus proprement dit ; mais si on la laisse déposer dans un verre, on verra, au bout de quelques heures, le pus blanc et léger surnager, et une autre matière rougeâtre plus épaisse et plus pesante occuper le fond du vaisseau. Si on verse le pus par inclinaison, et qu'on examine séparément cette matière du fond, en y mêlant un peu d'eau claire, on y reconnaîtra des lambeaux de la substance du foie, que les anciens appelaient parenchyme ; on y verra la pulpe vasculeuse de ce viscère détachée par flocons, aussi sensiblement qu'on la reconnaîtrait dans une poire ou une pêche macérée dans l'eau, et préparée à la façon de Ruysch ; plusieurs lotions emportent les grumeaux de sang, et les ramifications de vaisseaux restent.

Ce qui est étonnant, c'est la quantité de cette matière, mêlée de la propre subtance du foie, qu'un malade peut perdre par un abcès de cette espèce, et néanmoins recouvrer une santé parfaite. J'ai traité deux personnes d'un haut rang, dont l'abcès fournit, au moment de l'opération, près d'une livre de cette matière, le lendemain la moitié ; et l'un de ces malades en a fourni, pendant six semaines, tous les jours près d'un demi-verre, la matière se faisant voir toujours la même par les épreuves que j'ai expliquées. — Rien, à mon gré, n'est plus digne d'admiration que la préparation de cette substance, que j'attribue à la vertu systaltique des vaisseaux. Je suis bien tenté d'expliquer par ce phénomène ce que l'on appelle la régénération des chairs, dans le cas des plaies en général ; et si l'exemple est juste, il faut conclure que le mot régénération emporte une idée fausse : ce n'est qu'une extension, un développement des vaisseaux. Mais en voilà assez sur la théorie de ces maladies ; je passe aux remarques de pratique.

## II.

Quoique la matière des abcès du foie soit dans le foie même, elle répond si parfaitement à la tumeur que le dépôt prononce en dehors, que cette matière devient sujette à l'action des maturatifs appliqués sur la tumeur, comme toutes celles qui sont à la surface du corps. L'on a vu, en pareil cas, la peau rougir, et même s'user, si l'on ne fait point l'ouverture à temps ; par conséquent, l'on ne doit point négliger l'application des topiques capables d'accélérer la formation et la collection du pus lorsqu'elles se font trop lentement. — L'on a eu assez de peine à se détacher de l'ancien usage d'ouvrir ces abcès par l'application de la pierre à cautère sur la partie la plus saillante de la tumeur. La réflexion n'explique point le bénéfice que le malade pouvait retirer de cette brûlure : en vain supposerait-on qu'elle doit faire une plus grande ouverture ; l'eschare produite par

le caustique n'intéresse que la peau, dont une trop grande perte de substance ne fait qu'alonger la cure par la longue cicatrisation de cette partie. — On ouvre ces abcès avec le bistouri, d'abord par une incision perpendiculaire au corps, et elle doit être extrêmement ménagée par en bas, sans quoi on courrait risque d'ouvrir le péritoine dans l'endroit où l'adhérence inflammatoire l'a collé à la circonférence des parties contenantes, et l'on pourrait donner lieu à l'épanchement de la matière hépatique dans la cavité du ventre. Un chirurgien aussi modeste qu'habile est convenu que, dans une affaire de cette espèce, qui fit grand bruit dans le temps, je lui avais fait faire cette attention à propos. — La première incision longitudinale ne suffit pas ; il en faut une seconde, par laquelle la ligne blanche, avec une très-petite portion des muscles droits ( si l'abcès est à l'épigastre ) soient coupés en travers, sans quoi l'abcès, s'étant vidé à l'instant de la première ouverture, et le tissu aponévrotique de la ligne blanche s'enfonçant vers le foie, parce qu'il n'est plus soulevé par la matière, les deux lèvres de la plaie longitudinale se rapprochent, et la matière cesse de couler, ou coule difficilement. Pour y avoir manqué dans une opération de cette espèce, on fut obligé de faire le lendemain l'incision transversale. Le malade n'en fut pas moins bien guéri ; mais il souffrit avec répugnance une opération faite, pour ainsi dire, en deux fois. — Il n'y a point d'abcès en aucune partie qui, lorsque l'ouverture est faite, demande aussi peu, et pendant un aussi peu de temps, l'usage des onguents digestifs ; la nature étant débarrassée de ce qui l'opprimait, le vide le plus considérable se remplit avec une vitesse surprenante. Un des malades à qui l'on tira, par l'ouverture, près d'une chopine de matière hépatique, fut guéri, cicatrice entièrement faite, en vingt-trois jours. — Cela arrive presque toujours quand le principal foyer de la matière est parallèle, ou à peu près, à la tumeur extérieure ; car lorsqu'il en est éloigné, cela fait une différence. J'ai ouvert un abcès qui, ayant fourni une très-grande quantité de matière, laissa une route dirigée du milieu de la région épigastrique supérieure vers l'hypochondre gauche ; cette espèce de sinus était de la longueur de trois à quatre travers de doigts, et, par un léger aplanissement du diaphragme, que le malade occasionnait en retenant sa respiration, il en sortait à chaque pansement plusieurs cuillerées de matière. Il n'y a pas moyen de faire incision dans ce cas-là. Voici comme je me conduisis. — Je ne me servis point de sonde ordinaire pour reconnaître l'étendue de ce sinus, ni pour examiner de combien il diminuait ; je me servis d'une bougie, courbée suivant la direction que j'avais présumée, assez grosse et fort mousse. On sent l'inconvénient qu'il y aurait à présenter une sonde mince et solide dans une partie dont le parenchyme, n'opposant point de resistance à l'instrument, pourrait faire illusion au chirurgien, qui chercherait une route, et en ferait peut-être une avec l'instrument.

Je faisais des injections dans la plaie, mais très-ménagées ; car, en général, il n'en faut point faire dans les viscères, dont le tissu lâche est capable de s'abreuver aisément, et de retenir des liqueurs injectées. D'ailleurs, quand le fond de l'abcès est parallèle à la tumeur extérieure, les mêmes moyens que la nature emploie pour réparer la déperdition de substance suffisent pour l'expulsion du pus ; et si on veut l'aider, il suffit de procurer la compression du foie par la respiration contrainte, pendant quelques secondes, à chaque pansement. — Quand le fond de la plaie s'approche du niveau des téguments, et qu'il est temps d'incarner, j'emploie volontiers un onguent fait de deux parties de mondificatif d'ache, et d'une de baume vert de Metz. Je me suis servi, dans une occasion, de baume de la Mecque, étendu dans du jaune d'œuf, et délayé ensuite dans une décoction vulnéraire ; et il arriva une chose qui parut singulière : l'injection, qui était restée dans la plaie d'un pansement à l'autre, ramenait avec elle une certaine quantité d'une matière hépatique qui avait de l'odeur, et qui tachait sur-le-champ en iris une assiette d'argent présentée pour recevoir la matière ; et, comme cela était répété à chaque pansement, on dissertait sur ces effets, comme appartenant à la putridité de la matière, et menaçant le malade d'un événement funeste. — Enfin, la réflexion fit imaginer que ce pouvait bien être l'effet du jaune d'œuf, dont les soufres grossiers, développés par leur mélange avec les matières purulentes, produisaient ce qui arrive dans les plats d'argent où l'on sert pour aliment ce que l'on nomme des œufs au miroir. Ce raisonnement rassura sur cet effet bizarre par rapport à la circonstance, et fut

prouvé, parce que cela n'arrivait que lorsqu'on employait le jaune d'œuf. Le malade n'en fut pas moins guéri. — Avant que le fond de la plaie soit exactement rempli, je supprime les onguents, je mets en usage la charpie sèche, et j'observe de comprimer un peu le centre de la plaie, comme pour la tenir enfoncée, et avoir une cicatrice de même : cela est nécessaire pour prévenir la hernie qui suit quelquefois la cicatrice. J'ai remarqué que, dans ce même temps de la cure, on trouve distinctement du pus blanc sur les plumasseaux ; il appartient à la plaie des téguments, et jusque là il avait été confondu avec la matière hépatique. — Les abcès du foie doivent être rarement sujets à fistule ; et la structure de la partie en donne la raison. L'uniformité du parenchyme ne suppose point de cloisons telles qu'il y en a dans les tissus graisseux, ni d'interstices, comme entre les parties de nature différente ; et par conséquent la matière peut moins donner lieu aux fusées et aux clapiers. Cependant, si l'abcès avait pour plancher un fond squirrheux, ou que l'on eût été obligé d'entretenir long-temps une canule, cela ne serait pas impossible.

Il me reste quelques remarques à faire sur la cicatrisation de ces plaies. Malgré les précautions prises de bonne heure pour prévenir la hernie, elle arrive quelquefois, et cela suppose une destruction des fibres de la ligne blanche dans une étendue et une circonférence plus ou moins grande ; mais comment peut-il se faire qu'une portion d'intestin se présente dans un endroit duquel la nature l'a éloigné par ses bornes, et malgré une cicatrice assez ferme qui doit s'y opposer ? Voici comment j'expliquerais cet accident : — Je compare l'état des parties avant et après l'opération, et j'aperçois que le poids de la matière qui a fait l'abcès a porté le foie, du côté de sa partie mince, beaucoup plus bas que dans l'état de santé, et que depuis l'ouverture du dépôt sa substance s'étant resserrée dans une quantité proportionnée au volume de l'abcès qui ne subsiste plus, le foie est pour ainsi dire remonté à sa place. Le trait de l'incision faite aux téguments et celui de l'ouverture faite au foie par la pourriture n'étant plus parallèles, la cicatrice extérieure ne répond plus exactement à celle du foie : l'adhérence mutuelle de toutes les parties cicatrisées forme une espèce de corde ligamenteuse qui s'étend depuis la cicatrice intérieure, fort haute, jusqu'à l'extérieure; celle-ci laisse à sa partie inférieure un endroit plus ou moins faible, qui permet à l'épiploon ou à une petite partie du colon de se présenter; alors, la hernie peut survenir par l'impulsion des parties du dedans au dehors, qui sera occasionnée par les mouvements d'une forte respiration, une toux importune, ou choses semblables.— Lorsque la cicatrice est récente, pour peu que le malade, exténué par la maladie, vienne à rengraisser, elle paraît plus grande que l'incision qui a été faite; mais, peu à peu, elle se rétrécit, et devient, comme toutes les autres, plus petite que l'incision. — Je réserve pour un autre mémoire quelques observations sur les abcès de la vésicule du fiel, entre autres une qui contiendra le détail du traitement d'un de ces abcès par MM. Mareschal et Guérin le père, qui, pendant la cure, tirèrent une pierre de la vésicule du fiel. Cette observation est très-différente de celles qu'on lit dans les remarques de M. Petit le père, sur cette matière. ( *Voyez* le premier volume des *Mémoires de l'Académie*, Observ. IV.)

––––––––––

PLUSIEURS OBSERVATIONS SUR DES MEMBRES
ARRACHÉS.

### I.

*Sur une jambe arrachée et séparée
dans le genou*, par M. BENOMONT.

Un enfant de neuf à dix ans, fort vif, ne connaissait point de plus grand plaisir que de monter derrière les carrosses: en ayant trouvé par hasard un à six chevaux, sans domestique derrière, l'occasion lui parut trop belle pour la manquer; mais, s'y prenant mal pour monter, le malheur voulut qu'une de ses jambes passa au travers des rayons de la roue. La voiture allant grand train, et entraînant rapidement la jambe avant que l'enfant pût se débarrasser, la jambe fut arrachée et séparée du genou; elle tomba dans la rue, et l'enfant, par une position singulière du reste du corps, resta pour ainsi dire cramponné derrière le carrosse. Le cocher, qui ne savait point ce malheur, et qui allait fort vite, fit encore faire environ deux cents pas de chemin à son carrosse avant d'arrêter. L'enfant, débarras-

sé, fut porté chez M. Chapillon le père, qui envoya prier M. Planchet, son confrère, de l'assister de ses conseils. J'étais alors élève de ce dernier, avec lequel j'ai suivi la cure. Nous trouvâmes l'enfant tourmenté de deux grandes inquiétudes: il demanda d'abord avec les plus vives instances, qu'on lui rapportât sa jambe, et il fallut avoir la complaisance de la lui montrer; l'ayant vue, il nous pria de la rattacher, afin, disait-il que sa mère n'en sût rien; on l'assura qu'on allait le faire, pour le tranquilliser. Examinant sa plaie avec attention, nous vîmes la partie inférieure du fémur entièrement dénudée dans l'étendue d'environ trois travers de doigts, les muscles et les tendons déchirés fort inégalement, suivant la résistance plus ou moins grande qu'ils avaient opposée à l'arrachement; au surplus, il ne coulait pas une goutte de sang de cette grande blessure. On jugea à propos d'égaliser les chairs au niveau de l'os sain, et pour cela, on en coupa les parties délabrées avec un couteau courbe; l'os fut scié, et l'appareil convenable appliqué, sans qu'on eût besoin ni qu'on crût devoir chercher à faire aucune ligature. L'enfant fut porté chez son père, après quoi nous examinâmes la jambe. Nous trouvâmes qu'elle avait entraîné avec elle une grande portion des principaux vaisseaux de la cuisse; un bout de cinq ou six travers de doigt de long, de l'artère crurale pendait à la jambe séparée. Il n'y eut point d'hémorrhagie, ni dans le moment ni à la suite de ce terrible accident. On eut beaucoup de peine à réprimer la pétulance du blessé, à lui faire garder le repos nécessaire, et à le modérer sur son appétit. Malgré toutes ces difficultés, il guérit assez promptement, avec les secours de la chirurgie méthodique.

### II.

*Sur la séparation de quatre doigts du
pied avec portion des tendons fléchisseurs arrachés*, par M. TALIN.

Une dame, âgée d'environ soixante-cinq ans, passant sous un échafaud de maçon, une pierre de taille, élevée jusqu'au troisième étage, se sépara de ses liens, et tomba sur le pied gauche de cette dame. Elle fut portée dans sa maison, et je fus averti pour la panser. Je trouvai dans son soulier les trois orteils du milieu entièrement séparés du métatarse, et fracturés à la base des premières phalanges; une portion de tendons flé-chisseurs, longue de près de trois travers de doigts, séparée du reste, et comme arrachée, y tenait. La peau qui recouvre le métatarse était presque emportée; les tendons extenseurs des orteils étaient découverts, contus et déchirés; le petit orteil était resté en son entier; les phalanges du gros orteil étaient fracassées en plusieurs pièces et séparées du premier os du métatarse, son tendon extenseur déchiré et coupé, le fléchisseur arraché de près de trois travers de doigts de long; de sorte que ce doigt ne tenait au pied que par quelques lambeaux de la peau.

J'achevai de séparer le gros orteil; je coupai les lambeaux de la peau et les tendons contus et meurtris; je tirai les esquilles; enfin, j'ôtai à cette plaie tout ce qui était déchiré et brisé, pour ne laisser que la coupure. Je la pansai à sec avec de la charpie brute; j'enveloppai le pied et la jambe de plusieurs compresses que j'assujettis avec quelques tours de bandes. Je fis arroser ces compresses avec une décoction émolliente, et renouveler les fomentations de deux heures en deux heures, sans défaire l'appareil. La partie fut située selon les règles. — Je ne perdis point de vue les accidents que la contusion, le déchirement et l'arrachement des tendons et des parties nerveuses pouvaient occasionner; c'est pourquoi je prescrivis un régime de vie un peu nourrissant; je saignai la malade deux fois du bras et deux fois du pied dans vingt-quatre heures, et elle but copieusement d'une tisane simple. Malgré ces précautions, il survint une douleur aiguë, des mouvements convulsifs à la jambe, la fièvre et le délire. Lorsque je levai le premier appareil, je trouvai la plaie en bon état; je la pansai avec un digestif; je fis ajouter deux têtes de pavot dans deux pintes de la décoction émolliente, dont je fis humecter les compresses d'heure en heure. La malade prit de quatre en quatre heures, entre les bouillons, un julep anodin et calmant; je plaçai auprès d'elle un élève en chirurgie pour faire les fomentations, et maintenir la jambe dans l'accès des saccades convulsives. — Ces moyens eurent tout le succès dont je m'étais flatté. Les accidents diminuèrent de jour en jour; de sorte que du sept au huit de la maladie, ils cessèrent entièrement; la suppuration s'établit parfaitement. J'ai continué de panser la plaie très-simplement jusqu'à parfaite guérison, arrivée le quarante-huitième jour.

## III.

*Sur un pouce de la main arraché avec le tendon du fléchisseur en entier, par M. RECOLIN.*

J'étais à Montpellier, chez M. Lamorier, en 1735, lorsqu'un homme, âgé alors d'environ soixante-douze ans, eut le pouce de la main droite arraché, en voulant, avec une des guides entortillée autour de ce doigt, arrêter ses chevaux qui avaient pris le mors aux dents, et culbuté le cocher. — Le pouce fut séparé dans l'articulation de la première phalange avec la seconde; la peau coupée comme avec un bistouri, au niveau de la jointure; il restait au bout emporté une grande portion des tendons extenseurs du pouce, déchirée en forme de frange, et le tendon du muscle fléchisseur dans toute son étendue, avec beaucoup de portions charnues de ce même muscle. — Le malade n'eut presque point d'hémorrhagie; son mouchoir fut suffisant pour arrêter le sang jusqu'à son retour dans la ville, mais il souffrit d'abord de très-vives douleurs dans tout le trajet de la déchirure, qui se faisaient sentir jusqu'à l'épaule et au cou; il eut la fièvre pendant vingt-quatre heures, et fut saigné plusieurs fois malgré son grand âge; par ce moyen et l'usage des remèdes appropriés, les douleurs cessèrent dans peu de jours; il resta seulement, jusque vers le quinzième jour, une sensibilité extrême à la surface de la plaie, qui ne pouvait supporter d'autre appareil qu'un plumasseau très-léger, trempé dans le baume d'œuf, et une compresse simple couverte de cérat de Galien; on n'employa que les cataplasmes de mie de pain avec l'eau sur l'avant-bras; on fit avec l'eau de Balaruc, dès que la plaie ne fut plus si sensible, des douches à la main et à l'avant-bras, et dans environ six semaines le malade fut guéri.

## IV.

*Précis de plusieurs observations sur le même sujet, avec les conséquences que l'on en peut tirer, par M. MORAND.*

(I<sup>re</sup> *Observation.*) Le jeune homme qui fait le sujet de l'observation communiquée par M. Benomont, a souffert une t… ture telle que tout homme accroché par quelque membre à une grande roue en mouvement courra grand risque de l'éprouver, s'il ne peut se dégager à temps. Il n'y a guère qu'une machine de cette espèce, surtout de celles qui sont employées pour les besoins de la vie, qui puisse arracher un membre et le séparer du corps. C'est ainsi que Samuel Vood, dont les *Transactions philosophiques* nous ont donné l'histoire, ayant la main environnée d'une corde qui fut prise par les dents d'une grande roue de moulin, fut élevé de terre jusqu'à ce que son corps étant arrêté par une poutre qui ne lui laissait point d'intervalle pour passer, la roue emporta et lui sépara du corps un bras et l'omoplate. L'image de la plaie qui résulte d'un pareil accident fait peur, et la première idée qui se présente naturellement à l'esprit est que le blessé ne peut pas survivre long-temps à la perte de son bras. Vood échappa à ce second malheur; cette opération avait été si prompte, qu'il ne sut son bras emporté que lorsqu'il le vit tournant avec la roue. Il descendit par une échelle étroite, sortit du moulin et fit un chemin d'environ dix verges (pas) pour aller au-devant des secours; alors il tomba par la faiblesse que causa l'hémorrhagie. Ceux qui arrivèrent les premiers couvrirent sa plaie de sucre en poudre; un chirurgien qui vint ensuite trouva le sang arrêté, et se contenta de ramener la peau, qui était fort lâche, par-dessus la plaie, moyennant deux points d'aiguille en croix. Le lendemain il fut mené à l'hôpital Saint-Thomas, et confié aux soins de M. Fern, qui en était alors chirurgien en chef. On imagine bien les moyens qu'il mit en usage pour prévenir les accidents à craindre en pareil cas. Le premier appareil fut levé sans hémorrhagie; il n'y eut point d'accidents, et le blessé fut guéri en deux mois de temps. — Quand le bras fut examiné, on trouva que les muscles qui s'insèrent à l'omoplate étaient cassés près de leur insertion, et que ceux qui partent de l'omoplate avaient été emportés avec elle. Du reste, la peau qui recouvre l'omoplate était restée en place, et elle semblait avoir été coupée presque parallèlement à l'attache du muscle deltoïde.

(IIᵉ *Observation*.) Cette observation si rare, et peut-être l'unique dans son espèce, en rappelle naturellement une autre, qui est, pour ainsi dire, perdue pour beaucoup de chirurgiens, parce qu'elle se trouve dans un Traité d'accouchements. Elle a été donnée par M. de la Motte (1), qui nous apprend qu'un petit garçon, badinant près la roue d'un moulin en mouvement, fut attrapé par la manche, de façon que sa main s'embarrassa dans cette roue, et que la main, l'avant-bras et le bras étant successivement attirés par la machine tournante, sans que l'enfant pût se débarrasser, le bras fut arraché et séparé dans sa jointure avec l'omoplate, à cause de la grosseur du corps qui ne put passer où la roue l'avait porté. Il sortit si peu de sang de sa plaie, qu'il ne fut besoin que de charpie pour l'arrêter, et l'enfant fut guéri en peu de temps.

(IIIᵉ *Observation*.) En l'année 1736, l'Académie reçut une observation qui lui fut envoyée de Strasbourg sur l'accident arrivé à un meûnier, dont la main droite fut prise de même par la roue d'un moulin à eau qui tournait; il en fut quitte à meilleur compte, au moins pour la perte de ses membres; on lui trouva trois doigts de moins, le petit, l'annulaire et celui du milieu, séparés dans leur articulation avec le métacarpe; il y avait fracas à quelques os de la seconde rangée du carpe, les os de l'avant-bras étaient fracturés en plusieurs endroits, et le bras était brisé dans sa partie moyenne supérieure. Tant de désordres ne pouvaient avoir été faits sans des contusions et des déchirements affreux des parties molles; aussi en résulta-t-il une tension et un gonflement très-douloureux, suivis de la gangrène qui survint, mais au bras seulement; la fièvre se mit bientôt de la partie, la tête s'embarrassa, et le malade courut les plus grands dangers. Cependant, à force de secours, dont les principaux furent des saignées réitérées, des scarifications, les topiques et le régime convenable, la suppuration s'établit aux plaies des doigts, les accidents furent vaincus, et le blessé fut guéri en quatre mois de temps. — En se représentant les blessures produites par l'arrachement de membres aussi considérables qu'un bras ou une jambe, il est tout simple d'imaginer que de telles blessures doivent mettre la vie du blessé dans un danger aussi grand que prompt de la part de l'hémorrhagie; on le croirait d'abord.

_____

(1) Traité complet des accouchements, etc., par M. de La Motte, in-4°. 1721. Obs. CCCCXLI.

Cependant, premièrement, le contraire est prouvé par l'expérience; secondement, la saine physique explique le fait. Les vaisseaux sanguins ont d'abord été allongés, et, suivant le sort des parties qui les environnaient, ils ont été déchirés; l'extrémité de la déchirure n'est point nette, elle est, pour ainsi dire, frangée; la contraction des fibres longitudinales de l'artère au moment de la séparation doit occasionner un rebroussement des fibres circulaires, tels que la cavité du vaisseau devient pleine, et ferme le passage au sang, qui bientôt forme un caillot destiné à boucher l'ouverture. M. Belchier, qui a publié l'observation de Samuel Vood, ajoute à cela la compression des chairs ambiantes par la rétraction des muscles, meilleure qu'aucun bandage. — On pourrait dire, par de justes considérations sur l'office particulier de certains vaisseaux, qu'il y a une observation encore plus surprenante, donnée par le même M. de la Motte.

(IV° *Observation.*) Dans ce même Traité d'accouchements (1), parlant d'une femme qui accoucha avant de pouvoir être secourue, il dit qu'elle avait été surprise de la dernière douleur étant debout, de façon que l'enfant tomba sur le plancher, l'arrière-faix étant resté dans la matrice, et le cordon ombilical arraché jusque dans le ventre de l'enfant, de manière que l'on ne trouva pas le plus léger vestige des vaisseaux au nombril, il n'en sortit pas une goutte de sang; le lieu où s'était faite la séparation ressemblait à une excoriation un peu profonde, et l'enfant parut à M. de la Motte si peu en danger, qu'il commença par délivrer la mère. Une pelote de charpie pour remplir la petite plaie, et un emplâtre de poix de Bourgogne, composèrent tout l'appareil, qu'on laissa tomber de lui-même, et la place du cordon fut parfaitement cicatrisée. C'est à cette occasion qu'il rapporte, comme par hasard, l'histoire de l'enfant dont le bras fut arraché. — Ces effets ayant eu lieu sur des vaisseaux considérables, comme il est prouvé par les trois observations précédentes, ils seront encore plus faciles sur des membres et des vaisseaux de moindre volume.

Après avoir expliqué ce qui doit naturellement arriver dans l'arrachement des membres emportés, surtout si la portion de l'artère du côté du membre conservé est la plus courte, ainsi qu'il est remarqué dans l'observation de M. Benomont, supposons les mêmes vaisseaux ouverts parallèlement à la section du moignon. Ce cas semblerait rentrer dans la classe des amputations, où il faut procurer par art un changement au calibre du vaisseau dans l'endroit où il est ouvert, afin de faciliter la formation du caillot, et j'ai expliqué ces changements dans un Mémoire que j'ai donné à l'Académie royale des sciences (1). Il est vrai que si ces vaisseaux étaient coupés nets, comme ils le sont par un instrument tranchant dans l'amputation, on ne pourrait point empêcher l'hémorrhagie sans cela; mais, dans les cas où les membres auront été séparés par quelque cause violente, comme dans ceux qui ont été rapportés, quand même les vaisseaux déchirés le seraient à niveau, ou à peu près à niveau des chairs, il résultera encore de l'arrachement des membres un aplatissement des parois de l'artère, qui en changera le calibre, et s'opposera à l'hémorrhagie. L'on peut apporter en preuve ce que font les femelles de quelques animaux quadrupèdes qui, lorsqu'elles ont mis bas, coupent avec leurs dents le cordon de leurs petits, et en mâchent l'extrémité continue au nombril du fœtus.

Je crois les faits qui viennent d'être détaillés, et l'explication que j'en donne, fort propres à rassurer sur l'événement des blessures qui paraissent si formidables, puisqu'il en résulte que la nature fait elle-même ce qu'il faut pour parer l'hémorrhagie; tout ce qui est d'ailleurs nécessaire pour la cure appartient à la chirurgie des plaies compliquées, qui indique une prompte et grande suppuration. Ceux qui nous ont fourni ces exemples et qui ont guéri les blessés n'ont point employé de remèdes particuliers pour la cure; des saignées, la diète, des digestifs sur la plaie, des défensifs sur les parties voisines, sont les moyens qu'ils ont mis en usage, et ils sont connus de tout le monde. — Les premiers accidents à craindre du déchirement des membres tiennent sans difficulté à la lésion des vaisseaux par rapport à l'hémorrhagie, et nous avons dit à peu près ce qu'il y avait à dire sur cela : un second ordre d'accidents tient à l'ar-

---

(1) Obs. ccccxxxix.

(1) Année 1736.

rachement des tendons ; par exemple, lorsque l'accident arrive à quelques doigts dont les muscles extenseurs et fléchisseurs propres sont des espèces de cordes, en général plus isolées par leurs corps que les autres muscles. — On ne saurait croire combien de fois cet accident s'est présenté, sans avoir eu des suites fort graves, quoique fort effrayant au premier aspect.

(V⁰ *Observation.*) On vient de lire une observation de M. Recolin à ce sujet. On en trouve une pareille dans l'ouvrage de Pierre de Marchetis (1) ; il y est dit qu'un homme de trente ans fut mordu au pouce d'une main par un cheval, qui, en tournant brusquement la tête, lui arracha le doigt dans le milieu de la seconde phalange avec le tendon du fléchisseur propre tout entier ; le blessé fut saigné et pansé avec des médicaments fort ordinaires ; il n'eut aucun accident pendant sa cure, et fut guéri dans l'espace de vingt jours.

(VI⁰ *Observation.*) Pareille chose est arrivée, et précisément par la même cause, à un soldat français, dans la dernière guerre d'Allemagne. Son pouce me fut envoyé par le chirurgien-major qui en avait soin.

(VII⁰ *Observation, par M. Planque.*) M. Planque, chirurgien-major de l'hôpital militaire de Lille en Flandre, envoya à l'Académie, en 1744, l'histoire d'un pouce de la main droite arraché dans sa jointure de la première avec la seconde phalange. Le long extenseur fut arraché dans son entier, et l'on en voyait presque toute la portion charnue. Le malade, traité méthodiquement, fut guéri en six semaines sans aucun accident.

(VIII⁰ *Observation, par M. Malaese.*) M. Malaese, maître en chirurgie et chirurgien de l'Hôpital Général à Liége, a communiqué à l'Académie le détail d'une cure qu'il fit en 1749, d'une femme dont le doigt annulaire de la main droite fut pris à un croc destiné à pendre la viande, étant montée sur un siége qui se renversa. Le doigt fut arraché à la première phalange avec le tendon du muscle profond tout entier, jusqu'à sa portion charnue, dont on distinguait aisément quelques filets. Il ne survint point d'accident,

quoique la malade fût d'ailleurs assez cacochyme, ayant été l'année précédente attaquée d'hydropisie ; elle en fut quitte pour un léger œdème à la main. Les deux faits suivants sont encore plus compliqués.

(IX⁰ *Observation, par M. Petit.*) L'Académie reçut en 1734 une observation de M. Petit, chirurgien de Nevers, dont le précis est qu'il avait eu soin d'un homme qui eut le pouce de la main gauche arraché dans la jointure de la première avec la seconde phalange, et avec le pouce un tendon extenseur, et un fléchisseur jusqu'à la partie charnue dont il prend origine, ayant douze doigts de longueur ; il fut guéri en trois semaines sans accident.

(X⁰ *Observation, par M. Crampagna.*) M. Crampagna, premier chirurgien de S. A. E. l'électeur de Cologne, a fait part à l'Académie depuis peu d'une autre observation. Un paysan mordu par un cheval eut le pouce de la main droite arraché avec le long extenseur et le tendon du fléchisseur, mais le pouce fut séparé près de son articulation avec l'os trapèze. — Si l'on se rappelle les notions anatomiques, elles nous font voir que la disposition de ces tendons est telle, qu'elle semble favoriser l'arrachement du muscle, ou en partie, ou même jusque dans son principe.

En général, les muscles qui donnent naissance à ces tendons sont isolés et lâchement environnés d'un tissu cellulaire. — En particulier, le muscle long extenseur du pouce a un principe charnu fort grêle, un peu au-dessous duquel son corps s'épaissit ; en cet endroit l'on commence à apercevoir sur sa surface des fibres tendineuses qui s'élargissent insensiblement, s'arrondissent un peu plus bas et s'unissent enfin pour faire un tendon très-fort, de sorte que quand on essaie sur les cadavres de casser ce tendon en le tirant avec effort, il résiste, les fibres charnues s'allongent, et l'on arrache le muscle fort aisément. — L'extenseur propre et le fléchisseur propre du doigt index sont à peu près dans le même cas, et ces trois tendons peuvent être arrachés même avec la partie charnue dont ils partent, plus ou moins près de son origine. — A l'égard des autres muscles, leurs attaches sont trop multipliées pour être arrachés en entier, et ils sont trop épais pour pouvoir passer dans la coulisse environnée par le ligament annulaire ; ce sont donc leurs tendons seuls qui se cas-

---

(1) Petri de Marchetis, Observ. med. chir. rariorum Sylloge, in-16. Ams., 1665. Obs. LXII.

seront dans la partie où ils se confondent avec la chair, lorsque attirés jusqu'à cette coulisse, ils trouveront une trop grande résistance.

On sera peut-être étonné de voir un aussi grand nombre de blessures de cette espèce rassemblées dans ce mémoire; mais ce qui, à mon gré, est bien plus étonnant, c'est qu'en général elles soient moins suivies d'accidents que la simple piqûre du tendon, qui est souvent mortelle. Voilà huit personnes blessées de cette façon, guéries assez promptement; et il n'y a que celle qui fait le sujet de l'observation de M. Crampagna, qui ait éprouvé quelques accidents. Il eut des douleurs épouvantables les premiers jours, de la fièvre, des convulsions; cependant secouru par plusieurs saignées, des fomentations relâchantes, une diète sévère, les accidents furent bientôt dissipés, et le malade parfaitement guéri en deux mois et quelques jours. — A l'égard du blessé de M. Talin, il faut observer qu'il y avait grande contusion. — Marchetis paraît avoir craint essentiellement, à l'occasion de la blessure dont il donne l'observation, quelque abcès par amas de sang dans l'espace vide qu'occupait le muscle, et cette crainte n'est point absolument déraisonnable; cependant cela n'est arrivé ni à son blessé, ni à ceux dont j'ai rapporté l'histoire. — Ce mémoire établit la différence entre les suites assez simples de l'arrachement des membres, et les accidents graves arrivés; par exemple, à celui qui eut le bras fracassé, mais conservé en place; point d'accident chez les trois premiers blessés, le quatrième en danger de perdre la vie. Que l'on compare encore les accidents qui résultent d'un tendon légèrement blessé avec ceux d'un gros tendon coupé ou d'un tendon grêle arraché dans son entier. Dans le premier cas, des symptômes formidables; dans le second, point ou presque point d'accidents. — C'est bien là où l'on peut appliquer en grand la remarque faite par nos anciens même : *Discisso toto nervo....* Et comme par le mot de nerf ils entendaient également les tendons, nous pourrions ajouter : *Etiam avulso non fit spasmus.* C'est peut-être la solution du problème que semble annoncer le titre du mémoire.

---

SUITE DE L'ESSAI SUR LES ÉPANCHEMENTS,
PAR FEU M. PETIT LE FILS.

### *Des épanchements dans le bas-ventre.*

ARTICLE II. — DE LA MANIÈRE DONT SE FAIT L'ÉPANCHEMENT DANS LE VENTRE, ET DES CONSÉQUENCES QU'ON EN DOIT TIRER.

On cessera d'être surpris que le préjugé sur la manière dont se font les épanchements dans le ventre subsiste depuis si long-temps et soit encore aujourd'hui si universellement répandu, si l'on considère que c'est l'observation qui lui a donné naissance, et qui semble le confirmer chaque jour. En effet, les observations qui peuvent détromper sur ce préjugé sont très-rares, elles demandent qu'on lève bien des équivoques et qu'on rapproche bien des faits particuliers qui, séparément, seraient de nulle conséquence. Au contraire, les expériences les plus communes, celles de tous les jours, semblent décider sans nulle équivoque en faveur du préjugé commun. L'eau qui forme l'hydropisie, le pus d'un abcès qui sera crevé dans le ventre, les matières fécales ou chyleuses que la plaie ou la crevasse d'un intestin aura laissé échapper, etc., toutes ces matières se trouvent après la mort universellement répandues et dispersées dans les replis et les circonvolutions du mésentère et des intestins; mais ne se trompe-t-on pas en supposant qu'elles étaient ainsi dispersées du vivant même des malades? Ne se pourrait-il pas faire que, pendant la vie, les intestins remplis de matières, gonflés de vents, agissant mutuellement les uns contre les autres par leur contraction ou par leur ressort naturel, enfin pressés continuellement par l'action alternative du diaphragme et des muscles de l'abdomen; ne se pourrait-il pas, dis-je, que par toutes ces causes, les intestins opposassent pendant la vie une résistance supérieure au poids du fluide épanché qui tendrait à les séparer, et ne serait-il pas possible, au contraire, que le fluide épanché, n'ayant plus cette résistance à vaincre dès que l'animal est mort, s'insinuât sans peine et se répandît partout à son gré?

Ce que je propose ici comme un doute, cesse de l'être lorsqu'on considère les cures heureuses de quelques hernies, quoique l'intestin altéré par la gangrène se fût ouvert dans le ventre après la réduction. Il semble, en effet, que les matières fécales n'ont pu, dans ce cas, s'écouler au dehors par la plaie, que parce qu'elles ont trouvé de la résistance à se répandre au-dedans entre les révolutions des intestins. On pourrait cependant objecter que, dans le cas de la hernie, l'intestin étant presque toujours adhérent au bord de l'anneau, l'issue des matières fécales par la plaie a peut-être été bien moins due à la résistance que les intestins leur ont opposée intérieurement, qu'à la facilité et à la pente qui les aura portées au dehors ; mais les observations suivantes semblent ne plus laisser lieu de douter de la résistance que les fluides épanchés trouvent à se loger entre les circonvolutions des intestins et les replis du mésentère. — Dans une observation qui a été donnée par M. Collignon l'aîné, on voit que quelques jours après une opération du bubonocèle, l'intestin étant réduit, il s'y fit une ouverture pendant qu'une tente bouchait le trou ou l'anneau de l'oblique externe. Le malade eut de vives douleurs dans le ventre, qui devint tendu et élevé, et la fièvre s'alluma ; on ne connut la cause de ces accidents que le lendemain ; en ôtant la tente, il sortit du ventre une grande quantité de matières fécales ; on pansa la plaie de façon que ces matières eussent une libre issue, et les accidents cessèrent. On trouve quelque chose de semblable dans une observation envoyée par M. Pineau, chirurgien de Melun, mais avec ceci de plus, que l'on a continué l'usage de la tente pendant tout le temps de la cure, de sorte que les matières fécales qui ne s'écoulaient librement au dehors que dans le temps des pansements, étaient d'un jour à l'autre retenues dans le ventre, et n'auraient pas manqué de se disperser entre les replis du mésentère, si elles eussent pu le faire avec autant de facilité qu'on le pense communément. Enfin, une observation de feu M. du Phénix renferme une circonstance bien décisive pour ce que j'ai avancé. — Dans une opération du bubonocèle, il retrancha la plus grande partie de l'épiploon après en avoir fait la ligature, et réduisit le reste dans le ventre. La partie liée, et qui avait un bon pouce de diamètre, n'étant plus retenue vers l'anneau, suivit l'estomac et le colon, et fut bientôt entraînée dans la région épigastrique, où il se fit une suppuration abondante qui s'évacuait à chaque pansement par la plaie, en pressant l'exté-

rieur du ventre de haut en bas ; le pus ainsi pressé, coulant sur le plancher formé par les intestins, se rendait jusqu'à l'aine.

Tous ces faits démontrent clairement ce que j'ai osé avancer. Après la mort, un fluide épanché dans le ventre peut, par son seul poids, s'insinuer à son gré et se disperser entre les différentes parties, parce qu'étant sans action, elles n'opposent aucune résistance ; mais pendant la vie, tous les viscères du bas-ventre agissant mutuellement les uns contre les autres et ne faisant pour ainsi dire qu'un même corps au moyen de cette action mutuelle, la résistance qu'ils opposent au fluide épanché ne lui permettra jamais de se dispenser de la manière dont on se l'est figuré. — Passons aux conséquences qu'on doit tirer de la résistance qu'oppose cette action mutuelle des viscères du bas-ventre. — La première, c'est que le fluide qui s'épanche ne peut s'insinuer dans cette cavité que comme il le ferait dans une partie extérieure, dans la fesse, par exemple, ou partout ailleurs ; c'est-à-dire que l'épanchement s'en fera par degrés et successivement, de proche en proche, vers les endroits où il trouvera moins de résistance. Comme le sang qui s'insinue dans l'interstice des muscles ne passe d'une cellule membraneuse dans une autre que quand la première est déjà remplie, au point que le sang trouve plus de facilité à se glisser dans une seconde, et de celle-ci dans une troisième ; de même, dans le ventre, le sang qui sort d'un vaisseau ouvert se répand d'abord au voisinage, soit entre le péritoine et le plancher que forment les intestins, soit plus profondément entre quelques-unes des circonvolutions, ou quelques replis du mésentère ; et à mesure que le vaisseau fournit, le sang force son premier foyer qu'il agrandit de toutes parts jusqu'à ce qu'il trouve moins de résistance à se porter soit en haut, soit en bas, soit à droite, soit à gauche ; il dilate de même ce nouvel espace jusqu'à ce qu'il lui soit plus facile, ou de forcer encore le premier, ou de s'étendre vers un nouveau côté ; il continuera ainsi jusqu'à ce qu'enfin la résistance que les viscères opposeront à l'épanchement soit égale à l'effort que le sang fera pour sortir de son vaisseau, et je suis persuadé que cette résistance fait cesser l'hémorrhagie avant même qu'il se soit formé à l'ouverture du vaisseau un caillot capable de s'opposer pour toujours à l'épanchement du sang. Comment, sans cette explication, peut-on rendre raison des faits rapportés dans l'article premier de ce mémoire (1)? Ce qui fait que le sang, sortant de son vaisseau et encore fluide, ne forme qu'une même masse et est contenu dans un même foyer jusqu'à ce qu'il soit coagulé, peut-il être autre chose que la résistance dépendante de l'action mutuelle des viscères pendant la vie? Et n'est-ce pas évidemment aussi par la cessation subite de cette résistance que le sang épanché, qui est encore fluide lors de la mort des blessés, se disperse entre les différentes circonvolutions des intestins, et qu'il forme, ainsi que je l'ai dit, des foyers vagues et multipliés?

La seconde conséquence qu'on doit tirer de la résistance qui naît de la pression réciproque des viscères du bas-ventre, c'est que l'épanchement dans cette cavité est bien moins facile qu'on ne le pense. On croit communément que l'ouverture d'un médiocre vaisseau peut produire un épanchement considérable, parce qu'on ne peut en comprimer l'ouverture comme on comprime celle d'un vaisseau extérieur ; il est vrai que la compression immédiate ne peut avoir lieu pour l'ouverture des vaisseaux intérieurs, mais la résistance que les viscères opposent à l'épanchement y supplée. Il semble même que le sang, pour s'épancher dans le ventre, doit avoir plus d'efforts à vaincre que pour s'insinuer entre nos parties extérieures. La résistance des membranes cellulaires, qui font la liaison de nos muscles, est sans doute moindre que celle qui dépend de l'effort réciproque des intestins et des autres viscères. Le mouvement continuel et alternatif du bas-ventre et de la poitrine autorise du moins à le penser ainsi. La facilité avec laquelle les dépôts qui ont leur siége dans le bas-ventre se vident et se tarissent par une fort petite ouverture, qui souvent même n'est pas déclive ; cette facilité, dis-je, est encore une preuve que les viscères du bas-ventre, par leur action mutuelle, résistent beaucoup plus à l'épanchement que ne le peut faire le tissu cellulaire de nos membranes.

On a beau voir chaque jour des coups d'épée traverser le ventre de part en part, sans être suivis d'aucuns accidents, ou du moins sans en produire d'autres que

ceux qu'occasionnent souvent les plaies, même non pénétrantes, on suppose contre toute vraisemblance que dans ces cas l'épée a glissé sur les intestins, qu'elle a passé dans leurs interstices, et que par un heureux hasard elle n'a ouvert aucuns vaisseaux sanguins. Ne faudrait-il pas plutôt en conclure que, toutes les fois qu'il y a ouverture aux intestins ou aux vaisseaux sanguins, il n'y a pas d'épanchement, ou que du moins cet épanchement n'a pas toujours les suites qu'on se figure qu'il doit avoir? — Pour mieux faire sentir ce que je viens d'avancer, je poserai d'abord pour principe que, sans l'action particulière aux fibres musculeuses de l'intestin ou de l'artère, il n'arriverait point d'épanchement dans le ventre, quand même l'artère ou l'intestin serait ouvert. Les vaisseaux supposés sans action, et l'endroit de l'ouverture étant pressé par une force égale à celle qui agit sur tout le reste de leur étendue, le fluide qu'ils renferment ne sortirait point pour s'épancher dans le ventre. Outre qu'évidemment la chose doit être ainsi, je l'ai réellement observée dans le cadavre d'un homme mort de gangrène au bas-ventre, en conséquence d'une hernie accompagnée depuis quinze à dix-huit jours des plus violents accidents de l'étranglement. Tout le canal intestinal était presque entièrement et également pourri, de façon qu'on avait peine à le toucher sans y faire quelque déchirure : et cependant, quoique les intestins fussent remplis d'excréments fort liquides, il n'y avait point d'épanchement de matières fécales dans le ventre : en bien des endroits même, je trouvais les intestins criblés de plusieurs trous par lesquels il ne s'était échappé qu'une très-petite quantité d'une humeur excrémenteuse qui avait seulement teint les parties voisines. Il est vrai qu'en ces endroits il y avait quelques légères adhérences des intestins entre eux et avec les parties voisines ; mais elles étaient si légères et si faciles à détruire, qu'incapables de faire aucune résistance, elles n'auraient pas suffi par elles-mêmes pour s'opposer à l'épanchement. Je présume donc que si dans ce cas il ne s'est point fait d'épanchement, c'est parce que le canal intestinal était à peu près également altéré dans toute sa continuité, et que cette altération avait aboli le ressort et l'action musculaire des intestins. — Ce fait semble prouver suffisamment que, sans le ressort ou la contraction des vaisseaux sanguins et des in-

---

(1) Mémoires de l'Académie.

testins, il ne se ferait point d'épanchement dans le ventre, et que la contraction
des muscles de l'abdomen et du diaphragme, qui presse uniformément et
également tous les viscères, ne peut que
s'opposer à l'épanchement. Cela étant,
il est clair, premièrement, que plus les
vaisseaux ouverts auront de ressort et
d'action (proportionnellement à la masse
de liquide qu'ils auront à mouvoir), plus
aussi à proportion les épanchements seront considérables : secondement, que
les vaisseaux n'occasionneront d'épanchement qu'autant que leur action particulière sera capable de vaincre la
résistance qui naît de l'action mutuelle
des parties. Il n'y aura donc que l'ouverture des vaisseaux d'un certain degré
qui puisse produire des épanchements, du
moins des épanchements de quelque conséquence. Les veines n'occasionneront
point des épanchements aussi considérables que les artères, et les plaies des intestins ne seront pas suivies si aisément
d'épanchement que les plaies des vaisseaux sanguins. Enfin les plaies de l'estomac seront encore moins sujettes à
l'épanchement que les plaies des intestins.

L'épanchement des matières fécales est
moins facile que celui du sang, non-
seulement parce que l'action des intestins, surtout celle des intestins grêles sur
les matières qu'ils renferment, est moins
forte que celle des vaisseaux sanguins
sur le sang; mais principalement parce
que s'il y a une plaie à l'intestin, les matières qu'il contient n'ont pas besoin de
trouver beaucoup d'obstacles à se répandre dans le ventre, pour être déterminées
à continuer leur route par le canal intestinal. Il ne faut cependant pas conclure
de là que les matières fécales ou chyleuses
ne puissent jamais s'épancher dans le
ventre : il n'est point douteux qu'elles
ne se puissent épancher, lorsque la plaie
de l'intestin sera grande; lorsque les intestins seront remplis de matières, et
qu'on n'aura pas soin de vider souvent
les gros boyaux par le moyen de lavements; lorsque les douleurs et les irritations rendront le mouvement musculaire
des intestins violent, irrégulier, convulsif, et qu'on fera sur le ventre des pressions inégales : alors l'obstacle que
l'action réciproque des viscères entre
eux met à l'épanchement, sera vaincu,
et les matières continueront de s'épancher jusqu'à ce que l'impulsion en conséquence du ressort, ou de la contraction

des intestins, soit en équilibre avec la
résistance qu'oppose l'action mutuelle de
tous les viscères. — L'épanchement des
matières chyleuses et fécales ne se fait
pas différemment de celui du sang; mais
dans les plaies des intestins il y a cet
avantage, que la même ouverture qui a
permis l'épanchement peut aussi fournir
une issue pour son écoulement. Il ne faut
d'autre preuve de ce que j'avance que
les grandes évacuations de sang que
certains blessés ont faites par les selles,
sans que leurs blessures aient été suivies
des symptômes de l'épanchement. Il n'y
a guère d'apparence que ces hémorrhagies fussent dépendantes de l'ouverture
de quelques-uns des vaisseaux qui rampent sur le canal intestinal; les membranes qui le composent ne renferment
point de vaisseaux assez considérables
pour procurer de semblables hémorrhagies. Il faut donc croire que dans ce cas
quelques vaisseaux, soit du mésentère,
soit de quelque autre partie, ont été ouverts en même temps que l'intestin, et
que le sang n'a pris la route du canal intestinal, que parce que la résistance qu'il
a trouvée à se répandre entre les viscères lui a fait trouver une facilité plus
grande à s'échapper par le canal intestinal.

Cette observation prouve que l'épanchement des matières fécales, non-seulement est moins facile qu'on ne le pense;
mais encore que lorsqu'il se fait, il est
moins dangereux que ne l'est commune-
ment l'épanchement sanguin, et que les
symptômes peuvent n'en être pas si violents. Il semble que, dans le cas où les
matières fécales sont épanchées, il doit se
faire encore, plutôt que dans le cas des
épanchements sanguins, des adhérences
qui limiteront le foyer de l'épanchement.
Ces adhérences une fois formées, cet
épanchement ne pourra-t-il pas avoir
une fin aussi heureuse que l'on en a vu
à certains abcès intérieurs qui se sont
ouverts dans le canal intestinal? L'épanchement de sang ne peut trouver la même
issue par le canal du vaisseau qui l'a
fourni, parce que le caillot de sang qui
arrête l'hémorrhagie bouche le vaisseau;
au contraire, la plaie du canal intestinal
est toujours ouverte, jusqu'à ce qu'elle
se ferme par l'adhérence que l'intestin
blessé contracte avec les parties voisines;
adhérence qui est le seul moyen de réunion pour ces plaies. — Entre plusieurs
preuves de la difficulté qu'une plaie de
l'estomac permette l'épanchement des

aliments et de la boisson, il y en a une tirée des observations sur l'émétique donné en pareil cas. Je crois fermement que le vomissement ne dépend point de l'action des fibres charnues de l'estomac, mais uniquement de la contraction subite et violente des muscles du bas-ventre, et je crois le prouver dans le cas dont il s'agit, en disant que si l'action particulière de l'estomac contribuait beaucoup au vomissement, il est certain, par ce qui a été dit plus haut, que cette action particulière aurait occasionné l'épanchement des aliments dans le ventre ; mais le vomissement n'a point donné lieu à l'épanchement, parce que la contraction des muscles de l'abdomen et du diaphragme, toute violente qu'elle a été, a pressé également et uniformément toutes les parois de l'estomac ; et l'épanchement a été d'autant moins à craindre, que la plaie de l'estomac est toujours, proportionnellement à la capacité du ventricule, infiniment plus petite que celle d'un intestin, proportionnellement au canal intestinal, et surtout que celle d'un vaisseau sanguin, proportionnellement à son diamètre ; d'ailleurs l'estomac a deux ouvertures.

Il n'en est pas de même des plaies de la vésicule du fiel et de la vessie urinaire, surtout, lorsque ces réservoirs sont pleins. L'épanchement est alors immanquable, tant à cause de la grande fluidité de la bile et de l'urine, que de la contraction musculaire dont la vésicule du fiel et la vessie urinaire sont susceptibles, et à laquelle l'action des muscles du bas-ventre n'oppose point de résistance. L'épanchement de ces deux liqueurs est très-fâcheux à cause des fortes impressions qu'elles peuvent faire sur les viscères par leur acrimonie ; les coliques, les contractions, les mouvements irréguliers que ces liqueurs irritantes excitent, font que l'épanchement doit s'étendre davantage et plus irrégulièrement. La facilité avec laquelle ces liqueurs se mêlent et s'allient à la sérosité qui humecte naturellement tous les viscères du bas-ventre, peut encore faire présumer que la bile, ou l'urine épanchée dans le ventre, sont dans peu universellement répandues entre toutes les circonvolutions des intestins. Ainsi il y a peu de ressource contre ces épanchements ; et à moins qu'ils ne soient médiocres, que la sérosité douce qui suinte continuellement dans l'intérieur du ventre ne puisse assez tôt détremper, disperser ces liqueurs, et en

affaiblir l'acrimonie ; enfin, à moins qu'on ne soit assez heureux pour prévenir la récidive de l'épanchement, je ne pense pas que ces blessés puissent être sauvés. La sonde laissée dans la vessie est une ressource assez sûre pour prévenir la continuité ou la récidive de l'épanchement de l'urine ; mais on ne saurait également compter sur la voie de décharge que fournit le canal cystique. — J'en reviens aux matières épanchées dont les foyers sont bien et exactement déterminés. Ces matières ayant été obligées de vaincre la résistance des parties pour s'épancher dans le ventre, il est clair que, si tôt qu'on leur procurera une issue, la réaction de ces mêmes parties qui auront été écartées, et qui actuellement encore résistaient à l'épanchement, repoussera nécessairement avec effort au dehors les matières qui se seront insinuées entre elles, et c'est la troisième conséquence que j'avais à tirer de la résistance que l'action mutuelle des viscères du bas-ventre oppose aux épanchements dans cette cavité. L'épanchement dans le ventre, et surtout l'épanchement sanguin peut donc être aussi complètement évacué que l'épanchement de la poitrine. On sera du moins sûr de l'évacuer aisément toutes les fois que les parois de l'abdomen entreront pour quelque chose dans la circonscription du foyer de l'épanchement : or c'est, ce me semble, ce qui ne peut manquer d'arriver dans le cas d'un épanchement considérable, et ce que j'ai remarqué souvent, même dans le cas des épanchements médiocres, soit que la disposition naturelle des viscères détermine en partie le sang à se porter vers ce côté, soit que cette détermination lui vienne uniquement de la facilité plus grande qu'il trouve à suivre le trajet de la plaie, surtout dans le temps qu'on retire l'épée. D'ailleurs, quand l'épanchement se trouverait situé un peu plus profondément, dès que par les signes on serait sûr de son existence, rien n'empêcherait qu'on allât avec le doigt chercher le foyer de l'épanchement, comme on le pratique assez souvent à la poitrine. Que de blessés rendus à la vie en agissant suivant cette dernière conséquence !

Je ne puis croire que je sois le premier qui ait observé des épanchements dans le ventre dont le foyer était limité. Il n'est pas possible que plusieurs chirurgiens n'en aient remarqué de même avant moi. Que peut-on donc penser du peu d'attention qu'ils ont fait à ces observations? C'est que le préjugé dans lequel ils étaient que le fluide épanché se répand dans tout le ventre selon qu'il y est déterminé par son poids; c'est, dis-je, que ce préjugé trop enraciné les a détournés des idées que ces foyers déterminés par des adhérences devaient leur donner. Ils auront regardé ces adhérences, comme formées antérieurement à la blessure, et comme étant la vraie cause, la cause immédiate de la limitation de l'épanchement. A l'ouverture du cadavre, ils auront imaginé, sans doute, que si l'on eût pu deviner la circonstance heureuse dans laquelle était ce blessé, on aurait pu le guérir en faisant une ouverture à l'endroit de l'épanchement. La prévention les aura empêchés d'aller plus loin, et de reconnaître que ce qu'ils avaient observé dans ces prétendus cas fortuits, et si singuliers qu'on ne les pouvait raisonnablement présumer, s'observait généralement dans tous les cas d'épanchement. Le peu de persévérance à observer, la rareté des occasions, l'impossibilité où l'on est souvent à l'armée de faire ces sortes d'observations, quoique les occasions n'y soient que trop fréquentes; ce sont-là, sans doute, les raisons qui ont fait que le préjugé commun s'est maintenu jusqu'ici en vigueur, de façon qu'encore aujourd'hui un homme qui a un épanchement dans le ventre est réputé perdu sans ressource. — La force de ce préjugé aurait peut-être étouffé de même les fruits qu'on peut retirer de l'observation de M. Vacher; on aurait pu regarder cette cure comme un de ces faits rares qui, supposant un assemblage de circonstances toutes singulières, ne peuvent servir de règle dans la pratique; mais je me flatte qu'au moyen des observations dont je l'ai accompagnée, et par lesquelles j'ai eu le bonheur de dévoiler le mécanisme de la nature dans le cas des épanchements, personne ne doutera plus de la possibilité d'évacuer complètement les matières épanchées dans le bas-ventre.

ART. III. — DES SIGNES DE L'ÉPANCHEMENT
DANS LE BAS-VENTRE.

On vient de voir combien de blessés ont été abandonnés à leur triste sort, et qui auraient pu être sauvés par l'opération dont on doit l'exemple à M. Vacher; mais il ne suffit pas d'avoir détruit le préjugé qui pouvait éloigner de cette opé-ration, il faut encore établir les signes capables de faire distinguer les cas où elle est nécessaire, c'est-à-dire les cas où il y a épanchement. Ces signes semblent avoir été négligés, parce que dans l'idée où l'on était qu'il n'y avait rien à tenter pour l'épanchement dans le bas-ventre, il était en quelque façon inutile de le savoir distinguer. — Pour établir les signes capables de faire connaître qu'une plaie pénétrante dans le ventre a été suivie d'épanchement, il faut commencer par distinguer les symptômes consécutifs d'avec ceux qui accompagnent d'abord la blessure, et qui en sont, à proprement parler, les vrais symptômes, parce qu'ils naissent essentiellement de la division des parties lésées. Cette division produit d'abord la douleur, l'irritation, la tension, la convulsion, l'engorgement et l'inflammation du bas-ventre, sources naturelles des autres accidents qui surviennent, et qui varient selon les parties lésées enflammées, et selon le degré de l'inflammation. Tels sont le hoquet, le vomissement, la constipation, la suppression ou la rétention de la bile et des urines, une fièvre vive pour l'ordinaire dans le commencement, et lorsque l'inflammation est parvenue à un certain degré, la concentration et l'anéantissement du pouls, les faiblesses et les sueurs froides. Voilà la suite des symptômes primitifs que nous observons tous les jours aux plaies du ventre.

Lorsqu'on emploie à propos les secours de l'art, non-seulement on dompte ces symptômes et on en arrête le cours, mais souvent même on les prévient entièrement. Je suppose donc que par un bon traitement on ait remédié aux symptômes primitifs, de manière que quatre, six, huit ou dix jours après la blessure, ces symptômes soient entièrement dissipés, ou du moins fort apaisés; je dis que si, après une intermission de quatre, six, huit jours plus ou moins, les symptômes paraissent de nouveau, ou avec plus de violence, sans aucune cause apparente, on a lieu de prononcer avec assurance que ces symptômes secondaires ou consécutifs sont dépendants d'un épanchement. C'est ce que j'ai observé plus d'une fois, et ce qu'on peut remarquer bien sensiblement dans les observations dont j'ai donné le détail. — On a d'abord de la peine à croire que les symptômes de l'épanchement de sang soient consécutifs; car, puisque l'épanchement commence dès le moment même de la blessure, pourquoi les symptômes ne commencent-ils pas dès lors ? Et pourquoi n'augmentent-ils pas à mesure que le sang se répand en plus grande quantité ? Ce qui donne lieu à cette question, c'est qu'on n'a point encore suffisamment observé de quelle manière l'épanchement sanguin peut occasionner des accidents. — Serait-ce par son volume ? Ce qu'on voit tous les jours dans l'hydropisie prouve qu'il peut s'amasser une quantité considérable de fluide, sans que par son volume il cause la tension douloureuse et l'inflammation du bas-ventre, et sans qu'il dérange sensiblement la fonction des intestins et des autres viscères. L'hydropisie ne produit point d'accidents, non-seulement parce que d'un côté les muscles de l'abdomen prêtent, mais encore parce que d'un autre côté les viscères qui concourent à former le foyer de l'épanchement, cédant à l'effort du fluide, le foyer s'étend à mesure que l'eau s'amasse en plus grande quantité. On conçoit que de cette manière la pression du fluide épanché qui se répand sur plus de parties doit être moins vive sur chacune d'elles.

On pourrait objecter que l'épanchement de l'eau dans l'hydropisie se faisant insensiblement, les viscères en souffrent peu, à cause de la gradation insensible de la pression ; ce qui n'arriverait point si le fluide s'épanchait tout-à-coup. On convient que cela doit faire une différence ; mais si l'on fait réflexion à la quantité des aliments solides et liquides qu'on prend en moins d'un quart-d'heure, sans que les viscères du bas-ventre en soient sensiblement gênés, et sans que la douleur et autres accidents s'ensuivent, on conviendra aussi qu'il est difficile qu'il se fasse dans le ventre un épanchement de sang assez considérable et assez subit pour occasionner des symptômes primitifs, ou qui en dépendent essentiellement : en effet, le sang ne doit guère s'épancher plus copieusement et plus promptement que l'estomac ne se remplit ; d'autant plus qu'il s'en faut beaucoup, ainsi que je l'ai déjà observé, que le sang sorte aussi aisément d'une artère ouverte dans le ventre qu'on le voit sortir d'une artère extérieure. — Je sens que la comparaison que je fais de l'épanchement de sang avec la plénitude de l'estomac peut laisser quelque doute, attendu que les aliments dans l'estomac ne sont point un corps étranger, comme le sang épanché dans le ventre en est un. Ce qui favorise en apparence l'objection que cette

différence peut fournir, c'est qu'on a quelquefois éprouvé qu'en faisant rentrer des hernies qui depuis plusieurs années n'avaient pas été réduites, il survenait des douleurs, des tensions, des coliques et autres accidents après la réduction. On s'est figuré que des parties absentes depuis si long-temps de la capacité du ventre n'y avaient plus, pour ainsi dire, droit d'hospitalité, et que, ne pouvant plus trouver place qu'aux dépens des autres parties, elles produisaient des accidents et devenaient corps étrangers. Sur cela même on a établi comme précepte de retrancher l'épiploon, lorsque dans les anciennes hernies on en trouvait un volume considérable. Le même principe aurait dû faire conclure sinon au retranchement, du moins à la non-réduction des anciennes hernies intestinales ; mais est-ce simplement par leur volume que les parties réduites occasionnent quelquefois des accidents ? est-ce faute de place dans le bas-ventre qu'elles gênent les autres parties ? Non sans doute, puisqu'on réduit tous les jours des hernies considérables sans qu'il en arrive d'inconvénients, et qu'au contraire la réduction des hernies d'un moindre volume est quelquefois suivie d'accidents. Ce n'est donc pas le plus ou le moins de volume des parties qui cause des accidents qu'on voit quelquefois survenir après la réduction des anciennes hernies ; mais les parties étant depuis plusieurs années accoutumées à une certaine situation, dans laquelle même elles se sont fixées par des adhérences, il est possible que quelquefois le changement de situation gêne les parties adhérentes, y cause des replis et des tiraillements. C'est là la vraie cause pourquoi les matières fécales n'ont pas toujours un cours libre après la réduction des anciennes hernies, et pourquoi on a vu des malades qui ne pouvaient aller à la selle que quand l'intestin était hors du ventre. Loin donc que l'exemple des hernies soit contraire à ce que j'ai avancé, il me fournit la matière d'une nouvelle preuve.

Si le sang épanché ne produit point d'accidents par son volume, peut-être pensera-t-on qu'il pourrait en produire par sa qualité ; mais il est certain que le sang naturel, tel qu'il sort du vaisseau, ne peut par ses qualités faire aucune fâcheuse impression sur les parties, et que même il doit être plus doux et moins capable de faire irritation que la sérosité qui forme l'hydropisie, et qui néanmoins par sa qualité ne produit aucun accident. Ces réflexions, fondées sur des faits, démontrent, je crois, que les accidents primitifs des plaies du ventre ne peuvent en aucune manière être essentiellement dépendants de l'épanchement de sang dans cette capacité. Si quelquefois les épanchements considérables sont accompagnés de symptômes dans les premiers moments de la blessure, ces symptômes ne dépendent ni du volume ni des qualités du sang, mais de l'épuisement que causent les grandes hémorrhagies. — Voyons maintenant pourquoi et comment l'épanchement ne produit que des accidents consécutifs.

Lorsque dans une plaie du bas-ventre il y a eu quelque vaisseau considérable ouvert, le sang s'épanche de la manière que je l'ai expliqué, c'est-à-dire que, sans se partager et se disperser, il n'a qu'un seul et unique foyer où il se coagule plus promptement peut-être qu'il ne ferait au bras ou à la jambe; mais certainement beaucoup plus tôt que ne se le persuaderont, sans doute, ceux qui se considèrent que le mouvement continuel du bas-ventre, et qui se figurent que le sang y est agité deçà et delà entre les différentes anfractuosités des viscères; mais on est moins surpris de voir ce sang se cailler promptement, lorsqu'on sait que ce sang épanché dans le ventre reste toujours dans ses mêmes limites, et n'est mû, pour ainsi dire, que d'un mouvement de totalité. Cette espèce de mouvement, dans lequel le sang épanché est pressé également de toutes parts, semble plutôt favorable que contraire à la coagulation. Il est seulement cause que le sang ne se coagule pas dans le ventre d'un homme vivant comme il le fait dans un cadavre ou dans un vase immobile et sans action; dans la poëlette, par exemple, où la couenne lymphatique se forme seulement sur le dessus, tandis que les globules sanguins plus pesants se précipitent au fond avec une très-petite quantité de lymphe. Dans l'homme vivant, le mouvement du ventre rompant en partie les déterminations que le plus ou le moins de pesanteur des différentes parties du sang pourrait leur donner, fait que la couenne lymphatique se forme presque également sur toute la surface du caillot: c'est à quoi contribue peut-être encore le changement des situations que prend le blessé.

A mesure que le sang épanché se caille et que la couenne lymphatique se forme,

les parties qui font le foyer de l'épanchement se rendent adhérentes, non-seulement par le collement simple que la couenne lymphatique peut faire de ces parties, mais encore par une vraie adhérence qui suppose communication réciproque et circulation d'une partie à l'autre. Sans vouloir expliquer comment cette adhérence se fait, et quelle en est la cause, il me suffit de dire que l'expérience montre chaque jour qu'elle est comme la suite nécessaire de l'inflammation, et que je l'ai constamment observée dans les cas d'épanchement. — Comme les adhérences limitent le foyer de l'épanchement proportionnellement à la forme et au volume que le sang prend en se caillant, on conçoit que tant que le volume du sang épanché et coagulé n'augmentera pas, il ne surviendra point d'accidents; parce que la poche ou le foyer de l'épanchement est toujours proportionné à la quantité du sang épanché, et que même, pendant le temps de la formation du caillot, le sang perd chaque jour un peu de son volume par la résolution de la sérosité qui se sépare à mesure que le caillot se durcit. Par les raisons contraires, si le sang épanché se dilate et augmente de volume, on conçoit que, retenu comme il l'est alors par des adhérences qu'il ne peut forcer, il ne saurait occuper plus de place que les parties qui l'entourent n'en souffrent, le foyer de l'épanchement sera distendu, et ne pourra l'être que les vaisseaux des parties qui le forment ne soient comprimés, oblitérés et bouchés; par conséquent, qu'il ne survienne embarras, obstruction, tension, douleur, inflammation, en un mot tous les symptômes d'un dépôt non ouvert: ce qui n'arriverait point sans l'adhérence qui se fait autour du sang premièrement épanché, comme le prouve la remarque que nous avons faite sur l'hydropisie.

Après ce que je viens de dire, on ne sera plus surpris que l'épanchement soit cause des symptômes consécutifs, s'il est sûr que le sang épanché vient après un certain temps à augmenter de volume; or, c'est précisément ce qui arrive. Le sang, qui d'abord s'était caillé et durci par l'expression des parties aqueuses, vient enfin à se liquéfier par le mélange de la sérosité qui suinte continuellement des parties qui forment le foyer de l'épanchement. Il est à présumer que quelque mouvement intestin a déjà préparé le caillot à se laisser ainsi dissoudre; d'autant plus que toutes les conditions nécessaires pour occasionner ce mouvement se rencontrent alors ; savoir : la stagnation du sang, la chaleur et l'humidité de l'intérieur du ventre. D'ailleurs, par quelle autre cause ce caillot serait-il devenu susceptible de dissolution ? par quelle autre cause aurait-il perdu ce caractère d'incompatibilité, qui dans les premiers jours le rendait inalliable à toute sérosité, soit à celle qui transsude des viscères, soit à celle même que contenait sa propre substance ? Quoi qu'il en soit, le volume du sang caillé n'augmente que par l'addition de la sérosité qui suinte sans cesse dans le foyer de l'épanchement, et qui, après s'être intérieurement mêlée avec les globules sanguins, n'est plus repompée, ou du moins ne l'est pas aussi aisément, aussi complètement que si elle était pure. D'où suit que la sérosité n'étant pas repompée dans la même quantité qu'elle est déposée, l'épanchement devient double, triple, quadruple de ce qu'il était lorsque les adhérences ont déterminé le foyer de l'épanchement proportionnellement au volume du sang épanché. De là naissent les symptômes de l'épanchement qui, comme on voit, doivent être consécutifs. De là vient aussi que, quand on évacue ces épanchements, on distingue aisément à l'œil que la matière épanchée n'est autre chose que des caillots de sang délayés, dissous, détrempés par de la sérosité.

On croit communément que l'acrimonie que le sang acquiert en fermentant ou en pourrissant est la vraie cause, la cause immédiate des symptômes de l'épanchement. Il est cependant clair, par ce qu'on vient de dire, que cette acrimonie ne contribue en rien aux symptômes de l'épanchement, ou du moins qu'ils peuvent naître de cela seul, que les matières épanchées sont restreintes par d'étroites adhérences. D'ailleurs le sang, en séjournant dans son foyer, n'acquiert pas toujours l'acrimonie qu'on lui attribue, puisque, délayé par la sérosité, il est souvent plusieurs jours avant que d'acquérir une odeur fétide, qu'il n'acquerrait peut-être pas encore de longtemps, si les parties qui forment le foyer de l'épanchement, à force d'être comprimées par l'excès du fluide épanché, ne venaient à suppurer, à se pourrir et à se gangrener. D'un autre côté, quand même le sang délayé par la sérosité acquerrait de lui-même un certain degré de corruption, la couenne lymphatique qui revêt intérieurement le foyer de l'épanchement, et qui n'est que très-diffi-

cilement altérable par les mouvements spontanés, cette couenne, dis-je, doit défendre les parties des impressions que le sang pourri et fermenté pourrait y faire. Enfin, ce qui prouve que la corruption du sang épanché n'est point par elle-même cause des symptômes de l'épanchement, c'est que, lorsqu'on en ouvre à temps le foyer, l'ouverture est le plus souvent suivie de la cessation prompte des symptômes, quoiqu'il reste encore assez de sanie dans le foyer de l'épanchement pour produire des accidents, s'ils dépendaient de la corruption de la matière épanchée ; corruption qui est encore augmentée par le commerce de l'air extérieur. — Les accidents cessent par le relâchement que l'évacuation de la matière épanchée occasionne dans les parties qui faisaient le foyer de l'épanchement, et qui étaient violemment distendues. L'obstruction et l'inflammation auxquelles la distension de ces parties avait donné lieu se résolvent promptement lorsqu'elles ne sont pas anciennes, et qu'elles n'ont pas été portées à un certain degré ; mais, lorsque l'inflammation est plus forte et plus ancienne, la résolution s'en fait plus difficilement, elle est plus lente, et les accidents subsistent quelque temps après que le foyer de l'épanchement est ouvert. L'évacuation de la matière épanchée ne sera même suivie d'aucun succès, lorsqu'avant l'ouverture du foyer de l'épanchement, l'inflammation sera trop avancée pour que la résolution s'en puisse faire, et que, s'étendant au loin, elle aura donné lieu à d'autres dépôts, à des suppurations ou à des gangrènes dont les progrès seront mortels. — On peut juger par-là combien il est important de reconnaître de bonne heure qu'il y a épanchement. Cela est assez facile, lorsque les symptômes qui succèdent à une plaie sont sensiblement distingués en primitifs et en consécutifs. Tel est le cas du blessé de M. Vacher. Dès le quatrième jour de la blessure, les symptômes primitifs étaient presque entièrement dissipés, et cet état se soutint pendant cinq jours entiers ; de façon que, quand, du neuf au dix, les symptômes consécutifs commencèrent à se manifester sans cause apparente, ils ne pouvaient qu'indiquer sans équivoque l'épanchement. Il n'en est pas de même lorsqu'il y a une telle succession dans les symptômes qui suivent une plaie, qu'on ne peut les distinguer en primitifs et en consécutifs ; et c'est précisément le cas du blessé qui fait le sujet de la seconde observation (1). On a alors bien moins de certitude sur l'existence de l'épanchement. J'avouerai cependant que, si je me fusse d'abord moins prévenu de l'idée de la gangrène, le calme, quoique léger, qui se soutint du huit au douze, et ensuite la persévérance des accidents, auraient dû me dévoiler l'épanchement ; mais j'ignorais alors ce que l'observation et les réflexions m'ont appris depuis. Si, lorsque les symptômes ne peuvent être distingués en primitifs et en conséculifs, on n'est pas également sûr de l'épanchement, la persévérance des accidents doit au moins dans ce cas donner de grands soupçons d'épanchement, et rendre extrêmement attentif, pour, au moindre indice qu'on aura d'ailleurs, se déterminer à l'incision du ventre ; cette opération n'étant point dangereuse en elle-même, ni sujette à aucun inconvénient, lorsqu'elle est exécutée, qui empêcherait qu'on ne la tentât dans des cas douteux, mais pressants, de même que d'habiles praticiens ont hasardé plus d'une fois l'ouverture de la poitrine. — Les symptômes conséculifs, quels qu'ils soient, surtout lorsqu'ils surviennent sans cause apparente, sont le signe général, le signe univoque des épanchements dans le ventre ; mais ces symptômes peuvent être différents, selon la situation de l'épanchement. A l'égard de cette situation, elle varie, comme j'en ai déjà dit quelque chose dans le premier article ; j'ajouterai que, quoique le poids du sang doive peu contribuer, ainsi qu'on a pu le voir, à la détermination que ce liquide prend en s'épanchant, il arrive néanmoins le plus souvent, lorsque l'épanchement est considérable, que le sang se rend vers le bassin. Les symptômes propres à l'épanchement ainsi situé sont, premièrement, que la tension, la douleur, etc., commencent par l'hypogastre, d'où elles se communiquent à tout le ventre ; secondement, que le blessé, qui est dans le cas du dévoiement avant même que les symptômes conséculifs commencent à paraître, se trouve bientôt dans le cas de la constipation ; qu'enfin il a des irritations à la vessie, et de fréquentes envies d'uriner qu'il ne peut satisfaire. Si un épanchement considérable était situé autrement, comme, par exemple, entre la partie cave du foie et le colon, ou entre

l'estomac et le colon, ainsi que je l'ai observé plus d'une fois, les symptômes ne seraient pas les mêmes ; mais je ne pourrais dire que par conjecture quels ils seraient, les blessés en qui j'ai observé des épanchements ainsi situés, n'ayant pas vécu assez long-temps pour que j'en aie pu observer les symptômes ; parce qu'ainsi que je l'ai dit, ces symptômes sont toujours conséculifs, c'est-à-dire ne paraissent que huit, dix, douze jours, et même plus long-temps après la blessure.

Quoique dans tout ce que j'ai dit des épanchements dans le ventre, je n'aie rien avancé qui ne paraisse parfaitement fondé sur les observations que j'ai d'abord exposées, je suis bien loin d'oser me flatter que la doctrine que je propose soit encore assez solidement établie. Je n'ignore pas combien il est difficile de faire des observations assez exactes, assez complètes pour qu'elles puissent servir de fondement à des préceptes, et surtout, à des préceptes généraux. Les observations extrêmement multipliées, et exactement comparées, sont le seul moyen de nous mettre à l'abri de l'erreur ; j'ai fait usage des matériaux que j'ai eu le bonheur de ramasser. Je souhaite que les faibles lueurs, que j'ai pu jeter sur une matière qu'on peut regarder comme nouvelle, excitent les praticiens à faire de plus grandes recherches, et à nous communiquer leurs découvertes. Au reste, pour les engager à prendre cette peine, je crois pouvoir leur promettre qu'ils trouveront au moins un fond de vérité dans les principales choses que nous avons avancées. J'en ai pour garant l'application simple, naturelle et parfaitement exacte qu'on peut faire de tout ce que j'ai dit des épanchements du bas-ventre, à ce qu'on observe constamment aux épanchements dans toutes les autres parties.

---

SUR LE MÊME SUJET, par M. DE GARENGEOT.

C'était une opinion assez généralement établie, que l'endroit des épanchements du bas-ventre n'étant point déterminé, l'endroit de la contre-ouverture demeurait indécis, ce qui par conséquent rendait nécessairement mortelles les plaies du bas-ventre compliquées d'épanchement ; et cette opinion était vrai-

(1) Voy. le tome I des Mémoires.

semblablement fondée sur ce qu'il n'y a point dans le ventre, comme dans la poitrine, une cloison charnue propre à rassembler les matières de l'épanchement dans un point donné. — Telle était la doctrine des plus grands chirurgiens, lorsque je composai mon Traité d'opérations ; mais quelques années après la seconde édition de mon ouvrage, plusieurs faits me firent connaître que cette doctrine était non-seulement fausse, mais fort souvent dangereuse : aussi n'ai-je pas manqué de m'en dédire, et de prouver le contraire dans tous les cours d'opérations que j'ai faits depuis ce temps. Mes preuves, pour attaquer une opinion si long-temps suivie, sont tirées, premièrement de la structure des parties relatives à leurs fonctions mécaniques, secondement de plusieurs faits bien observés. — Premièrement, quant à la structure des parties, il faut d'abord se rappeler qu'il entre des fibres charnues dans la composition du canal intestinal, et que ce canal ayant sept fois la longueur de celui qui le porte, il ne pourrait être contenu dans la capacité du ventre, s'il ne se repliait en mille façons, et s'il ne formait une grande quantité d'ondes posées les unes sur les autres, et à côté les unes des autres. Ces ondes sont maintenues comme flottantes par une espèce de ligament appelé mésentère, qui laisse les intestins exposés aux pressions des muscles du bas-ventre, et les retient dès que la pression cesse. La cavité des intestins est toujours distendue par un peu d'air, leur surface extérieure toujours humectée par une liqueur en forme de rosée. La surface interne du péritoine est également humectée par une liqueur homogène ; ce qui rend les intestins si mobiles et si glissants. — L'ensemble de toute cette machine mouvante, si bien construite pour la digestion et la distribution du chyle, fait qu'en obéissant aux pressions des muscles, toutes les parties s'agencent de façon qu'elles ne laissent aucun vide entre elles. Il résulte de cette structure que les fluides épanchés dans le ventre, de quelque espèce qu'ils soient, non-seulement ne dérangent que difficilement la position naturelle de ces organes, mais encore que les matières épanchées dans le ventre, étant pressées par les approches alternatives des ondes intestinales, quittent les anfractuosités des intestins pour se porter vers les endroits du ventre où elles trouvent le moins de résistance. — C'est donc dans ces endroits

que l'on doit pratiquer les contre-ouvertures pour en faciliter l'évacuation. Or, comme les attaches antérieures des muscles du bas-ventre sont les plus lâches, excepté cependant les endroits où sont situés les muscles droits, c'est précisément dessous et aux côtés de la partie antérieure, inférieure du ventre, où il y a moins de résistance, où l'épanchement par conséquent sera plus considérable, et où l'on doit faire la contre-ouverture. — Un peu de réflexion sur l'hydropisie ascite ou par épanchement fait apercevoir cette vérité ; car on est convaincu, par la vue et par le toucher, que l'eau épanchée se porte à mesure qu'elle s'épanche vers la région antérieure du ventre, et principalement vers l'inférieure, et qu'elle étend les téguments de cette capacité, de façon qu'ils sont très-éloignés des intestins quand l'hydropisie est formée ; la ponction le prouve assez. — Secondement, les faits de pratique confirment cette théorie, et voici plusieurs observations à ce sujet. — Vers la fin de l'été 1735, je fis l'ouverture du cadavre d'un blessé, afin de constater la cause de sa mort. Ce blessé avait reçu un coup d'épée au côté droit du ventre, un pouce au-dessous de la seconde côte flottante, dont il mourut le neuvième jour. Dès que j'eus ouvert le péritoine dans sa partie antérieure, j'aperçus un épanchement de sang fluide, noirâtre et putride, ressemblant à de la lavure de chair ; et quoique le sang fût sorti de la veine émulgente droite, néanmoins il fut transmis à une partie du ventre tout opposée, par le mécanisme que je viens d'expliquer.

Je penchai le cadavre sur le côté pour évacuer le sang, après quoi j'ouvris les téguments transversalement, et je n'aperçus aucune trace de sang dans les anfractuosités des intestins, ni dans le bassin ; tous les viscères étaient enflammés. Je trouvai la plaie de la veine émulgente droite couverte d'un caillot de sang noir et assez solide, de la grandeur d'une pièce de vingt-quatre sous sur deux d'épaisseur, qui avait écarté le péritoine et la graisse qui couvre cette veine : en détachant ce caillot qui était assez adhérent, j'aperçus dans son milieu postérieur une avance en forme de petit mamelon qui me paraissait carnifié, et qui fermait exactement l'ouverture de la veine. Je conclus de là que la veine n'avait fourni l'épanchement que dans les premiers jours ; que la source de cet épanchement était tarie par le moyen de ce bouchon; que la putréfaction, survenue par la décomposition et la pourriture du sang épanché avait produit l'inflammation et la mort; et que si l'on avait évacué le sang par une contre-ouverture faite à temps, on eût sauvé le blessé. — Le second fait arriva dans le mois de décembre 1735. Une charrette fort chargée passa sur le ventre d'un homme qui mourut une heure après l'accident. J'eus ordre des magistrats d'en faire l'ouverture pour constater la cause de sa mort. J'examinai d'abord le ventre auquel je ne trouvai pas la moindre contusion ni excoriation; il était seulement bouffi et très-tendu. — Je procédai à l'ouverture un peu différemment qu'à celle du cadavre qui fait le sujet de l'observation précédente. Je ne commençai l'incision longitudinale qu'au-dessous du nombril; je la prolongeai jusqu'au pubis. Il sortit un sang très-fluide et noir, à la quantité d'environ trois pintes, après quoi je ne remarquai aucune goutte de liqueur sur les intestins ni dans leurs interstices. — Pour chercher d'où venait cette grande quantité de sang, j'achevai l'incision longitudinale, et je fis ensuite la cruciale, au moyen desquelles je pus voir le rein droit et le grand lobe du foie, déchirés par la roue de la charrette. — Le troisième fait, qui m'a entièrement convaincu de la tendance qu'ont les fluides épanchés dans le ventre à se porter vers la partie antérieure et inférieure de cette capacité, se présenta en 1736, sur une femme qui fut tuée sur-le-champ par une charrette chargée de blé qui lui passa de même sur le ventre. J'eus ordre des magistrats d'ouvrir le cadavre, et je fis la contre-ouverture comme si la femme eût été vivante : voici la manière dont je m'y pris. J'aperçus que l'épanchement était un peu plus considérable du côté gauche que du droit. Je fis avec un bistouri droit une incision longitudinale de quatre travers de doigts de long, à un pouce de distance du bord externe du muscle droit. Je commençai cette incision trois travers de doigts plus bas que le nombril, et je la terminai un peu au-dessus de l'anneau de l'oblique externe; le péritoine à découvert par le moyen de ces incisions fit aussitôt bosse; je l'ouvris suivant l'étendue des premières divisions, et il sortit aussitôt une quantité de sang très-fluide et noir, à peu près égale à celle de l'observation précédente. En appuyant la main au côté droit du ventre, j'amenais

les restes de l'épanchement; mais, voulant le voir en place, je fis l'ouverture complète du bas-ventre, et j'observai qu'en ouvrant transversalement cette capacité, le reste du sang, placé au côté droit, ne gagnait les ondes intestinales qu'à mesure que je coupais les muscles dont le transverse fait l'office de sangle. Avant cette section il n'y avait pas une goutte de sang dans les interstices. Je terminai enfin l'ouverture du cadavre par examiner ce qui avait produit un épanchement de sang si considérable, et je trouvai que le foie avait été tellement déchiré et divisé, que son petit lobe était dans l'hypochondre gauche joignant la rate.

Le quatrième fait a été vu à l'hôpital de la Charité, où je fus par ordre des magistrats le 34 février 1752, à l'effet d'y visiter un domestique qui, deux jours avant, avait reçu au bas-ventre un coup de couteau de chasse. Sa plaie, longue d'un travers de pouce au-dessous de la dernière fausse côte, pénétrait dans le ventre un peu obliquement de haut en bas. Le blessé avait une fièvre ardente et très-forte, les lèvres sèches, le ventre tendu et douloureux, des mouvements convulsifs, etc., et par l'application de mes deux mains sur les parties latérales de la région inférieure du ventre, je distinguai l'ondulation du liquide épanché. —Il semble que c'était là une occasion favorable pour la contre-ouverture; je n'eus pas manqué de la proposer à M. Faget, alors chirurgien en chef de la Charité, si les accidents dont je viens de faire mention, survenus beaucoup plus promptement qu'ils n'ont coutume de se manifester après les épanchements de sang, ne m'avaient fait présumer que celui-ci était de matières fournies par quelque intestin ouvert, et qu'il était plus prudent de ne point exposer une opération dans des circonstances où je voyais son inutilité, le blessé me paraissant perdu sans ressource. Mon pronostic fut vérifié; car, trois jours après ma première visite, le blessé mourut. Je fis, par ordre des magistrats, l'ouverture de son cadavre. Dès que le péritoine fut ouvert, il sortit un gros jet de matières très-fluides, fortement teintes de la couleur des matières chyleuses. On remarqua que tout l'épanchement était posé sur les intestins, sans qu'il y en eut dans leurs intervalles : l'on acheva ensuite l'incision, et l'on aperçut la circonvolution la plus postérieure de l'ileum, je veux dire celle qui est naturellement située sur les vertèbres des lombes, percée en deux endroits. — Ces faits montrent que, de quelque partie que vienne ou que se fasse l'épanchement dans le ventre, il a toujours une tendance à se placer au bas de la partie antérieure du ventre, et au-devant des intestins, et que l'on peut raisonnablement porter le même jugement que moi sur le lieu où les matières épanchées se cantonnent, sur la possibilité des contre-ouvertures, sur l'endroit et la façon de les exécuter. — Des observations faites sur les cadavres ne suffiraient pas pour établir un dogme en chirurgie d'une façon incontestable, mais nous avons présentement la preuve de celui-ci dans des exemples d'opérations faites sur les vivants. On n'a qu'à consulter l'observation de M. Vacher, page 83 de l'Histoire, vol. II, et celle de M. Petit le fils, page 14 des Mémoires du second volume; mais, quoique ces exemples soient frappants, il est très-important d'y en joindre un qui fait voir que la contre-ouverture n'ayant point été faite par art, la nature a déterminé elle-même le lieu où elle aurait dû être faite. — L'observation est tirée de la Bibliothèque chirurgicale de Bonnet, page 112 du troisième volume, où il est dit qu'un homme reçut un coup de couteau au côté gauche de l'abdomen à deux doigts du nombril : l'épiploon sortit de la grandeur de la main par cette plaie, fut coupé par un jeune chirurgien sans y faire aucune ligature, d'où s'ensuivit épanchement du sang dans le ventre, tension, douleur, fièvre, etc. Vers le huitième jour de la blessure, en pressant le ventre, il en sortit par la plaie une sanie sanguinolente; mais l'inflammation et la suppuration augmentèrent au point que la pourriture se fit jour au dehors par deux ouvertures qui se formèrent à peu de distance de la plaie. Malgré les efforts de la nature, la grande quantité des matières putrides ne pouvant entièrement sortir par toutes ces ouvertures, il en coula vers le pubis, ce qui occasionna de nouveaux accidents dans cet endroit, savoir : dureté, tension, douleurs vives; on appliqua des cataplasmes sur le dernier dépôt, qui le mirent en état d'être ouvert au bout de quinze jours; mais aucun chirurgien ne voulut faire cette opération, attendu la faiblesse du malade. Enfin l'abcès s'ouvrit de lui-même, et il en découla une grande quantité de matière fort fétide. Pour mondifier tous ces ulcères, on injecta dans la plaie une décoction détersive : les chirurgiens en tiraient fort souvent des lambeaux d'épiploon à demi pourris et très-puants : les ouvertures supérieures commencèrent à se consolider, et le tout fut parfaitement cicatrisé au bout de trois mois. — Je crois avoir prouvé par l'économie animale, par des ouvertures de cadavres et par des observations de pratique, que les fluides épanchés dans le ventre ont une tendance à se porter dans un endroit déterminé de cette capacité, et qu'ils s'y cantonnent effectivement. C'est aussi par les observations que l'on a connu que les épanchements de sang dans le ventre sont plusieurs jours sans produire en général d'autres accidents que la bouffissure, la tension du ventre et une difficulté de respirer : car le vomissement et le hoquet, s'ils arrivent dès les premiers jours, ne sont point des accidents dépendants de l'épanchement, mais seulement de la nature de la blessure, et peut-être même de la simple lésion de la bande blanche, ou gaîne des muscles droits, dont les parties sont tendineuses, aponévrotiques et nerveuses. Alors c'est une complication de plus qui exige de grandes attentions de la part du chirurgien. Mais, quand l'épanchement n'est borné qu'à ses propres accidents primitifs, qui ne se sont manifestés que peu à peu, et pour ainsi dire insensiblement, et que leur apparition a donné des soupçons d'un épanchement dont on a reconnu l'existence par les signes propres, on peut être certain que c'est là le moment le plus convenable pour faire la contre-ouverture avec succès, parce qu'alors on a lieu de présumer que le vaisseau qui fournit l'épanchement est médiocre, ou légèrement ouvert, ou enfin déjà bouché par un caillot.

Mais si les accidents dépendants de l'épanchement paraissent peu d'heures ou dès le premier jour après la blessure, si la tension et la difficulté de respirer ont beaucoup augmenté le second jour, et menacent de suffocation, on a lieu de soupçonner un gros vaisseau ouvert, et alors le pronostic est très-désavantageux; car la contre-ouverture, quoiqu'elle fût le plus excellent moyen de soulager le malade, n'empêcherait pas le vaisseau de fournir actuellement, et ne ferait que retarder le dernier moment. — L'on vient de voir que la difficulté de respirer, portée au point de faire craindre la suffocation, est l'accident le plus pressant dans les premiers jours d'un épanchement sanguin; mais si, dès les premiers jours d'une blessure pénétrante dans le ventre, il se joint aux signes de l'épanchement des accidents, tels qu'une fièvre ardente, sécheresse aux lèvres, à la langue, au gosier, altération considérable, vives douleurs dans la capacité, mouvements convulsifs, hoquet, vomissements, etc., alors il est à présumer que l'épanchement n'est point de sang, mais de matières plus corruptibles et plus fermentatives, telles que pourraient être les aliments sortis par une plaie à l'estomac, le chyle ou autre matière contenue dans les intestins, l'urine même par une plaie à la vessie.

Or, ces sortes d'épanchements sont absolument mortels : premièrement, parce qu'ils portent promptement l'inflammation gangréneuse à tous les viscères; secondement, parce que leurs désordres ne sont point à la portée des secours de la chirurgie; troisièmement, parce qu'ils sont irréparables, même avant que la cause en soit connue : l'épanchement survenu à ce domestique dont j'ai rapporté l'histoire en donne la preuve. — On pourra m'objecter qu'un épanchement sanguin peut produire de pareils accidents, et être conséquemment aussi funeste. Je le sais, et j'en conviens; mais il est rare que de pareils accidents arrivent les premiers jours d'un épanchement sanguin. J'ai ouvert assez d'épanchements de cette nature en différentes parties du corps, assez de cadavres où il y avait épanchements de sang, et j'ai remarqué en général que le sang épanché reste fluide et sans aucune altération : je l'ai même vu dans des cadavres inhumés depuis quinze jours; d'où l'on est fondé à conclure que le sang épanché laisse toujours passer un temps considérable avant que de se désunir, de se dissoudre et de prendre un autre caractère. — L'on sait encore que les épanchements de sang artériel et de sang veineux, faits séparément, ne contractent pas la même altération. En général, le sang artériel se caille et se durcit peu de temps après qu'il est épanché; et son endurcissement vient même au point que par la suite il forme différentes couches très-denses, plutôt que de se décomposer et se dissoudre. Le sang artériel épanché seul ne suscitera donc que les accidents qui peuvent être causés par la présence d'un corps étranger, capable de comprimer, et surtout d'un corps dont le volume peut insensiblement augmenter pendant que l'ouverture de l'artère n'est pas bouchée par un caillot.

Il n'en est pas de même du sang veineux, lorsqu'il est épanché ; car, privé des globules qui sont le principal caractère du sang artériel, et qui lui donnent cette belle couleur de rouge brillant, le sang veineux, dis-je, ne se durcit point ; au contraire, il se conserve long-temps dans l'état de fluidité qui est de son essence, principalement quand il n'a point été frappé par l'air extérieur qui le fige et le coagule sans le durcir; mais, après un certain temps de stagnation, la sérosité qui est son unique véhicule, se sépare peu à peu de ses globules. — Si la fièvre s'allume, que le ventre devienne tendu et douloureux, que des frissonnements se fassent de temps en temps apercevoir, ce sont des marques de suppuration qui indiquent la nécessité d'une contre-ouverture, dont le lieu peut être même indiqué à la longue par un endroit plus saillant, et la fluctuation ; mais, quand l'épanchement prend le train d'une suppuration putride qui fermente sourdement, alors il faut de la diligence et profiter des premières annonces d'une telle suppuration, afin de l'évacuer dès sa naissance par une contre-ouverture, qui est toujours indiquée, si l'on fait attention à tous les signes. Faute de profiter de ces annonces, les malades périssent plus ou moins promptement suivant le progrès plus ou moins rapide de la gangrène; mais, comme on ignore l'étendue et la grandeur du mal, comme les praticiens savent par mille expériences que la fermentation putride agit sourdement et surprend toujours, je dis que si l'on est convaincu de l'épanchement et de sa pente vers la putréfaction, l'on fait toujours une grande faute en se reposant trop long-temps sur les secours ordinaires. En supposant même qu'on l'ait fait trop tard, la cessation des accidents après l'évacuation, quoique suivie de la mort peu de temps après, servira encore à faire voir que le bon état qui a duré si peu de temps eût été constant, si la plus grande partie des viscères n'eût pas été vivement affectée par cette suppuration putride qui a trop séjourné; d'où l'on voit manifestement qu'un long retardement est toujours funeste dans le cas supposé.

DESCRIPTION D'UNE MACHINE POUR ARRÊTER
LE SANG DE L'ARTÈRE INTERCOSTALE,
par M. BELLOQ.

J'ai vu à l'hôpital de Bordeaux un soldat qui avait reçu un coup d'épée entre
la cinquième et la sixième des vraies côtes du côté droit : l'épée avait fait un éclat
à la partie inférieure de la cinquième
côte. Le bord supérieur de la plaie s'étant
boursouflé, renvoyait la plus grande
partie du jet du sang dans l'intérieur de
la poitrine. Le blessé fut saigné huit fois
dans l'espace de dix-huit heures, mais
infructueusement. Il mourut de l'épuisement qui est la suite des grandes hémorrhagies. Cette mort fut aussi accélérée
par le poids du sang épanché en assez
grande quantité sur le diaphragme. — Le
souvenir de cet accident, qu'on doit attribuer à ce qu'on ne tenta aucun moyen
capable de comprimer l'artère intercostale ouverte ; ce souvenir, dis-je, m'a
fait admirer le courage de feu M. GÉRARD,
notre confrère. Il est le premier qui a
imaginé de passer une aiguille courbe
dans la poitrine, pour faire autour de la
côte une ligature capable d'arrêter l'hémorrhagie de l'artère intercostale. Le
procédé de cette opération est détaillé
dans les notes de M. DE LA FAYE, sur le
Traité d'opérations de DIONIS, page 425.
— Après que M. GÉRARD eut montré la
manière d'arrêter le sang de l'artère intercostale ouverte, M. GOULARD inventa
pour la même opération une aiguille
courbe et cannelée, ayant vers sa pointe
un trou pour passer le fil, et à l'autre
extrémité un manche. Cet instrument est
décrit avec la manière de s'en servir,
dans le volume de l'Académie royale des
sciences, année 1740. Il se trouve aussi
à la page 430 du second tome des Opérations de chirurgie par M. GARENGEOT.
Cette opération nouvelle ayant donné de
l'attention aux chirurgiens amateurs de
leur art, M. LOTTÉRI, correspondant de
l'Académie, lui communiqua un instrument dont on a vu la description dans
ce volume.

Une sagacité peu commune, jointe
à des lumières supérieures, a fait imaginer à M. QUESNAY un moyen bien
simple, par lequel, en suppléant à la plaque de M. Lottéri, il sauva la vie à un
soldat qui perdait son sang par une artère intercostale ouverte; il prit un jeton
d'ivoire rendu plus mince par deux bords
parallèles, il le fit percer en deux endroits pour pouvoir y passer un ruban,
il l'enveloppa d'un petit morceau de
linge, qui avec le jeton faisait une petite
pelote, en le remplissant de charpie;
le jeton ayant été introduit à plat derrière la côte, les deux bouts du ruban
servirent à appliquer le jeton de façon à
faire l'office de plaque sur l'artère, et le
jeton fut tenu en place en attachant les
rubans en dehors, où ils pouvaient l'ê-
tre le plus commodément : par là il y
eut une compression suffisante de l'artère ouverte, suivie du plus prompt succès par la cessation de l'hémorrhagie. —
Ces moyens, heureusement imaginés et
multipliés par l'émulation, ont fixé mon
attention ; j'ai réfléchi sur les inconvénients qui peuvent résulter de leur usage.
— L'aiguille, quelle qu'elle soit, peut
avoir des suites fâcheuses par les plaies
qu'elle fait à la plèvre. La ligature scie,
pour ainsi dire, dans son circuit, cette
membrane délicate, peut l'enflammer et
la faire suppurer, avec d'autant plus de
certitude qu'on est obligé de la laisser au
même degré de pression jusqu'à la consolidation du vaisseau, ce qui fait un temps
illimité. Qui est-ce qui peut être sûr
qu'en perçant la plèvre et les muscles
au-dessus de la côte, on ne blessera pas
l'artère intercostale parallèle à celle qu'on
a voulu lier au-dessous ?

Ces considérations me détermineraient
à donner la préférence à l'instrument de
M. Lottéri ; il agit sans léser la plèvre ;
néanmoins ses avantages se trouvent
balancés par plusieurs inconvénients. —
La bande qui assujettit cet instrument le
tient simplement plaqué sur la poitrine
sans concourir à une certaine compression du vaisseau ouvert, qui doit se faire
constamment de bas en haut par une
puissance permanente. Le mouvement
alternatif de la respiration peut aisément
l'éloigner, et donner lieu à l'hémorrhagie de recommencer. Premier inconvénient. — Cet instrument étant appliqué,
bouche la plaie des parties extérieures,
et empêche l'issue du sang qui serait
épanché dans la poitrine. Second inconvénient. — Si la côte est éclatée, cet instrument n'a pas une construction propre
à ajuster les esquilles, et les maintenir en
leur place. Troisième inconvénient. —
Après avoir analysé ces divers moyens
inventés pour arrêter l'hémorrhagie de
l'artère intercostale, j'ai imaginé une
machine ou espèce de tourniquet qui
renferme tous leurs avantages, sans en
avoir les défauts. — Ce tourniquet est

composé de plusieurs parties. La pièce principale, et sur laquelle toutes les autres sont montées, a deux pouces cinq lignes de longueur, deux lignes d'épaisseur et trois lignes de largeur. — La partie antérieure de cette pièce est terminée par une plaque presque triangulaire qui se relève en équerre, a environ un pouce quelques lignes de hauteur ; elle est légèrement convexe en dedans et par sa partie supérieure, pour mieux s'ajuster au ceintre de la côte dans le temps de la compression ; elle est percée sur les bords pour attacher plus sûrement le taffetas, le linge, ou toute autre garniture que l'on emploie, afin que la plaque soit appliquée mollement sur la plèvre. — La portion que nous examinons est brisée dans sa partie postérieure. Cette brisure est à charnière pour pouvoir renverser la plaque antérieure, et faciliter par là l'introduction de la plaque dans la poitrine ; ce que l'on fait en reculant dans la coulisse la plaque. — A l'extrémité postérieure de cette pièce est une tige qui s'élève à angle droit ; cette tige est taraudée à la partie supérieure pour le passage d'une vis dont le bout est rivé sans fin dans le centre de l'union de deux tenons rivés à une seconde pièce triangulaire. — La base de cette seconde pièce triangulaire porte une coulisse qu'on voit dans le plan géométral ; cette coulisse rend la pièce triangulaire mobile sur la pièce d'appui ; la vis rivée dans l'union des deux tenons attachés à la pièce triangulaire, la faisant avancer ou reculer, détermine le degré de compression sur les deux faces de la côte. — La coulisse est fendue dans le milieu de sa base pour laisser passer la queue d'une bascule qui se trouve en partie cachée dans l'épaisseur de l'appui où elle est assujettie par une goupille. — L'extrémité principale de la bascule est posée sur l'appui contre l'intérieur de la base de la pièce triangulaire antérieure : elle a six lignes de largeur, une ligne et demie d'épaisseur, et elle est bordée sur sa partie antérieure de façon à pouvoir emboîter exactement le bord inférieur de la côte d'où sort le sang. Cette plaque est percée à l'entour pour mieux assujettir ce qui doit aider à comprimer le vaisseau, comme linge, ou même un morceau d'agaric astringent (1). — La pièce triangulaire mobile a à son extrémité supérieure une pièce qui se porte

postérieurement à angle droit. Cette pièce a six lignes de longueur, deux lignes d'épaisseur, et deux et demie de largeur. Elle est taraudée à son extrémité postérieure pour le passage d'une vis dont la tête est plate. Cette vis passe entre les deux tenons rivés à la pièce triangulaire mobile, et à travers un trou percé postérieurement dans l'angle arrondi de la coulisse qui sert de base à la pièce triangulaire mobile. — Cette vis porte sur l'extrémité postérieure de la bascule, et son action soulève l'autre extrémité pour la compression du vaisseau. — Les avantages de cet instrument sont aisés à comprendre. Premièrement, il arrête le sang sans incommoder la plèvre. — Secondement, il facilite l'usage des injections, lorsqu'elles sont jugées nécessaires pour délayer les caillots du sang épanché dans la poitrine.—Troisièmement, il est très-propre à empêcher les éclats d'une côte de piquer le poumon, et à les contenir efficacement pendant que la nature travaille à les réunir.

————

MÉMOIRE SUR LES CONCRÉTIONS CALCULEUSES DE LA MATRICE ; par M. LOUIS.

Les liqueurs du corps humain doivent la fluidité qu'elles ont dans l'état naturel à la sérosité qui leur sert de véhicule, et à l'action des parties solides qui leur donnent du mouvement et qui empêchent leur décomposition. Dès que les liqueurs sont soustraites à l'action organique des vaisseaux, elles se coagulent, et elles forment des concrétions de différente nature et de différents degrés de consistance, selon la nature de l'humeur, et suivant le plus ou le moins de dissipation de la sérosité. Il n'y a point de parties où l'on n'ait trouvé des concrétions pierreuses. Les auteurs qui ont fait des traités généraux sur les maladies, en parlant de celles de la matrice, n'ont pas oublié de faire mention des pierres qui s'y forment ; mais ils en ont parlé d'une manière vague et peu instructive : leurs écrits sont visiblement copiés les uns des autres, et leur doctrine n'est appuyée sur aucun fait spécifié. Les observateurs nous ont transmis quelques exemples de cette maladie ; nous les avons recueillis avec soin pour les joindre à ceux qu'on a communiqués à l'Académie ; le nombre en est assez grand pour faire croire que ces cas sont bien plus communs qu'on ne pourrait l'imaginer. Nous

————

(1) Voyez le Mémoire de M. Morand.

ne nous sommes pas proposé de donner la narration de tous les faits de ce genre que le hasard a présentés : nous ne ferons usage que de ceux dont les circonstances ont été observées avec assez d'attention, et dont il paraît qu'on peut tirer quelques inductions propres à être fixées et réduites en préceptes. L'objet principal de ce mémoire est de mettre ces différents faits sous un seul point de vue, afin de faire connaître les divers symptômes que les pierres de la matrice ont occasionnés. Nous ne pouvons pas nous flatter qu'on tirera un grand fruit de cette dissertation pour la guérison de la maladie dont elle traite ; mais les connaissances qui en résulteront, au moins seront utiles, en ce qu'elles empêcheront qu'on n'attribue à une cause qui n'existe pas les désordres que produisent les concrétions qui se forment dans la matrice. C'est un avantage réel que de pouvoir prévenir des erreurs de fait qui imposent dans la spéculation, et que l'on prend pour guide dans la pratique. Je n'ai pas cru devoir m'occuper de questions de pure curiosité sur la nature des concrétions de la matrice ; l'observation montre qu'elles ne sont pas aussi pesantes qu'elles paraissent devoir l'être, eu égard à leur volume. Elles sont quelquefois d'une consistance plâtreuse, et assez souvent elles sont aussi dures que la substance compacte des os ; en sorte qu'on a pu, dans bien des cas, les regarder comme des concrétions osseuses. Nous les appellerons généralement du nom de pierres, parce que c'est le terme dont les auteurs se sont servis le plus communément.

Un corps étranger cause presque toujours des douleurs gravatives plus ou moins fortes, suivant son volume et son poids ; aussi est-il ordinaire que les personnes qui ont une pierre dans la matrice se plaignent d'un malaise et d'un sentiment de pesanteur à cette partie.

(I<sup>re</sup> *Observation. Douleur gravative, effet de la pierre utérine.*) Une fille de soixante-deux ans mourut d'une maladie de poitrine, à l'hôpital de la Salpêtrière, le 16 d'avril 1744. A l'ouverture de son corps, je trouvai la matrice de la grosseur d'un œuf de poule, et fort plongée dans le vagin. L'orifice de l'utérus n'était point dilaté ; son corps était exactement rempli d'une substance blanche, fort raboteuse et très-dure, qui pesait neuf gros et demi, et qui, un mois après, n'en pesait plus que six. — Les personnes qui avaient vécu particulièrement avec cette fille m'apprirent qu'elle avait senti depuis long-temps une pesanteur incommode dans la région de la matrice, avec des douleurs aux reins et aux cuisses, et que, depuis quelques années, elle ne marchait plus aussi librement que par le passé. On me dit aussi que, vers les derniers temps, elle avait été sujette à une démangeaison insupportable à la vulve et à la partie supérieure et antérieure des cuisses. Le prurit qu'elle y sentait l'obligeait à se gratter avec violence, jusqu'à produire des excoriations. Les douleurs et ces démangeaisons venaient sans doute de l'irritation des nerfs et du tiraillement des ligaments ronds ; car il est vraisemblable que les personnes qui ont une pierre dans la matrice peuvent souffrir aux aines et à la partie supérieure des cuisses, par la même raison que les hommes qui ont une pierre dans la vessie ressentent des douleurs qui s'étendent jusqu'à l'extrémité du gland. La continuité des parties rend raison de ce phénomène dans l'un et dans l'autre de ces deux cas.

(II<sup>e</sup> *Observation. Douleur aiguë et fièvre, effets de la pierre utérine.*) Si la pierre augmente de volume au point de gêner les parois de la matrice, cette distension pourra occasionner des douleurs aiguës capables de porter le trouble dans toute l'économie animale. Marcellus Donatus en a donné un exemple : cet auteur rapporte qu'on a trouvé, dans la matrice d'une femme morte, une pierre d'un volume considérable, d'une consistance plâtreuse, enduite de beaucoup de mucosités noirâtres ; et que cette femme sentait depuis long-temps des douleurs à la matrice, accompagnées de fièvres (1).

(III<sup>e</sup> *Observation. Ulcération à la matrice par une concrétion pierreuse.*) Ces sortes de concrétions peuvent enflammer et ulcérer la matrice ; alors un écoulement purulent, et quelquefois putride, accompagnera les accidents dont nous avons parlé. Cela est prouvé par une observation de Michel Morus, médecin de Sienne, insérée dans les actes de Leipsick (2). Il dit qu'une femme âgée de quarante ans, et morte d'une pleurésie, avait souffert depuis quelque temps d'assez grandes douleurs au bas-ventre,

---

(1) Hist. med. mirab., lib. IV, cap. XXX. V. Joan. Schenckii Obs., lib. IV, De variis uteri affectibus.

(2) Acta Erudit. Lips. Aug., 1712.

auxquelles les remèdes les mieux indiqués n'avaient apporté aucun soulagement; on sentait au tact une dureté dans la matrice; il en était sorti une matière âcre, semblable à de la lavure de chairs. On y trouva trente-deux pierres, dont les plus petites étaient de la grosseur d'une amande; différents replis de la matrice les retenaient, et il y en avait jusque dans les trompes. — L'auteur fait mention d'une circonstance assez singulière: il crut que ces concrétions étaient de la nature des bézoards; il en fit l'épreuve, et remarqua, en effet, que la dose convenable pour provoquer la sueur était d'en faire prendre un demi-gros. Il assure avoir sauvé la vie à plusieurs personnes par l'usage de ce remède. Persuadé de l'excellence de ces pierres, il se plaint d'en avoir beaucoup employé, et il témoigne ses regrets sur le peu qui lui en reste. Cette observation se trouve en un plus grand détail dans la première centurie des éphémérides d'Allemagne. L'ulcère que produisent les concrétions de la matrice fait quelquefois assez de progrès pour permettre la sortie de ces corps étrangers. Il y en a plusieurs exemples; celui que je vais citer est connu de plusieurs membres de l'Académie.

(IVᵉ Observation. Sortie des concrétions de la matrice, par l'ulcère de son orifice.) Une dame sentait depuis long-temps une pesanteur à la matrice, et il y avait trois ans qu'elle y souffrait des élancements, avec un écoulement blanc qui ne discontinuait point. — Six semaines avant sa mort, qui arriva le 27 du mois de mai 1744, on lui tira, avec des pinces à pansement, un corps étranger qui s'était présenté au vagin. Cette concrétion, qu'on fit voir à M. Levret, était grosse et figurée comme un œuf de poule; sa consistance était plâtreuse. Le lendemain, on fit encore l'extraction d'un corps de même nature, mais plus petit. La consistance peu solide de ces concrétions semble montrer qu'elles n'étaient pas très-anciennes; mais ce qui le prouve le mieux, c'est que la malade a eu plusieurs enfants avant de sentir des douleurs à la région de la matrice. — Pendant les derniers mois qu'elle vécut, les lavements et les excréments sortaient par le vagin. M. Verdier, qui fit l'ouverture du corps, trouva un ulcère gangreneux commun au vagin, au rectum et à l'orifice de la matrice; le fond de cette dernière partie était assez sain.

(Vᵉ Observation, qui confirme la précédente.) Salius a fait une observation à peu près semblable. Une religieuse, âgée d'environ cinquante ans (1), souffrait cruellement à la matrice depuis plusieurs mois; ses douleurs, rebelles à tous les médicaments qu'on mit en usage pour la soulager, cessèrent enfin par la sortie d'une pierre assez inégale, de la grosseur d'un œuf de cane. La malade, quoique débarrassée de la cause de ses maux, mourut dans le marasme, par la suppuration putride de la matrice. Ambroise Paré (2), d'après plusieurs auteurs, dit que les personnes attaquées de pierres dans la matrice y ressentent de violentes douleurs, et qu'elles ont souvent des épreintes semblables à celles de l'accouchement. On juge, à la manière dont il en parle, qu'il était persuadé que ces douleurs dépendaient de la force active de la matrice, à laquelle la présence d'un corps étranger causait des irritations qui l'excitaient à s'en débarrasser. Hippocrate rapporte une observation favorable à cette opinion: on y voit que les efforts du fond de l'utérus ont pu surmonter la résistance qu'opposait son orifice, et procurer la sortie de la pierre, selon les lois que la nature suit ordinairement dans l'expulsion d'un enfant ou d'un arrière-faix.

(VIᵉ Observation. Douleurs avec épreintes, et sortie naturelle de la pierre.) « Une jeune servante (c'est Hippocrate qui parle) sentait des douleurs » fort vives toutes les fois qu'elle souffrait les approches d'un homme, et elle » ne devint jamais enceinte. Elle mangea » indiscrètement, à l'âge de soixante ans, » une grande quantité de poireaux; quelques heures après, elle souffrit cruellement des douleurs aussi violentes que » le sont celles de l'enfantement. Dans » une de ces douleurs, plus fortes que

(1) Schenckius, loco citato. L'âge de la personne n'est point spécifié dans l'observation; il est dit qu'elle était in primo senio: c'est ce que nous appelons le retour de l'âge; mais ni l'une ni l'autre de ces expressions ne présente un temps précis. Le Dictionnaire de Trévoux, au mot retour, dit qu'une femme à quarante ans est sur le retour, c'est-à-dire qu'elle commence à vieillir. Cette proposition est prise dans le sens moral; et, dans l'observation, c'est, si je ne me trompe, le sens physique qu'il fallait que je prisse.

(2) Traité de la génération, liv. XXIV, chap. XCI.

» les précédentes, elle sentit quelque
» chose d'inégal qui se présentait à l'o-
» rifice de la matrice. Elle tomba en dé-
» faillance, et, dans cet état, une femme
» lui tira, par l'introduction de sa main,
» une pierre de la grosseur du peson d'un
» fuseau; les douleurs cessèrent par la
» sortie de ce corps, et cette fille a joui de-
» puis d'une santé parfaite (1). »

( VII<sup>e</sup> *Observation, à l'occasion de
laquelle on a contesté la possibilité du
fait précédent.* ) Ce fait a trouvé des contradicteurs. Les Mémoires de l'Académie
des Curieux de la nature (2) ont conservé
l'histoire de la dispute qui s'est élevée
entre un médecin et un chirurgien alle-
mands au sujet de la pierre de la matrice:
le chirurgien assurait en avoir tiré une, et
le médecin prétendait qu'elle venait de la
vessie, et non de la matrice. Le point de
la question roulait sur la possibilité de
la formation des pierres dans la cavité de
l'utérus : le chirurgien s'étayait de l'autorité et de l'observation d'Hippocrate;
son adversaire tâcha de réfuter l'observation, et ce qu'il y opposa parut terminer
la contestation en sa faveur. Il disait,
premièrement, que cette observation n'est
pas d'Hippocrate, puisque, dans ce cas,
il ne parle que sur le rapport de deux femmes : la malade avait perdu la connaissance, et celle qui lui donna du secours
ne doit pas être supposée fort instruite en
anatomie. Ainsi, dit-on, la pierre aurait
bien pu être sortie de la vessie sans que
ces femmes l'eussent su positivement. La
nature des douleurs, ou plutôt la circonstance dans laquelle elles se manifestaient, parut fournir une seconde difficulté
contre le chirurgien : la malade n'avait
jamais souffert que dans le temps du coït,
la pierre n'était donc pas dans la matrice;
c'est la conséquence qu'on tire ; la preuve
qu'on en donne, c'est que le membre vi-
ril ne pénètre pas dans la matrice, et que
la pierre ayant son siége dans la vessie,
la malade devait souffrir pendant le coït,
par la contiguité et l'adhérence intime de
cette partie au vagin. On ajoutait enfin
que cette pierre était venue très-certai-
nement de la vessie, puisque sa sortie
avait été procurée par un mets de poreaux, qui sont un puissant diurétique.

— Ces raisons parurent convaincantes;
elles sont spécieuses, mais je crois qu'elles
manquent de solidité. L'objection qu'on
tire de l'ignorance des deux femmes ne
prouve rien ; elle est absolument sans application. Celle qui est fondée sur la sensation douloureuse dans le temps du coït
n'est pas plus conséquente. Il a plu à
l'auteur des objections de ne considérer
dans cette fonction que les mouvements
qui se présentent le plus grossièrement
au sens ; il n'a pas fait attention que la
matrice entre alors en action, que les esprits, qui s'y portent en abondance, lui
donnent un degré de sensibilité qu'elle
n'a point dans un état plus tranquille, et
qu'ainsi la douleur que cette fille souffrait
dans les approches d'un homme se conçoit très-facilement, quoique l'introduction ne se fasse point dans la cavité de
l'utérus. Est-il d'ailleurs probable que
cette fille ait porté une pierre dans la vessie pendant environ quarante ans, sans
que cette pierre eût acquis plus de volume, et sans avoir donné le moindre signe de son existence hors le temps de la
copulation ? La troisième raison n'est pas
plus concluante que les premières : il
n'est pas certain que les poreaux que
cette fille avait mangés aient opéré comme
un médicament diurétique ; la quantité
qu'elle en avait prise a pu exciter des tranchées dans les intestins, et avoir été for-
tuitement la cause déterminante des mouvements de la matrice. On réveille tous
les jours avec succès les douleurs languis-
santes d'un accouchement par l'usage de
lavements irritants.

Au reste, cette discussion est inutile :
nous avons des preuves assez certaines
qu'il s'est formé des concrétions calculeuses dans la matrice, et ces preuves nous
dispensent d'admettre des exemples dont
les circonstances pourraient jeter quelque
doute sur la possibilité du fait. Tel est le
cas rapporté dans la *Chronique d'Antonin* : on y lit qu'environ l'an 1070, dans
un village du Soissonnais, une femme
grosse, qui était depuis trois semaines
dans les douleurs de l'enfantement, accoucha d'abord de trois pierres. L'une
était du volume d'un œuf d'oie, l'autre
avait le volume d'un œuf de poule, et la
troisième était grosse comme une noix.
L'enfant sortit immédiatement après, et
la femme fut délivrée de ses douleurs.—
En supposant la vérité du récit, il n'est
pas vraisemblable que ces trois pierres
soient sorties de la matrice : leur présence n'aurait pas permis à un embryon
d'y prendre place, et au fœtus de s'y former. La stérilité est un effet nécessaire de
la présence d'un corps étranger dans l'u-

(1) Lib. v, De morb. vulg., sect. 7.
(2) Cent.    , obs. 95.

térus. Il serait plus naturel de penser que ces pierres sont venues de la vessie. Pour peu qu'on y réfléchisse, on n'y trouvera rien qui ne soit probable. Nous lisons dans le *Traité de la taille au haut appareil*, par M. Morand, l'histoire d'une fille de dix-huit ans, qui rendit, le 29 octobre 1724, une pierre urinaire du poids de quatre onces; elle avait été environ huit jours dans le passage, et la malade en a été délivrée par les seules forces de la nature. L'autorité de la *Chronique d'Antonin* n'est d'aucun poids sur une question pathologique; ainsi il doit nous être permis de ne pas adopter son opinion. Nous n'ignorons point qu'on ne peut pas nier les faits; mais nous savons en même temps qu'on peut disputer de la valeur et du mérite des observations, et mettre en question les connaissances et le discernement des observateurs. — Les symptômes et les accidents que produisent les concrétions de la matrice ne l'affectent pas exclusivement; sa situation près de la vessie en peut aisément déranger les fonctions. On verra, par les observations suivantes, que la difficulté d'uriner et la rétention d'urine peuvent être occasionnées par la présence d'une pierre dans la matrice.

( VIII<sup>e</sup> *Observation. Difficulté d'uriner par la présence d'une pierre dans la matrice.*) Une femme veuve, âgée de soixante-douze ans, mourut à Lille, en 1686. Elle avait été affligée, durant quinze à seize ans et jusqu'à sa mort, d'une difficulté d'uriner, avec des douleurs insupportables à la région des lombes, de l'os pubis et du périnée. On voulut chercher la cause de cette indisposition dans les reins et dans la vessie, qui se trouvèrent cependant sans graviers. En faisant ces recherches, l'on toucha par hasard la matrice, qui parut d'abord squirrheuse; une grosse et grande pierre en remplissait toute la capacité, considérablement dilatée par ce corps étranger. La première table de cette pierre était d'une matière friable et qui se détachait aisément. L'intérieur était plus solide, mais très-poreux; car cette pierre était fort grosse pour son poids, qui était cependant de quatre onces, mais qui aurait dû peser une livre si, à volume égal, la matière eût été plus condensée (1). Une pierre

d'un volume aussi considérable, en comprimant le corps de la vessie, doit en déranger l'action. Les *Transactions philosophiques*, année 1736, rapportent un fait semblable au précédent, qui a été observé par M. Edouard Hody, docteur en médecine, membre de la Société royale.

( IX<sup>e</sup> *Observation. Difficulté d'uriner par une concrétion de la matrice.*) Une femme âgée de cinquante-sept ans mourut d'un asthme au mois de janvier 1725. On l'ouvrit et on trouva, en examinant le bassin, une substance osseuse très-considérable qui était renfermée dans la matrice, et qui était tellement unie, qu'elle ne paraissait faire qu'un seul et même corps avec elle. En détachant cette masse, M. Hody remarqua qu'elle n'était ossifiée que de l'épaisseur d'une pièce de 24 sous; et immédiatement au-dessous de l'ossification, c'était de la chair ferme, dont la dureté diminuait à proportion qu'elle approchait du centre de cette masse. — Cette femme n'avait eu qu'un enfant dont elle était accouchée vingt-sept ans avant sa mort. Elle s'était plaint pendant quelques années d'une fréquente difficulté d'uriner et d'aller à la garde-robe, et d'une pesanteur continuelle sur les parties de la génération. — Voici un autre fait où l'on voit que la rétention de l'urine a causé la mort, quoique la pierre qui était dans la matrice n'eût pas acquis un grand volume.

( X<sup>e</sup> *Observation. Rétention d'urine par la pierre de la matrice.*) La fille d'un marchand de Varsovie, âgée de cinq ans, mourut d'une rétention d'urine. On fit ouvrir son cadavre par un lithotomiste, la vessie parut fort saine. Il fit l'examen de la matrice, elle était dilatée, et l'on y trouva une pierre de couleur blanche, un peu plus grosse qu'un œuf de pigeon (1). On assure que ce corps, par la compression qu'il faisait, avait empêché la sortie de l'urine et causé la mort de la malade : mais cela n'est guère probable. Une pierre du volume d'un œuf de pigeon ne pouvait pas comprimer le col de la vessie : il y a bien plus lieu de croire qu'on attribue ici à la compression ce qui a été l'effet de l'irritation et des contractions spasmodiques qu'excitait ce corps étranger, dont le volume était considérable relativement à la capacité natu-

_____

(1) Nouvelles de la République des lettres, juillet 1686, pag. 787; et Blancardi Anat. pract. rationalis, obs. 74.

(1) Ephemerid. acad. nat. curios., decade 1, ann. 4 et 5, obs. 65.

relle de la matrice d'un enfant de cinq ans. Cet organe, par le moyen des nerfs qui se perdent dans sa substance, a un rapport si intime avec différentes autres parties, que celles-ci peuvent souffrir sympathiquement lorsqu'il est affecté. Cela mérite d'être observé attentivement ; car nous ne croyons pas avoir sur les pierres de la matrice un nombre d'observations faites avec assez d'exactitude, pour statuer précisément que ces concrétions ne peuvent occasionner que les accidents dont nous avons parlé. La sensibilité du genre nerveux doit aussi produire chez différentes personnes des phénomènes particuliers, qui, combinés avec ceux que l'on connaît déjà comme l'effet de cette maladie, serviront les uns à l'appui des autres à dissiper toute incertitude sur l'existence de leur cause. Combien de fois n'a-t-on pas été occupé à en combattre les symptômes, lorsqu'on n'avait pas même les plus légers soupçons sur ce qui les produisait? De plus, il est démontré que l'on n'a connu le principe de ces accidents que par hasard, et le plus souvent qu'après la mort, par l'ouverture des sujets. Il est vrai que dans quelques cas ces concrétions n'ont occasionné aucun accident ; et en général cela doit être ainsi lorsque les pierres sont d'un petit volume.

( XI⁰ et XII⁰ *Observations. Pierres utérines et sans accident.*) M. Rinaldi, médecin collégié en l'Université de Turin, en ouvrant le cadavre d'une femme qui ne s'était jamais plainte d'aucune indisposition de matrice, y a trouvé une pierre du volume d'une aveline. Il l'a envoyée à l'Académie. M. Foubert a vu, à l'ouverture qu'il a faite du corps d'une dame, une pierre du volume d'une grosse noix, et fort dure, qui remplissait exactement le corps de la matrice. Cette dame n'avait jamais souffert de la présence de ce corps étranger : il faut observer simplement qu'elle n'a point eu d'enfants. — Il y a des pierres qui ne causent aucune incommodité habituelle, et qui peuvent se faire sentir plus ou moins dans quelques circonstances particulières où l'organe est en action ; sa sensibilité est alors plus grande par la quantité d'esprit qui s'y porte, ou par la surabondance du sang qui augmente la tension et l'élasticité des solides. Tel est le cas où était la fille dont Hippocrate nous a fourni l'observation. La diversité des accidents qui naissent de la présence d'une pierre dans la matrice peut dépendre des dispositions

particulières de cette partie. Si la matrice est squirrheuse, si elle est privée de sentiment, par quelque cause que ce soit, il ne sera pas surprenant qu'un corps étranger, même d'un volume considérable, ne se manifeste par aucun symptôme caractéristique ; cela arrivera principalement s'il y a quelque complication de maladie dans les parties voisines, à laquelle on puisse attribuer les incommodités dont les malades se plaignent. M. Charron, associé étranger de l'Académie, et premier chirurgien de L. M. le roi et la reine de Pologne, nous a envoyé depuis peu une observation intéressante sur la circonstance que je viens d'indiquer.

( XIII⁰ *Observation. Pierre d'un volume considérable sans accident.*) Madame la baronne de *** s'aperçut, au mois de mars 1749, que ses urines étaient sanguinolentes. Quelques mois après, elle eut des douleurs de reins avec fièvre, et des tranchées au bas-ventre. Les urines charrièrent ensuite des glaires et des matières purulentes et fétides toujours teintes de sang. Les douleurs et les accidents augmentaient malgré tous les secours de l'art administrés suivant les conseils du docteur Voltter, médecin de Munich, et de l'illustre M. Van-Swieten, dont les avis se trouvèrent conformes à ceux des médecins de la cour de Dresde qui conduisaient cette maladie. Il fut décidé d'un sentiment unanime que la malade avait les reins ulcérés par la présence de quelques pierres. La fièvre continua sans relâche, les douleurs devinrent insupportables : la malade y succomba le 29 novembre 1750, âgée de soixante et quinze ans. On trouva à l'ouverture du corps le rein gauche d'un volume considérable. Il contenait une pierre triangulaire du poids d'une demi-once avec quelques graviers et une humeur purulente, jaunâtre et de mauvaise odeur. Les uretères et la vessie n'avaient rien d'extraordinaire : ils étaient, ainsi que les intestins, plus rouges que toutes ces parties ne le sont dans l'état naturel. — La matrice présentait un volume et une figure extraordinaire. Elle était grosse comme la tête d'un homme. Sa substance ressemblait à du suif dur et sec. On tira du milieu de cette masse informe une concrétion dure et compacte qui pesait cinq onces et demie, et que tous les assistants prirent pour une ossification. Ils jugèrent aussi que le vice extraordinaire de la matrice n'avait eu aucune part à la mort de cette dame. Elle avait vécu trente ans avec son mari sans avoir conçu, quoiqu'elle eût été réglée jusqu'au temps ordinaire. Les douleurs de colique intestinale, dont la malade a été tourmentée, pourraient bien avoir été causées par la présence d'un corps aussi considérable que celui qu'elle avait dans la matrice. D'ailleurs, on ne doit pas être surpris qu'il n'ait pas occasionné plus d'accidents, puisque l'utérus était squirrheux; cette partie avait perdu, par cette disposition contre-nature, le sentiment vif qu'elle a dans l'état naturel. Cette observation présente une particularité qui mérite quelque attention. La malade qui en fait le sujet a eu ses règles jusqu'au temps ordinaire, et elle n'a point eu d'enfants, quoiqu'elle ait habité avec son mari. De ces circonstances, comparées à l'état de la matrice, on peut, ce semble, inférer que le vice de cette partie a commencé avant le temps de la cessation des règles; et alors le sang menstruel devait venir des vaisseaux du vagin. C'est même un sentiment en physiologie, qu'indépendamment de toute affection contre nature, ces vaisseaux fournissent en partie la matière des évacuations périodiques auxquelles les femmes sont sujettes (1); et il est probable qu'ils en sont la source chez les femmes qui ont leurs règles pendant tout le temps de la grossesse. Mais ces exemples sont rares, et il y a tout lieu de croire que, hors quelques dispositions particulières, la formation d'un corps étranger dans la matrice dérangera d'abord le flux menstruel, et qu'il en causera enfin la suppression totale (2). On a vu dans ce cas le flux hémorrhoïdal succéder aux règles : le voisinage des parties et la communication des

vaisseaux de la matrice et du fondement donnent la raison de cet effet.

( XIV<sup>e</sup> *Observation. Flux hémorrhoïdal symptômatique par une matrice pétrifiée.*) Une femme de quarante ans était sujette à des accès violents de passion hystérique : elle en fut délivrée par la formation d'une tumeur dure et indolente qu'elle sentait dans l'abdomen audessus de l'os pubis, et que M. Mayr jugea être la matrice. A la cessation de ses règles, la malade fut attaquée d'hémorrhoïdes dont quelques-unes fluaient. Elle en fut tourmentée pendant vingt ans, au bout desquels elle mourut en consomption. A l'ouverture du corps, on vit que la matrice avait acquis le volume d'une *boule à jouer aux quilles* (1). Sous la tunique extérieure que le péritoine fournit, on trouva les parois de la matrice ossifiées. Il fallut les casser à coups de marteau; elles avaient quatre lignes d'épaisseur. L'intérieur était rempli d'une matière purulente sans mauvaise odeur et qui ressemblait à du lait épaissi.

( XV<sup>e</sup> *Observation. Matrice pétrifiée.*) M. Verdier conserve parmi ses curiosités anatomiques une matrice pétrifiée semblable à celle dont M. Mayr donne la description. Elle pèse 43 onces : son diamètre vertical est de cinq pouces quatre lignes; le transversal à la partie supérieure est de six pouces neuf lignes, et il y a cinq pouces diamétralement de la partie antérieure à la postérieure. La face postérieure est presque plate, la face antérieure est convexe : au côté gauche, la convexité excède d'un segment de sphère dont le diamètre serait de trois pouces et demi. Les parois de cette matrice ont six lignes d'épaisseur. Elle est remplie intérieurement d'inégalités qui ressemblent à des *stalactites*, c'est-à-dire à ces incrustations pierreuses produites par des gouttes d'eau qui tombent de la voûte d'une caverne, et qui se gèlent et se pétrifient. Sa cavité contenait une lymphe épaissie, sans odeur. Nous ne sommes pas instruits des accidents qu'une maladie aussi extraordinaire a occasionnés, parce que M. Desjours, membre de cette compagnie, à la prière duquel M. Verdier avait fait l'ouverture de cette femme, est mort sans en avoir donné la

---

(1) Charles Le Pois, médecin de Henri II, duc de Lorraine, et doyen de la Faculté de Pont-à-Mousson, dans son excellent traité *De morbis a colluvie serosa*, p. 131, rapporte une observation dont il a cru pouvoir conclure que la sécrétion du sang menstruel se faisait toujours, et exclusivement, par les vaisseaux du vagin. Bohnius a défendu cette opinion avec chaleur, et elle est adoptée par Bergerus, lib. *De natura humana*, p. 252.

(2) Duncan, en parlant des symptômes des pierres utérines, dit : « ... Mole sua partes premunt, conceptum prohibent, plerumque etiam fluxum menstruorum. » Duncan. Liddell., Path., lib. II, cap. XIV.

---

(1) Magnitudine globi, quo in conos ligneos ludi solet. Comm. litterar. Norimberg., jul. 1731.

relation qu'il avait promise à l'Académie.

On voit par le résultat de toutes les observations que nous avons recueillies, que les signes rationnels des concrétions utérines sont fort équivoques : les différents symptômes qu'elles produisent peuvent induire en erreur, surtout si on les considère séparément ; parce qu'il n'y en a point qui ne puisse être causé par quelque autre affection de la matrice, ou des parties voisines. On ne doit donc pas s'en rapporter aux signes que fournissent ces différents symptômes. La chirurgie consulte ces signes ; mais elle ne doit les admettre que comme de simples inductions. Nous ne pouvons prononcer solidement sur l'état des choses, que d'après les signes qui affectent les sens. Il faut toucher les malades ; le doigt et la sonde seront des moyens plus décisifs que toutes les combinaisons rationnelles. — L'objet d'un chirurgien dans un cas pareil ne doit pas être borné à s'assurer de l'existence de la pierre ; il doit, autant qu'il lui sera possible, en reconnaître les différences accidentelles, afin de déterminer si la malade ne serait pas susceptible de recevoir des secours efficaces. Il y a des cas qui sont absolument sans ressources ; tels sont ceux du volume considérable de la pierre, de l'induration des parois de la matrice, et des pétrifications châtonnées dans sa substance. Nous avons plusieurs exemples de ces cas ; et nous joindrons aux deux derniers faits que nous avons cités sur la pétrification de la propre substance de la matrice, l'observation suivante que M. de la Fitte a communiquée à l'Académie.

(XVIe *Observation. Pétrification de la matrice.*) Il fit, le cinquième février 1750, l'ouverture du cadavre d'une fille d'environ soixante ans. La matrice avait trois fois plus de volume qu'elle ne devait en avoir : sa surface était raboteuse et sa substance pétrifiée. La pierre était isolée dans le milieu de cette matrice.

(XVIIe *Observation. Pierres châtonnées dans la matrice.*) Feu M. Petit m'a montré dix à douze pierres qu'il avait tirées de la comtesse de *** après la mort. Les plus considérables étaient châtonnées et faisaient saillie dans la cavité. M. Morand en a une ; elle est gravée. — Duncan paraît avoir connu les différences des concrétions de la matrice. Il les a rangées sous deux classes. Il y en a, dit-il, qui sont adhérentes aux tuniques de l'utérus ou à son col ; les autres res-

semblent à du tuf ; elles sont formées par une humeur lente et épaisse, et sont susceptibles de grossir par addition de la matière excrémenteuse que fournissent les parois de la matrice (1). — Les anciens ont décrit les moyens qu'ils ont cru convenir pour procurer la sortie des concrétions de la matrice : ils n'avaient pas, sans doute, porté leurs vues sur la différence des cas dont nous avons fait mention. Ætius recommande de faire une incision sur la pierre ; mais il prescrit une opération préliminaire. Il faut, dit-il, mettre deux doigts de la main gauche dans l'anus, et comprimer avec l'autre main sur la région hypogastrique ; afin de faire descendre la pierre par cette pression réciproque, et de l'engager dans le col de la matrice (2). On s'aperçoit que de tels préceptes ne sont point appuyés sur la connaissance de la structure et du mécanisme des parties. — Tout corps étranger dont la présence dérange les fonctions et l'ordre naturel des parties, doit être ôté, si cela est possible : c'est un précepte aussi ancien que la chirurgie, et qui n'a pu échapper aux réflexions des premiers maîtres qui ont cultivé cette science. Mais osera-t-on tenter l'extraction d'une pierre de la matrice ? L'idée d'une telle opération paraîtra hardie, et peut-être téméraire ; cependant cette opération est possible : nous avons

(1) In utero calculos generari, præter Ætium testis est Hipp. 5, Epid. sect. 7, qui soluti non sunt, sed tunicis uteri aut collo ipsius affixi. Deinde tophacei, concreti ex crasso lento humore, et ab excrementis augmentum suscipiunt. (Duncan, loco citato.)

(2) Calculi aliquando tophacei in ipso utero generantur, quos si extrahere volueris, alvum prius per clysterem stercoris eductorium evacuato. Deinde fænigræci ac malvæ decocto rosaceo admixto, uterum eluito et muliere supina disparatis cruribus locata duos longiore sinistræ manus digitos in ani foramen immittito, dextra vero superiorem ventrem comprimito, calculumque extrorsum cogito ac propellito, simul per digitos in anum missos deducens ac extrahens. At vero tophaceam substantiam extra in uteri collo, aut osculo agnatam, muliere rite locata, et locis per dioptram dilatatis scapello resecare oportet, et florido medicamento sicco insperso curare. (Ætius, tetrabibl. 4, sermone 4, cap. CXVIII, de calculo uteri.)

des preuves qu'elle a été pratiquée avec succès. Nous avons parlé de la querelle qu'un médecin a suscitée à un chirurgien qui avait eu l'occasion de tirer une pierre de la matrice. Mais le Journal des Savants, du mois de décembre 1666, donne un autre exemple plus circonstancié.

(XVIIIᵉ Observation. *Pierre de la matrice tirée par opération.*) On y lit que le docteur Beale rapporta à la Société royale d'Angleterre qu'il avait vu une pierre qu'un chirurgien avait tirée par une incision à la matrice d'une femme qui la portait depuis huit ans avec des douleurs insupportables, et que cette opération avait eu tout le succès possible. La pierre était presque ovale ; sa couleur était blanchâtre : elle pesait quatre onces lors de l'extraction, et son poids diminua beaucoup depuis. J'ai eu l'occasion de faire la pareille observation. Le docteur Beale promit de présenter cette pierre à la Société royale, avec les certificats du chirurgien et de plusieurs personnes dignes de foi qui avaient été les témoins de cette opération. — L'exposé de ce fait nous montre stérilement les ressources de la chirurgie. On ne nous dit point en quoi avait consisté le manuel de cette opération, dans quelles circonstances, et par quels moyens on y a procédé. On sait qu'il y a des chutes de la matrice jusqu'au dehors des grandes lèvres ; dans ce cas il n'y aurait pas eu de difficulté à l'inciser pour faire l'extraction du corps étranger. La nature avait pu disposer avantageusement les choses en éminçant le col de la matrice, peut-être même en l'ulcérant. Nous avons donné des exemples de ces cas où les malades auraient pu ne pas être les victimes de leur état, si l'art fût venu à propos pour seconder les efforts de la nature. Les certificats et les témoignages promis par le docteur Beale n'auraient eu d'autre objet que de constater la vérité du fait. Nous ne le révoquons point en doute ; mais il est dépourvu du détail qui pourrait nous rendre l'observation précieuse et l'observateur recommandable. Cette opération présente en effet des difficultés insurmontables dans un grand nombre de cas : il aurait donc été bien important qu'on eût déterminé avec précision celui où elle a été pratiquée. Il ne suffirait pas que la pierre fût unique et sans adhérence pour proposer l'opération : toute personne instruite du mécanisme de la matrice sait que sa dilatation est passive, et que sa cavité est toujours exactement

moulée sur les corps qui en écartent les parois. Ainsi, s'il se trouve un corps étranger dont la surface soit raboteuse, l'intérieur de la matrice lui fournira nécessairement autant de cavités qu'il aura d'éminences. Il est évident qu'on ne pourrait faire agir aucun instrument dans la cavité de la matrice pour en dégager une concrétion calculeuse telle que nous la supposons. J'ai vu ces cas ; les inégalités de la surface de la pierre n'auraient pas permis qu'on eût essayé de la tirer, sans exposer la matrice, qui l'embrassait exactement de tous côtés, à des déchirements meurtriers.

Il peut se rencontrer des circonstances favorables à l'extraction des concrétions utérines. Si un stylet introduit par l'orifice de la matrice glissait assez facilement entre la pierre et les parois de cet organe, si cette pierre n'était pas d'un volume démesuré, et que la matrice n'eût aucune disposition carcinomateuse, on pourrait entreprendre une opération. La situation de la matrice dans le fond du vagin n'y apporterait point un obstacle invincible. Il n'y aurait aucune difficulté à en agrandir l'orifice par deux sections latérales. Il serait même possible de les faire en même-temps, par le moyen d'une espèce de ciseaux droits, dont les lames longues d'un pouce ou environ seraient tranchantes extérieurement. On porterait à la faveur du doigt la pointe de ces ciseaux fermés, jusque dessus la pierre ; on les dilaterait ensuite autant qu'on le jugerait nécessaire pour faire une ouverture suffisante en retirant les branches. Cette incision permettrait l'introduction d'un crochet à curette approprié pour dégager la pierre et la tirer comme on le pratique dans l'opération de la taille au petit appareil. Il serait aussi convenable de tenir un ou deux doigts de la main gauche à l'orifice de la matrice pour guider le crochet autant qu'il serait possible. C'est un précepte tiré de la chirurgie des accouchements laborieux, lorsqu'il est question de faire l'extraction d'un fœtus mort, dont la matrice ne peut se débarrasser.

En parlant des différences accidentelles des concrétions calculeuses de la matrice, je n'ai pas fait mention des fœtus qui y ont séjourné au-delà du terme ordinaire, et qui s'y sont pétrifiés. M. Morand a traité particulièrement cette matière dans une dissertation historique insérée dans les Mémoires de l'Académie royale des sciences, année 1748. Beverovicius (1) rapporte d'après M. de Thou l'histoire du fœtus qu'une femme des environs de Sens a porté pendant vingt-huit ans dans la matrice. On l'y trouva pétrifié, et les parois de la matrice avaient pareillement acquis une dureté pierreuse. Après cet exemple, il cite un cas qui y a quelque rapport, et qui montre la possibilité qu'il y aurait à faire, en quelques circonstances, l'extraction d'une pierre formée dans la matrice. Une femme de distinction eut une grossesse qui dura cinq ans. Au bout de ce terme le fœtus fut tiré de la matrice, en différentes fois, par le moyen des crochets destinés à cet usage. On observa qu'il commençait à se pétrifier. Il serait bien utile que l'observateur eût parlé des raisons qui ont déterminé à tenter cette opération : il est probable que l'orifice de la matrice était assez ouvert pour y porter le crochet; mais l'incision que nous avons proposée peut suppléer au défaut d'une dilatation convenable. La crainte d'une hémorrhagie ne doit inspirer aucuns doutes sur la réussite. Quoique l'orifice de la matrice soit arrosé d'un assez grand nombre de vaisseaux, je ne pense pas qu'on doive s'abstenir, par cette raison, d'une opération qu'on aurait d'ailleurs jugée nécessaire. M. de la Peyronie, consulté pour un sarcome attaché au bord de l'orifice de la matrice, qui était extrêmement calleux dans cet endroit, pensa qu'on pouvait extirper la tumeur avec la callosité d'où elle prenait naissance : après les préparations ordinaires, il fit cette opération, et coupa en effet dans la partie saine de la matrice. La plaie était avec déperdition de substance; la malade guérit néanmoins sans inconvénient ni difficulté. Au surplus, on ne manque pas de secours pour arrêter l'hémorrhagie dans un cas de cette espèce. On pourrait faire des lotions réitérées au moyen d'une seringue, avec de l'eau alumineuse, ou de l'eau styptique de Lemery; et si, par hasard, cela ne suffisait pas, on aurait la ressource de toucher les lèvres de la plaie avec un pinceau de charpie, ou une éponge fine, trempée dans l'essence de Rabel, ou dans quelque autre liqueur capable d'arrêter le sang avec efficacité. — Je sens que je n'ai fait qu'ébaucher la matière qui fait l'objet de ce mémoire. Je ne croirai pas néanmoins mes recherches

tout-à-fait inutiles, si elles engagent ceux qui rencontreront de pareils cas à publier les réflexions qu'elles leur fourniront : elles pourront servir à former un corps de doctrine sur une maladie qui est plus ordinaire qu'on ne le pense, quoiqu'elle ne paraisse pas avoir fixé l'attention des praticiens.

---

### REMARQUES SUR LA CONSTRUCTION ET L'USAGE DE L'ÉLÉVATOIRE DE M. PETIT; par M. LOUIS.

M. Petit a donné à l'Académie (1) ses réflexions sur les différents instruments qui avaient été imaginés pour remettre en leur niveau les pièces d'os qui blessent ou compriment la dure-mère et le cerveau. Je ne rappellerai point ici les défauts qu'il a trouvés dans les différentes machines dont les anciens se servaient, et que l'usage avait déjà proscrites. Je remarquerai seulement, d'après lui, que l'élévatoire ordinaire est un levier, dont l'appui doit être, ou sur le voisinage de l'os qu'il faut relever, ou se trouver dans la main de celui qui opère. Dans le premier cas, on pourrait endommager l'os sur lequel on appuie, et peut-être sans relever celui qui est enfoncé : et dans le second cas, la main qui est sujette à vaciller, n'offre pas un point d'appui assez ferme pour exécuter, avec toute la précision nécessaire, une opération qui peut changer dans un instant le sort d'un blessé, en le rappelant, pour ainsi dire, de la mort à la vie. — Le nouvel élévatoire que M. Petit a imaginé n'a aucun des défauts qu'il a reconnus dans les autres. Un chevalet sert d'appui au levier; la main du chirurgien n'en est plus que la force mouvante. Les deux jambes ou extrémités du chevalet portent sur un plan solide et stable; et le point d'appui étant double, la force qu'on emploie pour relever l'enfonçure agit moins sur les os qui soutiennent les jambes du chevalet. On donne à ces jambes le plus de surface qu'il est possible, afin que l'effort que l'os doit soutenir soit partagé sur une plus grande étendue de sa surface. — Le levier de ce nouvel élévatoire est joint au chevalet par une vis; et cette vis tient au chevalet par une char-

---

(1) Lib. De calculo renum et vesicæ.

(1) Prem. vol. des Mém. de l'Académ. roy. de chirurgie, p. 302, édit. in-4°.

nière qui permet au levier de faire la bascule. — M. Petit a supposé à cette espèce de jonction des avantages qui ne s'y rencontrent point. « En observant, » dit-il, de ne pas faire entrer la vis jus- » qu'au fond du trou taraudé, les pas qui » restent donnent du jeu au levier, et » nous permettent de le tourner à droite » et à gauche, sur son appui comme sur » son pivot; au moyen de quoi l'on peut » placer ce levier sous tous les différents » endroits qui ont besoin d'être relevés, » sans qu'on soit obligé pour cela de » changer son appui de place. »

Cet instrument serait parfait s'il avait les avantages qu'on lui attribue. Il est certain que, dans les grands fracas d'os pour relever les pièces enfoncées, il faut porter la courte branche du levier sous différents endroits; mais il n'est pas moins certain que la direction du levier doit changer selon les endroits qu'on est obligé de relever. Le point d'appui ne peut être le même, tant que la jonction du levier au chevalet sera par charnière, et bornée par conséquent à un mouvement en deux sens. Il est vrai qu'on peut, si l'on ne fait point entrer la vis jusqu'au fond du trou taraudé, faire tourner le levier à droite et à gauche sur son appui, comme un pivot: mais il faut aussi considérer que ce pivot est une vis, c'est-à-dire un plan incliné qui tournoie sur un cylindre. De là on conçoit que si le point d'appui est une fois posé, et qu'au lieu de relever directement, on veuille porter le levier à droite ou à gauche, sa courte branche ne se présentera qu'obliquement et d'angle sous la portion d'os qu'on se propose de remettre au niveau des autres. C'est l'usage qui m'a montré cet inconvénient, et, si j'ose le dire, ce défaut essentiel dans plusieurs cas. La première fois que je l'aperçus, je sentis combien la correction de cet instrument serait utile, puisqu'il ne se trouve souvent qu'un seul point d'appui sur la tête, quoiqu'il faille relever beaucoup de pièces d'os; et alors l'élévatoire de M. Petit peut devenir inutile dans le cas même où il paraissait devoir être le plus nécessaire. — Je crois avoir supprimé ce défaut, en substituant à la charnière qui unit le levier au chevalet, une jonction par genou. Les mouvements du levier pouvant alors se faire en tous sens, on pourra le placer directement sous tous les endroits qui auront besoin d'être relevés, sans qu'on soit obligé pour cela de changer son appui de place. Dans le

cas même où il se trouverait toujours un point d'appui vis-à-vis de la portion qu'on veut relever, cet instrument ainsi perfectionné aurait des avantages sur celui de M. Petit. On sait qu'une pièce d'os enfoncée peut l'être dans toutes les directions possibles: il faut donc, pour la rétablir dans sa situation naturelle, varier différemment les mouvements suivant le besoin. Une jonction par charnière ne permet que le mouvement de bascule. Cette espèce de jonction doit donc être regardée comme une imperfection absolue dans un instrument avec lequel on doit faire des manœuvres délicates en tous les sens. La jonction par genou permet au levier de se prêter à toutes les directions qui pourraient être nécessaires. — Je ne parle point des moyens d'unir le levier avec le chevalet. J'ai substitué à la vis un pivot dont le bouton est fixé par une coulisse. J'ai cru ce moyen plus commode que la vis : mais ces choses étant arbitraires, il suffit de les faire remarquer. — Il me sera permis de citer ici une approbation distinguée sur l'instrument que je propose : c'est celle de feu M. Petit. Il adopta les corrections que j'ai faites à son élévatoire, dès l'instant que je les lui fis connaître; et il m'en sut gré. C'est une preuve aussi décisive de sa supériorité que de son zèle pour le bien public et pour les progrès de la chirurgie.

SUR LES RESSOURCES DE LA NATURE, DANS LE CAS DES LUXATIONS DE LA CUISSE QUI N'ONT PAS ÉTÉ RÉDUITES; par M. MO- REAU.

S'il est vrai, en général, que la sortie d'un os de son lieu naturel empêche ordinairement l'action de la partie, l'os n'étant pas replacé, cet accident devrait suivre principalement la luxation de l'os de la cuisse, que l'on sait destiné à faciliter la progression du corps pour les différents besoins de la vie; cependant, il y a de ces luxations qui, n'étant pas réduites, rendent seulement les mouvements de la partie plus ou moins difficiles, mais permettent à la personne incommodée de s'en servir au moins pour aider les autres parties à l'action de marcher. — Ce que la nature a fait dans quelques sujets pour suppléer à l'agencement naturel des pièces, qui ne subsiste plus, présente des singularités bien remarquables. Il est vrai que cela n'arrive pas dans le commencement de la maladie, qui se trouve accompagné des premières douleurs inséparables de la luxation de l'os de la cuisse, faite par quelque cause externe ; les muscles destinés à ces mouvements, les vaisseaux qui s'y distribuent, ne s'accoutument point aisément aux pressions contre nature qu'ils doivent éprouver par le déplacement du fémur ; mais enfin ils s'y accoutument peu à peu, et le malade étant bien sain d'ailleurs, s'il vient à s'ennuyer de rester dans son lit, ou que, faute de secours, il essaie de marcher pour se les procurer lui-même, il vient à bout de marcher. Il marche fort mal, à la vérité, il a besoin de béquilles ; mais il ne périt pas dans son lit, et il rentre, pour ainsi dire, dans la société, quoiqu'il soit estropié. — Ce que je présente à l'Académie est le travail admirable de la nature, considéré dans les parties solides, après la mort du sujet, et démontré par les observations suivantes, dont l'une est de la luxation de la cuisse en haut et en dehors ; l'autre est aussi de la luxation de la cuisse, en bas et en dedans ; et toutes les deux sont complètes. — Une femme âgée de soixante-huit ans fut apportée à l'Hôtel-Dieu de Paris, ayant des douleurs très-vives à la partie supérieure de la cuisse, occasionnées par une chute qu'elle avait faite la veille sur la hanche ; l'ayant fait coucher et étendre sur le dos, en droite ligne, je ne doutai point, à la première inspection, qu'il n'y eût luxation du fémur, ou fracture de son col, parce qu'en comparant les deux extrémités l'une à l'autre, j'aperçus que la jambe du côté blessé était plus courte que l'autre, au moins de trois travers de doigt. — Pour connaître s'il y avait fracture, j'embrassai avec les deux mains l'articulation de la cuisse, et je chargeai un aide de mouvoir cette partie en divers sens. N'ayant senti ni entendu aucune crépitation, espèce de bruit que l'on sait accompagner ordinairement les fractures, je jugeai qu'il ne pouvait y avoir qu'une luxation ; cependant, pour en être certain, je fis faire à toute l'extrémité étendue de petits mouvements de rotation, en prenant d'une main le bout du pied que je tournais en dedans et en dehors, pendant que j'avais l'autre main posée sur l'articulation de l'os de la cuisse avec la hanche ; alors ayant senti distinctement la tête de cet os se mouvoir sous ma main, et rouler sans aucune résistance dans un endroit plus élevé que la cavité naturelle qui

devait recevoir cette éminence, je soupçonnai une ancienne luxation ; je demandai à la malade si elle marchait facilement avant sa chute : j'appris qu'elle était boiteuse depuis sa tendre jeunesse, à l'occasion d'une chute qu'elle avait faite en ce temps-là, ce qui l'obligeait de se servir d'une canne, au moyen de laquelle elle marchait passablement. — Comme j'avais observé qu'en faisant faire à la cuisse les mouvements nécessaires pour découvrir la luxation, la malade ne se plaignait pas, et que la douleur qu'elle disait ressentir à la hanche sur laquelle elle était tombée n'augmentait point pendant tous ces mouvements, je conclus que la luxation était très-ancienne, et par conséquent irréductible ; aussi ne tentai-je pas d'en faire la réduction : je me bornai seulement à calmer la douleur, tant par les saignées que par les topiques convenables ; en sorte qu'en moins de quinze jours la malade sortit de son lit, et marcha avec des béquilles. Mais quelque temps après, il lui survint une maladie dont elle mourut.

La mort de la malade me fournit l'occasion de satisfaire ma curiosité sur la situation de la tête du fémur, et de voir comment elle avait été retenue dans un lieu étranger. Je disséquai la partie, et remarquai que le fémur du côté droit blessé n'avait pas le même volume que celui du côté sain, quoique la cuisse fût, avant la mort, peu différente de l'autre pour la grosseur. — La tête de cet os n'était plus dans la cavité cotyloïde. On voit la différence de cette situation d'avec celle que le fémur aurait eue, en conservant sa place naturelle comme dans le côté opposé. La cavité cotyloïde avait perdu beaucoup de son étendue, et, de ronde qu'elle doit être, elle était devenue ovale ; la tête du fémur était reçue dans une autre cavité pratiquée sur l'os ilium et sous le muscle du petit fessier qui lui servait de capsule pour l'assujettir dans cette cavité contre nature. — J'observai de plus que la tête du fémur luxé était moins convexe que celle du fémur du côté opposé, et je n'y remarquai aucun vestige du ligament articulaire, non plus que dans la cavité qu'elle avait abandonnée. — On doit conclure de cet exposé que cette cavité contre nature ne s'est faite que peu à peu, et par degrés, par la compression de la tête du fémur, fixée en cet endroit, par le muscle petit fessier, sur des fibres osseuses qui n'étaient point encore assez dures pour résister à cette compression, et que le suc osseux trouvant de la difficulté à pénétrer les fibres et les cellules de l'os, s'est rejeté dans celles du voisinage, et a formé, en les dilatant, les bords ou sourcils de la cavité, dans laquelle, au lieu du cartilage uni et poli, qui, dans l'état naturel, incruste la cavité cotyloïde, il ne se rencontrait qu'un périoste épaissi qui tenait lieu du cartilage. — La cavité articulaire et contre nature dont je viens de parler me paraît mériter d'autant plus d'être observée, que je ne sache aucun auteur qui en ait décrit de semblables en traitant des luxations qui n'ont pas été réduites. — Je passe à la description d'une autre pièce non moins curieuse que la précédente. Elle montre, aussi bien que la première, les ressources de la nature dans le cas des luxations de la cuisse qu'il n'a pas été possible de réduire : c'est un fémur qui a été luxé en bas et en dedans, dont la tête s'est fixée sur le trou ovalaire. Cette pièce m'a été communiquée par M. Morand : elle a été tirée du cimetière des Invalides, où vraisemblablement bien des trésors de cette espèce se trouvent enfouis ; moyennant quoi on ne peut rendre compte des circonstances qui ont accompagné cette luxation de la cuisse ; mais on y voit toutes celles qui expliquent le travail de la nature (1).

Le fémur, avec son articulation, étant représenté dans sa situation naturelle, du côté gauche, cette partie servira à expliquer ce qui est arrivé dans le cas présent. — La tête du fémur a été portée en bas et en dedans sur le trou ovalaire. Il ne reste de ce trou, qui, dans l'état naturel, est fort grand, qu'une petite partie, du côté de la symphyse des os pubis ; une cloison osseuse, formée sous le muscle obturateur interne, bouche la plus grande partie du trou ovalaire. Cette cloison est bombée du côté de l'intérieur du bassin, et elle est concave du côté extérieur. — De toute l'étendue de la partie extérieure de la tubérosité de l'ischion naît une production osseuse cave du côté de la tête du fémur, et convexe extérieurement. Cette

même production a beaucoup plus de surface, étant vue du côté de la partie postérieure du fémur ; elle a de plus une branche montante qui est soudée avec l'os pubis, et qui arrête, comme une portion d'anneau, le col du fémur, et retient l'os dans cette boîte étrangère, d'où il ne peut sortir. — En même temps que cette boîte s'est formée, il est arrivé des choses bien singulières à la cavité cotyloïde naturelle. Qu'elle soit plus étroite par en bas, c'est une suite nécessaire de la pression du fémur déplacé contre le rebord inférieur de cette cavité ; mais elle est beaucoup plus profonde, et l'on ne peut trop en donner la raison. Ce qu'il y a de certain, c'est que rien n'est si bizarre que la distribution inégale des sucs osseux qui se sont répandus dans le voisinage de cet emboîtement contre nature. Il y a des végétations osseuses, même à la partie supérieure du grand trocanter, qui n'est pour rien dans la construction de cette boîte. — Les deux pièces que je viens de décrire seront mémorables dans l'histoire des maladies des os : rien de ce qui s'offre au chirurgien ne doit lui échapper ; lorsqu'il rencontre des cas où l'art est inutile, il en doit tirer parti, en observant au moins avec la plus grande attention les démarches de la nature. — Dans les conférences de l'Académie, où ces deux pièces ont été expliquées, M. Houstet assura qu'une de celles du Jardin-du-Roi avait été tirée du cimetière des Invalides, ainsi que la seconde dont il est fait mention dans ce mémoire. M. Morand ajouta qu'il croyait cette maladie plus commune parmi les soldats qu'on ne le pense : en effet, exposés comme ils le sont aux luxations de la cuisse, par des causes violentes, telles que le jeu des mines, qui enlèvent les uns et enterrent les autres ; et la luxation sur le trou ovalaire étant la plus facile, si elle n'a pas été réduite sur-le-champ, et qu'ensuite cela soit devenu impossible, ceux qui sont blessés ainsi sont condamnés à garder le lit fort long-temps. Cependant, la nature façonne une ankylose dans l'endroit où l'os est luxé ; et, comme si elle méditait les moyens de rendre l'état du blessé plus supportable, la cuisse est retenue dans une flexion constante, de manière qu'il peut aller et venir, appuyé sur l'autre jambe.

---

(1) On en trouve deux exemples dans l'Histoire générale et particulière, avec la description du cabinet du roi, tom. III, n. 225 et 224 ; mais elles n'y sont point annoncées comme luxations, ce qui en diminue beaucoup le prix, quoiqu'au fond elles soient les mêmes que celles de M. Morand.

## I.

*Examen des réflexions critiques de
M. Molinelli, insérées dans les Mémoires de l'Institut de Bologne, contre le Mémoire de M. Petit, sur la
fistule lacrymale, inséré parmi ceux
de l'Académie royale des sciences de
Paris; année 1734. (Par M. Bordenave.)*

Feu M. Petit, chirurgien célèbre, et
dont le nom seul fait l'éloge, éclairé par
un grand nombre d'observations qu'une
longue pratique lui avait fournies, proposa en 1734 une nouvelle méthode d'o-
pérer la fistule lacrymale, décrite dans
les Mémoires de l'Académie royale des
sciences de Paris. Le mémoire dans lequel
il l'a rendue publique fut bientôt connu
à Bologne, et parut digne de la réputation
de son auteur. M. Molinelli, célèbre professeur en chirurgie, membre de l'Académie de Bologne, et associé de cette Académie, l'examina avec attention ; mais,
s'il crut devoir des éloges à M. Petit, il
crut ne devoir pas applaudir en tout à
son ouvrage. — M. Petit partage son Mémoire en trois parties ; dans la première,
il expose *succinctement*, c'est son terme,
les routes des larmes, et s'attache surtout
aux causes qui les obligent de passer des
yeux dans le nez : dans la seconde, il détermine ce que c'est que la fistule lacrymale, et la distingue de deux maladies
auxquelles on a donné ce nom, quoiqu'elles soient fort différentes ; dans la troisième, enfin, il explique en peu de mots
la manière de pratiquer son opération,
et les avantages qui en résultent. Ce mémoire important a fixé l'attention de M.
Molinelli, qui a trouvé dans chaque partie quelque chose ou à désirer ou à remarquer. — J'ai été chargé par l'Académie d'examiner les réflexions de M. Molinelli ; mais j'ai cru, en lui rendant
compte de ses objections, devoir aussi les
discuter, voir si réellement elles peuvent
infirmer la doctrine de M. Petit, et en
quels points. J'ai cru ce travail d'autant plus intéressant que la mémoire de
M. Petit nous est chère, et que sa mort
ne lui a pas permis de répondre aux objections de M. Molinelli. — M. Petit, en
parlant de la structure des parties, observe que les points lacrymaux, le sac lacrymal et le conduit nasal, représentent

un siphon dont la courte branche, qui
est double, répond à l'œil, et y reçoit les
larmes que la longue branche transmet
dans le nez. — M. Molinelli assure d'a-
bord que les routes lacrymales ne sont
pas toujours figurées de même, et qu'elles sont susceptibles de beaucoup de variétés ; mais M. Petit, dans la première
partie de son Mémoire, n'a pas prétendu
qu'elles fussent constamment disposées
de la même façon : il a voulu seulement
en donner une idée succincte, les décrire
telles qu'on les rencontre ordinairement,
et il tâche d'en tirer des conséquences capables d'appuyer et de faire connaître le
mécanisme par lequel les larmes sont déterminées à passer de l'œil dans le nez. —
« Dans la première partie (1), je traite
» succinctement, ce sont les paroles de
» M. Petit, de l'usage des larmes ou de
» la liqueur lacrymale, et des parties qui
» la filtrent, qui la répandent, qui la ras-
» semblent, et qui la conduisent dans le
» nez. » Il est donc évident de là qu'il
n'a eu en vue que de donner une idée des
parties, et non pas de les décrire avec une
précision anatomique. Nous conviendrons
cependant que M. Molinelli a enchéri sur
la description donnée par M. Petit, qu'il
en a poursuivi avec plus de soin les variétés ; mais, comme nous venons de le
dire, M. Petit ne s'y était point attaché,
et ce n'était pas là son but. — L'Académicien de Bologne attaque la figure proposée par M. Petit, et assure n'avoir jamais
rencontré le conduit commun aussi long
qu'il y est représenté. Mais si on mesure
la longueur du canal nasal sur la tête d'un
sujet adulte, depuis l'apophyse de l'os
maxillaire où commence ce canal, jusqu'au cornet inférieur du nez, on ne
trouve qu'une ligne et demie ou deux de
différence.

M. Petit reconnaît deux causes déter-
minantes du passage des larmes dans le
conduit nasal. La première est le mouvement des paupières ; la seconde, et
celle qu'il regarde comme la principale,
est la disposition des points lacrymaux,
du sac lacrymal, et du canal qui s'ouvre
dans le nez. Toutes ces parties composent un canal continu qui, ayant la figure
d'un siphon, doit aussi en avoir l'usage ;
c'est ce que M. Petit appelle siphon lacrymal. On connaît assez avec quelle
exactitude il a décrit la mécanique de la

---

(1) Mém. de l'Acad. royale des sciences, 1734, p. 135.

première cause, pour me dispenser d'en parler. — Quant à la deuxième, M. Molinelli discute fort au long la doctrine du siphon, et croit ne devoir pas tout-à-fait l'adopter, surtout parce que M. Petit ne le suppose pas capillaire, mais de l'espèce des siphons ordinaires, qui ne peuvent absorber la liqueur dans laquelle ils sont plongés, s'ils n'ont auparavant été remplis de cette même liqueur : ce qui n'est point nécessaire dans les siphons capillaires qui se remplissent en absorbant le fluide dans lequel ils sont plongés. D'ailleurs M. Petit exige dans le siphon deux choses essentielles pour qu'il pompe les larmes ; la première, qu'il soit plein de fluide, et la seconde, que la branche qui trempe dans le fluide soit plus haute que celle qui le dépose. Dans ce cas, M. Molinelli demande quelle sera la cause capable de remplir d'abord le siphon lacrymal, fondé sans doute sur ce que la sortie seule de l'air peut produire cet effet dans les siphons ordinaires. Cela se passe à la vérité de cette manière dans ceux-ci, mais voyons qu'elle en est la cause.

Si un siphon ordinaire trempe dans un fluide quelconque, la liqueur ne monte pas dans le siphon, et n'est pas pompée, parce que la résistance de l'air contenue dans le siphon est égale à la pression de l'air sur la surface du fluide : les résistances étant donc égales de part et d'autre, le fluide ne sera pas pompé, tout reste dans le niveau. Mais, si à la pression de l'air qui agit sur la surface du fluide, on ajoute une autre force, sans augmenter la résistance de l'air contenu dans le siphon, il est évident que cette pression, avec la force qu'on lui a ajoutée, surpassera celle de l'air contenu dans le siphon, et qui demeure toujours la même. — Ceci se passe d'une façon bien sensible dans le siphon lacrymal. Si la seule pression de l'air agissait sur les larmes, les déterminait à enfiler le siphon, et que le siphon fût de la nature de ceux que l'on emploie pour les différentes expériences, il est vrai qu'il faudrait déterminer une cause capable de tirer cet air, lorsque les larmes y doivent passer pour la première fois, ou lorsqu'elles doivent reprendre leurs routes après avoir cessé de les parcourir. Mais, si à la structure particulière du siphon, et à la force de l'air, on ajoute une autre cause plus puissante, il est démontré que, sans tirer l'air contenu, les larmes seront bientôt déterminées vers le siphon. Cette puissance

supérieure est fournie par les paupières ; ce sont elles qui, étant continuellement mues, et qui pressant les larmes entre leurs surfaces internes et le globe de l'œil, « les poussent dans les points lacrymaux, » avec toute la force d'un ressort qui se » débande (1) ». Ce sont les expressions de M. Petit.

Il est vrai qu'il semble d'abord que ce mouvement doit pousser en même temps les larmes vers les points lacrymaux et vers les joues ; mais, si on a quelque égard au clignotement continuel des paupières pendant lequel elles se ferment exactement, et pendant lequel se fait l'impulsion des larmes, on ne pourra s'empêcher de convenir que leur force ne soit supérieure à la résistance que pourrait présenter l'air contenu dans le siphon, et par conséquent capable de pousser les larmes vers les points lacrymaux seulement ; à quoi on pourrait ajouter que, pendant le clignotement, la paupière supérieure, et par conséquent le point lacrymal supérieur et son conduit en s'inclinant, pompent les larmes, et facilitent ensuite, par la direction oblique de haut en bas que la paupière leur fait prendre en se relevant, l'écoulement de la portion des larmes qu'ils ont pompée. — Il n'est donc pas nécessaire pour éviter la difficulté, comme le pense M. Molinelli, de supposer un siphon en partie capillaire, et en partie commun. Qu'il soit de telle espèce qu'on voudra, les larmes ne couleront pas moins, et la mécanique du siphon aura toujours lieu. D'ailleurs, M. Petit sentait si bien lui-même l'insuffisance du siphon seul, qu'il dit qu'au moins dans certains cas, l'action des paupières a quelque part au passage des larmes dans les points lacrymaux ; en sorte que, même étant fermées, elles ont avec les larmes action et réaction. Nous trouvons donc exposé dans le mémoire de M. Petit et dans la partie même, la cause qui oblige les points lacrymaux à absorber les larmes, et qui conserve à ces dernières une route assurée à travers ces canaux. — On peut ajouter à ces causes, qui sont assurément suffisantes pour entretenir la loi du siphon, et dont on est évidemment convaincu par l'inspection anatomique de la partie, beaucoup d'autres capables d'y suppléer, et qui ne détruisent point la doctrine du siphon. En effet, quand même le mouvement des

_____

(1) Mém. de l'Acad. des sc., p. 138.

paupières ne serait pas suffisant pour déterminer les larmes à couler la première fois, vers les points lacrymaux et entretenir la loi du siphon, la nature ne manque pas de ressources pour les remplir. Les parois du canal nasal desquelles on a exprimé plus d'une fois une sérosité très-claire, ou en goutte, ou en forme de rosée, paraissent très-propres par leur humidité naturelle à frayer ou entretenir un chemin à la liqueur qui doit y passer. L'observation de M. Anel appuie ce que je viens d'avancer. Une femme avait une tumeur au sac lacrymal qui paraissait de temps en temps. Lorsqu'on la pressait, il sortait par le nez beaucoup de sérosité limpide, et la tumeur disparaissait; peu de temps après elle revenait; quoique cette femme ne répandît point de larmes, et que malgré les recherches on ne vit aucune trace des points lacrymaux. M. Molinelli, qui a rapporté cette observation, l'a confirmée, puisqu'il a remarqué dans les conduits lacrymaux même une petite source d'une sérosité limpide et très-semblable aux larmes qui peut ou s'y amasser, ou se répandre dans le nez. Il est donc inutile, après ces observations, de chercher la cause capable de remplir le siphon : l'humidité qui y est continuellement filtrée, en parcourant ces routes, prépare celle que les larmes doivent suivre; en sorte que cette dernière cause seule pourrait suppléer à toutes les autres pour entretenir la loi du siphon. M. Petit a donc raison de le supposer plein, et il est surprenant que M. Molinelli ait paru tant désirer la cause capable de le remplir, après la remarque qu'il a faite sur la sérosité filtrée, même dans les routes lacrymales.

Quoique M. Molinelli semble avoir voulu perfectionner la doctrine de M. Petit sur le siphon, quoiqu'il la trouve assez conforme au génie de la nature, et qu'elle soit peut-être très-propre à expliquer l'usage de la partie, il ne veut cependant pas l'adopter, et préfère un autre sentiment qui lui paraît plus probable. Si les conduits lacrymaux sont doués d'un mouvement systaltique, et capable de les rider, ce mouvement lui semble suffisant pour exciter et entretenir le cours des larmes. Il fonde ce sentiment sur une observation qu'il dit être de feu M. Saint-Yves, lequel a remarqué que la membrane qui tapisse ces conduits, et les conduits même, quoiqu'on les touche très-légèrement avec le stylet, sont remués d'une façon si surprenante, qu'il paraît qu'on ne peut absolument leur refuser la facilité de se froncer. — Je ne refuserai pas d'admettre dans ces parties la facilité de contraction et de dilatation; elle est suffisamment prouvée par les distensions du sac lacrymal qui cèdent à la compression, se resserrent peu à peu, et reprennent leur état naturel; mais accorder un mouvement systaltique et un froncement aussi sensibles, c'est à quoi je ne puis consentir. — M. Petit, après avoir exactement défini la fistule lacrymale, expose deux maladies auxquelles on donne ce nom, quoiqu'elles soient fort différentes, dont l'une est à la vérité lacrymale, mais n'est point fistule; et l'autre est fistule, mais n'est point lacrymale. Les deux auteurs sont de même sentiment sur ce point; et si M. Petit a parlé de ces deux maladies, ce n'est pas qu'il ait prétendu les décrire le premier, mais c'est particulièrement pour en faire sentir les différences relativement à la fistule lacrymale, ces maladies pouvant quelquefois en imposer pour une fistule. — M. Molinelli regarde comme une maladie rare celle qui arrive lorsque le canal nasal étant obstrué, les larmes séjournent, refluent, et lorsqu'en même temps elles sont d'une nature si douce et si tempérée, qu'elles n'ulcèrent point les voies lacrymales, et ne les rendent pas calleuses; il regarde même comme fort singulier de l'avoir rencontrée une fois.

Il s'en faut de beaucoup que nous soyons de ce sentiment; elle n'est pas si rare. Je puis assurer l'avoir vue plus d'une fois, et il serait inutile de ramasser des témoignages pour assurer qu'on la rencontre souvent, tantôt chez les vieillards, tantôt chez ceux qui sont attaqués d'un polype, ou de toute autre tumeur dans les narines, capable de toucher ou comprimer l'orifice du canal nasal. M. Molinelli a remarqué lui-même ce dernier cas chez une dame, à la suite d'un ulcère situé dans la narine, accompagné d'excroissance de chair qui bouchait l'orifice du canal. Du reste, MM. Molinelli et Petit étant d'accord sur cet article, nous n'en dirons pas davantage. — M. Molinelli, avant de porter son jugement sur la méthode proposée par M. Petit, rapporte en peu de mots l'histoire des différents moyens que l'on a employés pour combattre cette maladie; il a cru même nécessaire d'éclaircir certains points que M. Petit n'a pas traités avec assez d'étendue, et qui, comme le dit M. Molinelli,

33.

pourraient arrêter ceux qui voudraient
mettre en usage sa méthode. La voici rapportée en peu de mots. On incise le sac
lacrymal; on introduit ensuite, à la faveur
de l'incision, une sonde cannelée que
l'on pousse par le conduit nasal jusque
dans la cavité des narines, pour déboucher par ce moyen la longue branche du
siphon lacrymal. On porte sur la cannelure de la sonde une bougie que l'on
fait passer dans le nez, et on la change
tous les jours jusqu'à ce que la surface
interne du canal nasal soit entièrement
détergée et consolidée.

M. Molinelli remarque que cette méthode exige une incision plus grande
que toutes les autres, sans laquelle l'introduction de la sonde deviendrait difficile et douloureuse. M. Petit dit qu'il
faut faire une incision au sac lacrymal;
il ne la détermine pas, et par là même
paraît exiger l'ouverture de tout le sac
et une incision assez grande. D'ailleurs,
dans toutes les autres méthodes, on doit
inciser le sac lacrymal presque dans son
entier; la seule différence est l'incision
de la peau, un peu plus grande à la vérité dans la méthode de M. Petit. — Du
reste, M. Molinelli ajoute sur quelques
petites circonstances de l'opération un
détail qui fait honneur à son exactitude,
comme de déterminer précisément le lieu
de l'incision, les différences qui peuvent
se trouver dans la direction du canal,
les signes qui font connaître qu'on y est
parvenu, les précautions qu'il faut prendre pour empêcher la bougie de passer
dans le nez; détail que M. Petit a négligé (1), mais dans lequel il n'a pas
voulu entrer, comme il le dit lui-même,
parce qu'il devenait inutile devant l'A-
cadémie des sciences. — Malgré ces circonstances, M. Molinelli croit ne devoir
pas adopter la méthode de M. Petit sans
aucune exception. Il persiste sans doute
dans ce sentiment, parce que beaucoup
de gens attaqués de la fistule lacrymale
ont été guéris parfaitement, quoiqu'ils
aient été traités d'une façon fort différente de celle que prescrit M. Petit, et
parce qu'il a guéri lui-même par la mé-

thode de feu M. Saint-Yves deux femmes
et un jeune homme. Une des femmes et
le jeune homme ne furent point guéris
sans larmoiement, accident que M. Petit
s'est proposé d'éviter en conservant la
branche du siphon qui est la plus longue.
— Ces motifs ne sont rien contre la méthode de M. Petit, quoiqu'il ait guéri
quelquefois par les autres méthodes, et
M. Petit ne les condamne pas absolument; il dit seulement que la sienne lui
a toujours réussi, avantage que les autres
n'avaient pu lui procurer.

Mais M. Molinelli trouve un obstacle
assez considérable dans l'introduction de
la sonde. Il demande comment on pourrait y réussir, si les parois du sac lacrymal sont épaisses et calleuses au point
qu'elles ne laissent aucun passage, ou
du moins presque aucun? Il est vrai
que M. Petit n'a pas pourvu à ce cas
dans le Mémoire donné en 1734; mais,
en supposant qu'il y eût une petite ouverture, on peut mettre en usage une
sonde un peu moins mousse. D'ailleurs,
quel inconvénient y aurait-il quand même
avec la sonde on contondrait un peu les
parois du canal nasal? La suppuration
doit s'y faire pour rétablir les voies lacrymales, elle n'en sera qu'accélérée.
Du reste, les douleurs ne seront pas si
vives, puisqu'on suppose les parois
épaissies et calleuses. M. Petit, dans le
Mémoire donné en 1740, traite au long
cet article, et il dit que, dans le cas où
il y aurait des callosités, on peut les
traiter par le consomptif ou par l'instrument tranchant; il préfère ce dernier.
L'incision semi-lunaire suffit pour dilater cette ouverture, en la faisant de manière qu'elle comprenne la fistule, et si
les chairs font obstacle, il les emporte
après les avoir saisies avec une petite
érigne. — L'usage de la sonde paraît
moins à craindre en faisant l'opération
comme M. Petit la pratiquait dans les
derniers temps de sa vie. Je proposerai
cette méthode, qui ajoute quelque perfection à l'opération, et que Molinelli
n'a pu connaître, n'ayant point été décrite par l'auteur dans son Mémoire de
1734, ni dans aucun autre de ses ouvrages. Elle est plus simple; elle prouve
la fécondité du génie de l'auteur, et je
tiendrai à honneur de la rapporter, l'a-
yant appris de lui-même. — Dans ce
dernier cas, il fait l'incision à l'ordinaire, mais avec un bistouri sur un des
côtés duquel il y a une cannelure. L'incision faite, et le dos du bistouri tourné

_____

(1) M. Petit a cependant parlé des conditions de la bougie dans son Mémoire
donné au public en 1740, et depuis celui de M. Molinelli; il dit qu'elle doit
être plus menue par la partie qui entre
dans le nez, et plus grosse par l'autre
extrémité à laquelle il attache un fil.

du côté du nez, il en dirige la pointe vers le conduit nasal à la faveur de la cannelure ; il introduit une sonde très-peu mousse sur laquelle il pousse la bougie. Cette méthode exige deux bistouris dont la cannelure ne soit pas sur le même côté ; elle ne permet pas qu'on emploie indifféremment le même pour les fistules lacrymales des deux yeux, à moins qu'il n'y ait une cannelure sur chacune de ses surfaces. Je n'en dirai pas davantage ; cette méthode sera décrite d'une façon plus parfaite si le public jouit du Traité d'opérations que M. Petit a commencé, et que la mort ne lui a pas permis de donner.

Si la fistule lacrymale est accompagnée de carie à la partie supérieure de l'os maxillaire et à l'os unguis, la méthode de M. Petit ne sera pas encore à rejeter, surtout si la fistule a été causée par l'engorgement de l'extrémité du canal nasal ; car alors on procure l'exfoliation de la carie, la régénération des chairs et leur consolidation ; pendant ce temps, on entretient la liberté du canal, et, sans avoir recours aux méthodes de feu M. Saint-Yves et de M. Wolhouse, comme le prétend M. Molinelli, on peut parvenir à une parfaite guérison. M. Petit paraît même n'avoir eu en vue dans sa méthode, quoiqu'elle convienne à toutes les fistules, que celle qui est causée par l'obstruction du canal nasal, puisque, selon ses termes (1), il ne s'agit que de rétablir une machine hydraulique dérangée par l'obstruction d'une branche du siphon lacrymal. Ses soins sont particulièrement bornés à déboucher le siphon pour que les larmes puissent couler dans le nez. Alors, ces causes étant détruites, le larmoiement, la rétention des larmes, l'inflammation, la rupture, la fistule se guérissent aisément. De plus, dans le cas où la fistule serait compliquée, la méthode de M. Petit n'exclut pas les moyens capables de dissiper les complications ; il ne la propose pas comme universelle, mais seulement comme une méthode dont il était l'auteur, et qui lui a presque toujours réussi.

M. Molinelli veut cependant bien accorder que les accidents dont nous venons de parler n'arrivent pas ; mais il pense que cette méthode ne détruit pas la crainte du larmoiement, parce que, pendant le traitement, il arrive déper-

dition de substance, en sorte qu'il peut suivre resserrement et rétrécissement du sac. D'ailleurs, les orifices des conduits qui se déchargent dans le sac peuvent même perdre de leur diamètre, ce qui causera un très-grand retardement au cours de la liqueur. — Mais en supposant, comme le veut M. Molinelli, rétrécissement du sac lacrymal, il n'arrivera point de larmoiement, ou, s'il arrive, ce ne sera que pour un temps, car la quantité des larmes est petite ou grande. Si elle est petite, il est certain qu'elles passeront, puisque le canal n'est pas oblitéré, mais seulement rétréci. Si elle est grande, nous conviendrons qu'il peut arriver larmoiement pour un temps, parce qu'alors la quantité des larmes qui se présente vers les points lacrymaux étant trop grande pour être absorbée, le superflu coulera le long des joues ; mais ce larmoiement cessera dans la suite, parce que, après la parfaite guérison, les parties s'étendent et prêtent, surtout lorsqu'elles sont sollicitées par la présence de quelque fluide. C'est ce qui doit arriver surtout au sac lacrymal, dont la substance est membraneuse et élastique. — Le larmoiement ne sera pas plus à craindre si les orifices des conduits lacrymaux étaient seulement rétrécis ; la présence successive du fluide se fait jour peu à peu. De plus, les points lacrymaux étant d'une substance cartilagineuse, ils ne peuvent pas aisément s'affaisser. Toutes ces parties sont même arrosées pendant le traitement de la maladie ; les larmes s'y introduisent toujours un peu, et s'y ménagent par ce moyen une route pour la suite. — La chirurgie peut, dans ces cas, prévenir et aider l'ouvrage de la nature, en employant peu à peu et avec précaution les sondes de M. Anel pour les points lacrymaux. On peut aussi y employer les fils d'or, en frayant, pour ainsi dire, une nouvelle route, comme M. Petit dit l'avoir fait une fois (1), et par ce moyen rétablir le siphon dans ses fonctions.

M. Molinelli semble croire la méthode de M. Petit insuffisante pour éviter le larmoiement ; mais pourquoi suivrait-il plutôt dans une méthode où le siphon lacrymal est conservé dans presque toute son intégrité et rétabli dans ses fonctions ? Il est vrai que cet accident n'arrive pas toujours après avoir mis en œuvre

---

les méthodes ordinaires : mais cependant il est rare qu'il n'en soit la suite ; et s'il n'existe pas, c'est comme l'a remarqué M. Petit, surtout lorsqu'on a donné à l'ouverture une direction oblique de haut en bas, ce qui allonge le canal et procure plus de pente aux larmes, ou enfin surtout lorsque le canal nasal vient de lui-même à se déboucher. — M. Molinelli pense qu'il serait plus commode pour le malade et pour le chirurgien de préférer aux bougies et aux sondes de plomb un petit cordonnet de soie, tel qu'on l'emploie dans les sétons. Il omet la façon dont il faut s'en servir, et les précautions qu'on doit prendre pour l'employer, et ne lui assigne aucune raison de préférence absolue sur les bougies faites de linge imbibé de quelques médicaments. — La difficulté d'introduire un séton, ce qui peut être souvent incommode, semble devoir faire préférer les bougies qui sont suffisantes, aussi légères, plus propres à provoquer et à entretenir la suppuration, et par conséquent à parvenir au but qu'on se propose. — Telles sont les réflexions de M. Molinelli contre le Mémoire de M. Petit ; d'où on peut conclure que ses objections se réduisent à attaquer le siphon et la planche de M. Petit. — Quant au siphon, il est vrai qu'en admettant son imbibition, il ne souffre aucune difficulté ; mais M. Petit a suffisamment expliqué la cause qui oblige les larmes à passer vers le siphon sans qu'il soit nécessaire d'en changer la structure, et de le supposer en partie commun et en partie capillaire, puisqu'il y a dans la partie des causes capables de le remplir. Ses autres objections n'attaquent en rien le Mémoire de M. Petit, et nous croyons même devoir louer son exactitude à éclaircir quelques points qui lui paraissaient obscurs, et laisser quelque chose à désirer dans une opération des mieux raisonnées et des plus appropriées à la nature de la maladie. Au surplus, les réflexions de M. Molinelli sont pleines d'égards pour M. Petit, et la politesse de ses expressions ne permet aucun soupçon sur sa façon de penser.

J'ai cru par les miennes rendre à la mémoire de M. Petit le tribut d'éloges que nous lui devons, en prouvant que M. Molinelli n'a pas attaqué la doctrine de notre illustre académicien, mais qu'il paraît avoir voulu perfectionner sa méthode, et y ajouter plutôt que de la détruire.

## II.

*Nouvelle méthode de traiter les maladies du sac lacrymal, nommées communément fistules lacrymales, par M. DE LA FOREST.*

Le sac lacrymal est une petite poche membraneuse, située au bord de l'orbite entre le nez et le globe de l'œil, dans un enfoncement formé par l'os unguis et la partie latérale externe de l'avance de l'os maxillaire, qu'on nomme apophyse nasale. — La longueur de ce sac, depuis sa partie supérieure jusqu'à l'extrémité de son conduit excréteur, est environ de douze à quatorze lignes ; il s'étend depuis la commissure des paupières jusque dans l'intérieur du nez ; à la partie supérieure du sac, se remarquent d'abord deux ouvertures dans le centre des deux petites éminences ou monticules placées dans le rebord intérieur de chacune des paupières, qu'on nomme points lacrymaux, et qui font le commencement de deux conduits qui ont le même nom ; ces conduits rampent dans l'épaisseur du commencement des paupières jusqu'à l'endroit de leurs commissures, d'où ils font encore une ligne de chemin avant de s'unir ensemble ; c'est leur union qu'on nomme conduit commun, et qui a environ une ligne de longueur ; ce conduit s'ouvre immédiatement dans cette partie du sac qu'on nomme la poche ou réservoir lacrymal. La partie inférieure de ce sac fait le commencement du canal nasal ; Palfin et d'autres auteurs l'ont nommé conduit excréteur du sac lacrymal ; il tapisse les parois d'un canal osseux, creusé dans l'épaisseur de l'apophyse nasale, à la partie antérieure latérale interne du sinus maxillaire. Ce conduit s'ouvre ensuite dans le nez, en perçant la membrane pituitaire sous l'arcade que forme la coquille inférieure du nez. On a divisé ce sac en plusieurs parties, qui ne diffèrent néanmoins entre elles que par leur grandeur, leur figure et leur situation ; elles concourent toutes à former un conduit membraneux, qui transmet dans le nez le superflu des larmes qui viennent de l'œil, au défaut duquel conduit elles couleraient sur les joues, comme dans l'*épiphora* ou larmoiement continuel, ainsi que dans cette maladie du sac qu'on nomme communément fistule lacrymale ; avec cette différence que dans l'*épiphora* les larmes sont naturelles et coulent continuellement, au lieu que, dans cette maladie du sac qu'on nomme fistule, elles sont quelquefois purulentes, et ne coulent pour l'ordinaire que quand on presse le sac.

Toutes les parties de ce conduit sont sujettes à différentes maladies qui occasionnent le larmoiement; les auteurs les ont toutes indifféremment nommées fistules. M. Petit en fait trois espèces; la première est une fistule au grand angle, accompagnée de dureté et callosité, caractères ordinaires de la fistule; mais elle n'est point lacrymale, parce qu'elle n'intéresse aucune des parties par où passent les larmes. La seconde est une tumeur causée par la dilatation du sac lacrymal, en conséquence d'une obstruction dans quelque partie du conduit nasal; en sorte que lorsqu'on presse la tumeur, les larmes ou le pus refluent par l'un ou l'autre des points lacrymaux. Cette maladie ne doit point être nommée fistule, elle n'en porte aucun caractère; quelques auteurs la nomment fistule lacrymale, d'autres hydropisie du sac lacrymal. — La troisième maladie est vraiment fistule lacrymale, parce que dans cette dernière l'ulcère intéresse le sac lacrymal et la peau; ces deux dernières maladies feront particulièrement le sujet de ce mémoire. — Les causes de ces maladies sont en grand nombre; mais les plus ordinaires sont l'obstruction du conduit nasal, qui empêche l'écoulement de la liqueur lacrymale dans le nez; son rétrécissement, qui permet l'écoulement de la partie la plus fluide de cette liqueur, pendant que la plus visqueuse est retenue par le sac lacrymal, où elle cause une tumeur, et enfin l'ulcération de ce même sac, occasionnée par l'acrimonie même des larmes, par leur trop long séjour dans cette partie, ou par un vice quelconque dans les autres humeurs.

Il me paraît que M. Anel est un des premiers qui ait reconnu l'obstruction du conduit nasal pour la cause la plus ordinaire de la tumeur et de la fistule lacrymale, ainsi que de la nécessité de déboucher le conduit pour parvenir à la guérison parfaite de l'une et de l'autre des deux maladies. Il n'a pas connu les meilleurs moyens de remplir cette indication; mais il est celui qui en a le plus approché, puisqu'en introduisant la sonde ou l'injection par les points lacrymaux, il n'avait d'autres intentions que de déboucher ce conduit: il se servait pour cet effet d'une sonde d'argent dont la grosseur, presque égale dans toute son

étendue, n'excédait guère celle d'une soie de sanglier; son extrémité est terminée par un petit bouton en forme d'olive; il faisait passer cette sonde par les points lacrymaux, et même, dit-il, dans le conduit nasal pour le déboucher. Le second moyen dont il se servait était une seringue dont le siphon est de la même grosseur que la sonde; mais par ces deux moyens il ne pouvait que déboucher les points et les conduits lacrymaux, laver le sac lacrymal, et non déboucher le conduit nasal obstrué; et il est facile de concevoir qu'un instrument fort mince et flexible, qui passerait d'un conduit fort étroit dans un fort large, ne produirait que peu ou point d'effet, pour déboucher celui-ci.

Ce chirurgien paraît être le seul en France qui ait pratiqué cette méthode pour la cure de la fistule lacrymale, moins cependant par la difficulté ou impossibilité de le faire, ainsi que le pensait feu M. Mery, que par le peu de succès qu'on en voyait, et surtout l'impossibilité reconnue qu'il y a de déboucher par ce moyen le conduit nasal, dont l'obstruction est, comme je l'ai déjà dit, la cause la plus ordinaire de cette maladie; et si M. Anel a réussi quelquefois, comme il paraît, ce ne peut être que dans les cas où il n'y avait point d'obstruction totale au conduit nasal, comme, par exemple, à feu madame Royale de Savoie, dont l'obstruction était dans l'un des conduits lacrymaux, et dans ces cas où le sac lacrymal serait ulcéré sans obstruction au conduit nasal; alors je pense qu'il avait cela de commun avec ceux qui traitent et guérissent cette maladie par l'opération ordinaire, mais qui ne réussissent que dans les cas où il n'y a point d'obstruction au conduit nasal, ou lorsqu'elle n'est point totale, ou qu'elle n'est formée que par des matières visqueuses, telles que les larmes épaissies, ou même lorsque quelque matière formée dans la paroi antérieure du sac lacrymal ulcéré, arrêtée dans le conduit, peut être délayée et tomber dans le nez; mais, si l'obstruction était totale et d'une substance solide, ou d'une matière extrêmement épaissie, le conduit ne se déboucherait point par ce moyen, et, dans ce cas, l'opération serait infructueuse; aussi M. Petit pensait-il qu'il n'y avait que le conduit naturel qui pût satisfaire à l'écoulement des larmes de l'œil dans le nez; de là il concluait pour la nécessité de le déboucher pour la parfaite guérison de la fistule lacrymale; mais il en a reconnu la possibilité, ou du moins il ne l'a annoncé que par son orifice supérieur en incisant le sac lacrymal.

M. de la Faye, dans ses savants Commentaires sur les opérations de Dionis, où il établit les différentes méthodes d'opérer la fistule lacrymale, et celle de déboucher le conduit nasal, toujours par son orifice supérieur, soit en incisant ce sac, comme le pratique M. Petit, soit en sondant, ou injectant par les points lacrymaux, suivant la méthode de M. Anel, dit que, s'il était possible de seringuer ce conduit par son orifice inférieur, on pourrait peut-être préférer cette méthode en bien des cas. J'adhère au sentiment de M. de la Faye, et j'ajoute que non-seulement il est possible de pousser des injections dans ce conduit par son orifice inférieur, mais aussi d'y introduire la sonde, et de la porter dans tout son trajet jusque dans le sac lacrymal, ainsi que je l'ai fait nombre de fois; et que cette méthode doit être préférée à toutes celles qu'on a employées jusqu'ici dans tous les cas où la maladie sera dans le conduit.

Pour parvenir à faire cette opération, c'est-à-dire à sonder le conduit nasal par son orifice inférieur, j'ai commencé par des expériences réitérées sur les cadavres; l'exécution de cette opération m'a toujours paru si facile sur les morts, que je me suis déterminé à l'entreprendre sur les vivants, où je n'ai pas trouvé plus de difficulté que sur les morts, ce qui m'a enhardi à la faire toutes les fois que l'occasion s'en est présentée. Je l'ai presque toujours exécutée avec facilité, d'autres fois j'ai trouvé quelques obstacles, que je suis presque toujours venu à bout de surmonter. Il est bon cependant d'exposer ce qui peut y donner lieu. — Le plus communément les difficultés qui peuvent s'opposer à la facile exécution de cette opération viennent premièrement des variations qui se trouvent dans la situation du conduit; secondement, des différents degrés d'altération qu'il a pu souffrir; troisièmement, des proportions qu'il faut trouver entre ce conduit et la sonde; quatrièmement, de la situation de la coquille inférieure du nez, qui est quelquefois si basse, qu'il peut arriver que, faute d'y faire attention, on passe par-dessus au lieu de passer par-dessous, où se trouve l'orifice inférieur du conduit nasal. J'ai vu des sujets chez lesquels cette coquille était si basse,

qu'elle ne laissait à la partie antérieure qu'une ligne de distance de son rebord inférieur à la partie de l'os maxillaire qui lui répond et qui fait la voûte du palais. Dans d'autres sujets, elle était si recourbée qu'elle formait plutôt à la partie antérieure un trou rond qu'une ouverture ovale qui doit se trouver dans l'état naturel de cette coquille; au contraire, elle est quelquefois si haute, et le conduit si court, qu'il n'y a nulle difficulté à les sonder. Il faut encore observer que quelquefois la cloison du nez se porte et se voûte dans l'une des narines, appuie sur cette coquille, la presse et l'enfonce de manière que son rebord inférieur touche la portion de l'os maxillaire qui fait la séparation de la narine et du sinus maxillaire, de manière que la sonde a beaucoup de peine à y passer; de plus, c'est que, s'il y a adhérence de la cloison du nez à la coquille (ce qui n'est pas impossible), et qu'elle soit antérieure et inférieure, elle pourra être prise dans l'anse de la courbure de la sonde, ce qui l'empêcherait de passer derrière, où se trouve l'orifice inférieur de ce conduit.

Pourvu que l'on soit instruit de ces variations anatomiques, et que l'on fasse attention au plus ou moins d'altération que le conduit aura pu souffrir à proportion de l'ancienneté et de la grandeur de la maladie, on viendra presque toujours à bout d'y introduire la sonde facilement dans l'état sain, et dans l'état de maladie avec plus ou moins de difficulté, selon que l'obstruction du conduit sera plus ou moins considérable; l'introduction de la sonde ne sera impossible que lorsque le canal sera oblitéré par l'ancienneté de la maladie. J'ai vu un malade attaqué d'une fistule lacrymale très-ancienne, ouverte en dedans et en dehors, compliquée de carie: je ne pus faire entrer la sonde dans ce conduit ni par son orifice supérieur ni par l'inférieur, d'où je le jugeai tout-à-fait oblitéré, et par conséquent la maladie incurable; il est à observer que j'introduisais facilement la sonde du côté opposé. — Certain d'avoir découvert les moyens de réussir dans l'opération que je m'étais proposé de trouver, j'ai cru devoir faire part de mes remarques à mes confrères, et profiter des lumières que je pourrais en recevoir pour les porter à leur perfection. C'est ce que je fis dès l'année 1739, où je fis voir la possibilité et la facilité de cette opération, dans nos actes anatomiques sur les cadavres qui servaient aux épreuves des élèves ; souvent même je faisais mes expériences en présence de chirurgiens· étrangers qui se trouvaient aux préparations de ces mêmes cadavres, parmi lesquels il s'en est trouvé un qui a voulu se donner pour auteur de cette découverte, et s'est présenté à ce dessein en 1742 à l'Académie ; mais mes confrères, témoins de mes démonstrations, ont eu la bonté de revendiquer pour moi et en mon absence un bien qui m'appartenait en propre, et de me conserver ce qui m'est légitimement dû.

Les moyens dont je me sers pour la cure de ces maladies, toujours en désobstruant le conduit nasal, sont extrêmement simples ; quelques sondes pleines, de différentes grosseurs , et proportionnées au diamètre du canal, une sonde à aiguille, une sonde cannelée ou algalie, et une seringue qui est déterminée par un court siphon recourbé et garni vers son extrémité d'une saillie en forme de bourrelet ou bouton.—Toutes ces sondes sont à peu près courbées comme les algalies de vessie , et par cette figure les stylets et les sondes peuvent pénétrer jusque dans le sac lacrymal, où ils se font sentir extérieurement au toucher, et même font apercevoir une saillie aux téguments par le moindre mouvement que l'on fait faire à ces instruments.

Les injections qui sont faites dans le sac par l'orifice inférieur du conduit nasal, soit avec la seringue seule, ou par le moyen de l'algalie, sortent abondamment par les points lacrymaux ; ce qui reste dans le sac après l'injection faite retombe dans le nez et au dehors, par la sonde ou algalie, lorsqu'elle y a été introduite, de même que la liqueur lacrymale ; ce·qui fait une espèce de séton bien avantageux, puisque non-seulement il tient le canal dilaté, mais encore qu'il facilite l'écoulement de la liqueur lacrymale dans le nez.
— Ces petits instruments sont les seuls dont je me sers pour cette méthode ; mais, comme les maladies de la route des larmes varient , l'usage de ces instruments doit être différent, selon la situation et l'état de ces maladies, et en voici l'explication. — Premièrement , si la maladie consiste dans l'obstruction du conduit nasal, et que cette obstruction soit assez forte pour empêcher le passage de l'algalie, qui est extrêmement flexible , je me sers alors de la sonde pleine pour détruire plus facilement ce qui peut former l'obstruction du conduit nasal. Cette sonde, ainsi passée jusque dans le sac , je la laisse

pendant quelques jours pour mieux frayer la route à l'injection que je fais au moyen de la seringue à bourrelet; ou bien je passe une petite algalie par le même conduit, jusque dans le sac lacrymal, et je la laisse jusqu'à la fin de la cure, au moyen de quoi le malade peut se seringuer lui-même jusqu'à parfaite guérison, ainsi que je l'ai pratiqué dans une fistule complète et des plus invétérée , qui avait déjà éprouvé deux fois le sort de l'opération ordinaire, sans autre fruit que celui d'avoir laissé un ulcère fistuleux accompagné de dureté, et callosité, par lequel sortaient le pus et la liqueur lacrymale. Je passai d'abord l'algalie par le conduit nasal jusque dans le sac lacrymal ; j'y poussais des injections qui sortaient par l'ulcère avec une matière épaisse et bourbeuse qui se trouvait dans le sac. Cela ne dura que pendant dix jours, au bout duquel temps l'ulcère fut cicatrisé. L'injection faite dans le sac sortit par les points lacrymaux, et ce qui restait dans le sac après l'injection faite revenait par la sonde, ainsi que la liqueur lacrymale. La demoiselle a été guérie en cinq semaines, et peut-être plus tôt ; car , dès le quinzième jour, l'injection, qui passait du sac par les points lacrymaux, était aussi claire que lorsque je la mettais dans la seringue ; mais je ne mets l'époque de la guérison que du jour que j'ôtai la sonde , ou pour mieux dire, du jour qu'elle tomba ; car, dans l'incertitude où j'étais de la parfaite guérison, je ne l'aurais pas ôtée si tôt.

Secondement, si la maladie est dans le sac lacrymal, et qu'il soit simplement ulcéré ou engorgé sans obstruction au conduit nasal, il est inutile de se servir de la sonde pleine : je me contente d'y faire des injections avec la seringue à siphon recourbé, et par ce moyen, la maladie est bientôt guérie sans autre opération ; et c'est là l'espèce de maladie que M. Anel pouvait guérir par sa méthode, dont le principal moyen était de faire des injections par les points lacrymaux. S'il arrivait cependant que le sac lacrymal fût engorgé, et que la matière qui faisait engorgement fût d'une consistance assez solide pour empêcher l'entrée de l'injection, il faudrait pour lors se servir de l'algalie ou sonde cannelée, que l'on passera par le conduit jusque dans le sac, où son bec étant parvenu, on lui fera faire quelques mouvements pour rompre et diviser la matière qui fait l'engorgement, afin qu'elle puisse être pénétrée de la liqueur que l'on poussera dans le sac par ladite sonde ou algalie. Il est souvent nécessaire de laisser cette algalie dans le conduit pendant quelques jours, et même jusqu'à parfaite guérison, ainsi que je l'ai pratiqué à deux malades que j'ai traités et guéris ; cette sonde étant unie et sans bouton, non-seulement n'empêchera point le retour de l'injection ni l'écoulement de la liqueur lacrymale dans le nez, mais encore elle en facilitera l'issue par la cavité, et par son moyen on pourra réitérer les injections aussi souvent qu'on le jugera nécessaire, avec d'autant plus de facilité, que les malades pourront le faire eux-mêmes, et, par ce secours, accélérer leur guérison. — Troisièmement, si le sac lacrymal est percé du côté de l'os unguis, et que celui-ci soit altéré, je ne suis pas de l'avis de ceux qui conseillent de percer la peau et la portion du sac qui lui répond, pour porter sur cet os les remèdes propres à en procurer l'exfoliation, la seule injection étant suffisante pour produire le même effet, ainsi que j'en ai l'expérience. Ce que j'avance est encore prouvé par plusieurs observations de semblables maladies guéries par les seules injections faites aux points lacrymaux ; je n'en citerai que trois. — La première est de M. James, qui nous apprend qu'une fistule invétérée, accompagnée de carie, fut guérie dans l'espace de six mois par les seules injections des points lacrymaux. La seconde est du même auteur, qui dit avoir reçu une lettre de M. Brunet, médecin de l'électeur palatin, qui l'assure avoir guéri une fistule lacrymale fort dangereuse, par les injections. La troisième observation est de M. Anel, qui rapporte qu'une fistule ouverte en dedans et en dehors, compliquée de gonflement à la partie malade, d'irritation au globe de l'œil, de rupture du sac lacrymal dans sa partie antérieure et postérieure, et de carie manifeste, a été guérie dans l'espace de quarante jours, par les seules injections des points lacrymaux. — Quatrièmement, si l'ulcère est du côté de la peau et qu'elle soit percée, c'est-à-dire que la fistule soit ouverte en dehors, et que le conduit ne soit pas bien libre, on pourra passer un séton dans le nez. Pour le faire, on introduira, par l'orifice inférieur du conduit nasal jusque dans le sac lacrymal, la sonde à aiguille ; on fera sortir son extrémité percée par l'ulcère, et on y enfilera un ou plusieurs brins de fil, que l'on tirera par le nez et en dehors, en retirant la sonde.

En 1746, je fus appelé par un chirurgien pour voir une demoiselle de dix-sept à dix-huit ans, attaquée d'une tumeur lacrymale, en conséquence d'une obstruction au conduit nasal ; je proposai de la guérir par ma méthode, mais l'opération fut préférée ; le chirurgien la fit en ma présence, et se contenta de faire, par mon conseil, une très-petite incision à la partie la plus déclive du sac vers son entrée dans le canal nasal ; j'introduisis alors ma sonde à aiguille par l'orifice inférieur du conduit, j'en fis sortir l'extrémité percée par l'ouverture qui venait d'être faite, j'y enfilai deux brins de fil et les fis sortir par le nez. Je conseillai au chirurgien de panser cette plaie comme une plaie simple ; il suivit mon conseil. Mais le quatrième jour après l'opération, en pansant la malade, il entraîna le séton, qui s'était collé aux compresses. Je fus appelé pour le replacer, ce que je fis en observant la méthode ci-dessus décrite, mais avec autant de facilité que j'avais eu de peine la première fois ; ce qui venait sans doute de ce que le séton avait déjà frayé le chemin et enlevé une partie de l'obstruction du conduit nasal. On continua à panser la plaie tout simplement ; la malade a été parfaitement guérie, et ne larmoie point. La cure, à la vérité, a été longue, parce que le séton a été continué trop long-temps et à mon insu. J'ai encore guéri une fistule complète à un malade âgé de six ans, par l'usage du séton et des injections par l'orifice supérieur du conduit nasal. — Le 15 septembre 1748, il me vint un jeune garçon de quatorze ans qui avait une fistule lacrymale complète et compliquée ; je dis complète, parce que le sac lacrymal était percé dans sa partie antérieure et postérieure, et l'os unguis découvert ; je dis aussi compliquée, parce que l'apophyse nasale était cariée et percée dans la partie supérieure vis-à-vis le grand angle ; la peau et la membrane pituitaire étaient percées dans le même endroit, de façon que la sonde y passait facilement, tombait sur la voûte du palais le long de la cloison du nez, et pouvait facilement sortir par la narine de ce côté-là. — Quoique ce dernier ulcère parût très-fâcheux, je n'employai pour tous remèdes, les premiers jours, que des injections qui passaient par le nez, et un emplâtre sur l'ouverture extérieure, persuadé que l'unique moyen de remédier à toutes ces indispositions était de déboucher le conduit nasal, dont l'obstruction était la cause de la fistule lacrymale et celle de l'ulcère du nez. — A toutes ces indispositions était joint un gonflement de plusieurs des glandes du col, ce qui me confirmait dans l'opinion que j'eus, à l'aspect de ce jeune homme, qu'il était scrofuleux, et par conséquent que la cure serait longue et difficile ; mais, comme j'avais déjà guéri une fistule complète, accompagnée de semblables maladies, je l'entrepris plus hardiment, joint à ce que j'ai souvent détruit le vice local, quoique le vice général ne l'eût pas été.

Le premier moyen que je mis en usage pour la cure de cette maladie, c'est-à-dire pour la fistule, fut le séton, que je passai de l'ulcère dans le nez par ma méthode ; je renouvelais tous les jours le séton, en passant celui que je voulais mettre dans l'anse de celui que je voulais ôter. Je faisais aussi des injections sur l'os unguis découvert, qui ressortaient en dehors par l'ouverture extérieure ; mais quand j'engageais le siphon de la seringue dans l'orifice supérieur du conduit nasal, la liqueur sortait par le nez, quoique le séton fût en place. — Au bout de quatorze jours de cette pratique, l'ulcère du nez fut cicatrisé en dehors, ce qui me confirma dans l'opinion que j'avais eue d'abord que cet ulcère n'était que l'effet de la fistule, et celle-ci de l'obstruction du conduit nasal. — La persuasion où j'étais que la cicatrice de la fistule suivrait de près celle de l'ulcère du nez, me détermina à ôter le séton pour y substituer l'algalie, qui non-seulement n'empêcherait point la cicatrisation de la peau et de la partie du sac qui lui répond, comme fait le séton, mais encore tiendrait le conduit dilaté, et donnerait au malade la facilité de se seringuer lui-même. — L'injection faite dans le sac, au moyen de l'algalie, sortit par l'ulcère pendant vingt-deux jours, et ensuite elle passa en partie par l'ulcère et en partie par les points lacrymaux, et cela pendant quinze jours, après lequel temps elle ne sortit plus que par les points lacrymaux, quoique la fistule ne fût pas tout-à-fait cicatrisée ; mais sans doute que les ouvertures du sac lacrymal l'étaient totalement ; cependant, je n'ôtai la sonde du conduit nasal que le 20 décembre, et l'ouverture extérieure de la fistule n'a été parfaitement guérie que vers le 15 janvier ; mais elle était si petite, qu'il fallait l'examiner de très-près pour l'apercevoir, et elle n'excédait pas celle que ferait une épingle des plus petites en perçant une feuille de papier, ce qui me détermina à y porter un stylet très-fin trempé dans la dissolution mercurielle qui produisit l'effet que je m'étais proposé, et le malade fut guéri en peu de jours. Il faut observer que le malade a fait usage de l'éthiops minéral pendant toute la cure. Il paraît, dans cette observation, que la cicatrice de la peau ne s'est faite qu'environ un mois après celle du sac lacrymal, qui ne se serait pas faite si tôt sans les moyens que j'ai employés, ce qui ne peut être que l'effet du séton, c'est-à-dire de l'impression qu'il a faite sur cet organe pendant les quinze jours qu'il a été employé ; c'est pourquoi je rejette ce moyen pour la cure de la fistule lacrymale, en lui substituant l'algalie dès le premier jour et dans tous les cas où il sera possible ; car, outre qu'elle tient lieu de séton dans le conduit nasal, elle n'empêche point la cicatrisation de la peau, et même du sac, ainsi que je l'ai observé dans une fistule récente et complète qui a été guérie en six jours, comme je vais le détailler : je passai la sonde dès le premier jour que je fus appelé, qui était le 18 janvier 1749 ; j'en fis voir le bout par l'ulcère, ensuite je la plaçai de façon que le bord ne débordât pas l'orifice supérieur du conduit nasal ; je fis deux ou trois injections par jour, lesquelles sortirent par l'ulcère jusqu'au quatrième jour de l'opération, que la liqueur passa en plus grande partie par les points lacrymaux ; dès le soir du même jour, elle y passa toute, et rien ne passa par l'ulcère, qui fut tout-à-fait cicatrisé le sixième. Cependant, je n'ôtai le petit emplâtre de diapalme qui couvrait la cicatrice, et je ne retirai l'algalie du conduit nasal, que le dixième jour de l'opération.

Cinquièmement, enfin, si la tumeur lacrymale consiste dans la dilatation et le relâchement du sac, les injections avec des liqueurs vulnéraires astringentes et spiritueuses rétabliront son ressort, et lui rendront en peu de temps son état naturel, sans avoir recours à la compression, qui est fort incommode, et peut-être très-préjudiciable, surtout si les parois intérieures du sac sont ulcérées, parce que, tenant ces parois appliquées les unes contre les autres, elle peut les coller et oblitérer le sac. Cet effet est encore plus à craindre en faisant la compression avec le papier mâché soutenu par des compresses pyramidales ; cette compression étant alors plus exacte, l'application des parois du sac doit l'être aussi. — Mais, quand on supposerait la compression aussi méthodique qu'elle l'est peu, il faut convenir qu'elle est inutile ou du moins insuffisante, puisqu'il est vrai que la maladie du sac, que l'on se propose de traiter, n'est que l'effet de celle du conduit nasal, et que, pour guérir la première, il faut auparavant avoir détruit la seconde, c'est-à-dire celle du conduit, ce qui ne s'obtiendra jamais par la seule compression du sac, le vrai moyen étant de déboucher le conduit nasal. — Concluons que, par la méthode que je propose, on peut guérir sans incision et sans compression toutes les maladies du grand angle de l'œil, qui auront leur siége dans le sac lacrymal et dans le conduit nasal, ou qui y communiqueront. Lorsqu'elles ne seront ni dans l'un ni dans l'autre, ou qu'elles n'y communiqueront point, ou qu'elles seront entretenues par quelque vice particulier du sang, il faudra avoir recours à d'autres remèdes, que je n'entreprends point de détailler ici, n'ayant d'autre dessein, dans ce mémoire, que d'indiquer des moyens désirés depuis long-temps, et inconnus jusqu'à ce jour, pour la cure de la fistule lacrymale. — Après avoir fait connaître la nécessité et la possibilité de sonder le conduit nasal par son orifice inférieur, il me reste à expliquer la façon de le faire. Pour bien réussir dans cette opération, toute simple qu'elle paraisse, il faut néanmoins connaître la structure et la situation de ces parties, les variations dont elles sont susceptibles et les rapports des proportions entre la sonde et le conduit nasal; c'est une théorie nécessaire. — Ces connaissances étant supposées, et le malade assis sur une chaise, la tête à demi renversée, il faut porter la sonde dans le nez, de haut en bas et de dedans en dehors; ensuite faire faire un demi-tour à la sonde, comme pour sonder la vessie, en portant le bout de la sonde de bas en haut et de dehors en dedans, vers l'arcade que forme la coquille inférieure du nez, pour y chercher l'orifice inférieur du conduit nasal. On connaîtra que le bout de la sonde est dans ce conduit, lorsqu'elle n'aura plus de jeu sous la coquille, et qu'au contraire elle y sera arrêtée sans pouvoir vaciller; alors, l'on fera faire la bascule à la tête de la sonde par de petites secousses plus ou moins réitérées, jusqu'à ce que l'on reconnaisse le bout de la sonde au bord de l'orbite, c'est-à-dire à l'extrémité supérieure du conduit nasal. Cependant, il y a des cas où la sonde ne paraît point, quoiqu'elle soit parvenue au bord supérieur de ce conduit, parce qu'elle se trouve engagée sous un petit rebord de l'os maxillaire qui fait la partie supérieure et antérieure du canal nasal. Pour la dégager, il faut relever un peu la tête de la sonde, et en même temps la pousser de devant en arrière et de bas en haut, et par ce moyen, le bec de la sonde, qui n'était que dans le conduit, passera dans le sac, où on l'apercevra à la vue et au toucher; je dis au toucher, parce que, dans les sujets gras, elle ne paraît point à la vue, mais on la sent au toucher. — L'algalie se place avec les mêmes précautions que la sonde; si on veut qu'elle soit tout-à-fait cachée dans le nez, on se sert du porte-sonde pour la placer; mais j'avertis que l'algalie ainsi posée est fort incommode pour faire les injections.

On doit avoir un stylet pour déboucher les algalies; il faut qu'il soit proportionné à chacune d'elles, afin qu'il ne puisse déborder la pointe de l'algalie qui est dans le sac que d'environ une ligne ou deux. Ceux de baleine sont plus commodes, en ce qu'ils se prêtent mieux aux différents contours de l'algalie, et qu'ils ne peuvent point blesser le sac lacrymal. — A l'égard de la méthode d'injecter avec la seringue à siphon recourbé, il faut prendre les mêmes précautions que pour sonder. La même seringue suffit pour tous les sujets, n'ayant besoin d'autre différence que dans le siphon à bourrelet ou sans bourrelet, selon l'écartement de la coquille du nez; car il ne s'agit que de placer son petit bec dans l'entrée du conduit, et de pousser la liqueur avec le piston de la seringue, toujours avec la précaution de ne point forcer le sac lacrymal par une trop grande quantité de liqueur, qui pourrait le dilater et lui faire perdre son ressort. — La seringue ayant un court siphon qui ne se loge que dans l'orifice inférieur du conduit, ne trouve pas les mêmes difficultés que la sonde pour son introduction; aussi ne produit-elle pas les mêmes effets, et elle serait peu utile pour la cure si l'introduction de la sonde, bien plus essentielle, n'y avait préparé.

---

## III.

*Réflexions sur l'opération de la fistule lacrymale*, par M. Louis.

L'Académie m'ayant chargé de lui rendre compte d'un Mémoire de M. Méjan, maître en chirurgie à Montpellier, sur une nouvelle méthode de traiter la fistule lacrymale, et d'une dissertation de M. Cabanis, étudiant en chirurgie à Paris, et depuis maître en chirurgie à Genève, dans laquelle il propose des instruments nouveaux pour pratiquer avec plus de facilité quelques opérations que cette maladie exige, j'ai cru devoir communiquer à la compagnie mes réflexions sur les différentes méthodes d'opérer dans les maladies qui attaquent les voies lacrymales. Je vais donner d'abord le précis des deux Mémoires dont l'examen m'a été confié.

*Extrait du Mémoire de M. Mejan.*

La méthode d'Anel est insuffisante en beaucoup de cas; si le cours des larmes n'est empêché que par des matières glaireuses, ou par son boursouflement de la membrane du conduit lacrymal, l'introduction du stylet et les injections pourront être employées avec succès. Mais il est difficile de comprendre, dit M. Mejan, comment, avec une sonde boutonnée, d'une finesse proportionnée aux points lacrymaux, on pourrait percer des embarras fort durs, comme cicatrices et callosités, surtout celles qui, depuis vingt ans ou plus, bouchent le conduit nasal, et qui sont ordinairement causées par des pustules de petite-vérole. L'auteur indique les différentes opérations qu'on a pratiquées, soit pour procurer aux larmes une route artificielle, soit pour rétablir les voies lacrymales dans leur premier état. Il préfère ce dernier parti; mais il trouve que la manière usitée pour y parvenir a des inconvénients : « Après l'incision du sac, on débouche le conduit » nasal avec une sonde ordinaire ou poin- » tue, proportionnée à la partie, pour y » passer une tente de plomb ou une bou- » gie; mais *la forte douleur* pendant et » après le pansement cause souvent des » fluxions, des inflammations, et quel- » quefois la fièvre. » Ce sont les termes de M. Mejan. Le seul motif qu'il allègue contre cette méthode, il le tire des pansements, qu'il suppose fort douloureux. Il loue l'usage d'un séton conduit de haut en bas, et qui sort par le nez, parce qu'au moyen de la mèche, on peut porter dans le canal les remèdes convenables, et qu'on peut la grossir ou la diminuer suivant le besoin. Il y a environ six ans que l'auteur se servit avec succès du séton dans la cure d'une fistule lacrymale qu'il avait opérée; mais ayant rencontré de grandes difficultés pour passer, avec une sonde courbe, de la plaie du grand angle dans le nez, et faire paraître au dehors le fil destiné à tirer la mèche, il imagina un moyen plus commode, ce fut de tirer le fil de bas en haut. Pour y réussir, il fit faire une sonde droite, dont l'extrémité était un petit crochet mousse, bien uni, et suffisant pour accrocher un fil fort délié. Cette sonde devait être placée dans le conduit nasal; un autre instrument portait dans le nez, au bas de ce conduit, le fil que la sonde devait accrocher. Cet instrument était aussi une espèce de sonde dont l'extrémité formait deux petites branches courbées et percées d'un petit trou par où passait le fil. — Ce n'est cependant point à cette façon d'opérer que M. Mejan s'est fixé. « Ayant admiré, dit-il, » la méthode d'Anel, le succès de l'opé- » ration par le moyen des mèches, et la » douceur qu'elles procuraient dans les » pansements, je raisonnai ainsi : Ne se- » rait-il pas possible de passer un fil du » point lacrymal supérieur, et de le faire » sortir par le nez? d'attacher à ce même » fil une mèche pour la faire monter de » bas en haut jusqu'à l'aboutissant de la » réunion des points lacrymaux dans le » sac? Cette mèche ainsi montée, gros- » sie par degrés dans les différents pan- » sements, trempée dans des baumes con- » venables, ne produirait-elle pas le même » effet que dans l'opération que nous fai- » sons? »

Telle est la nouvelle méthode que l'auteur propose; il l'a pratiquée avec succès sur différentes personnes; il en rapporte les observations : des témoins éclairés, qu'il cite, l'ont vu opérer. Le stylet dont il se sert a six ou sept pouces, et la proportion en est égale dans toute sa longueur. Sa finesse est proportionnée au diamètre des points lacrymaux; un bout est arrondi et non boutonné; l'autre est percé à jour comme les fines aiguilles à coudre. Ce stylet doit être introduit par le point lacrymal supérieur, comme Anel, et tous ceux qui depuis lui ont sondé les voies lacrymales, l'ont fait. S'il se trouve des obstacles, comme des cicatrices trop dures, qui arrêtent le stylet obtus, M. Mejan le retire, et lui en substitue un autre dont l'extrémité est pointue comme une épingle. Il assure avoir percé avec cet instrument des callosités qui paraissaient occuper une assez grande portion de la longueur du conduit nasal. — Le stylet étant introduit, la difficulté est de le faire sortir par le nez, en tirant le bout qui est sous le cornet inférieur. Voici quelle est alors la manière d'agir de M. Mejan : il porte dans le nez une sonde cannelée dont l'extrémité est percée ; il la conduit sous le cornet : là, rencontrant le stylet, il le relève un peu en tirant son autre extrémité, qui sort du point lacrymal supérieur, et par ce moyen, il en fait entrer le bout dans la cannelure de la sonde ; puis, en la retirant doucement, le bout du stylet glisse dans la cannelure, et il entre enfin dans le trou qui est à l'extrémité de la sonde. Alors, M. Mejan la relève un peu en la retirant ; il pousse en même temps le stylet avec l'autre main, et le faisant sortir par la narine, le fil dont il était enfilé prend sa place. Ce fil est le bout d'un peloton qu'on place dans les cheveux ou sous la perruque du malade ; il en faut pour fournir dans tout le cours des pansements, parce qu'on en coupe chaque fois qu'on les renouvelle.

— M. Mejan se contente d'abord d'avoir passé le fil. Le malade reste ainsi au moins pendant vingt-quatre heures ; le lendemain, quelquefois même le surlendemain, on attache au fil qui sort de la narine une mèche de quatre ou de six fils de coton. Cette mèche doit avoir à peu près la longueur du conduit nasal, et être faite à deux anses. On passe un fil particulier dans l'anse inférieure, de manière que le bout de celui qui attache le haut de la mèche y soit engagé ; on la trempe dans le basilicum fondu, ou seulement dans de l'huile d'amandes douces. En tirant le fil au-dessus du point lacrymal, on fait monter cette mèche dans le conduit nasal, jusque dans le sac ; on la renouvelle à chaque pansement, et on l'attache au même fil, qui est fourni par la pelote. On grossit cette mèche par degrés ; le sixième ou le huitième jour de l'opération, on l'imbibe de baume vert, et on en continue l'usage jusqu'à ce que les mèches ne soient plus chargées de pus, et qu'elles descendent et montent avec facilité dans le conduit.

Les fistules compliquées de carie doivent, suivant M. Mejan, guérir à la longue par sa méthode. Les mèches peuvent être chargées de teintures appropriées à la carie ; les parcelles de l'os unguis peuvent être entraînées avec les mèches et par les injections qu'on fera dans le nez. Enfin, il espère que sa méthode bannira entièrement le fer et le feu, que quelques-uns emploient pour guérir cette maladie.

## Extrait du Mémoire de M. Cabanis.

L'auteur dit que son objet est de perfectionner les méthodes dont la bonté est reconnue, et de mettre tout chirurgien en état de pratiquer avec facilité des opérations qui avaient exigé jusqu'ici une dextérité particulière. M. Cabanis loue la méthode de M. de la Forest, adopte celle de M. Mejan, qui lui était déjà connue, et il les combine pour son opération, qu'il dit consister en quatre choses ; premièrement, à introduire un fil par le point lacrymal supérieur ; secondement, à faire sortir ce fil par le nez ; troisièmement, à attacher à ce fil une mèche chargée de différents médicaments ; quatrièmement, à introduire par le nez une sonde flexible dans le conduit nasal, pour injecter le sac ou réservoir des larmes.—Quant au premier point, le procédé ne diffère en aucune façon de celui de M. Mejan ; ainsi nous ne rapporterons pas la description qu'en donne M. Cabanis. Il convient de la difficulté qu'il y a de saisir l'extrémité du stylet sous le cornet inférieur, et de le faire sortir par le nez. Il a inventé un instrument fort commode pour cela, et nous avons vu dans l'Académie la facilité avec laquelle il s'en est servi ; c'était, à la vérité, sur la tête d'un cadavre. Cet instrument est composé de deux pièces, qui ne diffèrent l'une de l'autre que par le manche : ce sont deux petites palettes percées de plusieurs trous ; le manche de l'une est une tige ou cylindre solide, et le manche de l'autre est un cylindre creux, fait pour recevoir la tige solide de l'autre palette. L'extrémité de cette tige, qui est environ deux pouces de longueur, est terminée par une vis sur laquelle se monte un anneau ; il sert à mettre le pouce pour la facilité de mouvoir les palettes l'une sur l'autre. Le manche creux a latéralement des anneaux dans lesquels on met le doigt index et celui du milieu. Entre ces deux anneaux, la tige creuse est percée de deux ouvertures parallèles, longues d'environ un demi-pouce, dans lesquelles glisse une languette d'argent fixée au manche solide, afin que les palettes soient toujours exactement l'une sur l'autre. Les dimensions de ces palettes sont de dix lignes de longueur sur six de largeur dans l'endroit le plus large. Elles sont, comme nous l'avons dit, percées de trous qui se répondent exactement, mais qui se couvrent lorsqu'on fait couler le manche solide dans le manche creux. M. Cabanis dit qu'il est nécessaire d'avoir deux instruments, l'un pour le côté droit, l'autre pour le côté gauche, et que, sur la palette supérieure de chaque instrument soient creusées de petites gouttières pour faciliter l'entrée du bout du stylet dans un des trous. Nous croyons que si l'on fait creuser ces petites cannelures sur la surface extérieure de chaque palette, un seul instrument suffira pour opérer des deux côtés. On conçoit facilement que ces palettes introduites dans le nez, et placées horizontalement sous le cornet inférieur, y rencontreront le bout du stylet, et qu'il s'engagera dans un des trous. Aussitôt, en faisant couler les palettes, leurs trous cessant de se répondre, la pointe du stylet sera saisie avec fermeté. M. Cabanis porte ensuite son instrument du côté de la cloison, afin de retirer les palettes perpendiculairement comme il les avait introduites; par ce moyen, il tire le stylet par le nez. Le reste de l'opération est tout-à-fait semblable à celle de M. Mejan.

M. Cabanis propose aussi son instrument comme un moyen utile qui perfectionne la méthode de M. de la Forest. Voici quelles sont ses propres paroles à ce sujet: « Il est sans doute très-dange- » reux que cette méthode, toute bonne » qu'elle est, soit mise en usage par une » main moins habile que celle du chi- » rurgien qui en est l'inventeur; car il y » a grand danger de fracturer le cornet » inférieur, ou d'excorier la membrane » pituitaire; et de donner naissance à des » inflammations, à des fongosités, et au- » tres excroissances qui pourraient dans » la suite occasionner de nouvelles fis- » tules lacrymales. »—Pour profiter des avantages de cette méthode, M. Cabanis a fait exécuter une sonde flexible, couverte d'un velin extrêmement fin, qu'il assujettit sur la sonde avec de la soie fine et non torse, dont il forme deux petites anses qui servent à attacher le fil passé par le point lacrymal supérieur dans tout le trajet des conduits des larmes, et ce fil sert à tirer la sonde et à la placer dans le conduit nasal, sans courir le risque des fausses routes. Dans les cas où l'on peut se promettre de réussir par la voie des injections, cette méthode sera préférable à celle d'Anel, parce qu'il y a beaucoup plus de difficulté et peut-être même d'inconvénient à introduire souvent le siphon de la seringue par le point lacrymal, qu'à introduire une seule fois la sonde de M. Cabanis par la partie inférieure du conduit nasal. Mais ceci est un

argument en faveur de la pratique de M. de la Forest, dont M. Cabanis convient n'avoir fait que perfectionner la méthode. Tel est le précis du Mémoire de cet auteur.

( *Réflexions.* ) La connaissance de la structure et du mécanisme des voies lacrymales devait nécessairement donner de nouvelles lumières sur les maladies qui attaquent ces organes, et apporter des changements dans la méthode de les traiter. La fistule lacrymale a été depuis un demi-siècle l'objet de l'attention de plusieurs grands hommes; les recherches et les réflexions qu'ils ont faites en ont conduit d'autres qui se sont rendus plus ou moins recommandables en ajoutant ou en diminuant quelque chose à ce qui avait été dit ou pratiqué avant eux. Si l'on entreprenait l'histoire des variations de la pratique sur l'opération de la fistule lacrymale, il ne faudrait pas, je pense, adopter tout ce que chaque auteur a avancé sur la perfection de la méthode qu'il propose; mais il serait convenable d'apprécier chaque procédé, et de déterminer non-seulement les cas où il pourrait être salutaire et ceux où il serait nuisible, mais même il serait bon qu'on marquât les circonstances où il serait indifférent d'user de telle méthode ou de telle autre, car il m'a paru qu'on argumentait souvent en faveur d'une manière d'agir qui, sans être mauvaise en elle-même, n'avait cependant rien qui pût la faire préférer aux moyens usités dans les cas où elle pouvait convenir. — Nos pères n'avaient d'autre intention, dans la cure de la fistule lacrymale, que d'inciser l'endroit ulcéré, afin de pouvoir porter le cautère actuel sur l'os unguis, qu'ils supposaient toujours attaqué de carie. Il n'est pas étonnant qu'étant souvent dans l'erreur sur la nature de la maladie, ils se soient égarés sur les moyens de la guérir. Des observations faites avec plus de soin ont fait voir qu'elle était toujours précédée de l'obstruction du conduit nasal, obstruction qui, avant la formation de la fistule, c'est-à-dire avant que la peau fût ulcérée conjointement avec le sac lacrymal, causait une tuméfaction au grand angle de l'œil. Les malades font disparaître cette tumeur en la comprimant avec le bout du doigt, et cette compression fait sortir par les points lacrymaux, et pousse souvent aussi dans le nez, la matière purulente qui était retenue dans les voies lacrymales. — Cette dernière circonstance paraît mériter une attention particulière. Ce n'est point une chose indifférente pour le traitement, que de connaître parfaitement la nature de l'obstruction du conduit nasal. Dans le cas où les matières purulentes passent dans le nez par le secours de la compression, l'obstruction n'est pas permanente; elle vient ordinairement de l'épaisseur des matières qui engouent le canal. Elle peut n'être que l'accident d'une maladie primitive; j'entends de l'ulcération du sac lacrymal. Cet état bien connu semble n'exiger que la détersion de la partie ulcérée. M. Anel, chirurgien français, mérita des louanges pour avoir saisi le premier cette indication : il débouchait les conduits nommés, dans la description qu'il en a faite, *les cornes de limaçon*; ce sont les deux canaux qui, des points lacrymaux, vont se terminer au sac lacrymal. Une seringue, dont les siphons étaient assez déliés pour être introduits dans les points lacrymaux, servait à faire dans le sac les injections appropriées. La duchesse de Savoie, aïeule de S. M. le roi de Sardaigne, a été guérie de cette manière d'une maladie lacrymale. Une cure heureuse sur une princesse de ce rang devait naturellement donner du lustre à cette méthode, et la faire louer beaucoup au-delà des bornes légitimes. Lorsque M. Anel croyait devoir déboucher le grand conduit des larmes, il faisait passer ses stylets jusque dans la fosse nasale.

Cette méthode est ingénieuse, tout le monde y applaudit dans le temps ; mais souvent le vice local n'est pas tel qu'il puisse être détruit par des injections. Il n'est pas toujours question de déterger les voies lacrymales : si le canal nasal est obstrué ou fermé par des tubercules calleux ou par des cicatrices, comme cela arrive fréquemment à la suite de la petite-vérole, l'obstacle sera de nature à ne pouvoir être emporté par les injections, et le stylet introduit par les points lacrymaux sera trop faible pour déboucher le canal. Dans ce cas, on a cru devoir pratiquer une nouvelle route aux larmes, en brisant l'os unguis. Tous les auteurs font honneur de cette méthode à M. Voolhouse; c'est celle qu'on pratiquait communément avant que M. Petit eût travaillé sur cette matière; c'est même celle qu'ont toujours pratiquée depuis les chirurgiens asservis à la routine. Ils ont tort, sans doute, de l'avoir conservée pour en faire usage dans tous les cas ; mais je crois qu'il en est où elle conviendrait essen-

tiellement. — La méthode de M. Petit est séduisante : fondée sur la structure des parties et sur le mécanisme de la nature, qu'elle tend à rétablir dans ses fonctions, elle a l'avantage d'être beaucoup moins douloureuse (1) que celle où l'on brise les os ; et si elle n'a pas été généralement adoptée, on a fait voir au moins le cas qu'on faisait des raisons que M. Petit avait eues en la proposant, puisque tous les moyens qu'on nous a donnés depuis ne sont que des modifications de cette méthode. Elle est un tronc sur lequel on a enté plusieurs inventions particulières plus ou moins réfléchies, qui, loin de la détruire, font honneur au génie de M. Petit ; car toutes ces pratiques tendent à réparer et à conserver la route naturelle des larmes. — Nous conviendrons cependant que cette idée a pris trop de faveur, et qu'il y a des cas où la méthode de M. Petit ne devrait point être pratiquée, et où tous les autres procédés qui n'en sont que des variations seraient encore plus déplacés. Tous les praticiens sont d'accord sur la nécessité d'ouvrir le sac par une incision dans les cas où les injections ne réussissent pas ; et cela arrive toujours lorsque l'intérieur du sac lacrymal est devenu spongieux, et qu'il est fort ulcéré, ce qu'on connaît par la quantité de pus qui sort avec les larmes. Si la vis n'est que dans le sac, il sera inutile de passer des sondes, des bougies ou des sétons dans le conduit nasal ; il suffira de panser mollement avec de petits bourdonnets chargés de remèdes convenables, détersifs, dessicatifs ou fortifiants, selon l'état du sac. M. Monro, professeur d'anatomie à Edimbourg (2), dit qu'il faut tenir les lèvres de la plaie fraîches par le moyen de la pierre infernale, tandis qu'on cherche à guérir la maladie du sac par l'usage des topiques convenables, et que l'ouverture faite aux téguments se ferme peu de temps après qu'on a cessé

(1) Plusieurs personnes qui ont écrit contre la méthode de M. Petit, lui ont imputé d'être fort douloureuse ; il est vraisemblable qu'ils l'ont cru comme ils l'ont avancé ; mais nous ne craignons pas de dire à ceux qui n'en ont parlé que par spéculation, que leur imagination les a trompés, et à ceux qui ont fait au moins sur les cadavres des essais de cette méthode, que leur dextérité les a mal servis dans cette occasion.

(2) Essais de la Société d'Edimb., t. III de la traduction française.

d'y introduire des bourdonnets, lorsque le sac est rétabli dans son état naturel. Ce savant et habile chirurgien assure avoir pratiqué cette méthode avec succès. Elle m'a réussi sur trois personnes ; je me suis contenté de faire l'ouverture du sac : je savais que le conduit nasal n'était qu'engoué, parce que la compression de la tumeur avait quelquefois fait passer de la matière purulente dans la narine.—Lorsque le sac est ouvert, il est important de reconnaître en quel état se trouve sa surface interne, et de l'examiner, surtout du côté de l'os unguis. La carie d'un os aussi mince n'en doit laisser aucun vestige : ainsi les secours proposés pour détruire l'os unguis attaqué de carie pourraient bien être superflus, mais sa face orbitaire peut être à nu par l'ulcération du sac. Cet os, soutenu postérieurement par la membrane pituitaire et par le périoste dans la circonférence de la dénudation, ne pourra pas tomber ; et comme il n'a point de diploé, on ne peut pas espérer qu'il se recouvre de grains charnus qui serviraient à sa consolidation avec les parties voisines. Dans ce cas, il n'y a d'autres ressources que de le détruire. On peut même alors n'avoir pas l'intention d'établir une route artificielle aux larmes ; cela dépendra de l'état du conduit nasal. M. Verdier est témoin que des personnes que M. Petit avait opérées en notre présence, suivant sa méthode et sans succès, quoique le conduit nasal fût bien libre, que ces personnes, dis-je, ont obtenu une parfaite guérison après qu'on leur eut enfoncé l'os unguis. Si le conduit nasal se trouvait bouché par des cicatrices anciennes, et que, pour la considération particulière que nous venons d'établir, il fallût détruire l'os unguis, je crois qu'il serait convenable de le faire de façon que les larmes pussent prendre leur cours par cette nouvelle voie.

Les opinions des hommes sont presque toujours extrêmes : nos anciens détruisaient l'os unguis dans tous les cas, et le plus souvent c'était sans nécessité ; les praticiens modernes ont négligé ce moyen, quoiqu'il soit quelquefois nécessaire. On peut procéder de différentes manières à la perforation de l'os unguis ; elles ne sont pas toutes également avantageuses : la prévention a fait rejeter le feu, comme trop cruel ; on a pensé qu'il valait mieux enfoncer l'os avec une sonde mousse. Par cette méthode, on guérit à la vérité la fistule, mais on a remarqué qu'il restait ordinairement aux malades un larmoie-

ment habituel fort incommode. On a conjecturé qu'on préviendrait cet inconvénient en pansant la plaie avec des tentes dont on continuerait l'usage, « non-seule-» ment, dit M. St-Yves (1) jusqu'à ce que » les os soient exfoliés, mais encore qu'il » se soit formé une membrane sur toute la » circonférence intérieure du nouveau » canal. » Dans l'idée que l'ouverture faite à l'os se bouchait par des excroissances charnues, quelques-uns ont pris le parti de faire un grand délabrement : M. Boudou enfonçait l'os unguis et les cornets supérieurs du nez avec un instrument fait comme le poinçon d'un trois-quarts, et il le tournait en rond pour agrandir beaucoup l'ouverture ; il pansait avec des tentes, dont il diminuait la grosseur par degrés. — Quoique M. Voolhouse sût dans le principe qu'il fallait entretenir l'ouverture, il ne se servait pas de tentes ; il mettait dans le trou de l'os une canule de plomb ou d'or, qu'il y laissait, et sur laquelle il cicatrisait la plaie extérieure. Il y a un préjugé qui n'est pas sans fondement contre l'usage de ces tentes et de ces canules : ce sont des corps étrangers qui entretiennent quelquefois, surtout chez les sujets mal constitués, des fluxions et des inflammations dangereuses. Ce ne sont cependant pas des moyens qu'on doive proscrire ; l'usage de la canule peut être salutaire en bien des cas. Je crois en avoir remarqué un où elle conviendrait fort après l'opération de M. Petit. Lorsqu'avant la perforation de la peau, le sac lacrymal a été détruit du côté des téguments par une grande ulcération, la peau émincée n'a plus de soutien ; les lèvres de la plaie qu'on y fait se replient en dedans, et dans cette disposition des choses, il y a tout à craindre qu'il ne reste une fistule pour la guérison de laquelle il faudrait percer l'os unguis. C'est encore un des cas où j'ai vu la méthode de M. Petit ne pas réussir, quoique la route des larmes fût parfaitement rétablie dans son état naturel. On pourrait prévenir cet inconvénient en mettant dans le conduit nasal une petite canule d'or, dont la partie supérieure soutiendrait la peau. La cicatrice se fera sur cette canule. M. Foubert s'en est servi avec fruit, et il a vu des personnes qui, s'étant mouchées quelques mois après leur guérison, ont été surprises de rendre une canule qu'elles ne savaient pas avoir été

(1) Traité des malad. des yeux, p. 71.

laissées dans le conduit des larmes (1).—
Nous avons vu que l'intention des chirurgiens qui avaient prescrit l'usage des
tentes et des canules, dans la nouvelle route
qu'ils ouvraient, avait été d'assurer la conservation du passage des larmes après que
la plaie extérieure serait cicatrisée. Si l'on
examine le motif de leurs craintes sur l'ob-
turation du trou fait à l'os unguis, on les
trouvera assez mal fondées. Le passage
continuel des larmes est une cause de fistule interne du côté du nez , comme il
l'était du côté du grand angle avant l'o-
pération. On a jugé que ce trou se refer-
mait, parce que le larmoiement survient
presque toujours à cette façon d'opérer.
Mais l'écoulement habituel des larmes n'est
pas une preuve que la route artificielle
qu'on leur a ouverte n'existe plus ; il faudrait être bien sûr que cet inconvénient ne
dépendît point de quelque autre cause,
car il y a des larmoiements sans fistule et
sans obstruction aux voies lacrymales.
Cette réflexion judicieuse est de M. Molinelli. *Et malum hominibus a natura
potius quam a fistula insedisse videtur ; lippos enim sine fistula videmus
esse non paucos* (2).

M. Monro regarde comme très-défec-
tueux tous les instruments dont on s'est
servi pour faire l'ouverture de l'os unguis.
Leur principal défaut, c'est qu'ils détruisent une plus grande portion de cet os
qu'il n'est nécessaire. Le stylet mousse,
le perforatif olivaire et les pinces ( de
M. Lamorier , maître en chirurgie et
professeur royal à Montpellier, *Voyez*
les *Mémoires de l'Académie des Sciences*, année 1729 ) font un grand fracas
dans les os , et brisent même les cornets
supérieurs. Selon M. Monro , il ne faut
pas une plus grande ouverture que celle
qui conviendrait pour admettre une plume
de corbeau. Il se sert , pour cela , d'un
foret qui perce l'os sans effort et sans le
fracturer. Il pratique cette route artificielle à la partie la plus inférieure du sac;
il y met une petite tente assurée par le
moyen d'un fil ; il laisse cet appareil jus-

qu'à ce que la suppuration commence à
être établie ; alors, on le renouvelle. Lorsque l'inflammation est passée, on tâche
de dessécher la membrane qui naît en peu
de temps aux abords minces de l'os qu'on
a percé, soit en y injectant des liqueurs
dessicatives, soit en les y portant au moyen
d'une tente. M. Monro emploie dans ce
cas le miel rosat avec un peu d'eau-de-
vie , et il augmente par degrés la dose
de cette dernière. Lorsque la tente peut
être introduite et passer dans ce trou sans
causer aucun sentiment de douleur, il
cesse de s'en servir, et il cicatrise la plaie
extérieure. Il assure avoir guéri par cette
méthode plusieurs personnes , et qu'elles
n'ont point eu l'incommodité du larmoiement. — Cowper avait déjà reconnu l'a-
bus de l'usage, trop long-temps continué,
des tentes dans la route artificielle. Les
actes de Leipsick de 1699, dans l'extrait
de l'Anatomie de ce grand chirurgien,
nous apprennent qu'il appliquait le feu à
diverses reprises , afin que les chairs ne
pussent croître, et boucher le trou qu'une
seule cicatrisation aurait faite, et qu'il
n'attendait pas l'exfoliation pour cicatriser la plaie , parce que cette exfoliation
se faisait très-aisément par les narines.
Cette méthode est conforme au système
de M. Monro, et elle sera préférable à sa
pratique lorsque l'os unguis sera dénudé et
qu'il faudra le détruire entièrement. La
simple perforation avec un foret serait insuffisante dans ce cas. — M. Monro n'é-
tait d'avis qu'on perçât l'os unguis que
dans le cas où il n'était pas possible de
déboucher le conduit nasal après l'ouverture du sac. Mais ce cas est très-rare.
M. Petit y a toujours réussi, et dans le
même temps qu'il donnait à l'Académie
royale des sciences de Paris sa méthode
d'opérer, M. Monro faisait connaître à la
Société d'Edimbourg une opération tout-
à-fait semblable. Au lieu de la sonde
pointue dont M. Petit se servait, il re-
commandait l'usage d'une petite alène de
cordonnier ou de quelque autre instrument semblable, pour introduire dans le
conduit nasal au travers de la chair fongueuse qui l'obstruait, et qu'on tînt ensuite le conduit ouvert par le moyen d'une
tente ou d'un séton. Le séton lui paraissait préférable , mais la difficulté était de
le placer. Pour la surmonter, il fit faire
une sonde d'argent flexible d'environ trois
pouces de long, courbée en demi-cercle,
et qui seulement vers la pointe est à peu
près droite dans la longueur d'environ un
demi-pouce. Il propose de faire passer

(1) M. Foubert recommande aux personnes qui prennent du tabac de n'en
point tirer du côté où est la canule, de
crainte qu'elle ne se bouche ; et dans le
cas où l'on s'oublierait sur cette précaution, il fait tirer de l'eau tiède par la
narine de ce côté.

(2) *Comment. instituti bononiens.*,
tome II, partie 1, page 172.

cette sonde du sac lacrymal dans le nez ; mais il paraît que cette méthode n'est qu'un projet, car M. Monro se contente de dire qu'il a retiré cette sonde par les narines de plusieurs cadavres sans faire beaucoup d'efforts et sans lui faire changer de forme. La grande sensibilité de l'intérieur du nez n'est pas un petit obstacle à l'usage de cette sonde. M. le Cat a proposé cette façon de panser en 1734, dans le *Mercure* du mois de décembre. Rien, disait-on, n'est plus commode qu'une mèche de soie ou de coton, dont le peloton se trouve placé sous le bonnet du malade, et dont l'extrémité sort par la narine, pour être tirée à chaque pansement. Cette mèche peut être chargée d'onguent ou de baume quelconque, relativement aux différentes indications qu'on peut avoir ; par ce moyen, on pourra facilement mettre le conduit en suppuration, le déterger et le cicatriser. Il serait sans doute plus avantageux que la mèche fût tirée de bas en haut, suivant l'idée de M. Mejan. En voici la raison : si l'on tire le séton de haut en bas, la mèche sera un corps étranger dans la plaie extérieure, et elle en renversera les lèvres en dedans. Nous avons fait connaître combien cet inconvénient pouvait être contraire à l'intention curative. D'ailleurs, la difficulté de faire passer cette mèche, du sac nasal au dehors de la narine, avait fait abandonner cette méthode ; mais cette difficulté ne subsiste plus : les palettes de M. Cabanis nous permettent de placer aisément un fil dans le grand conduit des larmes, pour tirer une mèche. L'invention de cet instrument m'a paru aussi utile qu'ingénieuse, et elle est liée au mémoire de M. Mejan comme un effet l'est à sa cause.

On a mis en pratique depuis quelque temps une méthode de traiter les maladies des voies lacrymales en sondant le conduit des larmes par le nez, et en y plaçant à demeure un siphon par lequel on fait les injections convenables. C'est une perfection de la méthode d'Anel. Nous avons vu M. Allouel, présentement professeur en chirurgie à Gênes, revendiquer dans l'Académie, contre M. de la Forest, la priorité de l'usage de sonder ainsi le conduit nasal ; mais M. Bianchi le faisait dès l'année 1716. Il a fait imprimer à ce sujet une lettre qu'on lit dans le *Théâtre anatomique* de Manget. M. Bianchi a de plus reconnu la possibilité de faire des injections par le nez dans ce conduit ; il ne l'a point exécuté, mais il en a eu expressément

l'idée, et M. Morgagni, qui reprend cet auteur de l'opinion qu'il avait sur la structure et sur les maladies des voies lacrymales, traite cette question dans sa soixante-sixième remarque de la sixième critique, qu'il intitule ainsi : *De injectionibus per finem ductus lacrymalis* (1).— M. Bianchi soutient qu'on sonde très-facilement le conduit nasal, et il paraît tirer cette prétendue facilité de la disposition de l'orifice inférieur de ce conduit, qu'il dit avoir la forme d'un entonnoir. M. Morgagni prétend, au contraire, que l'orifice du conduit nasal n'a pas plus de diamètre que les points lacrymaux, et que l'insertion de ce conduit dans le nez ressemble assez à celle des uretères dans la vessie, ou du canal cholédoque dans le duodénum. De là, cet auteur conclut que, loin de pouvoir rencontrer aisément l'orifice du conduit nasal avec une sonde introduite dans la narine, on le trouve avec assez de peine dans une administration anatomique, lorsqu'après les coupes nécessaires, le lieu de son insertion est à découvert. Je ne parle pas de la difficulté qui doit naître de la variation du lieu où se fait l'insertion du conduit. Tout le monde convient de cette variation, et ce point a été un sujet de grande contestation entre MM. Morgagni et Bianchi. Il paraît résulter de là, qu'en se fondant sur le vivant, on risque de ne pas rencontrer l'orifice du conduit nasal ; qu'on ne le trouvera souvent qu'après des tâtonnements incommodes et douloureux, et en faisant des fausses routes ; ce qui peut être suivi d'accidents, à cause de l'irritation et des déchirements de la membrane pituitaire. On est même exposé à fracturer les lames spongieuses inférieures, par des tentatives faites avec assez de précautions et de ménagement. M. Cabanis paraît avoir détruit le motif de nos craintes à ce sujet, en proposant de tirer la canule avec le fil passé auparavant à sa façon, suivant l'idée de M. Mejan. Mais, en supposant la plus grande facilité à mettre cette canule, elle n'est convenable que dans les cas particuliers où la maladie est susceptible de guérir par des injections : ainsi, cette méthode ne doit pas être regardée comme générale et exclusive ; les injections ne servent qu'à l'ablution du sac lacrymal ; mais si le sac n'est point le siège de la maladie, les injections seront

(1) Morgagni, Advers. anat. sext. animadvers. LXVI.

34.

inutiles. La maladie du sac peut encore être de nature à ne pas céder aux injections; ceux qui les conseillent par les points lacrymaux pour entretenir la liberté des conduits dont ils font l'orifice, pendant qu'on traite le conduit nasal avec des bougies ou des sétons, paraissent n'avoir pas fait réflexion que ces conduits restent libres, et qu'ils exercent naturellement leurs fonctions. Dans le cas même d'obstruction au canal, les larmes entrent facilement dans le sac après qu'on a évacué par la compression la matière purulente et les larmes qui le remplissaient; le larmoiement ne commence ordinairement que quand le sac est rempli. Cette absorption des larmes, lors même que le conduit nasal est obstrué, ou que le sac est ouvert par une incision, me paraît une preuve très-sensible que les points lacrymaux agissent comme tuyaux capillaires, plutôt que comme branches d'un siphon commun.

Nous avons donné au commencement de ce mémoire la description d'une nouvelle méthode proposée par M. Mejan pour la guérison des maladies lacrymales. Un fil doit être placé à demeure dans tout le trajet des conduits lacrymaux. Il faut d'abord y passer un stylet; cette partie de l'opération n'est pas nouvelle. Au rapport de M. Heister, Anel le faisait (1), et M. Morgagni assure l'avoir pratiqué facilement sur deux cadavres. *Testamur*, dit-il, *specilla modice incurvata per superius lacrymale punctum immissa, in duobus in quibus id tentavimus cadaveribus, nulla vi facta, nullaque inducta læsione paulatim, dextereque agendo, per ductus majoris orificium, intra nares descendisse.* Mais ce que M. Morgagni a fait si facilement, et ce que nous avons tous fait, pourra-t-il se faire lorsque le canal nasal sera bouché par des callosités et des cicatrices fort dures? Le stylet que M. Mejan propose pour ce cas, quoique pointu comme une épingle, doit être proportionné au diamètre des points lacrymaux; il est par conséquent très-faible. M. Monro, dont

le témoignage mérite beaucoup de considération, désespérait de pouvoir percer, même après l'incision du sac, certains embarras invétérés du conduit, avec une alène de cordonnier; et ce n'est que dans ce cas d'impossibilité qu'il se décide à faire une route artificielle à la partie inférieure du sac, de la façon dont nous l'avons dit.

Ce qui caractérise essentiellement la méthode de M. Mejan, c'est de panser le conduit nasal avec un séton qu'on tire de bas en haut : nous en avons loué l'idée, et nous en croyons la pratique avantageuse dans le cas seulement où le sac est ouvert; car nous avons un scrupule sur le fil qui passerait par le point lacrymal supérieur. Ce fil doit être tiré et retiré à chaque pansement, puisqu'il est le moteur de la mèche. Ces différents mouvements pourraient ulcérer le conduit et en agrandir l'orifice; il est difficile qu'il ne résulte pas quelque inconvénient du moindre désordre dans des organes aussi délicats. C'est à la pratique à montrer si nos scrupules sont bien ou mal fondés. Mais ce qui paraît terminer toute difficulté à cet égard, c'est que, dans tous les cas où le séton est nécessaire, il sera convenable d'ouvrir le sac, et que dans tous les cas où il ne sera pas nécessaire d'ouvrir le sac, l'usage du séton sera inutile. Platerus a guéri sans opération des maladies avec des injections faites par l'ouverture de la fistule, et dirigées du côté du nez. Nous avons vu dans d'autres cas que la seule incision du sac a suffi : on pourrait donc beaucoup simplifier le traitement de la plupart des maladies des voies lacrymales. — Je suis surpris que personne n'ait tenté les fumigations vulnéraires et balsamiques : par leur moyen, on pourrait, dans quelque cas, déterger les voies lacrymales, et en dessécher les légères ulcérations. Cette idée n'est pas sans fondement. On voit des fumeurs qui en se pinçant le nez font sortir par les points lacrymaux la fumée de tabac qu'ils retiennent dans la bouche. M. Petit, dans chaque pansement après l'opération de la fistule lacrymale, faisait moucher ses malades : dans cette action on voyait des bulles d'air sortir par la plaie du grand angle. Enfin j'ai vu une personne qui avait une dilatation du sac lacrymal : la compression en faisait sortir des matières purulentes par les points lacrymaux; en faisant ensuite des efforts comme pour se moucher, le sac, que la compression avait vidé, se dilatait comme si on

---

(1) C'est le célèbre Sthal qui le premier paraît avoir eu l'idée de sonder les points lacrymaux : il se servait d'une corde à boyaux dont le bout était enduit de cire. Il en parle dans une dissertation sur les maladies des yeux, imprimée en 1702. V. Plateri opuscul., tom. I, Disserlat. I, De fistulâ lacrymali.

l'eût soufflé. Je me suis bien promis de faire l'épreuve des fumigations lorsque je rencontrerai un cas semblable.

On a lieu de tout espérer en suivant les procédés les plus doux et les plus simples, puisque la nature se suffit quelquefois à elle-même dans les fistules lacrymales les plus compliquées. Antoine Maître-Jan rapporte à cette occasion deux faits trop importants pour les passer sous silence. Il fit l'ouverture de deux abcès aux grands angles des yeux d'un jeune paysan d'une constitution assez robuste. Les os se trouvèrent cariés; l'auteur proposa l'application du feu; le malade ne voulut point le souffrir; les ouvertures se resserrèrent, et se convertirent en fistules calleuses, d'où il sortait du pus et beaucoup de sanie noirâtre; ce qui continua pendant trois ans, et quelques esquilles étant sorties, ces fistules se cicatrisèrent au dehors. Il resta des fistules intérieures ou cachées, dont les humidités purulentes se vidaient par les points lacrymaux; les choses subsistèrent encore ainsi pendant un an; l'ulcère intérieur se dessécha ensuite, et le malade se trouva entièrement guéri, sans qu'il ait ressenti depuis la moindre incommodité. — Le second fait ne mérite pas moins d'attention. Une dame d'un tempérament cacochyme et délicat avait depuis trois ans au grand angle de l'œil une tumeur remplie de matière purulente, qui se vidait du côté de l'œil par la pression avec le bout du doigt. Elle ne voulut pas consentir à l'opération. Un an après, il se fit une inflammation qui suppura du côté du nez, et qui guérit parfaitement la malade. Maître-Jan avait vu la maladie, et il reconnut lui-même la vérité de cette guérison. —On voit par tout ce que nous avons dit qu'on s'expose à ne pas juger sainement d'une méthode si on l'approuve indéterminément, parce qu'elle aura réussi en quelques occasions. Il faut considérer les cas où les moyens proposés sont utiles ou nécessaires, et tâcher de connaître jusqu'à quel point ils le sont. Il y a tel procédé qui pourrait avoir lieu, mais qui ne mérite pas d'être préféré à d'autres plus faciles à mettre en pratique, et qui peuvent remplir la même intention. On a beaucoup varié dans les moyens de guérir la fistule lacrymale: il n'y en a point qui n'ait été admis ou proposé comme exclusif. C'est un effet assez ordinaire de la prévention des auteurs en faveur de leurs inventions. Chaque méthode proposée peut enrichir l'art et en

augmenter les ressources. Nous devons nous attacher à connaître les cas précis qui exigent l'application d'un moyen préférablement à un autre, mais sans en exclure aucun de la pratique. On convient en général, qu'il faut bien connaître la nature des maladies, pour pouvoir y porter les secours convenables : ainsi, la méthode curative des fistules lacrymales devant être variée suivant la différence des cas, la pratique n'en sera sûre qu'à proportion de la justesse des connaissances pathologiques. Il serait peu honorable qu'avec tant d'opérations et des moyens si multipliés pour guérir, on fît dorénavant aussi peu de guérisons que par le passé.

---

OBSERVATION SUR UNE PLAIE D'ARME A FEU A LA POITRINE; par M. GUÉRIN.

L'on apporta dans ma tente le 9 juillet 1745, un officier du régiment de Grassin, qui venait de recevoir un coup de fusil à l'affaire de Melle. Il avait une plaie qui pénétrait dans la poitrine, du côté gauche : l'entrée de la balle était située à la partie antérieure de la poitrine, avec fracture de la dernière des vraies côtes, près de sa jonction au cartilage qui s'attache au sternum. Sa sortie était à la partie postérieure du même côté, avec fracture de la même côte, et de la première des fausses, à l'endroit que l'on appelle l'angle. — Je fis à la plaie antérieure les dilatations convenables, pour tirer les différentes esquilles que je sentais avec mon doigt, et dont plusieurs devaient blesser la substance du poumon; je me proposais d'ôter aussi les autres corps étrangers qui auraient pu être restés dans la plaie. Par le moyen de ces dilatations, je tirai beaucoup d'esquilles; j'examinai ensuite la plaie postérieure, lieu de la sortie de la balle; je fis une incision d'environ deux travers de doigts, en coupant, du dedans en dehors, la plèvre, les muscles intercostaux, et la peau, suivant la direction des côtes; ce qui me donna la facilité d'ôter plusieurs esquilles, dont la plus petite pouvait avoir six lignes de long sur deux de large. — Ces opérations faites, je pansai le malade en introduisant une mèche de l'entrée à la sortie de la balle; le reste de l'appareil fut appliqué mollement; je couvris de charpie l'extrémité de chaque côte fracturée.

Le malade était très-oppressé, et crachait beaucoup de sang ; son pouls était faible ; il avait les extrémités froides ; je crus pouvoir le soulager en lui donnant une situation à peu près horizontale ; je prescrivis trois saignées pour la nuit, en supposant que les forces du malade le permissent ; il fut mis à l'eau de poulet et aux tisanes adoucissantes. — Le lendemain matin, le malade me parut moins mal ; il avait de la fièvre, mais son pouls était relevé, et la faiblesse était moindre. Les autres accidents étaient à peu près les mêmes. Je fis faire deux saignées dans la matinée ; la fièvre ayant augmenté le soir, le malade fut ressaigné, et j'ordonnai qu'il le fût encore, au cas que la fièvre et le crachement de sang continuassent pendant la nuit. — Le surlendemain, le malade avait dormi deux heures ; l'oppression était diminuée, les crachats moins rouges, mais il y avait toujours de la fièvre ; je le fis saigner. Je levai ce jour-là une partie du premier appareil, et ce ne fut qu'au cinquième que tout se détacha, la suppuration commençant à s'établir. Je ne changeai point le séton, le malade fut pansé comme à l'ordinaire ; ces pansements furent continués quinze jours de suite, pendant lesquels le séton coulait avec une très-grande facilité ; les accidents s'étant soutenus sans diminution, je multipliai les saignées jusqu'au nombre de vingt-six. — Enfin, le quinzième jour de la blessure, j'appris que le malade avait passé une nuit que l'on pouvait regarder comme bonne, relativement aux précédentes, et je trouvai la fièvre médiocre, les crachats moins teints, et la respiration plus facile. — Il se maintint dans ce bon état jusqu'au vingtième jour, que je fus obligé de le faire transporter à Gand, l'armée devant faire un mouvement. La nuit suivante ne fut pas aussi bonne que les quatre précédentes ; le malade avait eu un peu de chaleur et d'agitation ; je lui trouvai plus de fièvre à l'heure du pansement ; la suppuration était abondante, mais un peu séreuse. — Le vingt-unième jour la peau fut un peu plus sèche, la langue moins humide et les crachats sanguinolents, ce qui me fit ordonner une vingt-septième saignée. Il n'y eut point de sommeil dans la nuit, et la fièvre augmenta considérablement. Le danger où je vis le malade fit que j'appelai en consultation MM. de la Martinière et Andouillé, qui ne trouvèrent rien à changer à la forme des plaies, aux pansements, ni au régime.

Une saignée fut seulement ordonnée ; l'état du malade fut le même dans la journée, et il passa une très-mauvaise nuit.

Une situation aussi critique nous fit faire le vingt-deuxième jour de nouvelles recherches, qui ne nous éclaircirent pas plus que celles du jour précédent ; mais en changeant le séton, je m'aperçus qu'il ne coulait pas avec la facilité ordinaire. Je portai mon doigt dans la plaie postérieure, et je sentis un corps étranger que je tirai avec des pinces, c'était un morceau de drap. Je reportai le doigt, et je touchai une esquille assez pointue, encore attachée par un bout et détachée par l'autre, de manière qu'elle pouvait blesser le poumon. Elle était trop éloignée pour que je pusse la détacher sans alonger l'incision, ce que je fis, et par ce moyen je tirai une esquille qui pouvait avoir six lignes de longueur sur deux de largeur. Les plaies nous paraissant exactement débarrassées, je pansai le malade comme à l'ordinaire. — Le soir, la fièvre et les crachats sanguinolents ayant reparu, me déterminèrent à faire une vingt-neuvième saignée, quoique la respiration fût assez facile. La nuit fut moins mauvaise que la précédente. — Le vingt-troisième jour, nous trouvâmes le malade un peu mieux, il se soutint ainsi quelques jours, mais les accidents se renouvelèrent ensuite. Nous examinâmes de nouveau ; toutes les différentes situations furent essayées, mais nous ne découvrîmes rien. — Vers le trentième jour, les accidents furent si considérables que le chirurgien de garde prit sur lui de saigner le malade, et nous retirâmes le séton, dans la crainte qu'il n'eût quelque part à ce qui se passait. Une trente-unième saignée fut faite. Les accidents, loin de diminuer, augmentèrent dans les vingt-quatre heures, au point que je fus obligé de faire saigner le malade pour la trente-deuxième fois. Les plaies néanmoins se soutenaient dans le même état, et il n'y avait point de changement à cet égard.

Le lendemain matin, le malade nous dit pour la première fois qu'il sentait quelque chose qui le piquait. Nous mîmes en délibération si l'on couperait ce qui restait de non entamé d'une plaie à l'autre : ce trajet pouvait avoir sept ou huit travers de doigt de longueur ; la chose étant décidée, je coupai du dedans au dehors à la faveur de mon doigt, la plèvre, les muscles intercostaux et la peau, observant toujours de porter le tranchant de mon instrument de façon à m'éloigner de l'artère intercostale.—Au moyen de cette incision, la poitrine se trouva ouverte transversalement, depuis l'endroit où la septième des vraies côtes est articulée par sa tête avec la demi-facette inférieure du corps de la sixième vertèbre du dos, et avec la facette supérieure du corps de la septième, et par sa tubérosité avec la cavité articulaire de l'apophyse transverse de cette même vertèbre jusqu'à la plaie antérieure.— Par cette ouverture nous vîmes à découvert tout le trajet que la balle avait parcouru sur le poumon, qu'elle avait sillonné; je trouvai dans le centre de la lésion faite au poumon une esquille qui était cachée dans la propre substance de ce viscère. Je tirai cette esquille, et ne trouvant plus rien qui dût entretenir les accidents ni en provoquer de nouveaux, je pansai le malade fort simplement. — Dès ce jour, tous les accidents cessèrent; il n'y eut rien de remarquable dans la suite du traitement, et nous eûmes la satisfaction de voir notre malade guéri et parfaitement rétabli au bout de quatre mois. — Il suit de cette observation qu'il est des cas où la chirurgie, qui en général doit être réservée sur les grandes incisions, est cependant dans la nécessité de les faire avec courage et sans respect pour aucune partie, lorsqu'il s'agit de chercher la cause cachée des accidents qui mettent la vie du malade en danger.

---

Sur un moyen d'arrêter le sang des artères sans le secours de la ligature; par M. Morand.

Un sentiment naturel attache à l'idée de perdre son sang une terreur machinale, dont l'enfant qui commence à parler et l'homme le plus décidé sont également susceptibles. On ne peut point dire que cette peur soit chimérique. Si l'on comptait ceux qui perdent la vie dans une bataille, on verrait que les trois quarts ont péri par quelque hémorrhagie, et dans les grandes opérations de chirurgie, cet accident est presque toujours le plus formidable. — Il n'est donc pas étonnant que l'art se soit raidi contre ce danger, et que l'on ait cherché différents moyens d'arrêter les hémorrhagies. Par ce mot, j'entendrai dans toute la suite de ce mémoire les hémorrhagies fournies par les artères; car en général celles des veines (à moins que ce ne soit de gros troncs) s'arrêtent aisément par une légère compression; et plusieurs s'arrêteraient naturellement par la défaillance du malade, laquelle, suspendant la circulation du sang, permet la formation d'un grumeau à l'endroit où la veine est ouverte : si l'on y joint l'inaction du membre blessé, il y en aura assez dans les hémorrhagies des extrémités pour s'en rendre maître. — L'on ne peut disconvenir des obligations que l'on a aux chirurgiens modernes sur les moyens d'arrêter le sang des artères; cependant il faut avouer qu'ils n'ont fait qu'étendre ceux que les anciens avaient inventés, car ceux-ci ont connu les principaux. Il est aisé de faire voir ce que l'on doit à cet égard aux uns et aux autres. — On sait que les principaux moyens d'arrêter le sang sont au nombre de quatre : la compression, l'application des styptiques, la cautérisation et la ligature du vaisseau. — Cette division du simple au composé a été indiquée par la nature même. Un enfant qui s'est coupé serre sa plaie avec son mouchoir; l'homme qui raisonne met d'abord le doigt sur l'ouverture du vaisseau; et tous les points d'appui que l'on y applique ensuite, compresses, pelotes, machines, ne font que l'office du bout du doigt, dont la fonction serait soutenue par les pièces de l'appareil mises sur la plaie dans l'ordre convenable.

La compression est peut-être une des choses sur lesquelles la chirurgie moderne ait porté plus de lumières, et cela tient aux raisonnements qui devaient suivre la découverte de la circulation du sang, puisqu'une machine employée pour arrêter une hémorrhagie n'est parfaite que parce qu'en empêchant l'issue du sang par la plaie de l'artère, elle diminue en même temps le mouvement de l'artère même au-dessus de la plaie, et ne gêne point le cours du sang veineux. Si l'on veut un exemple de ces machines compressives bien inventées, il suffira de citer celle que Scultet a donnée dans son Arsenal de chirurgie pour arrêter le sang de l'artère radiale, et que M. Petit a perfectionnée et appliquée avec tant d'avantage à la crurale, après l'amputation de la cuisse à un homme de grande condition, dont tout le monde sait l'histoire. — Je mets dans la même classe les styptiques et les astringents, pour ne point multiplier les moyens que les topiques fournissent, et je n'en ferai point de détail. J'observerai seulement que les anciens nous en ont laissé un grand nombre de toute espèce, de manière que, quand on croit aujourd'hui donner quelque chose de nouveau à cet égard, on court risque d'avoir été prévenu par les anciens. — Quelques chirurgiens se servent avec succès d'un astringent particulier dans lequel entre l'arsenic, et l'on trouve dans Haly la même composition, ou une parfaitement semblable. — En 1735, plusieurs chirurgiens employés dans l'armée d'Italie, ayant informé l'Académie des bons effets procurés par des chevilles d'alun dont ils lardaient les chairs à côté de l'artère coupée, même après les amputations, je fus chargé d'examiner le prétendu secret, et je le trouvai imprimé dans les observations de Pierre Borel, médecin de Castres.(1) Lorsque la compression ou les astringents, ou tous les deux ensemble, ne pouvaient point arrêter le sang, les anciens employaient comme un secours supérieur la cautérisation du vaisseau coupé, en y comprenant une partie des chairs environnantes, et ils le pensaient avec raison, parce que le sang épaissi et le vaisseau crispé par l'action du feu forment ensemble une croûte plus ou moins épaisse, qu'on nomme eschare, qui bouche l'ouverture du vaisseau et empêche l'hémorrhagie, mais la chute de l'eschare, quelquefois trop prompte, parce qu'elle n'arrive point toujours en temps proportionné à la cicatrisation de l'artère, occasionne la récidive de l'hémorrhagie, de sorte qu'il faut mettre encore au-dessus de ce moyen, pour la sûreté, la ligature du vaisseau.

Le simple bon sens a dû donner l'idée de ce moyen, tous les autres étant insuffisants; aussi a-t-il été admis bien avant la découverte de la circulation du sang; Hippocrate, Galien, Avicenne, en font mention. — Paré passe pour le premier qui l'ait appliqué à l'amputation des membres; sa méthode ayant été attaquée, il la défend modestement dans la partie de ses ouvrages intitulée *Apologie*. Il a grand soin d'en rapporter l'origine aux anciens, et il ajoute aux autorités que j'ai citées celles de Guy de Chauliac, Hollier, Calmetée, Celse, Vesale, Devigo, et autres; il en croit cependant l'application aux amputations si

heureuse et si utile qu'il se regardait comme inspiré de Dieu de l'avoir pratiquée le premier : ce sont ses termes. La ligature est en effet le moyen le plus sûr d'arrêter une hémorrhagie quelconque, fût-elle de l'artère crurale même, s'il ne s'agissait en pareil cas que d'opposer une digue à la sortie du sang pour sauver la vie ou conserver un membre. — Mais supposons un tronc d'artère principal ouvert, et que l'hémorrhagie soit arrêtée par la ligature du vaisseau, en interceptant le cours du sang à l'ouverture, on l'intercepte également pour toutes les parties qu'il doit vivifier; de là le danger prochain de la mortification. — Ce danger subsistera, par exemple, dans le cas de la ligature faite à l'artère brachiale qui aura été blessée par la lancette ou autre instrument; ce qui rend toujours le succès de l'opération de l'anévrisme douteux, jusqu'à ce que des branches collatérales partant du tronc de l'artère au-dessus de la ligature aient rétabli une nouvelle circulation dans la partie privée de l'affluence du sang suivant le cours ordinaire. — C'est donc une découverte utile que celle d'un moyen d'arrêter le sang dans ce cas et dans ceux qui sont semblables, sans être obligé de lier le vaisseau, et l'histoire en est intéressante.

Il s'agit d'un topique que M. Brossard, chirurgien de la Châtre en Berry, est venu nous proposer en l'année 1750, en rapportant deux exemples de la réussite de son remède, l'un sur un cavalier du régiment de la Rochefoucault, qui avait eu l'artère radiale et le tendon du muscle nommé de même, coupés en travers par un coup de sabre qu'il avait reçu à l'avant-bras droit, l'autre sur un laboureur à qui il avait coupé une jambe. — M. de la Martinière, sans cesse occupé des progrès de la chirurgie, demanda des preuves de l'efficacité de son remède, dont il pût être témoin lui-même. On l'employa dans trois amputations, l'une faite à l'hôtel royal des Invalides, par M. Bouquot le jeune, à laquelle j'assistai, et deux faites à l'hôpital de la Charité, par M. Faget l'aîné; et le sang fut arrêté par le remède sans ligature de vaisseaux. — Cependant, un raisonnement assez simple sur ces expériences semblait en affaiblir le mérite. Un chirurgien n'entreprend point l'amputation d'un membre sans savoir faire la ligature, et la sachant faire, il est sûr d'arrêter le sang. Combien d'amputations faites à l'armée

---

(1) Cent. IV, observ. 50.

par un grand nombre de différents chirurgiens? Ce n'est point communément par l'hémorrhagie que ces sortes de blessés périssent. — Il était donc nécessaire, pour constater la réputation du topique, de l'éprouver dans un cas tel que l'anévrisme, où l'on sent l'utilité d'un remède qui dispense de la ligature par les raisons que j'ai apportées, et ce remède alors est d'autant plus important que l'anévrisme est un des dangers de l'opération de la saignée; mais l'opération de l'anévrisme, heureusement, est assez rare, et il fallait en attendre l'occasion, qui ne s'est présentée qu'au mois de décembre de l'année 1750. — Un officier attaché à M. le prince de Conti me fut envoyé par S. A. S. pour le traiter d'un anévrisme au bras droit, ayant eu l'artère ouverte par un coup d'épée depuis trois mois. La tumeur était grosse à peu près comme les deux poings, et la peau si distendue qu'elle était prête à s'ouvrir. — Après deux saignées et quelques jours de régime, je lui fis l'opération le dernier jour de l'an, en présence de M. de la Martinière et d'une nombreuse assemblée de gens de l'art. Je posai un tourniquet à l'ordinaire; j'ouvris les téguments et la tumeur anévrismale par une très-grande incision; j'ôtai les caillots et le sang fluide contenus dans le sac; je mis à nu la blessure de l'artère qui avait été ouverte suivant sa longueur; l'on en vit jaillir le sang, et l'on reconnut que le calibre naturel du vaisseau était augmenté au moins du double. Après avoir bien remarqué l'ouverture et serré le tourniquet, M. Brossard mit son topique sur la plaie de l'artère, et me pria d'appliquer par-dessus l'appareil convenable. — Il est inutile de rapporter les précautions que je crus devoir prendre pour seconder les effets du remède, elles ne sont point différentes de celles qu'on prend même en faisant la ligature : je supprime aussi le détail des pansements et du régime, que tout le monde sait; je dirai seulement que le pouls intercepté à la main pendant environ vingt heures, se manifesta au bout de ce temps-là, que le malade n'eut aucun accident, et qu'il fut guéri dans un mois, cicatrice faite. J'ai fait deux fois la même opération par la ligature, et les deux malades ont été guéris; mais dans l'un le pouls ne reparut qu'au quinzième jour, et dans l'autre au dix-septième; et jusqu'à ce moment, toujours attendu avec la plus grande inquiétude, l'on n'est point sûr de conserver le bras; la différence en faveur du topique est frappante. Cette cure a fait la fortune du remède, et l'on pourrait dire celle du chirurgien, qui a été libéralement récompensé par Sa Majesté, à condition de déclarer son secret à M. de la Martinière et à ceux qu'il commettait pour en connaître. — Il est agréable à l'Académie d'avoir cette occasion de donner au public une nouvelle preuve de son zèle, en s'empressant de lui communiquer le topique (1). C'est une excroissance fongueuse, nommée agaric, de l'espèce décrite par les botanistes dans les phrases suivantes :

*Agaricus pedis equini facie.* Instit. R. H. 562.

*Fungus in caudicibus nascens, unguis equini figura.* C. B. Pin. 372.

*Fungi*, nommés dans Tragus *igniarii*, parce qu'on en fait l'amadou, 943.

Quoique cet agaric croisse sur différents arbres, comme le chêne, le bêtre, le sapin, le bouleau, le noyer, M. Brossard prétend que celui qui vient aux vieux chênes qui ont été ébranchés est le meilleur; il conseille de le cueillir dans les mois d'août et de septembre, et de le tenir toujours dans un lieu sec. — Pour l'employer, on emporte avec un couteau l'écorce blanche et dure jusqu'à une substance fongueuse qui prête sous le doigt comme une peau de chamois; on sépare encore cette substance de la partie fistuleuse et très-dure qui fait la base de l'agaric; on en fait des morceaux plus ou moins grands que l'on bat avec un marteau pour l'amollir, au point d'être aisément dépecés avec les doigts. — On applique sur la plaie de l'artère un morceau de cet amadou ainsi préparé, plus grand que la plaie, et présenté du côté opposé à l'écorce, par-dessus ce morceau un autre plus grand, et, par-dessus le tout, l'appareil convenable. — J'ai nommé cette préparation amadou, parce qu'il en est fait, avec la différence que pour le disposer à prendre feu, on le cuit, on le sèche, on le bat, on le fait cuire une seconde fois dans une lessive de salpêtre, on le fait sécher de nouveau, et on le noircit avec de la poudre à canon. — Je ne sache point que cette propriété de l'agaric ait été observée par les botanistes, quoique je les aie consultés; ils ne l'avaient re-

_____

(1) Ce mémoire fut lu à la séance publique de l'année 1751.

connu que dans le lycoperdon, ou vesse-de-loup, espèce de champignon nommé par Jean Bauhin, *fungus maximus rotundus pulverulentus, dictus Germanis Psofist. J.B. 888.* Il dit qu'il s'en était servi au grand avantage de plusieurs, pour arrêter des hémorrhagies des plus dangereuses : *Ad compescendas sanguinis effusiones etiam periculosissimas multorum cum præsenti salute.*

C'est avec la poudre de lycoperdon que M. de la Fosse, maréchal de la grande écurie du roi, a fait aussi l'année dernière des expériences très-heureuses sur des chevaux à qui il a coupé la cuisse et arrêté l'hémorrhagie sans ligature. Il a donné le détail de ses opérations à l'Académie royale des Sciences, qui les a approuvées. —Je me contenterai de dire à ce sujet, qu'indépendamment de la poudre astringente fournie par le lycoperdon, on lit dans Clusius qu'il est d'usage en Allemagne d'en conserver de secs, vidés de leur poudre, et pendus au plancher, pour être employés dans les hémorrhagies ; ce qui ferait croire qu'on pourrait faire de la substance fongueuse du lycoperdon un amadou astringent, comme de l'agaric. — Je m'attends bien qu'on me fera contre la guérison de l'anévrisme par le moyen de ces topiques une objection qui paraît en diminuer le mérite, en disant qu'on peut arrêter le sang d'une artère blessée par la compression seule et sans lier le vaisseau. Je le sais, je l'ai même fait avec succès, ayant été appelé deux fois dans l'instant d'une saignée malheureuse, et je suis informé que depuis peu, M. Faget l'aîné a guéri un anévrisme par ce moyen. — Mais l'agaric astringent n'en est pas moins important dans ces mêmes cas, par une considération qui doit naturellement échapper à ceux qui ne sont point de l'art, c'est la difficulté de faire une compression qu'on soit sûr d'arrêter le sang, et ne point courir les risques d'intercepter la circulation. Il n'y a pas un chirurgien instruit qui ne convienne qu'il y a moins d'habileté à lier une artère des extrémités qu'à faire une compression méthodique qui oppose une digue exacte à la sortie du sang par la plaie de l'artère, en lui permettant une circulation suffisante pour entretenir la vie de la partie. Je suis donc fondé à faire valoir un remède capable d'arrêter le sang, et qui n'aura besoin pour être soutenu que d'une compression médiocre que tout le monde pourra faire, sans avoir des connaissances supérieures.

J'ajouterai encore (et c'est ma dernière conclusion) que ce topique est un moyen de plus pour arrêter le sang, et l'on ne saurait trop les multiplier ; l'humanité blessée a d'autant plus besoin d'un grand nombre de secours que, pour remplir sa condition fatale, il y aura toujours plus de maux que de remèdes. — Un chirurgien éclairé aura occasion, pour peu qu'il vive, d'employer tous les moyens différents d'arrêter le sang, relativement à la situation différente des artères ; le choix suppose des lumières fournies par une bonne théorie. — Qu'une artère soit ouverte dans une partie œdémateuse, la compression ne pourra point avoir lieu ; les astringents ne pouvant être soutenus par la compression, ne seront point admis ; dans ce cas, il faudra employer le feu ou la ligature. — Si l'artère blessée est parallèle à un os qui présente une surface large, le point d'appui étant donné, la compression sera sûre ; c'est ainsi qu'on arrête toutes les hémorrhagies extérieures des plaies de tête. — Si l'artère qui est sous la langue est blessée, les machines seront infidèles, parce que les mouvements de la langue feront varier le point d'appui ; la ligature est préférable. — Il en sera de même pour les artères ouvertes à la superficie du tronc ; les mouvements de la respiration, de l'épine du dos, des bras, ne permettent pas de compter sur le point d'appui ; dans ce cas, l'usage de la ligature a été porté jusqu'aux artères intercostales, et c'est une perfection de la chirurgie très-moderne ; feu M. Gérard l'a fait avec une aiguille ordinaire, et M. Goulard de Montpellier, associé de cette Académie, a inventé une aiguille pour cette opération. — Après l'extirpation d'une excroissance fongueuse qui tenait à un nez d'une grosseur et d'une figure fort extraordinaires, j'ai arrêté le sang avec un fer rouge appliqué sur la plaie.

Lorsque l'hémorrhagie est fournie par une multitude de vaisseaux ouverts à la fois, et dans une partie telle que le gosier ou la cavité des narines, comme elle arrive par l'arrachement d'un polype, les liqueurs astringentes seules peuventavoir lieu ; l'eau à la glace l'arrête assez ordinairement. — Dans les plaies faites au gland, au frein de la verge, où il est difficile de faire un bandage, on arrêtera l'hémorrhagie par une compression de la partie entre deux doigts pendant quelques minutes. — Dans une incision profonde faite à l'occasion de la fistule à l'anus, un petit bouton de vitriol, enfoncé jusqu'au lieu d'où part l'hémorragie, réussira sûrement. — Après l'opération de la taille, le sang paraissant venir du fond de l'incision, on est obligé d'employer une canule environnée d'une bandelette, qui aura été imbibée d'une dissolution de vitriol. — En général, dans les plaies des extrémités, on se sert tantôt de la compression, tantôt de la ligature; et dans celles où la ligature aurait des inconvéniens, comme dans les cas particuliers dont j'ai fait mention, l'application de l'amadou doit avoir de grands avantages. — Il ne me reste plus qu'à expliquer comment l'agaric astringent opère, et je hasarderai sur cela une conjecture que je ne crois pas déraisonnable; mais, pour me faire entendre, je suis obligé de rappeler ici les notions générales qui servent à expliquer comment le sang s'arrête. — Les Mémoires de l'Académie royale des sciences ont publié le sentiment de M. Petit sur la formation du caillot. Comme il me parut que M. Petit donnait trop à cette opération pour expliquer la cessation de l'hémorragie, et qu'il n'y faisait entrer pour rien les changemens qui doivent arriver aux artères ouvertes, je donnai à la compagnie un mémoire dont il résulte que ces deux opérations concourent à la cessation de l'hémorragie; tout moyen employé par l'art pour la même fin ne fait qu'aider la nature. — La formation du caillot est un effet de la stagnation du sang dans un vaisseau, dont les parois, plus ou moins rapprochées de l'axe, ralentissent ou interceptent le cours du fluide; et l'application d'un styptique l'accélère à proportion de sa force. L'agaric astringent n'a aucun caractère du styptique : c'est une substance poreuse, insipide, un peu stiptique, qui ne fournit aucun suc. — Cependant des trois amputations pour lesquelles il a été mis en usage, une ayant été suivie de la mort du malade par des circonstances tout-à-fait étrangères à l'hémorragie et aux remèdes, et l'état du moignon ayant été examiné sur le cadavre, quelques-uns ont inféré de ce qu'il s'est trouvé dans l'artère un caillot de six à sept pouces de long, que ce pouvait être l'effet d'une coagulation trop forte capable d'influer sur la masse des liqueurs.

Mais un peu de réflexion dissipe les conséquences injustes qu'on en voudrait tirer au désavantage du topique; on avait observé la même chose dans les chevaux auxquels on avait appliqué la poudre de lycoperdon, qui n'a pas plus le caractère de styptique que l'agaric astringent. Comme M. Petit expliquait la cessation de toute hémorragie par la formation du caillot, il n'y aurait plus à argumenter que de la longueur plus ou moins grande du caillot formé après l'application: or, ce serait oublier les principes que de ne pas convenir que cette différence est expliquée par la physiologie; elle dépend des différentes proportions entre la sérosité et la partie fibreuse du sang, relatives au caractère du sang même, ou aux effets de la maladie. — Tout conduit donc à croire que l'agaric astringent n'a point de prise sur le sang, de façon à en changer la consistance. Je pense que sa substance présente à l'orifice du vaisseau ouvert un tissu spongieux, très-fin, capable de ressort; que la partie séreuse du caillot est attirée par ce topique; que par ce moyen la portion du caillot qui occupe l'axe du vaisseau se soude plus vite aux parois de la plaie, et que les fibres qui tendent naturellement à se resserrer se resserrent effectivement plus tôt, y trouvant moins d'obstacle de la part du fluide. — C'est sur cette théorie que les chirurgiens sensés fondent la préférence qu'ils donnent à certaines matières, telles que la charpie sèche, le poil de lièvre, la mousse d'arbre, pour arrêter l'hémorragie; et l'exclusion qu'ils donnent aux poudres telles que la colophane, le bol d'Arménie, le sang de dragon, qui ne font qu'un mastic dur près de l'embouchure du vaisseau, et qui, ne s'imbibant point de l'humidité, ne peuvent pas se rendre adhérens. Ces principes une fois établis, on doit naturellement supposer qu'un petit morceau d'éponge fine produira le même effet; mais quelque chose qu'on imagine de substituer à l'agaric astringent, ce dernier remède a fait ses preuves, et il sera toujours vrai de dire qu'il a donné ou réveillé une idée salutaire; car il n'est pas impossible qu'il ait été indiqué dans quelques ouvrages, et qu'on l'ait négligé. — Depuis que ce mémoire a été lu à l'Académie, M. Magron, maître en chirurgie à Toul, a mandé que depuis long-temps il était dans l'usage de se servir de l'agaric de chêne préparé, pour arrêter le sang en diverses occasions.

MM. Rochard et de May, maîtres en chirurgie, le premier à Meaux, le second à Angoulème, ont écrit que, depuis que le remède a été rendu public, ils s'en étaient servis plusieurs fois avec succès, pour arrêter le sang après l'amputation de la jambe. — On ne saurait rendre trop facile l'administration d'un moyen aussi utile, et nous devons des éloges à ceux qui ont étendu nos expériences. —

M. Poyet, chirurgien interne de l'Hôtel-Dieu de Paris, nous a communiqué l'épreuve qu'il avait faite sur l'artère crurale d'un chien avec ce que l'on appelle précisément l'amadou jaune ou blanc, c'est-à-dire, tel qu'on le tire des provinces où on le fabrique, avant qu'il ait été noirci par la poudre à canon. — Sur la foi de ce chirurgien, aussi intelligent que zélé, j'en ai fait appliquer sur les artères coupées après l'amputation d'une jambe, faite aux Invalides, et l'expérience à très-bien réussi. — A la fin de l'année 1751, on a essayé sur des chiens de l'agaric de chêne qui avait déjà servi une fois, après l'avoir lavé et séché de nouveau, de l'agaric de hêtre, de bouleau, de la poudre de lycoperdon soutenue par des morceaux de la partie spongieuse du même champignon, de ces morceaux tout seuls, de l'amadou ordinaire, de petits morceaux d'éponge simple et très-fine. Le résultat de ces expériences a été que l'agaric de chêne qui avait déjà servi a réussi moins bien que l'agaric neuf; que les autres agarics, la poudre de lycoperdon, la partie spongieuse du lycoperdon, et l'amadou ordinaire eurent à peu près un égal succès; que ces différentes préparations, n'étant point soutenues par la compression, manquèrent; que l'éponge ordinaire parut d'abord produire le même effet, mais qu'il ne se soutint pas. Les détails de ces expériences se trouvent dans un ouvrage périodique que l'on imprime à Paris sous le titre de *Journal économique*. Voyez les mois d'Avril et Juin 1752; mais l'auteur n'y est pas nommé.

---

### SUR LES CAS OU LA NÉPHROTOMIE SE FAIT AVEC SUCCÈS; par M. LAFFITE.

Tout le monde sait que les pierres et les matières graveleuses qu'on trouve dans la vessie viennent presque toutes des reins. C'est ordinairement dans ces derniers organes, qui servent à la filtration de l'urine que celle-ci se décompose, et fournit, par le rapprochement de ses parties salines et terrestres, le germe des concrétions calculeuses. Lorsque ce germe ou noyau pierreux est d'un volume ou d'une figure qui s'oppose à son entrée dans le bassinet ou dans les uretères, il se forme quelquefois des abcès, même assez considérables pour détruire toute la substance de ce viscère, et inonder le tissu adipeux qui l'avoisine. — Quoique la suppuration des inflammations internes soit presque toujours mortelle, cette terminaison, dans le cas présent, peut néanmoins devenir avantageuse, parce que l'art peut, dans quelques circonstances, procurer une issue au pus qui forme l'abcès, et avoir en même temps la facilité de faire l'extraction du corps étranger, comme on le verra par les observations qui suivent.

(Iᵉ *Observation*.) Le 12 octobre 1734, je fus appelé pour voir une femme âgée de trente-cinq ans, qui avait depuis quinze jours une tumeur à la région lombaire gauche, avec fièvre et dévoiement. Cette tumeur avait été précédée de douleurs vagues, qui s'étendaient d'abord depuis les reins jusqu'à la partie supérieure du dos, et qui s'étaient fixées à la tumeur; la couleur de la peau n'était point changée. En touchant la tumeur, j'y sentis une fluctuation très-profonde; pour apaiser la douleur et amincir les téguments, j'y mis un cataplasme anodin, et je prescrivis le régime convenable.—Le lendemain, la tumeur était plus saillante et plus circonscrite; je mis en usage le cataplasme maturatif, et en cinq ou six jours la fluctuation de la matière devint plus sensible. Je me déterminai alors à faire l'ouverture de l'abcès, il en sortit beaucoup de pus de différentes couleurs. Je fis toutes les recherches nécessaires pour savoir si la matière n'avait point quelque autre foyer, et je n'en découvris aucun. Je pansai la plaie, et je prescrivis une diète exacte. La fièvre, qui jusque-là avait toujours continué, parut se modérer dès le lendemain, elle diminua chaque jour, et le quinzième la malade n'en ressentit plus du tout. Les pansements méthodiques furent continués; le pus devint blanc; la bonne qualité des chairs et le progrès de la cicatrice me donnaient tout lieu d'espérer que la malade guérirait comme d'un abcès ordinaire. — Le vingt-deuxième jour de l'opération, la malade eut de la fièvre, et sentit une douleur pulsative à la plaie. Je soupçonnai quelque excès dans le régime, mais la malade m'assura qu'elle avait été très-exacte à observer celui que je lui avais prescrit. Je trouvai, en levant l'appareil, qu'il était inondé de pus. Je continuai à panser simplement, et j'observai que de deux ou trois jours l'un, il sortait une plus grande quantité de pus - que l'étendue apparente de la plaie n'était capable d'en fournir : ce pus était toujours de différentes couleurs, et je ne doutai plus de l'existence d'un foyer situé profondément.—Je demandai le conseil de M. Jallet; je lui fis le détail de tout ce qui s'était passé; nous convînmes qu'il fallait porter une sonde dans l'orifice du sinus, qui pouvait nous conduire au foyer inconnu. — La sonde y pénétra à la profondeur de quatre à cinq pouces, et me fit sentir un corps dur, tel que le serait une pierre. L'orifice, qui était devenu calleux, était situé entre la crête de l'os des îles et la dernière des fausses côtes, à égale distance de l'une et de l'autre de ces parties, et des apophyses transverses des vertèbres des lombes. L'ouverture étroite du sinus et son obliquité m'empêchèrent d'en retrouver la route le lendemain; je ne pus y parvenir que le troisième jour. J'introduisis alors une sonde de plomb percée à son extrémité, et garnie d'un ruban de fil pour l'assujettir dans le sinus.

Le lendemain, MM. Jallet, Bimont, et Faget le jeune, vinrent avec moi chez la malade. A la faveur de la sonde de plomb que j'avais laissée la veille dans la plaie, j'y insinuai une sonde d'argent, et je fis toucher à ces messieurs le corps étranger dont j'ai parlé. Nous conclûmes qu'il fallait nécessairement en faire l'extraction. La malade y ayant consenti, je portai une sonde cannelée dans la plaie, et avec un bistouri droit que je conduisis dans la cannelure, je fis une incision longitudinale qui, en traversant l'ancienne cicatrice, s'étendait jusqu'à la dernière des fausses côtes; j'allongeai ensuite l'incision par en bas. Les duretés et les callosités traversées par cette incision ne me permirent pas de tirer le corps étranger; je fus obligé d'en faire une transversale d'environ trois travers de doigts du côté de la partie antérieure du ventre, ce qui donna à la plaie la figure d'un T. — La profondeur du corps étranger ne permettant pas de le saisir avec les doigts, je pris des pincettes à anneaux, et par leur moyen je fis d'abord l'extraction d'une pierre de la grosseur d'une aveline. Ayant reporté le doigt dans la plaie, je sentis une autre pierre que je tirai de même que la précédente; elle était de la grosseur d'une noix, et d'une figure irré-

gulière. Il sortit ensuite une quantité de pus de différentes couleurs. Je n'en observai point dans les urines : ainsi, il y a lieu de croire que le sac qui contenait les pierres ne communiquait point avec le bassinet. Je pansai la malade avec le digestif ordinaire; la suppuration fut très-abondante jusqu'au quinzième jour; elle diminua à mesure que la régénération des chairs se fit, et enfin la plaie fut presque consolidée le quarante-deuxième jour de l'opération, à la réserve du sinus, dont la suppuration tarit peu à peu, et la guérison fut parfaite.

(II<sup>e</sup> *Observation*.) En 1727, au mois d'octobre, feu M. Sauré vit un jeune homme d'environ vingt-cinq ans qui avait une tumeur de la grosseur d'un œuf à la région lombaire droite; elle avait été précédée de douleurs de reins semblables à celle de la néphrétique. M. Sauré y appliqua des cataplasmes émollients et maturatifs, qui furent continués jusqu'au 11 novembre. La tumeur, ayant quitté sa première situation, se fixa à la partie supérieure de la région iliaque du même côté. M. Sauré y appliqua une traînée de pierres à cautère qui firent l'eschare convenable : la tumeur s'affaissa. Il survint une fièvre violente avec délire, mais les saignées calmèrent les accidents, et après une consultation avec M. Boudou, M. Sauré ouvrit profondément l'eschare, d'où il sortit quantité de pus. La plaie fut pansée selon les règles de l'art, et malgré les attentions de M. Sauré, elle dégénéra en fistule. — Au mois de juin 1738, je fus appelé pour le même malade; il avait la fièvre, une douleur vive au rein droit, et sa fistule sèche, avec inflammation aux bords; à quelques lignes de distance de l'orifice, je sentis par le moyen de la sonde un corps dur. Après avoir pansé le malade, je le saignai, et la fièvre cessa. Le lendemain je fis l'extraction d'une pierre qui a la figure d'un mamelon du rein, mais la plaie est toujours restée fistuleuse; ce qui me fait présumer que c'est en conséquence de quelque autre pierre dans ce viscère, parce que le malade y sent des douleurs qui répondent à la fistule. — Ces observations présentent une circonstance qui peut servir à disculper les chirurgiens de l'imputation qu'on pourrait leur faire de n'avoir pas recherché avec assez de soin dans le foyer d'un abcès ouvert à la région lombaire, pour s'assurer de l'existence du corps étranger, les malades dont nous avons parlé ayant été exposés à la douleur d'une seconde opération pour l'extraction des pierres dont la présence entretenait le sinus fistuleux. Il est probable que leur extraction n'était pas possible lors de l'ouverture des abcès, et qu'elles étaient alors comme enkystées dans la substance du rein. Sans cela, nous ne serions pas excusables de ne les avoir pas tirées après la première opération; mais on voit qu'elles ont échappé aux recherches faites avec le doigt dans le fond de l'abcès, et que leur présence n'a été indiquée qu'après coup, si j'ose me servir de ce terme, et par la formation d'un second abcès dans le fond du sinus fistuleux. La personne qui fait le sujet de la première observation a senti le vingt-deuxième jour de l'opération les symptômes de cet abcès secondaire. Dans le second cas, le malade a porté la fistule pendant près de onze ans sans douleur; ce n'est qu'après un si long intervalle que la nature a fait des efforts pour se débarrasser du corps étranger. M. la Batte, chirurgien à Pau, a communiqué à l'Académie une observation dont il a été lui-même le sujet, et qui confirme les réflexions que nous venons de faire.

(III<sup>e</sup> *Observation.*) M. la Batte eut, en 1741, une tumeur inflammatoire à la région lombaire, et qui se termina par suppuration : l'abcès fut ouvert et traité suivant les règles de l'art; néanmoins il resta fistuleux. En 1747, il vint à Paris, et consulta MM. Petit et le Dran, qui sondèrent la fistule. Quoiqu'ils portassent la sonde à quatre travers de doigt de profondeur, ils ne sentirent point de pierre. Sans les exemples que nous avons rapportés, on pourrait croire avec quelque sorte d'apparence que la sonde fut arrêtée ou par l'obliquité du sinus ou par quelques chairs fongueuses.—Quoi qu'il en soit, on ne conseilla autre chose au malade que de tenir le sinus ouvert avec des bougies. Il retourna à Pau, et au bout de dix-huit mois, il sortit naturellement de la fistule une pierre grosse comme la seconde phalange du petit doigt, que M. la Batte a envoyée à l'Académie. — Ces exemples prouvent que l'extraction de la pierre qui est dans le rein n'est praticable, comme l'ont déjà remarqué les auteurs, que quand il s'y forme un abcès; il faut que la nature montre au chirurgien la route qu'il doit suivre. Hippocrate (1) prescrit la section

(1) Lib. de intern. affectib., cap. xv.

du rein pour l'extraction de la pierre, si cet organe se trouve abcédé. Meckren (1), Hildanus (2), Heister (3), et d'autres, recommandent expressément l'incision du rein dans le cas de la suppuration de ce viscère; et alors l'extraction du corps étranger est déterminée par celle du pus. Mais Rousselet (4) et Riolan (5) vont plus loin, et disent qu'on peut ouvrir sur la pierre du rein, pourvu qu'elle se fasse sentir au tact.

Ce conseil paraît d'abord fort singulier, et l'on a peine à imaginer que sans abcès la pierre puisse être touchée au travers des téguments, puisque nous ne la sentons pas toujours quoique l'abcès qu'elle a causé soit ouvert : cependant Gaspard Bauhin rapporte un fait qui montre que la nature opère quelquefois assez favorablement pour procurer cet avantage. Une fille fut attaquée d'une tumeur à la région des lombes à la suite d'une suppression totale de l'urine. Un chirurgien appliqua inutilement pendant deux mois des cataplasmes maturatifs sur cette tumeur, espérant qu'elle s'abcéderait. Il distingua enfin un point dur dans la tumeur; il fit une incision par laquelle il fit l'extraction de deux pierres, et cette opération eut tout le succès possible. Hors ces cas, je ne crois pas que l'on doive ni que l'on puisse entreprendre la néphrotomie.

---

DIFFÉRENTS MÉMOIRES SUR L'AMPUTATION.

### I.

*Nouvelle méthode pour faire l'opération de l'amputation dans l'articulation du bras avec l'omoplate,* par M. LA FAYE.

Il était réservé aux chirurgiens de ce siècle d'imaginer de faire l'opération de l'amputation dans l'articulation du bras avec l'omoplate. Combien de malheureux, surtout à l'armée, où les occasions de la pratiquer se présentent fréquemment, ont été par son moyen arrachés des bras de la mort ! C'est au courage éclairé de

(1) Obs. chir. 49.
(2) Cent. vi, obs. 44.
(3) Instit. chir., part. ii, cap. cxl, parag. xiv.
(4) De part. cæsar., sect. 3, cap. vii.
(5) Anthropograph., cap. xxvi.

feu M. le Dran et de plusieurs autres grands chirurgiens que l'on est redevable du progrès de l'art sur ce point. L'on doit sans doute de la reconnaissance à MM. Heister, le Dran et de Garengeot, qui ont publié cette opération importante, et savoir quelque gré à ceux qui ont travaillé et qui travailleront à lui ajouter quelques degrés de perfection. — M. le Dran, héritier des talents de M. son père, et en particulier de cette méthode, l'a publiée dans ses observations, telle qu'il l'a pratiquée sur M. de ***, en présence et de l'avis de plusieurs célèbres chirurgiens. C'est dans ce livre qu'on trouve l'époque de cette opération, et l'on y voit la méthode usitée jusqu'à présent. — L'on y rapporte que feu M. le Dran, après avoir fait par le moyen d'une aiguille droite la ligature de l'artère axillaire le plus près qu'il put de l'aisselle, coupa transversalement avec un couteau droit et étroit, la peau et le muscle deltoïde jusqu'à l'article, dont il coupa même le ligament. Il fit sortir la tête de l'os de la cavité en le poussant en haut ; il coula ensuite avec facilité entre l'os et les chairs, de haut en bas, le couteau, dont il avait tourné un peu le tranchant du côté de l'os, et sépara un peu au-dessous de la ligature les chairs et la peau qui restaient. Après avoir fait une seconde ligature avec une aiguille courbe, le plus près qu'il put de l'aisselle, il coupa les chairs superflues, ce qui rendit la première ligature inutile. Il remplit de charpie sèche la cavité de l'omoplate. Les os ne s'exfolièrent point ; la cavité se remplit de chair ; les ligatures tombèrent ; la peau se rapprocha, et la cicatrice, qui était précisément de la longueur et de la largeur du pouce, se trouva parfaite en deux mois et demi. — M. de Garengeot, dans la première édition de son traité des opérations, décrit cette opération, faite par feu M. le Dran, et y joint quelques perfections imaginées par M. Petit. Ces perfections consistent premièrement à se servir d'une aiguille très-courbe et tranchante sur les côtés pour lutter la première ligature ; secondement, à couper la peau avec un bistouri droit, après l'avoir retirée vers le col et le muscle deltoïde à deux ou trois travers de doigts au-dessous de l'acromion; troisièmement, à former un lambeau d'une figure triangulaire, dont la base regarde l'aisselle, et la pointe cadre avec le lambeau du muscle deltoïde ; quatrièmement, à relever le lambeau inférieur et à baisser la portion du deltoïde conservée, après avoir fait une seconde ligature et ôté la première.

C'est le propre des grands maîtres de faire de nouvelles découvertes dans leur art, ou d'élever à un grand degré de perfection celles qui sont faites. Mais on peut, avec moins de lumière qu'eux, trouver en marchant sur leurs traces quelque chose à ajouter à ce qu'ils ont inventé ou perfectionné. Je puis donc proposer pour l'opération de l'amputation dans l'articulation du bras avec l'omoplate une méthode plus facile, plus courte, plus sûre, et beaucoup moins douloureuse que celle qui a été pratiquée jusqu'à présent. La comparaison seule des deux méthodes suffira pour faire connaître tous les avantages de la mienne. — Je fais avec un bistouri droit et ordinaire, à la distance de trois à quatre travers de doigts de l'acromion, une incision transversale qui divise le muscle deltoïde et pénètre jusqu'à l'os. J'en fais deux autres longues de deux à trois travers de doigts, l'une à la partie antérieure, l'autre à la partie postérieure, de manière qu'elles tombent perpendiculairement sur la première, et qu'elles forment avec elle une espèce de lambeau, sous lequel, après l'avoir séparé, je porte le bistouri pour couper les deux têtes du muscle biceps, et la capsule de l'articulation. Il m'est facile après cela de tirer à moi la tête de l'os, et de la dégager par le moyen du bistouri, avec lequel je coupe d'un côté et de l'autre, et que je porte entre l'os et les chairs qui sont sous l'aisselle et qui soutiennent les vaisseaux. J'observe de diriger le tranchant de l'instrument du côté de l'os. Je fais ensuite la ligature des vaisseaux le plus près de l'aisselle qu'il est possible, et j'achève de séparer le bras, en coupant les chairs à un travers de doigt de la ligature. J'abaisse le lambeau qui s'ajuste parfaitement à la partie, et qui couvre toute la cavité glénoïde de l'omoplate, en sorte qu'il ne reste qu'une plaie demi-circulaire. Enfin, je laisse sortir, par la partie inférieure de la plaie, les extrémités du lien qui a servi à faire la ligature.

Cette manière de faire l'opération de l'amputation dans l'article me paraît avoir trois avantages. Le premier est qu'on ne fait de ligature que lorsque l'on est prêt de détacher le bras, ce qui épargne beaucoup de douleur au malade. Le second consiste, en ce que le lambeau se trouvant à la partie supérieure, la suppuration, s'il s'en formait, aurait une issue bien plus facile qu'elle ne peut l'avoir quand le lambeau tient à la partie inférieure. Le troisième vient de l'épaisseur de ce lambeau et de la quantité de vaisseaux qui s'y distribuent, ce qui doit en faciliter très-promptement la réunion avec les chairs, qui régénèrent de l'os même.

Depuis 1740, que j'ai lu ces réflexions à l'Académie, plusieurs célèbres chirurgiens ont adopté cette méthode, et l'ont pratiquée à l'armée avec succès. M. le Dran, dans son traité des opérations, conseille, depuis moi, de ne faire de ligature que quand le bras est tout-à-fait séparé; ce qui pourrait être suivi de quelque inconvénient, au lieu qu'il n'y en a point par ma méthode. — Ces autorités, jointes aux trois avantages que je viens de décrire, prouvent clairement, ce me semble, que cette nouvelle méthode est préférable à l'ancienne.

---

## II.

*Histoire de l'amputation à lambeau, suivant la méthode de Verduin et Sabourin, avec la description d'un nouvel instrument pour cette opération;* par M. LA FAYE.

Quoiqu'on se soit appliqué avec soin, depuis plus d'un siècle, à perfectionner la méthode ordinaire de faire l'amputation, il s'y rencontre encore des défauts auxquels les plus grands maîtres n'ont point trouvé de remèdes. Suivant cette méthode, on fait la ligature aux vaisseaux; ce qui cause au malade de grandes douleurs, et quelquefois des mouvements convulsifs; les os restent découverts, et doivent s'exfolier, ce qui demande un temps considérable; on a été même quelquefois obligé de les scier une seconde fois, la plaie est d'une grande étendue; la suppuration, qui est fort abondante, affaiblit beaucoup les malades, et la guérison ne vient qu'avec une extrême lenteur. — Les réflexions que plusieurs chirurgiens de la fin du dernier siècle et de celui-ci ont faites sur ces inconvénients leur ont fait imaginer qu'en conservant un lambeau de chair ou de peau pour en couvrir le moignon, on rendrait l'opération moins douloureuse, plus sûre, et la cure beaucoup plus prompte. Cette portion de chair a fait donner à cette nouvelle manière de retrancher un membre le nom d'amputation à lambeau. Je

vais rapprocher les différentes idées de ceux qui ont inventé ou suivi cette méthode, et en proposer quelques-unes qui me sont venues sur ce sujet — L'amputation à lambeau est fort récente. Quelques personnes néanmoins ont cru que Celse l'avait indiquée par ces paroles, liv. 7., ch. 33. *Levanda est, supraque inducenda cutis, quæ sub ejus modi curatione laxa esse debet, ut quam maxime undique os contegat.* Il faut retirer la peau vers le haut de la partie, afin qu'après l'opération, on puisse la ramener pour en couvrir l'os. Mais je ne vois dans ces paroles que la méthode ordinaire, et non pas une amputation dans laquelle on conserve un lambeau pour recouvrir le moignon. C'est dans les actes des savants de Leipsic de l'année 1697, qu'il faut chercher l'époque de la nouvelle méthode. On y trouve cité un livre écrit en anglais, avec ce titre latin, *Currus triomphalis ex terebenthina,* donné au public en 1679, par Jacob Yonge, chirurgien anglais, et l'extrait d'une lettre que cet auteur a fait imprimer à la fin de son livre. Dans cette lettre, il est fait mention d'un nommé Lowdham, Anglais qui avait imaginé une nouvelle manière de faire l'amputation. Suivant cette méthode, on conserve un morceau de chair et de peau à un des côtés de la partie qu'on veut retrancher, et après la séparation du membre, on applique ce morceau sur le moignon; ce qui abrège le temps de la cure et facilite l'application d'une jambe de bois. On ne fit pas d'abord beaucoup d'attention à l'utilité de cette méthode; mais dix-huit ans après, c'est-à-dire en 1696, Verduin, fameux chirurgien d'Amsterdam, après l'avoir pratiquée, fit sur ce sujet une dissertation latine imprimée à Amsterdam en 1696, que M. Manget a insérée dans sa Bibliothèque chirurgique. L'année suivante, les journaux de Leipsie la donnèrent dans un extrait, comme nous venons de le dire. En 1602 (1), Sabourin, très-habile chirurgien de Genève, la proposa à l'Académie royale des sciences, qui suspendit son jugement, en attendant les preuves que l'expérience pourrait fournir. On ignore si Verduin et Sabourin avaient lu le livre de Yonge : ainsi, l'on ne sait si l'on doit leur attribuer la gloire de l'invention de la méthode nou-

---

(1) Histoire de l'Académie royale des sciences de cette année.

velle. On ne peut du moins leur refuser celle de l'avoir mise en vogue. Verduin imagina certains bandages, et Sabourin étendit la pratique de l'amputation à lambeaux jusqu'aux articulations.

Ce furent les imperfections que Verduin trouvait dans la manière dont on faisait alors l'amputation, l'embarras de l'appareil, et le danger de la gangrène, qui dégoûtèrent ce praticien de la méthode ordinaire. La facilité avec laquelle la nature réunit les parties divisées, facilité qu'on remarque principalement dans l'opération du bec-de-lièvre, et dans les plaies de tête à lambeaux où le crâne se trouve découvert, fut le principal motif qui le porta à chercher ou à suivre la nouvelle méthode. Une difficulté assez considérable l'arrêta pendant quelque temps. Il ne savait pas si les chairs pourraient se réunir à un os scié et rempli de moelle. Hippocrate, Celse, Paul d'Ægine, Paré, Taliacot, les Fabrices et plusieurs autres auteurs qu'il consulta, ne lui donnèrent aucune lumière sur ce sujet. De plus, il craignait l'envie et la calomnie; mais la lettre d'un de ses amis qui avait été autrefois son élève, leva tous ses scrupules. Cette lettre lui apprit que la méthode qu'il méditait avait été pratiquée avec tout le succès possible par un fameux chirurgien de Londres. C'était peut-être Lowdham, dont nous avons parlé. Ceci semble prouver que Verduin avait effectivement inventé ce qu'un autre avait trouvé dix-huit ans avant lui. La description qu'il a donnée de sa nouvelle méthode est si parfaite, que ceux qui ont écrit après n'y ont pu ajouter que fort peu de chose. En voici un extrait.

On applique deux compresses, l'une sous le jarret, et l'autre sur le trajet des gros vaisseaux. On enveloppe la cuisse d'un linge fin, que l'on soutient par quelques tours de bande. On entoure ensuite toute la partie d'une bande de cuir apprêté, large de six pouces, et garnie de trois courroies à boucle pour l'assujettir autour de la partie. On place le tourniquet à l'ordinaire. On lie avec une courroie de cuir à boucle la partie au-dessus de l'endroit où l'on veut couper. On fait tenir la jambe par des aides; on embrasse avec la main gauche le gras de la jambe au-dessous de la seconde ligature; on enfonce à l'un des côtés la pointe d'un couteau courbe, que l'on fait passer le plus près des os qu'il est possible, et sortir de l'autre côté. L'on fait descendre

le couteau jusqu'auprès du tendon d'Achille, et l'on sépare ainsi presque tout le gras de la jambe, qui n'y tient plus que par le haut, et que l'on relève vers la cuisse; après quoi l'on achève l'opération à l'ordinaire. On lave ensuite la plaie avec une éponge mouillée pour ôter la sciure; on défait la courroie de cuir qui a servi à assujettir les chairs; on applique le gras de la jambe sur le moignon; on le comprime un peu en le poussant de la partie postérieure vers l'antérieure. Pour le maintenir, on garnit la plaie de vesse-de-loup, de charpie et d'étoupe. L'on enveloppe tout le moignon d'une vessie, qu'on maintient par des bandes d'emplâtre adhérent. On applique sur cette vessie une compresse et une plaque concave, que l'on maintient et que l'on comprime par le moyen de deux courroies passées en sautoir, et attachées à la bande large de cuir qui enveloppe la cuisse.

Pour le second appareil, on se sert d'un instrument de fer-blanc, que Verduin appelle *soutien*. Il est garni de compresse et composé de trois pièces: d'une espèce de gouttière, d'une gaîne et d'une plaque. La gouttière enveloppe la partie postérieure de la cuisse jusqu'à l'articulation du genou. La gaîne qui tient à la gouttière couvre la partie postérieure de ce qui reste de la jambe. La plaque couvre la face du moignon, et tient à la gaîne par une lame que l'on passe entre les deux morceaux de fer-blanc qui composent cette seconde pièce, et que l'on maintient par le moyen d'une vis. L'usage de cette troisième pièce est de maintenir le lambeau appliqué sur le moignon en le comprimant, mais mollement, de peur de le meurtrir. Verduc et Ruisch, MM. Manget et de Garengeot, ont donné la figure de tous les instruments dont nous venons de parler. — La dissertation de Verduin a été imprimée en hollandais, en allemand, en latin et en français. Presque tous les auteurs qui en ont fait mention, tels que Ruisch, Reverhost, Goëlick, Verduc, MM. Manget et Garengeot en parlent favorablement, et en donnent un extrait. — M. de Garengeot a cru néanmoins devoir y faire plusieurs changements. Il dit (1) que pour affermir les chairs, on peut se servir d'une autre bande que celle de

_____

(1) Traité des opérations, 1re et 2e éditions, p. 39 3.

cuir, et qu'il faut la placer sur la tubérosité du tibia. Il préfère au couteau courbe
de Verduin le couteau à deux tranchants
de M. Petit. Il veut qu'on fasse l'incision
demi-circulaire, avant que de faire celle
par laquelle on sépare le lambeau. Il
prescrit de donner quelques coups de la
pointe du couteau sur l'extrémité de l'os
qu'on veut conserver, et de relever le
lambeau avec une compresse fendue
pendant que l'on scie les os. Il conseille
de couper l'excédant du lambeau appliqué sur le moignon, et d'y faire quelques points de suture pour le maintenir,
ou de se servir de la suture sèche, qui
selon lui vaut mieux. — Après le témoignage de tant d'illustres auteurs, il est
étonnant que M. Heister, dans la nouvelle chirurgie qu'il vient de mettre au
jour, dise que peu d'auteurs approuvent
cette nouvelle méthode, et qu'elle a été
abandonnée par les anglais et par Verduin lui-même. Il prétend que l'hémorrhagie et plusieurs autres accidents, qui
sont souvent, comme il le pense, les
suites de la nouvelle méthode, ont fait
périr un malade sur lequel Sabourin l'a-
vait pratiquée à la Charité de Paris (1).

MM. Duverney et Méry, qui ont rendu compte de ce fait à l'Académie royale
des sciences, n'en ont pas jugé comme M.
Heister, et l'on ne sait quel cas l'on doit faire
de leurs sentiments.

Junkers, dans son livre intitulé *Conspectus chirurgiæ*, croit que la nouvelle
méthode cause beaucoup de douleurs;
mais si on la compare avec l'ancienne,
on conviendra qu'à peine que celle-ci en
cause davantage. Ce que M. Heister et
Junkers ont avancé de plus fort, contre
l'amputation à lambeau, consiste dans
une objection que voici. Les petites éminences des os coupés piquent les chairs
qui les recouvrent, et excitent des douleurs inflammatoires. Dans l'amputation
à lambeau, on recouvre avec un morceau
de chair et de peau des os coupés, on
expose par conséquent le malade à des
piqûres douloureuses et à l'inflammation.
Mais ces inégalités ne me paraissent pas
capables de produire ces accidents. J'ai
vu bien des fractures ne les point causer,
quoiqu'elles n'eussent point été réduites,
et que les chairs dussent toucher les aspérités des os fracturés. J'ai même examiné quelques-unes de ces fractures après

la mort des sujets, et j'ai trouvé qu'un
an après l'accident les bouts de l'os
étaient collés et soudés fortement l'un sur
l'autre, et que la surface de chaque extrémité de l'os n'avait point d'aspérité,
mais au contraire était unie et lisse en
forme de mamelon. Ainsi il paraît qu'a-
vant et après la guérison, on ne doit point
craindre que les chairs soient piquées
par les inégalités ne l'os scié. Au reste,
l'expérience qui, dans les choses de pratique, doit toujours l'emporter sur le raisonnement, suffit pour répondre à l'objection. M. Manget, dans sa Bibliothèque de Chirurgie, dit que Sabourin avait
fait l'opération à lambeau sur un homme
qu'on voyait marcher commodément dans
Genève, dont les rues vont en talus. M.
de Garengeot, dans la première édition
de ses opérations, rapporte que M. Petit
a vu des officiers sur lesquels on l'avait
pratiquée, danser et sauter avec leurs
jambes artificielles comme s'ils avaient
eu de véritables jambes.

Les avantages que Verduin attribue à
sa méthode sont fort considérables. Il
prétend premièrement, que le lambeau
appliqué sur les embouchures des vaisseaux arrête l'hémorrhagie sans ligature
et sans astringents; secondement, que la
gangrène est moins à craindre; troisièmement, que les os ne s'exfoliant pas, la
cure est beaucoup plus prompte et la
cicatrice moins difforme; quatrièmement,
qu'on ajuste beaucoup mieux une jambe
de bois au moignon, et que le blessé
marche plus facilement; cinquièmement,
que les malades ne ressentent point les
douleurs sympathiques qui surviennent
après l'amputation faite à l'ordinaire.
Ruisch ajoute que les accidents sont
moins à craindre après cette opération,
parce que les nerfs, les os et les tendons
sont recouverts de leurs propres téguments. — De ces six avantages, dont je
viens de faire l'énumération, je n'en re-
connais que quatre véritables, savoir:
la promptitude de la guérison, à cause
que l'exfoliation des os ne se fait point;
la facilité d'appliquer une jambe de bois;
l'inutilité de la ligature et des astringents
auxquels le lambeau supplée; et enfin le
peu de parties sensibles qu'on laisse exposées à l'air. Il faut remarquer ici que
Verduin semble vouloir dire que le lambeau s'applique généralement sur l'embouchure des vaisseaux. Néanmoins, de
trois artères qui se distribuent à la jambe, savoir: la tibiale antérieure, la tibiale postérieure et la péronière, il n'y a

---

(1) Voyez l'Hist. de l'Académie royale
des sciences, année 1702.

que la première qui, à proprement parler, soit comprimée par le lambeau ; les deux autres, se trouvant dans le lambeau même, ne sont pas comprimées par lui, mais en lui par l'appareil. — Quant aux autres avantages, celui que Verduin suppose en disant que la gangrène est moins à craindre ne me paraît pas vrai ; au contraire, la compression du lambeau la doit faire appréhender, au lieu que, dans la méthode ordinaire, elle ne peut être la suite de l'opération. Ce qu'il dit des douleurs sympathiques, qu'on ne sent pas, selon lui, après l'opération, est contraire à l'expérience et à la raison. Premièrement, cela répugne à l'expérience, car Ruisch (1) rapporte qu'un malade à qui on avait fait cette opération sentait de la douleur au haut du bras, aux doigts et à la main coupée, lorsqu'on lui comprimait le moignon, que lorsqu'on lui fléchissait le moignon, il s'imaginait fléchir les doigts de la main qu'il n'avait plus ; et que, lorsqu'on le frottait au-dessus de la jointure du moignon et même au côté de la poitrine, il s'imaginait sentir ses doigts. Secondement, cela répugne à la raison, car la cause immédiate des douleurs sympathiques, est le mouvement des nerfs ou des esprits animaux qui, après l'amputation d'un membre, se fait dans le cerveau de la même manière qu'il se faisait avant l'amputation. Or, je demande si un lambeau qu'on laisse en faisant une amputation, peut empêcher que ce mouvement ne se fasse, comme il se ferait si l'on n'eût point laissé de lambeau. Il faut donc réduire les avantages de la nouvelle méthode aux quatre dont nous avons parlé ; et si l'on y joint le succès qu'elle a eu, on ne peut s'empêcher d'en regarder l'invention comme très-utile dans certains cas.

J'ai déjà parlé de deux opérations faites suivant cette méthode, et j'en vais rapporter trois autres qui ont parfaitement bien réussi. La première a été faite dans l'hôpital d'Amsterdam, sur un homme de trente ans, dont Verduin rapporte l'histoire. La seconde a été pratiquée par le gendre de Verduin sur un homme âgé de seize ans, qui avait à une main une tumeur douloureuse et ulcérée. Ce fait est rapporté par Ruisch dans une de ses lettres. Van Vlooten a fait la troisième sur un homme extrêmement maigre, et qui avait un *spina ventosa*. La maigreur

du malade obligea de commencer près du tendon d'Achille l'incision par laquelle on devait former le lambeau. Il ne perdit pas trois onces de sang. On lui laissa le tourniquet jusqu'au dix-neuvième jour, et la plaie fut pansée comme une plaie simple. Le lambeau qui au commencement excédait de beaucoup la face du moignon, se retira de quatre travers de doigts vers la fin de la cure. Ceci est rapporté dans une lettre que Verduc a insérée dans son Traité des opérations. Il faut ajouter celles qui ont été faites par Lowdham et Verduin. Je ne parle pas ici de celles qui ont été pratiquées par M. de Garengeot. Il s'est engagé d'en donner lui-même le détail.— Tels ont été les progrès de l'art au sujet de l'amputation, depuis l'invention de la nouvelle méthode de Verduin et de Sabourin jusqu'en 1739, que d'abord M. Ravaton, chirurgien-major de l'hôpital de Landau, et ensuite M. Vermale, firent séparément de sérieuses réflexions sur la méthode de faire l'opération de l'amputation à l'ordinaire, principalement sur celle de la cuisse, et proposèrent à l'Académie chacun une espèce d'amputation à lambeau, différente de la méthode de Verduin et de Sabourin. Au lieu de ne conserver qu'un seul lambeau, comme ceux-ci le faisaient par leur méthode, MM. Ravaton et Vermale conseillent d'en former deux, de scier ensuite l'os, de faire une ligature aux vaisseaux, et d'appliquer les deux lambeaux pour en procurer promptement la réunion et éviter l'exfoliation de l'os, et la grande suppuration.

Ils diffèrent cependant par la manière de former ces deux lambeaux. M. Ravaton fait trois incisions pénétrantes jusqu'à l'os ; premièrement, une circulaire avec le couteau courbe, à quatre travers de doigts du lieu où on le doit scier ; il fait ensuite avec un bistouri un peu grand les deux autres perpendiculairement sur la première, en commençant dans l'endroit où l'on sépare le membre, l'une à la partie antérieure, et l'autre à la partie postérieure, en évitant les principaux vaisseaux ; enfin il détache les deux lambeaux de l'os. — M. Vermale ne fait que deux incisions pour former les deux lambeaux. Il faut prendre ses dimensions fort justes. Quand il a posé le tourniquet, comme on le doit faire dans toutes les amputations, il entoure la partie de deux fils rouges à quatre travers de doigts de distance, l'un à l'en-

---

(1) Bibl. chir. Mangeti , pag. 255.

droit où l'on doit scier l'os, l'autre où doit finir la coupe des lambeaux. Il porte ensuite à la partie antérieure du membre la pointe d'un bistouri de sept pouces de longueur; il l'introduit jusqu'à l'os; il la fait glisser autour de la circonférence, afin de la faire sortir par la partie opposée; il coupe ensuite, en portant le tranchant du couteau le long de l'os jusqu'au fil inférieur, où il sépare le premier lambeau, auquel on donne par cette coupe une figure ronde par l'extrémité, ou conique, comme dit l'auteur. Il forme enfin de la même manière le second lambeau du côté intérieur de la partie, s'il a commencé par le côté externe, *et vice versâ*.

MM. Ravaton et Vermale finissent l'un et l'autre leur opération de la même manière. Ils relèvent les lambeaux et les maintiennent relevés par le moyen de la compresse fendue; ils coupent le reste des chairs, et séparent le périoste à l'ordinaire; ils recommandent de scier l'os avec une scie dont les dents soient fines. Ils font la ligature aux vaisseaux, laissent pendre les liens par la partie de la plaie la plus déclive, rapprochent les lambeaux et les maintiennent par des languettes, à l'extrémité desquelles il y a de l'emplâtre agglutinatif étendu, et par un appareil qu'il est aisé d'imaginer. — La manière dont M. Vermale forme les lambeaux paraît avoir plus d'avantage que celle de M. Ravaton; mais je voudrais qu'au lieu du bistouri droit dont M. Vermale se sert, on s'en servît d'un plus long et en même temps un peu courbe sur le plat, afin qu'il pût mieux prendre la convexité de l'os, et la parcourir plus facilement que ne le peut faire un bistouri droit. — Cette méthode est moins longue et moins douloureuse par la façon de former les lambeaux, et les lambeaux s'appliquent plus exactement l'un à l'autre, parce que la peau et les chairs sont coupées de façon à les mieux ajuster; ils doivent aussi se réunir plus promptement que s'ils étaient formés comme le fait M. Ravaton, ce qui ajoute une perfection à la méthode de faire l'amputation en conservant deux lambeaux. Mais aussi il faut convenir qu'il est difficile, pour ne pas dire impossible, de couvrir exactement par le moyen de deux lambeaux, les os de la jambe après qu'ils ont été sciés, et qu'au contraire, on le peut faire parfaitement avec un seul lambeau. La méthode de M. Verduin a encore cet avantage, c'est

qu'on la peut pratiquer à la cuisse, à l'avant-bras, et au bras dans tous les cas, mais principalement lorsqu'un des côtés qu'il faudrait conserver pour former les deux lambeaux se trouve altéré. Ainsi je crois que l'on aura toujours beaucoup d'obligation à Verduin et à Sabourin pour celle qu'ils ont trouvée, et que ceux qui auront travaillé à la perfectionner n'auront pas perdu leur temps. C'est ce qui m'a engagé à tâcher de remédier à quelques défauts que je trouve dans le premier et le second appareil de leur méthode.

Le premier me paraît fort embarrassant à poser. Je ne sais s'il est aisé de trouver avec une bande de cuir le degré de compression qu'il faut faire sur les vaisseaux. — L'instrument que Verduin appelle *soutien* et qu'il emploie dans le second, doit comprimer le moignon par le moyen de la plaque. Il faut, pour bien faire une compression, avoir un point fixe: la plaque en a un par rapport à la gaîne et à la gouttière, mais je ne vois pas que la gouttière en ait. Pour remédier à cet inconvénient, j'ai imaginé un instrument composé de trois pièces, savoir: d'une gouttière de fer-blanc à peu près semblable à celle du soutien de Verduin, d'une plaque de même métal, un peu concave, et d'une vis. — La gouttière dans laquelle on place la cuisse est garnie d'un coussin; on l'assujettit par le moyen de trois bandes de buffle, qui ont chacune une boucle, à une ceinture fort large et de la même espèce, qui entoure le corps environ à la hauteur des os des îles, et qui est maintenue en place par une boucle. Les trois bandes de buffle passent chacune par une ouverture, ou un anneau plat pratiqué à la partie de la gouttière qui regarde le haut de la cuisse. — La plaque a deux parties; la première est ronde et un peu concave, et s'applique sur la face du moignon, la seconde forme un carré long, sur lequel s'appuie la partie postérieure du moignon, qui doit faire avec la cuisse un angle un peu obtus. Chacune de ces parties est aussi garnie de coussins. — La vis est posée dans un petit chassis de cuivre. Ce chassis est composé de deux parties, une fixe et une mobile. La partie fixe du chassis, attachée par deux vis à une petite plaque de fer-blanc, a par l'extrémité qui regarde la gouttière une charnière à cinq nœuds, et deux portions de cercle qui glissent l'une sur l'autre. Une de ces portions de cercle est fendue pour permettre le mouvement de la charnière, et la fixer à volonté par le moyen d'une vis qui passe au travers de la fente, et qui est taraudée sur l'autre partie. La queue de la charnière est attachée à la gouttière par le moyen de deux vis.

Sur le châssis fixe, qui est à pan par-dessus, et chamfrainé en dedans en forme de demi-queue d'aronde, sont posées deux petites traverses taraudées qui servent d'écrou à la vis, et qui sont attachées chacune par deux petites vis. — Le châssis mobile est à équerre, attaché avec deux vis taraudées à la plaque ronde et un peu concave. Il est composé de deux branches parallèles, et chamfrainé en dehors et en dedans, pour remplir les deux queues d'arondes du châssis fixe, dans lequel il glisse, ainsi que dans les deux traverses qui servent d'écrou. La seconde partie de la plaque, qui forme un carré long, est appliquée sur ces deux branches, et peut glisser sous une autre plaque de même largeur, à laquelle est attaché le châssis fixe. À l'angle de l'équerre est une douille ronde, dans laquelle passe le sommet carré de la vis, qui a environ trois pouces et demi de longueur. Au-dessous de la douille est une pièce servant de conduit à la grande vis, et arrêtée sous l'équerre par le moyen de deux vis qui passent au travers de la patte de la douille et de l'équerre, et qui sont taraudées dans la patte de ce conduit. — Avant que de commencer l'opération, il faut poser le tourniquet de M. Petit et le laisser pendant la cure. Après l'opération faite, on appliquera le lambeau conservé sur le moignon, et on le soutiendra d'abord par deux bandes larges de deux travers de doigts, et couvertes, à leurs extrémités, d'emplâtre agglutinatif. Ces bandes se doivent croiser sur la surface du moignon, et s'appliquer par leurs extrémités sur les côtés. On placera ensuite l'instrument dont je viens de parler ; l'on posera la cuisse dans la gouttière, on attachera autour du corps la ceinture qui lui doit faire son point d'appui par le moyen des trois bandes de bufle. Le moignon étant en même temps appuyé sur l'avance ou carré long de la machine, la plaque concave et ronde fera, sur la face du moignon recouverte par le lambeau, la compression convenable par le moyen de la vis, dont l'usage est de graduer la compression en faisant agir la plaque. On couvrira la plaie de charpie et de compresses convenables. Enfin, on lâchera le tourniquet, afin que les vaisseaux puissent fournir autant de sang qu'il en faut pour la nourriture du moignon et du lambeau ; mais on aura soin de ne le lâcher qu'autant qu'il est nécessaire pour cet effet. Avec cette précaution, une médiocre compression de la plaque concave suffira pour arrêter l'hémorrhagie, et l'on préviendra les dangers auxquels une forte compression expose les parties sur lesquelles on la fait. — La description de la machine que je propose suffit pour en faire sentir les avantages : premièrement, elle a un point fixe ; la plaque est attachée à la gouttière par une charnière que l'on rend fixe, quand on l'a ouverte, autant qu'on le juge à propos ; et la gouttière a un point fixe par le moyen des bandes qui s'attachent à la ceinture de bufle. Secondement, on se sert de cette machine dès que l'opération est faite, et on la laisse pendant toute la cure ; ainsi, il n'y a qu'un seul appareil, au lieu que Verduin en propose deux. Troisièmement, on peut aisément, dès le commencement de la cure, voir l'état de la plaie et la panser sans rien déranger de la compression. Quatrièmement, la plaque ronde et concave, non-seulement tient le lambeau appliqué sur l'extrémité du moignon, mais y fait une compression mollette aussi forte qu'il est nécessaire, et égale dans tous les points. Cinquièmement, la machine que je propose conviendrait dans cette espèce de méthode d'amputation, quand même on ferait la ligature aux vaisseaux.

---

### III.

*Moyens de rendre plus simple et plus sûre l'amputation à lambeau* ; par M. DE GARENGEOT.

Il y a environ vingt ans que je fis, à Mantes, en présence de M. Quesnay, l'amputation de la jambe à lambeau à un garçon qui eut la jambe droite et les pieds brisés. J'exécutai cette opération suivant la méthode de MM. Verduin et Sabourin. On sait qu'ils ne faisaient point la ligature des vaisseaux, et que leur intention était que le lambeau appliqué sur le moignon, et maintenu par un appareil particulier qu'ils ont décrit, se réunît au moignon et s'opposât à l'hémorrhagie. — Le malade, blessé dangereusement en plusieurs autres endroits du corps, mourut le troisième jour de l'opération ; et quoiqu'on ne puisse pas dire absolument que ce fut à cause de l'hémorrhagie, il faut convenir pourtant qu'il en eut plusieurs.—Comme l'attirail de machines décrit par l'inventeur n'est que pour contenir le lambeau si intimement appliqué sur l'embouchure des vaisseaux sanguins, qu'ils puissent être exactement comprimés et bouchés, mes réflexions me portèrent à croire que l'exactitude et le degré convenable de cette compression étaient fort difficiles à obtenir, attendu que les vaisseaux les plus considérables sont situés entre les deux os, et qu'en général tous les vaisseaux coupés se retirent ; de sorte qu'il paraît presque impossible que le lambeau puisse suffisamment comprimer des vaisseaux retirés et investis de deux bouts d'os. Je pensai donc qu'il fallait obvier à l'hémorrhagie par le moyen de la ligature, qui est toujours le plus sûr, et je résolus de la pratiquer à la première occasion, et de simplifier la méthode en même temps, de manière à la rendre facile et à en tirer tous les avantages possibles. — C'est dans cette intention que, douze ans après l'opération dont je viens de parler, je fis à un soldat du régiment du Roi, infanterie, l'amputation du bras à lambeau ; mais j'en conservai deux, suivant la méthode communiquée à l'Académie par M. Ravaton. Je fis la ligature à l'artère brachiale, et je laissai le fil dans l'angle inférieur de la division. J'omets le détail de l'appareil, tout le monde pouvant l'imaginer ; je ferai observer seulement que l'os fut exactement couvert, que le malade n'était pansé que tous les deux ou trois jours, que les compresses furent trempées tantôt dans de l'eau-de-vie, tantôt dans de l'eau marinée, pour m'opposer à la suppuration, que la ligature tomba le huitième jour, et que le vingt-huitième le blessé fut parfaitement guéri, sans qu'il y eût eu aucune exfoliation.

J'ai fait une troisième expérience de cette opération à un soldat du même régiment, dangereusement blessé au pied droit d'un éclat de bombe, avec fracas de la partie inférieure des deux os de la jambe et de plusieurs os du pied. — Je ne fis l'amputation de cette jambe que le huitième jour de la blessure, dans l'opinion où je suis qu'en général les plaies d'armes à feu, avec fracas des os, sont accompagnées d'une si grande commotion, qu'il en résulte un désordre affreux dans le cours des esprits, dont suivent assez ordinairement les accidents les plus funestes, et qu'il est plus prudent d'attendre que la nature soit, pour ainsi dire,

dans son assiette ordinaire. — Je fis cette opération en laissant un seul lambeau ; mais ayant réfléchi que l'adhésion prompte du lambeau au moignon pourrait fort bien rendre l'extraction de la ligature très-difficile, j'ajouterai une précaution de plus, que je vais détailler. — Après avoir fait la ligature des vaisseaux à l'ordinaire, je coupai les fils en leur laissant sept à huit travers de doigts de longueur, je les environnai d'une compresse en quatre doubles, large d'un pouce, et aussi longue que les fils. J'appliquai un des bouts de cette petite longuette entre les deux os sur les vaisseaux liés, et l'autre bout fut posé de côté avec le fil, après quoi je relevai le lambeau pour l'ajuster au moignon, et je posai, non pas l'appareil pratiqué par Verduin, mais l'appareil ordinaire, ou à peu près, de l'amputation de la jambe; moyennant quoi la méthode est simplifiée ; puisque je me passe des machines inventées par l'auteur même et par M. la Faye. — Je ne levai cet appareil que le quatrième jour ; je trouvai le lambeau réuni et jouissant d'une douce chaleur. La petite longuette qui empêchait la réunion du lambeau, seulement dans la place qu'elle occupait, était simplement humide. Je la tirai le huitième jour après l'opération ; la ligature résistant assez pour me faire présumer qu'elle ne tomberait pas sitôt, je la coupai dans l'anse avec des ciseaux mousses portés dans l'espace du sinus que la présence de la longuette avait formée. Je le recollai ensuite en appliquant un appareil semblable à celui que j'avais posé dans l'instant de l'opération. Je ne l'ôtai que trois jours après, et je vis avec satisfaction le lambeau très-bien repris, quoiqu'une portion eût été pendant huit jours appliquée sur du linge.—Le malade guérit le vingt-septième jour de l'opération, et il eut la facilité de fléchir et d'étendre le bout de la jambe qui lui restait. — Je sais que quelques chirurgiens-majors de régiment ont fait cette opération ; mais en suivant la méthode de Verduin à la lettre, les succès n'en ont pas été heureux. Je crois les corrections que j'y ai ajoutées fort importantes, et j'y en ajouterais encore si j'étais dans l'occasion de la faire. — Ce que j'ai éprouvé dans mon troisième blessé m'engagerait à faire la ligature de façon qu'elle n'embrassât, pour ainsi dire, que le vaisseau bien précisément, afin qu'elle tombe plus promptement et que le lambeau se réunisse plus vite. — Je persiste à croire que si la ligature ne tombait point aussitôt qu'on juge qu'elle a fait son effet, il faudrait la couper, parce que son long séjour doit naturellement s'opposer aux avantages qu'on se propose de cette opération pour la réunion prompte. Mais, comme il n'est pas à beaucoup près facile de couper la ligature, je me servirais par préférence de l'agaric de chêne, dont les succès sont connus. Alors deux morceaux de ce fongus, attachés chacun par un lien à l'un desquels il y aurait un nœud pour les distinguer, appliqués ensuite l'un sur l'autre à l'embouchure des vaisseaux, et les deux liens couverts par la compresse longuette dont j'ai parlé, arrêteraient l'hémorrhagie sûrement ; le tout étant retiré dans l'espace de trois jours, il n'y aurait que trois jours de retard pour le recollement de tout le lambeau, et la guérison serait complète en peu de temps.—Au surplus, quoique je sois persuadé que la méthode de l'amputation à lambeau a des avantages que les autres n'ont point, mon projet n'est point d'examiner ici les raisons de préférence, mais seulement de déclarer ce que j'ai imaginé pour rendre l'opération plus parfaite.

----

## IV.

*Observation sur la résection de l'os, après l'amputation de la cuisse*, par M. VEYRET.

Une fille âgée de vingt-quatre ans, affligée d'un *spina ventosa* qu'elle portait à la jambe depuis douze années, et pour lequel on avait inutilement tenté différents remèdes, tant internes qu'externes, fut obligée de se soumettre à l'amputation de la cuisse, que je lui fis il y a environ dix ans. — Pour éviter la saillie de l'os, trop fréquente aux amputations de la cuisse, je relevai la peau le plus qu'il me fut possible avant que d'appliquer le lien avec lequel on l'assujettit. Je ne coupai d'abord que les téguments, que je fis tout de suite relever pour couper les muscles plus haut par une seconde incision. Je fis retirer les chairs par le moyen d'une compresse fendue, et je sciai l'os tout près des parties charnues. La ligature étant faite, je fis ramener la peau et les chairs au niveau de l'os, et même au-delà. — Toutes ces précautions devaient me faire espérer qu'il en résulterait un moignon qui aurait beaucoup de surface, et qui aurait

pu se soutenir sur une jambe de bois sans causer de douleur ; mais la rétraction des chairs et la fonte du tissu cellulaire, peut-être par le vice des humeurs, furent cause que l'os, qui, à l'instant de l'amputation, paraissait fort enfoncé dans les muscles, fit dans la suite une saillie considérable, de manière que la cicatrice de la circonférence des chairs autour de l'os semblait monter jusqu'à la surface de son extrémité, et celle-ci resta découverte.— Ayant continué de panser cette partie de l'os pendant deux mois et douze jours, ce qui est un terme raisonnable pour l'exfoliation de l'os et la guérison absolue, je crus que l'une et l'autre se feraient trop attendre, et que quand même je l'aurais obtenue, la saillie de l'os aurait été un obstacle à la progression : les malades qui ont le moignon fait, pour ainsi dire, en pain de sucre, ne pouvant se servir aisément d'une jambe de bois, et étant sujets d'ailleurs à voir leur cicatrice rouverte très-souvent, comme on l'observe en pareil cas.—Ces réflexions me déterminèrent à rescier l'os saillant, ce que je pratiquai ainsi : je fis avec un bistouri une incision circulaire à la cicatrice, jusqu'à l'os, dans l'endroit où il commençait à former la saillie, et je sciai le bout qui excédait la peau naturelle. La plaie qui en résulta avait environ deux lignes dans sa circonférence autour de l'os. Je la pansai avec la charpie sèche ; j'y appliquai quelquefois la pierre infernale. Après cinq semaines de pansements, j'eus une bonne cicatrice, sans m'être aperçu de la plus petite exfoliation, et j'eus la satisfaction de voir marcher la malade avec le secours d'une jambe de bois, sur laquelle son moignon était appuyé sans causer aucune douleur. — Je sais que M. Morand a fait cette opération aux Invalides, M. Guérin le père à la Charité, M. Thibault à l'Hôtel-Dieu, et tous trois avec succès. Mon observation ne fait que fortifier celles que je viens de citer. Peut-être les anciens en ont-ils parlé. — Je conviens qu'il serait plus avantageux d'éviter la saillie de l'os dans l'amputation de la cuisse, que de faire la seconde opération que j'ai cru devoir pratiquer ici ; mais, en attendant qu'on ait trouvé les moyens de prévenir cet inconvénient, je crois qu'il faut se déterminer à faire une seconde section de la portion d'os saillante, pour procurer au malade la facilité de marcher, et éviter les fréquentes ulcérations que souffrent les moignons en pointe, et pour lesquelles le malade est obligé de rester long-temps au lit. — La portion d'os que je sciai avait quinze lignes de longueur. L'exfoliation qui devait se faire y est marquée d'une petite empreinte circulaire et a plus d'une ligne d'épaisseur. Elle se serait faite d'une seule pièce dans toute sa circonférence, et n'aurait pas beaucoup diminué la saillie de l'os; car, au-dessous de cette exfoliation préparée, on voit autour de l'os un bourrelet osseux, spongieux, dont les cellules sont extrêmement fines, dans lesquelles j'ai trouvé la cicatrice confondue et ne faisant pour ainsi dire qu'un même corps. — Cette substance ou végétation osseuse est plus épaisse et plus étendue du côté qui répond à la face postérieure de l'os qu'à la face antérieure. Le canal de l'os est presque entièrement fermé par une végétation semblable. Le bord du bourrelet dont je viens de parler, qui répond à l'endroit où avait commencé l'exfoliation, est mince, et se termine par degrés en un bord plus épais. Il est vraisemblable que le bandage a déterminé la figure de cette production osseuse, en la comprimant de bas en haut avant que les sucs eussent acquis la consistance osseuse.

---

## V.

*Mémoire sur la saillie de l'os après l'amputation des membres, où l'on examine les causes de cet inconvénient, les moyens d'y remédier, et ceux de le prévenir; par M. Louis.*

La saillie de l'os est un des plus grands inconvénients qui puissent survenir après l'amputation des grandes extrémités. Lorsque la portion d'os qui excède le niveau des muscles est entièrement dénuée, il est impossible que la guérison se fasse tant que cet obstacle subsistera, et si le bout de l'os saillant est recouvert de grains charnus, le malade pourra guérir, mais la cure sera longue et difficile. Ce cas arrive fréquemment à l'amputation de la cuisse; il met dans la nécessité de faire porter au malade une machine qui lui permette de marcher, et dont la construction soit telle que le poids du corps ne porte pas sur l'extrémité du membre où l'os aboutit (1). Malgré ces attentions,

les parties molles soutiennent difficilement le fardeau du corps, parce que le moignon étant conique, elles ne prêtent pas assez de points d'appui. On voit par là que la perfection d'une amputation consiste à conserver aux chairs qui forment l'extrémité du moignon le plus de longueur qu'il est possible. — Les préceptes de la chirurgie ancienne et moderne s'accordent sur ce point. Ambroise Paré (1) recommande expressément de tirer les muscles en haut vers la partie saine, et de serrer fortement le membre un peu au-dessus du lieu où se doit faire l'amputation. Il donne plusieurs utilités à cette méthode. La première est de tenir, par le moyen d'un aide, la peau et les muscles en haut, « afin qu'après l'œuvre, » ils recouvrent l'extrémité des os qui » auront été coupés; ce qui abrége la » cure, et fait qu'après la consolidation » de la cicatrice, ils servent comme de » coussinet aux extrémités des os ». — Pour parvenir au même but, M. Petit a ajouté à ce précepte celui de faire l'amputation en deux temps; c'est-à-dire, qu'après avoir pris les précautions prescrites par Ambroise Paré, il faut, suivant M. Petit, couper d'abord les téguments par une incision circulaire: un aide retire ensuite la peau vers la partie supérieure, et après l'on incise les chairs au niveau des téguments. C'est le moyen d'en conserver une grande étendue. — Toutes ces attentions, de la part des chirurgiens anciens et modernes, n'ont pas toujours rempli l'objet qu'ils s'étaient proposé: aussi voyons-nous et les uns et les autres n'ont pas été moins attentifs à déterminer les moyens de remédier à l'inconvénient de la saillie des os, qu'à prescrire ceux de l'éviter Paré (2) dit qu'il faut faire quatre points d'aiguille en croix aux lèvres de la plaie, pour ramener les chairs et les remettre au même état où elles étaient avant la rétraction. L'on s'est contenté de ne pas adopter cette pratique: les auteurs modernes se sont tus sur l'inutilité et le danger de ce précepte, et leur silence a été funeste.

(Ire et IIe *Observations, par l'auteur. Mauvais effet des points d'aiguille pour ramener les chairs.*) J'ai vu pratiquer deux fois ces points d'aiguille dans un

---

(1) Voyez les Essais de la société d'Edimbourg, tome IV, art. 21.

(1) XII livre, Des contusions, chap. XXX.

(2) Ambroise Paré, ibid., chap. XXXII.

grand hôpital de province : ils n'ont point ramené les chairs, et les malades sont morts des accidents que ces points avaient causés. L'autorité d'Ambroise Paré a empêché le chirurgien de reconnaître la cause de ces accidents dans un moyen qu'il croyait salutaire. Pour ramener les chairs sur l'extrémité du moignon, les modernes ont recours aux languettes d'emplâtre agglutinatif: quoiqu'on puisse en faire usage avec fruit dans quelques cas, je ne crois pas qu'elles aient l'avantage qu'on leur attribue communément. Ces emplâtres n'ont d'action que sur la peau ; ils ne peuvent donc ramener les chairs. De quelle utilité des bandes d'emplâtre appliquées sur la peau, et croisées au centre du moignon, pourraient-elles être pour parer aux inconvénients de la rétraction des parties musculeuses ? On doit s'apercevoir que l'application des bandes agglutinatives, et le précepte de faire l'amputation en deux temps, partent du même principe. Mais ce principe est-il bien solide ? Il est utile, sans doute, de conserver de la peau ; on ne peut trop louer la précaution de la tirer vers la partie supérieure du membre, et de l'assujettir avec une ligature avant l'amputation : mais il paraît bien inutile de faire souffrir les malades par l'amputation en deux temps, si la conservation de la peau ne prévient point la saillie des os, et si la conservation d'une trop grande étendue de peau est un obstacle à la guérison : il est aisé de le démontrer. La cicatrice du moignon se fait de la circonférence au centre par des cercles que nous pouvons regarder ici comme concentriques. Le premier de ces cercles consolide la peau au bord de la circonférence des chairs, et les progrès de la cicatrice se font par des cercles qui diminuent successivement et de proche en proche jusqu'au centre du moignon. L'opération serait donc défectueuse si la peau outrepassait le niveau des chairs : cette peau en se repliant sur elle-même, ou se flétrirait, ou elle formerait un bourrelet calleux qu'il faudrait recouper au niveau des chairs pour pouvoir cicatriser la plaie. Ces cas, à la vérité, sont rares ; car, malgré toutes les précautions quel'on prend pour conserver de la peau le plus qu'il est possible, on la trouve presque toujours au-dessus du niveau des chairs, à la levée du premier appareil. On attribue cette grande rétraction à une vertu de ressort. Je pense que la vertu élastique y contribue moins que

le gonflement du moignon. Nous voyons en effet, dès que la suppuration est établie, et que le moignon se dégorge, toutes les parties charnues se déprimer insensiblement, s'affaisser les unes sur les autres, et la peau s'étendre à proportion du dégorgement du tissu graisseux et de l'affaissement des chairs : elle parvient enfin à recouvrir la plus grande partie de l'extrémité du moignon. Quoi qu'il en soit, c'est une vérité démontrée par la raison et par l'expérience, que les précautions de tirer la peau avant l'amputation vers la partie saine, et de la ramener après l'opération sur le moignon, quoique fort louables d'ailleurs, ne font rien contre la saillie des os. Le célèbre M. Monro semble avoir pressenti les raisons que l'on pouvait tirer à ce sujet de la formation de la cicatrice ; car il dit dans ses remarques sur l'amputation (1) qu'il faut avoir toute l'attention possible pour que la section de la peau et de l'os fasse, autant que faire se pourra, une surface égale avec la section des muscles. — Lorsque l'os est coupé net, et qu'il se trouve au niveau des chairs qui l'environnent immédiatement, la guérison est prompte, souvent même elle se fait sans exfoliation.

(IIIᵉ *Observation, par l'auteur. Amputation du bras , guérie sans exfoliation.*) J'ai présenté à l'Académie le moignon disséqué d'une femme à qui j'avais coupé le bras, et qui a vécu deux ans après cette opération. A la levée du premier appareil, l'os était tellement enfoncé dans les chairs, qu'il ne parut point de toute la cure : les bourgeons charnus qui se sont élevés sur le périoste interne se sont joints à ceux qu'a produits le périoste externe : les uns et les autres se sont unis aux chairs voisines, et l'os n'a fait aucun obstacle à la formation de la cicatrice ; le canal s'est trouvé fermé par une substance de la nature de l'os même, et son extrémité n'était pas diminuée de volume, comme il arrive ordinairement à ceux qui ont souffert exfoliation (2). Le

_____

(1) Essais de la société d'Edimbourg, tome IV.

(2) La diminution de l'extrémité de l'os après une amputation n'est pas une preuve qu'il se soit exfolié. M. Morand m'a montré une portion d'humérus trouvée dans le cimetière de l'hôtel royal des Invalides, et qui ne l'était pas. Mais

bon état de l'extrémité de l'os après une
amputation, peut dépendre du soin qu'on
aura eu de ménager le périoste. On peut
éviter la contusion et le déchirement
considérable du périoste interne par le
choix du feuillet de la scie : c'est une
chose moins indifférente qu'on ne pourrait le penser. Quant au périoste externe,
on recommande de le couper très-exactement aussi près des parties charnues
qu'il est possible, et de le ratisser vers
la partie inférieure. Cette incision exacte
du périoste se fait assez bien à l'humérus;
mais elle n'est pas possible à la jambe et
à l'avant-bras, ni même à la cuisse, quoiqu'il n'y ait qu'un os. La section du périoste ne se fait bien qu'à la face antérieure et convexe du fémur. La face
externe et la face interne de cet os, con-
caves et séparées postérieurement par
une ligne saillante irrégulière, sont un
obstacle à la section nette de cette membrane (1). Il est impossible qu'elle soit
déchirée, meurtrie et contuse par l'action
de la scie, sans s'enflammer et suppurer.
Il en résulte assez souvent la dénudation
de l'extrémité de l'os, et par conséquent
la nécessité de l'exfoliation; mais cette
dénudation et cette exfoliation ne sont
pas des suites nécessaires de la contusion
et de la suppuration du périoste : dans
ce cas même on guérit quelquefois sans
exfoliation. Alors l'extrémité de l'os acquiert plus de volume que dans l'état naturel ; le périoste qui est l'organe de la
sécrétion du suc osseux augmente les
couches de l'os ; cette végétation se fait
sur sa largeur ; il augmente d'épaisseur,
mais il ne s'allonge point; et, pourvu que
les chairs soient conservées à la circonférence de l'os, la cure n'est point retardée par cette augmentation de volume.
J'ai fait cette observation sur un assez
grand nombre de sujets, et j'ai montré à
l'Académie des os dans cet état.

---

cette pièce semble prouver que la circonférence de l'os à l'extrémité amputée, pouvait dans la pièce citée s'approcher insensiblement de son axe, pendant qu'une suppuration abondante, ou
viciée par quelque acrimonie particulière, avait détruit la substance réticulaire.

(1) On pourrait cependant, avec un
peu d'attention, inciser assez exactement
le périoste sur ces deux surfaces en coupant avec la pointe du bistouri, au lieu
de faire agir le milieu du tranchant,
comme on le fait ordinairement.

(IV<sup>e</sup> *Observation, par l'auteur. Extrémités d'os augmentées de volume.*) Il
résulte de ces faits que la saillie de l'os
ne dépend point de l'état du périoste,
mais seulement qu'à l'occasion du périoste en bon ou en mauvais état, le malade guérira avec ou sans exfoliation,
avec augmentation ou diminution de
l'extrémité de l'os. — Pendant qu'on faisait à l'Académie l'examen de ces pièces
osseuses, M. Veyret dit, qu'après une
amputation de la cuisse qu'il avait faite
en deux temps, et avec l'attention de bien
relever les téguments, l'os était néanmoins resté saillant et allongé d'un travers de doigt, et qu'il se détermina après
deux mois et demi à faire une incision à
la cicatrice jusqu'à l'os, et à en scier la
portion saillante ; ce qui eut le succès
qu'il en avait espéré. — Cette observation fit naître une contestation intéressante. Comme la réussite n'est pas toujours un garant de la bonté de la méthode qu'on a suivie, M. Andouillé crut
pouvoir proposer des doutes sur les
avantages de la seconde amputation, et
promit de traiter ce sujet dans un mémoire particulier. M. Bagieu le prévint
par une dissertation qu'il lut à la séance
suivante, et dans laquelle il mit en problème.... *S'il est plus avantageux d'attendre que la nature sépare la portion
saillante de l'os, ou de la séparer par
une seconde amputation.* M. Bagieu soutint l'affirmative. L'Académie, dont l'objet est de faire des progrès solides dans
l'art de guérir, vit avec plaisir que la
voie de l'examen et de la discussion fournirait les éclaircissements nécessaires
sur un point de pratique aussi utile à déterminer. M. Bagieu, après avoir exposé
dans son mémoire les différences accidentelles dont un os saillant peut être susceptible, conclut que dans tous les cas il
faut avoir recours à la seconde amputation. L'opération est praticable ; nous
avons des preuves qu'elle a été faite plusieurs fois avec succès. M. Bagieu la conseille dans les cas même où la guérison
se peut opérer radicalement, mais où le
moignon serait trop pointu, et n'aurait
pas assez de surface à son extrémité pour
soutenir aisément le poids du corps.

(V<sup>e</sup> *Observation, par M. Bagieu, sur
un moignon allongé.*) Il rapporte un fait
où il se reproche la timidité qu'il a eue
de ne pas faire une seconde amputation.
Un ingénieur de la ville de Landrecy
avait eu la cuisse amputée ; l'extrémité
du moignon était fort saillante et dénuée;

la portion d'os s'était enfin exfoliée, et le malade était guéri ; mais la chair dont l'os était revêtu avait peu d'épaisseur, et le centre du moignon était resté saillant. Si M. Bagieu avait osé tenter une seconde amputation, le malade l'aurait soufferte, dans l'espérance qu'un peu plus de surface à l'extrémité du moignon l'aurait débarrassé du soin incommode de matelasser sans cesse la partie, pour porter avec facilité une jambe de bois. Enfin M. Bagieu, autorisé par le succès qui a suivi l'opération de M. Veyret, et par divers autres exemples que la tradition avait conservés et qu'on a cités dans l'Académie, conclut que dans le cas où l'os est saillant, quoique recouvert, il faut le scier une seconde fois, parce qu'il est plus avantageux de donner plus de surface au moignon, que de lui conserver une forme qui le rendrait à charge : et dans le cas où l'os saillant est dénué, M. Bagieu prétend de même qu'il ne faut pas compter sur la nature, qui effectivement peut, ou ne rien faire en faveur du malade, ou ne travailler que fort imparfaitement pour sa guérison. — M. Andouillé opposa des raisons et des faits à ce que M. Bagieu avait avancé. Nous ne nous sommes pas proposé de rendre compte des réflexions qu'ils ont faites l'un et l'autre dans leurs différentes répliques : ils ont traité de l'exfoliation des os, des avantages et des inconvénients respectifs de la ligature et de la compression des vaisseaux, des appareils et des pansements convenables. Notre objet est de n'avoir égard ici qu'aux choses qui ont un rapport direct à la question ; d'apprécier les raisons qu'on peut tirer des différentes observations qu'ils ont produites, de détruire les contradictions apparentes qui semblent en résulter, et de fixer, s'il est possible, les règles de conduites que l'on doit tenir dans les différents cas.

Il ne paraît pas qu'on puisse argumenter du silence des anciens sur la seconde amputation contre les succès qu'elle a eus. La dénudation de l'os n'était point un accident rare entre leurs mains : leur méthode de cautériser les chairs avec le fer rouge pour arrêter l'hémorrhagie, causait des pertes réelles de substance ; la saillie des os devait être une suite presque nécessaire de cette pratique. Ambroise Paré (1) a fait un chapitre

exprès pour prouver cet inconvénient de la part des cautères. Il dit positivement que la grande perte de substance qui résultait de la cautérisation laissait l'os à découvert dans une grande étendue ; que plusieurs n'avaient pu guérir par cette raison, ayant gardé toute leur vie un ulcère, et qu'il leur avait été impossible de faire usage d'une jambe ou d'un bras artificiel. — La chirurgie des anciens n'était cependant pas stérile contre cet accident. Il est convenable, dit Paré (1), de procurer la chute des extrémités des os que la scie et l'air auront touchés ; ce que l'on fera par l'application des cautères actuels, avec la précaution de ne pas toucher aux parties sensibles. Les os, ajoute-t-il, ne se doivent tirer par violence, mais en les ébranlant peu à peu ; et malgré tout, il ne faut en espérer la chute que trente jours, ou plus, ou moins, après l'amputation. Ce précepte n'a point d'application particulière à la question qui nous occupe ; il est donné généralement pour tous les cas. On trouve dans un autre chapitre un exemple déterminé au cas particulier dont il s'agit ici (2). Paré y rapporte l'histoire d'une amputation qu'il avait faite dans l'articulation du bras avec l'avant-bras. L'os excédait de beaucoup le niveau des chairs. Il traita le malade en réitérant l'application des cautères actuels sur l'extrémité de l'os. Il en tomba de grandes écailles, et la guérison fut parfaite. Cette application des cautères procurait au malade une sensation agréable le long de l'os, et Paré assure qu'il a souvent fait la même observation à l'Hôtel-Dieu de Paris dans des cas semblables. Le succès de la cautérisation ne forment point un préjugé contre la résection de l'os avec la scie. Cette dernière opération aura, pour le plus grand nombre des malades, un appareil moins effrayant que l'application du feu qu'on serait obligé de réitérer souvent. Il ne paraît pas qu'il puisse résulter aucun accident de la seconde amputation, dans le cas surtout où, pour scier l'os dénué, l'on ne sera obligé que de couper une ligne ou deux de parties molles à la base de la portion saillante. La cure sera certainement abrégée par cette méthode. Il n'y a aucun accident à craindre ni à prévoir ; on fait en moins d'une minute une opération à laquelle la

---

(1) xii liv., chap. xxxv.

(1) Ibid., chap. xxxvi.
(2) Ibid., chap. xxxvii.

nature se refuse, ou qu'elle ne ferait qu'imparfaitement, quelque temps qu'on attendît.

(VIᵉ *Observation, par l'auteur. Imperfection du travail de la nature pour la séparation de la pièce d'os saillante.*) J'ai vu une personne à qui on avait coupé la cuisse pour une carie des os de la jambe. L'on avait attendu vainement l'exfoliation pendant près de trois mois. Le cylindre de l'os excédait, de la longueur de deux pouces, le niveau des chairs toutes cicatrisées ; mais la moitié de cette portion osseuse était recouverte par la cicatrice, en sorte qu'il n'y avait qu'un pouce du fémur qui était dénué. Le chirurgien se détermina à scier l'os une seconde fois ; mais il respecta trop scrupuleusement la portion que la cicatrice recouvrait : il ne coupa qu'une ligne au-delà de ce qui était dénué. Le malade ne guérit qu'au bout de trois mois ; il se fit une exfoliation assez légère à l'extrémité de l'os, qui malgré cela est resté saillant d'environ dix lignes ; inconvénients qui gênent beaucoup la personne, et que le chirurgien aurait évités en sciant l'os dans la seconde amputation un pouce plus haut qu'il ne l'a fait. Cela était tout-à-fait égal, puisque l'os n'était recouvert que du tissu de la cicatrice dans l'endroit où il aurait fallu le couper, comme dans celui où il l'a été. M. Bagieu a donc eu raison de conclure qu'il ne fallait pas laisser à la nature le soin de la séparation du bout d'os qui fait saillie après l'amputation. Ce n'est pas non plus tout-à-fait l'avis de M. Andouillé. Il a toujours entendu que l'art devait coopérer à cette séparation ; mais il craint que la seconde amputation ne soit suivie d'accidents. M. de Garengeot dit en avoir vu ; M. Andouillé en a donné un exemple bien circonstancié, et M. Ravaton, dans un livre qu'il a intitulé *Traité des plaies d'armes à feu* (1), dit qu'il a été forcé plusieurs fois de scier le bout de l'os cinq mois après l'amputation, parce que l'exfoliation se faisait trop attendre. Cette manœuvre, ajoute-t-il, ne se fait point sans que le malade ne courre de nouveaux dangers, et il assure l'avoir vue accompagnée de grands accidents. — Une allégation aussi indéterminée ne suffit pas pour établir un dogme contre la seconde amputation. M. Ravaton ne nous instruit point sur la nature des accidents qu'il

en a vu résulter ; et quels que soient ces accidents, est-il bien sûr qu'on n'aurait pas pu les éviter ? L'amputation est une des plus dangereuses opérations de la chirurgie, il faut en convenir ; mais a-t-on jamais regardé la section de l'os comme une cause d'accidents redoutables dans cette opération ? Il est du moins certain qu'elle n'en peut causer aucun dans le cas où l'os est dénué. Il y a, à la vérité, des circonstances qui méritent plus de circonspection. Dans le cas, par exemple, où l'os est en partie recouvert de chairs, mais où l'on craint que la figure conique du moignon ne soit un obstacle à la progression et à l'usage des machines qui la facilitent, dans ce cas-là, dis-je, qui a arrêté M. Bagieu lui-même, on serait obligé de couper une assez grande quantité de chairs à la base du cône que fait le moignon ; alors on aurait à craindre les accidents qui surviennent après les amputations ordinaires ; surtout si l'extrémité du cordon des gros vaisseaux devait être comprise dans cette section et qu'il en fallût venir une seconde fois à la ligature. Sans supposer des circonstances aussi peu favorables, on conçoit qu'une seconde amputation où l'on serait simplement obligé de couper une certaine épaisseur de chairs autour de l'os, peut être suivie d'inflammation, et d'autres accidents qui seront d'autant plus à craindre que les malades auront plus souffert de l'amputation précédente. Mais ces accidents dépendront de l'état des parties molles, et par conséquent on ne peut en tirer aucune conséquence contre la pure et simple résection du cylindre osseux saillant.

(VIIᵉ *Observation, par M. Andouillé. Accidents survenus après la seconde amputation*). Je trouve même, dans une observation que M. Andouillé nous a donnée, une preuve décisive de ce que j'avance. Il a vu après la bataille d'Ettingen un blessé auquel on avait coupé la cuisse. Deux mois après on fit une seconde amputation, parce qu'une portion considérable du fémur excédait le niveau des chairs : cette portion saillante était recouverte en partie, et le moignon était conique. L'on ne se contenta pas de scier l'os au bord des chairs, on les coupa assez haut, afin de donner plus de surface au moignon. Cette seconde amputation fut suivie d'accidents plus fâcheux que la première. La vie du malade parut en danger par une fièvre violente, symptôme d'un gonflement considérable. Les

_____

(1) Page 404.

saignées réitérées, et l'application des cataplasmes émollients et anodins calmèrent ces accidents. La suppuration s'établit et devint abondante : l'os fut une seconde fois à découvert de la longueur d'un travers de doigt. Mais on n'exposa pas le malade aux risques d'une troisième amputation. L'on abandonna l'os aux soins de la nature. L'exfoliation, qui se fit attendre environ trois mois, procura la parfaite guérison. — Cette observation est une preuve de l'impéritie du chirurgien qui fit la seconde amputation, nous ne craignons pas de le dire. Les accidents qui survinrent n'auraient pas eu lieu s'il n'eût fait que rescier la portion d'os qui excédait, comme M. Veyret l'a fait en pareil cas. On conclurait mal de cette observation, qu'il est dangereux de scier la portion d'os saillante, puisque les accidents qui ont mis le malade en danger dépendirent manifestement de l'inflammation des parties molles qu'on avait coupées trop haut, et sans avoir pris les précautions que nous indiquerons pour prévenir la saillie de l'os. En effet, dès que la suppuration eut procuré le relâchement des chairs, tous les accidents ont disparu. Le chirurgien en a méconnu la vraie cause, puisqu'il a abandonné ensuite par timidité le malade à une guérison fort tardive, en laissant à la nature le soin de séparer l'os qui passait le niveau des chairs. — La seconde amputation n'est pas le seul moyen qu'on puisse employer pour procurer la chute de la pièce d'os saillante : les anciens se servaient, comme nous l'avons dit, du cautère actuel ; M. Andouillé nous a communiqué une observation qui donne un nouveau moyen pour parvenir à ce but, et qui fait voir les ressources que l'art peut fournir dans quelques cas pour guérir radicalement un malade sans le secours de l'opération.

(VIII<sup>e</sup> *Observation, par* M. *Allouel. Usage de l'eau mercurielle pour séparer la pièce d'os saillante*). Un soldat reçut un coup de feu qui traversait l'articulation du genou. On ne sait trop sur quel fondement le chirurgien qui pansa le blessé en premier appareil, ne jugea pas à propos de faire l'amputation de la cuisse. Un mois ou six semaines après sa blessure, le malade fut en état d'être transporté à l'hôpital de Gand, que M. Andouillé, alors chirurgien-major de l'armée, avait confié aux soins de M. Allouel, membre de cette compagnie. Une longue diète, une suppuration abondante

et la formation de plusieurs dépôts considérables avaient épuisé le malade. Les vives douleurs qu'il ressentait le déterminèrent à demander qu'on lui coupât la cuisse. M. Allouel, qui comptait peu sur les succès de cette opération, ne la fit que sur les instances réitérées de ce pauvre malheureux ; il la pratiqua en deux temps ; et, malgré toutes les précautions qu'il avait prises, l'os fit une saillie considérable. M. Allouel ne crut pas devoir retrancher cette portion d'os avec la scie ; il borna les chairs au niveau de la cicatrice qui commençait à se faire, en appliquant sur l'os des plumasseaux trempés dans l'eau mercurielle, avec l'attention de garantir les environs de l'action de ce médicament. L'usage de cette eau, continué pendant quelques jours, fit assez d'effet pour consumer l'os dans toute sa circonférence à la profondeur de deux ou trois lignes. A chaque pansement, M. Allouel était attentif à examiner si la pièce d'os vacillait. Dès qu'il s'aperçut de sa mobilité, il supprima l'usage de l'eau mercurielle. Il ébranlait légèrement la pièce de temps en temps ; elle se sépara entièrement vers le cinquantième jour de l'opération, et la guérison parfaite suivit de près la chute de cette portion d'os. La partie qui débordait les chairs est longue de quatre travers de doigts, et la séparation s'est faite cinq travers de doigts plus haut. Cette partie de la pièce, qu'on peut appeler la supérieure, est prise de la substance interne de l'os. — Il est évident que cette séparation a été l'effet du médicament, qui, après avoir détruit et consumé la partie compacte de l'os au niveau des chairs, a agi plus profondément sur la substance spongieuse, en se glissant entre les lames de l'os, et de cellules en cellules jusqu'à une certaine hauteur. Cette considération doit nous rendre fort réservés sur l'usage de ce remède dans cette circonstance. Les os sont le soutien des parties molles ; s'il ne s'était point fait dans l'extrémité de l'os qui resta après l'exfoliation une réparation de la substance perdue, il aurait été prodigieusement affaibli par une déperdition aussi considérable ; et par là il serait devenu peu propre à soutenir le fardeau du corps dans l'usage d'une jambe artificielle. La portion saillante de cet os était dépouillée du périoste ; elle se serait certainement exfoliée ; la nature par elle-même aurait sans doute agi avec trop de lenteur ; il était donc convenable d'accélérer la séparation de l'os. Je crois qu'il fallait, par préférence, le rescier au niveau des chairs et dans l'endroit où il était recouvert du périoste; c'était le parti le plus court et le moyen le plus simple. Mais ce moyen n'est pas préférable dans tous les cas; il y en a où la chute de l'os doit être entièrement confiée aux soins de la nature. Fabrice de Hilden (1) me fournit une observation très-intéressante, d'après laquelle on peut déterminer l'état de la question qui nous occupe, et la décider.

(IX° *Observation tirée de Fabrice de Hilden*). Un jeune homme à peine hors de danger d'une dysenterie maligne, fut attaqué tout-à-coup d'une douleur au talon droit, et qui affecta sur-le-champ tout le pied. Quoique cette douleur fût très-vive, il ne survint ni gonflement, ni chaleur; au contraire, le malade se plaignait de sentir un froid si cuisant, qu'il ne pouvait se retenir de crier nuit et jour. On tâcha en vain d'échauffer la partie avec des briques et des tuiles; les accidents augmentèrent en peu de jours. La gangrène se manifesta; elle fit des progrès, et enfin, sans causer ni chaleur ni enflure, elle gagna la jambe jusqu'au genou. Elle parut s'y borner par un ulcère sordide qui avait tellement rongé les muscles et tous les ligaments, que les os du genou et la rotule en furent totalement séparés. On jugea à propos d'amputer la cuisse: l'opération fut faite le dernier jour de janvier 1614; Fabrice fut obligé de quitter ce malade quelques jours après. Il le laissa dans la situation la plus fâcheuse, sans forces et avec des sueurs froides qui menaçaient d'une mort prochaine. Le malade se soutint néanmoins contre toute espérance, et Fabrice, à son retour le troisième mars, le retrouva en bon état, à cela près que l'os débordait le niveau des chairs de plus de deux travers de doigts; ce dont on s'était déjà aperçu à la levée des premiers appareils. Ce grand praticien n'hésita pas sur le parti qu'il devait prendre: il proposa de scier au niveau de la plaie cette portion saillante; mais il reconnut, en commençant l'opération, que la nature avait déjà travaillé très-efficacement à la séparation. Il ne continua point et se contenta d'ébranler l'os vacillant doucement de côté et d'autre. Il en fit de même chaque fois qu'on levait l'appareil; et au bout de

quatre jours il tira sans douleur, et sans qu'il sortît une seule goutte de sang, une portion de la totalité du fémur, de la longueur d'environ cinq pouces. — Cette observation ne doit pas simplement servir à nous faire admirer les ressources de la nature: elle a déjà fourni à Fabrice de Hilden une raison très-concluante contre la méthode de ceux qui conseillent de couper les membres dans la partie gangrenée (1). Cette opinion, dit notre auteur, est dangereuse et absurde: et en effet, quoique la pourriture, dans le cas que nous venons de rapporter, parût bornée au genou, elle avait gagné fort haut le long de l'os, duquel les chairs et le périoste étaient détachés. Dans une pareille circonstance la résection de la portion saillante de l'os au niveau des chairs serait une opération absolument inutile, puisque la dénudation s'étendrait plus haut que la surface de la plaie. Voilà le cas où il faut confier la séparation de l'os aux soins de la nature toujours attentive à rejeter ce qui lui est

---

(1) Obs. 91, cent. 4.

(1) Fabrice d'Aquapendente (Pentateuchi, lib. I, *De tumoribus præter naturam, articul. de sphaceli curatione*) loue beaucoup cette méthode. Il n'en est pas l'auteur, quoique les modernes la lui aient attribuée. Jean de Vigo, chirurgien du pape Jules II, proposa expressément cette façon d'opérer en 1503, et il ne paraît pas la regarder comme une invention nouvelle. Les avantages qu'il croyait y trouver sont précisément les mêmes qu'on lit dans Aquapendente, qui n'est mort qu'en 1619, âgé de quatre-vingts ans. Appliqué à l'étude dès sa tendre jeunesse, élève du grand Fallope et son successeur dans la place de professeur d'anatomie et chirurgie en l'université de Padoue, il n'a pas pu ne pas connaître les ouvrages de Vigo. Il n'en fit cependant aucune mention dans son Pentateuque, en y parlant de la manière d'opérer dont il s'agit. Fabrice d'Aquapendente s'était donné pour l'inventeur de cette opération, et, pour conserver cette qualité dont il paraît flatté beaucoup plus que de raison, il a cité depuis, dans son Traité d'opérations, de Vigo, qui, dit-il, semble avoir parlé de cette méthode, *videtur ponere eumdem modum*; mais qui ne l'a fait que par manière d'acquit, *oscitanter*. Ces allégations ne sont pas dans l'exacte vérité. Voy. Joan. de Vigo, lib. IV, *De ulcerib.*, cap. VII, *De membro corrupto et putrefacto, et ejus curatione per incisionem*.

nuisible : cet exemple termine toute difficulté sur la contestation qui s'était élevée entre MM. Bagieu et Andouillé, au sujet de la saillie de l'os après l'amputation des membres. Mais, quelque précises que soient nos connaissances sur les cas où il convient d'avoir recours à l'art, ou de commettre à la nature le soin de la séparation de l'os, il se présente un point plus important à discuter ; c'est de trouver les moyens de prévenir l'inconvénient de cette saillie. La considération des causes qui y donnent lieu doit d'abord fixer pour quelques moments notre attention à ce sujet.

(*Causes de la saillie des os après l'amputation.*) Il ne paraît pas que la vraie cause de la saillie de l'os ait encore été déterminée ni expliquée, du moins d'une manière satisfaisante. La maladresse de l'opérateur, ou sa mauvaise conduite pendant la cure, peuvent sans doute y contribuer, de même que l'usage de mauvais instruments Si les chairs sont meurtries, si elles ne sont pas coupées d'un trait égal (ce qui arrive presque toujours lorsqu'on est obligé de revenir plusieurs fois avec l'instrument tranchant), l'extrémité des muscles sera déchiquetée, si j'ose me servir de cette expression. La suppuration qui survient alors ne peut se faire sans perte de substance, parce qu'il est absolument nécessaire que tous les petits lambeaux, effets de la section inégale, se détachent de la plaie. La ligature mal faite qui comprend trop de chairs, ou qui embrasse des parties aponévrotiques ou ligamenteuses, est aussi une cause occasionnelle de la saillie des os, parce qu'elle est une source d'abcès, de suppurations et de gangrène, d'où résulte fréquemment la pourriture des chairs qui avoisinent l'os. L'usage inconsidéré des remèdes pourrissants est mis aussi au nombre de ces causes, mais elles sont faciles à éviter ; les impéritics ne donnent point lieu d'établir de nouvelles règles ; ce n'est pas sur les fautes de ceux qui exercent que nous devons insister. Il doit y avoir des causes de la saillie des os que la bonne conduite et les précautions les plus exactes, suivant les principes reçus, ne peuvent éluder. Les observations de MM. Veyret et Allouel en sont des preuves ; ce sont ces causes qui méritent particulièrement d'être l'objet de nos recherches.

Jusqu'à présent la contraction des muscles a paru la raison la plus vraisemblable de la saillie des os après l'amputation de la cuisse. On ne se plaint guère que l'os reste saillant après l'amputation du bras ou de l'avant-bras ; et, si on observe bien les choses dans l'amputation de la cuisse, on verra constamment des muscles qui débordent le niveau des autres chairs par un allongement réel, tandis qu'il y a des muscles qui se retirent, même sur les cadavres, où certainement la vertu contractive des muscles n'a pas lieu (1). La solution de ces difficultés lèvera tous les doutes qu'il peut y avoir sur la matière que nous traitons. — La saillie des os n'aura jamais lieu tant qu'ils seront immédiatement environnés par les masses charnues des muscles ; cette proposition est incontestable. L'état de la peau, plus ou moins longue, ne fait rien à cette saillie ; nous l'avons prouvé. Ainsi les précautions de la tirer en haut et d'en conserver le plus qu'il est possible ne préviendra point cet inconvénient. On ne le voit ni à la jambe ni à l'avant-bras, parce que la plupart des muscles que l'on coupe sont adhérents aux os et contenus par des aponévroses qui les fixent dans leur situation. Dans l'amputation du bras, il n'y a que le muscle *biceps* qui peut se retirer vers la partie supérieure. Le bout de l'humérus reste toujours enveloppé des muscles brachiaux et des extenseurs, retenus et fixés par leurs adhérences à l'os même. De là la facilité de guérir les amputations du bras, sans que l'os s'exfolie. Il n'en est pas de même à la cuisse ; il n'y a que le muscle crural qui soit fixé à l'os dans toute son étendue ; mais ce musle est très-mince, ses fibres sont courtes et convergentes à son axe qui est parallèle à celui de l'os. Les muscles vaste interne, vaste externe et *triceps*, ont aussi des adhérences au fémur, mais ils n'y sont attachés que par leur bord intérieur. Le plan de ces masses musculeuses est libre et assez large, et par conséquent capable de changer de direction et de faire des replis après leur résection. Tous les autres muscles sont séparés les uns des autres, de même que les précédents, par le tissu cellulaire, et

---

(1) Il a une rétraction produite par l'élasticité des fibres charnues que l'on divise sur un cadavre : personne ne la confond avec le raccourcissement que la contraction opère sur le vivant, lorsque les muscles n'ont souffert aucune solution de continuité.

il n'y en a aucun qui dans sa direction soit parallèle à l'axe du fémur. Tous le coupent par des angles plus ou moins aigus. De là il arrive que, quand ces muscles sont divisés, ils changent de direction; rien ne les maintient pour former une surface égale à l'extrémité du moignon. J'ai examiné les choses de près sur les cadavres; et je me suis rappelé à ce sujet les amputations de cuisse que j'ai faites, et le nombre beaucoup plus grand de celles que j'ai vu faire. Je ne crois pas qu'il puisse y avoir aucun doute sur ce fait. Je suis de même persuadé qu'il n'y a aucun moyen d'empêcher ce changement de situation des muscles de la cuisse après l'amputation de cette partie, mais il me semble qu'il y en a un fort simple de prévenir les mauvais effets de ce changement par rapport à la saillie de l'os.

(*Moyen de prévenir la saillie de l'os après l'amputation.*) Il est de règle qu'outre le tourniquet que l'on place pour prévenir l'hémorrhagie pendant qu'on opère, l'on applique une bande serrée immédiatement au-dessus de l'endroit où se doit faire l'incision circulaire. Tous les auteurs (1) ont recommandé l'usage de cette ligature, afin d'affermir les chairs de manière que l'instrument puisse les couper uniment et avec facilité. Guy de Chauliac voulait même que l'on fît l'incision entre deux ligatures; Verduc et plusieurs autres ont donné le même précepte. Nous sommes dans l'usage de n'ôter la ligature qui maintient les chairs qu'après que l'os est scié; nos livres même le prescrivent. Mais dans l'amputation de la cuisse, si l'on veut prévenir la saillie de l'os, inévitable malgré toutes les précautions qu'on a indiquées jusqu'ici, il faut avoir celle d'ôter la ligature qui affermissait les chairs, dès que la section des parties molles sera faite. Les muscles mis en liberté se retireront sur-le-champ; ils changeront de situation; on pourra alors relever les chairs avec la compresse fendue, porter le bistouri sur le muscle crural, et couper le point d'adhérence des vastes et du *triceps* à l'épine postérieure du fémur;

par cette méthode, on pourra très-facilement scier l'os trois travers de doigts plus haut qu'on ne l'aurait fait si on l'eût scié au niveau des chairs affermies par la ligature.

Cette remarque paraîtra fort simple à plusieurs; mais cette simplicité n'en diminue ni l'importance ni la solidité. Cette considération me porte à renvoyer à un autre Mémoire une suite de réflexions sur la même matière, pour terminer celui-ci par les mêmes paroles dont M. Monro, célèbre professeur à Édimbourg, se sert au commencement de ses remarques sur l'amputation des grandes extrémités. « Il y a, dit-il, dans les opé-« rations de chirurgie, une infinité de pe-« tites circonstances qui ne paraissent pas « d'abord fort importantes, et dont cependant « l'observation ou l'omission « dans la pratique ont des suites considé-« rables pour rendre la guérison plus « prompte ou plus longue, pour attirer « ou pour prévenir des symptômes dan-« gereux, pour garantir le malade de « douleurs, ou pour les lui augmenter et « le mettre en danger, circonstances dont « il faut par conséquent examiner avec « attention les bons et les mauvais effets, « et touchant lesquelles ceux qui trai-« tent ces matières en vue de l'utilité « publique doivent donner les avis né-« cessaires. »

---

OBSERVATIONS SUR DES PLAIES D'ARMES A FEU, COMPLIQUÉES DE FRACTURE, AUX ARTICULATIONS DES EXTRÉMITÉS, OU AU VOISINAGE DE CES ARTICULATIONS, par M. BOUCHER.

### PREMIÈRE PARTIE.

*Où l'on se propose de prouver que l'on abuse souvent de l'amputation en pareil cas.*

Les grands accidents ne demandent pas toujours les grandes opérations. Le chirurgien doit considérer attentivement d'un côté les avantages qu'il en attend, et de l'autre les suites fâcheuses qu'il a à craindre. C'est cette juste balance qui doit le diriger dans le choix des remèdes plus doux ou plus violents. Cette considération doit surtout avoir lieu quand il s'agit de l'amputation. C'est déjà un grand mal que de perdre un bras ou une jambe; et d'ailleurs l'opération n'est pas sans inconvénients. — Les maîtres de

---

(1) Excepté M. le Dran, qui n'en fait aucune mention dans son livre d'Opérations. Il n'y a pas d'apparence que cet auteur ait prétendu rejeter cette pratique. C'est par oubli, sans doute, qu'il a passé sur cette circonstance essentielle.

l'art, instruits de ces inconvénients, n'ont recours à ce remède que dans l'extrême nécessité; attentifs aux ressources infinies que la nature leur découvre tous les jours, ils sont persuadés qu'on devrait avoir en elle plus de confiance que n'en a le commun des chirurgiens. — C'est dans les plaies d'armes à feu que l'amputation paraît plus souvent nécessaire. Cependant, malgré diverses complications de ces plaies qui l'indiquent le plus, il se présente de temps en temps des cures remarquables, dans lesquelles on a dérogé avec succès à cette indication.

Il serait à souhaiter que cet objet fût approfondi autant qu'il mérite de l'être. Je sens toute la difficulté qu'il y a de déterminer jusqu'à quel point l'on peut et l'on doit avoir confiance dans les forces de la nature, et de faire une supputation exacte des accidents qu'on a à craindre et à combattre dans les diverses complications des plaies d'armes à feu, comparés avec les inconvénients qui peuvent résulter de l'amputation; si l'on peut y parvenir, ce n'est sans doute que par la voie de l'observation bien réfléchie. — J'ai cherché des éclaircissements dans la pratique de quelques habiles chirurgiens. Je me crois obligé, en bon citoyen, de produire mes observations et celles que l'on m'a communiquées, comme des matériaux qui peuvent concourir à porter cet objet important au point souhaité. Je ne puis les présenter à un tribunal plus compétent qu'à l'Académie royale de chirurgie; c'est un tribut que je lui dois, et dont je m'acquitte avec reconnaissance pour l'honneur qu'elle m'a fait de m'associer.

Ces observations, et les réflexions qu'elles ont occasionnées, ne s'étendent pas aux ravages du boulet, de la bombe, etc., qui ne laissent guère de ressources à l'art, et dont les moindres impressions sont très-souvent funestes. On sait que les plaies faites par des armes de main, le mousquet, le pistolet, auxquelles nous nous bornons, sont bien plus fâcheuses à tous égards que toute autre espèce de plaie ou de divulsion violente; mais du moins l'on peut, en tenant une conduite judicieuse dans leur cure, avoir des espérances fondées de réussite, même dans plusieurs cas compliqués. Il arrive quelquefois qu'on ne peut obtenir le rétablissement du sujet qu'en le privant pour toujours du membre blessé; et pour lors c'est prudence

au chirurgien de ne pas trop différer : mais, s'il est vrai qu'il soit possible de parvenir à conserver et rétablir le membre blessé, dans bien des cas où les règles de l'art, paraissant en défaut, déterminent ordinairement à l'amputation, c'est procurer un nouveau triomphe à l'art, et rendre service à l'humanité. — La fracture des grands os des extrémités du corps faites par armes à feu, surtout celle qui arrive vers les articulations, où se rencontrent beaucoup de parties tendineuses et aponévrotiques, est une de ces complications dont on croit assez souvent ne pouvoir éviter les suites funestes que par l'amputation. Cette espèce de fracture ne se trouvant jamais unie, comme celle qui arrive par d'autres causes, et étant toujours par éclats, les pointes qui restent aux bouts de l'os cassé piquent et irritent les aponévroses ou les tendons, lesquels étant déjà contus, meurtris, déchirés par la balle, tombent dans l'inflammation, d'où s'ensuivent la tension et le gonflement excessifs de la partie, les douleurs les plus vives, la fièvre aiguë, des convulsions, de grands abcès, des fusées gangreneuses, la gangrène même, le reflux de matières purulentes, des dépôts dans l'intérieur, etc. La commotion communiquée au membre blessé par le coup ajoute plus ou moins à la violence des accidents, selon la solidité et la résistance de l'os. Que d'obstacles à vaincre pour conserver une partie où il y a tant de désordres ! Voici cependant de grands exemples des ressources de la nature en pareil cas.

(I<sup>re</sup> *Observation. D'une plaie d'arme à feu à la partie inférieure de la cuisse, avec fracas au fémur*). Un homme, âgé de 19 ans, d'un tempérament sain et vigoureux, reçut, le 15 août 1750, un coup de fusil qui fut tiré de si près, qu'après lui avoir percé la cuisse et brisé l'os, la balle alla encore blesser au pied une femme qui était à quelque distance de là. L'entrée du coup était à la partie postérieure et interne du bas de la cuisse, et sa sortie à la partie antérieure et un peu externe, immédiatement au-dessus des condyles du fémur, qui se trouvait brisé dans l'étendue de quatre travers de doigts (c'est ce que l'inspection des esquilles les plus considérables, que j'ai envoyées à M. Morand, fait reconnaître aisément). Le blessé, qui était ivre, augmenta le désordre de la plaie par les efforts qu'il fit pour se relever. Ayant été transporté à l'hôpital de Saint-Sauveur, à Lille, M.

Pollet, chirurgien en chef de cet hôpital, lui fit les dilatations convenables, et tira d'abord quelques petites esquilles. Dès le lendemain, il y eut tension, gonflement considérable, et des douleurs vives dans tout le membre, avec grande fièvre. L'amputation fut proposée dans une consultation, et décidée comme le seul moyen d'obvier aux grands accidents que l'on avait à attendre d'une pareille plaie; en effet, il n'était pas naturel d'espérer qu'on parviendrait à procurer la réunion des bouts de l'os fracturé, et à entretenir la circulation libre de la jambe à la cuisse, pendant le long traitement qui devait avoir lieu jusqu'à la guérison parfaite. Mais le blessé n'ayant pas voulu se soumettre à cette décision, il fallut s'en remettre à l'événement. On dégagea encore quelques esquilles, et l'on fit en sorte de garantir les chairs de l'impression de celles que l'on ne put alors enlever; on prolongea en haut les dilatations de la plaie postérieure, de manière à donner aisance à l'écoulement des matières purulentes; on donna à la jambe une position propre à la même fin, et à faciliter le retour des liqueurs soumises aux lois de la circulation. Nonobstant ces précautions, il se fit en divers temps plusieurs dépôts; d'abord un à la partie interne du genou, puis un autre à la partie externe, un troisième ensuite à la partie antérieure ( ces dépôts, cependant, selon toute apparence, ne pénétraient pas dans l'intérieur de l'articulation ). Les incisions auxquelles ils obligèrent facilitèrent l'issue du reste des esquilles. Cependant la jambe, gonflée et abreuvée des sucs stagnants, était menacée d'une gangrène très-prochaine; la nature avait ajouté une circonstance aux signes indicatifs de l'amputation, en désignant l'endroit où elle devait se faire par une ligne circulaire de séparation qu'elle avait formée au haut de la plaie; le blessé ne s'y opposait plus, mais il y eut pour lors un partage dans les sentiments des consultants, qui en empêcha l'exécution. Le cours de ventre qui se joignit peu après à une fièvre lente, et qui résista pendant plus d'un mois à l'administration des remèdes, pensa faire repentir du parti qu'on avait pris. Il parut encore, environ trois mois après le coup reçu, un dépôt considérable à la partie supérieure et interne de la cuisse; un autre dépôt se fit apercevoir à sa partie externe et presque supérieure, sous le *fascia-lata*; ces dépôts furent ouverts, et les parties débridées

d'une manière convenable. Il s'établit, malgré les écarts du malade dans le régime, une suppuration louable dans toutes les plaies, qui ont enfin été amenées, au bout d'environ dix mois, à la parfaite cicatrisation. Les deux bouts du fémur, insensiblement rapprochés par la contraction des muscles, se sont collés l'un à l'autre, et le point de réunion a été affermi par un cal très-solide; moyennant quoi le sujet se sert actuellement de cette jambe très-librement, et marche sans appui; l'articulation n'est nullement gênée, mais la cuisse est raccourcie de quatre travers de doigts, dimension qui est de l'étendue de la partie de l'os brisée.

Cette observation paraît importante à plusieurs égards. La nature et la texture de l'organe, composé de parties tendineuses à l'endroit blessé, le voisinage d'une grande articulation et la proximité des gros vaisseaux, exigeaient des ménagements singuliers dans la cure. La grande contusion des parties comprises dans le trajet de la plaie, le déchirement des membranes nerveuses et surtout du périoste, l'irritation que devaient causer les pointes d'os qu'on n'a pu enlever d'abord, l'ébranlement que le coup a dû porter dans tout le membre, à en juger par le fracas considérable d'un os aussi épais et aussi solide qu'est le fémur, ont dû faire craindre les plus grands accidents. Il y en avait d'autres à craindre dans la suite, par l'étranglement de circulation dans la jambe, la grande fonte établie nécessairement dans le contour de la plaie, les dépôts dans la cuisse, l'impression des matières abondantes de la suppuration sur l'articulation du genou, le cours de ventre et la fièvre lente. Quels efforts la nature n'a-t-elle pas dû faire pour amener cette plaie considérable à la parfaite cicatrisation?

(II<sup>e</sup> *Observation. D'un coup de feu, avec fracture de l'humérus* ). J'ai vu, dans le même hôpital de Saint-Sauveur, lorsqu'il a servi de retraite à MM. les officiers malades ou blessés dans la dernière guerre, un garde du roi guérir, sans amputation, d'un coup de feu qui avait brisé la partie presque inférieure de l'humérus. Mais les circonstances de cette cure ont été bien différentes de celle de l'observation précédente. Ici l'on n'a eu à combattre presque aucun des grands accidents qu'a essuyés le premier sujet. Cependant il faut convenir que beaucoup d'amputations ont été faites par le préjugé ou la crainte anticipée des accidents à naître de pareilles blessures. — Mais, si les plaies avec fracas d'os dans le voisinage des grandes articulations sont souvent accompagnées de circonstances assez fâcheuses pour indiquer l'amputation, elle l'est encore plus dans les plaies des articulations mêmes. En effet, outre le désordre des aponévroses et des tendons qui s'y terminent, il y a des accidents à essuyer de la part des ligaments, des capsules ligamenteuses et des glandes synoviales, de la disposition des os fracturés, plus exposés par leurs porosités à l'impression des matières suppurantes; à quoi l'on doit ajouter la difficulté d'obtenir une suppuration louable et soutenue, les inconvéniens des exfoliations longtemps attendues, les grands obstacles que l'on a à vaincre pour déterger dûment l'intérieur de la plaie; d'où peuvent s'ensuivre la carie profonde des os, des fistules incurables, etc., si toutefois le malade a été assez heureux pour échapper à la violence de tant d'accidents. Quoi de plus raisonnable, ce semble, que de les prévenir par l'amputation? Il n'y a sans doute que l'expérience, et l'expérience soutenue de faits répétés, qui puisse faire déroger à cette théorie; je vais en rapporter plusieurs qui tendent à ce but.

( III<sup>e</sup> *Observation. D'une plaie avec fracas dans l'articulation du coude, par M. Theri*). Un domestique de la basse-cour de l'abbaye de Los, située près de Lille, reçut un coup de pistolet au moment qu'un religieux de cette maison montait à cheval, et que celui-ci en tenait la bride. La balle pénétra par la partie interne de l'avant-bras, et, passant à travers le condyle interne de l'humérus, fracassa l'olécrane. Le blessé ayant été transporté à l'hôpital de Comtesse, M. Theri, chirurgien en chef de cet hôpital, demanda une consultation dans laquelle plusieurs opinèrent à l'amputation du bras, vu le grand fracas et le désordre de l'articulation. Mais le blessé étant jeune et d'un bon tempérament, on s'en tint aux dilatations, qui procurèrent d'abord la sortie de quatre esquilles. Le nombre des saignées fut proportionné à l'importance de la plaie, que M. Theri pansa mollement, faisant appliquer autour du bras des cataplasmes avec les herbes émollientes et les farines résolutives. Malgré ces précautions, l'engorgement et la tension devinrent assez considérables dans le voisinage de l'articulation, pour obliger, le cinquième jour, à

allonger les dilatations; on débrida en même temps une partie de l'expansion aponévrotique qui couvre les muscles extenseurs de l'avant-bras, on eut recours aux émulsions anodines pour calmer la fièvre qui était considérable. Cependant les douleurs de la partie continuaient à être très-vives; le gonflement gagna jusqu'à l'épaule, et fut porté à un commencement de gangrène. M. Theri fit pour lors des taillades au bras et à l'avant-bras; il anima les cataplasmes avec l'absinthe, le scordium et le sel ammoniac, et il fit prendre au malade le quinquina deux fois par jour, continuant le pansement avec un digestif animé. Cette conduite n'empêcha pas la formation de plusieurs abcès qui firent tomber en suppuration presque tout le tissu graisseux qui entoure le bras. Les accidents se calmèrent enfin au bout d'environ un mois, à l'exception de la douleur vive, dans l'endroit de la fracture, entretenue par la présence des esquilles qui furent tirées dans la suite. Lorsqu'elle fut calmée, le chirurgien donna des petits mouvements à l'avant-bras, dans la vue d'éviter, s'il était possible, l'ankylose parfaite. Le blessé est sorti de l'hôpital, parfaitement guéri, au bout d'onze mois, il ne pouvait guère alors mouvoir l'avant-bras; mais les bains d'eau tiède et les boues de Saint-Amand ont rétabli le mouvement de cette articulation au point que le sujet fait à présent un usage aussi libre de ce bras qu'avant sa blessure.

Entre les officiers transportés du champ de Fontenai à l'hôpital de Saint-Sauveur, à Lille, il s'en est trouvé un assez grand nombre dont les plaies, faites par le mousquet, étaient dans les articulations des extrémités. J'ai été à portée, comme médecin de cet hôpital, d'observer les divers succès des cures, tant de celles où l'on a eu recours à l'amputation, que de celles où l'on a jugé pouvoir s'en dispenser dans les mêmes circonstances. Mon dessein n'est pas de m'étendre beaucoup sur les faits que j'ai à citer à cet égard. M. Guérin, chirurgien-major des mousquetaires noirs, qui s'est bien voulu charger du soin de ces blessés, est à tous égards bien plus en état que moi de donner les détails désirables sur ce point. Ce que j'en dirai suffira cependant, je crois, pour remplir mon objet.

(IV<sup>e</sup> *Observation. D'une plaie compliquée de fracture dans le coude.* ) Il est un de ces messieurs, capitaine au régiment de Bulkley, Irlandais, dont M.

Guérin n'a pu suivre le pansement jusqu'à la fin de la cure, ayant été obligé de rejoindre la maison du roi. La blessure de cet officier était au bras droit, dans l'articulation du coude; la balle, qui avait pénétré par le pli du coude, avait brisé l'olécrâne et endommagé le bas de l'humérus. Comme le blessé n'était arrivé que quelques jours après le coup reçu, et qu'il ne se présentait pas pour lors d'accidents pressants, on s'était contenté, après les dilatations requises, de fomenter la partie avec un cataplasme de mie de pain bouillie dans le vin, topique employé ordinairement avec succès, en pareil cas, par M. Guérin. On avait fait aussi plusieurs saignées pour obvier aux effets de l'engorgement et modérer la fièvre. Cependant la tension, le gonflement inflammatoire, les douleurs vives, survenus peu de jours après, avec une augmentation considérable de fièvre, tournèrent les vues de M. Guérin à l'amputation; le malade y avait donné son consentement, mais il ne put tenir contre les larmes de sa femme, qui s'était persuadée que l'amputation n'aurait pas le succès qu'on en espérait. La résolution du blessé et la fermeté avec laquelle il souffrit toutes les incisions que les accidents obligèrent à lui faire, ne contribuèrent pas moins à les calmer, que le régime, les saignées et les boissons diapnoïques, joints à un pansement très-bien entendu. Il se présenta cependant une circonstance qui semblait ne devoir pronostiquer rien de bon; dans la suite des pansements, où il n'était plus question de se servir de fomentations, tout l'appareil, compresses et bandes, parut longtemps imbibé d'une sérosité roussâtre qui transsudait du bras. La cure fut longue; mais enfin la guérison s'ensuivit, après la sortie de plusieurs esquilles en divers temps. Ce bras, quoique ankylosé, ne laisse pas de servir au blessé à plusieurs usages.

( V*e* *Observation. D'une plaie avec fracture dans l'articulation du coude.* ) Un gendarme a été guéri, dans le même hôpital, d'une plaie semblable, avec fracture dans l'extrémité supérieure de l'os du coude, sans qu'il soit survenu d'accidents qui eussent pu donner du regret sur le parti qu'on avait pris; la fièvre et les douleurs vives ayant cependant duré fort long-temps. J'ai vu cet homme, quelques années après, faisant un usage bien libre de ce bras, et les mouvements de flexion n'étant qu'un peu gênés. — Le

fait suivant présente, dans la même espèce de blessure, des accidents bien graves, mais dont on est venu heureusement à bout, avec la patience jointe à une conduite sage.

( VI*e* *Observation. D'une plaie dans le genou, par M. Vandergracht, maître en chirurgie à Lille.* ) Le 2 de mai 1749, un tambour du régiment de Picardie, pour lors en garnison à Lille, reçut malheureusement, étant à l'exercice, un coup de fusil qui lui perça de part en part le condyle interne du fémur. La balle ayant pénétré par la partie antérieure, et sa sortie étant à la partie postérieure précisément à côté des tendons fléchisseurs de la jambe, avait laissé au haut du condyle une échancrure de la largeur de deux travers de doigts et de toute l'épaisseur de l'os, de façon ce pendant que le condyle était resté attaché en partie au corps du fémur. M. Vandergracht, ayant dilaté les deux plaies et débridé le périoste, tira d'abord quatre esquilles. Le second pansement et les suivants furent faits avec le digestif animé. On employa l'esprit de térébenthine pour les parties tendineuses et pour les portions d'os qui étaient à découvert. On appliqua à l'extérieur un cataplasme composé d'herbes émollientes, de fleurs et farines résolutives. Une tension considérable s'étant manifestée le sixième jour dans tout le membre, malgré plusieurs saignées, avec des douleurs vives le long de la partie interne de la cuisse et des mouvements convulsifs dans la jambe, il fut décidé, dans une grande consultation, qu'on ne pouvait se dispenser de couper en travers les tendons fléchisseurs de la jambe, qui se trouvaient à découvert, et de prolonger les dilatations jusqu'à la partie moyenne de la cuisse; ce qui fut exécuté sur-le-champ. On fit encore deux grandes saignées sans que les accidents diminuassent. L'engorgement devint extrême, surtout à la partie interne de la cuisse et du genou, où se formèrent des fusées gangreneuses dans les interstices des muscles; la gangrène gagnait et menaçait tout le membre. On fit des taillades des deux côtés de la cuisse; on oignit les plaies de styrax et on enveloppa la partie d'un cataplasme fait avec les farines résolutives, le scordium, l'absinthe et le sel ammoniac; le quinquina fut mis en usage. Au bout de cinq ou six jours, on vit s'établir une suppuration de bon augure: les eschares commencèrent à se séparer. Une fusée considérable parut cependant à la partie externe de la cuisse, depuis la crête de l'os des isles jusqu'à la partie moyenne de la cuisse ; comme on s'aperçut qu'elle avait communication avec la plaie interne, on introduisit un séton par l'ouverture faite au nouveau dépôt, pour faciliter la chute des eschares gangreneuses. Au bout de cinq jours, on substitua au séton des injections avec le baume vert de Metz et l'esprit de térébenthine, et au cataplasme des infusions d'herbes aromatiques dans le vin, animées de sel ammoniac.

Un mois s'était écoulé dans ces fâcheuses alternatives, lorsqu'il survint au blessé un grand frisson, prélude d'une augmentation de fièvre, qui diminua beaucoup la suppuration et rendit les plaies blafardes. Le quinquina, qui avait été interrompu, fut remis en usage pendant quinze jours, et par son moyen tous les accidents cessèrent et disparurent pour toujours. Cinq esquilles sortirent encore par la plaie principale avec la matière de la suppuration. On n'obtint cependant la cicatrisation parfaite qu'au bout de onze mois. La jambe malade s'est trouvée, après la guérison, plus courte que l'autre d'environ un pouce et demi ; elle était atrophiée. La cause de ce raccourcissement doit être sans doute attribuée en grande partie à ce que le blessé, qui était fort jeune, ayant pris de l'accroissement dans le long espace de temps qui s'est écoulé pendant le pansement, la partie malade n'y a presque pas eu de part, les sucs destinés spécialement pour cette partie s'étant écoulés avec la suppuration (1). Outre l'état d'atrophie dans lequel la partie était restée, l'articulation était raide ; les bains de Bourbonne lui ont rendu beaucoup de souplesse, et ont fait reprendre nourriture à la jambe.—La pluralité des ligaments, ainsi que des tendons, intéressés dans les plaies d'armes à feu, doit ajouter à la gravité des accidents, et surtout lorsque des esquilles pointues, qu'on ne peut retirer, piquent et irritent ces parties. Par cette raison, les plaies du poignet et du tarse, ou de l'articulation du pied avec la jambe, doivent être regardées comme des plus fâcheuses. Cependant l'art a pu venir à bout du grand nombre d'accidents qui se succèdent naturellement dans ces plaies, et conserver le membre blessé dans le cas des deux observations qui suivent.

(*VII⁰ Observation. D'un coup de feu dans le poignet.*) Un capitaine des grenadiers du régiment d'Orléans reçut au siége d'Ypres un coup de fusil au bras droit, dans l'articulation du poignet avec l'avant-bras. La balle avait brisé la partie inférieure du rayon, labouré tout le poignet, et causé un délabrement considérable dans les tendons et les ligaments. On lui fit d'abord au camp les premières dilatations, ensuite de quoi il fut transporté à notre hôpital de Saint-Sauveur, où je le vis panser souvent. On remédia à la tension et au gonflement par des cataplasmes émollients et légèrement résolutifs, et par des fomentations de vin chaud, animées quelquefois d'un peu d'eau-devie. Ces topiques, joints au digestif propre aux parties tendineuses, et secondés par plusieurs saignées, empêchèrent le progrès des grands accidents qui devaient naturellement s'ensuivre. Les douleurs vives persistèrent cependant jusqu'à la fin de la cure, pendant laquelle la suppuration entraîna plusieurs esquilles. Le blessé sortit de l'hôpital environ onze mois après son entrée ; sa plaie était cicatrisée ; mais il ressentait encore de la douleur dans le poignet, surtout dans les temps nébuleux, et il ne pouvait guère se servir de cette main. Les bains de Bourbonne et de Plombières, en faisant rouvrir la plaie, procurèrent la sortie de quelques petites esquilles qui étaient restées ; l'usage de la main, en conséquence, devint plus libre : c'est ce que j'ai été à portée de reconnaître par quelques lettres écrites de cette main.

(*VIII⁰ Observation. D'une plaie à l'articulation de la jambe avec le pied, par M. de la Buissière, ancien chirurgien aide-major de l'armée de Flandres.*) Un prisonnier hollandais, blessé au pied d'un coup de mousquet, fut conduit à Gand le 13 février 1746, pendant le siége de Bruxelles, dans l'hôpital de la Cour-des-Princes. La balle avait passé de la malléole interne à l'externe, traversant la partie de l'astragale qui est enclavée entre elles ; il y avait un gonflement très-considérable dans le pied et dans la jambe, avec inflammation, douleurs vives et des mouvements convulsifs. M. de la Bussière, à qui le blessé fut confié, jugea dans le premier moment l'amputation indiquée ; mais n'étant pas à portée de s'appuyer des conseils de M⁑ Andouillé, chirurgien-major de l'armée, qui était occupé alors au camp

---

(1) Quelques auteurs ont remarqué la même circonstance en pareil cas. Wurtzius, part. II, chap. XXVI ; M. de La Motte, Traité de chir., tom. IV, obs. 402.

devant Bruxelles, il prit le parti de temporiser ; il se contenta de faire sur les deux malléoles des dilatations amples, qui lui permirent de tirer quelques esquilles. Les premiers pansements furent simples; dans les suivants, M. de la Buissière fit mettre le bas de la jambe, pendant une heure au moins chaque jour, dans un bain d'une lessive de cendres de sarment, où l'on avait fait dissoudre du sel ammoniac, ce qui fut continué l'espace de vingt-huit jours; l'esprit de térébenthine fut le seul remède employé dans tout le cours des pansements. Ce chirurgien eut la satisfaction d'avoir des exfoliations très-promptes, et la guérison s'en est bientôt suivie, sans que le malade ait essuyé les accidents graves, qu'on croyait d'abord ne pouvoir prévenir que par l'amputation du membre. On sent assez qu'on n'a pu éviter l'ankylose. M. Andouillé, étant de retour à Gand, a vu cet homme parfaitement guéri le 22 avril de la même année. La méthode curative, suivie dans cette dernière observation, pour prévenir les suites funestes de l'étranglement inflammatoire, mérite d'autant plus d'attention, que la guérison a été beaucoup plus prompte qu'elle ne l'est ordinairement dans de semblables plaies.

(IX<sup>e</sup> *Observation. D'un coup de mousquet à l'épaule.*) Un lieutenant des carabiniers fut blessé à Fontenai d'un coup de fusil, qui, ayant percé la partie moyenne du muscle deltoïde, fracassa la tête de l'humérus. La sortie de la balle était immédiatement au-dessous de l'extrémité interne de la clavicule, le long de laquelle elle avait coulé. Le blessé, transporté à l'hôpital de Comtesse, à Lille, fut confié à M. Guffroy, lieutenant de M. le premier chirurgien du roi, qu'on avait associé pour lors avec M. Vandergracht à M. Théri, chirurgien en chef de cet hôpital. Dans les dilatations que fit M. Guffroy, il poussa celle de la plaie antérieure jusque près de l'extrémité externe de la clavicule, ce qui lui donna la facilité de tirer quatre esquilles ; mais il s'en ensuivit une hémorragie considérable, causée sans doute par la section de l'artère mammaire externe, laquelle hémorragie fut arrêtée par la compression. Dans une consultation faite le cinquième jour, tous les assistants opinèrent à l'amputation dans l'article, à raison du grand fracas qu'il y avait dans la tête de l'humérus et du gonflement considérable de tout le bras, dont on paraissait avoir tout à craindre. Il n'y eut pas moyen d'y détermi-

ner le blessé. On le pansa donc comme les sujets des Observations III et VI; les saignées ne furent pas négligées. Au septième jour, la charpie, qui avait servi au tamponage de la plaie antérieure, tomba et entraîna avec elle quelques esquilles. Le douzième, une fusée, survenue à la partie interne du bras, détermina à faire une incision jusqu'à l'os le long du bord interne du muscle deltoïde : cette incision donna issue à trois esquilles considérables. Trois jours après, il y eut des frissons avec augmentation de fièvre; les plaies devinrent blafardes, et la matière de la suppuration sanieuse. Ces circonstances engagèrent, après deux saignées de surcroît, de recourir au quinquina, auquel on joignit un peu de thériaque. Les cataplasmes furent animés par le scordium, l'absinthe et le sel ammoniac, pour obvier à la gangrène dont on était prochainement menacé. Ce traitement, joint à une diète humectante et anodine, ramena l'espérance, en rendant les plaies plus vives et la suppuration louable. Il se forma encore le long de la partie interne de l'avant-bras une fusée considérable, qui fut suivie d'autres dépôts moindres. Il fut aisé d'y remédier par les incisions requises en pareil cas. On tira dans l'espace de quatre mois seize esquilles, dont deux venaient de la clavicule. Le malade sortit de l'hôpital au bout de neuf mois, avec une petite fistule que les eaux de Barèges ont guérie, outre qu'elles ont rendu les mouvements du bras assez libres, à l'exception de celui d'en haut. — Si les chirurgiens qui ont eu soin de ce blessé n'eussent pas eu des preuves antérieures du fond que l'on peut faire sur les effets de la nature, ils seraient peut-être venus à bout de le déterminer à une opération où il eût couru risque de périr : il serait du moins privé de son bras.

(X<sup>e</sup> *Observation. D'un coup de feu au haut du bras, par M. Pollet, chirurgien-major de l'hôpital de St-Sauveur.*) Un soldat, blessé à la bataille de Ramillies d'un coup de feu au haut du bras, avec fracas de l'humérus, fut transporté à l'Hôpital-Militaire de Lille, où M. Pollet servait en qualité d'aide-chirurgien avec le célèbre M. Petit. Le chirurgien-major de l'armée ayant visité ce bras, dit tout haut que l'amputation était indiquée, mais qu'elle était impraticable, à cause de la proximité de l'articulation (on n'était point alors dans l'usage de l'amputation dans l'article, à l'épaule s'entend). On parvint cependant à guérir le blessé, en lui conservant le bras. — Il se présente assez souvent un surcroît particulier de raisons, adopté par les meilleurs praticiens, pour déterminer à l'amputation dans l'espèce de plaies d'armes à feu qui fait notre objet : c'est lorsque la balle reste perdue ou engagée dans l'articulation, où elle a fait fracture ; il suffit qu'elle reste, dit-on, enchâssée dans l'os, après y avoir fait son trou, de manière qu'on ne l'en puisse tirer, quand même l'os ne serait pas cassé ou fendu. Les deux faits suivants prouvent que ce n'est pas sans fondement que M. Heister (1) conseille de ne rien précipiter en pareil cas, lorsque d'ailleurs les accidents n'ont rien de pressant, persuadé que l'on peut trouver dans la suite, et lorsque les suppurations sont établies, le moyen d'extraire le corps étranger.

(XIe *Observation. D'un coup de mousquet dans le coude.* ) Un lieutenant des grenadiers du régiment de Clare reçut à Fontenai un coup de fusil dans le pli du coude, qui fractura la tête de l'os du coude. Cet officier ayant été du nombre des réfugiés à notre hôpital, M. Guérin fit des dilatations amples pour chercher la balle, qui n'avait pas de sortie ; il ne put parvenir à la trouver. Quoique le blessé souffrit beaucoup dans le cours des pansements, il ne survint point d'accidents remarquables. Six semaines après, on sentit un corps qui faisait saillie derrière le condyle externe de l'humérus ; c'était la balle, qu'on tira par une contre-ouverture ; la cure se termina très-heureusement.

( XIIe *Observation. D'une plaie au pied.* ) Un lieutenant du régiment de Hainaut, blessé au pied d'un coup de fusil, fut transporté du camp de Fontenai à l'hôpital de St-Sauveur. L'entrée de la plaie était à la partie externe et postérieure du pied. On donna aux dilatations assez d'étendue, pour avoir la facilité de retirer la balle, qui était engagée et enfoncée dans le calcanéum ; mais il ne fut pas possible de l'en tirer. La plaie se ferma cependant au bout de cinq à six mois, après la cessation de divers accidents qui se sont succédé. Elle s'est rouverte deux ans après, pour donner issue à la balle, moyennant quoi le sujet a été parfaitement guéri.—Les heureux succès de ces diverses cures font voir jusqu'où s'étend le pouvoir de la nature lorsqu'elle est bien secondée par l'art. La méthode curative ayant été à peu près uniforme dans tous les cas rapportés, ce n'est pas au hasard, à la constitution des blessés, ou à d'autres circonstances que l'on doit attribuer ces succès, mais à la sagesse de cette méthode. Elle est remarquable surtout par l'éloignement que l'on a eu pour les fomentations spiritueuses jusque dans les commencements de gangrène, les fomentations anodines, émollientes et un peu résolutives ayant été jugées le seul topique propre à dissiper l'étranglement inflammatoire des parties membraneuses et aponévrotiques. On a regardé l'eau-de-vie, que bien des praticiens prodiguent en pareil cas, comme un moyen plus propre à augmenter la cause de l'étranglement et à accélérer la gangrène, qu'à prévenir cet accident formidable ; comme un moyen plus capable, par le racornissement qu'il cause dans les chairs, d'éloigner l'établissement d'une suppuration favorable, que de la procurer. Aussi M. Vandergracht assure-t-il que, dans l'hôpital de Comtesse, on n'a pas employé trois pintes d'eau-de-vie pour le pansement de deux cent treize blessés que l'on a eus à y traiter. Cette pratique est conforme à la bonne théorie, et elle est effectivement la seule propre à obvier aux suites funestes de l'engorgement suprême et à prévenir les grands dépôts qui épuisent les malades. Les remèdes corroborants et toniques internes, tels que le quinquina, la thériaque, etc., qui, dans l'état d'étranglement inflammatoire, et lorsque l'action du genre vasculeux est fort animée, contribuent plus à augmenter le désordre qu'à calmer les accidents, ont été administrés avec une prudente circonspection ; savoir, dans le cas où la force systaltique, irrégulière ou languissante, avait besoin d'être soutenue ou ranimée. C'est à une pratique semblable que M. Guérin est redevable de ses succès en pareil cas.

Il semblerait que les faits rapportés sont suffisants, tant par le nombre que par les circonstances, pour faire déroger à la pratique établie sur ce point, par rapport à l'amputation ; cependant il faut convenir qu'en matière médicale et chirurgicale, un petit nombre de faits choisis ne peuvent établir de règle absolue et générale. Ainsi, s'il était prouvé qu'en s'éloignant de la pratique ordinaire, qui consiste à recourir à l'amputation dans les plaies compliquées de l'espèce pro-

_____

(1) Instit. chirurg. , partie 1, lib. 1, chap. III.

posée, et en se conformant à la méthode curative qui a été suivie dans le traitement de celles qui font l'objet de nos observations, on compta moins de succès dans un nombre compétent de faits, qu'en tenant une conduite opposée ; les exemples rapportés ne devraient être considérés que comme des événements dignes d'admiration, et qui ne peuvent tirer à conséquence pour le général. Mais je puis assurer sans témérité que le contraire résulte tant de mes propres observations, que de celles de plusieurs praticiens habiles et expérimentés. — Ce que j'ai vu à l'hôpital de Saint-Sauveur, après la victoire de Fontenai, fournit un grand préjugé en faveur de cette assertion. Aux cures détaillées dans plusieurs des observations précédentes, il faut ajouter que dans le nombre de cent soixante-cinq blessés, qui ont été traités dans cet hôpital, il n'y en a aucun, que je sache, à l'égard de qui la confiance que l'on a eue dans la nature en pareil cas a été déçue : or, s'il est vrai, selon des observations fidèles, qu'environ les deux tiers de ceux à qui l'on fait l'amputation, surtout de la jambe, succombent, on voit quelle aurait dû être la différence de l'événement dans les cures mentionnées, laissant à part la considération importante qui résulte de la privation absolue d'un membre. — La raison vient ici à l'appui de l'expérience. L'art se réserve des ressources infinies, et peut prêter à la nature toutes sortes de secours pour exempter de l'amputation : au contraire, il n'a presque rien à opposer aux inconvénients qui accompagnent indispensablement l'amputation. Cet objet est trop bien touché dans un ouvrage moderne pour que j'entreprenne d'y rien ajouter(1) : et je m'en dispense d'autant plus volontiers, que l'auteur de ce livre instructif s'est proposé de discuter à fond ce point important de la théorie chirurgique. — Quelques obstacles que la nature ait à surmonter pour que l'amputation ait un heureux succès, nous reconnaissons cependant des cas, même dans l'espèce proposée, où l'on n'a rien à espérer que de ce remède extrême. — Parmi ceux que présentent les accidents primitifs, se trouve premièrement celui d'un grand os (le fémur, le tibia, l'humérus), brisé de manière qu'il y ait dans les bouts cassés des fissures profon-

des et des pointes saillantes qu'on ne puisse emporter. Si ces bouts ne peuvent s'arc-bouter de façon à espérer une bonne réunion, il est visible qu'alors l'amputation est nécessaire. Secondement, elle ne l'est pas moins lorsque ces os se trouvent brisés en plusieurs endroits : mais ces cas ne sont pas bien fréquents. Troisièmement, si l'extrémité d'un de ces os principaux se trouve séparée tout-à-fait du corps de l'os par la fracture, et cassée en plusieurs parties, il n'y a presque rien à espérer en pareil cas que de l'amputation. Les accidents consécutifs en présentent aussi quelques-uns dans lesquels l'amputation est très-indiquée ; je vais les parcourir en peu de mots. — Si, en conséquence de douleurs vives et continues, il survient à la partie blessée des convulsions que la section totale des tendons voisins et tendus ne fasse pas cesser, il est à craindre que ces convulsions particulières ne causent une mort prompte en se communiquant à tout le corps, si on n'en arrête le progrès par l'amputation.

Il n'est guère possible de remédier par d'autres moyens à ces altérations de toute l'épaisseur de l'os, environnées de chairs blaffardes, avec suppuration sanieuse, comme cela arrive à la suite des contusions profondes ; ces altérations étant toujours précédées de douleurs très-vives, et suivies de corruption dans l'intérieur de l'os. — Je ne parle pas du sphacèle, qui a succédé à l'inflammation des parties membraneuses et aponévrotiques : personne ne doute que l'amputation ne soit la seule ressource contre ce terrible accident. Pour ce qui est de la gangrène, même poussée à un point considérable, on peut espérer de la dompter sans en venir à cette extrémité, ainsi qu'il est constaté par quelques-unes de nos observations, et par nombre d'autres rapportées par les auteurs. — Hors ces cas, nous avons lieu de croire qu'il en est peu qui exigent l'amputation. — Cependant cette théorie, quelque conforme qu'elle nous paraisse à l'expérience, ne laisse pas de souffrir quelques doutes, surtout par rapport au danger qui peut résulter du retardement de l'amputation dans les cas équivoques des accidents primitifs. — Il paraît, selon des observations exactes et suivies, qu'on est bien plus fondé à espérer un heureux succès de cette opération, lorsqu'elle est faite d'abord, ou peu de temps après le coup reçu, que lorsqu'on attend plus tard ;

(1) Lettres d'un chirurgien aide-major d'armée, à M***, seconde Lettre.

l'état d'érétisme du genre nerveux, et le soulèvement irrégulier et violent du genre vasculeux, qui surviennent bien vite, portant en peu de temps le trouble dans l'économie animale, et produisant plus ou moins d'altération dans la masse générale des fluides. Ces fluides, dénués des qualités requises, ne sont plus propres à fournir un pus louable, et à amener à la cicatrisation des plaies aussi considérables que celles qui résultent de l'amputation d'un bras, d'une jambe, d'une cuisse. Si l'opération ne se fait que long-temps après le coup, l'état d'affaiblissement et d'énervation où se trouve alors le malade, par les souffrances qu'il a essuyées, ne permet guère d'espérer que la nature pourra faire les efforts suffisants pour conduire la plaie faite par l'opération à la parfaite guérison. Pour lors ce n'est plus à l'opération

même qu'il faut s'en prendre, si elle ne réussit pas, mais au retardement.—Mais, en supposant la nécessité de ce retardement sans replique, il faudrait, pour en apprécier la force et l'étendue par rapport à notre objet, déterminer, par des observations suivies, si dans les cas douteux où l'on a pris le parti de faire l'amputation d'abord, ou peu de temps après le coup reçu, l'on peut compter plus de succès que dans les mêmes cas où elle a été différée, soit qu'on ait pu s'en passer. — En attendant qu'on ait porté au point désiré ce parallèle important, qu'il nous soit permis de croire que la considération des inconvénients qui peuvent résulter du retardement de l'amputation dans les cas douteux n'a pas assez de poids pour l'emporter sur la confiance que doit inspirer la nature sagement secondée par l'art dans beaucoup de cas.

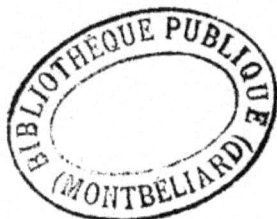

FIN DU PREMIER VOLUME DES MÉMOIRES DE L'ACADÉMIE DE CHIRURGIE.

# TABLE DES MATIÈRES

## CONTENUES

## DANS CE VOLUME.

ANALYSE DES MÉMOIRES DE L'ACADÉMIE ROYALE DE CHIRURGIE, PAR M. MARJOLIN.

## MÉMOIRES.

FIN DE LA TABLE DU PREMIER VOLUME.